国家卫生健康委员会"十四五"规划教材
全国高等学校药学类专业第九轮规划教材
供药学类专业用

药 剂 学

第9版

主 编 方 亮

副主编 吴 伟 黄 园 高建青

编 者（以姓氏笔画为序）

王坚成	北京大学药学院	侯雪梅	丽珠医药集团股份有限公司
毛世瑞	沈阳药科大学	姜虎林	中国药科大学
方 亮	沈阳药科大学	高建青	浙江大学药学院
李范珠	浙江中医药大学	郭建鹏	延边大学药学院
吴 伟	复旦大学药学院	黄 园	四川大学华西药学院
胡巧红	广东药科大学		

人民卫生出版社
·北 京·

图书在版编目（CIP）数据

药剂学 / 方亮主编 . —9 版 . —北京：人民卫生
出版社，2023.6（2024.10 重印）
ISBN 978-7-117-34564-4

Ⅰ.①药… Ⅱ.①方… Ⅲ.①药剂学－高等学校－教
材 Ⅳ.①R94

中国国家版本馆 CIP 数据核字（2023）第 046085 号

人卫智网	www.ipmph.com	医学教育、学术、考试、健康，
		购书智慧智能综合服务平台
人卫官网	www.pmph.com	人卫官方资讯发布平台

药　剂　学
Yaojixue
第 9 版

主　　编：方　亮
出版发行：人民卫生出版社（中继线 010-59780011）
地　　址：北京市朝阳区潘家园南里 19 号
邮　　编：100021
E - mail：pmph @ pmph.com
购书热线：010-59787592　010-59787584　010-65264830
印　　刷：人卫印务（北京）有限公司
经　　销：新华书店
开　　本：850×1168　1/16　印张：32
字　　数：925 千字
版　　次：1980 年 5 月第 1 版　　2023 年 6 月第 9 版
印　　次：2024 年 10 月第 4 次印刷
标准书号：ISBN 978-7-117-34564-4
定　　价：95.00 元
打击盗版举报电话：010-59787491　E-mail：WQ @ pmph.com
质量问题联系电话：010-59787234　E-mail：zhiliang @ pmph.com
数字融合服务电话：4001118166　E-mail：zengzhi @ pmph.com

出 版 说 明

全国高等学校药学类专业规划教材是我国历史最悠久、影响力最广、发行量最大的药学类专业高等教育教材。本套教材于1979年出版第1版，至今已有43年的历史，历经八轮修订，通过几代药学专家的辛勤劳动和智慧创新，得以不断传承和发展，为我国药学类专业的人才培养作出了重要贡献。

目前，高等药学教育正面临着新的要求和任务。一方面，随着我国高等教育改革的不断深入，课程思政建设工作的不断推进，药学类专业的办学形式、专业种类、教学方式呈多样化发展，我国高等药学教育进入了一个新的时期。另一方面，在全面实施健康中国战略的背景下，药学领域正由仿制药为主向原创新药为主转变，药学服务模式正由"以药品为中心"向"以患者为中心"转变。这对新形势下的高等药学教育提出了新的挑战。

为助力高等药学教育高质量发展，推动"新医科"背景下"新药科"建设，适应新形势下高等学校药学类专业教育教学、学科建设和人才培养的需要，进一步做好药学类专业本科教材的组织规划和质量保障工作，人民卫生出版社经广泛、深入的调研和论证，全面启动了全国高等学校药学类专业第九轮规划教材的修订编写工作。

本次修订出版的全国高等学校药学类专业第九轮规划教材共35种，其中在第八轮规划教材的基础上修订33种，为满足生物制药专业的教学需求新编教材2种，分别为《生物药物分析》和《生物技术药物学》。全套教材均为国家卫生健康委员会"十四五"规划教材。

本轮教材具有如下特点：

1. 坚持传承创新，体现时代特色　本轮教材继承和巩固了前八轮教材建设的工作成果，根据近几年新出台的国家政策法规、《中华人民共和国药典》(2020年版)等进行更新，同时删减老旧内容，以保证教材内容的先进性。继续坚持"三基""五性""三特定"的原则，做到前后知识衔接有序，避免不同课程之间内容的交叉重复。

2. 深化思政教育，坚定理想信念　本轮教材以习近平新时代中国特色社会主义思想为指导，将"立德树人"放在突出地位，使教材体现的教育思想和理念、人才培养的目标和内容，服务于中国特色社会主义事业。各门教材根据自身特点，融入思想政治教育，激发学生的爱国主义情怀以及敢于创新、勇攀高峰的科学精神。

3. 完善教材体系，优化编写模式　根据高等药学教育改革与发展趋势，本轮教材以主干教材为主体，辅以配套教材与数字化资源。同时，强化"案例教学"的编写方式，并多配图表，让知识更加形象直观，便于教师讲授与学生理解。

4. 注重技能培养，对接岗位需求　本轮教材紧密联系药物研发、生产、质控、应用及药学服务等方面的工作实际，在做到理论知识深入浅出、难度适宜的基础上，注重理论与实践的结合。部分实操性强的课程配有实验指导类配套教材，强化实践技能的培养，提升学生的实践能力。

5. 顺应"互联网＋教育"，推进纸数融合　本次修订在完善纸质教材内容的同时，同步建设了以纸质教材内容为核心的多样化的数字化教学资源，通过在纸质教材中添加二维码的方式，"无缝隙"地链接视频、动画、图片、PPT、音频、文档等富媒体资源，将"线上""线下"教学有机融合，以满足学生个性化、自主性的学习要求。

众多学术水平一流和教学经验丰富的专家教授以高度负责、严谨认真的态度参与了本套教材的编写工作，付出了诸多心血，各参编院校对编写工作的顺利开展给予了大力支持，在此对相关单位和各位专家表示诚挚的感谢！教材出版后，各位教师、学生在使用过程中，如发现问题请反馈给我们(renweiyaoxue@163.com)，以便及时更正和修订完善。

人民卫生出版社

2022年3月

主 编 简 介

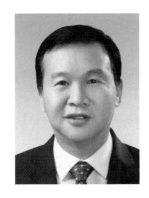

方 亮

　　沈阳药科大学教授,博士研究生导师,从教28年,主讲药剂学和生物药剂学与药物动力学课程。享受国务院特殊津贴,荣获全国教材建设先进个人、辽宁省普通高校教学名师等。担任国家级资源共享课《药剂学》负责人、辽宁省高校黄大年式教师团队负责人、人民卫生出版社全国高等医药教材建设研究会"十三五"规划教材《药剂学》(第8版)等4部教材的主编;兼任教育部高等学校药学类专业教学指导委员会(大)药学分委会副主任委员、辽宁省经皮黏膜递药系统与功能辅料工程研究中心主任、世界中医药联合会经皮给药专业委员会副会长、中国化学工业协会外用制剂专业委员会副主任、中国药学会药剂学专业委员会委员、中国药学会工业药剂学专业委员会委员等。主要研究方向为经皮药物递送系统,先后主持了国家自然科学基金、国家"十三五"重大新药创制大平台子项目等国家级课题11项。在国内外核心刊物上发表了180篇学术论文,其中SCI收载127篇、专利授权14项。

副主编简介

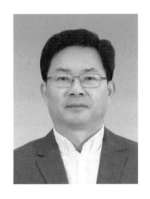

吴 伟

复旦大学教授,中国颗粒学会药物制剂与粒子设计专业委员会副主任委员、中国药学会药剂专业委员会委员等。教龄 22 年,讲授本科生课程药剂学、生物药剂学、药剂学概论,开设并讲授硕士研究生课程药学实验设计优化法、药剂学交叉学科前沿问题追踪。主要研究方向为药物载体体内时空命运、药物新剂型与新技术,已发表论文 200 余篇。*Acta Pharmaceutica Sinica B*、*Chinese Chemical Letters*、*Journal of Biomedical Nanotechnology* 副主编;*Journal of Drug Delivery Science and Technology*、*Pharmaceutical Research*、*Asian Journal of Pharmaceutical Science*、*International Journal of Pharmaceutics* 等期刊编委;为 *Acta Pharmaceutica Sinica B*、*Advanced Drug Delivery Reviews* 等组织 10 期专刊。

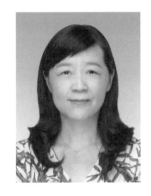

黄 园

四川大学教授,博士研究生导师。长江学者特聘教授、享受国务院特殊津贴、国家杰出青年科学基金获得者、入选国家万人计划科技领军人才、中国药学会药学教育专业委员会副主任委员。获国家科技进步二等奖、教育部自然科学一等奖。被评为 Elsevier 2020 年、2021 年"中国高被引学者"和 2020 全球 2% 顶尖科学家。教龄 24 年,承担药剂学、药学创新实验等多门本科生及硕士研究生课程,参编《药剂学》等多部药学专业教材。

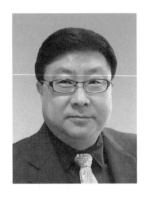

高建青

浙江大学特聘教授,博士生导师,浙江大学药物制剂研究所所长,从教 32 年,主讲药剂学、药物科学前沿、纳米给药系统等本科生、硕士研究生主干课程。兼任药物制剂技术国家地方联合工程实验室副主任、中国药学会药剂专业委员会委员、浙江省药学会药剂专业委员会主委、浙江省药学会药学教育专业委员会副主委、国家药品管理局审评专家等。主参编教材 10 余部、国外英文专著 6 部;获浙江省多项奖项,主持国家及省部级项目 20 余项,获得发明专利授权 20 余项;在 *Cancer Research*、*Journal of Controled Release* 等杂志发表学术论文 280 余篇。

前　言

为了适应新时代我国药学人才培养要求,继承第 8 版教材优点的同时,教材编写团队对教材的内容和结构进行了适当的调整和修订。

1. 编排方式　本教材以给药途径为主线,把基本理论编排在剂型前面,强化各个给药途径剂型设计的生物药剂学基础,在学生全面了解剂型设计的物理化学和生物药剂学知识的基础上讲解各种剂型,有利于读者理解和消化。

2. 更新陈旧内容　由于第 8 版教材的有些剂型制备的设备落后于生产实际,本次修订在编者团队中吸纳了在企业长期工作的高级工程技术人员,补充了目前工业生产采用的一些新设备和新技术,做到课堂教学紧密联系生产实际,以便培养实用型人才。

3. 增加新内容　由于多晶形在药物制剂设计中越来越受到业界的关注,因此增加了多晶形章节。另外为了适应现代教学发展,首次增加了原理、设备等动画或视频等可视化素材,以及教学课件和习题。

本书的编者都是在教学与科研的第一线工作多年的教授和企业高级工程技术人员,为本书的编写付出了不懈的努力,在此深表感谢。本书在编写过程中得到了各校有关领导的大力支持和鼓励,也得到了一些学生们的帮助,在此表示衷心感谢。同时感谢第 8 版编者吕万良、尹莉芳、钟延强、曹德英、杨明世、洪文华的支持和鼓励。特别感谢人民卫生出版社的领导和编辑们的大力协助和帮助。另外,向为本次教材编写提供视频素材的制药设备公司深表谢意。

基于前几版教材奠定的坚实基础,我们在修订编写过程中多了一份信心,同时也备感责任重大。限于编者学术水平和编写能力,书中难免存在疏漏和错误,衷心希望广大读者批评指正。

编者
2023 年 4 月

目　　录

绪 论

学习目标

1. **掌握** 药剂学的概念、药物递送系统。
2. **熟悉** 药剂学的重要性；剂型的分类方法；药剂学的分支学科；辅料在药物制剂中的重要作用；药典在药剂中的法规作用；GLP、GCP及 GMP。
3. **了解** 学习药剂学的目的和意义；药剂学研究的主要内容；药剂学的沿革与发展。

第一章
教学课件

第一节 药剂学的性质与剂型

一、药剂学的性质

药剂学（pharmaceutics）是将原料药制备成药物制剂的一门科学。在阐明药剂学性质之前，必须清楚与药剂学有关的常用术语。

药物（drugs）是指能够用于治疗、预防或诊断人类疾病以及对机体生理功能产生影响的物质。药物最基本的特征是具有防治疾病的活性，故在药物研发的上游阶段又称之为活性物质（active pharmaceutical ingredient，API）。根据来源，可将药物分为三大类：中药与天然药物、化学药物和生物技术药物。中药（Chinese materia medica）是指在中医理论指导下使用的，来源于我国民间经典收载的中药材、中成药和草药等。天然药物（natural medicines）是指在现代医药理论指导下使用的，包括植物、动物和矿物等天然药用物质及其制剂。化学药物（chemical drugs）是通过化学合成途径而得到的化合物。生物技术药物（biotechnological drug）系指通过基因重组、发酵、核酸合成等生物技术手段获得的药物，如细胞因子药物、核酸疫苗、反义核酸、单克隆抗体等。

无论哪一种药物，都不能直接应用于患者，它们在临床应用之前，都必须制成适合医疗预防应用、并具有与一定给药途径相对应的形式，此种形式称为药物剂型（pharmaceutical dosage forms），简称剂型。剂型是患者应用并获得有效剂量的药物实体。剂型是药物临床使用的最终形式，是所有基本制剂形式的集合名词，如片剂、注射剂、胶囊剂、粉针剂、软膏剂、栓剂等。药物制剂（pharmaceutical preparations）简称制剂，是指剂型确定以后的具体药物品种，例如注射用青霉素钠、地高辛片、阿莫西林胶囊、重组人胰岛素注射液等。在制剂中除了具有活性成分的药物外，还包括其他成分，这些成分统称为辅料（excipients）。如片剂中用到的填充剂、崩解剂、黏合剂、润滑剂等，液体制剂中用到的溶媒、增溶剂、助悬剂、乳化剂、pH调节剂、等渗调节剂、矫味剂、防腐剂等。

药品（medicinal products）指用于预防、治疗、诊断人的疾病，有目的地调节人的生理机能并规定有适应证或者功能主治、用法和用量的物质，包括中药、化学药和生物制品等。通常是指药物经一定的处方和工艺制备而成的制剂产品，是可供临床使用的商品。

在明确了药物、剂型、制剂、辅料等概念后,可以看出药剂学主要具有以下两方面的性质。

（一）具有工艺学性质

制剂工艺(pharmaceutical manufacturing)是将药物加工制成适合于临床需要且可以应用于患者的制剂过程。药剂学是以药物剂型和药物制剂为研究对象,以患者获得最佳疗效为目的,研究一切与将药物原料加工成制剂成品有关的科学。

（二）具有临床医疗实践性质

各种形式的制剂最终都要应用于临床医疗实践,以满足临床预防、治疗和诊断疾病的需要。任何一种制剂从研制开始就必须与临床密切结合,制剂的研制后期也必须要经过临床验证。对疾病是否有疗效,具有什么毒副作用,这都是临床试验阶段要解决的问题。制剂经临床证明有效后,要实现工业化生产,生产出来的制剂要应用于临床。制剂经临床实践得到的信息要反馈到生产实践中,促进制剂生产厂家不断改进和提高制剂的质量。药剂学在不断与临床医疗实践相结合的过程中,有力推动着自身的发展。

由此可见,药剂学是一门研究药物剂型和药物制剂的设计理论、处方工艺、生产技术、质量控制和合理应用等的综合性应用技术科学。药剂学既具有原料药物加工科学的属性,又必须保证生产出来的药物制剂具有良好的理化性质和药理活性,以确保临床医疗质量。因此,它的基础学科不仅局限于化学学科,还与物理化学、高分子材料学、机械原理、高等数学以及生理学、解剖学、药理学、生物化学、临床药物治疗学等生命学科密切相关。

二、药剂学的重要性

药品是特殊商品,药剂学研究是药品研发的最后一环,药物制剂是医药工业的最终产品,是药物研发的最终体现,正所谓无型不成药。一般而言,药物对疗效起主要作用,而剂型对疗效起主导作用,如某些药物的不同剂型,疗效可能分别是无效、低效、高效或引起毒副反应。药物制剂的生产是集药物、辅料、工艺、设备、技术为一体的系统工程。在药品生产过程中,原料药一旦加工成制剂后,附加值会增大,所以各国非常重视药物制剂工业的发展。药物剂型与临床用药的依从性密切相关。随着生活水平的改善和提高,人们对生存质量和药品质量提出更高的要求,药剂学的重要性将会更加显著。

剂型对疗效产生的影响主要体现在以下几个方面。

1. 改变药物作用速度　注射剂、气雾剂起效快,常用于急救;普通口服制剂如片剂、胶囊剂作用缓慢,因为口服后需要崩解、溶解、吸收过程,需要时间。

2. 降低或消除原料药的毒副作用　氨茶碱治疗哮喘病有很好的疗效,但容易引起心跳加快,若制成栓剂则可消除毒副作用;非甾体抗炎药口服可产生严重的胃肠道刺激性,制成经皮吸收制剂后可以消除。缓释控释制剂能保持平稳的血药浓度,避免血药浓度的峰谷现象,从而降低药物的毒副作用。

3. 改善患者的用药依从性　儿童和老年人及吞咽困难的患者难以吞服普通的口服片剂,换成咀嚼片或口腔速溶膜剂,可以提高患者的依从性(compliance)。

4. 提高药物稳定性　固体剂型通常比液体剂型稳定性好,包衣片剂的稳定性高于普通片剂,冻干粉针剂的稳定性优于常规注射剂。

5. 提高生物利用度和疗效　异丙肾上腺素首过效应强,口服生物利用度低,设计成注射剂、气雾剂或舌下片后可以提高生物利用度。

6. 产生靶向作用　微粒分散系的静脉注射剂,如微乳、脂质体、微球、微囊等进入血液循环系统后,被网状内皮系统的巨噬细胞所吞噬,从而使药物浓集于肝、脾等器官,起到肝、脾的被动靶向作用。

7. 改变药物的作用性质　多数药物的药理活性与剂型无关,但有些药物与剂型有关。如硫酸镁的注射液经静脉滴注后可抑制大脑中枢神经,有镇静、镇痉作用,而口服给药后起泻下作用。1% 依沙吖啶注射液用于中期引产,而 0.1% ~ 0.2% 溶液外用具有杀菌作用。

三、药剂学的任务

药剂学的宗旨是制备安全(safety)、有效(efficacy)、稳定(stability)、使用方便(usefulness)的药物制剂。为此药剂学的主要研究内容有以下几个方面。

(一)药剂学的基本理论的研究

指药物制剂的配制理论,如药物的溶解度与溶液的形成理论,表面活性剂的性质,微粒分散系理论及其在非均相液体制剂中的应用,药物的稳定性理论;物料的粉体性质对固体制剂的制备与质量的影响;流变学性质对乳剂、混悬剂、软膏剂质量的影响,药物与辅料的相互作用对药物释放的影响,药物生物药剂学特性等,为各种制剂的处方设计、制备方法、质量控制、合理应用打下坚实的基础。

(二)基本药物剂型的研究

剂型是患者应用并获得有效剂量的药物实体。将原料药制成剂型之后才能应用于患者,因此药剂学的核心是剂型。药剂工作者首先必须掌握各种剂型的外观特征、制备方法、质量控制、应用特点等方面的知识,多数疾病的治疗均离不开上述基本剂型。

(三)新技术与新剂型的研发

新剂型的研发离不开新技术的应用。药效学研究表明,除了药物本身的药理作用外,制剂手段也可以达到高效低毒的临床效果。近几年蓬勃发展的包衣技术、微囊化技术、固体分散技术、包合技术、脂质体技术、纳米技术等,为新剂型研发和制剂质量的提高奠定了坚实的技术基础。如缓释控释制剂和靶向制剂能降低全身毒副作用,提高疗效等。近年来开发上市的长时间缓释微球注射剂,注射一次后可在 1 个月或 3 个月内缓慢释放药物,不仅克服了每天注射的皮肉之苦,而且血药浓度平稳,满足了长效、低毒等要求,同时获得了极大的经济效益。

(四)新型药用辅料的研发

辅料是剂型的基础,新剂型和新技术的研究离不开新辅料的研究与开发。乙基纤维素、丙烯酸树脂系列等高分子的出现发展了缓释控释制剂;体内可降解聚乳酸聚乙醇酸共聚物的发展开创了 1 个月至 3 个月长时间缓释注射微球新剂型。可见辅料的发展对药剂整体水平的提高具有重要意义。

(五)中药新剂型的研发

中药制剂从传统剂型(丸、丹、膏、散等)迈进现代剂型的行列,对提高药效和患者依从性具有重要的意义。已上市了注射剂、颗粒剂、片剂、胶囊剂、滴丸剂、栓剂、软膏剂、气雾剂等 20 多种中药新剂型。同时也存在不少问题,如成分复杂、有效成分不明、稳定性差、体内代谢不明等,仍然是我国药剂工作者面临的长期而艰巨的任务。

(六)生物技术药物制剂的研发

21 世纪生物技术的发展为新药研发开创了一条崭新的道路。生物技术药物包括基因、核糖核酸、酶、蛋白质、多肽等,普遍具有活性强、使用剂量小、对各种疑难病症有独特的治疗作用等优点,如预防乙肝的基因重组疫苗、治疗严重贫血症的红细胞生长素等特效药都是现代生物技术药物的新产品。但生物技术药物存在着分子量大、稳定性差、体内吸收差、生物半衰期短等问题,严重影响其临床应用。寻找和发现适合于这类药物的长效、安全、稳定、使用方便的新剂型是摆在药剂工作者面前的艰巨任务。

(七)制剂机械和设备的研发

制药设备是制剂生产的重要工具,研发新型制药机械和设备,对发展新剂型和新制剂具有重要意义。为确保药品质量和用药安全性,制剂生产应向封闭、高效、多功能、连续化、自动化和机械化方向发展。世界卫生组织提倡"药品生产质量管理规范"以来,对制剂机械和设备的发展提供了前所未有的机遇。固体制剂生产过程中,流化床制粒机的发明可使固体物料混合、制粒、干燥甚至包衣在一个机器内完成,因此被人们称作一步制粒机,与传统的摇摆式制粒机相比,大大缩短了工艺过程,减少了物料与人的接触。

四、药剂学的分支学科

随着药剂学和相关学科的不断发展,逐渐形成了几门药剂学的分支学科。

1. 物理药剂学（physical pharmacy） 是剂型和制剂设计的理论基础,其主要内容是应用物理化学的原理,研究和解释药物制造和储存过程中存在的现象和规律,用以指导剂型和制剂设计,推动具有普遍意义的新剂型和新技术及其应用。它包括化学动力学、界面化学、胶体化学、流变学、结晶化学等。

2. 工业药剂学（industrial pharmacy） 是研究制剂工业化生产的基本理论、工艺技术、生产设备和质量管理的学科。工业药剂学是药剂学的核心,它吸收了材料科学、机械科学、粉体工程学、化学工程学等学科的理论和实践,在新剂型研究、制剂开发、处方优化、生产工艺和生产技术的研究和改进以及提高产品质量方面发挥着关键作用。

3. 生物药剂学（biopharmaceutics） 是研究药物及其制剂在体内的吸收、分布、代谢与排泄过程,阐明剂型因素、机体的生物因素与药物效应三者之间相互关系的科学。该学科整合药剂学、药理学、生理学以及解剖学、分子生物学等学科的知识和理论,对药物新剂型和新制剂的设计、保证用药的安全性和有效性具有普遍指导意义。

4. 药物动力学（pharmacokinetics） 是研究药物及其代谢物在人体或动物体内的含量随时间变化的过程,并用数学模型拟合,为指导合理安全用药、剂型和剂量设计等提供依据。

5. 临床药剂学（clinical pharmacy） 是以患者为对象,研究合理、有效、安全用药的学科,是与临床治疗学紧密联系的学科。

6. 药用高分子材料学（pharmaceutical material polymer science） 是研究药用高分子材料的结构、物理化学性质、性能及用途的理论和应用的专业基础学科。

由此可见,药剂学科涵盖非常庞大和具体的知识基础,所以药剂研制工作者必须具有比较全面的科学知识基础。药物制剂工业的先进程度在某种程度上反映了一个现代工业化国家的综合国力,在医药工业乃至整个国民经济中占有不可忽视的地位。

图 1-1 表示的是以药品为中心的药剂学分支学科的关系。药物制成的剂型为制剂,在此基础上加上信息为药品。

药剂学和其他许多科学一样,经历过描述性时期和经验时期。过去的几十年已经形成了坚实的科学基础,使药剂学从"技术"本身向理论研究的"科学"转变。生物学、化学和物理学的结合仍然是药剂学继续发展的关键。

随着药物化学、生物化学、分子与细胞生物学、高分子材料学等学科的发展,药剂学产生了一门新兴研究领域——分子药剂学（molecular pharmaceutics）。分子药剂学从分子水平和细胞水平研究剂型因素对药物疗效的影响。美国化学会主办的学术刊物 *Molecular Pharmaceutics* 于 2004 年创刊,预计分子药剂学在未来将成为药剂学学科的一个重要分支学科。

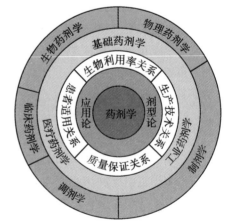

图 1-1　药剂学分支学科

五、药物剂型的分类方法

《中华人民共和国药典》(以下简称《中国药典》)(2020年版)共收载38种剂型,一般其分类方法有以下几种。

(一)按给药途径分类

首先按给药部位进行大分类,然后根据形状和形态进行中分类,再根据特性细分类。

1. 口服给药剂型　系指口服后通过胃肠黏膜吸收而发挥全身作用的制剂。

(1)片剂:普通片、分散片、咀嚼片、口腔崩解片和溶解片。

(2)胶囊剂:硬胶囊剂和软胶囊剂。

(3)颗粒剂:溶液型颗粒剂、混悬型颗粒剂和泡腾颗粒剂。

(4)散剂:口服散剂、外用散剂和煮散。

(5)口服液剂:溶液剂、混悬剂和乳剂。

2. 口腔内给药剂型　主要在口腔内发挥作用的制剂,与口服给药剂型有区别。

(1)口腔用片:有含片、舌下片、口腔粘贴片。

(2)口腔喷雾剂。

(3)含漱剂。

3. 注射给药剂型　以注射方式给药的剂型。

(1)注射剂:静脉注射、肌内注射、皮下注射、皮内注射和腔内注射。

(2)输液:营养输液、电解质输液和胶体输液。

(3)植入注射剂:原位凝胶注射剂。

(4)缓释注射剂:微球注射剂。

4. 呼吸道给药剂型　通过气管或肺部给药的制剂。主要以吸入或喷雾方式给药,如气雾剂、吸入粉雾剂和喷雾剂。

5. 皮肤给药剂型　将药物给予皮肤的制剂,可以发挥局部或全身作用。

(1)外用液体制剂:溶液剂、洗剂、搽剂和酊剂。

(2)外用固体制剂:外用散剂。

(3)外用半固体制剂:软膏剂、凝胶剂和乳膏剂。

(4)贴剂:压敏胶分散型贴剂和贮库型贴剂。

(5)贴膏剂:凝胶贴膏和橡胶贴膏。

(6)喷雾剂:气雾剂和喷雾剂。

6. 眼部给药剂型　用于眼部疾病的剂型,有滴眼剂、眼膏剂和眼膜剂。

7. 鼻黏膜给药剂型　滴鼻剂、鼻用软膏剂和鼻用散剂。

8. 直肠给药剂型　直肠栓和灌肠剂。

9. 阴道给药剂型　阴道栓、阴道片和阴道泡腾片。

10. 耳部给药剂型　滴耳剂、耳用凝胶剂和耳用丸剂。

11. 透析用剂型　腹膜透析用制剂和血液透析用制剂。

上述剂型类别中,除口服给药剂型之外,其他剂型都属于非胃肠道给药剂型,而且可在给药部位起局部作用或被吸收后发挥全身作用。

(二)按分散系统分类

分散相分散于分散介质中形成的系统称为分散系统。

1. 溶液型　药物以分子或离子状态(质点的直径≤1nm)分散于分散介质中所形成的均匀分散体系,亦称低分子溶液,如芳香水剂、溶液剂、糖浆剂、甘油剂、醑剂、注射剂等。

2. 胶体型   分散质点直径为 1～100nm 的分散体系。有两种，一种是高分子溶液的均匀分散体系，另一种是不溶性纳米粒的非均匀分散体系。如胶浆剂、火棉胶剂、涂膜剂等。

3. 乳剂型   油性药物或药物的油溶液以液滴状态分散在分散介质中所形成的非均匀分散体系，分散相直径在 0.1～50μm 之间。如口服乳剂、静脉注射乳剂等。

4. 混悬型   固体药物以微粒状态分散在分散介质中所形成的非均匀分散体系，分散相直径在 0.1～100μm 之间。如合剂、洗剂、混悬剂等。

5. 气体分散型   液体或固体药物以微粒状态分散在气体分散介质中所形成的分散体系，如气雾剂、粉雾剂。

6. 固体分散型   固体混合物的分散体系，如片剂、散剂、颗粒剂、胶囊剂和丸剂等。

（三）按形态分类

按物质形态分类的方法。

1. 液体剂型   如芳香水剂、溶液剂、注射剂、合剂和洗剂等。

2. 气体剂型   如气雾剂、喷雾剂等。

3. 固体剂型   如散剂、丸剂、片剂、栓剂和膜剂等。

4. 半固体剂型   如软膏剂、糊剂等。

形态相同的剂型，其制备工艺也比较相近，例如，制备液体剂型时多采用溶解、分散等方法；制备固体剂型多采用粉碎、混合等方法；半固体剂型多采用熔融、研磨等方法。

（四）其他分类方法

根据特殊的原料来源和制备过程进行分类的方法，虽然不包含全部剂型，但习惯上还是常用。

1. 浸出制剂   用浸出方法制备的各种剂型，一般是指中药剂型，如浸膏剂、流浸膏剂、酊剂等。

2. 无菌制剂   是用灭菌方法或无菌技术制成的剂型，如注射剂、滴眼剂等。

剂型的不同分类方法各有特点，也有不完善或不全面的地方。

本教材根据医疗、生产实践、教学等方面的长期沿用习惯，采用综合分类的方法。

六、剂型和制剂的命名

（一）剂型的命名

1. 按形状命名   如片剂、胶囊剂、丸剂、颗粒剂、散剂、软膏剂、硬膏剂、喷雾剂、气雾剂、粉雾剂、乳剂、混悬剂、溶液剂等。

2. 按给药途径命名   如滴眼剂、滴鼻剂、滴耳剂、漱口剂、灌肠剂等。

3. 按给药方式命名   输液剂、注射剂、贴剂、植入剂、栓剂、搽剂等。

4. 按形状与给药途径命名   如注射用粉末、注射用脂质体、眼用软膏剂、鼻腔喷雾剂、阴道用栓剂、注射用微球、注射用纳米粒等。

5. 按制备方法命名   如浸出制剂、无菌制剂、冻干制剂、模印片剂、压制片剂、包衣片剂、滴丸剂等。

6. 按形状与功能命名   如缓释胶囊、泡腾颗粒剂、长效微球注射剂、结肠定位胶囊、分散片、速溶膜剂、肠溶片剂等。

（二）制剂的命名

1. 常规命名   规则是原料药名在前、剂型名在后，单方制剂常用此规则。如右布洛芬胶囊、奥美拉唑肠溶胶囊、苯磺酸氨氯地平片、洛伐他丁片、盐酸肾上腺素注射液、沙丁胺醇气雾剂、左氧氟沙星滴眼剂、壬苯醇醚栓、双氯芬酸钠栓、芬太尼贴剂、马来酸氯苯那敏滴丸、他扎罗汀凝胶、头孢氨苄干混悬剂、盐酸金霉素眼膏、盐酸氨溴索口服溶液、盐酸萘甲唑林滴鼻液、倍他米松乳膏等。

如果有关于用途或特点的词汇，一般用途和特点的词在前、药名在后，再后加制剂名。重组人胰岛素注射液、注射用阿奇霉素、胶体酒石酸铋胶囊、浓氯化钠注射液等。

2. 复方制剂命名　根据处方组成的不同情况可以采用以下方法命名。

（1）两组分制剂:原则上两个药物名称并列,如阿昔洛韦葡萄糖注射、对乙酰氨基酚可待因片、克霉唑倍他米松乳膏、妥布霉素地塞米松滴眼液等;若两个组分的词干相同,如齐多夫定和拉米夫定片剂可称为齐多双夫定片等;前加"复方"二字,后加主药和剂型名,如复方卡托普利片(卡托普利、氢氯噻嗪)。

（2）三组分制剂:如使用词干构成的通用名称太长,原则上将每个组分选取一个或两个字构成通用名称(不可使用词干)。如阿司匹林、咖啡因、对乙酰氨基酚片剂,可称为阿咖酚片;若组分相同处方量不同,使用罗马数字Ⅰ、Ⅱ、Ⅲ等加以区别。

（3）四组分制剂:原则上每个组分选取一个字构成通用名称(不适用词干)。如对乙酰氨基酚、非那西丁、咖啡因、氯苯那敏的颗粒剂,可称为氨非咖敏颗粒。

（4）四组以上组分制剂:前加"复方"二字,从2~3个药名中各取1~2字并列组成,后加剂型名,如复方氨酚烷胺片(对乙酰氨基酚、金刚烷胺、人工牛黄、咖啡因、氯苯那敏)、复方门冬维甘滴眼液(萘甲唑啉、门冬氨酸、维生素 B_6、甘草酸二钾、新斯的明)。

第二节　药物递送系统

一、药物递送系统的概念

药物通常是通过与作用部位特定受体发生相互作用产生生物学效应,从而达到治疗疾病的目的。因此,只有当药物以一定的速度和浓度被递送到靶部位,才可使其疗效最大且副作用最小。然而,在药物递送和靶向分布过程中常存在许多天然屏障,导致原本有应用前景的药物无效或失效。药物剂型可以提高药物服用的便捷性并改善药物的递送。但大多数传统剂型包括注射剂、口服制剂以及局部外用制剂均无法满足以下所有要求:将药物有效地输送到靶部位;避免药物的非特异性分布(可产生副作用)及提前代谢和排泄,以及所服用药物符合剂量要求。因此,改变给药途径或应用新型递送系统就成为提高药效的有效手段。

新型药物递送系统旨在通过提高药物生物利用度和治疗指数,降低副作用以及提高患者依从性来克服传统剂型的不足。前三个因素固然重要,患者依从性同样也不可忽视。可以通过开发患者服用方便且给药次数少的剂型,提高患者依从性。自20世纪50年代,一些可以持续释药的新型口服给药系统开始取代传统剂型。1952年,Smith Kline Beecham 开发了第一款具有 Spansule 技术的缓释胶囊,其内容物为含药的包衣小丸,被认为是第一个新型递药系统。到60年代,聚合物材料开始应用于递药系统,同时科学家们开始在产品开发方面采用更为系统的方法,即运用药物动力学、生物界面上的过程及生物相容性等知识进行递药系统的设计。70年代起,纳米粒被引入递药系统;80年代开始出现经皮递药系统;90年代出现了如脂质体、可生物降解的聚乳酸-羟基乙酸共聚物(polylactic-coglycolic acid,PLGA)微球、纳米颗粒和吸入胰岛素,2009年 FDA 批准第一个抗体偶联药物(antibody-drug conjugate,ADC)。

随着科学技术的进步,特别是分子药理学、分子细胞生物学、分子药物动力学、药物分子传递学及系统工程学等科学的发展、渗入以及纳米技术等新技术的不断涌现,药物剂型和制剂研究已进入药物递送系统新时代。

药物递送系统(drug delivery system,DDS)是指在空间、时间及剂量上全面调控药物在生物体内分布的技术体系。其目标是在恰当的时机将适量的药物递送到正确的位置,从而提高药物的利用效率、增强疗效、降低成本、减少毒副作用。药物递送系统是医学、工学(材料、机械、电子)及药学的融合学科,其研究对象既包括药物本身,也搭载药物的载体材料、装置,还包括对药物或载体等进行物理化学改性、修饰的相关技术。

运用 DDS 技术,将已有药物的药效发挥到最好,副作用降低到最小,不仅可以提高患者的生存质量、提高经济效益,也对企业延长药物生命周期起积极的作用。另外,基于 DDS 技术的生物技术药物制剂的产业化,使得各种疑难病的治疗具有可能。DDS 的开发不仅符合我国医药产业发展的需求,符合我国作为发展中国家的实际情况(投入少、见效快、成功率高、附加值高、更环保、可延长产品生命周期等),新递药系统同样可以产生重大品种。目前国内已有多个新递药系统(如紫杉醇脂质体、注射用前列地尔、尼莫地平缓释片、氟比洛芬凝胶贴剂等),为我国医药行业作出越来越多的贡献。

二、药物递送系统的分类

药物递送系统是现代科学技术进步的结晶,在临床治疗中发挥着重要作用。口服缓释及控释系统、靶向递药系统和经皮递药系统是发展的主流。

(一)缓控释递药系统

1. 口服缓控释递药系统　　口服缓控释制剂大体可分为择速、择位、择时控制释药 3 大类,新型释药系统不断问世。随着高分子材料和纳米技术的发展,脂质体、微乳(自微乳)、纳米粒、胶束等相继被开发为口服给药形式,不仅可达到缓慢释放药物的目的,还能保护药物不被胃肠道酶降解,促进药物胃肠道吸收,提高药物的生物利用度。

2. 注射缓控释递药系统　　缓控释注射剂可分为液态注射系统和微粒注射系统(微囊、脂质体、微球、毫微粒、胶束等),后者相对前者疗效持续时间更长,可显著减少用药次数,提高患者的依从性。鉴于常规注射存在给药时剧烈疼痛,且可能会诱发感染或造成交叉感染等缺陷,无针注射给药系统已引起广泛关注。

3. 在体成型递药系统　　在体成型递药系统(in-situ forming drug delivery system,ISFDDS)系将药物和聚合物溶于适宜溶剂中,局部注射体内或植入临床所需的给药部位,利用聚合物在生理条件下凝固、凝胶化、沉淀或交联形成固体或半固体药物贮库,而达到缓慢释放药物的效果。ISFDDS 具有可用于特殊部位病变的局部用药、延长给药周期、降低给药剂量、减少不良反应、工艺简单稳定等特点,且避免了植入剂的外科手术,可大大提高患者的依从性,从而成为国外的热点研究领域。

(二)经皮药物递送系统

随着现代医药科技的发展,透皮给药系统成为新一代药物制剂的研究热点。但由于大多数药物难以透过皮肤达到有效治疗作用,科研人员相继开发出多种新技术如药剂学手段(脂质体、微乳、传递体等)、化学手段(促进剂、前药、离子对)、物理手段(离子导入、电致孔、超声、激光、加热、微针等)以及生理手段(经络穴位给药)来进药物的吸收。目前体内给药研究较多的是实心微针经皮药物递送系统。

(三)靶向药物递送系统

1. 脂质体　　随着载体材料的改进和修饰,相继出现了多种类型的脂质体靶向制剂,如长循环脂质体、免疫脂质体、磁性脂质体、pH 和热敏感脂质体等。前体脂质体可在一定程度上克服传统脂质体聚集、融合及药物渗漏等稳定性问题,且制备工艺简单,易于大生产。

2. 载药脂肪乳　　脂肪乳油相和卵磷脂组分对人体无毒、安全性好,是部分难溶性药物的有效载体;载药量较脂质体高,具有缓控释和靶向特征;粒径小,稳定性好,质量可控,易于工业化大生产等优势。

3. 聚合物胶束　　随着聚合物胶束研究的不断深入,具有特殊性质的聚合物胶束如 pH 敏感(肿瘤pH、核内质溶酶体 pH)、温度敏感、超声敏感聚合物胶束等或以配体、单抗、小肽(介导跨膜)表面修饰的聚合物胶束屡见报道。聚合物胶束具有诸多优越性,已用于多种难溶性药物的增溶。

4. 靶向前体药物　　利用组织的特异酶(如肿瘤细胞含较高浓度的磷酸酯酶和酰胺酶、结肠含葡聚糖酶和葡糖醛酸糖苷酶、肾脏的 γ-氨酸转肽酶等)制备前体药物是目前研究靶向前体药物的重要思路之一。另外,将药物与单抗、配基、PEG、小肽交联达到主动靶向(甚至细胞核内靶向)以及抗体定向酶-体药物、基因定向酶-体药物已成为目前靶向给药系统新的研究思路。

（四）智能型药物递送系统

智能型药物递送系统系依据病理变化信息,实现药物在体内的择时、择位释放,发挥治疗药物的最大疗效,最大限度地降低药物对正常组织的伤害,代表了现代剂型重要发展方向之一。目前研究较多的是脉冲式释药技术,该技术系利用外界变化因素,如磁场、光、温度、电场及特定的化学物质的变化来调节药物的释放,也可利用体内外环境因素(例如 pH、酶、细菌等)来控制药物的释放,如葡萄糖敏感的葡聚糖-豆球蛋白 A 聚合物可控制胰岛素的释放。

（五）生物大分子药物递送系统

随着脂质体、微球、纳米粒等制剂新技术发展迅速并逐渐完善,国内外学者将其广泛应用于多肽、蛋白质类药物给药系统的研究,以达到给药途径多样化[注射(长效)、无针注射、口服、透皮(微针技术)、鼻腔、肺部、眼部、埋植给药等]。但此系统仍是世界性难题,很多工作还处于实验室研究、动物实验或少量制备水平,不同文献来源的结果也有差异,一些问题仍有待探究。

目前基因治疗在治疗多种人类重大疾病(如遗传病、肿瘤等)方面显示出良好的应用前景,基因的介导方式可分为细胞介导、病毒介导、非病毒介导三大类。非病毒性载体一般不会造成基因的永久性表达,无抗原性,体内应用安全,组成明确,易大量制备,且化学结构多样,使设计和研制新的更理想的靶向性载体系统成为可能,也是将现代药剂的控释与靶向技术引入基因治疗领域的切入点,因而成为当前研究的热点。

三、药物递送系统展望

新型给药系统是促进药品差异化、拓宽医药产品、延长药品生命周期的关键因素之一。在所有的给药系统中,口服给药系统及注射给药系统在我国关注度最高。缓控释技术、定位释药技术、脂质体技术、纳米技术、3D 打印技术、AI 技术等是业内人士共同关注的技术。其他新型给药技术如吸入递药系统、靶向递药系统、经皮递系统、黏膜递药系统等也是迅速发展的高新技术。

事实证明,药物活性的充分发挥不仅决定于有效成分的含量与纯度,制剂也已成为发挥理想疗效的一个重要方面,一个老药新型 DDS 的开发与利用不亚于一个新分子实体(new chemical entities,NCE)的创制。为此,研究生产 NCE 的药厂开始青睐和重视新型 DDS,与拥有药物释放技术的公司进行合作或并购,延长了药品本身的生命周期。DDS 是现代科学技术在药剂学中应用与发展的结果,DDS 的研究与开发已成为推动全球医药产业发展的原动力,是制药行业发展最快的领域之一。

随着治疗领域的发展,给药策略和技术迅速适应,以反映不断变化的给药需求。几十年前,小分子药物是治疗的主要类别。小分子的释放很大程度上取决于其理化性质,这严重影响了药物的生物利用度,因此药物制剂工作首先集中在提高药物的溶解度、控制其释放、扩大其活性和调整其药代动力学。随着时间的推移,新一代治疗药物,包括蛋白质和肽、单克隆抗体、核酸和活细胞,已经提供了新的治疗功能。新功能也带来了额外的挑战,特别是在稳定性(蛋白质和肽)、细胞内递送要求(核酸)以及生存能力和扩增(活细胞)方面。为了应对这些挑战,药物递送策略必须不断发展。

药物递送与几代疗法一起发展——从小分子到蛋白质和肽,到核酸,再到活细胞疗法。在药物递送的发展过程中,已建立的递送方法被用于改善新兴治疗模式的转化,例如在整个治疗范围内应用控释和缓释系统。相反,为新的治疗模式开发的递送策略和技术已被用于改善旧疗法的递送。例如,在用于改善小分子递送之前,聚乙二醇缀合被开发应用于蛋白质药物。

第三节　药　用　辅　料

一、药用辅料的定义

药用辅料(pharmaceutical excipients)系指生产药品和调配处方时使用的赋形剂和附加剂;是除活性药物以外,在安全性方面已进行了合理的评估,且包含在药物制剂中的物质。药用辅料除了赋形、充当载体、提高稳定性外,还具有增溶、助溶、缓控释等重要功能,是可能会影响到药品的质量、安全性和有效性的重要成分。

药物制剂处方设计过程实质是依据药物特性与剂型要求,筛选与应用药用辅料的过程。药用辅料是药物制剂的基础材料和重要组成部分,是保证药物制剂生产和发展的物质基础,在制剂剂型和生产中起着关键的作用。它不仅赋予药物一定剂型,而且与提高药物的疗效、降低不良反应有很大的关系,其质量可靠性和多样性是保证剂型和制剂先进性的物质基础。

辅料的来源很丰富,有天然的、合成和半合成的。无论来源如何,药用辅料应对人体无毒害作用;化学性质稳定;与主药及辅料之间无配伍禁忌;不影响制剂的检验;且尽可能用较小的用量发挥较大的作用。

二、药用辅料的分类

辅料在制剂中的分类方式有多种,可从来源、作用和用途、给药途径等进行分类。

按来源可分为天然产物、半合成产物和全合成产物。

辅料在制剂中作用和用途分类有 66 种,分别是:pH 调节剂、螯合剂、包合剂、包衣剂、保护剂、保湿剂、崩解剂、表面活性剂、病毒灭活剂、补剂、沉淀剂、成膜材料、调香剂、冻干用赋形剂、二氧化碳吸附剂、发泡剂、芳香剂、防腐剂、赋形剂、干燥剂、固化剂、缓冲剂、缓控释材料、胶黏剂、矫味剂、抗氧剂、抗氧增效剂、抗黏着剂、空气置换剂、冷凝剂、膏剂基材、凝胶材料、抛光剂、抛射剂、溶剂、柔软剂、乳化剂、软膏基质、软胶囊材料、润滑剂、润湿剂、渗透促进剂、渗透压调节剂、栓剂基质、甜味剂、填充剂、助流剂、丸心、稳定剂、吸附剂、吸收剂、稀释剂、消泡剂、絮凝剂、乙醇改性剂、硬膏基质、油墨、增稠剂、增溶剂、增塑剂、黏合剂、中药炮制辅料、助滤剂、助溶剂、助悬剂、着色剂。

按给药途径可分为口服、注射、黏膜、经皮或局部给药、经鼻或口腔吸入给药和眼部给药辅料等。

有些辅料可用于多种给药途径,但用量和质量要求亦不相同,如用于注射剂时应符合注射用质量要求,用于口服时应符合口服制剂的质量要求。药用辅料的包装上应注明为"药用辅料"及其适用范围(给药途径)等。

三、药用辅料的作用

药剂学中药用辅料的作用是多方面的。

1. 使剂型具有形态特征　如溶液剂中加入溶剂;片剂中加入稀释剂、黏合剂;软膏剂、栓剂中加入适宜基质等使剂型具有形态特征。

2. 使制备过程顺利进行　在液体制剂中根据需要加入适宜的增溶剂、助溶剂、助悬剂、乳化剂等;在片剂的生产中加入助流剂、润滑剂以改善物料的粉体性质,使压片过程顺利进行。

3. 提高药物的稳定性　化学稳定剂、物理稳定剂(助悬剂、乳化剂等)、生物稳定剂(防腐剂)等。

4. 调节有效成分的作用部位、作用时间或满足生理要求　如使制剂具有速释性、缓释性、肠溶性、靶向性、热敏性、生物黏附性、体内可降解性的各种辅料;还有生理需求的 pH 调节剂、矫味剂、着色剂等。

四、药用辅料的发展状况

药用辅料曾在很长一段时期内,没有受到我国制药行业的重视,药用辅料标准数量少,标准项目不齐全,影响了辅料的管理和使用。由于我国药用辅料起步较晚,整体水平较低,在整个药品制剂产值中占比 3% ~ 5% ,预测 2025 年将达到 1 406 亿元。

新型药用辅料对于制剂质量的提高、制剂性能的改造、新剂型的开发、生物利用度的提高具有非常关键的作用。为了适应现代化药物剂型和制剂的发展,药用辅料的更新换代越来越成为药剂工作者关注的热点。

随着科学技术的发展、社会的进步,新型、优质、多功能的药用辅料不断涌现,药物的新剂型与制剂新技术也得到进一步的开发。如:①在液体制剂中,波洛沙姆、磷脂的出现为静脉乳的制备提供了更好的选择;②在固体药物制剂中,羧甲基淀粉钠(CMS-Na)、交联聚维酮(交联 PVP)、交联羧甲基纤维素钠(交联 CMC-Na)、低取代羟丙纤维素(L-HPC)等超级崩解剂的研制,微晶纤维素、预胶化淀粉等优良可压性辅料的出现,不仅可提高片剂质量,还使粉末直接压片工艺得到了新的机遇;③在经皮给药制剂中,月桂氮䓬酮的问世使药物透皮吸收制剂的研究更加活跃;④在注射剂中,聚乳酸(PLA)、聚乳酸-羟基乙酸共聚物(PLGA)等体内可降解辅料的出现,开发了 1 次注射给药缓释 1~3 个月的新型长效注射剂。在以速效为特色的注射剂里增添了以长时间缓释为特征的注射剂新品种。

国内使用的药用辅料已有 500 多种,《中国药典》(2020 年版)四部中药用辅料另设为正文品种,辅料品种收载数量由《中国药典》(2015 年版)的 270 种,增至 335 种。在美国约 1 500 种辅料中,约有 50% 收载于《美国药典》;欧洲药用辅料约有 3 000 种,在各种药典中收载也已经达到 50% 。

为简化药品审批程序,2016 年开始我国将药用辅料由单独审批改为在审批药品注册申请时一并审评审批。

伴随着我国制药工业的发展,未来我国药用辅料市场也将保持快速增长。一方面,药用辅料行业的增长与药品制剂行业的增长有着较强的正相关性,药物制剂行业的稳步增长将带动药用辅料行业的自然增长。另一方面,随着关联评审、一致性评价政策的推进,制药企业将更加注重高质量、高稳定性的药用辅料,高质量通常意味高价格。同时,缓释、速释、控释、透皮吸收、黏膜给药和靶向给药等新型制剂技术在我国的推广发展也将促进我国药用辅料行业结构的调整,具有高附加值的新型药用辅料将逐渐增多。

第四节 药品相关法规

一、药典

(一)概述

药典(pharmacopoeia)是一个国家记载药品标准、规格的法典,一般由国家药典委员会组织编纂、出版,并由政府颁布、执行,具有法律约束力。"pharmacopeia"一词来源于古希腊语"pharmakon(药物)"和"poiein(制造)",将两词结合在一起表明按照处方制备药品时所遵循的标准。1580 年,"pharmacopeia"首次出现在意大利贝加莫的地方药物标准上。

制定药品标准对加强药品质量的监督管理、保证质量、保障用药安全有效、维护人民健康有十分重要的作用。药品标准是药品现代化生产和质量管理的重要组成部分,是药品生产、供应、使用和监督管理部门共同遵循的法定依据。药品质量的内涵包括三方面:真伪、纯度、品质优良度。三者的集中表现是使用中的有效性和安全性。因此,药品标准一般包括以下内容:法定名称、来源、性状、鉴别、纯度检查、含量(效价或活性)测定、类别、剂量、规格、贮藏、制剂等。

不同时代的药典代表着当时医药科技的发展与进步,一个国家的药典可反映这个国家的药品生产、医疗和科学技术的水平。各国的药典跟踪药品的品种和质量的提高,定期修订和补充,以满足医药事业的发展,保证人民用药安全、有效,为药品研究和生产起到指导和保障作用。

(二)《中华人民共和国药典》

1949 年中华人民共和国成立后,开始筹划编制《中华人民共和国药典》,1950 年成立第一届中国药典编纂委员会,1951 年第一届药典委员会第一次会议上决定药典名称为《中华人民共和国药典》,简称《中国药典》(*Chinese Pharmacopoeia*,ChP)。《中国药典》(1953 年版)由原中华人民共和国卫生部编印发行。第一版《中国药典》收载各类药品 531 种,其中化学药 215 种、植物药与油脂类 65 种、动物药 13 种、抗生素 2 种、生物制品 25 种、各类制剂 211 种,为当时的医疗事业发展起到了重要作用。此后陆续出版发行 1963 年版、1977 年版、1985 年版、1990 年版、1995 年版、2000 年版、2005 年版、2010 年版、2015 年版、2020 年版共 11 个版次。《中国药典》的特色之一是药品中包括中国传统药,为了更好地继承和发扬中国特色药,从 1963 年版开始分为两部,一部收载中药,二部收载化学药生物制品药。随着生物制品药的发展,从 2005 年版开始分为三部,一部中药、二部为化学药、三部为生物制品药,并首次将《中国生物制品规程》纳入《中国药典》三部,以生物制品标准单独成卷列入药典。从 2015 年版开始分为一部、二部、三部、四部及其增补本,《中国药典》(2015 年版)首次将上版药典附录整合为通则,并与药用辅料单独成卷作为四部。现行版《中国药典》是 2020 年版,一部收载中药,二部收载化学药品,三部收载生物制品,四部收载通则和药用辅料。本版药典进一步扩大了药品品种的收载和修订,共收载品种 5 911 种。一部收载品种 2 711 种,其中新增品种 117 种、修订品种 452 种;二部收载品种 2 712 种,其中新增品种 117 种、修订品种 2 387 种;三部收载品种 153 种,其中新增品种 20 种、修订品种 126 种、新增生物制品通则 2 个、新增生物制品总论 4 个;四部收载通则总数 361 个,其中制剂通则 38 个(修订 35 个)、检测方法及其他通则 281 个(新增 35 个、修订 51 个)、指导原则 42 个(新增 12 个、修订 12 个)。药用辅料收载 335 种,其中新增 65 种、修订 212 种。

《中国药典》(2020 年版)全面完善了药典标准体系的建设,贯彻了药品质量全程管理的理念,提高了横向覆盖中药、化学药、生物制品、原料药、药用辅料、药包材以及标准物质的质量控制技术要求,完善了纵向涵盖药典凡例、制剂通则、检验方法以及指导原则的制修订,加强了涉及药品研发、生产、质控、流通和使用等环节的通用技术要求体系的建设。

《中国药典》(2020 年版)中成熟分析检测技术的应用进一步扩大。建立分子生物学检测标准体系,制定相关技术指导原则,新增聚合酶链式反应(PCR)法、DNA 测序技术指导原则,为中药材(饮片)、动物组织来源材料、生物制品起始材料以及微生物污染溯源鉴定的推广应用奠定了基础。新增检测方法,强化质控手段。新增 X 射线荧光光谱法用于元素杂质控制;采用光阻法替代显微法检查乳粒粒径;转基因检测技术应用于重组产品活性检测,新增免疫化学法通则。

《中国药典》(2020 年版)药品安全性控制要求不断加强。①在化学药方面:加强药品杂质控制,150 个品种增修订有关物质检查项目及限度,明确 90 多种杂质结构及相关信息;对可能引入基因毒性杂质部分产品,如磺酸盐类和沙坦类药物,在生产要求项目下增订工艺的评估要求。重点加强高风险制剂涉及安全性控制项目的要求,如注射剂及眼用制剂中抑菌剂、抗氧剂,注射剂中非水溶剂,静脉输液及滴眼液的渗透压控制等。修订并规范了相关品种无菌和微生物限度要求。②在中药方面:加强对中药材(饮片)33 种禁用农残的控制。加强对中药材(饮片)真菌毒素的控制,在控制黄曲霉毒素基础上,增订了对人体危害较大的展青霉素、赭曲霉毒素 A、玉米赤霉烯酮、呕吐毒素等毒素控制。完善了《中药有害残留物限量制定指导原则》,指导合理制定中药材(饮片)重金属、农残、真菌毒素等有害物质限度标准。加强中药内源性毒性成分的质量控制,制定九味羌活丸中马兜铃酸 I 的限量标准。③在生物制品方面:加强了对病毒安全性控制,原料血浆增订病毒核酸标志物检测,增订生物制品病毒安全控制通则。新增氢氧化铝佐剂质量控制通则,提升了疫苗佐剂质量。明确了原液合批、防腐剂及抗生素使用的相关原则;增订重组生物技术产品相关蛋白杂质的控制和限度。

（三）外国药典

据不完全统计,世界上已有近 40 个国家编制了国家药典,另外还有 3 种区域性药典和世界卫生组织（World Health Organization,WHO）组织编制的《国际药典》等,这些药典无疑对世界医药科技交流和国际医药贸易具有极大的促进作用。国际上最有影响力的药典是《美国药典》《英国药典》《日本药局方》《欧洲药典》《国际药典》。《国际药典》是世界卫生组织综合世界各国药品质量标准和质量控制方法编写的,其特殊之处在于各国编定药品规范时可以它为技术参考文献,并不具有法律约束力。

《美国药典》（United States Pharmacopoeia,USP）。《美国药典/国家处方集》（U.S. Pharmacopeia/National Formulary,USP/NF）是由美国政府所属的美国药典委员会（the United States Pharmacopeial Convention）编辑出版。1820 年出版 USP 第 1 版,1950 年以后每 5 年出一次修订版,到 2009 年已出版至第 32 版。1883 年发行 NF 第 1 版,于 1980 年第 15 版起并入 USP,但仍分两部分,前面为 USP,后面为 NF。USP 是美国政府对药品质量标准和检定方法作出的技术规定,也是药品生产、使用、管理、检验的法律依据。NF 收载了 USP 尚未收入的新药和新制剂。《美国药典》最新版为 USP43-NF38,2021年 5 月 1 日生效。《美国药典》从第 43 版起只提供互联网在线版,不再提供印刷版。《美国药典》是目前世界上规模最大的一部药典。

《英国药典》（British Pharmacopeia,BP）是英国药品委员会正式出版的英国官方医学标准集,是英国制药标准的重要出处,也是药品质量控制、"药品生产许可证"管理的重要依据。该药典囊括了几千篇颇有价值医学专题论文,其中有几百篇是医学新论。它不仅为读者提供了药用和成药配方标准以及公式配药标准,还向读者展示了所有明确分类并可参照的《欧洲药典》等专著。《英国药典》现行版为 2022 年版（BP 2022）共 6 卷,于 2021 年 8 月出版,从 2022 年 1 月 1 日开始生效。

《日本药局方》（the Japanese Pharmacopoeia,JP）,由日本药典委员会编写,由日本政府的厚生劳动省发布。于 1886 年出版《日本药局方》第 1 版（JP 1）。现行版为《第 18 版改正日本药局方》（JP 18）,于 2021 年 6 月 7 日起执行。几乎每隔 5 年出版新药典,第 15 版与《美国药典》《英国药典》进行协调,文本中注明与英国/美国的药典统一的部分和未统一的部分等,推动了药典国际协调的进程。《日本药局方》是除《中国药典》之外收载各类生药品种较多的药典之一。

《欧洲药典》（European Pharmacopoeia,Ph Eur）由欧洲药品质量管理局（European directorate for quality of medicines and health care,EDQM）编辑出版,有英文和法文两种法定文本。1963 年欧洲共同体各国共同商定编订《欧洲药典》,第 1 版于 1969 年发行,分 3 卷陆续出版发行。最新版为第 10 版《欧洲药典》,2019 年 7 月出版,于 2020 年 1 月生效。

《国际药典》（International Pharmacopoeia,Ph Int）是由 WHO 主持编订。第 1 版分别于 1951 年和1955 年,分两卷用英、法、西班牙文出版。第 2 版于 1967 年用英、法、俄、西班牙文出版;最新版为第 10版,于 2020 年出版。

二、国家药品标准

国家药品标准,是指国家药品监督管理局（National Medical Products Administration,NMPA）和历届国家药品监督管理部门颁布的《中华人民共和国药典》、药品注册标准和其他药品标准,其内容包括质量指标、检验方法以及生产工艺等技术要求。

国家注册标准,是指经国家药品监督管理局核准的药品质量标准,但也属于国家药品标准范畴。

目前药品所有执行标准均为国家注册标准,主要包括:

1. 药典标准。

2. 中华人民共和国卫生部（以下简称卫生部）中药成方制剂第一至二十一册。

3. 卫生部化学、生化、抗生素药品第一分册。

4. 卫生部药品标准(二部)(第一至六册)。

5. 卫生部药品标准藏药第一册、蒙药分册、维吾尔药分册。

6. 新药转正标准第一至七十六册(正不断更新)。

7. 国家药品标准化学药品地标升国标一至十六册。

8. 国家中成药标准汇编。

9. 国家注册标准(针对某一企业的标准,但也属于国家药品标准)。

10. 进口药品标准。

我国有约 9 000 个药品的质量标准,包括省、自治区和直辖市的卫生部门批准和颁发的地方性药品标准。原国家食品药品监督管理局已经对其中临床常用、疗效确切的品种进行质量标准的修订、统一、整理和提高,并入到国家药品标准,称为新药转正标准,于 2006 年取消了地方标准。

三、《药品非临床研究质量管理规范》

新药临床前安全性评价对新药能否进入临床研究、预测临床研究的风险程度和最终评价其开发价值起着举足轻重的作用,而一个高质量的安全性评价工作必须遵循《药品非临床研究质量管理规范》(Good Laboratory Practice,GLP)。GLP 是药物非临床安全性评价试验从方案设计、实施、质量保证、记录、报告到归档的指南和准则,适用于非临床安全性评价研究,是国家为了保证新药临床前研究安全性试验资料的优质、真实、完整和可靠,针对药物非临床安全性评价研究机构制定的基本要求。

在药物毒理学发展历史上,"反应停"的悲剧无疑是推动人类对药物安全性评价沉重反思的重要事件。"反应停"事件促使药物管理机构和毒理学家对现有的药物安全研究重新思考。20 世纪 70 年代,FDA 对所管辖产品的安全性研究报告的可靠性产生强烈怀疑,从而对美国研究机构展开调查。调查结果显示,尽管存在故意隐瞒对产品不利的实验结论的情况,但广泛存在于各个企业、研究机构、学校中的更严重问题是安全性实验设计、进行和报告过程中存在的缺陷,从而导致报告的可信性严重降低。针对这类情况,FDA 于 1976 年颁布了 GLP。在美国的带动下,英国、日本、法国、瑞典等国家也先后发布了本国的 GLP,GLP 也逐渐成为国际上通行的确保药品非临床安全性研究质量的规范。

我国从 1991 年起开始起草 GLP,1993 年,原国家科学技术委员会颁布了 GLP,于 1994 年 1 月生效。1998 年国务院机构改革后,原国家食品药品监督管理局根据国际上 GLP 的发展和我国的实际情况,颁布了《药品非临床研究质量管理规范》,并于 1999 年 11 月 1 日起施行。2007 年 1 月 1 日起,国家食品药品监督管理局规定未在国内上市销售的化学原料药及其制剂、生物制品,未在国内上市销售的从植物、动物、矿物等物质中提取的有效成分、有效部位及其制剂和从中药、天然药物中提取的有效成分及其制剂以及中药注射剂等的新药非临床安全性评价研究必须在经过 GLP 认证、符合 GLP 要求的实验室进行。现行 GLP 是原国家食品药品监督管理总局(China Food and Drug Administration,CFDA)2017 年 6 月颁布的,当年 9 月 1 日开始实施。

GLP 的核心精神是通过严格控制非临床安全性评价的各个环节以保证试验质量,即研究资料的真实性、可靠性和完整性。GLP 建设的基本内容可分为软件和硬件两大部分,GLP 的软件解决安全性研究的运行管理问题,而运行软件所需的硬件环境就是 GLP 的硬件设施。GLP 硬件包括动物饲养设施、各类实验设施(供试品处置设施、各类实验和诊断功能实验室)、各类保管设施(供试品保管、档案保管)和环境调控设施,以及满足研究需要的相应的仪器设备等。软件部分包括组织机构和人员、各项工作的标准操作规程、研究工作实施过程及相关环节的管理、质量保证体系等。

四、《药品临床研究质量管理规范》

临床试验是新药开发不可缺少的环节。一个新药的上市,很大程度上取决于临床试验的质量及其结果是否符合安全、有效的标准。

《药物临床试验质量管理规范》(Good Clinical Practice,GCP)是为保证临床试验数据的质量、保护受试者的安全和权益而制定的进行临床试验的准则,是保证药物临床试验安全性的法律依据。制定GCP的目的是保证临床试验过程的规范可靠,结果科学可信,同时保障受试者的权益和生命安全。GCP的宗旨就是保证药物临床试验过程的规范化,使其结果具有科学性、可靠性、准确性、完整性。

GCP的内容主要涵盖了临床试验方案的设计、实施、组织、监查、记录、分析、统计、总结、报告、审核等全过程。GCP也包括了新药临床试验的条件,受试者的权益保障,试验方案的制订,研究者、申办者和监查员的主要职责,质量保证体系等内容。

GCP最早于1980年在美国提出,在20世纪80年代中后期,日本和许多欧洲国家先后效仿美国制定并实施了GCP。各国GCP虽在原则上相同,但具体细节上有所不同,为此,1991年起WHO考虑到GCP应成为各成员国共同接受的原则,起草了WHO的GCP。此外,欧盟、美国和日本在1990年发起,由三方面成员国的药品管理当局和制药企业管理机构组成了一个联合机构——人用药品注册技术要求国际协调会(International Conference on Harmonization of Technical Requirements for Registration of Pharmaceuticals for Human Use,ICH;现已更名为"人用药品技术要求国际协调理事会",The International Council for Harmonization of Technical Requirements for Pharmaceuticals for Human Use,ICH),讨论制定一系列"人用药品注册技术要求",其中就包括ICH GCP,目的是寻求解决三方存在的一些不统一的规定和认识,进一步对世界范围内的药物研制开发过程进行革新,提高研究质量。我国国家药品监督管理部门自2017年加入ICH,经过全面且深入地参与ICH各项工作,从一个新的ICH成员,逐渐成长为一个全面履行成员义务、成熟的ICH监管机构成员和管委会成员,并获得ICH其他监管机构和国际行业协会的认可。

我国原卫生部也于1993年开始制定本国的GCP,并已于1998年3月颁布第一版《药品临床试验管理规范(试行)》。2003年,原国家食品药品监督管理局正式发布GCP,对推动我国临床试验规范研究和提升质量起到了积极作用。现行的GCP是2020年4月颁布的《药物临床试验质量管理规范》。相比2003年版GCP,新版GCP由原13章减到9章,由70条增加到83条。主要从以下7个方面做了修改:细化明确参与方责任,强化受试者保护,建立质量管理体系,优化安全性信息报告,规范电子数据管理系统、信息化系统等新技术的应用,参考国际临床监管经验,体现卫生健康主管部门医疗管理的要求。

五、《药品生产质量规范》

《药品生产质量规范》(Good Manufacturing Practice,GMP)是对药品生产质量管理全过程、全方位、全员进行工作或操作管理的法定的工作技术标准,是保证药品质量乃至用药安全有效的可靠措施,是全面质量管理发展到今天的标准化产物。实施药品GMP是强化国家对药品生产的监督管理,实现对药品生产全过程的监督,保证药品质量的一套科学、系统和行之有效的管理制度。

推行GMP的目的是:①将人为造成的错误减小到最低;②防止对药品的污染和低质量医药品的产生;③保证产品高质量的系统设计。GMP的检查对象是:①人;②生产环境;③制剂生产的全过程。"人"是实行GMP管理的软件,也是关键的管理对象,而"物"是GMP管理的硬件,是必要条件,缺一不可。

人类社会经历了多次重大的药物灾难,特别是20世纪最大的药物灾难"反应停"事件后,药品的生产质量引起了公众的关注。1962年,美国FDA组织坦普尔大学6名教授,编写并制定了《药品生产质量管理规范》,从1963年美国诞生世界第一部药品GMP、1969年WHO建议各成员国实行药品GMP制度至今,全球已有100多个国家和地区实行了GMP管理制度。

cGMP是"current Good Manufacture Practices"的简称,即动态药品生产管理规范,也翻译为现行药品生产管理规范。

我国自 1988 年第一次颁布药品 GMP 至今已有 30 多年,其间经历 1992 年和 1998 年两次修订,截至 2004 年 6 月 30 日,实现了所有原料药和制剂均在符合药品 GMP 的条件下生产的目标。2011 年 2 月 12 日颁布了新版 GMP(2010 年修订),并于 2011 年 3 月 1 日起施行。新版 GMP 是在 1998 年版的基础上更加完善的版本,在修订过程中参考借鉴了欧盟、FDA 和 WHO 的 GMP 内容。其基本框架与内容采用欧盟 GMP 文本,附录中原料药标准等同采用 ICH GMP(ICH Q7A)版本。

新版 GMP 具有几大亮点:

1. 总体内容更为原则化、更科学、更易于操作。主要体现 GMP 的内涵和理念:减少人为差错、防止混淆和交叉污染、做到具有可追踪性,以保证产品质量和人民用药安全为原则。

2. 充分考虑了原料药的生产特殊性。新版 GMP 充分体现了原料药生产的特殊性,原料药生产一般分为合成(包括化学方法、生物发酵方法)、提取(包括植物、动物等提取)和精制三大步骤,由于合成步骤未形成原料药(active pharmaceutical ingredient,API),一般称为生产初期,不同的步骤 GMP 的要求不一样,一般生产步骤越靠后 GMP 要求越高。

3. 增加了偏差管理、超过标准范围系统(out of specifications,OOS)、纠正预防系统(corrective action protective action,CAPA)、变更控制等内容。从法规上认可企业的偏差、超标和变更行为的合法化。有偏差就记录并说明,重大偏差的需要调查并启动 CAPA 程序,这才是真正的科学态度对待 GMP。任何企业的人员、工艺和设备的变更是永恒的,变更的评估、记录和控制尤为重要,这样才符合 GMP 的要求,做到可追踪。

4. 对主要文件提出更高的要求。对主要文件(如质量标准、工艺规程、批记录等)分门别类具体提出要求,特别对批生产、包装记录的复制、发放提出更具体的要求,大大增加了企业违规、不规范记录,甚至作假舞弊的操作难度。

5. 净化级别标准与国际接轨。新版 GMP 标准与国际接轨,特别在净化级别上采用了 WHO 的标准,实行 A、B、C、D 四级标准,对悬浮粒子进行动态监测,对浮游菌、沉降菌和表面微生物的监测都有明确规定和说明。有利于将来与其他发达国家的 GMP 的互认,提高了企业对外竞争力。

6. 明确规定粉针剂的有效期不得超过生产所用无菌原料药的有效期。与旧版 GMP 相比,附录无菌产品第六十四条明确规定了粉针剂的有效期不得超过生产所用无菌原料药的有效期,既可解决日常工作中的原料药和制剂有效期时常出现的矛盾,又抓住了重点剂型,以减少质量风险,具有中国特色。

7. 对质量管理体系有了非常明确的要求,GMP 要求制药企业不仅应建立全面、严密、系统的质量管理体系,除必要的质量管理体系外,还必须配备充足资源,主要包括人力资源和管理制度。而以上这些所有的要求最终又都是为了保证质量体系的有效运行。

8. 对质量风险管理有了明确要求,要求所有制药企业必须在质量管理中引入"风险管理",并且着重强调了"在实施 GMP 中要以科学和风险为基础"。

六、《药品注册管理办法》

《药品注册管理办法》是我国药品研发和注册管理领域的一部基础法规。现行的《药品注册管理办法》于 2020 年 1 月 22 日公布,自 2020 年 7 月 1 日起施行的,共十章,一百二十六条。新版《药品注册管理办法》中规定:化学药注册按照化学药创新药、化学药改良型新药、仿制药等进行分类;中药注册按照中药创新药、中药改良型新药、古代经典名方中药复方制剂、同名同方药等进行分类;生物制品注册按照生物制品创新药、生物制品改良型新药、已上市生物制品(含生物类似药)等进行分类。

(一)化学药品注册分类

化学药品注册分类分为创新药、改良型新药、仿制药、境外已上市境内未上市化学药品,分为以下

5 个类别。

1 类：境内外均未上市的创新药。指含有新的结构明确的、具有药理作用的化合物，且具有临床价值的药品。

2 类：境内外均未上市的改良型新药。指在已知活性成分的基础上，对其结构、剂型、处方工艺、给药途径、适应证等进行优化，且具有明显临床优势的药品。

2.1 含有用拆分或者合成等方法制得的已知活性成分的光学异构体，或者对已知活性成分成酯，或者对已知活性成分成盐（包括含有氢键或配位键的盐），或者改变已知盐类活性成分的酸根、碱基或金属元素，或者形成其他非共价键衍生物（如络合物、螯合物或包合物），且具有明显临床优势的药品。

2.2 含有已知活性成分的新剂型（包括新的给药系统）、新处方工艺、新给药途径，且具有明显临床优势的药品。

2.3 含有已知活性成分的新复方制剂，且具有明显临床优势。

2.4 含有已知活性成分的新适应证的药品。

3 类：境内申请人仿制境外上市但境内未上市原研药品的药品。该类药品应与参比制剂的质量和疗效一致。

4 类：境内申请人仿制已在境内上市原研药品的药品。该类药品应与参比制剂的质量和疗效一致。

5 类：境外上市的药品申请在境内上市。

5.1 境外上市的原研药品和改良型药品申请在境内上市。改良型药品应具有明显临床优势。

5.2 境外上市的仿制药申请在境内上市。

原研药品是指境内外首个获准上市，且具有完整和充分的安全性、有效性数据作为上市依据的药品。

参比制剂是指经国家药品监管部门评估确认的仿制药研制使用的对照药品。参比制剂的遴选与公布按照国家药品监管部门相关规定执行。

（二）相关注册管理要求

1. 化学药品 1 类为创新药，应含有新的结构明确的、具有药理作用的化合物，且具有临床价值，不包括改良型新药中 2.1 类的药品。含有新的结构明确的、具有药理作用的化合物的新复方制剂，应按照化学药品 1 类申报。

2. 化学药品 2 类为改良型新药，在已知活性成分的基础上进行优化，应比改良前具有明显临床优势。已知活性成分指境内或境外已上市药品的活性成分。

3. 化学药品 3 类为境内生产的仿制境外已上市境内未上市原研药品的药品，具有与参比制剂相同的活性成分、剂型、规格、适应证、给药途径和用法用量，并证明质量和疗效与参比制剂一致。

有充分研究数据证明合理性的情况下，规格和用法用量可以与参比制剂不一致。

4. 化学药品 4 类为境内生产的仿制境内已上市原研药品的药品，具有与参比制剂相同的活性成分、剂型、规格、适应证、给药途径和用法用量，并证明质量和疗效与参比制剂一致。

5. 化学药品 5 类为境外上市的药品申请在境内上市，包括境内外生产的药品。其中化学药品 5.1 类为原研药品和改良型药品，改良型药品在已知活性成分的基础上进行优化，应比改良前具有明显临床优势；化学药品 5.2 类为仿制药，应证明与参比制剂质量和疗效一致，技术要求与化学药品 3 类、4 类相同。境内外同步研发的境外生产仿制药，应按照化学药品 5.2 类申报，如申报临床试验，不要求提供允许药品上市销售证明文件。

6. 已上市药品增加境外已批准境内未批准的适应证按照药物临床试验和上市许可申请通道进行申报。

7. 药品上市申请审评审批期间,药品注册分类和技术要求不因相同活性成分的制剂在境内外获准上市而发生变化。药品注册分类在提出上市申请时确定。

第五节　药剂学的发展简史

人类出现时,药物便也以植物或矿物的形式出现了。人类的疾病和强烈的求生愿望促使药物不断发现。虽然一开始药物一般都是未经加工的,但是毫无疑问,在有历史记录以前,人类就开始使用药物了,原始人为了减轻疼痛用冷水清洗伤口或在伤口上敷新鲜的叶子或泥巴。早期人类不断地积累经验,发现有些疗法比其他疗法有效,从此,也就有了运用药物治疗的习惯。

早期,人们认为疾病是由恶魔或邪恶的精神力量侵入人体造成的,因此,早期的治疗主要集中在如何祛除体内的神魔。从早期记录来看,人类通过使用咒语或有害物质、服用草药等方式来驱除魔鬼。在这段时期,药学知识和对于药物的应用能力转化成了权力。荷马史诗中的词语“pharmakon”(希腊语),含有善良与邪恶的灵药意思,如今使用的“pharmacy”就起源于此。

在我国历史上,最初人们将新鲜的动植物捣碎后再作药用。为了更好地发挥药效和便于服用,才逐渐出现了药材加工成一定剂型的演变过程。

汤剂是我国最早的中药剂型,在商代(公元前1766年)已有使用。夏商周时期的医书《五十二病方》《甲乙经》《山海经》已记载将药材加工成汤剂、酒剂、洗浴剂、饼剂、曲剂、丸剂和膏剂等剂型实用。东汉张仲景(公元142—219年)的《伤寒论》和《金匮要略》中就收载了栓剂、糖浆剂、洗剂和软膏剂等10余种剂型。晋代葛洪(公元281—341年)的《肘后备急方》中收载了各种膏剂、丸剂、锭剂和条剂等。唐代的《新修本草》是我国第一部,也是世界上最早的国家药典。宋代的成方制剂已有规模生产,并出现了官办药厂及我国最早的国家制剂规范。明代李时珍(公元1518—1539年)编著的《本草纲目》收载药物1 892种和剂型61种。

国外考古人员经不懈地努力,认识到早期药物治疗时的药物分类并非如想象的那样模糊不清。考古专家已发现许多记载着药品和药学知识的历史文物,这些文物最早可追溯到公元前3 000年,这些记载是十分珍贵的遗产。碑上记载如下:将卡朋特(一种植物)的种子、马可哈兹树胶、百里香压成粉末后溶于啤酒,另取“月树”和白梨树的根部粉末溶于啤酒,两者混合即成。

《亚伯斯古医籍》(Ebers papyrus)是最著名的现存古籍,是长60英尺、宽1英尺的卷轴,可追溯至公元前16世纪,现收藏于莱比锡(Leipzig)大学,且以著名的德国考古学家格奥尔格·亚伯斯(Georg Ebers)命名,亚伯斯在一座木乃伊的坟墓中发现了它,并用他余下的大半生致力于古籍的解读。随后,很多考古学者参与到古籍的解读工作中,但是由于其中的象形文字翻译起来难度极大,各位学者很难达成共识,但有一点毋庸置疑,那就是公元前1550年,埃及人就已经开始使用现今仍然存在的一些药物及其剂型。亚伯斯古医籍记载了大约800个处方和700余种药物。从药物来源看,记载的植物药偏多,如阿拉伯胶、蓖麻子、茴香等;也收录了少量矿物药和动物药,如氧化铁、碳酸钠、氯化钠及动物粪便等。那时人们使用啤酒、葡萄酒、牛奶和蜂蜜作溶媒。很多处方中含有20种甚至更多种药物,这就是当今所说的复方制剂。埃及人在制作栓剂、漱口剂、丸剂、片剂等制剂时,通常使用研钵、杵、筛和天平等来保证混合均匀。

克劳迪亚斯·盖仑(Claudius Galen)是一名医师和药剂师,生于古希腊,后取得罗马国籍。他致力于组建生理学、病理学和治疗学的知识体系。盖仑的制剂学说沿用了近1 500年。他的医学著作中记载了许多种天然药物的处方及制作工艺。他将植物药与其他辅料混合、融化后制成多种剂型,后人称之为“盖仑制剂”。严格意义上说,盖仑制剂系用乙醇或其他溶剂浸渍和渗漉天然药物,以得到有效成分,弃去不溶性惰性组分而制备的药物制剂。包括汤剂、浸膏、流浸膏、甘油浸膏、油浸膏、浸剂、油性树脂剂、树脂剂、酊剂和醋剂等。从盖仑时期开始,药物制备者的目标就转变为创造稳定、无惰性物质、疗效显著的剂型,专注于优化药物的处置和给药方式。

18 世纪末期至 19 世纪初期,一些药师制造出了纯度高、均匀度好、治疗效果佳的药物制剂。1805 年,德国药师弗里德里希·泽特(Friedrich Sertürner)(1783—1841 年)从鸦片中提取出了吗啡,从此在法国药师间引发了从有效药物中提取活性成分的风潮。约瑟夫·卡文图(Joseph Caventou)(1795—1877 年)与约瑟夫·佩尔蒂埃(Joseph Pelletier)(1788—1842 年)一起从金鸡纳树皮中提取出了奎宁和弱金鸡纳碱,从马钱子中提取出马钱子碱和番木鳖碱;佩尔蒂埃与皮埃尔·罗比凯(Pierre Robiquet)(1780—1840 年)提取出咖啡因;罗比凯独自从鸦片中提取出可待因。随后,一系列的活性成分被提取出来,并被确定为药材具有治疗作用的原因。

天然产物中活性成分的提取促进了只含单一有效成分的药物制剂的发展。这一时期,很多药师开始小规模生产制剂产品以满足患者的要求。

现代药剂学正是在传统制剂基础上发展起来的,已有 170 多年历史。1886 年法国药师 Stanislas Limousin(1831—1887 年)发明安瓿(ampul),1833 年法国药师 Francois Mothes 发明了软胶囊,1847 年伦敦的 James Murdoch 发明了嵌套式硬胶囊并获得专利。1875 年,Jonhn Tindall 发明了间断性灭菌程序。Ehrlich 使用的治疗梅毒的撒尔佛散皮下注射剂(1910 年)大大推动了非胃肠道给药的发展,促进了技术上的飞跃。1911 年 Hort 和 Penfold 引用"热原"这一术语来描述注射剂中引起发热反应的物质。1872 年,费城制药商 John Wyeth 的雇员——Henry Bower 研制了第一台旋转式压片机。片剂、注射剂、胶囊剂、气雾剂等近代剂型的相继出现,标志着药剂学发展进入了一个新的阶段。

物理学、化学、生物等自然科学的巨大进步又为药剂学这一门新型学科奠定了良好的理论基础。1847 年德国药师莫尔(Mohr)的第一本药剂学教科书《药剂工艺学》的问世,宣告药剂学已作为一门独立的学科。

20 世纪 50 年代后,由于科学的发展,特别是合成化学、微生物学、实验药理学、生物化学、物理化学和化学动力学的发展和渗入,药剂学进入了用化学和物理化学基础来设计、生产和评价剂型,并用客观体外科学指标评定质量的时代,称为物理药剂学时代。20 世纪 60—70 年代,药品质量的评定从体外论证扩展到体内,把药剂学推进到生物药剂学的新时代。20 世纪 80 年代,由于合成和半合成化学药物的大量出现和应用,结果发现不少药物有毒副作用,以及致敏性、致突变性和致癌性等,药剂学又向临床质量评定方向前进而进入临床药学时代。临床药学的主要任务就是阐明药物在疾病治疗中的作用与相互作用及指导合理用药。

20 世纪 90 年代以来,由于分子药理学、生物药物分析、细胞药物化学、药物分子传递学及系统工程学等科学的发展、渗入以及新技术的不断涌现,药物剂型和制剂研究已进入药物递送系统时代,药物制剂设计和生产,体外的溶出与释放与体内药物在吸收、分布、排泄过程中的变化和影响都要用数据和图像来阐述,还要结合患者、病因、器官组织细胞的生理特点与药物分子的关系来反映剂型的结构与有效性,逐渐解决剂型与病变细胞亲和性的问题,所以 21 世纪的药剂学是药物制剂向系统工程制品发展的 DDS 新时代。

在过去的两个世纪里,药物已经从原始的草药和植物制剂演变成更复杂的复合药物产品和剂型的制造。随着药物的发展,其生产工艺已经从使用简单工具的小规模手工加工发展到大规模生产,成为万亿美元制药产业的一部分。随着物联网、人工智能、机器人和先进计算开始挑战传统的制药制造方法、实践和商业模式,如今的制药制造技术继续发展,将极大地提高药品工业生产的敏捷性、效率、灵活性和质量。

第一次工业革命是现代制药业的起点。草药或植物制剂作为药物的应用跨越了文明史。仅仅是在过去的两个世纪里,用于医疗用途材料的加工和配制方式就发生了戏剧性的变化。工业 1.0 见证了植物、矿物和动物衍生材料的手工加工从简单的手动工具转变为能够粉碎、研磨、混合和提取大量药物的商业规模的机械。在 19 世纪,使用非电力驱动的机械进行更大规模的药物生产有两个来源——个体药房或染料和化学工业。从实验室规模到药品批发生产的这一运动推动了 19 世纪制药业的建立——这一行业在 20 世纪取得了巨大的增长。然而,第一次工业革命的一些早期机器,如气动磨机和压片机,如今仍然普遍使用。

第二次工业革命是由电力和早期的电子机器以及结合基本自动化和过程控制的带有预设控制装置的装配线促成的,以此达到为制造商提供设置基本过程参数的能力。在医药制造业,这表现为基于电子机器的粉碎、研磨、混合和压片,允许更大规模的生产,更重要的是,允许对过程和质量进行更多的监控。然而,过程控制通常限于预先确定的静态设置,仅允许监控过程性能和被动控制策略。工业 2.0 的发展直接导致了现代片剂印刷机等机器的出现,这些机器可以可靠地每小时生产 100 多万片片剂。事实上可以说,目前大部分制药行业仍在工业 2.0 范式下运作。

第三次工业革命是由计算机和通信技术的发展和可用性促成的,如网络计算、互联网和无线通信。这些技术实现了流程和设备的更高程度自动化,这在制药行业中实现了连续制造(continuous manufacturing)等概念。一些行业现在已经很好地进入了工业 3.0,但在许多方面,制药行业仍然在向工业 3.0 过渡。例如,连续制造是一种可以将每个工艺步骤中生产的材料直接、连续地发送到下一个步骤进行进一步加工的技术,它已被其他行业广泛采用。由于各种原因,制药行业采用连续制造的速度较慢。第三次工业革命带来了制药制造业的先进过程分析技术(process analytical technology,PAT),该技术旨在近实时地提供过程和产品质量数据。工业 3.0 还提供了先进的基于模型或质量源于设计(quality by design,QbD)流程,旨在将目标产品质量数据控制在一组定义的质量参数内。工业 3.0 大大提高了人们对如何捕获、分析和保护与制药生产相关大量数据的理解。

第四次工业革命将先进的制造技术结合在一起,使集成、自主和自组织的制造系统能够独立于人的参与而运行。在工业 3.0 的自动化和数字化环境中获得的经验推动了制药制造业向工业 4.0 的广泛转型。在这样的环境中,绩效数据可以通过算法进行分析,并用于直接影响生产产出的关键实时业务和运营决策。从简单的数据收集到数字成熟的过程是一个数据转换的过程,在这个过程中,数据从制造过程中捕获的原始数据,到通过分析这些数据获得的信息,再到通过添加上下文意义(可能是由人工智能)形成的知识,最后转变为可操作的智慧,通过洞察力的贡献为决策提供信息。这种"智慧"为自主系统和能够自我优化、判断/决策、远程移动和自适应控制的网络物理机器(即由计算机算法控制的机制)提供动力。

思 考 题

1. 请简要说明药物、药品、剂型、制剂的概念。

2. 请简要说明药物和剂型之间的关系。

3. 药剂学研究的主要内容是什么?

4. 药剂学有哪些分支学科?

5. 简述药用辅料在药物制剂中的重要性。

6. 简述药典的主要作用和性质。中国、美国、英国、日本的现行版药典是哪一年出版,并从什么时候开始执行?

7. 简述 GMP、GLP、GCP 在药物制剂开发与生产中发挥的作用。

8. 简述药用辅料在制剂中的重要性。

9. 化学药物注册分类有哪几类?

(方　亮)

第一章
目标测试

参 考 文 献

［1］方亮. 药剂学. 8 版. 北京：人民卫生出版社，2016.

［2］崔福德. 药剂学. 7 版. 北京：人民卫生出版社，2011.

［3］何勤，张志荣. 药剂学. 3 版. 北京：高等教育出版社，2021.

［4］RAM I M，AJIT S N. Pharmaceutical Dosage Forms and Drug Delivery. 3rd Edition. New York：Taylor & Francis Group，2017.

［5］TAYLOR，KEVIN M G，AULTON，et al. Aulton's pharmaceutics-the design and manufacture of medicines. 5th Edition. London：Elsevier，Ltd.，2017.

［6］LOYD V A Jr，POPOVICH N G，ANSEL H C. Ansel's Pharmaceutical Dosage Forms and Drug Delivery Systems. 12th Edition. New York：Lippincott Williams & Wilkins，2021.

［7］ALEXANDER T F，DAVID A. Physicochemical Principles of Pharmacy. 6th. London：Pharmaceutical Press，2015.

［8］ROOP K KHAR，SP VYAS，FARHAN J AHMAD，et al. The Theory and Practice of Industrial Pharmacy. 4th Editioned. New Delhi：CBS Publishers & Distributors Pvt Ltd.，2013.

［9］国家药典委员会. 中华人民共和国药典：2020 年版. 北京：中国医药科技出版社，2020.

［10］HAESUN P，ANDREW O，KINAM P. Evolution of drug delivery systems：From 1950 to 2020 and beyond. Journal of Controlled Release，2022，342：53-65.

［11］AVA M V，AARON C A，SAMIR M. The evolution of commercial drug delivery technologies. Nature Biomedical Engineering，2021，5：951-967.

第二章

药物的物理化学相互作用

学习目标

1. **掌握** 范德瓦耳斯力、氢键、疏水相互作用和离子键的概念。
2. **熟悉** 电荷转移络合作用、离子交换作用。
3. **了解** 药物与药品包装材料的相互作用、药物与蛋白质相互作用。

药物分子在气体、液体和固体中以聚集体形式存在,必然存在分子间的相互作用。这些作用力不仅影响药物的物理化学性质,如熔点、沸点、溶解度等,同时,药剂学中涉及的界面现象、混悬剂絮凝、乳剂稳定性、散剂及胶囊剂的粉体聚集、气雾剂粉末或液滴分散以及颗粒压片等也与其有关。本章主要从分子间或分子内作用力的角度讨论药物物理化学相互作用的类型、对制剂成型性的影响,并对其对药物制剂体内过程的影响等进行阐述。

第一节 药物的物理化学相互作用类型

一、范德瓦耳斯力

除共价键外,药物分子间还存在一种较弱的相互作用力,为化学键键能的 $1/100 \sim 1/10$,最早由荷兰物理学家范德华(Van Der Waals)提出,因此称范德瓦耳斯力(Van der Waals force)。范德瓦耳斯力按产生的原因和特点可以分为取向力、诱导力和色散力。

1. 取向力 取向力(dipole-dipole attraction)发生在极性分子与极性分子之间,由于极性分子的正电荷中心与负电荷中心不重合,分子中存在永久偶极。因此,当两个极性分子相互接近时,由于它们偶极的同极相斥、异极相吸,两个分子必将发生相对转动。这种偶极的互相转动,使得异极相对,叫作"取向"。这时由于相反的极相距较近,同极相距较远,结果引力大于斥力,两个分子靠近,当接近到一定距离之后,斥力与引力达到相对平衡。这种由于极性分子的取向而产生的分子间的作用力,称为取向力。取向力与分子的偶极矩平方成正比,即分子的极性越大,取向力越大。图 2-1 为取向力的形成过程示意图。

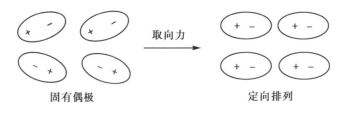

图 2-1 取向力作用示意

2. 诱导力 当极性分子和非极性分子相互接近时,在极性分子永久偶极的影响下,非极性分子重合的正电荷中心与负电荷中心发生相对位移。本来非极性分子中的正、负电荷中心是重合的,相对位移后就不再重合,使非极性分子产生了偶极。这种电荷中心的相对位移叫作"变形",因变形而产生的偶极,叫作诱导偶极。在极性分子的永久偶极与非极性分子的诱导偶极之间产生静电作用,这种作用力称为诱导力(induction force)。诱导力的形成如图 2-2 所示。

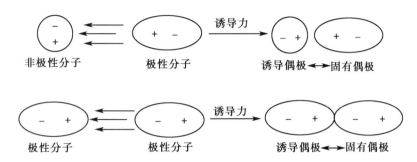

图 2-2　诱导力作用示意图

当极性分子相互接近时,在永久偶极的相互影响下,每个极性分子的正电荷中心与负电荷中心的距离被拉大,也将产生诱导偶极,因此诱导力也存在于极性分子之间。

3. 色散力　在非极性分子中,由于电子的运动和原子核的振动,在某一瞬间分子的正电荷中心和负电荷中心不重合,从而产生瞬间偶极。瞬间偶极诱导相邻非极性分子产生相应的瞬间诱导偶极。这种瞬间偶极与瞬间诱导偶极的相互作用力称为色散力(dispersion force)。虽然瞬间偶极与瞬间诱导偶极存在时间极短,但是这种情况不断重复,因此色散力始终存在。图 2-3 为色散力的作用示意图。

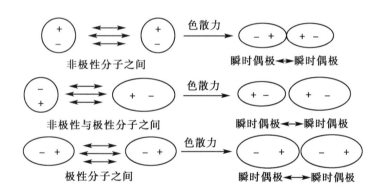

图 2-3　色散力作用示意图

不仅非极性分子存在色散力,非极性分子与极性分子之间、极性分子相互之间也存在色散力。色散力和相互作用分子的变形性有关,变形性越大(一般分子量越大,变形性越大),色散力越大。此外,与相互作用分子的电离势有关,分子的电离势越低(分子内所含的电子数越多),色散力越大。

综上所述,极性分子之间存在色散力、诱导力和取向力;在极性分子与非极性分子之间存在色散力和诱导力;在非极性分子之间只存在色散力。对于大多数分子而言,色散力是主要的;只有当分子的极性很大时,取向力才比较显著,而诱导力通常很小。

二、氢键

氢键(hydrogen bond)是一种由于氢原子结构特殊性所形成的特异键型,由 Latimer 和 Rodebush 在 1920 年发现。当氢原子与电负性大的 X 原子(如 F、O、N 等)形成共价键时,由于 X 原子吸引成键电子的能力大,共用电子对偏向于 X,H 原子上有剩余作用力,可与另一电负性大的 Y 原子形成一种较强的、具有饱和性和方向性的范德瓦耳斯力。与化学键相比,氢键的键能要小得多,而比一般的范德瓦耳斯力的键能大,但属同一数量级。水分子间的氢键如图 2-4。

氢键可分为分子间氢键和分子内氢键：

1. **分子间氢键**　分子间氢键是一个分子的 X—H 键中的氢原子与另一个分子的 Y 原子作用形成氢键。可分为同种分子间的氢键和不同种分子间的氢键两大类。气态的 $(HF)_2$，液态的水、醇、酸和固态的 $(HF)_n$ 等都是同类分子间氢键。不同类型的分子也可形成氢键，如聚乙二醇类非离子表面活性剂在水中的溶解系此种情况。

2. **分子内氢键**　分子内氢键是一个分子的 X—H 与分子内的 Y 作用而形成的氢键，如在苯酚的邻位上有 —NO_2、—COOH、—CHO、—$CONH_2$、—$COCH_3$ 等基团时，可以形成分子内氢键。

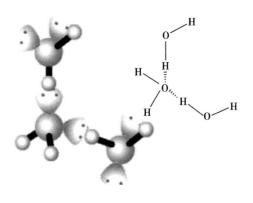

图 2-4　水分子间的氢键

三、电荷转移络合作用

药物分子络合物主要是靠分子间力、氢键力及电荷转移等分子间的相互作用形成，主要分为电荷转移络合物和氢键络合物，属于弱键型络合物。本部分着重讲述电荷转移络合物（图 2-5）。电性差别比较大的两个分子相互接触时，电子多的分子（电子供体）向缺电子的分子（电子受体）转移部分电子而结合成稳定的络合物，称为电荷转移络合物（charge transfer complex）。

当药物分子形成络合物时，其理化性质均会发生改变，如提高药物的稳定性；增加在水中的溶解度；矫正不良嗅味等。但也可能加速药物的降解，产生沉淀、氧化变色或降低溶解性等现象。

四、离子参与的相互作用

（一）离子键

当电负性较小的活泼金属元素与电负性较大的活泼非金属元素的原子相互接近时，金属元素的原子失去最外层电子形成带正电荷的阳离子；而非金属元素的原子得到电子形成带负电的阴离子。阳离子与阴离子之间除了正负电荷相互吸引外，还存在电子与电子、原子与原子核之间的相互排斥作用。当阴阳离子接近到一定距离时，引力和斥力作用达到平衡，即形成稳定的化学键，称为离子键（ionic bond）。图 2-6 以氯化钠的形成为例阐明离子键的形成过程。其特征在于没有方向性和饱和性。离子键的键能很强，甚至强于共价键。其对药物的许多物理性质包括成盐形式的选择、固体的结晶性质、溶解度、溶出、pH 和 pK_a 的测定以及溶液稳定性均有重要影响。

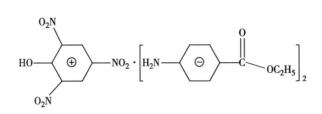

图 2-5　苯佐卡因苦味酸电荷转移络合物结构示意图

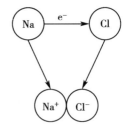

图 2-6　氯化钠形成示意图

（二）离子-偶极作用力和离子-诱导偶极作用力

除了偶极相互作用即范德瓦耳斯力以外，极性或非极性分子和离子之间还存在其他作用力。离子型药物吸引附近的极性溶剂分子从而产生离子-偶极作用力（ion-dipole force）。如盐酸普鲁卡因溶解于水，药物离子溶剂化后形成离子-偶极键，使药物离子的电荷得到分散，能量降低，所放出能量用于克服药物离子间的静电吸引力。

离子型药物吸引附近的非极性溶剂分子,并使其获得诱导偶极,产生离子-诱导偶极作用力(ion-induced dipole force),可显著影响溶质的溶解度,并在溶解过程中起重要作用。如碘化钾与碘、硝酸银与苯之间的相互作用等。

五、疏水相互作用

将疏水性物质与水混合振摇时,由于水分子间具有较强的氢键结合,疏水性物质被排挤而聚集。这种非极性分子在极性水中倾向于积聚的现象就是疏水相互作用(hydrophobic interactions),它包括范德瓦耳斯力、三维结构中水分子氢键力以及其他相互作用。当两种疏水性物质单独存在或相距较远时,疏水链表面整齐地排列着一层水分子,能量较高,熵值较低。当它们互相靠近并紧密接触时,由于水分子间的静电力和氢键力使水分子倾向于聚集在一起,因而排斥疏水链,使疏水链互相聚结而挤出了这两种疏水链间的水层,减少了疏水链与水的排斥作用,增强了疏水链之间的吸引作用和水与水之间的吸引力,能量降低。这种作用能是可观的,例如两种疏水链中相邻亚甲基之间的平均作用能可达 3kJ/mol。

疏水基团的相互作用对于表面活性剂分子在水中形成胶束起着至关重要的作用。两种亲性表面活性剂的非极性端为逃避水溶液中的水分子而缔合成胶束样结构,非极性部分在胶束的内部区域接触,极性尾部朝向水分子。非极性药物被包裹在疏水基内部;半极性药物分子中的非极性部分插入胶束的非极性中心区,中性部分则伸到表面活性剂的亲水基之间(图 2-7);而极性药物则被吸附在胶束表面的亲水基之间。

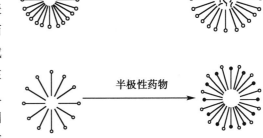

图 2-7 疏水作用示意图

第二节 药物的物理化学作用对药物性质及制剂成型性的影响

药物的相互作用对多种制剂的成型性均存在较大的影响,如前面提到的胶束的形成系通过疏水作用力,而溶液剂处方设计中加入助溶剂的原理系通过与药物发生络合作用。在实际工作中,制剂成型往往涉及多种作用力的结合。例如混悬剂的粒子间有静电斥力,同时也存在范德瓦耳斯力,当引力稍大于斥力时,粒子处于絮凝状态,形成疏松的聚集体,振摇时容易重新分散。

一、药物的物理化学作用对药物性质的影响

(一)对药物溶解度的影响

药物在溶剂中溶解的主要规律是"结构相似者相溶",所谓结构相似是指形成分子的化学键、分子间作用力和分子相对大小等重要结构性质相似。若溶质和溶剂结构相似,则两组分的相互作用与它们单独作用时相似,两者互溶。溶质和溶剂结构相差较大时,如水和液体石蜡,当液体石蜡分子进入水中时,破坏了水分子内部的范德瓦耳斯力和氢键力,水分子也破坏了液体石蜡分子间较强的色散力,代之以水和液体石蜡分子间较弱的诱导力,两者不能互溶。若溶质和溶剂能形成分子间氢键,则溶解度增大,例如水和乙醇能形成分子间氢键,可以任意比例互溶,而水与乙醚则互不相溶。如果药物分子形成分子内氢键,则在极性溶剂中的溶解度减小,而在非极性溶剂中的溶解度增大。

另外,根据电荷转移络合理论,在药物溶液中加入能与药物形成电荷转移络合物的物质,可提高药物的溶解性。主要分为三种情况:第一种是药物溶解度随络合剂浓度呈直线增加,例如咖啡因和苯

甲酸钠;第二种是药物溶解度提高,但不呈直线关系,如咖啡因对磺胺嘧啶的助溶;第三种也是药物的溶解度随络合剂的浓度增加而增加,但当络合剂达到一定浓度时不呈直线,并且偏离直线,可能是存在药物自身缔合的原因,如咖啡因对磺胺噻唑的助溶。此外,研究发现,咖啡因与龙胆酸形成的络合物比咖啡因本身难溶,利用这种性质制备的络合物可以掩盖咖啡因通常的苦味,适于制备咀嚼片。通过疏水基团的相互作用使表面活性剂分子在水中形成胶束,也可增加药物的溶解度。

(二)对药物沸点和熔点的影响

药物的物理化学相互作用对其沸点和熔点也有一定的影响。例如,尽管氢键的键能不大,对药物的物理化学性质影响却非常明显。分子间形成氢键时,一般会使熔点、沸点升高,因为要使液体汽化,必须破坏分子间氢键,需要消耗更多的能量;要使晶体熔化,也要破坏一部分分子间氢键,也需要消耗更多的能量。此外,分子内氢键则会使药物的熔点、沸点、熔化热、汽化热和升华热降低,主要是由于分子内氢键的形成削弱了分子间范德瓦耳斯力和氢键力。

(三)对药物稳定性的影响

将药物制成络合物以提高其稳定性的手段也被广泛用于药物制剂,如核黄素及其衍生物对光线极不稳定,加入吡啶类物质可抑制其分解,原因是吡啶类化合物可作为电子供体通过电荷迁移作用与核黄素形成络合物。异丙嗪和奋乃静均易氧化变色,可采用加入咖啡因等稳定剂提高其抗氧化能力,增强药物稳定性。在此类络合物中,二苯并[b,e]噻嗪类药物作为电子供体部分,加入的稳定剂咖啡因等作为电子受体。苯佐卡因也可与咖啡因配伍使用,苯佐卡因属于酯类药物,易被水解而失效,若与咖啡因配伍,能防止其水解,究其原因是二者形成了电荷转移络合物,使苯佐卡因的酯链被封闭,酯键上 C 与咖啡因上 N 的电荷发生了转移,各官能团之间互相顺应,紧密结合,正负电荷相中和,羰基 C 的正电性下降,不易被 OH⁻ 进攻,从而不易水解。

二、药物的物理化学作用对制剂成型性的影响

(一)对于液体制剂成型性的影响

如前所述,分子间或分子内作用力可以影响药物的溶解度、稳定性等性质,在液体制剂的制备中这一点尤为明显。对于溶液剂而言,使用混合溶剂可提高难溶性药物的溶解度,如使用水-乙醇作为混合溶剂,可将甲硝唑的溶解度提高 5 倍。究其原因,可能是两种溶剂间发生氢键缔合或混合溶剂改变了原来溶剂的介电常数(dielectric constant)所致。

高分子溶液的荷电性可对其性质产生影响,如蛋白质分子中同时含有羧基和氨基,当溶液 pH>等电点时,蛋白质荷负电;pH<等电点时,则荷正电。这些带电荷的高分子由于静电斥力作用,相互间不易聚集,可保持一定的稳定性。在等电点(isoelectric point)时,高分子化合物不带电荷,其性质发生突变,如黏度、渗透压、溶解度、电导率等均为最小值。这些性质对于高分子溶液剂的形成可产生较大的影响。

在乳剂的形成过程中,乳化剂在油水界面上有规则地定向排列,其亲水基团指向水相,疏水基团指向油相。对于 O/W 型乳剂,乳化剂亲水基向外,通过解离或吸附离子使油相液滴形成双电层结构,具静电斥力,起到电荷屏障的稳定作用。而对于 W/O 型乳剂,乳化剂疏水基向外,因分散相液滴与分散介质摩擦而产生电荷。分散相携带的电荷产生的静电排斥力有利于乳剂的稳定。

在溶胶剂中,质点(胶核)由于本身某些基团的解离或吸附溶液中的离子而带电,带电荷的质点将溶液中一部分带相反电荷的离子[称为反离子(counter ion)]紧密地吸附在自身周围,称为吸附层(吸附层整体带电荷的正负仍与质点相同),胶核和吸附层形成胶粒;少部分反离子扩散到溶液中,离胶粒呈渐远渐稀的趋势,称为扩散层。双电层之间的电位差称为 ζ 电位(Zeta potential)。由于离子有较强的水化作用,胶粒周围会产生水化膜。电荷越高,扩散层越厚,水化膜也越厚,胶粒越稳定。同时,ζ 电位越高,胶粒之间斥力越大,可防止胶粒碰撞时发生聚结。溶胶中加入一定量的亲水性高分

子,可破坏溶胶表面水分子之间氢键,使溶胶表面的水化作用增强,显著提高溶胶的稳定性。

(二)对固体制剂成型性的影响

大多数固体制剂都是由微粉加工而成的,如散剂、颗粒剂、胶囊剂、片剂等。粉体粒子受压时可产生塑性形变,从而增大了粒子间的接触面和致密性,粒子间相互嵌合产生范德瓦耳斯力、静电引力或机械结合力,在片剂的压制成型过程中起到了重要作用。然而,在干燥状态下,固体粒子相互接触产生的范德瓦耳斯力、静电力以及粉粒间接触点上吸附液体薄膜的表面张力使其发生相互黏附,往往会阻碍固体物料的混合,因此,常采用交互加入少量水湿润药物或适量表面活性剂、润滑剂等方法提高混合效果。

(三)其他

1. 环糊精包合物　20世纪40年代,H.M.鲍威尔利用X射线衍射法发现包合物中主体分子(host molecule)与客体分子(guest molecule)之间通常不形成强的化学键,大多数以范德瓦耳斯力或氢键相结合,主、客体分子原有的化学性质不变。如环糊精(cyclodextrin,CYD)常被用作包合物的载体材料,其具有一定的空穴结构,系由碳-氢键和醚键构成的疏水区,非极性的脂溶性药物能以疏水键与CYD相互作用,形成结合牢固的包合物。极性药物分子只能嵌合在CYD洞口处的亲水区,与CYD的羟基形成氢键结合。如14-去氧穿心莲内酯-β-环糊精的包合作用涉及范德瓦耳斯力和疏水力,前者占主导地位。α_1肾上腺素受体阻断剂—坦索罗辛与β-环糊精的作用力为氢键力和范德瓦耳斯力。而对另一种β-环糊精包合物的研究发现,普拉洛芬的芳环端可以倾斜进入环糊精的空腔,包合作用以范德瓦耳斯力为主,分子间没有明显的氢键作用。

2. 固体分散体　固体分散体是指药物以分子、胶态或微晶态等高度分散在适宜的载体材料中的固体分散体系。以乙基纤维素为载体材料制备固体分散体时,其所含羟基能与药物形成氢键,有较大的黏性,可起到一定的缓释作用。在以溶剂法制备固体分散体过程中,结晶性的药物溶液与载体混溶后,在溶剂蒸发过程中,由于氢键作用、络合作用或黏性增大作用,药物的晶核或生长受到抑制,药物以高能的无定形态存在于载体中。如药物与聚乙烯吡咯烷酮(polyvinylpyrrolidone,PVP)形成共沉淀物,药物分子沿着PVP链以微弱的氢键形式与PVP结合,从而提高溶出速率;磺胺异噁唑与PVP可按1:4质量比发生络合作用,形成稳定常数较大的络合沉淀物。PVP形成氢键的能力与其相对分子质量大小有关,PVP的相对分子质量越小,越易形成氢键,形成共沉淀物的溶出速率越高。

3. 共无定型药物系统　将晶态药物通过特定的方法转变成无定型药物,可以增加难溶性药物的溶出速率和表观溶解度。但由于无定型系统属热力学不稳定体系,随时间延长可能会有结晶药物析出,有些无定型药物甚至存在潜在的不良反应。有研究者提出了共无定型药物系统(co-amorphous drug system),系由一种药物和一种小分子赋形剂或者两种药物形成二元的共无定型系统。这些共无定型系统具有较好的稳定性,并能提高难溶性药物的溶解度和溶出速率。与单个药物形成的无定型系统相比,两种药物形成的共无定型系统更能提高药物的物理稳定性和水溶性。例如萘普生和西咪替丁共无定型系统与对应的单一晶态药物相比,溶出速率分别提高了4倍和2倍。同时,由于两种药物之间形成氢键而呈现同步释放的特性。有研究者以苯甲酸为赋形剂与地氯雷他定(1:1)形成共无定形体系,与地氯雷他定相比,共无定形体系在水和0.1mol/L盐酸中的溶解度分别提高了约27倍和3倍。无定形药物对难溶性药物的体外溶出效果的改善可通过生物利用度印证。研究发现无定形药物柠檬酸-氯雷他定的生物利用度是结晶药物的2.5倍,最高血药浓度是结晶药物的2.6倍。

4. 离子交换树脂　离子交换树脂系带有可解离的酸性或碱性基团的功能性高分子聚合物,可通过离子键与荷正/负电荷的药物结合形成水不溶性的聚合物盐,供口服或其他非注射途径给药,达到延长作用时间、稳定释药速度、提高生物利用度等目的。目前国内外已有较多以离子交换树脂为释药载体的制剂,常用于镇咳、抗过敏等领域,如安非他命的制剂ADZENYS XR、可乐定的制剂Nexiclon、哌甲酯的制剂Quillichew ER等。美国Pennwalt公司的口服药物树脂液体控释系统,生产技术已较为成熟,已有系列产品上市。分子结构中含有两个以上氨基氮原子的药物常有苦味,因而难以制成溶液剂或咀嚼片供临床使用。采用离子交换技术将药物与弱酸性阳离子交换树脂如丙烯酸聚合物及其共聚物、异丁烯酸聚合物及其共聚物制成药树脂,可保证得到较高载药量且掩盖苦味。在提高稳定性应用方面,维生素 B_{12} 具有较强的引湿性,在酸碱中不大稳定,遇光时亦会降解。同时,它也是唯一含有主要矿物质的维生素,很难被人体吸收。但将其制成药物树脂复合物后,稳定性大大提高,保存期由原料药的 3 个月延长到 2 年以上。其树脂酸盐在口服时还可避免被胃酸破坏从而提高生物利用度。

第三节　药物与药包材的相互作用

药品包装材料(drug packaging materials)系指药品生产企业生产的药品和医疗机构配制制剂所使用的直接接触药品的包装材料和容器,简称药包材。由一种或多种材料制成的包装组件组合而成,应具有良好的安全性、适应性、稳定性、功能性、保护性和便利性。在药品的包装、贮存、运输和使用过程中起到保证药品质量安全、有效、实现给药目的(如气雾剂)的作用。但药包材也可吸附药品中的有效成分而降低其疗效,也可释放出一些有害物质而损害机体,因此药包材与一般物品的包装材料不同,有严格的质量要求。关于药物制剂包装的有关内容,详见本书第二十二章,这里主要讲述药物与药包材之间的物理化学相互作用。

一、药物与药包材相互作用的类型

药物与药包材的相互作用通常包括迁移(transfer)和吸附(adsorption)。前者是指药包材中的某些成分由包装材料中迁移并进入制剂;后者则是指制剂中的有效成分或辅料被吸附或浸入包装材料,以上两种作用均会导致制剂质量改变。

(一)迁移

常用的药包材种类有塑料、玻璃、金属和橡胶。由于药包材的种类、组成和配方不同,其物理和化学的性能差异很大,在其包装药物后对各类药物的影响也就不同。

玻璃材料为最常用的药包材,具有化学性质稳定、阻隔性好、不受大气影响、可随组分不同而调整化学性质、耐辐射性质,以及透明、美观、价格低廉、可回收等优点,因而被广泛用于注射剂、粉针剂、冻干粉针剂和小容量注射剂、输液、口服液、生物制品及血液制品等。但由于常用的玻璃包装容器是以硼硅酸盐成分为主,其对水、碱性物质长期接触或经过反复刷洗、加热灭菌,不仅会使玻璃内壁表面毛糙或透明度降低,还会使玻璃中的成分发生水解反应,释放出碱性物质和不溶性闪烁物、粒状脱落物,直接影响药物的稳定性、pH和澄明度。另外,玻璃中还含有氧化物,易使药物氧化或分解。在注射剂中,玻璃可与药液发生化学反应和/或物理作用。常见的反应有:某些药物对酸、碱、金属离子等敏感,如果玻璃中的金属离子和/或镀膜成分迁移进入药液,可催化药物发生某些降解反应,导致溶液颜色加深、产生沉淀、出现可见异物,药物降解速度加快等现象;某些毒性较大的金属离子或阳离子迁移进入药液也会产生潜在的安全性风险。

塑料作为一种合成的高分子聚合物,具有质轻、耐碰撞、有韧性、不易破碎等特点,逐渐取代了易碎的玻璃,成为药物内包材最常用的材料之一。但其在透气性、透湿性、耐热性、化学稳定性、物理稳定性等方面存在一定问题。此外,塑料组分中有一些添加剂,如稳定剂、增塑剂、抗氧化剂等,这些添加剂可能会与灌装的药物发生化学反应或者通过渗透分散作用迁移进入药物溶液中,从而影响药物制剂的稳定性和药品的有效性。

橡胶材料主要用于制造药品包装容器的塞、垫及垫圈。丁基橡胶由于在洁净度、化学稳定性、气密性和生物性能上都优于传统使用的普通橡胶,被广泛用作药品包装材料,但是由于配方复杂及所加原材料浓度梯度的关系,丁基胶塞在对一些分子活性比较强的药物进行封装后,橡胶中的杂质及添加剂会迁移到瓶塞表面或被药物抽提出来,从而污染或破坏药物,这样就产生了胶塞与药物的相容性问题,导致药品溶解后溶液的澄清度超标或样品在临床中出现过敏反应等不良结果。例如,头孢曲松钠等头孢类产品在效期内质量检测不合格率比较高,研究发现,普通丁基胶塞与头孢菌素的相容性较差是主因。药用瓶塞应有高洁净度和低抽提性,以保证药品的纯净。

(二)吸附

玻璃、塑料、橡胶、金属等药包材均存在对药物吸附的问题。一些药物,如胰岛素、硝酸甘油、安定、氯美噻唑、维生素 A 醋酸酯、硝酸异山梨酯以及二苯并[b,e]噻嗪类、硫喷妥钠等,与塑料容器尤其是聚氯乙烯接触后会引起含量显著降低。据报道,卡莫司汀、盐酸氯丙嗪、胺碘酮在聚氯乙烯输液袋中放置一定时间后最高吸附率为 23% ~ 30%。包装在聚氯乙烯输液袋中的地西泮注射液,60% 的药物活性成分被包装材料所吸附,使其疗效受到严重影响。考察聚氯乙烯、聚丙烯以及玻璃三种输液包材对硝酸甘油、盐酸氯丙嗪、地西泮、环孢素和胰岛素五种药物的吸附性,发现聚氯乙烯材质的输液容器对部分药物有较强的吸附性,导致药物浓度下降,而用聚丙烯材质或玻璃输液容器可避免或减少对药物吸附的影响。有研究发现,降低药包材中聚合物分子量分布、结晶度及金属催化剂含量均可改善药包材贮存性能,进而提高药物稳定性。另外,有研究表明,玻璃容器对多肽类药物的吸附主要是由于多肽结构中的氨基与玻璃中硅醇作用的结果。如促黄体激素释放激素含有两个碱性的氨基,在低 pH 条件下带正电荷,可与硅醇发生相互作用。对玻璃进行进一步硅烷化处理,并不能完全避免吸附,表明静电作用力并不是唯一的作用力。

二、影响因素和处理方法

(一)建立适宜的药物相容性评价方法

我国《药品管理法》规定:审批新药时一并审批该新药的包装材料,同时审查该包装材料与药品的安全相容性资料。建立适宜的药物相容性评价方法,对确保药物制剂安全有效具有重要意义。药物相容性评价主要包括以下内容。

1. 玻璃材料药包材 玻璃中碱性离子的释放(影响药液的 pH);不同酸碱度药液导致的玻璃脱片;玻璃中有害金属元素的释放(影响药物的安全性);玻璃容器的生产工艺(模制或管制)、玻璃类型、玻璃成型后的处理方法;玻璃容器对药品的影响以及药品对玻璃容器的影响,应通过药品常规检查项目、迁移试验、吸附试验等进行考察,同时对玻璃内表面的侵蚀性进行测定等。注射剂与玻璃容器的相容性研究包括模拟实验和相互作用研究。模拟实验的主要目的是预测玻璃容器发生脱片的可能性,通常采用模拟的药品溶液,在较剧烈的条件下,对玻璃包装稳定性进行实验研究。重点考虑模拟溶液的 pH、极性及离子强度、离子种类等影响。应结合药品在生产、贮存、运输及使用过程中的最极端条件,并选择更强烈的实验条件,如加热、回流或超声、振荡等。

2. 塑料材料药包材 水蒸气、氧气的渗入;水分、挥发性药物的透出;脂溶性药物、抑菌剂向塑料的转移;塑料对药物的吸附;溶剂与塑料的作用或透出;塑料中添加剂的溶出;塑料加工时分解物对药物的影响(如聚对苯二甲酸乙二醇酯瓶中的乙醛对胶囊壳的影响);塑料容器制备不当时产生的微粒;塑料中有害金属元素的释放等。

注射剂与塑料包装材料的相容性实验包括提取实验、迁移实验和吸附实验。提取实验主要针对包装材料进行,应对包装系统中的不同包装组件分别进行提取实验。提取溶剂性质应尽可能与实际包装的制剂的溶剂相同或类似,重点考虑 pH、极性及离子强度等因素,建议在条件许可的前提下,优先选择拟包装的制剂作为提取溶剂,也可根据制剂的特性选择其他适宜的提取溶剂(如不含药物的空白制剂)。一般情况下,提取实验需在较剧烈的条件下进行,但又需要控制程度,以保证从包装材料中提取出尽可能多的可提取物,但又不致使添加物过度降解以致干扰实验。对在提取实验研究中获得的高于分析评价阈值水平的可提取物进行鉴别,预测潜在的可浸出物,包括单体、起始物质、残留物、降解物质、添加剂等。

3. 橡胶材料药包材   橡胶中各种添加物的溶出;橡胶填充料在药液中的脱落;橡胶中有害添加物的释放;胶塞等制备不当时产生的微粒(落屑);橡胶对药物的吸附等。

4. 金属材料药包材   金属对药物的腐蚀;金属离子对药物稳定性的影响;金属保护膜的完整性及其对药物的影响;金属对药物的吸附等。

（二）选择合适的包装材料和包装形式

1. 丁基胶塞

（1）覆膜胶塞:在原丁基药用胶塞的基础上,将胶料与膜在高温高压条件下同步热合而成,杜绝了化学黏合剂对输液制剂的潜在危害。膜材料的独特性使胶塞表面光滑,避免或减轻了一般药用丁基胶塞使用中存在最大缺点——胶塞表面静电吸附使胶屑及其他微粒难以清洗以及硅油对某些药品造成的安全隐患。

（2）镀膜胶塞:采用独特的真空气相沉积工艺在成品胶塞关键部位进行镀膜,可涂敷到尖锐的棱边、裂缝内和内表面等各种形状的表面。比如通过派瑞林(parylene)技术将对二甲苯双聚体高温裂解成活性小分子,使其在基材表面聚集并形成一层高分子膜,具有良好的阻隔效果,从而减少胶塞内部物质向药物中迁移。

（3）无硅化胶塞:胶塞表面硅油是影响药品稳定性的主要原因之一,不用或少用硅油可以明显改善胶塞的性能。通过胶塞模具表面的合理设计,可以减少或消除清洗和灭菌时出现的发黏问题,在胶塞表面涂覆反应性硅氧烷,通过一定的聚合条件可形成一层光滑的阻隔膜。

（4）超纯净配方胶塞:采用新型橡胶或新型硫化体系,可制造具有低萃取性、低硫化剂含量的丁基胶塞。

2. 药用玻璃   我国药用玻璃以低硼硅玻璃和钠钙玻璃为主,但均存在一定问题。钠钙玻璃的耐水性和耐化学腐蚀性相对较弱,一些偏酸或偏碱药品抽验时,发现玻璃被侵蚀后产生脱片;一些 pH 敏感药品、生物制剂等由于玻璃中的碱金属、铝离子等溶出,导致药品 pH 升高、药液变色、出现可见异物等。而尽管低硼硅玻璃的理化性能明显优于钠钙玻璃,但在药品侵蚀性较强的情况下仍无法满足要求。针对上述问题,可采用耐水Ⅰ级的药用硼硅玻璃或中性硼硅玻璃进行替代。药用中性硼硅玻璃化学性能稳定,具有耐水、耐酸、耐碱的特点,以及较强的抗冷热冲击性、二次加工性能和很高的机械强度,成为国际上药用玻璃的首选。

3. 金属   在制剂包装材料中应用较多的金属有锡、铝、铁与铅,可制成刚性容器,如筒、桶、软管、金属箔等。用锡、铝、铁、铅等制成的容器,光线、液体、气体、气味与微生物都不能透过;它们能耐高温也耐低温。为了防止内外腐蚀或化学作用,容器内外壁上往往需要涂保护层。锡在金属中化学惰性最大,冷锻性最好,易坚固地包附在很多金属表面。但锡价格比较昂贵,有时可用价廉的涂漆铝管来代替。铅价格最低,镀锡后具有铅的软度与锡的惰性,但因为毒性问题内服制品不得用铅容器。金属铝表面与大气中的氧气作用能形成氧化铝薄层,该薄层坚硬、透明,保护铝不再被氧化。铝箔具有良好的包装加工性和保护、使用性能,防潮性好,气体透过性小,是作为防潮包装不可缺少的材料。

第四节 药物与蛋白质相互作用

药物在体内和蛋白的结合可多方面影响药物的治疗作用。药物小分子和蛋白质等生物大分子常常借助于疏水作用力、静电力、氢键力和范德瓦耳斯力等结合形成超分子复合物。此种结合为可逆性的非共价结合,结合型和游离型药物存在动态平衡,前者是药物体内贮存的形式,并暂时失去药理活性;而后者可跨膜转运及发挥药理作用,因此,这种特性直接影响到药物在体内的分布、贮存、转运、代谢和药理活性的发挥。

一、药物与蛋白质的结合部位

有机小分子与蛋白质相互作用结合的主要部位是蛋白质结构中的碱性氨基酸残基,它们是精氨酸、赖氨酸、组氨酸残基和 N 端氨基等。人血清白蛋白的三维晶体结构表明,该蛋白存在 3 个类似的结构域,每个结构域又含有 A 与 B 两个亚结构域,以槽口相对的方式形成圆筒状结构。药物在人血清白蛋白的结合部位主要位于血清白蛋白不同的结构域。尽管有静电相互作用,但对于具有一定亲脂性的药物而言,与白蛋白结合时疏水作用也很重要,如酸性药物分子如保泰松、吲哚美辛、水杨酸等通过静电作用与白蛋白建立一级接触,疏水部分的相互作用可进一步加强结合;从酚类衍生物与白蛋白的结合率研究证明,其结合主要取决于取代基的疏水性,而酚羟基在结合过程中无重要作用。一些不可电离的药物,如可的松、琥珀氯霉素等,也可与白蛋白通过疏水作用结合。图 2-8 标示了蛋白质与药物的结合位点。

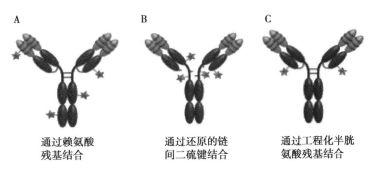

图 2-8　蛋白质与药物结合位点示意图

二、药物与蛋白质的结合常数和结合位点

药物与蛋白质的特定官能团或受体相互作用,服从质量作用定律,以 D 代表药物,P 代表蛋白质。

当平衡时

$$D + P \rightleftharpoons DP \qquad \text{式(2-1)}$$
$$[D_f] \quad [P_t-D_b] \quad [D_b]$$

平衡常数

$$K = \frac{D_b}{D_f(P_t-D_b)} \qquad \text{式(2-2)}$$

式(2-2)中,D_f 为平衡时未结合药物的物质的量的浓度;D_b 为平衡时药物与蛋白质结合的物质的量的浓度;P_t 为蛋白质总的物质的量的浓度。

由式(2-2)得:

$$KD_f(P_t-D_b) = D_b$$
$$KD_fP_t = KD_fD_b+D_b = D_b(1+KD_f)$$
$$D_b = \frac{KD_fP_t}{(1+KD_f)} \qquad \text{式(2-3)}$$
$$r = \frac{KD_f}{(1+KD_f)} \qquad \text{式(2-4)}$$

r 在体系中与蛋白质结合的药物质量有关,如果每个蛋白质分子不是有一个部位结合,而是 n 个结合部位,则

$$r = \frac{nKD_f}{(1+KD_f)} \qquad \text{式(2-5)}$$

为求算方便,将上式以倒数表示。

$$\frac{1}{r}=\frac{1}{nKD_f}+\frac{1}{n} \tag{式(2-6)}$$

以 $\dfrac{1}{r}$ 对 $\dfrac{1}{D_f}$ 作图，呈直线，斜率为 $\dfrac{1}{nK}$，截距为 $\dfrac{1}{n}$，可求药物与蛋白质的结合平衡常数 K 与结合部位数 n。

根据式(2-6)绘制的图称为 Klotz 倒数图。

将式(2-6)整理后可得到另一种写法：

$$r+rKD_f=nKD_f \tag{式(2-7)}$$

$$\frac{r}{D_f}=nK-rK \tag{式(2-8)}$$

根据式(2-8)绘制的图称为 Scatchard 图。

三、药物与蛋白质相互作用的机制

（一）作用力的类型

药物小分子和蛋白质等生物大分子常借助于疏水作用力、静电力、氢键力和范德瓦耳斯力等结合形成复合物。不同药物与蛋白质结合的作用力类型不同，根据反应的热力学参数可大致确定作用力类型。当温度变化不太大时，反应的熵变可看作一个常数，根据范托夫定律（Van't Hoff law）：

$$\ln K=\Delta H_0/RT+\Delta S_0/R \tag{式(2-9)}$$

式(2-9)中，K 为对应温度下的结合常数，R 为气体常数。由 $\ln K$ 对 $1/T$ 作图，由斜率与截距可以分别计算出熵变 ΔH_0、熵变 ΔS_0，再由式(2-10)可以计算出反应的自由能变化 ΔG_0。

$$\Delta G_0=\Delta H_0-T\Delta S_0 \tag{式(2-10)}$$

将不同温度的 $\ln K$ 对 $1/T$ 作图，求得药物与蛋白质相互作用的热力学常数。根据热力学常数的符号与大小可确定作用力的类型：$\Delta S>0$ 可能是疏水和静电作用力；$\Delta S<0$ 可能为氢键力和范德瓦耳斯力；$\Delta H>0$，$\Delta S>0$ 为典型的疏水作用力；$\Delta H<0$，$\Delta S<0$ 为氢键力和范德瓦耳斯力；$\Delta H\approx 0$ 或较小、$\Delta S>0$ 为静电作用力；$\Delta H<0$ 时静电作用为主要作用力。从与水相互作用的角度来考虑，$\Delta S>0$ 通常认为为疏水相互作用，而且水溶液中离子间的静电作用一般是以 $\Delta S>0$ 与 $\Delta H<0$ 为标志的；相反，对于范德瓦耳斯力，ΔH 以及 ΔS 却均为负值。负熵在静电作用中可能起一定作用，但在真正的静电作用中熵变非常小，几乎等于零。在具体结合反应中，常常为多种相互作用力的共同作用。

（二）结合距离

依据 Förster 偶极-偶极非辐射能量转移理论对药物与蛋白键合距离进行计算，当两种化合物分子满足以下条件时将发生非辐射能量转移：①供能体（蛋白质）发射荧光；②供能体的荧光发射光谱与受能体（药物）的吸收光谱有足够的重叠；③供能体与受能体足够接近，最大距离不超过 7nm。根据 Förster 能量转移理论，就可以求出药物与蛋白质的结合位置以及蛋白质分子中产生荧光的基团之间的距离，并有如下计算公式：

$$E=1-F/F_0=R_0^6/(R_0^6+r^6) \tag{式(2-11)}$$

式中，E 为能量转移效率，R_0 为转移效率为 50% 时的临界距离，r 为荧光体与淬灭体之间的真实距离。F 和 F_0 分别为存在和不存在能量受体时，能量给体的荧光发射强度。

$$R_0^6=8.8\times10^{-25}\cdot\kappa^2 n^{-4}\ \Phi_d\int F(\lambda)\varepsilon(\lambda)\ \lambda^4\Delta\lambda\Big/\int F(\lambda)\Delta(\lambda) \tag{式(2-12)}$$

式中，κ^2 为偶极空间取向因子，n 为介质的折射指数，Φ_d 为荧光给体的荧光量子产率，$F(\lambda)$ 为荧光给体在波长为 λ 时的荧光强度，$\varepsilon(\lambda)$ 为受体在波长 λ 时的摩尔吸光系数。

（三）构象

小分子药物在与蛋白质结合的过程中，常会导致蛋白质的构象发生变化，从而导致其功能变化。

研究蛋白质构象变化的方法有圆二色谱法、同步荧光光谱法、核磁共振法、X 射线晶体衍射分析法、紫外分光光度法、激光拉曼光谱法、小角中子衍射法等。

圆二色谱法能够提供 α-螺旋、β-折叠的含量变化,同步荧光光谱能够特异性反映蛋白质中色氨酸和酪氨酸的化学微环境的变化。此两种方法为研究蛋白质构象常用方法。核磁共振法能够提供构象动力学的信息,X 射线晶体衍射分析法能够提供肽链上除了氢离子的其他原子的空间排布信息,中子小角衍射法能够提供肽链上所有原子的空间排布信息。这些方法研究对象是肽链上每个独立的原子,主要用来确认蛋白质的绝对构型。

四、研究药物与蛋白质相互作用的方法

通常研究药物与蛋白质相互作用的方法有光谱法(荧光光谱、紫外-可见吸收光谱、红外光谱、圆二色谱、激光拉曼光谱)、平衡透析法、电化学法和 X 射线晶体衍射法等,目前质谱、核磁共振、激光散射、毛细管电泳和分子对接(molecular docking)等方法也在此领域得到越来越多的应用。

五、药物与蛋白质结合对药物作用的影响

外源性药物小分子、离子进入人体后,往往与体内蛋白质结合形成较复杂的复合物,再进行体内转运及发挥生物学效应。一般说来,小分子药物与靶部位的生物大分子作用后,可使后者发生变化,如构象的改变等,由这种变化引起一系列生物体内的物理或化学变化,最终体现为各种性质的变化。因而小分子药物的药理毒理效应可以简单地理解为机体对外源性小分子与生物大分子相互作用的整体应答。根据外源性小分子药物在体内的转运、吸收和分布,与外源性小分子相匹配的生物大分子(受体、靶点或作用部位)的状态,外源性小分子与生物大分子相互作用的类型及所导致的后果,可以设计出选择性高、作用强、毒副作用小的靶向药物。因而,研究生物大分子与小分子的相互作用对于指导药物制剂设计具有非常重要的意义。

(一)对药物转运的影响

1. 对药物转运至各组织脏器的影响　只有游离药物才能穿过毛细管内皮微孔分布于人体各组织器官中,通常达到平衡时,毛细管壁内外两侧游离药物浓度相等,而体内大多数组织器官的白蛋白浓度均较血清中白蛋白浓度低,因此在血管外区域几乎没有结合型药物存在。

组织液中药物总浓度可以通过血清中药物浓度、血清蛋白结合及组织液蛋白结合的程度进行预测。

$$c_t = c_s \cdot f_s / f_t \qquad\qquad 式(2\text{-}13)$$

式(2-13)中,c_t 为组织液中药物浓度;c_s 为血清中药物浓度;f_s 和 f_t 分别为药物在血清中和组织液中的游离药物分数。如果在血清中和组织液中的蛋白结合是等同的,且在两相中存在同样的蛋白质,则药物在组织液和血清中浓度相等。

2. 对透过体内特殊生理屏障的影响　体内的一些特殊生理屏障,如上皮组织等,是通过脂蛋白膜将血浆和组织液分离开,使药物在作用区域达到治疗浓度,同时低于最低中毒浓度。例如治疗细菌性前列腺炎,目前大多数的抗生素不容易通过前列腺上皮组织。前列腺液的 pH 比血浆的 pH 低,大约为6.6。因此药物进入前列腺液的过程中,药物的解离度是决定药物透过的最重要因素,分配系数发挥次要作用。在研究磺胺类药在前列腺液/血浆的比率时,根据未解离药物/解离药物来预测结果要比以 lg$P$ 预测更接近,这是由于 lg$P$ 较高的脂溶性药物会优先与血浆中蛋白质结合,而不能透过界面膜。反相微乳液非常接近细胞内的环境,因此,研究中可用来模拟细胞环境。发现当药物扩散进入乳液时,乳液中药物浓度对 lg$P$ 作图时其峰值出现在较低的 lg$P$ 处。这是因为 lg$P$ 低的药物脂溶性差,不易与蛋白质结合,因而更易于透过细胞膜。

（二）对药物吸收的影响

药物与蛋白质的结合对药物吸收存在较大的影响。如地高辛等药物与肌蛋白结合,可起到贮库作用,而地高辛在血浆、骨骼肌、心肌中的结合浓度分别为（1.2±0.8）ng/ml、（11.3±4.9）ng/ml、（77.7±43.3）ng/ml。再如双氯青霉素与氨苄西林肌内注射后,其生物利用度、吸收速度存在差别的原因是双氯青霉素有 95% 与蛋白质结合,而氨苄西林仅有 20% 与蛋白质结合,所以双氯青霉素比氨苄西林吸收慢。

（三）对药物药理作用的影响

药物与蛋白质结合直接影响其药理作用,若没有与蛋白结合,药物可通过血液循环分布至全身,其分布体积是血浆体积的 13 倍。当药物与蛋白质具有很高亲和力且体内药物总量低时,药物将几乎完全存在于血浆中。具有较低缔合常数（K 约为 10^{-6} 或 10^{-7}）的药物将更多分配在体液中。如药物进入脑脊液（cerebrospinal fluid, CSF）程度取决于血浆中游离的可扩散的药物浓度。磺胺进入 CSF 要比磺胺甲氧嘧啶快,这是由于磺胺与血清白蛋白结合较少的缘故。

（四）对药物毒副作用的影响

如前所述,血液中的药物浓度影响药效,而游离药物浓度与蛋白结合平衡常数 K 直接相关。药物进入体内后,浓度较低时,大部分药物会与蛋白质结合;随着药物浓度增加,游离态和结合态的动态平衡被打破,游离药物的浓度显著升高,药理作用则随之增强。当药物的毒副作用较大时,不良反应则随之产生。其他因素的变化,例如联合用药会引起药物与蛋白质的结合发生改变。如药物与人血清白蛋白有 3 个特定的结合位点,不同种类的药物会影响其他药物与蛋白位点的结合。这一现象可能导致某种药物在单独使用时,游离态药物浓度较低,发挥药效缓慢;而在联合用药时,由于使用了可竞争结合的药物,造成游离态药物浓度升高,进而导致体内药物浓度过高,产生较严重的毒副作用。

（五）对抗生素药物作用的影响

许多亲脂性药物与蛋白质结合的程度是分配系数 P 或者 $\lg P$ 的线性函数,例如青霉素与蛋白质结合的线性方程为

$$\lg(\text{结合质量分数}/\text{游离药物质量分数}) = 0.51 \times \lg P - 0.665 \qquad \text{式（2-14）}$$

药物与蛋白质结合尽管有静电作用,但上述结合更取决于药物分子的亲脂性程度,随亲脂性增加,则结合率增加。青霉素类和头孢菌素类与白蛋白的结合是可逆性的,只有游离的抗生素才具有抗菌活性。增加青霉素类药物的亲脂性虽然可以增强抗生素对细胞壁的透过作用和吸收,但也可导致活性降低,这是由于此类药物与人血清白蛋白的疏水部位结合,降低了青霉素类药物的有效浓度,从而降低了它们在体内的效价。因此,对抗生素药物之间比较时最好用活性-时间图,而不用血清药物浓度-时间图,因为游离药物浓度常与抗生素总浓度不同。

六、载药纳米粒与蛋白质结合对药物体内转运的影响

纳米给药系统［包括纳米粒（囊、球）、纳米脂质体、纳米乳等,详见第十八章,以下统称为纳米粒］可通过改变药物在体内的分布,达到控制释药、高效递药的目的。纳米粒可以通过呼吸道、消化道、皮肤透过以及注射的方式进入血液,而后经静电吸附、疏水作用、氢键作用与体液中的蛋白质结合,形成蛋白冠（protein corona）。蛋白冠的形成主要取决于纳米粒的物理化学性质（大小、形状、表面电荷、表面极化程度、亲水性）、相互作用的蛋白（蛋白质浓度、来源）等。由于完整的血浆蛋白质组有 3 700 多种蛋白质,并且这其中大约有 50 种与各种纳米粒有关,所以蛋白冠具有复杂多变的性质。研究者尽管很早就发现纳米颗粒能够吸附蛋白,直到 2000 年左右才提出了"corona"这一概念。德国的一个研究小组系统研究了三种不同的纳米材料（二氧化硅、荷正电的聚苯乙烯以及荷负电的聚苯乙烯）在人血清中形成的蛋白冠,鉴定出近 170 种蛋白,并研究了蛋白冠随时间的变化情况。发现血清中的纳米颗粒在短短 30 秒内即吸附上百种蛋白。并且随着时间的推移,这些蛋白的种类不会发生变化,仅仅

是一些蛋白含量发生变化。蛋白冠的形成不仅会影响纳米粒的分散性、亲水性以及表面电位,更重要的会影响纳米粒的体内转运。

（一）纳米粒与蛋白质的相互作用

纳米粒与蛋白质的相互作用包括范德瓦耳斯力、氢键力、静电作用、疏水力以及 π-π 堆积力等。其中,范德瓦耳斯力是最主要的作用力,通常与分子间距离有关,分子间距离越大,则作用力越小。通常,对于粒径较大的纳米粒而言,范德瓦耳斯力作用较强。具有刚性结构的蛋白质通常与纳米粒作用力更强。

氢键力是蛋白质和纳米粒之间的另一种重要作用力。蛋白质表面分布有大量氢键的供体和受体,而纳米粒表面也不同程度的分布有氢键作用力的位点。尽管氢键力明显强于范德瓦耳斯力,但在蛋白质-纳米粒相互作用方面则远小于后者。

静电作用力也是蛋白质-纳米粒相互作用的一种常见力。蛋白质和纳米粒均需要表面带电荷,从而保持在水溶液中的稳定性。静电力是一种长距离的作用力,但体液中的离子强度会影响静电力的稳定性。

此外,疏水力也会影响蛋白质-纳米粒之间的相互作用。纳米粒表面的疏水性不仅会导致纳米粒的聚集,还会与蛋白质表面的疏水基团结合。

（二）蛋白冠的形成及其对纳米粒体内转运的影响

通常,蛋白冠的吸附与解吸附处于一种动态平衡的状态,与纳米粒表面相互作用的蛋白质可分为两类:一类是吸附过程对其结构有影响的蛋白质即软蛋白,另一类是不受吸附影响的蛋白质即硬蛋白。软蛋白亲和力较低,容易受其结构松散部分的影响,易于在纳米粒表面扩散,以使其相互作用最大化。硬蛋白亲和力较高,能保持其大部分结构和功能,不易发生脱附。蛋白冠的形成过程是不同蛋白质与纳米粒表面相互作用的竞争过程,使纳米粒周围的蛋白冠随时间发生变化,随着时间的推移,由“硬冠”组成的高亲和力、紧密结合的蛋白质取代了弱结合、低亲和力的蛋白质。这种基于蛋白质丰度、亲和力和孵育时间,将蛋白质竞争性吸附到有限表面上的整个过程统称为 Vroman 效应。由于蛋白冠的形成存在 Vroman 效应,吸附在纳米颗粒表面的蛋白质可能会解吸附,形成的表面空缺位点会迅速被其他同种或不同的蛋白占据。这一过程取决于血液中某种蛋白质的浓度以及蛋白质与纳米颗粒的结合常数。对于纳米粒在血浆中的蛋白吸附行为,Vroman 效应将其分为“早期”和“晚期”两个阶段。在早期阶段,纳米颗粒优先吸附白蛋白、免疫球蛋白 IgG、纤维蛋白原等高浓度和高吸附速率的蛋白质,随后则被载脂蛋白和凝血因子等高亲和力的蛋白质取代。蛋白冠的形成将会改变纳米颗粒的尺寸和表面组成,进而影响纳米颗粒的靶向性、吸收、转运以及毒性。

体内和体外实验都表明,纳米粒和血浆蛋白的结合与其被细胞摄取的速率相关。血浆中的一大类蛋白质称为调理素(opsonin),如免疫球蛋白 IgG 和补体成分等。调理素的吸附(即调理作用)可以增加巨噬细胞对纳米材料的摄取。通过血浆蛋白的调理作用,纳米粒迅速被血液以及组织中的单核/巨噬细胞摄取,分布于网状内皮系统,这导致纳米载体快速从血液中清除,并在肝、脾中富集。另一方面,蛋白冠在纳米粒表面迅速形成后,直接影响纳米粒的靶向能力,使许多具有主动靶向性纳米粒在临床试验中失败。蛋白冠的形成会包埋预先偶联的靶向配体,从而阻断配体与受体的识别,起到屏蔽作用。有研究表明即使在血清水平低(10%)时,蛋白冠诱导的纳米粒靶向能力的抑制率也可高达94%。对于主动靶向纳米粒而言,主动靶向配体分子量越小,被蛋白冠影响的概率就越大。蛋白冠也可能与靶向配体发生直接的相互作用,引起靶向配体的结构变化,导致纳米粒对靶向配体的亲和力发生变化。

蛋白冠的形成与纳米粒的细胞毒性也直接相关。Ge 等研究了碳纳米管与血液蛋白质形成的“蛋白冠”,发现血浆的主要蛋白(如纤维蛋白原、免疫球蛋白、白蛋白、转铁蛋白)会在碳纳米管的表面进行竞争性吸附,碳纳米管与血浆蛋白的结合主要取决于其与蛋白质芳香氨基酸(色氨酸、苯丙氨酸、酪氨酸)之间的 π-π 堆积作用。碳纳米管吸附血浆蛋白质之后,能够显著降低其细胞毒性。

　　一般来说,进入生理环境的任何纳米材料都会吸附蛋白质,蛋白冠的形成过程与组成不仅受粒子表面的化学基团、电性等特性以及蛋白质氨基酸官能团之间的分子作用的控制,而且也与纳米粒的化学组成、尺寸形状和团聚态等有直接关系。为了阻止蛋白冠的吸附,有研究者提出了有效抑制蛋白质吸附的四个基本特征:①亲水性;②不带电荷;③没有氢键供体;④只有氢键受体。对于一定疏水性的纳米粒,不同粒径下其表面蛋白覆盖率有明显差别,较大粒子表面具有更大覆盖率。相比于亲水性和中性纳米颗粒,疏水性和带电荷的颗粒表面吸附更多的蛋白质,且更易引起吸附的蛋白质变性。因此,粒径小和亲水性强的纳米粒会抑制蛋白的吸附。可通过合成过程调控纳米材料的物理化学特性,调控其蛋白质吸附特性,进而降低其毒性,提高生物利用度。

思 考 题

1. 简述范德瓦耳斯力、氢键力、离子键、疏水相互作用的概念。
2. 简述药物的物理化学作用对药物及制剂性质的影响。
3. 简述药物的物理化学作用对制剂成型性的影响。
4. 简述药物与药包材相互作用的类型。
5. 简述药物与蛋白质结合对药物作用的影响。

(黄　园)

第二章
目标测试

参 考 文 献

[1] 何勤,张志荣. 药剂学. 3 版. 北京:高等教育出版社,2021.

[2] 唐星. 药剂学. 4 版. 北京:中国医药科技出版社,2019.

[3] 高峰. 工业药剂学. 北京:化学工业出版社,2021.

[4] 吴清. 物理药剂学. 北京:中国中医药出版社,2018.

[5] 李三鸣. 物理化学. 8 版. 北京:人民卫生出版社,2016.

[6] PATRIC J S MARTIN. 物理药剂学与药学. 6 版. 刘艳,译. 北京:人民卫生出版社,2012.

[7] 程清蓉. 无机化学. 北京:化学工业出版社,2020.

[8] PARENKY A C,WADHWA S,CHEN H H,et al. Container Closure and Delivery Considerations for Intravitreal Drug Administration. AAPS PharmSciTech,2021,22(3):100.

[9] MAHESHWARI R,TODKE P,SONI N,et al. Stability and degradation studies for drug and drug product. Dosage Form Design Considerations. London:Academic Press,2018:225-257.

[10] FLORENCE A T,ATTWOOD D. Physicochemical principles of pharmacy:In manufacture,formulation and clinical use. London:Pharmaceutical Press,2016.

[11] 褚宇琦. 蛋白冠与纳米粒子的相互作用.中国生物工程杂志,2020,40(04):78-83.

[12] NGUYEN V H,LEE B J. Protein corona:a new approach for nanomedicinedesign. International Journal of Nano-

medicine，2017,12:3137-3151.

[13] KE P C,LIN S,PARAK W J,et al. A decade of the protein corona. ACS nano,2017,11(12):11773-11776.

[14] CAI R,CHEN C. The crown and the scepter:roles of the protein corona in nanomedicine. Advanced Materials,2019,31(45):1805740.

第三章

药物溶解与溶出及释放

第三章
教学课件

学习目标

1. **掌握** 溶解度与溶出度的表示方法;增加药物溶解度及溶出度的方法。
2. **熟悉** 药物溶解度及溶出度的测定方法;介电常数及溶解度参数的概念。
3. **了解** 增溶、助溶及潜溶机制;固体分散技术、包合技术的表征方法。

第一节 溶解度与溶液特性

两种或两种以上的物质以分子或离子态的形式相互混合形成的均相分散体系的行为称为溶解。药物的溶解是在制备液体制剂过程中需要关注的重要问题之一。不少药物由于其溶解度低,难以制备成为均一稳定的液体制剂,从而导致难以达到有效的治疗浓度。因此,了解药物的溶解度及其影响因素,掌握改善难溶药物溶解度的方法在药物制剂工作中尤为重要。

一、药物的溶解度

(一)溶解度的表示方法

溶解度(solubility)系指在一定温度(气体在一定温度和压力下)下,药物在一定量溶剂中达饱和时溶解的最大药量,是反映药物溶解性的重要指标。溶解度常用一定温度下100g溶剂中(或100g溶液或100ml溶液)溶解溶质的最大克数来表示。例如咖啡因在20℃水中的溶解度为1.46%,即表示在100ml水中溶解1.46g咖啡因时溶液达到饱和。溶解度也可以用物质的摩尔浓度(单位为mol/L)表示。《中国药典》(2020年版)关于溶解度有八种表示方法,分别为极易溶解、易溶、溶解、略溶、微溶、极微溶、几乎不溶和不溶,详见《中国药典》(2020年版)四部凡例。药物溶解度数据可查阅默克索引(the Merk Index)、各国药典和专门性理化手册等,也可通过实验测定。

药物溶解度可分为特性溶解度(intrinsic solubility)和平衡溶解度(equilibrium solubility)。特性溶解度是指药物不含任何杂质,在溶剂中不发生解离或缔合,也不发生相互作用时所形成的饱和溶液的浓度,是药物的重要物理参数,与固体制剂的溶出速率具有一定的相关性。实际工作中,要完全排除药物解离和溶剂的影响不太可能,尤其是弱电解质药物,因此,一般情况下测定的药物溶解度多为平衡溶解度或称表观溶解度(apparent solubility)。

(二)溶解度的测定

1. 特性溶解度的测定 特性溶解度的测定是根据相溶原理图来确定的。测定数份不同程度过饱和溶液时,将配制好的溶液恒温持续震荡达到溶解平衡,离心或过滤后,取出上清液并作适当稀释,测定药物在饱和溶液中的浓度。以药物浓度为纵坐标、药物质量-溶液体积的比率为横坐标作图,直线外推至比率为零处即得药物的特性溶解度。图3-1中直线A(正偏差)表明在该溶液中药物发生解离,或者杂质成分或溶剂对药物有复合或增溶作用等;直线B表明药物纯度高,无解离于缔合,无相互作用;直线 C(负偏差)则表明发生抑制溶解的同离子效应,直线外推与纵轴的交点所示溶解度即为特性溶解度 S_0。

2. **平衡溶解度的测定**　取数份药物,配制从不饱和到饱和溶液的系列浓度,置恒温条件下振荡至平衡,经滤膜过滤,取滤液分析,测定药物在溶液中的实际溶解度 S,并对配制溶液浓度 C 作图,如图 3-2 所示,图中曲线的转折点 A 即为该药物的平衡溶解度。

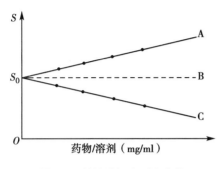

图 3-1　特性溶解度测定曲线

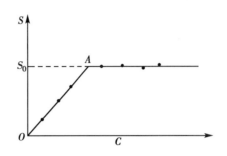

图 3-2　平衡溶解度测定曲线

无论是测定特性溶解度还是测定平衡溶解度,一般都需要在低温(4~5℃)和体温(37℃)两种条件下进行,以便为药物及其制剂的贮存和使用提供依据;如需进一步研究药物稳定性对药物溶解度的影响,还应在酸性和碱性两种溶剂系统中测定其溶解度。此外,测定溶解度时,取样温度与测试温度要一致,应注意恒温搅拌和达到平衡的时间,并滤除未溶的药物。

各国药典均规定了溶解度的测定方法。《中国药典》(2020 年版)二部凡例中规定了详细的溶解度测定方法:称取研成细粉的供试品或量取液体供试品,于(25±2)℃加入一定容量的溶剂中,每隔 5 分钟强力振摇 30 秒;观察 30 分钟内的溶解情况,如无目视可见的溶质颗粒或液滴时,即视为完全溶解。

(三)影响药物溶解度的因素

药物的溶解度除与药物的分子结构、晶型、粒子大小等有关,溶剂的种类、溶解温度、溶液的 pH 及添加成分对药物的溶解度也产生重要影响。

1. **药物分子结构、盐型、晶型、粒子大小的影响**　根据相似相溶的原理,若药物分子间的作用力大于药物分子与溶剂分子间作用力,则药物溶解度小,反之,则溶解度大;同一化学结构的药物,盐型不同,其溶解度不同;晶型不同,药物的溶解度也不同,通常无定形结构的药物较结晶型大。

对于可溶性药物,粒子大小对药物溶解度影响不大,而对于难溶性药物,粒径大于 $2\mu m$ 时,粒径对药物溶解度几乎无影响,只会改变药物的溶解速率;但粒径小于 100nm 时,溶解度随粒径减小而增大。这一规律可以用 Ostwald Freundlich 方程表示:

$$\ln \frac{S_2}{S_1} = \frac{2\sigma M}{\rho RT}\left(\frac{1}{r_2} - \frac{1}{r_1}\right) \qquad 式(3-1)$$

式(3-1)中,S_1、S_2 分别表示半径为 r_1、r_2 的药物粒子的溶解度;σ 为表面张力;ρ 为固体药物的密度;M 为药物的相对分子质量;R 为气体常数;T 为绝对温度。根据式(3-1)可知,当药物处于微粉状态时,若 $r_2 < r_1$,r_2 的溶解度大于 r_1 溶解度。显而易见,通过减小粒径的办法可以增大难溶性药物的溶解度,微粉化技术提高难溶性药物的溶解度就是利用了这一原理。

2. **水合作用与溶剂化作用**　药物离子的水合作用(hydration)与药物离子的性质有关,阳离子与水之间的作用力很强,使得阳离子周围保持有一层水分子。离子大小以及离子表面积是水分子极化的决定因素。离子的水合数目随离子半径的增大而降低。药物在结晶过程中,溶剂分子进入晶格使晶型发生改变,形成药物的溶剂化物。若溶剂是水,则形成水合物。一般水合物的溶解度最小,其次是无水物,而其他溶剂化物的溶解度要大于无水物。例如,琥珀酸磺胺嘧啶水合物的溶解度为 10mg/ml,无水物溶解度为 39mg/ml,戊醇溶剂化物的溶解度为 80mg/ml。

3. 温度的影响   温度对溶解度的影响取决于溶解过程是吸热($\Delta H_s>0$),还是放热过程($\Delta H_s<0$)。当 $\Delta H_s>0$ 时,溶解度随温度升高而升高;反之,溶解度随温度升高而降低。药物溶解过程中其溶解度与温度的关系如下:

$$\ln \frac{S_1}{S_2} = \frac{\Delta H_s}{R}\left(\frac{1}{T_1} - \frac{1}{T_2}\right) \qquad 式(3-2)$$

式中,S_1、S_2 分别表示在温度 T_1 和 T_2 下的溶解度;R 为摩尔气体常数;T 为热力学温度;ΔH_s 为摩尔溶解焓,J/mol。

若已知溶解焓 ΔH_s 与某一温度下的溶解度 S_1,则可由式(3-2)求得 T_2 下的溶解度 S_2。

4. pH、同离子效应及盐效应

(1) pH 的影响:多数药物为有机弱酸、弱碱及其盐类,这些药物在水中的溶解度受 pH 的影响很大。对于弱酸性药物,若已知 pK_a 和特性溶解度 S_0,由式(3-3)即可计算任何 pH 下的表观溶解度,此式表明溶液的 pH 低于计算值 pH 时弱酸析出,即可计算出弱酸沉淀析出的最低 pH,以 pH_m 表示。

$$pH_m = pK_a + \lg \frac{S-S_0}{S_0} \qquad 式(3-3)$$

对于弱碱性药物,若已知 pK_a 和特性溶解度 S_0,由式(3-4)即可计算任何 pH 下的表观溶解度,此式表明溶液的 pH 高于计算值 pH 时弱碱析出,即可计算出弱碱沉淀析出的最高 pH,以 pH_m 表示。

$$pH_m = pK_a + \lg \frac{S_0}{S-S_0} \qquad 式(3-4)$$

(2) 同离子效应(common-ion effect):若药物的解离性和分子型是限制药物溶解的组分,则在溶液中与药物相关离子的浓度是影响药物溶解度的决定因素,通常向难溶性盐类饱和溶液中加入含有相同离子的化合物时,其溶解度降低,这一现象称为同离子效应。例如许多盐酸盐类药物在 0.9% 的氯化钠生理盐水中的溶解度比在水中小。

(3) 盐效应:电解质会影响非电解质类药物(主要蛋白质类药物)的溶解度,向一些亲水性大分子非电解质溶液中加入某些无机盐溶液后,由于无机盐强烈的水合作用,使得亲水性大分子脱水凝聚而从溶液中析出,溶解度降低,这种现象称为盐析。在一些情况中,向亲水大分子非电解水溶液中加入少量的中性盐,如硫酸铵、硫酸钠、氯化钠等,会增加亲水大分子表面的电荷,增强与水分子的作用,从而使其在水溶液中的溶解度增大,这种现象称为盐溶。

二、溶液的特性

(一)药物溶液的渗透压

1. 渗透压的概念   半透膜是药物溶液中的溶剂分子可自由通过,而药物分子不能通过的膜。如果半透膜的一侧为药物溶液,另一侧为溶剂,则溶剂侧的溶剂透过半透膜进入溶液侧,最后达到渗透平衡,此时两侧所产生的压力差即为溶液的渗透压(osmotic pressure)。渗透压对注射液、滴眼液、输液等剂型具有重要意义。

溶液的渗透压依赖于溶液中溶质粒子的数量,是溶液的依数性之一,通常以渗透压摩尔浓度(osmolality)表示,它反映的是溶液中各种溶质对渗透压贡献的总和。渗透压摩尔浓度的单位通常以每千克溶剂中溶质的毫渗透压摩尔来表示,可按式(3-5)计算毫渗透压摩尔浓度(mOsmol/kg):

$$毫渗透压摩尔浓度(mOsm/kg) = i \cdot mm \qquad 式(3-5)$$

式(3-5)中,mm 表示毫摩尔浓度,i 为溶质分子溶解时生成的离子数或化学物种数,在理想溶液中葡萄糖 $i=1$,氯化钠或硫酸镁 $i=2$,氯化钙 $i=3$,枸橼酸钠 $i=4$。

2. 渗透压的测定 对于低分子药物采用半透膜直接测定渗透压比较困难,故通常采用测量药物溶液的冰点下降值来间接测定其毫渗透压摩尔浓度。

$$\Delta K_{\mathrm{f}} = K_{\mathrm{f}} \cdot m \qquad\qquad 式(3\text{-}6)$$

式(3-6)中,K_{f} 为冰点降低常数,溶剂不同,K_{f} 不同,对水溶剂 $K_{\mathrm{f}} = 1.86$;m 为渗透压摩尔浓度。而渗透压符合:

$$P_0 = K_0 \cdot m \qquad\qquad 式(3\text{-}7)$$

式(3-7)中,P_0 为渗透压;K_0 为渗透压常数;m 为溶液重量摩尔浓度。由于式(3-6)和式(3-8)中的浓度等同,故可以用冰点降低法测定溶液的渗透压摩尔浓度。常用的渗透压计就是采用冰点下降的原理设计的。测定药物溶液的渗透压时,只要能测得药物溶液的冰点降低值,就可求出。对于注射剂、滴眼剂等药物制剂,要求制成等渗溶液,正常人血液的渗透压摩尔浓度范围为 $285 \sim 310\mathrm{mOsm/kg}$,0.9%氯化钠溶液或5%葡萄糖溶液渗透压摩尔浓度与人体血液相当。

3. 等渗与等张溶液 等渗溶液(isoosmotic solution)系指与血浆渗透压相等的溶液,属于物理化学概念,而等张溶液(isotonic solution)系指渗透压与红细胞膜张力相等的溶液,为生物学概念。对于静脉注射剂而言,若将红细胞视为半透膜,在低渗溶液中,水分子穿过细胞膜进入红细胞,使得红细胞破裂造成溶血现象(渗透压低于0.45%氯化钠溶液时,将有溶血现象发生)。当注入高渗溶液时,红细胞内水分渗出而发生细胞萎缩,此时只要注射速度足够慢,血液可自行调节使渗透压很快恢复正常,但对于脊髓腔内注射剂而言,由于腔内体液缓冲能力小,受渗透压影响较大,必须调节至等渗。

红细胞膜对很多药物水溶液来说可视为理想的半透膜,它可让溶剂分子通过,而不让溶质分子通过,因此它们的等渗和等张浓度相等,如0.9%的氯化钠溶液。一些溶液在物理概念上是等渗,但在生物学概念上是不等张,其原因是红细胞对于这些药物来说不是理想的半透膜,它们能迅速自由地透过半透膜,同时促使膜外的水分进入细胞引起溶血。此种情况一般需加入氯化钠、葡萄糖等等渗调节剂调节至等张。

由于等渗溶液和等张溶液定义不同,等渗溶液不一定等张,等张溶液亦不一定等渗。在新产品试制中,即使所配制的溶液为等渗溶液,为安全起见,亦应进行溶血试验并通过加入适当等渗调节剂调节成等张溶液。

4. 常用等渗调节方法

(1)冰点降低法(freezing point depression method):血浆的冰点为−0.52℃,因此任何溶液,只要其冰点降低到−0.52℃,即与血浆等渗。表 3-1 列出了一些药物的1%水溶液的冰点降低数据,根据这些数据可以计算该药物配成等渗溶液的浓度。

表 3-1 一些药物水溶液的冰点降低值与氯化钠等渗当量表

药物成分	1%(g/ml)水溶液的冰点下降数/℃	1g 药物的氯化钠等渗当量/E	等渗浓度溶液的溶血情况		
			浓度/%	溶血/%	pH
硼酸	0.28	0.47	1.9	100	4.6
盐酸乙基吗啡	0.19	0.15	6.18	38	4.7
硫酸阿托品	0.08	0.10	8.85	0	5.0
盐酸可卡因	0.09	0.14	6.33	47	4.4
氯霉素	0.06				
依地酸钙钠	0.12	0.21	4.5	0	6.1
盐酸麻黄碱	0.16	0.28	3.2	96	5.9
无水葡萄糖	0.10	0.18	5.05	0	6.0
含水葡萄糖	0.091	0.16	5.51	0	5.9

续表

药物成分	1%(g/ml)水溶液的冰点下降数/℃	1g 药物的氯化钠等渗当量/E	等渗浓度溶液的溶血情况		
			浓度/%	溶血/%	pH
氢溴酸后马托品	0.097	0.17	5.67	92	5.0
盐酸吗啡	0.086	0.15			
碳酸氢钠	0.381	0.65	1.39	0	6.3
氯化钠	0.58		0.9	0	6.7
青霉素 G 钾		0.16	5.48	0	6.2
硝酸毛果芸香碱	0.133	0.22			
吐温-80	0.01	0.02			
盐酸普鲁卡因	0.12	0.18	5.05	91	5.6
盐酸丁卡因	0.109	0.18			

等渗调节剂的用量可用式(3-8)计算。

$$W = \frac{0.52 - a}{b}$$ 式(3-8)

式(3-8)中,W 为配制等渗溶液 100g 中需加入的等渗调节剂的克数;a 为药物溶液的冰点下降度;b 为用以调节等渗的等渗剂 1% 溶液的冰点下降度。

例1: 用氯化钠配制 100ml 等渗溶液,问需要多少氯化钠?

从表 3-1 中查得,$b=0.58$,纯水 $a=0$,按式(3-8)计算得 $W=0.9$(g)。

还可以按下面的方法计算:1%氯化钠溶液的冰点降低为 0.58℃,设氯化钠在等渗溶液中的浓度为 $X\%$,则 $1\% : X\% = 0.58 : 0.52$,解之得 $X=0.9$,即配制 100ml 氯化钠等渗溶液需 0.9g 氯化钠。

例2: 配制 2% 盐酸普鲁卡因溶液 100ml,需要加多少氯化钠,使成等渗溶液?

由表 3-1 查得,1% 盐酸普鲁卡因溶液的冰点降低为 0.12℃,因此 2% 盐酸普鲁卡因溶液的冰点降低为 $a=0.12×2=0.24$℃,1% 氯化钠的冰点降低为 $b=0.58$℃,代入式(3-8),得:

$$W = \frac{0.52 - 0.24}{0.58} = 0.482\ 7 (g)$$

即需增加 0.48g 的氯化钠,可使 100ml 2% 的盐酸普鲁卡因溶液成为等渗溶液。

对于成分不明或查不到冰点降低数据的注射液,可通过实验测定冰点降低数据,再依上法计算。

(2) 氯化钠等渗当量法(sodium chloride equivalent method):与 1g 药物呈等渗效应的氯化钠量。例如盐酸普鲁卡因的氯化钠等渗当量为 0.18,即 1g 的盐酸普鲁卡因于溶液能产生与 0.18g 氯化钠相同的渗透压效应。则每 100ml 药物溶液所需等渗调节剂的用量 X 可用式(3-9)计算。

$$X = 0.9 - EW$$ 式(3-9)

式(3-9)中,E 为欲配药物的氯化钠等渗当量,g;W 为 100ml 溶液中药物含量,%(g/v)。如果是多组分的复方制剂,可用各成分的氯化钠等渗量加和,即 $EW = E_1 W_1 + E_2 W_2 + \cdots + E_n W_n$。

例1: 配制 100ml 葡萄糖等渗溶液,需要加入多少克无水葡萄糖?

由表 3-1 查得,葡萄糖的 $E=0.18$,氯化钠等渗溶液的浓度为 0.9%,因此在 100ml 溶液中

$$W = 0.9 / 0.18 = 5 (g)$$

即,5% 葡萄糖溶液为等渗溶液。

例2: 配制 2% 盐酸麻黄碱溶液 200ml,欲使其等渗,需加入多少克氯化钠或无水葡萄糖?

由表 3-1 可知,1g 盐酸麻黄碱的氯化钠等渗当量为 0.28g,无水葡萄糖的氯化钠等渗当量为 0.18g。

设所需加入的氯化钠和葡萄糖量分别为 W_1 和 W_2,则:

$$W_1 = (0.9-0.28\times2)\times200/100 = 0.68(g)$$
$$W_2 = 0.68/0.18 = 3.78g$$

或

$$W_2 = (5\%/0.9\%)\times0.68 = 3.78(g)$$

（二）药物溶液的 pH 与 pK_a 值

1. 药物溶液的 pH

（1）药物溶液的 pH 的合适范围：药物溶液的 pH 需要在一个合适的范围内,如果 pH 偏离体液正常 pH 过大,容易对组织产生刺激,所以配制输液、注射液、滴眼液和用于伤口的溶液时,必须注意药液的 pH,应避免将过低或过高 pH 的液体大量输入体内。人体中各种组织液的 pH 不同,如血清和泪液的 pH 约为 7.4,胰液的 pH 为 7.5～8.0,胃液的 pH 为 0.9～1.2,胆汁的 pH 为 5.4～6.9,血浆的 pH 约为 7.4。

在一般情况下,注射液 pH 应在 4.0～9.0 范围内,过酸或过碱在肌内注射时会引起疼痛和组织坏死；眼睛所耐受的 pH 应在 5.0～9.0,一般多选用 pH 为 6.0～8.0 的溶液,在此范围内眼睛无不适感。当 pH 小于 5.0 或大于 9.0 时眼睛会有明显的不适感。同时要考虑溶液 pH 对药物稳定性的影响,应选择药物相对稳定的 pH。

（2）药物溶液的 pH 的测定：药物溶液 pH 的测定多用 pH 计,具体测定方法见《中国药典》（2020 年版）四部物理常数测定法项下 pH 测定方法 0631。

2. 药物的解离常数及其测定

（1）解离常数：弱电解质药物（弱酸、弱碱）在药物中占有较大比例,具有一定的酸碱性。药物在体内的吸收、分布、代谢和疗效以及对皮肤、黏膜、肌肉的刺激性都与药物的酸碱性有关。药物的解离常数 pK_a 是表示弱电解质药物酸碱性强弱的重要指标。pK_a 越大,碱性越强,其共轭酸的酸性则越弱。

（2）解离常数的测定：测定药物解离常数有很多,如电导法、电位法、分光光度法、溶解度法等。

（三）溶液的表面张力

药物溶液的表面张力（surface tension）,直接影响药物溶液的表面吸附及黏膜吸附,对于黏膜给药的药物溶液需要测定其表面张力。表面张力的测定方法很多,有最大气泡法、吊片法、滴重法等。

（四）溶液的黏度

黏度（viscosity）是指流体对流动的阻抗能力。药物溶液的黏度与注射剂、滴眼剂、高分子溶液剂等制剂的制备与临床应用关系密切；在乳剂、糊剂、混悬剂、凝胶剂、软膏剂等处方设计、制备工艺、质量评价过程中,亦涉及药物制剂的流动性与稳定性。药物溶液的黏度通常使用黏度计测定,各种黏度具体测定方法详见《中国药典》（2020 年版）四部物理常数测定法项下黏度测定法 0633。

第二节 增加药物溶解度的方法

一、增溶、助溶及潜溶

（一）增溶作用及增溶剂

药物制剂研发过程中,一些挥发油、脂溶性维生素、甾体激素等许多难溶性药物在水中的溶解度很小,达不到治疗所需的浓度,此时经常利用加入表面活性剂的方法来增加药物在水中的溶解度。这种发挥增溶作用（solubilization）的表面活性剂称为增溶剂（solubilizer）。

1. 增溶作用机制 表面活性剂之所以能增大难溶性药物的溶解度,是由于表面活性剂形成的胶束作用。表面活性剂在水溶液中达到临界胶团浓度（critical micelle concentration,CMC）后,一些水不溶性或微溶性药物在胶束溶液中的溶解度可显著增加并形成透明胶束。胶束内部是由亲油基团排列而成的一个极小的非极性疏水空间,而外部是由亲水基团形成的极性区。由于胶束的大小属于胶体溶液的范围,因此药物被胶束增溶后仍呈现为澄明溶液,溶解度增大。

非极性物质如苯、甲苯等可完全进入胶束内核的非极性区域而被增溶。带极性基团的物质如水杨酸、甲苯、脂肪酸等,则以其非极性基团(如苯环、烃链)插入胶束内部,极性基团(如酚羟基、羧基)则伸入胶束外层的极性区中。极性物质如对羟基苯甲酸由于分子两端均含有极性基团,可完全被胶束外层的极性链所吸附而被增溶。

2. 影响增溶作用的因素 许多因素能影响表面活性剂对药物的增溶作用。

(1)增溶剂的性质:在同系物增溶剂中形成胶束的大小随碳原子数的增加而增大,CMC 减小,胶束聚集数增加,增溶量随之增加;有支链结构的增溶剂的增溶作用小于相同碳原子数的直链结构的增溶剂;当增溶剂的碳链上含有不饱和键或极性基团时,增溶剂的增溶作用减弱。由于不同类型的表面活性剂具有不同的分子结构和 CMC,故其对药物的增溶作用存在差异。由于非离子表面活性剂具有更小的 CMC 和更多的胶束聚集数,而阳离子表面活性剂可形成更为疏松胶束,因此具有相同亲油基的各类表面活性剂对烃类和极性有机物的增溶顺序为:非离子型表面活性剂>阳离子型表面活性剂>阴离子型表面活性剂。

此外,增溶剂加入顺序也会影响其增溶能力,一般认为,将增溶质和增溶剂先行混合要比增溶剂先与水混合的增溶效果好。

(2)增溶质的性质

1)极性的影响:对强极性和非极性而言,非离子型表面活性剂的 HLB 值越大,增溶效果越好;对极性低的药物则正好相反。例如聚山梨酯类非离子表面活性剂对非极性的维生素 A 的增溶作用随 HLB 值的增大而增强,但对弱极性的维生素 A 棕榈酸酯则相反。

2)结构的影响:增溶质同系物随着烃链的增加,使其增溶剂的增溶能力降低;不饱和化合物比它们对应的饱和物更易溶解;增溶质的碳氢链支链对溶解度影响较小,但环状化合物支链增加可使增溶量增加。

3)解离度的影响:不解离的极性药物和非极性药物易被表面活性剂增溶,而解离药物往往因其水溶性原因,进一步增溶的可能性较小,甚至可使溶解度降低。当解离药物带有相反电荷的表面活性剂混时,在不同配比下可能出现增溶、形成可溶性复合物和不溶性复合物等复杂情况。解离药物与非离子型表面活性剂的配伍很少形成不溶性复合物,但 pH 可明显影响药物的增溶量。对于弱酸性药物,在偏酸性环境中具有较大程度的增溶;对于弱碱性药物,在偏碱性条件下具有较大程度的增溶;对于两性药物则在等电点具有最大程度的增溶。

4)多组分增溶质的增溶:制剂处方中存在多种组分时,主要的增溶效果取决于表面活性剂的相互作用,如多种组分与主药竞争同一增溶位置可使增溶量减小;某一组分吸附或结合表面活性剂分子造成对主药的增溶量减少;某些组分也可扩大胶束体积而增加对主药的增溶等。如苯甲酸可增加羟基苯甲酸甲酯在聚氧乙烯脂肪醇醚溶液中的溶解性。

5)其他成分的影响:抑菌剂或抗菌药物在表面活性剂溶液中因被增溶而降低其活性,该情况下须加大抑菌剂或药物的用量。在表面活性剂中的溶解度越高,要求抑菌剂的浓度就越大。例如羟基苯甲酸丙酯和丁酯的抑菌浓度比甲酯和乙酯低得多,但在表面活性剂溶液中前者却需要更高的浓度方能达到相同的抑菌效果,是因为丙酯和丁酯更容易在胶束中增溶。

(3)温度的影响:离子表面活性剂温度升高,分子热运动增加,使胶束产生增溶的空间增大,因而增溶量增大。对聚氧乙烯醚类的非离子表面活性剂,温度升高,聚氧乙烯基水化作用减弱,CMC 减小,胶束聚集数增加,使非极性有机化合物增溶量增加,而极性有机物在温度低于表面活性剂昙点时增溶量增大,若温度继续升高,造成聚氧乙烯基脱水,减小了极性有机物增溶空间,致使增溶量减少。

3. 增溶对化学稳定性的影响 药物增溶后的稳定性可能与胶束表面的性质、结构、药物本身的降解途径、环境 pH、离子强度等多种因素有关。例如酯类药物在碱性水解反应中,水解中间产物为带负电荷的阴离子,可与阳离子表面活性剂的正电荷加速反应的进行,阴离子表面活性剂对反应则产生抑制作用。

(二)助溶作用及助溶剂

在制剂处方设计中,根据药物的性质和结构特点,有时通过在溶剂中加入第三种物质与难溶性药物形成可溶性的分子间络合物、复盐、缔合物等以增加难溶性药物溶解度。该增加药物溶解度的作用称为助溶(hydrotropy),这第三种物质称为助溶剂(hydrotropic agent)。助溶剂多为低分子化合物(非表面活性剂),与药物形成络合物后可数倍甚至数十倍增加药物的溶解度。例如,碘在水中的溶解度为1∶2 950,加入适量的碘化钾(助溶剂)后可明显增加碘在水中的溶解,可配成含碘5%的水溶液。其增加碘溶解度的机制是碘与助溶剂碘化钾形成了分子间络合物。除此之外,维生素 B_2 注射液的处方中加入咖啡因作为助溶剂,可以提高维生素的溶解度。

(三)潜溶剂

为了提高难溶性药物的溶解度,常常使用两种或多种混合溶剂。在混合溶剂中各溶剂达到一定比例时,药物的溶解度出现最大值,这种现象称潜溶(cosolvency),这种溶剂称为潜溶剂(cosolvent)。潜溶剂能提高药物溶解度是由于混合溶剂的介电常数、表面张力、分配系数等与溶解相关的特性参数发生了变化,使其与溶质的相应参数更相近的结果,这也遵循"相似相溶"的原理。可与水形成潜溶剂的有乙醇、丙二醇、甘油、聚乙二醇等。例如甲硝唑在水中的溶解度为10%(g/ml),如果使用水-乙醇混合溶剂,则溶解度可提高 5 倍。再如醋酸去氢皮质酮注射液是以水-丙二醇为溶剂制备的。

二、盐型和晶型的选择

(一)盐型

将难溶性药物制成可溶性盐类是提高难溶性药物溶解度的常用方法。有机弱酸弱碱药物制成可溶性盐可提高其溶解度,如将生物碱加酸或者将有机酸加碱皆可形成盐类从而增加其在水中的溶解度。在酸或碱的选择上要从成盐后的溶解度、pH、刺激性和成盐后的稳定性等多方面考虑,如青霉素钾盐比钠盐具有较低的刺激性,乙酰水杨酸钙盐比钠盐的溶解度大且稳定。

(二)晶型

多晶型现象在有机药物中广泛存在,同一化学结构的药物,由于结晶条件(如溶剂、温度、冷却速度等)不同,形成结晶时分子排列和晶格结构不同,因而形成不同的晶型,即产生多晶型(polymorphism)。晶型不同,导致晶格能不同,药物的熔点、溶解速度、溶解度等也不同。例如维生素 B_2 有三种晶型,在水中溶解度分别为:Ⅰ型 60mg/L,Ⅱ型 80mg/L,Ⅲ型 120mg/L。

无定型(amorphous form)为无结晶结构的药物,无晶格约束,自由能大,所以溶解速度和溶解度较结晶型药物大。例如新生霉素在酸性水溶液中形成无定型,其溶解度比结晶型大 10 倍,溶出速度快,吸收也快。

假多晶型(pseudopolymorphism)药物是在药物结晶过程中,溶剂分子进入晶格使结晶型发生变化,形成药物的溶剂化物(solvate)。例如溶剂为水,即为水合物。溶剂化物与非溶剂化物的熔点、溶解度和溶解速度等物理性质不同,这是由结晶结构的改变影响晶格能所致。在多数情况下,溶解度和溶解速度按"水合物<无水物<无机化物"的顺序排列。

三、增加药物溶解度的制剂学方法

(一)固体分散体

1. 概述　固体分散体(solid dispersion)是利用一定方法(如熔融法、溶剂法、溶剂-熔融法)将难溶性药物高度分散在固体分散材料中形成的一种固体分散物。将药物高度均匀分散于固体载体的技术叫作固体分散技术。

2. 固体分散体增加药物溶出度的原理

（1）药物的高度分散性：根据 Nernst-Noyes-Whitney 方程，溶出度随分散度的增加而提高。固体分散体中药物（分子、晶粒）被载体材料包围，载体材料可防止药物的聚集，使得药物形成以分子、胶体、微晶或无定型的分散状态，可大大改善药物的溶出度，从而提高其生物利用度。应用固体分散体不仅可明显提高药物的生物利用度，而且可降低毒副作用。例如吲哚美辛-PEG6000 固体分散体丸剂剂量是市售片剂剂量的一半时，药效相同，而对胃刺激性显著降低。

（2）抑晶作用：药物和载体的混合溶液在溶剂蒸发的过程中，由于产生氢键、络合或黏性增大等作用，使晶核的形成和生长受到抑制，药物以无定形态存在于载体材料中，从而增加药物的溶出度。

（3）润湿性：以水溶性材料制备固体分散体时，每一个药物微晶均被载体紧密包围，这些水溶性材料的溶解可促进药物与水的接触、润湿，轻微搅拌即可形成极细的均匀混悬液，有利于药物的溶出。

3. 固体分散载体材料　固体分散体的溶出速率很大程度上取决于载体材料的特性。载体材料应具有下列条件：①水溶性；②生理惰性、无毒；③不与药物发生化学反应，不影响药物化学稳定性；④不产生与药物治疗目的相反的作用；⑤能达到药物的最佳分散状态；⑥来源易得、成本低廉。常用载体材料可分为水溶性、难溶性和肠溶性三大类，而增加药物溶出速率的主要为水溶性载体材料，常用的水溶性载体材料有高分子聚合物、表面活性剂、有机酸、糖类以及纤维素衍生物等。

（1）聚乙二醇：聚乙二醇（polyethylene glycol，PEG）具有良好的水溶性（1∶2~1∶3），亦能溶于多种有机溶剂，可使某些药物以分子状态分散，并可阻止药物聚集，从而增加药物的分散度。最常用的是 PEG4000 和 PEG6000，它们的熔点低（50~63℃），毒性小，化学性质稳定，能与多种药物配伍。

（2）聚乙烯吡咯烷酮类：聚乙烯吡咯烷酮类（polyvinyl pyrrolidone，PVP）为无定型高分子聚合物，无毒，熔点较高，对热稳定，易溶于水和多种有机溶剂，对许多药物有较强的抑晶作用，但贮存过程中易吸湿而析出药物结晶。PVP 可作为难溶性药物的固体分散体载体，提高药物的溶解度和溶出度，改变 PVP 用量比例，可调节固体分散体的释药速率，随着 PVP 的增加，药物的溶出速率加快。PVP 类的规格有 PVP K-15（平均分子量 M_{av} 约为 8 000）、PVP K-30（平均相分子量 M_{av} 约为 50 000）、PVP K-90（平均分子量 M_{av} 约为 1 000 000），不同分子量的 PVP 都可用作固体分散体的载体。

（3）表面活性剂类：作为载体材料的表面活性剂大多含有聚氧乙烯基，其特点是溶于水或有机溶剂，载药量大，在蒸发过程中可阻止药物析出结晶，是理想的速释载体材料。如泊洛沙姆 188（Poloxamer188，商品名为 Pluronic F68）等。

（4）纤维素衍生物类：如羟丙基纤维素（hydroxypropyl cellulose，HPC）、羟丙基甲基纤维素（hydroxypropyl methyl cellulose，HPMC）、甲基纤维素（methyl cellulose，MC）等，它们与药物制得的固体分散体难以研磨，制备过程中常需加入适量乳糖、微晶纤维素来改善。

（5）糖类与醇类：作为载体材料的糖类常用的有壳聚糖、右旋糖酐、半乳糖、蔗糖等，醇类有山梨醇、甘露醇、木糖醇等。它们的特点是毒性小、水溶性强，因分子中有多个羟基，可同药物以氢键结合形成固体分散体，适用于剂量小、熔点高的药物。

（6）有机酸类：该类载体材料的分子量较小，如枸橼酸、琥珀酸、胆酸以及去氧胆酸等易溶于水而不溶于有机溶剂，该类载体不适合于对酸敏感的药物。

4. 固体分散体的制备

（1）熔融法：熔融法（fusion method）是将药物与载体材料混匀，加热至熔融，在剧烈搅拌下迅速冷却成固体，或将熔融物倾倒在不锈钢板上形成薄层，用冷空气或冰水使其骤冷成固体。该法简单易行，较适合对热稳定的药物，为缩短药物的受热时间，可先将载体加热熔融，再加入药物粉末。该法的制备工艺关键在于：搅拌速度要快且均匀，冷却要迅速，以期达到较高的饱和状态，使多个胶态晶核迅速形成，而不至形成粗晶。

2000 年之后发展了一系列改良的熔融法，包括热熔挤出法和滴制法。

热熔挤出法(hot-melt extrusion)是将药物与载体在熔融挤出机中熔融并混合,然后挤出成形为片状、颗粒、棒状,然后进一步加工成片剂。在制备中,通常需加入增塑剂,以降低熔融挤出温度并便于操作。商品化灰黄霉素-PEG 即是用该法制备。

滴制法(droping method)是将药物与基质加热熔化混匀后,滴入不相溶的冷凝液中,冷凝收缩可制成固体分散体滴丸。常用的冷却液有液状石蜡、植物油、甲基硅油以及水等。

(2) 溶剂蒸发:溶剂蒸发法(solvent evaporation method)亦称共沉淀法(coprecipitation method),是将药物与载体材料共同溶解于有机溶剂中,蒸去有机溶剂后使药物与载体材料同时析出,即可得到药物在载体中混合而成的共沉淀物。常用的有机溶剂有三氯甲烷、无水乙醇、95% 乙醇、丙酮等。本法的优势在于避免了高热过程,较适宜于对热不稳定且易挥发的药物,但由于使用有机溶媒,一方面成本高,另一方面有机溶媒难以除尽,易引起药物的重结晶而影响药物的分散度,采用的有机溶媒挥发速率不同药物的分散度也不同。如螺内酯分别使用乙醇、乙腈和三氯甲烷时,以乙醇所得的固体分散体分散度最大,溶出速率也最高,而用三氯甲烷制得的分散度最小,溶出速率也最低。喷雾干燥或冷冻干燥法常用作去除溶剂的方法。

(3) 溶剂-熔融法:溶剂-熔融法(solvent-fusion method)是将药物先溶于适当溶剂中,再将其加入已熔融的载体材料中均匀混合后,按熔融法冷却处理。药物溶液在固体分散体中一般不得超过 10%(w/w),否则难以形成容易粉碎的固体。由于该法中少量液体药物不影响载体的固体性质,故可适用于液体药物也可适用于对热稳定性差的固体药物,如鱼肝油、维生素 A、维生素 D、维生素 E 等,但药物的剂量应小于 50mg。凡适合于熔融法的载体材料本法均可采用。

(4) 研磨法:研磨法(milling method)是将药物与较大比例的载体材料混合后,强力持久地研磨一定时间,不需加溶剂而借助机械力降低药物的粒度,或使药物与载体以氢键相结合形成固体分散体。研磨时间的长短因药物而异。常用的载体材料有微晶纤维素、乳糖、PVP 类、PEG 类等。

5. 固体分散体的物相鉴定 药物与载体材料形成的固体分散体可用下列方法进行物相鉴定。

(1) 溶解度及溶出速率:形成固体分散体后,无论是何种类型的固体分散体,药物的溶解度和溶出速率会有所改变。通过溶解度和溶出速率的变化来验证固体分散体的形成。

(2) 热分析法:通过进行 DSC 实验,比较药物、载体、药物载体混合物以及药物载体形成的固体分散体的 DSC 曲线,可通过固体分散体中药物特征吸热峰改变或消失来判断是否形成固体分散体。

(3) X 射线衍射法:每一种药物在不同的衍射波段有晶体的特征衍射峰,形成固体分散体后这些峰均消失,说明药物是以无定形存在于固体分散体中。

(4) 红外光谱法:红外光谱可提供分子振动能级的跃迁,这种信息直接和分子结构相关。通过官能团红外特征峰的变化来判断固体分散体的形成。

(5) 核磁共振法:通过化学位移值的变化来判断药物与辅料是否发生相互作用。

(二)包合物

1. 概述 包合物(inclusion compound, inclusion complex)系指一种分子被全部或部分包含于另一种分子的空穴结构内形成的特殊复合物。这种包合物由主分子(host molecule)和客分子(guest molecule)组成,主分子是包合材料,具空穴结构,足以将客分子(药物)容纳在内。包合技术是制备包合物的技术,包括处方筛选、制备工艺、制备条件的优化等。

2. 包合物增加药物溶出度的原理 包合物的包合过程是药物分子进入包合材料分子腔的过程。主分子与客分子进行包合作用时,相互之间不发生化学反应,不存在离子键、共价键或配位键等化学键的作用,主要是一种物理过程。药物分子与包合材料分子通过范德瓦耳斯力形成包合物后,溶解度增大,可增大药物的溶出度。

3. 常用包合材料

(1) 环糊精:环糊精(cyclodextrin, CYD)是淀粉经"环糊精葡萄糖转位酶"(cyclodextrin glucano-

transferase)作用后生成的 6~10 个葡萄糖分子的环状低聚多糖,以 1,4-糖苷键连接成环,有 α、β、γ 三种环状结构,分别由 6、7、8 个葡萄糖分子构成。

α-CYD 在 20 世纪 50 年代初期就已研究成熟,但由于溶解度大,需用溶剂提纯,成本高且有一定毒性,相对来讲 β-CYD 溶解度低,容易结晶和分离提纯而且成本低、无毒。经 X 射线衍射和核磁共振证实了它们的立体结构,为环状空心圆柱体结构,2、3 位的—OH 排列在空隙开口处,6 位的—OH 排在另一端开口处,呈亲水性;而 6 位的—CH₂ 排在糖苷键结合处,O 原子排在空隙内部,呈疏水性。说明 CYD 上层、中层、下层分别由不同基团组成。α、β、γ-CYD 由于其葡萄糖分子的数目不同,圆筒的内外径也不同,α 最小,γ 最大,而 β 大小适中,较实用,用途最为广泛。

(2)环糊精的衍生物:β-CYD 具有适宜的空穴大小,但其水溶性较低,对 CYD 结构修饰可进一步改善 CYD 的理化性质。

1)羟丙基-β-CYD:呈无定形,极易溶于水。β-CYD 的葡萄糖残基中有 C-2、C-3 和 C-6 三个羟基的氢原子可以被羟丙基取代。控制反应条件可以分别形成以 2-羟丙基-β-CYD 为主或以 3-羟丙基-β-CYD、6-羟丙基-β-CYD 为主的羟丙基-β-CYD 混合物。羟丙基-β-CYD 混合物是目前研究最多、对药物增溶和提高药物稳定性最好的 CYD 衍生物。

2)甲基-β-CYD:甲基-β-CYD 主要有 2,6-甲基 β-CYD 和 2,3,6-甲基 β-CYD,溶解度均大于 β-CYD,25℃水中溶解度分别为 570g/L 和 310g/L,即溶于水又溶于有机溶剂,形成的包合物水溶性较强,可提高药物的溶出速度,CYD 甲基化后,由于封闭了其分子内羟基,可以抑制其药物的不稳定性反应。

3)磺丁基-β-CYD:磺丁基-β-CYD 是 β-CYD 6 位(也包括 2、3 位)OH 被磺丁基(CH2)₄SO₃H 取代的产物,按不同的取代度可以分为单取代、多取代和全 6 位取代的 β-环糊精。磺丁基-β-环糊精是阴离子型高水溶性环糊精衍生物,能很好地与药物分子(小分子药物、多肽及蛋白质药物等)包合形成非共价复合物,从而提高药物的溶解度与稳定性,目前已应用于注射制剂、口服制剂、鼻用制剂和眼用制剂等。

4.包合物的制备

(1)饱和水溶液法:饱和水溶液法又称重结晶法或共沉淀法,先将 CYD 制成饱和水溶液加入客分子化合物(对于水中难溶的客分子,可加少量溶媒)溶解后再加入 CYD 的饱和溶液中,搅拌至形成包合物。用适当方式(如冷藏、浓缩或加入沉淀剂)使包合物可定量分离出来,再将得到的固体包合物过滤、洗涤、干燥即得。

(2)研磨法:将 CYD 加入 2~5 倍量水混合均匀后,再加入客分子药物(难溶性药物可先溶解于有机溶剂中)充分研磨至糊状,低温干燥后,用适宜溶媒洗涤除去未包封药物,再次干燥即得。

(3)超声波法:在 β-CYD 加入客分子药物,混合后立即用超声波发生器在适宜的强度下超声适当时间以代替搅拌,将析出的沉淀过滤,适当溶剂洗涤,干燥即得。

(4)冷冻干燥法:先将药物和饱和材料在适当溶剂中包合,再采用冷冻干燥法除去溶剂。采用冷冻干燥法制得的包合物易溶于水,适合于不容易析出沉淀或加热容易分解变色的药物。该法制得的包合物成品疏松,溶解性好,可制备注射用无菌粉末。

(5)喷雾干燥法:先将药物和包合材料在适当溶剂中包合,再采用喷雾干燥法除去溶剂。采用冷冻干燥法制得的包合物易溶于水,适合于难溶性、疏水性药物包合物的制备。虽然该法热空气的温度高,但由于物料温度低,受热时间短,适合大批量生产。

5.包合物的物相鉴定

(1)X 射线衍射法:由于晶体物质在相同 θ 处具有不同的晶面间距,从而在 X 射线衍射图谱中显示不同的衍射峰。

(2)红外光谱法:形成包合物后,药物分子部分官能团的红外吸收峰会减弱。

（3）核磁共振谱法：在 NMR 谱上原子的化学位移大小可推断包合物的形成。^{1}H-NMR 谱用于含有芳香环的药物测定，而不含芳香环的药物宜采用^{13}C-NMR 法。通过化学位移值的变化，判断是否形成包合物。

（4）荧光光度法：此法从荧光光谱曲线的峰位及高度来判断是否形成了包合物。

（5）圆二色谱法：非对称的有机药物分子对组成平面偏振光的左旋和右旋圆偏振光的吸收系数不相等，称圆二色性，若将它们吸收系数之差对波长作图可得圆二色谱图，用于测定分子的立体结构，判断是否形成包合物。

（6）热分析法：热分析法是基于结晶型药物在融化过程中吸热来对其结晶程度进行定性或定量分析的方法。热分析法中以差示热分析（differential thermal analysis，DTA）和差示扫描量热法（differential scanning calorimeter，DSC）较常用，药物包合于 CYD 后，药物的结晶程度大大减弱或消失，因此在热分析图谱上无法检测到药物结晶的吸热峰。

（7）紫外分光光度法：主要从紫外吸收曲线吸收峰的位置和峰高可判断是否形成了包合物。

（三）纳米化

1. 概述　纳米粒（nanoparticle）一般指的是 $1\sim100$nm 的粒子。载药纳米粒系指药物以溶解、分散吸附或包裹于载体材料中形成的纳米级粒子。制备纳米粒子的技术叫作纳米化，其中包括载体纳米粒技术和（药物）纳米晶技术。

2. 纳米化技术增加药物溶出度的原理

（1）由于纳米尺度颗粒小，因此纳米分散系统高度分散，表面积大，溶解度和溶出度对应增加。

（2）纳米载体具有特殊的表面性能（如生物黏附性、电性等），有利于增加药物在吸收部位的接触时间和接触面积，提高药物的溶出度及口服生物利用度。

（3）将药物包括纳米尺度的载体中（如脂质体、纳米胶束等），对药物具有明显的保护作用，从而增加药物得溶解度和溶出度。

3. 纳米化的方法

（1）纳米沉淀法：将聚合物和药物分散在有机溶剂中里，加入不良溶剂使得纳米粒子从体系中析出。

（2）物理法：依靠外界的机械力，可将难溶性药物增溶到胶束的内核中去，其中包括水浴超声、探头式超声等比较简单的制备方法。

（3）透析法：将药物和两亲性聚合物溶解在一种与水互溶的有机溶剂中，然后用水进行透析，在透析过程中，有机溶剂完全被除去，最终为一个水性体系。

4. 纳米晶技术

（1）概述：纳米晶体（nanocrystal）也称纳米混悬液，是以表面活性剂或聚合物为稳定剂，将药物颗粒分散在液体介质中形成的粒径在 1μm 以下的纯药物亚微胶体分散系，其优势在于纳米结晶粒径极小，处于纳米范围。将药物分子高度分散为药物纳米晶体的技术叫作纳米晶技术。

（2）纳米晶技术增加药物的原理：对于可溶性药物，药物粒子大小对溶解度影响不大，而对于难溶性药物，粒径大于 2μm 时，根据 Nernst-Noyes-Whitney 方程，粒径对溶出速度影响较大，但对溶解度几乎无影响。但当药物粒径小于 100nm 时，溶解度随粒径的减小而增大，这一规律可以用 Ostwald-Freundlich 方程表示。根据式（3-1）可知，当药物处于微粉状态时，若 $r_2<r_1$，r_2 的溶解度大于 r_1 溶解度。纳米晶技术利用减小粒径至纳米级别的办法来增大难溶性药物的溶解度及溶出度。

（3）制备方法

1）粉碎法：粉碎（top-down）是制剂制备工艺过程的重要操作步骤之一，目的在于提高固体药物的分散度，有利于各成分的混合均匀、提高难溶性药物的溶出速度和生物利用度等，然而普通的粉碎方法（剪切式粉碎、滚压机粉碎、冲击式粉碎、胶体磨粉碎等）能达到的最小粉碎粒径为 4μm，达不到纳米化要求,唯有球磨机和气流粉碎机粉碎可达到纳米化水平。球磨机研磨达到足够长时间后,就能获得药物纳米混悬液。气流粉碎机制备的药物颗粒一般可得到100nm~30μm的微粉,只有10%才能达到纳米范围。

2) 沉淀法:沉淀法(bottom up)指在搅拌条件下将难溶性药物的良溶剂溶液加入到可混溶的不良溶剂中,就会形成细微分散的药物纳米晶体沉淀。虽然制备过程十分简单,纳米晶体粒径的保持却是一个相当困难的过程。这些细小的颗粒在Ostwald熟化现象的驱动下趋于长大,将制得的产品立即冷冻干燥可以维持原有的粒径。通过沉淀过程得到粒子的晶体状态是可以控制的,根据采用的方法不同可以获得无定形的药物纳米粒。将β-胡萝卜素与可消化的油一起溶于可与水混溶的有机溶剂中,得到的溶液与一种保护胶体(明胶)的水溶液混合后得到无定形纳米粒化β-胡萝卜素沉淀。然后经过冷却过程和喷雾干燥,可以获得稳定的无定形产品。另一种维持沉淀纳米晶体粒径的方法是应用能较好溶解于水相中的聚合物生长抑制剂。水相黏度的增加可以减缓粒径的生长。得到的混悬剂随后进行喷雾干燥以获得具有相对高包封率的干燥粉末。

(四)微乳化

1. 概述　微乳(microemulsion)是两种相互溶解或者互不相溶的液体形成的均一稳定、各向同性、外观透明或近乎透明的均相分散体系,微观上由表面活性剂界面膜所稳定的一种或两种液体的微滴构成。

微乳分散相液滴的大小一般在10~100nm,远小于普通乳剂粒径大小。微乳体系因其热力学稳定在药剂领域中得到一定得应用。

2. 微乳化增加溶出度的原理　微乳对药物的增溶机制主要在将药物增溶在油相和将药物增溶在表面活性剂的疏水部分两方面体现。

(1)对于油溶性较好的药物,其可以通过包裹于油相中的方式来提高药物的包载效率,增加药物的饱和溶解度。

(2)微乳中需要使用大量的表面活性剂来降低体系的表面张力,也能够增加药物的溶解度,使得药物增溶于表面活性剂的疏水片段部分,从而提高药物的溶解度。

3. 制备方法

(1)确定处方:微乳处方的必需成分是油、乳化剂、助乳化剂和水,当油、乳化剂、助乳化剂的种类通过处方初选确定了以后,可通过三元相图法绘制出对应的微乳区域,确定各处方中组分的用量。

(2)配制微乳:从相图确定了处方以后,将各成分按照比例混合均匀即可得到微乳,该过程无须大量的能量。

第三节　溶出度与释放度

固体制剂经口服后通常经历崩解、溶出、吸收进入血液并最终到达靶点的过程。对于难溶性药物,溶出往往是限速步骤,直接影响药物吸收的速率和程度。溶出度(dissolution)和释放度(release)是药物制剂研究与开发过程中重要的药剂学特性参数,溶出度和释放度是评价固体药物制剂质量的重要内在指标,是制剂质量控制的重要手段。但溶出度或释放度的检查结果只有在与体内吸收有较好相关性时,才能达到控制制剂质量的目的。

溶出度系指活性药物从片剂、胶囊剂或颗粒等常规制剂在规定条件下溶出的速率和程度,在缓释制剂、控释制剂、肠溶制剂及透皮贴剂等制剂中也称释放。

一、溶出相关机制和理论

药物分子进入溶液之前需要首先离开固体表面并形成溶剂化分子,此过程称为"溶剂化",是一个物理化学过程。之后,溶剂化分子从固液界面转移到溶液中,这是个传质过程,决定着溶出速率。扩散在药物分子的转移过程中起着关键性作用。

（一）热力学基础

无论固体是晶型还是无定形,都存在分子间作用力,将分子紧密联系在一起,溶出需要破坏溶质原有的分子间作用力,并与溶剂（通常是水）产生新的作用力。药物溶出通常包括两个步骤:第一步是固体药物分子与溶剂分子间作用形成溶剂化分子,发生在固液界面上;第二步是溶解化分子离开固液界面进入溶液的传质过程。这两步决定着药物溶出的速率和程度。固体药物的固有性质—溶解度,控制着第一步,传质过程控制着第二步,但通常第一步慢。总之,溶解度和传质过程决定固体药物的溶出。

可以把溶出的第一步看成是物理化学过程。溶剂化是可逆的,当浓度达到溶解度时反应即达到平衡。此过程的吉布斯自由能（ΔG）为:

$$药物+溶剂 \rightleftharpoons 溶剂化药物 \qquad 式(3\text{-}10)$$

$$\Delta G = \Delta H - T\Delta S \qquad 式(3\text{-}11)$$

该过程牵涉原分子间作用力（药物-药物、溶剂-溶剂）的断裂和新的作用力（药物-溶剂）的生成。该反应的熵是增加的（溶出使混乱度增加）,有利于溶出的进行。因此,焓变（ΔH）的大小决定着溶出可否顺利进行。如果焓变为负值或接近于零,则反应可进行到直至所用固体药物全部溶出。这就是经验法则——相似相溶的热力学理论基础。而如果焓变为正值,反应继续进行直至达到平衡（$\Delta G = 0$）,从而形成饱和溶液。

溶出速率由两步中较慢的那一步决定。从热力学角度看,形成溶剂化分子所需的活化能小于破坏水-水或药物-药物间作用力所需的能量。由于氢键是所有分子间作用力中强度最大的,式（3-10）的活化能应小于水-水间的氢键能（大约为 19kJ/mol）。液态水中,足够的热能促使氢键不断发生断裂和重建。因此,在室温条件下,溶剂化速率很快,以至于瞬间就能达到平衡。而传质过程中,分子移动的距离要远大于分子本身大小,与溶剂化速率相比,此步骤要慢的很多,所以是限速步骤。

（二）扩散层模型

1897 年 Noyes 和 Whitney 首先提出了固体溶出的基本模型,他们认为扩散面积恒定时,溶出速率与溶解度和溶液的浓度的差值成正比,即 Noyes-Whitney 式:

$$\frac{\mathrm{d}C}{\mathrm{d}t} = k(C_s - C_t) \qquad 式(3\text{-}12)$$

式（3-12）中,$\frac{\mathrm{d}C}{\mathrm{d}t}$ 为溶出速率,k 为表观溶出速率常数,C_s 为溶质的饱和溶解度,C_t 为 t 时间时溶液中溶质的浓度。

Nernst 和 Brunner 认为,溶出时固液界面快速达到平衡（饱和）,界面处形成一层薄而停滞的液体,称为扩散层,然后药物从扩散层扩散进入溶液中。大多数情况下,通过扩散层是溶出的限速步骤,这样把复杂的多相溶出现象简化为简单的液相扩散现象处理（图 3-3）。1904 年 Nernst 和 Brunner 提出如下公式:

$$\frac{\mathrm{d}C}{\mathrm{d}t} = \frac{DA}{Vh}(C_s - C_t) \qquad 式(3\text{-}13)$$

式（3-13）中,D 为溶质在溶出介质中的扩散系数;

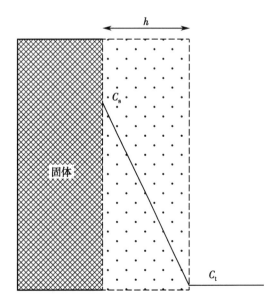

图 3-3　溶出扩散模型示意图（C_s 为溶解度,C_t 为溶液的浓度,h 为扩散层厚度）

A 为溶质的表面积；V 为溶出介质的体积；h 为扩散层的厚度，式（3-13）通常称为 Nernst-Noyes-Whitney 式。

根据 Nernst-Noyes-Whitney 方程，下列因素影响溶出速度。

（1）固体的粒径和表面积：同一重量的固体药物，其粒径越小，表面积越大；对同样大小的固体药物，孔隙率越大，表面积越大；对于疏水性较强的颗粒状或粉末状药物，为了减少和避免在溶出介质中结块，可加入润湿剂以改善固体粒子的分散度，增加溶出界面。

（2）温度：温度升高，药物的溶解度 C_s 增大，溶出介质黏度降低，有利于扩散，从而加快药物的溶出速度。

（3）溶出介质的性质：溶出介质不同药物溶解度不同，则影响溶出度。常用的溶出介质有蒸馏水、不同浓度的盐酸、不同 pH 的缓冲液或在上述溶出介质中加入少量表面活性剂。

（4）溶出介质的体积：当溶出介质体积较小时，随着药物的不断溶解，溶液中药物浓度升高，溶出速度变慢，逐渐偏离体内实际溶出状态。因此，在测定溶出速度时，应提供足够体积的溶出介质，一般要求所用样品全部溶出后的最终浓度应在该样品溶解度的 10%～20%，才能达到保证试验结果准确性的漏槽条件（sink condition）。

（5）扩散系数：药物在边界层的扩散系数越大，溶出速度越快。在温度一定的条件下，扩散系数大小受溶出介质的黏度和药物分子大小的影响。

（6）扩散层厚度：扩散层厚度越大，溶出速度越慢。扩散层的厚度与搅拌程度有关，搅拌速度快，扩散层薄，溶出速度快。当测定溶出速度时，一定要控制搅拌速度，搅拌速度越快，药物溶出速度越快，但却降低分辨率。

二、溶出度与释放度测定

虽然测定溶出度和释放度的装置部分通用，但两者概念不同，考察内容本质不同。溶出度测定一般要求固体制剂中的有效成分在规定的时间范围内溶出的药物量大于表示量的某一百分数。而缓释制剂的释放度的标准规定在不同时间段药物的不同释放量。

（一）溶出度的测定

在《中国药典》（2020 年版）四部通则 0931 溶出度和释放度测定法中，介绍了包括篮法、桨法、小杯法、桨碟法、转筒法、流池法和往复筒法等七种测定方法。普通制剂溶出度测定常采用篮法和桨法，这里主要介绍这两种方法。

测定前应对仪器装置进行必要的调试，使转篮或桨叶底部距溶出杯的内底部（25±2）mm，分别量取溶出介质置各溶出杯内，实际量取的体积与规定体积的偏差应在 ±1% 范围之内，待溶出介质温度恒定在（37±0.5）℃后，取供试品 6 片（粒、袋），如为第一法，分别投入 6 个干燥的转篮内，将转篮降入溶出杯中；如为第二法，分别投入 6 个溶出杯内（当品种项下规定需要使用沉降篮时，可将胶囊剂先装入规定的沉降篮内；品种项下未规定使用沉降篮时，如胶囊剂浮于液面，可用一小段耐腐蚀的细金属丝轻绕于胶囊外壳。沉降篮的形状注意避免供试品表面产生气泡，立即按各品种项下规定的转速启动仪器，计时；至规定的取样时间（实际取样时间与规定时间的差异不得过 ±2%），吸取溶出液适量［取样位置应在转篮或桨叶顶端至液面的中点，距溶出杯壁 10mm 处；需多次取样时，所量取溶出介质的体积之和应在溶出介质的 1% 之内，如超过总体积的 1% 时，应及时补充相同体积的温度为（37±0.5）℃的溶出介质，或在计算时加以校正］，立即用适当的微孔滤膜滤过，自取样至滤过应在 30 秒内完成。取澄清滤液，照该品种项下规定的方法测定，计算每片（粒、袋）的溶出量。

（二）释放度的测定

药物的体外释放行为受制剂本身因素和外界因素的影响。制剂本身因素包括主药的性质（如溶解度、晶型、粒度分布等）、制剂的处方与工艺等，外界因素包括释放度测定的仪器装置、释放介质、转速等。体外释放度试验是在模拟体内消化道条件下（如温度、介质的 pH、搅拌速率等），测定制剂的药物释放速率，并最后制定合理的体外药物释放度标准，以监测产品的生产过程及对产品进行质量控制。结合体内外相关性研究，释放度可以在一定程度上预测产品的体内行为。对于释放度方法可靠性和限度合理性的评判，可结合体内研究数据进行综合分析。

1. **仪器装置**　仪器装置的选择应考虑具体的剂型及可能的释药机制。除另有规定外，缓释、控释和迟释制剂的体外药物释放度实验可采用溶出度测定仪进行。如采用其他特殊仪器装置，需提供充分的依据。贴剂可采用桨碟法、转筒法。

2. **温度**　缓释、控释和迟释制剂的体外释放度实验应控制在（37±0.5）℃，以模拟体温；而贴剂的体外释放度实验应控制在（32±0.5）℃，以模拟表皮温度。

3. **释放介质**　释放介质的选择依赖于药物的理化性质（如溶解性、稳定性、油水分配系数等）、生物药剂学性质以及吸收部位的生理环境（如胃、小肠、结肠等）。一般推荐选用水性介质，包括水、稀盐酸（0.001~0.1mol/L）或 pH 3~8 的醋酸盐或磷酸盐缓冲液等；对难溶性药物通常不宜采用有机溶剂，可加适量的表面活性剂（如十二烷基硫酸钠等）；必要时可考虑加入酶等添加物。

由于不同 pH 条件下药物的溶解度、缓控释辅料的性质（如水化、溶胀、溶蚀速度等）可能不同，建议对不同 pH 条件下的释放行为进行考察。释放介质的体积一般应符合漏槽条件。

1. **取样时间点**　除迟释制剂外，体外释放速率试验应能反映出受试制剂释药速率的变化特征，且能满足统计学处理的需要。释药全过程的时间不应低于给药的间隔时间，且累积释放百分率要求达到 90% 以上。除另有规定外，通常将释药全过程的数据作累积释放百分率-时间的释药曲线图，以制定合理的释放度检查方法和限度。缓释制剂从释药曲线图中至少选出 3 个取样时间点，第 1 个点为开始 0.5~2 小时的取样时间点，用于考察药物是否有突释；第 2 个点为中间的取样时间点，用于确定释药特性；最后的取样时间点，用于考察释药是否基本完全。控释制剂取样点不得少于 5 个。

迟释制剂可根据临床需求设计释放度的取样点。

2. **转速**　缓释、控释和迟释制剂在不同转速下的释放行为可能不同，故应考察不同转速对其释放行为的影响。一般不推荐过高或过低转速。

（三）药物释放模型

为了直观表述制剂的释放行为和释放规律，释药数据可用 4 种常用数学模型拟合，即零级方程、一级方程、Higuchi 方程和 Peppas 方程，通过方程拟合来判断其释药机制和规律。释放速率为常数的制剂（口服渗透泵片、透皮贴剂、难溶性药物骨架片）可用零级方程来表述，见方式（3-14）：

$$M_t/M_\infty = kt \qquad\qquad 式（3-14）$$

部分微粒制剂的释放可用一级方程来表述，见式（3-15）：

$$\ln(1-M_t/M_\infty) = -kt \qquad\qquad 式（3-15）$$

由药物均匀分散在骨架材料中制成的骨架型控缓释制剂可用 Higuchi 方程来表述，见式（3-16）：

$$M_t/M_\infty = kt^{1/2} \qquad\qquad 式（3-16）$$

以溶蚀和扩散相结合的缓控释制剂中药物的释放既具有骨架结构的扩散，也具有骨架的溶蚀释放，可用 Peppas 方程方便地揭示其复杂释药机制，Peppas 方程见式（3-17）：

$$M_t/M_\infty = kt^n \qquad\qquad 式（3-17）$$

式（3-17）中，M_t 为 t 时间的累积释放量；M_∞ 为 ∞ 时累积释放量；M_t/M_∞ 为 t 时间的累积释放百分率；k 为常数；n 为释放指数，用以表示药物释放机制（具体释放模型详见第十七章缓控释制剂）。

思 考 题

1. 简述药物溶解度、溶解速度的含义及其影响因素。

2. 简述平衡溶解度和特性溶解度的含义及测定方法。

3. 简述增加药物溶解度的方法。

4. 简述影响药物溶出速度的因素和增加溶出速度的方法。

5. 简述溶液的性质及其测定方法。

（王坚成）

第三章
目标测试

参 考 文 献

［1］方亮. 药剂学,8 版. 北京:人民卫生出版社,2016.

［2］TAYLOR,KEVIN M G,AULTON,et al. Aulton's Pharmaceutics-The Design and Manufacture of Medicines. 5th ed. London：Elsevier,Ltd.,2017.

［3］ALEXANDER T F,DAVID A. Physicochemical Principles of Pharmacy. 6th ed,London,Pharmaceutical Press,2015.

［4］国家药典委员会. 中华人民共和国药典:2020 年版. 北京:中国医药科技出版社,2020.

［5］DEEPAK T,MICHEL D,YASHWANT P. 纳米粒药物输送系统. 王坚成,张强,译. 北京:北京大学医学出版社,2010.

［6］ARISTIDES D,PANOS M. A century of dissolution research：From Noyes and Whitney to the Biopharmaceutics Classification System. International Journal of Pharmaceutics,2006,321：1-11.

［7］QIU Y H,CHEN Y S,ZHANG G Z. 固体口服制剂的开发——药学理论与实践. 郑梁元,金方,译. 北京:化学工业出版社,2013.

第四章

药物多晶型

学习目标

1. **掌握** 药物晶型结构与性质、多晶型的概念。
2. **熟悉** 影响多晶型产生的因素、多晶型制备技术、无定形药物。
3. **了解** 多晶型表征技术。

　　按照内部原子、离子、分子的排列状态,固体药物可分为晶体与无定形体。晶体(crystal)是指固体药物内部原子、离子、分子在三维空间有规律的周期性排列。无定形体(amorphism)是指固体药物内部原子、离子、分子呈现无规则排列。由于外界因素的影响,导致固体药物内部原子或分子的排列方式不同,出现多种晶格结构,称为多晶型(polymorphism)。药物晶型对剂型的设计与制备工艺也有影响,也会影响药物的理化性质、临床药效的发挥。因此,进行剂型设计前需要对于药物晶型进行深入研究。

第一节　药物晶型结构

一、晶体结构

　　晶体内部原子或分子是按一定的几何规律排列的,为了便于理解,将原子或分子简化为一个点,用假想的线将不同的点连接起来构成有规律的空间构架,即晶格(crystal lattice)。而构成晶格的最基本的几何单元称为晶胞(unit cell)。晶胞是晶体的最小重复几何单位,可用一个平行六面体表示。晶胞可以用晶胞参数表述,包括 a、b、c 平行六面体相交三边的边长(单位:Å)和 α、β、γ 三个夹角的度数(单位:°)。肉眼能够观察到的晶体是由成千上万个晶胞在三维空间有序排列堆积而成(图 4-1)。

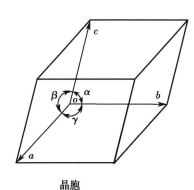
晶胞

晶体中的晶胞有序排列

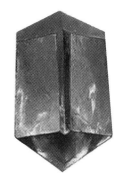
晶体

图 4-1　晶胞及晶体中的晶胞有序排列和晶体示意图

　　几乎所有的晶体都是由七种基础晶胞组成的,这七种基础晶胞如表 4-1 所示:

表 4-1　七种基础晶胞特征及示意图

名称	晶胞参数	结构示意图	名称	晶胞参数	结构示意图
立方体	$a=b=c$, $\alpha=\beta=\gamma=90°$		正交体	$a\neq b\neq c$, $\alpha=\beta=\gamma=90°$	
六方体	$a=b\neq c$, $\alpha=\beta=90°$, $\gamma=120°$		单斜体	$a\neq b\neq c$, $\alpha=\gamma=90°$, $\beta\neq120°$	
四方体	$a=b\neq c$, $\alpha=\beta=\gamma=90°$		三斜体	$a\neq b\neq c$, $\alpha\neq\beta\neq\gamma\neq90°$	
三方体	$a=b=c$, $\alpha=\beta=\gamma\neq90°$				

二、晶型和晶癖

晶型(crystal form)是指结晶物质晶格内分子的排列方式。对于同一种物质,由于结晶条件的不同,分子间作用力和分子构象等会发生改变,从而导致分子的排列和堆积方式不同,生成结构、形态、物性不同的晶型现象,即称为同质多晶现象。如磺胺噻唑有 3 种晶型,黄体酮有 5 种晶型,法莫替丁有 2 种晶型。但一旦被溶解或熔融后,晶格被破坏,多晶现象就会消失。

习惯上,结晶的外观形态被称为晶癖(crystal habit),又称晶形、晶态、晶习等。一个正在生长的结晶,其生长过程并不改变晶格的内部结构,只是由于外界结晶条件的影响,导致某些晶面的优先生长或对不同晶面生长的抑制,使结晶的分子不能均匀到达不同的结晶面,从而形成晶癖。如食盐或天然盐湖中 NaCl 的晶癖是立方体,但水溶液加入尿素杂质可使食盐生长出正八面体的外形。由此可以看出,晶癖之间的差异是宏观外形上的差异。普通光学显微镜可以观察到各种结晶形状,而判断晶型的差异却需要用偏振显微镜、热分析、红外分光光谱或 X 射线衍射等工具。

第二节　多　晶　型

受各种因素的影响,物质在结晶时,其原子、分子内或分子间键合方式发生改变,导致原子或分子在晶格空间排列不同,形成多种晶格结构的现象,称为同质多晶现象,或称为多晶型现象。

一、多晶型的种类

构型多晶型:由于分子堆积方式不同而导致的多晶型(此时不同晶型中分子的构象相同)称之为构型多晶型(configurational polymorphism),是研究最多的一类多晶型现象。例如,图 4-2 中磺胺吡啶存在 A、B、C 和 D 四种构型多晶型。

构象多晶型:晶体中原子在分子中位置不同形成的同质多晶现象称之为构象多晶型(conformational polymorphism)。所谓构象(conformation)是指当化合物中的一个原子围绕 C-C 单键旋转时,化合物分子在空间中会产生不同排列方式,由此产生不同的分子间键合。例如图 4-3 中,由于扭转角的不同,普罗布考产生了两种构象多晶型Ⅰ型和Ⅱ型。

互变异构多晶型:分子中某些原子可以在分子内两个位置迅速移动而发生可逆异构化,这些异构

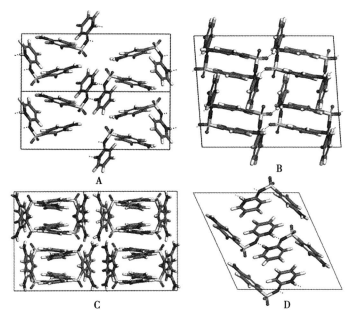

图 4-2　磺胺吡啶的四种构型多晶型

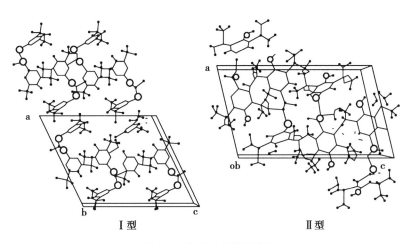

图 4-3　构象多晶型示例

体形成的不同晶格结构称为互变异构多晶型(tautomeric polymorphism)现象。酮式和烯醇式的互变异构是最常见的互变异构,是由氢原子在分子的氧和碳原子上迅速移动而引起的。在溶液中发生互变异构的例子很多,但固态互变异构的例子较少。有文献报道固态下的分子也可以通过互变异构产生多晶型现象,如含氮杂环的乙酰氨衍生物的固态互变异构(图4-4)。

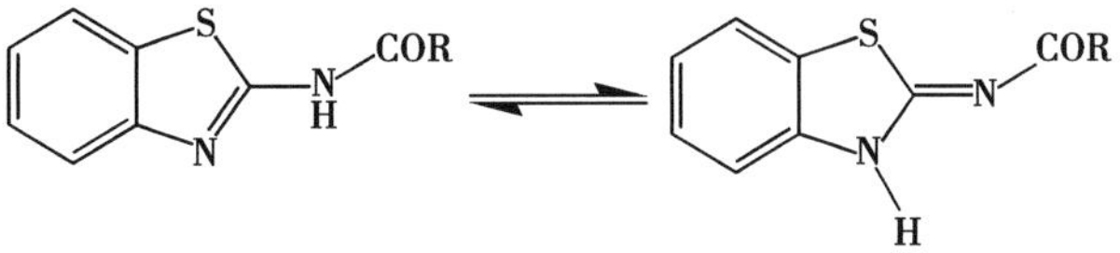

图 4-4　2-亚氮氨基型苯并噻唑衍生物的互变异构多晶型分子

二、药物多晶型的制备方法

　　由于发现药物多晶型对于药物溶解速率、稳定性等多种理化性质有重要影响,对药物多晶型的研究引起了工业药学界的关注。在传统结晶方法的基础上,发展了新型的结晶方法,常用的结晶方法有溶液结晶法、熔融结晶法、研磨法。

（一）溶液结晶法

由于药物化合物大部分是在溶液中制备得到的,因此,溶液结晶法是工业药学中最常用的结晶方式。溶液结晶方式主要包括三个过程:溶液过饱和状态的形成,晶核(crystal nuclei)的形成,结晶生长(crystal growth)。通过降低溶液温度、溶剂挥发、溶质性质改变等方法可以实现溶液过饱和状态,但是溶液的过饱和状态并不足以实现结晶。结晶出现需要溶质分子之间相互碰撞形成晶核,或者直接在过饱和溶液中加入晶种。晶核出现后,溶液中的介质围绕晶核实现结晶生长,结晶生长可以认为是反向溶解过程。溶液结晶法又可以分为以下不同方法。

1. 冷却结晶（cooling crystallization）　是在实验室及大生产过程中首选的结晶方法。优点是易于操作,重现性好。在冷却结晶过程中,影响药物晶型的因素包括溶剂类型和冷却速率。

2. 晶种结晶（seeded crystallization）　在溶液结晶过程中,往往会在溶液中加入少量的药物结晶即晶种作为结晶过程中的晶核。加入晶种的主要目的是增加结晶结果的重现性,改善药物结晶的粒径分布。

3. 蒸发结晶（evaporative crystallization）　将溶解药物的溶媒蒸发,从而获得结晶的方法。蒸发结晶法在食品工业如早期的制盐业和制糖业等有广泛的应用。在制药工业中,蒸发结晶往往同冷却结晶联合使用以提高药物产率。

4. 反溶剂结晶（antisolvent crystallization）　是在溶液中加入第二种溶剂,通过降低药物在混合溶剂中的溶解度使药物结晶。在如今的工业药学领域中反溶剂结晶有广泛应用。如通过在吲哚美辛甲醇溶液中加入水作为反溶剂可以得到 α 晶型,但通过在乙醚中冷却结晶得到的是 γ 晶型。反溶剂结晶还有一种形式,即通过在溶液中加入超临界流体或气体,实现药物结晶,最常用的是二氧化碳,这种技术称为气体反溶剂结晶法(gas antisolvent crystallization,GAS),利用这种结晶法可以得到高质量结晶。

5. 反应结晶（reactive crystallization）　是通过两种化学物质在溶液中反应,生产在溶解度低于反应物的终产物的结晶方法。反应结晶中最常用的是通过改变溶液的 pH 实现结晶。如在氢氯噻嗪 NaOH 溶液中加入盐酸可以得到氢氯噻嗪晶型Ⅲ。

（二）熔融结晶法

将药物熔融,并进行冷却可以得到结晶。例如,苯氟雷司盐酸盐晶型Ⅱ加热到 160℃,晶型Ⅱ转变为晶型Ⅰ,到 165℃晶型Ⅰ融化,慢慢冷却到 130℃重结晶直接形成晶型Ⅰ。因为多数药物在接近熔点温度下会发生分解,所以熔融结晶法在制药业中应用较少。

（三）晶格物理破坏法

晶格物理破坏法常用的即研磨法,研磨可以使颗粒表面能量产生变化,直接破坏晶胞堆积形态,使晶胞排列方式发生改变,进而改变晶型。例如,法莫替丁在研磨过程中会从 B 晶型转变为 A 晶型,提升温度和增加研磨时间都将促进转变的过程。再如,氯霉素棕榈酸酯在室温研磨条件下,亚稳态的晶型 B 和 C 转变为稳定的 A 晶型。吲哚美辛在 4℃研磨时,转变为无定形;在 30℃研磨时,转变为亚稳态的 A 晶型。

（四）其他结晶或晶型转变方法

1. 热处理　热处理(thermal method)是指一般情况下,低熔点晶型可以在一定温度条件下转化为高熔点晶型,通过加热可以实现晶型转变。如将替加氟在 130℃加热 1 小时,晶型 γ 将会转变为晶型 β;咖啡因的稳态晶型 β 在 180℃加热 10 小时,会转变为晶型 α。另一种通过热处理实现晶型转变的方法是升华,一些物质通过加热,在熔点以下由固体直接变为气态,之后在一定温度下重新结晶。如9,10-蒽醌-2 羧酸晶型Ⅰ可以在高于 280℃的高温下升华,冷却形成针晶。热升华过程中,升华温度和收集器和样品间距离对结晶形状、大小都有影响,通过调整这两个参数可以制备得到单晶。

2. 加入添加物结晶　　加入添加物结晶(crystallization in the presence of additive)是指在结晶过程中,加入添加物可以促进或抑制结晶生长,少量添加物还可以通过和特定结晶面结合的方式改变结晶的晶癖。如苯甲酸可以抑制苯酰胺的结晶生长;少量的辛酸可以抑制脂肪酸的结晶生长。

各种方法影响晶型物质形成的重要技术参数包括溶剂(类型、组成、配比等)、浓度、成核速率、生长速率、温度、湿度、光度、压力和粒度等。因形成各种晶型的技术参数条件和要求不同,所以要根据样品自身性质,合理选择晶型样品的制备方法和条件。

三、共晶

共晶(cocrystal)广义上是指两个或两个以上的不同分子被包含在同一个晶体结构中而形成的晶体或混合晶体,在药学上共晶则是指一种共晶形成物作为药物活性成分(active pharmaceutical ingredient, API)与共晶配体(cocrystal conformer, CCF)按照固定的化学计量配比以氢键、π-π 堆积作用或其他非共价键的作用下形成新的结晶物。药物共晶的设计一般是先通过分析药物晶体的性质特征,然后选择合适的共晶形成物,应用晶体工程学、药物科学、超分子化学原理和自组装原则对超分子结构进行设计。在不改变药物共价结构的同时,共晶引入新的组分不但可以改善药物的理化性质,提高 API 的稳定性,而且改善溶解溶出速率和生物利用度。例如,在 10℃下,盐酸氟西汀与苯甲酸、富马酸的共晶特性溶出速率低于盐酸氟西汀,而与琥珀酸的共晶特性溶出速率显著大于盐酸氟西汀;但在 20℃水中进行的溶出度测定表明,盐酸氟西汀琥珀酸共晶溶解后发生分解,又生成了难溶的盐酸氟西汀,而与苯甲酸和富马酸的共晶则比盐酸氟西汀的溶出度高,且保持稳定。又如,咖啡因可以与草酸、丙二酸、马来酸和戊二酸等分别形成共晶,但只有与草酸的共晶对湿度最稳定。

一般而言,能够形成氢键或特定相互作用的分子之间所形成的共晶比较稳定。但是由于能够用于形成分子复合物且没有生理活性的药用辅料不多,这就给药物共晶带来一定的困难。一些有机酸、有机胺和一些非离子化合物如糖精等是最常用的材料,而一些具有上述类似结构的药物也常常是共晶的研究对象。卡马西平与4-吡啶甲酰胺可通过将两种化合物的结晶粉末混悬在乙醇中由溶剂介导而形成 1∶1 共晶。吡罗昔康及其异构体结构中的酰胺基团可以与强氢键或弱氢键质子供体的羧酸类化合物相互作用形成多种共晶。2-乙氧基苯甲酰胺与糖精通过 N-OH 氢键形成两种共晶,这两种共晶均可通过溶剂结晶法制备,但只有研磨法可获得亚稳定的 Ⅱ 型结晶。通过研磨常常能够获得亚稳定的共晶。在研磨过程中加入少许有机溶剂有时能够加快共晶的形成,但应避免使用的溶剂与药物形成溶剂化物。另外,在共晶形成的过程中,很可能存在包括药物在内的多种结晶及晶型,因此纯度或纯化是实际应用共晶的难题。

四、多晶型表征技术

进行药物多晶型研究的方法有 X 射线衍射(X-ray diffraction)、热分析(thermal analysis)、红外光谱、显微镜检、固态核磁共振、溶解度、磁性异向仪法、膨胀计等。只要能把由晶型转变所引起的物理性质的差异显示出来,如晶体结构、分子间的振动能、光学性质、热熔、吉布斯自由能、溶解度、熔点等的改变,就能进行多晶型的鉴别。下面简要介绍一些常用的检测方法。

(一)X 射线衍射法

X 射线衍射法是研究药物多晶型的主要手段。可用于区别晶态和非晶态,鉴别晶体状态,区别混合物和化合物等。

当 X 射线(电磁波)射入晶体后,在晶体内产生周期性变化的电磁场,迫使晶体内原子中的电子和原子核跟着发生周期振动。原子核的这种振动比电子要弱得多,所以可忽略不计。振动的电子就成为一个新的发射电磁波波源,以球面波方式往各方向散发出频率相同的电磁波。入射的 X 射线虽按一定方向发散进入晶体,但和晶体内电子发生作用后,就由电子向各方向发射射线。

当波长为 λ 的 X 射线射到一簇平面点阵时,每一个平面点阵都对 X 射线产生散射,如图 4-5 所示。

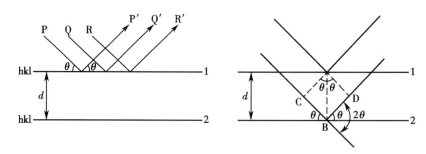

图 4-5　晶体的 Bragg 衍射

先考虑任一平面点阵 1 对 X 射线的散射作用:X 射线射到同一点阵平面的点阵点上,如果入射的 X 射线与点阵平面的交角为 θ,而散射线在相当于平面镜反射方向上的交角也是 θ,则射到相邻两个点阵点上的入射线和散射线所经过的光程相等,即 PP′ = QQ′ = RR′。根据光的干涉原理,它们互相加强,并且入射线、散射线和点阵平面的法线在同一平面上。再考虑整个平面点阵族对 X 射线的作用:相邻两个平面点阵间的间距为 d,射到面 1 和面 2 上的 X 射线的光程为 CB+BD,而 CB = BD = $d\sin\theta$,即相邻两个点阵平面上光程差为 $2d\sin\theta$。根据衍射条件,光程差必须是波长 λ 的整数倍才能产生衍射,因此,得到 X 射线衍射(或 Bragg 衍射)基本公式:

$$2d\sin\theta = n\lambda \qquad\qquad 式(4-1)$$

式(4-1)中,θ 为衍射角或 Bragg 角,n 是 1、2、3 等整数。

用 X 射线光谱仪测定 X 射线的衍射强度 I 时,通常用 2θ 来定角度,因此,所得 X 射线光谱是以 I 为纵坐标、2θ 为横坐标的衍射图。实际测量中,一般从衍射峰位置测得 2θ,再经过计算得出面间距 d 值,从图谱中相应 d 值的衍射峰强度 I 与最强衍射峰的强度 I_0 比值求出衍射峰强度比。从 X 射线衍射谱图中可以得到晶型变化、结晶度、是否有混晶等信息。

X 射线衍射法又分为单晶衍射和粉末衍射两种。其中,单晶衍射是公认的确证多晶型的最可靠方法,利用该方法可获得晶体的晶胞参数(如原子间的距离、环平面的距离、双面夹角等),进而确定结晶构型和分子排列。然而,由于较难得到足够大小和纯度的单晶,因此,该方法在实际操作中存在一定困难。

粉末衍射是研究药物多晶型最常用的方法。粉末法研究的对象不是单晶体,而是众多取向随机的小晶体的总和。每一种晶体的粉末 X 射线衍射图谱就如同人的指纹,其衍射线的分布位置和强度有着特征性规律,该方法不必制备单晶,但在应用该方法时,应注意粉末的细度(数微米级),而且在制备样品时需特别注意研磨是否引起晶型的改变。

（二）热分析

由于分子或者原子在晶格空间排列方式的不同,造成了晶体间晶格能不同,导致了不同晶型之间存在熔点差异,而且在升温或冷却过程中的吸、放热也会有所差异。应用熔点测定仪可以初步比较晶型熔点的差别,如棕榈氯霉素 A 型熔点为 91 ~ 92℃,B 型熔点为 87 ~ 88℃,无定形熔点为 87 ~ 88℃。但是采用熔点差异进行多晶型的研究,只是初步判定方法。

与熔点法相比,热分析法则可以获得包括熔点在内的更多有用的信息。热分析是在程序控温下,测量物质的物理化学性质与温度的关系,并通过测定的热分析曲线来判断药物晶型的差异。热分析法主要包括差示扫描量热法(differential scanning calorimetry,DSC)、差热分析法(differential thermal analysis,DTA)和热重分析法(thermogravimetry,TG)。

DTA 是测量样品与惰性参比物(常用 α-Al_2O_3)之间的温度差随温度变化的技术。样品的任何化学和物理上的变化,与它处于同一环境中的惰性参比物的温度相比较,会表现出暂时的降低或升高。

降低表现为吸热反应,升高表现为放热反应。而 DSC 则在控温过程中同步测量输入给样品和参比物的功率差(热量差)较测量温差更精确,它以样品吸热或放热的速率,即以热流率 dH/dt(单位毫焦/s)为纵坐标、温度 T 或时间 t 为横坐标。DSC 在晶型研究中应用非常广泛,可根据样品的熔融、分解、结晶、热熔等信息区别药物的晶型,判断晶型之间的转化,分析是否存在混晶等。例如,棕榈氯霉素有两种多晶型,在 DSC 曲线上可见两个吸热峰,其中 85℃和 90℃分别是 B 晶型和 A 晶型的特征吸热峰。将做过 DSC 曲线的试样冷却后再次升温进行 DSC 考察,则 DSC 曲线上只剩下 85℃的熔化吸热峰,说明试样已从混合晶型转化为具有生理活性的 B 晶型。

TG 是在控温下测定物质质量随温度变化的技术,适用于检查晶体中溶剂的丧失或样品升华、分解的过程,推测晶体中含结晶水或结晶溶剂的情况,区分无水晶型与假晶型。

热分析法所需样品量少,方法简便,灵敏度高,重现性好,在药物多晶型分析中较为常用。但热分析方法也有一定的局限性。在使用过程中升温速率、气氛、样品的用量和粒度等均可能对结果产生影响,如普通 DSC 因其升温速率较为缓慢,测定不稳定晶型时常因晶体受热发生固-固转变而无法及时捕捉晶型的物理特征。采用新的热分析技术,如调制 DSC 技术(modulated temperature DSC,MT-DSC)、高速扫描 DSC 技术(hyper DSC)、高压 DSC 技术(pressure DSC)等,可以提高 DSC 测量的灵敏度。结合 X 射线衍射、振动光谱、溶解度研究等方法,或 DSC 与红外联用、DSC 与热台显微镜联用等,可以更准确地确定晶型的特征。

(三)振动光谱法

常用的振动光谱包括红外光谱(infrared absorption spectroscopy,IR)和拉曼光谱(Raman spectroscopy)。振动光谱可以作为晶型确证的辅助手段,还可以用于定量研究,其快速和在线分析功能越来越受到重视。

1. 红外光谱法　红外光谱法是一种根据分子内部原子间的相对振动和分子转动等信息来确定物质分子结构和鉴别化合物的分析方法,可以用于药物多晶型的鉴别。不同晶型固体药物的红外光谱存在的差别主要包括峰形变化、峰位偏移及峰强改变等,例如具有三种晶型的甲苯咪唑,其结构中的羰基的伸缩振动频率 1 730～1 690cm^{-1}和胺基的伸缩振动频率 3 400～3 330cm^{-1}的差异十分明显。但在多晶型化合物中有时变化不是十分明显,如苯乙阿托品的晶型 I 和晶型 II 的红外光谱一致。而且有时图谱的差异也可能是由于样品纯度不够、晶体的大小、研磨过程的转晶等导致分析结果会有偏差,所以还需要配合其他方法交叉确定。另外,制备红外样品时,KBr 压片在压片过程中可能导致晶型转变,应慎用。因此通常采用石蜡糊法制备样品。

利用近红外光谱法(near infrared spectroscopy,NIR)是 20 世纪 80 年代后期发展起来的研究晶型的新方法,其技术优势是速度快,不破坏样品,不需试剂,可透过玻璃或石英测定样品,能应用于在线测定,适用于药物生产过程的监测。例如,对硫酸氯吡格雷原料的晶型进行考察,同时使用差示扫描量热法、热重分析法、中红外和近红外光谱法及 X 射线衍射法进行分析,实验结果表明国内厂家生产的硫酸氯吡格雷原料存在晶型不一致的现象。再如,建立西咪替丁 A 晶型 NIR 鉴别方法中,通过西咪替丁有效晶型一致性模型,快速鉴别出西咪替丁生物有效性最佳 A 晶型。但多数情况下,在多晶型化合物研究中通常红外图谱的变化不是十分明显,只能作为多晶型研究的辅助手段。

2. 拉曼光谱法　单色光束的入射光光子与分子相互作用时,可发生弹性碰撞和非弹性碰撞。在弹性碰撞过程中,光子与分子间没有能量交换,光子只改变运动方向而不改变频率,这种散射过程称为瑞利散射(Rayleigh scattering)。在非弹性碰撞过程中,光子不仅仅改变运动方向,同时光子的一部分能量传递给分子,或者分子的振动和转动能量传递给光子,从而改变了光子的频率,这种散射过程称为拉曼散射。拉曼光谱和红外光谱同属振动光谱,红外光谱源于分子偶极矩的变化,拉曼光谱则源于分子极化率的变化。红外光谱难以测定低频区的振动,而拉曼光谱检测低频振动具有优越性,拉曼散射产生的光谱谱带的数目、位移、谱带强度和形状等直接与分子的振动及转动相关联,由此可以得到不同晶型分子结构的信息。如对马来酸替加色罗的两种不同晶型的拉曼谱图进行研究,发现采用不同的重结晶溶剂,马来酸替加色罗可形成两种不同的晶型,这两种晶型的熔点一致,但拉曼光谱存在差异。通过对不同晶型中拉曼峰位及峰强的比较,鉴定了这两种晶型。此外,拉曼光谱谱带的强度与待测物浓度的关系遵守比尔定律,可用于化合物定量分析。拉曼光谱无须特殊制样,可直接检测,避免了制样过程对晶型的影响。拉曼光谱法已成功应用于阿托伐他汀钙、磺胺噻唑、卡马西平、对乙酰氨基酚和甘露醇等多晶型药物的晶型定量分析。

(四)显微镜检法

显微镜检法可以反映晶体的宏观形态特点及光学特性,是多晶研究中一种重要的辅助手段。常用的有普通显微镜、偏光显微镜(polarizing microscopy)和热台显微镜(hot-stage microscopy)等。

普通显微镜对晶型研究能力有限,仅能满足结晶外形观察的需要。热台显微镜是在普通显微镜的载物台上加载控温装置,因此,热台显微镜能够直接观察晶体的相变、分解和重结晶等热力学过程。而配备摄像仪、电脑记录仪和 DSC 的热台显微镜可以将观测到的图像和信息完整记录下来,更为全面、准确地分析不同晶体的差异。

偏光显微镜通过改装起偏镜和检偏镜,将射入的普通光改变为偏振光,用于观测晶体双折射、晶轴方向和偏振面旋转等现象。如果被观测物体具有单折射性(即各向同性),则不改变入射照明光束的偏振状态,出射光便被检偏镜完全阻挡,不能形成图像;如果被观测物体具有晶体双折射性(即各向异性),当光线通过时,就会分解为两条折射率不同的光线,其中一部分光通过检偏器成像。不同的晶体样品置于载物台上旋转时,出现短暂的隐失和闪亮现象,在不同角度入射光时获得不同图像,以此区别不同晶型。

(五)固态核磁共振法

固态核磁共振法(solid state nuclear magnetic resonance,SSNMR)是研究固态药物的新方法。NMR通常测定液体环境中化合物的化学位移情况,主要用于鉴别化合物的化学结构,因此无法精确研究固体药物的晶型结构。而固态核磁作为一种非破坏性的技术广泛应用于制剂和原料药中药物的存在形式的辨别和药物共晶和水合物的区分。

与液态核磁法相比,在 SSNMR 中的固态样品分子的快速运动受到限制,化学位移、各向异性等作用的存在可使谱线严重增宽,因此 SSNMR 的分辨率低于液态核磁共振。目前采用魔角旋转(magic angle spinning,MAS)、交叉极化(cross polarization,CP)、偶极去偶及多脉冲谱线窄化等技术,可以减少固体谱带的加宽,显著提高了固体谱的分辨程度。

(六)溶解度法

药物的晶型不同,其溶解度存在较大的差异。一般说来,晶型越不稳定,溶解度就越大;反之则小。在实践中,经常测定各晶型在不同温度下的溶解度,并绘制出溶解度-温度曲线,进而区分出不同的晶型。如有学者比较了盐酸伐昔洛韦晶型I和无定形态在 6 种不同溶剂体系中的溶解性(0.1mol/L 盐酸溶液、pH 4.5 醋酸缓冲液、pH 6.5 磷酸缓冲液、水、0.2% SDS 溶液、0.5% SDS 溶液),无定形态在这 6 种体系中的溶解性均优于晶型I,两者存在明显差别。但要注意的是,在使用溶解度方法时,要避免晶型在溶液中发生晶型转变而导致测量结果不准确。

第三节　药物多晶型对制剂的影响

一、药物多晶型对药物的理化性质的影响

(一)药物熔点

晶型不同,晶格能不同,所以熔点不同。如巴比妥晶型 I 熔点为 190℃,晶型 II 熔点为 183.5℃,晶

型Ⅲ熔点为183℃。

（二）药物溶解度与溶出速率

同一药物的不同晶型可能具有不同的溶解度与溶出速率。一般,晶格能大的晶型拥有更快的溶出速率,这是由于晶型中储存的更高的晶格自由能可以促进药物的溶解。如吡罗昔康有4种晶型,其溶解度各不相同,见表4-2。

表4-2　多晶型吡罗昔康在水中不同温度下的溶解度（mg/100ml）

晶型	温度/℃			
	20	25	35	40
Ⅰ	3.27	3.71	4.16	4.98
Ⅱ	3.04	3.18	4.22	5.28
Ⅲ	1.36	1.59	1.75	2.15
Ⅳ	2.67	3.49	4.35	5.26

溶出度是药物制剂的重要评价指标,因此多晶型药物的制剂可能具有不同的溶出度,如法莫替丁晶型A的片剂溶出速率小于晶型B的片剂。需要注意的是,大多数情况下,同晶型药物相比,无定形药物具有更高的溶解度和溶出速率。

（三）药物稳定性

药物稳定性包括晶型稳定性,物理稳定性和化学稳定性。

1. 晶型稳定性　药物多晶型从稳定性分类可以分为稳定型、亚稳定型和不稳定型。通常稳定型晶型的熵值小、熔点高、化学稳定性最好,而无定形药物稳定性最低。在药物制备及储存过程中,亚稳态和不稳态晶型易变为稳定型,因此在药物产品研究中,通常选择稳定型晶型作为研究对象。有时也会因为某些原因(如增加生物利用度)选择亚稳定晶型进行产品开发。

2. 物理稳定性　药物多晶型现象往往可引起药物的物理性质差异,在药物储存过程中,药物多晶型所引起的吸湿性不同对稳定性有较大影响。如吲哚美辛有5种晶型,其中晶型Ⅰ、Ⅱ、Ⅲ不吸湿,而晶型Ⅳ和Ⅴ易吸湿,因此在较高湿度环境中会逐渐转变为水合物。

3. 化学稳定性　药物多晶型由于晶型类型不同其化学稳定性也不同。如多沙唑嗪具有3种不同的晶型,它们具有不同的热稳定性。

二、药物多晶型对生物利用度的影响

药物晶型不同,溶解度和溶出速率不同,有可能会影响药物的生物利用度,导致药物的药效差异。如氯霉素,晶型B相对于晶型A具有更高的生物利用度。

晶型不同是否会产生生物利用度的差异还与多种因素有关,包括胃肠道蠕动、药物溶解度、渗透性等。生物药剂学分类系统(biopharmaceutics classification system,BCS)为预测药物多晶型提供了参考,对于水中低溶解性高渗透性的BCS Ⅱ类药物,药物溶解是胃肠吸收的限速步骤,这种药物的多晶型现象很有可能影响药物的生物利用度(如卡马西平),对于此类药物,在生产过程中要对多晶型进行严格控制。相反,对于高溶解性高渗透性的BCS Ⅰ类药物或高溶解性低渗透性的BCS Ⅲ类药物,溶解不是吸收的限速步骤,因此对于这种高溶解性的药物,多晶型影响药物生物利用度的风险较低。

三、药物多晶型对生产过程的影响

药物多晶型影响药物的物理性质,包括吸湿性、颗粒形状、密度、流动性、可压性等。由于药物生产过程需要保证可控性,因此在药物研究过程中,需要关注晶型和晶癖对药物生产过程的影响。当然,药物多晶型对药物生产的影响还取决于制备工艺,如采用粉末直接压片时,药物的可压性对工艺过程有较大影响,但是如果采用湿法制粒工艺,则不会有很大影响。对乙酰氨基酚有晶型Ⅰ和晶型Ⅱ两种晶型,其中晶型Ⅱ可压性好,可以用于粉末直接压片工艺,而晶型Ⅰ没有这种性质。

四、生产过程对药物多晶型的影响

在药物生产过程中,生产工艺可能引起药物晶型转变,如研磨、制粒、干燥、压片、冷冻等。因此,在药物生产过程中,要考察不同的工艺对药物多晶型的影响。

(一)研磨

研磨过程可以粉碎颗粒达到减小颗粒粒径,或使颗粒充分混合的目的。在研磨过程中,机械力使颗粒发生碰撞、挤压,引起晶型的错位或晶型边界的变化。同时,研磨过程中产生的热能和机械能也促进药物晶型的转变。如采用流能磨粉碎福司地尔可以使晶型Ⅱ转变为晶型Ⅰ。

研磨方式、研磨时间、研磨时加入的辅料等均会影响研磨过程中的晶型转变。需要注意的是,在实际生产中,由于研磨或混合的条件相对温和,一般不太可能导致很大的晶型转变,但在具体研究中仍需要考察晶型转变而导致的各种问题的可能性。

(二)制粒

由于湿法制粒中会加入水、乙醇等作为黏合剂,可能会引起晶型转变。如卡马西平制粒过程中,采用50%的乙醇-水溶液使药物无定形物转变为二水合物,但是当采用乙醇制粒时,则不会发生这种转变。

(三)压片

压片(包括干法制粒)过程中产生的压力、热量等均可能引起晶型的转变。如吡罗昔康 α 针状结晶在较高的压力下转变为 β 结晶,咖啡因在压片过程中,当压力至 300MPa 时,咖啡因 A 型结晶向 B 型结晶转变增加 20%。

(四)干燥

制剂生产过程中,经常存在升高温度的干燥工艺,包括湿法制粒后的颗粒干燥和喷雾干燥等。在干燥过程中,温度、湿度均可能使药物晶型发生转变。如氨苄西林三水合物在过分干燥情况下转变为不稳定的无定形物。

(五)冷冻

在冻干工艺中,冷冻过程会对药物的晶型转变产生影响。如甘露醇冻干粉针在预冻过程中,如果冷冻速率较慢,会出现较多的 δ 晶型,当冷冻速率较快时,会出现较多的 α 晶型。

第四节　药品晶型研究及质量控制指导原则

不同晶型状态对药品有效性、安全性或质量控制有重要影响。因此,各个国家均对药品多晶型研究及质量控制建立了指导原则。

《中国药典》(2020 年版)中,规定药物尤其是固体药物、半固体制剂、混悬剂等中存在多晶型时,应对药物晶型状态进行定性或定量控制。并对药物多晶型的定义、制备方法进行了介绍,同时规定了应对药物多晶型稳定性、生物学性质、溶解性或溶出度进行评价,并列出了用于药品晶型质量控制的方法。

美国食品药品管理局于 2007 年颁布了《新药申请中的固体药物多晶型指导原则》,其中明确指出药物晶型会影响药物溶解度、溶出度、生物利用度、生物等效性和稳定性,同时也会影响药物生产过程。该指导原则中,还提供了针对药物多晶型进行研究及质量控制的决策树。

口服固体制剂及混悬剂的原料药及制剂是否需要进行多晶型研究及控制,参见图 4-6 至图 4-8。

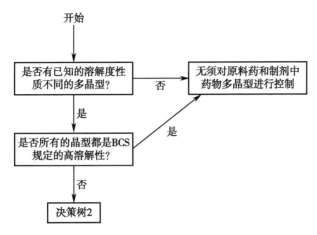

图 4-6 口服固体制剂及混悬剂原料药对晶型研究决策树 1

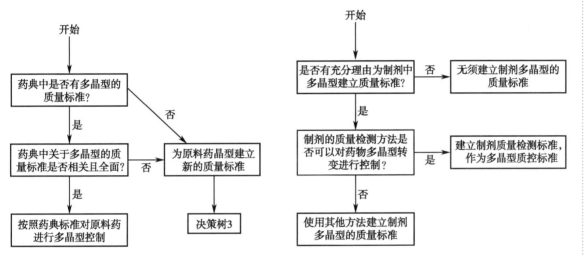

图 4-7 口服固体制剂及混悬剂原料药对晶型质量标准建立决策树 2

图 4-8 口服固体制剂及混悬剂制剂中多晶型质量标准建立决策树 3

思 考 题

1. 简要说明晶型、晶癖、多晶型和共晶的概念。
2. 简述药物多晶型的制备方法。
3. 简述多晶型在药剂学研究中的重要性。

（姜虎林）

第四章
目标测试

参 考 文 献

［1］平其能,屠锡德,张钧寿,等. 药剂学. 4 版. 北京:人民卫生出版社,2013.

［2］吕扬,杜冠华. 晶型药物. 2 版.北京:人民卫生出版社,2019.

［3］方亮. 药剂学. 8 版. 北京:人民卫生出版社,2016.

［4］国家药典委员会. 中华人民共和国药典:2020 年版. 北京:中国医药科技出版社,2020.

［5］张建军,钱帅,高缘. 晶型药物研发理论与应用. 北京:化学工业出版社,2019.

［6］SINGARAJU A B, BAHL D, WANG C, et al. Molecular interpretation of the compaction performance and mechanical properties of caffeine cocrystals:a polymorphic study. Molecular Pharmaceutics,2020,17(1):21-31.

［7］SU Y,BHUNIA S,XU S Y,et al. Structure-thermomechanical property correlation in polymorphic molecular crystals probed by the nanoindentation technique. Chemistry of Materials,2021,33(12):4821-4829.

［8］苏德森,王思玲. 物理药剂学. 北京:化学工业出版社,2004.

第五章

表面活性剂

学习目标

1. **掌握** 表面活性剂的概念与理化性质。
2. **熟悉** 表面现象;表面活性剂的分类方法及在制剂中的应用。
3. **了解** 表面活性剂理化性质的测定方法;生物学性质。

第一节　表面现象与表面张力

表面现象是指在物体不同相界面间发生的物理化学现象,其中,固-气或者液-气之间的表面现象称为界面现象。表面分子受到的作用力与内部分子所受作用力是不同的(图 5-1)。恒温恒压下,内部分子受到的作用力是均匀的,而表面分子受到的作用力则是不均匀的;处在液相和气相接触的表面分子受到的气相分子的作用力明显小于内部液态分子对它的作用力,于是形成了一个垂直指向液相内部的合力,即表面张力,致使液相表面分子有被拉入液体内部的倾向。因此,表面张力(surface tension)系指作用于液体表面上任何部分单位长度直线上的收缩力,力的方向与该直线垂直并与液面相切,国际单位为 N/m,常用单位为 mN/m。

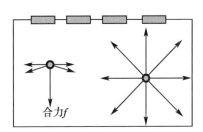

图 5-1　液体"内部分子"与"表面分子"的受力情况

表面分子相对于内部分子,具有更高的势能,在表面张力作用下,液面发生收缩,液体的比表面积增加,表面分子增加的能量称为表面自由能(surface free energy)。单位表面所增加的能量称为比表面自由能(specific surface free energy)。表面张力和比表面自由能在数值上相等并且具有同样的度量单位,但表达意义并不一致。表面张力为恒温恒压条件下封闭体系增加单位表面积时体系自由能的增加,本质为单位面积上的表面自由能,主要受温度与压力影响,且一般为负相关。

表面现象与表面张力在药学中普遍存在,如毛细上升与下降、吸附、铺展与润湿等,对制剂的生产及研究过程产生显著影响。乳剂、混悬剂、脂质体等的制备与稳定,药物的润湿与溶解,药物的经皮吸收以及在胃肠道的吸收等,都与表面现象有密切的关系。

一、液体铺展

对于两种非均相系统,一种液体滴到另一液体的表面,会产生两种表面现象:①分子之间的相互作用使一种液体覆盖在另一种液体表面并形成一层液膜,这种现象称为铺展(spreading);②形成液珠,以尽量减少接触的表面积,但加入表面活性剂又能铺展或混合。观察一种液体是否在水面上铺展,可将一些滑石粉或活性炭粉末撒在水面上,滴入液体后,如果能够铺展,则固体粉末从滴入位置迅速向四面散开。

铺展现象在药剂学中有重要应用。常见的例子是油脂性软膏,因为皮肤是与脂肪酸混合物相类似的极性-非极性(水-油)层,尤其在渗出液较多的皮肤。因此,改善油脂性软膏的铺展性质非常有必要。适当添加表面活性剂以增加油脂的铺展系数,使油脂性软膏能在皮肤上均匀涂布。

二、润湿

润湿(wetting)是液体在固体表面自发地铺展的一种界面现象,与表面张力关系密切。滑石粉或活性炭的密度比水大,却能漂浮于水面上,是固体不被液体润湿的典型例子。

当某一液滴落在固体表面并达平衡时,形成的接触角与各界面张力之间的关系满足杨氏方程[式(5-1)]:

$$-\mathrm{d}G = \sigma_{1-g}(1+\cos\theta) \qquad\qquad 式(5-1)$$

式中,$\mathrm{d}G$ 为自由能降低;σ_{1-g} 为固体表面的自由能;θ 为会合点气液界面切线与固液界面的夹角,称为接触角。从式(5-1)可知,接触角越小,体系表面自由能降低越多,固体表面越容易被液体润湿。通常,当 $\theta<90°$ 时表示可润湿;$\theta=0°$ 时,$\cos\theta=1$,表示完全润湿,即液体能在固体表面自发地铺展并完全覆盖于其表面,或固体粉末浸没在液体中,固体分子与液体分子的亲和力大于液体内部的吸引力;当 $\theta>90°$ 表示不润湿;$\theta=180°$ 时则为完全不润湿。具体见图5-2。

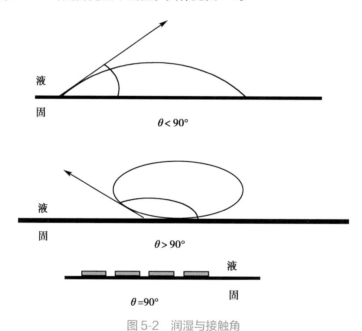

图 5-2　润湿与接触角

润湿在药剂学中的应用非常广泛,如片剂中的崩解剂,既能提高片剂与水的润湿性,也能促进水分子进入片芯,加快崩解;在制备复方硫黄洗剂时,因为硫黄不溶于水,难于分散,加入一定量的表面活性剂能降低固/液界面的接触角,提高润湿性,使药物更好地混悬于体系中。

三、吸附

固体和液体表面层存在表面张力与自由能,而任何体系均趋向于降低自由能以达到稳态;固体表面通过富集气体或溶液中的溶质实现稳态平衡,液体表面依靠吸附于体系的溶质以降低自由能或表面张力,由此产生液/液(气)与固/气(液)界面吸附。吸附(adsorption)可分为物理吸附与化学吸附(如离子交换吸附、氢键吸附等)。影响吸附的因素包括比表面积、溶解介质、pH、温度与溶质溶解度等。

1. 液/液(气)吸附　在一定条件下,纯液体的表面张力由液体的本质决定,大小恒定不变;但当液相中存在其他溶质分子时,该溶质分子可能在界面富集或反富集,导致溶液表面张力的变化。

对于水性介质,不同溶质对水界面的表面张力的影响可分为三种情况:①溶质浓度增加会导致表面张力的缓慢增加,且为类似线性关系,该类溶质主要为无机电解质等,与水分子具有良好的亲和力;②溶质浓度增加会导致表面张力的缓慢增降低,该类溶质主要为低分子量的极性有机物,该类分子的亲水基的亲水性较弱且水溶性会随着烷基链长的增加而降低;③溶质分子的少量存在会导致表面张力快速降低,但浓度达到一定值时,表面张力的变化很小。该类溶质主要为表面活性剂(surfactant)。具体见图5-3。

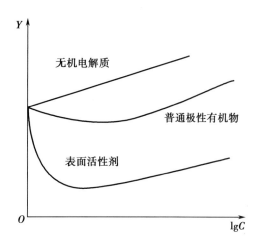

图 5-3 不同溶质的浓度与表面张力的变化

2. 固/液吸附 固体从溶液中吸附溶质(如溶剂分子或其他组分)是一种常见的自然现象且有很多应用,如吸附脱色、色谱分离与蛋白质吸附等。相对于液/液(气)吸附,固/液吸附要复杂很多,因为体系同时存在固体-溶质、固体-溶剂与溶质-溶剂相互作用,三者存在竞争性。

3. 单分子层 Langmuir 吸附等温式 假设:①吸附是单分子层;②吸附表面是均匀的;③溶剂与溶质在表面上表面积相同;④相邻的被吸附分子无相互作用。在一定温度下,固体表面的覆盖率 θ 与压力之间的关系可用式(5-2)表示:

$$\theta = \theta_s \frac{Kp}{1+Kp} \qquad 式(5-2)$$

式中,θ 为表面覆盖率(吸附量),θ_s 为单分子层饱和吸附量,K 为吸附常数(大小表示固体表面吸附气体能力的强弱程度),p 为压力。

吸附对固体表面性质的影响主要包括以下两点。①改变粉体的分散性:如激光打印机所用墨粉是非水溶性的,难分散于水中,水中加入表面活性剂后,由于表面活性剂的吸附,使墨粉表面由疏水变为亲水,从而改善墨粉的水分散性。②改变固体(颗粒)的润湿性:由杨氏方程[式(5-3)]可知,溶液中存在表面活性剂时,使得固/液与气/液界面的吸附明显下降,从而使接触角 θ 减小,提高固体表面的润湿性。

$$\cos\theta = (\gamma_{sg} - \gamma_{sl})/\gamma_{lg} \qquad 式(5-3)$$

式中,γ 为表面张力,s、l、g 分别为固、液、气。

吸附作用对药物制剂的处方设计和吸收与药效等会产生显著影响,主要包括以下几点。①掩味作用:地西泮吸附于硅酸铝镁胶体颗粒上可以明显掩盖药物的苦味;②增溶与促吸收:一些表面活性剂吸附于难溶性药物分子或颗粒上,能够明显提高药物的溶解度,进一步促进药物吸收;③疗效下降:如季铵盐类化合物用于皮肤与黏膜杀菌效果理想,但与处方中的其他成分或药物间的吸附作用会导致活性降低。

第二节 表面活性剂概述

一、定义和特点

能使液体表面张力发生明显降低的物质称为该液体的表面活性剂(surfactant),其结构中含有极性亲水基团和非极性疏水基团。两亲性结构特点使其可以集中在溶液表面、两种不相混溶液体的界面或液体和固体的界面,很少的用量就可以起到降低表面张力或界面张力的作用,进而改变包括混合、铺展、润湿与吸附等表面现象。

表面活性剂的疏水基团通常是长度在 8~20 个碳原子的烃链，可以是直链、饱和或不饱和的偶氮链等，疏水结构的变化会引起表面活性剂调节表面张力能力的改变。如在羟基中引入碳链分支，会导致临界胶束浓度显著升高，进而增强降低表面张力的能力。亲水基团一般为电负性较强的原子团或原子，可以是阴离子、阳离子、两性离子或非离子基团，例如硫酸基、磺酸基、磷酸基、羧基、羟基、醚基、巯基、氨基、酰胺基、聚氧乙烯基等。亲水基团在表面活性剂分子的相对位置对其性能也有影响，亲水基团在分子中间较在末端的润湿作用强，在末端的较在中间的去污作用强。

二、种类

表面活性剂的分类方法有多种：根据来源可分为天然表面活性剂和合成表面活性剂；根据分子组成特点和极性基团的解离性质，分为离子型表面活性剂和非离子型表面活性剂；离子型表面活性剂又可分为阳离子表面活性剂、阴离子表面活性剂和两性离子表面活性剂；根据溶解性可分为水溶性表面活性剂和油溶性表面活性剂；根据相对分子质量可分为高分子表面活性剂和低分子表面活性剂。

（一）离子型表面活性剂

1. 阴离子表面活性剂　阴离子表面活性剂在水中解离后，生成由疏水基烃链和亲水基阴离子组成的表面活性部分及带有相反电荷的反离子。阴离子表面活性剂按亲水基分类，可分为高级脂肪酸盐、硫酸酯盐、磺酸盐、磷酸盐等。该类表面活性剂在 pH 7 以上活性较强，pH 5 以下较弱。该类表面活性剂常用作清洁剂、去污剂，由于毒性较大，在药物制剂中应用较少。

（1）高级脂肪酸盐：通式为（$RCOOH^-$）$_n M^{n+}$。脂肪酸烃链 R 一般在 $C_{11} \sim C_{17}$ 之间，以硬脂酸（C_{18}）、油酸（C_{18}）、月桂酸（C_{12}）等较为常见。根据 M 的不同，又可分碱金属皂、多价金属皂和有机胺皂等。

1）碱金属皂（一价皂）：为可溶性皂，是脂肪酸的碱金属盐类，通式为 $RCOOH^- M^+$，脂肪酸烃链 R 一般在 $C_{12} \sim C_{18}$ 之间，一般为钠盐或钾盐等。如常用的脂肪酸有月桂酸（C_{12}）、棕榈酸（C_{16}）和硬脂酸（C_{18}）等，这类表面活性剂在 pH 9 以上稳定，pH 9 以下易析出脂肪酸，失去表面活性，多价金属离子如 Ca^{2+}、Mg^{2+} 等也可以与其结合成不溶性金属皂而破坏制剂稳定性。这类表面活性剂具有良好的乳化油脂的能力，是水包油（O/W）型体系的乳化剂，HLB 值（亲水亲油平衡值）一般在 15~18；刺激性大，常用于外用乳膏当中。

2）多价金属皂：为不溶性皂，是多价金属的高级脂肪酸皂，常见的多价离子有 Ca^{2+}、Mg^{2+}、Al^{3+} 等。该皂类不溶于水，也不溶于乙醇和乙醚，在水中不解离、不水解，抗酸性比碱金属肥皂略强。亲水基团强于亲油基团，是 W/O 型乳剂的辅助乳化剂，如硬脂酸钙既可以作为片剂的润滑剂，也可以用作软膏的基质。

3）有机胺皂：是脂肪酸和有机胺反应形成的皂类，有机胺主要是三乙醇胺等，一般为 O/W 型体系乳化剂，如硬脂酸三乙醇胺作为 O/W 型乳膏剂的乳化剂。

（2）硫酸酯盐：主要是由硫酸化油和高级脂肪醇形成的硫酸单酯或硫酸双酯，通式为 $ROSO_3^- M^+$，脂肪醇烃链 R 在 $C_{12} \sim C_{18}$ 范围。硫酸单酯易溶于水，双酯不溶于水。因为单酯溶于水后容易逐渐水解成醇和硫酸，故加入碱与硫酸酯中和得到稳定的硫酸酯盐，硫酸酯盐能与一些大分子阳离子药物发生作用。该类表面活性剂乳化性很强，较皂类乳化剂稳定，即使在低浓度时，对黏膜也有一定刺激性，故使用受限，常作为外用乳膏的乳化剂及固体制剂的润湿剂或增溶剂。常用的高级硫酸酯表面活性剂包括十二烷基硫酸钠、月桂醇硫酸镁、十八烷基富马酸钠等。

1）十二烷基硫酸钠：又称为月桂醇硫酸钠（sodium dodecyl sulfate，SLS、SDS），结构式为 $C_{12}H_{25}OSO_3Na$。白色至微黄色结晶粉末，略溶于醇，易溶于水，不溶于三氯甲烷。可用作增溶剂、润湿剂、起泡剂或去污剂,临界胶束浓度(40℃)为 $8.6×10^{-3}$ mol/L,HLB 值为 40,可作乳化剂和固体制剂中的增溶剂使用,但对肾、肝、肺的毒性较大,不能用于静脉注射。

2)**十二烷基硫酸镁**:为白色结晶性粉末,具特臭,溶于水,微溶于醇,不溶于三氯甲烷和醚,可用作润滑剂和乳化剂。

3)**十六烷基硫酸钠**:为呈白色糊状或液体,有轻微气味,溶于水。

4)**脂肪醇硫酸酯钠**:为白色膏状物,无毒,有刺激性,室温下制备,耐硬水,泡沫性强,可用作发泡剂。

5)**脂肪醇醚硫酸钠**:具有聚乙烯醚和硫酸酯盐两种亲水基的复合型表面活性剂,耐硬水,起泡与洗涤能力强。

(3)**磺酸盐**:是脂肪酸或脂肪醇或不饱和脂肪油经磺酸化后,用碱中和所得的化合物,通式为 $RSO_3^-M^+$。因磺酸盐不是酯,所以在酸性条件下不水解,遇热比较稳定。主要包括脂肪族磺酸化物、烯烃磺酸化物、烷基芳基磺酸化物和烷基萘磺酸化物。牛磺胆酸钠等胆盐也属于此类,胆盐在消化道中有大量分泌,可以作为胃肠道中脂肪的乳化剂和单硬脂酸甘油酯的增溶剂。胆盐能显著促进难溶性或水溶性药物口服吸收。牛磺胆酸钠结构式见图 5-4。

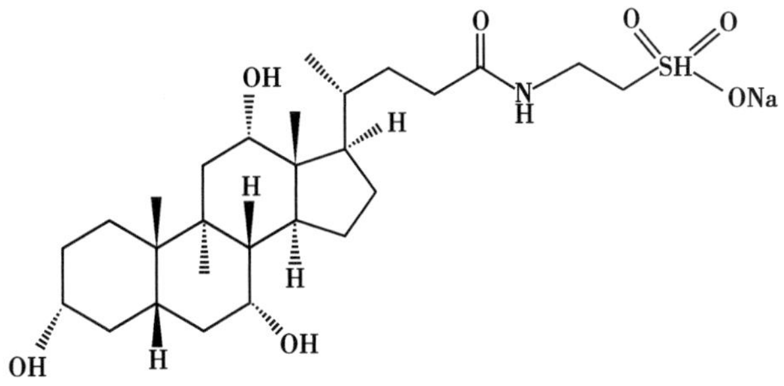

图 5-4　牛磺胆酸钠结构式

(4)**磷酸盐**:有单酯和双酯两种类型。主要包括脂肪醇磷酸酯盐、烷基磷酸酯盐、脂肪醇醚磷酸酯盐。磷酸盐表面活性剂一般较少单独使用,大多是作为配合成分使用,硫酸盐对硬表面有较好的洗涤能力,易溶于有机溶剂,可与溶剂配合用作干洗剂,还可用作乳化剂、增溶剂、分散剂等。

2. 阳离子表面活性剂　该类表面活性剂结构中,阳离子亲水基团与疏水基相连,荷正电,又称为"阳性皂"。其亲水基团一般为含氮化合物,在医药行业应用较多的是季铵型阳离子表面活性剂,通式为 $(R_1R_2N^+R_3R_4)X^-$,水溶性好,在酸性与碱性溶液中较稳定,虽具有增溶、乳化、分散等作用,但因毒性大,一般不单独用作药剂学辅料,主要外用消毒、灭菌等。药学中常用的阳离子表面活性剂有苯扎氯铵、苯扎溴铵、消毒净等。

(二)两性离子表面活性剂

此类表面活性剂分子结构中同时具有阴离子和阳离子亲水基团。两性离子表面活性剂既是酸也是碱,随着溶液 pH 的变化表现不同的性质,pH 在等电点范围内(一般在微酸性)呈中性;在等电点以上(碱性介质中)呈阴离子表面活性剂的性质,具有很好的起泡、去污作用;在等电点以下(酸性介质中)则呈阳离子表面活性剂的性质,具有很强的杀菌性。

1. 磷脂类　卵磷脂为天然来源的两性离子表面活性剂,亲水基由一个磷酸基团和一个季铵盐碱基组成,疏水基团含两个较长的烃链。卵磷脂是一种混合物,主要包含脑磷脂、磷脂酰胆碱、磷脂酰乙醇胺、丝氨酸磷脂、肌醇磷脂、磷脂酸等,还有糖脂、中性脂、胆固醇和神经鞘脂等。磷脂可分为甘油磷脂与鞘氨醇磷脂,前者由甘油、脂肪酸、磷酸和一分子氨基醇构成,后者以鞘氨醇代替了甘油。两类精制大豆磷脂主要成分有磷脂酰胆碱、乙醇胺磷脂、丝氨酸磷脂与肌醇磷脂等,在乙醇中溶解,不溶于丙酮,易溶于多数非极性溶剂。大豆磷脂的等电点约为 3.5,在空气中不稳定、易氧化变色,须充氮低温保存。卵磷脂为透明或半透明黄色或黄褐色油脂状物质,对热敏感,在 60℃ 以上数天内即变为不透明褐色,在酸性、碱性条件下以及酯酶作用下易水解。磷脂类乳化剂具有很强的乳化能力,可作为脂肪乳的乳化剂,也是脂质体的主要膜材。卵磷脂的结构式见图 5-5。

2. 球蛋白类　如白蛋白、乳球蛋白等球蛋白,由于特殊的空间结构,同时具有疏水与亲水区域,而具有良好的表面活性,乳化能力较强。该类蛋白一般易溶于水,等电点约为5。

3. **氨基酸型**　氨基酸分子中既有氨基又有羧基,可以在水中发生解离,为两性电解质。氨基酸型表面活性剂是一类绿色环保表面活性剂,生物质原料来源广泛,毒副作用小,性能温和,刺激性小且降解性好。主要包括十二烷基氨基丙酸钠、十二烷基二亚甲基氨基二甲酸钠。该类表面活性剂具有乳化、润湿、增溶、分散、起泡等性能。

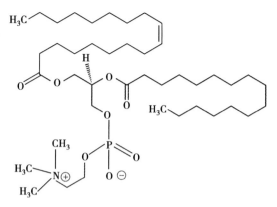

图 5-5　油酰硬脂酰磷脂酰胆碱的结构式

4. **甜菜碱型**　甜菜碱型表面活性剂由季铵盐型阳离子部分和羧酸盐型阴离子部分所构成。主要包括烷基甜菜碱、长链酰基亚烷基甜菜碱。该类表面活性剂刺激性小,稳定性好,不受水硬度的影响,在软水和硬水中均能良好起泡。

(三)非离子表面活性剂

非离子表面活性剂在水中不会解离,在分子结构上,构成亲水基的主要是含氧基团(一般是羟基和醚基);其亲油基团是长链脂肪酸或长链脂肪醇以及烷芳基等。该表面活性剂稳定性高,不易受电解质与溶液 pH 等的影响,毒性低,溶血作用小,在药物制剂中应用非常广泛,可用作增溶、分散、乳化剂等。除可用于外用和口服的制剂外,少数可用于注射给药。根据亲水基团的不同,非离子表面活性剂分为聚乙二醇型和多元醇型。

1. **聚乙二醇型**　聚乙二醇型(PEG 型)是以环氧乙烷(ethylene oxide,EO)与疏水基原料进行加成的产物,也称聚氧乙烯型。根据疏水基不同,PEG 型非离子表面活性剂可划分为以下几种。

(1) **聚氧乙烯脂肪醇醚与聚氧乙烯烷基酚醚**:通式分别为 $RO(CH_2OCH_2)_nH$ 与 $R\text{-}C_6H_5O(CH_2OCH_2)_nH$,由高级醇或烷基酚与 EO 加成而得,具有醚的结构。主要包括西土马哥 1000 (cetomacrogol 1000)、苄泽(Brij)类、乳化剂 OP、平平加 O-20 等。例如,Brij30 与 Brij35 是由不同数目的聚乙二醇与月桂酸缩聚而成;蓖麻油聚氧乙烯醚(cremophor EL)的临界胶束极低(0.09mg/ml),HLB 值为 12~14,并用于紫杉醇的增溶。该类表面活性剂的主要用途是增溶剂和 O/W 型乳化剂。

(2) **聚氧乙烯脂肪酸酯**:通式为 $RCOOCH_2(CH_2OCH_2)_nCH_2OH$,由聚氧乙烯与长链脂肪酸缩合而成的酯,通过羧基将疏水基和亲水基连接,也称为聚乙二醇酯型表面活性剂。主要包括卖泽(Myrij)类、聚乙二醇-15 羟基硬脂酸酯、聚乙二醇-15 羟基硬脂酸酯(solutol HS 15)和聚乙二醇 1000 维生素 E 琥珀酸酯等。这类表面活性剂的水溶性强,乳化能力强。如 solutol HS 15 是一种聚乙二醇十二羟基硬脂酸酯,12-羟基少部分被聚乙二醇醚化,HLB 值为 14~16,可用于疏水性药物的增溶,如 solutol HS 15 可使维生素 K_1 注射液的浓度达到 5% 以上。

(3) **聚氧乙烯聚氧丙烯共聚物**:也称泊洛沙姆(poloxamer)。通式为 $HO(CH_2CH_2O)_A(CH_3CH\ CH_2O)_B$ $(CH_2CH_2O)_AH$,其中 A 部分为亲水基,B 部分为疏水基,由相对分子质量为 1 000~2 500 聚环氧丙烯 (propylene oxide,PO)的疏水基与聚氧乙烯(EO)加成而得。毒性、刺激性小,不易引起过敏反应。泊洛沙姆主要型号见表 5-1。常用作消泡剂、润湿剂与增溶剂。如每摩尔 Pluronic L65 能增溶 1.3mol 水杨酸,每摩尔 Pluronic F68 能增溶 0.93mol 水杨酸。

2. **多元醇型**　该类表面活性剂为疏水性脂肪酸与亲水性多元醇如甘油、季戊四醇、山梨醇酐等作用生成的酯。主要包括:

(1) **脂肪酸山梨坦**:即山梨醇肝脂肪酸酯,是由山梨糖醇及其单酐和二酐与脂肪酸反应而成的酯类化合物,商品名为 Span,其结构如图 5-6。

表 5-1　泊洛沙姆型号

poloxamer	pluronic	分子量/Da	EO	PO	EO	溶解性（水）
401	L121	4 400	6	67	6	不溶
407	F127	12 000	101	56	101	易溶
338	F108	15 000	141	44	141	易溶
237	F87	7 700	64	37	64	易溶
188	F68	8 350	80	27	80	易溶
108	F38	5 000	46	16	46	易溶

短链至中链脂肪酸的山梨醇酐能溶解或分散于水中或者热水中，在一些亲水性与亲油性物质中具有一定溶解性，如 Span-20 和 Span-40，可作为 O/W 分散体系的辅助乳化剂。随着脂肪酸链长的增加和脂肪酸基团数量的增多，在醚、液状石蜡或脂肪油等非极性溶剂中的溶解度增加。如 Span-60，可作为 W/O 分散体系的乳化剂。《中国药典》（2020 年版）收载了 Span-20、Span-40、Span-60、Span-80 和 Span-85，对其酸值、皂化值、羟值和过氧化值的大小进行了明确的规定，不同脂肪酸山梨坦的 HLB 值见表 5-2。

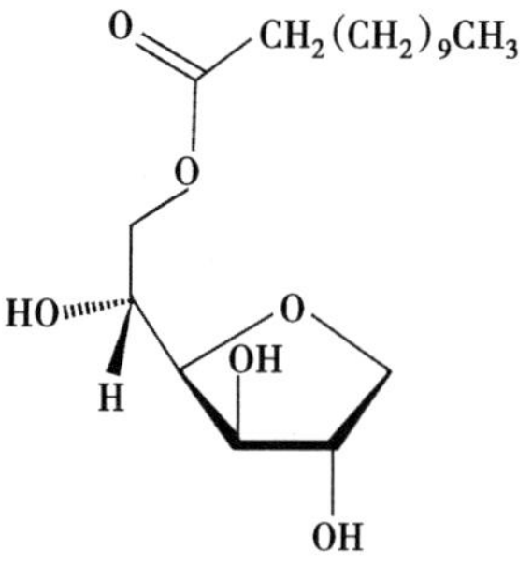

图 5-6　Span-20 的结构式

表 5-2　不同脂肪酸山梨坦的 HLB 值

化学名	商品名	熔点/℃	HLB 值
山梨醇酐单月桂酸酯	Span-20	油状	8.6
山梨醇酐单棕榈酸酯	Span-40	42~46	6.7
山梨醇酐单硬脂酸酯	Span-60	49~53	4.7
山梨醇酐单油酸酯	Span-80	油状	3.7
山梨醇酐三油酸酯	Span-85	油状	1.8

（2）**聚氧乙烯山梨醇酐脂肪酸酯**：是在司盘类的剩余羟基上结合聚氧乙烯得到的酯类化合物，也称为聚山梨酯（图 5-7），商品名为吐温（Tweens），根据脂肪酸链长的不同，有不同的分类，理化性质也不同，如《中国药典》（2020 年版）收载了 Tweens-20、Tweens-40、Tweens-60、Tweens-80。Tweens-20 主要用作乳化剂、润湿剂和稳定剂，而 Tweens-40 主要用作乳化剂和增溶剂。

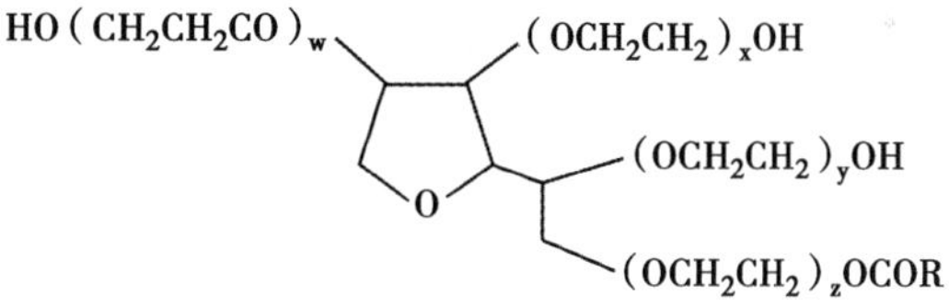

图 5-7　聚山梨酯结构通式

由于增加了亲水性的聚氧乙烯基，聚山梨酯一般易溶于水。可用作难溶性药物的增溶及 O/W 分散体系的乳化剂，如 Tweens-80 用于多烯紫杉醇的增溶。不同聚山梨酯的 HLB 值见表 5-3。

表 5-3　不同聚山梨酯的 HLB 值

化学名	商品名	溶点/℃	HLB 值
聚氧乙烯山梨醇酐单月桂酸酯	Tweens-20	油状	16.7
聚氧乙烯山梨醇酐单棕榈酸酯	Tweens-40	油状	15.6
聚氧乙烯山梨醇酐单硬脂酸酯	Tweens-60	油状	14.9
聚氧乙烯山梨醇酐单油酸酯	Tweens-80	油状	15.0

（四）高分子表面活性剂

相对分子质量大于 1 000，结构中同时存在亲水与疏水结构的材料称之为高分子表面活性剂，也称之为双亲性共聚物。若无特殊说明,表面活性剂一般泛指低分子表面活性剂。与小分子表面活性剂相比,高分子表面活性剂胶束的缔合数量、形态、结构等均表现出明显的差别;在功能方面,降低表面张力或界面张力的能力较弱,渗透性也差,但乳化作用、分散性和稳定性较强。该类表面活性剂主要有 PEG 嵌段共聚物如聚己内酯-聚乙二醇(PCL-PEG)、聚丙交酯-聚乙烯吡咯烷酮(PLA-PVP)和聚乳酸-聚乙二醇(PLA-PEG)等;氨基糖类如疏水性基团修饰的壳聚糖;羧甲基纤维素衍生物等。

三、性质

(一)对表面张力的影响

为更好地定量表征表面活性剂降低溶液表面张力的能力,Rosen 等提出了表面活性剂降低水的表面张力的效率与效能的概念。图 5-8(a)是经典的水性介质的表面张力(γ)与表面活性剂浓度的对数($\log C$)的关系图。在浓度降低时(低于 CMC 浓度),$-\mathrm{d}\gamma/\mathrm{d}\log C$ 逐渐增加,吉布斯能过剩(表面活性剂吸附量)也逐渐增加。当水的表面张力下降 20mN/m 后,$-\mathrm{d}\gamma/\mathrm{d}\log C$ 基本为常数,吸附达饱和,γ 随 $\log C$ 线性下降直至达临界胶束浓度。将水的表面张力下降 20mN/m 所需的表面活性剂浓度的负对数定义为 pC_{20}(p$C_{20}=-\lg C_{\pi=20}$),即该表面活性剂降低水的表面张力的效率,pc_{20} 越大表明该表面活性剂降低水的表面张力效率越高。

表面老化(surface aging)是指表面活性剂溶液从开始发生表面聚集到取得恒定表面过剩浓度或稳定表面张力的时间和程度。在表面张力达最低点前,表面张力降低迅速,这是因为表面活性剂分子在一开始迅速向表面聚集;最低点后,老化过程因表面活性剂分子在表面的浓度增加、速度降低以及分子重新定向,表面张力下降缓慢,微小的上升可能与表面层转变成聚集态有关[图 5-8(b)]。凡是能影响表面活性剂定性排列的因素,如电解质和温度等,都会影响老化。

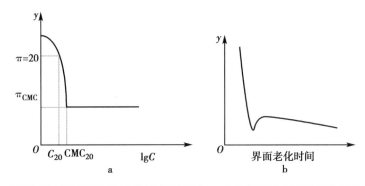

图 5-8　表面活性剂降低表面张力的效率/效能(a)与表面张力随老化时间的变化(b)

(二)形成胶束

1. 临界胶束浓度　低浓度时,表面活性剂会在液体界面发生定向排列,形成亲水基团向内、疏水基团向外的单分子层,此时疏水基团离开水性环境,体系处于最低自由能状态。随着表面活性剂浓度的升高,当液体表面不能容纳更多表面活性剂分子时,剩余的表面活性剂自发形成亲水基向水,疏水基在内的缔合体,这种缔合体称为胶束(micelle)。表面活性剂在溶液中形成胶束的最低浓度称为临界胶束浓度(critical micelle concentration,CMC)。当溶液达到 CMC 后,在一定范围内,胶束数量和表面活性剂的总浓度几乎成正比;且溶液的一系列物理性质包括电导率、表面张力、去污能力、渗透压、增溶能力与吸附量等均会发生突变(图 5-9)。

不同表面活性剂有其各自的 CMC 值,除了与结构和组成有关外,还可随外部条件变化而不同,如温度、溶液的 pH 及电解质等均影响 CMC 的大小。另外,测定方法不同,得到的结果也会有差别。

当聚集数确定,胶束的形态结构也随之确定。当浓度接近 CMC 时,胶束呈球形或类

形成胶束
(视频)

球形结构；当溶液中表面活性剂浓度继续增加，浓度达到 CMC 的 10 倍以上时，由于胶束尺寸或缔合数增加，不能保持球形结构而形成具有缔合体的棒状与板层状；一般表面活性剂浓度增加到 20% 以上时，可形成圆柱形或六角束状胶束，浓度进一步增加时，则会形成板层状胶束（图 5-10）。在板层状胶束结构中，表面活性剂的排列已经接近于双分子层结构。在含高浓度表面活性剂的水溶液中，如加入少量有机溶剂，则可能形成亲水基向内、疏水基朝外的反胶束（reverse micelle）。一些常见表面活性剂的 CMC 见表 5-4。

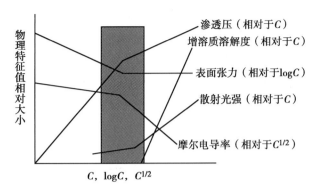

图 5-9　溶液理化性质与非离子表面活性剂浓度（C）的关系

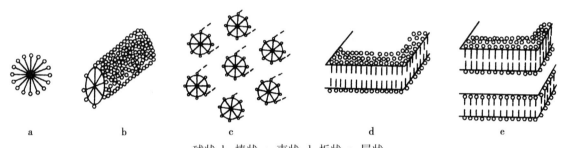

a. 球状；b. 棒状；c. 束状；d. 板状；e. 层状。

图 5-10　常见胶束结构

表 5-4　常见表面活性剂的临界胶束浓度

名称	温度/℃	CMC/（mol/L）	名称	温度/℃	CMC/（mol/L）
氯化十六烷基铵	25	1.6×10^{-2}	泊洛沙姆 188		1.25×10^{-3}
氯化十二烷基铵		9.12×10^{-5}	蔗糖单月桂酸酯		2.38×10^{-5}
溴化十六烷基铵	25	1.6×10^{-2}	蔗糖单棕榈酸酯		9.5×10^{-5}
溴化十二烷基铵		1.23×10^{-2}	蔗糖单硬脂酸酯		6.6×10^{-5}
辛烷基硫酸钠	40	1.36×10^{-1}	三甲基十二烷基甘氨酸钠	29	1.1×10^{-3}
十二烷基硫酸钠	40	8.6×10^{-3}	N,N-二乙醇基十二烷基甘氨酸	40	1.1×10^{-2}
十四烷基硫酸钠	25	9.0×10^{-3}	N,N-二乙醇基十四烷基甘氨酸	40	1.4×10^{-2}
十六烷基硫酸钠	40	2.4×10^{-3}	吐温-20	25	6.0×10^{-2}
十八烷基硫酸钠	40	5.8×10^{-4}	吐温-40	25	3.1×10^{-2}
十二烷基磺酸钠	40	1.7×10^{-4}	吐温-60	25	2.8×10^{-2}
硬脂酸钾	50	4.5×10^{-4}	吐温-65	25	5.0×10^{-2}
油酸钾	50	1.2×10^{-3}	吐温-80	25	1.4×10^{-2}
月桂酸钾	25	1.25×10^{-2}	吐温-85	25	2.3×10^{-2}
二异辛基琥珀酰磺酸钠	25	1.24×10^{-2}	Cremophor EL		9.0×10^{-2}
对-十二烷基苯磺酸钠	25	1.4×10^{-2}	Cremophor RH		39×10^{-2}
聚氧乙烯(6)月桂醇醚	25	8.7×10^{-5}	Vit E-TPGS		2.0×10^{-1}

2. CMC 测定　当表面活性剂在溶液中的浓度达到 CMC 时，除溶液的表面张力外，溶液的多种物理性质，如摩尔电导、黏度、渗透压、密度、光散射等会急剧发生变化。利用这一现象，测定溶液的物

理性质,并将该物理性质发生急剧变化时的表面活性剂浓度作为该表面活性剂的 CMC 值。主要测定方法包括电导法、表面张力法、光散射法、染料法、增溶法以及荧光探针法等。

3. 影响胶束形成的因素

(1) 表面活性剂分子结构

1) **疏水基团**:多数表面活性剂的疏水基是由 8~16 个碳组成的碳氢链构成,其 CMC 随碳原子数的增加而降低;对于具有相同碳原子数疏水基团的表面活性剂,含支链结构的比直链的 CMC 大很多,如二辛基二甲基氯化铵和十六烷基三甲基氯化铵的 CMC 分别为 2.7×10^{-2} mol/L 和 1.4×10^{-3} mol/L。疏水基中引入羟基等极性基团通常会使 CMC 增大,且极性基团的位置越靠近中间,CMC 越大。

2) **亲水基团**:亲水基团对离子型表面活性剂的影响不大;而对于聚氧乙烯型非离子表面活性剂,聚氧乙烯链增加会使 CMC 增加,如 poloxamer 407(EO∶PO = 101∶56) 和 poloxamer 188(EO∶PO = 80∶27)的 CMC 分别为 2.8×10^{-6} mol/L 和 4.8×10^{-4} mol/L。当疏水基的链长与结构相同时,离子表面活性剂的 CMC 比非离子表面活性剂的 CMC 大约两个数量级。

3) **种类**:当碳氢链的碳原子相同时,直链离子型表面活性剂的 CMC 通常远大于直链非离子型表面活性剂,如 40℃ 时,十二烷基硫酸钠的 CMC 为 8.6×10^{-3} mol/L,而蔗糖单月桂酸酯的 CMC 为 2.38×10^{-5} mol/L。两性离子型表面活性剂的 CMC 与相同碳原子数疏水基的离子型表面活性剂相近。

4) **反离子**:对于离子型表面活性剂,反离子与胶束的结合或缔合会显著降低离子之间的排斥力,能显著降低 CMC。

(2) 电解质
对于离子型表面活性剂,无机电解质的加入会导致 CMC 显著降低,且 CMC 的对数与反离子浓度的对数为线性关系;对于非离子型表面活性剂,电解质的加入对 CMC 的影响主要来源于其对疏水基的盐溶或盐析效应,前者导致 CMC 增加,而后者会降低 CMC。

(3) 氢离子浓度
肥皂类表面活性剂,低 pH 条件时会降低其 CMC,因为游离脂肪酸在此时较少解离,与水分子的亲和力弱,而自身易于缔合;具有强酸性阴离子基团的表面活性剂,例如十二烷基硫酸钠,降低 pH 也有助于胶束的形成;两性离子和聚乙二醇型表面活性剂,降低 pH 会增加 CMC,前者可能是由于其解离作用主要由阳离子引起,而对于后者,则是由于增加了聚乙二醇基的亲水性(促进醚氧原子形成离子)所致。

(4) 醇
一些多元醇和长链醇会提高 CMC。但在较低浓度时,因醇类会进入胶束内部,增强了胶束的稳定性,导致其提高 CMC 能力被减弱,甚至被逆转;如大量乙醇抑制胶束形成,但少量乙醇能使 CMC 下降。碳原子较多的长链醇能较为显著地降低 CMC。

(5) 温度
温度对表面活性剂 CMC 的影响较复杂。对于非离子表面活性剂来说,在一定范围内,温度上升,减少分子水合,降低 CMC,并在 50℃ 左右达最低值。对于离子表面活性剂,温度升高时,由于热振动的影响,胶束的解离增加,分子缔合数下降,CMC 增加。

(三)温度对溶解特性的影响

1. Krafft 点   在低温时,离子型表面活性剂在水溶液中的溶解度随温度升高而缓慢增加,但当温度升至某一值后,溶解度迅速增加,该温度称为克拉夫特点(Krafft point,Krafft 点),其对应的表面活性剂浓度为该温度的 CMC。Krafft 点的高低可用于判断表面活性剂的亲水亲油性,Krafft 点越高亲油性越好,越低则亲水性越强。Krafft 点可以看作是离子型表面活性剂的特征值,经常被认为是离子型表面活性剂使用温度的下限。

2. 昙点   聚氧乙烯型非离子型表面活性剂溶液,加热升温时可导致表面活性剂析出(溶解度下降)、出现混浊,甚至产生分层,这种现象称为"起浊"或"起昙"。此时的温度称昙点(cloud point)或浊点。"起浊"是一种可逆的现象,当温度下降至浊点以下时溶液则复变澄明。当温度升高时,分子的热运动使牢固的氢键断裂,水分子逐渐脱离后,表面活性剂析出,出现"起浊"现象,当温度降到浊点以下时,氢键又重新生成,溶液变澄清。

（四）亲水亲油平衡值

表面活性剂为双亲性物质,其重要特征是同时具有水溶性与油溶性,主要取决于分子结构中亲水基与亲油基的强弱。表面活性剂分子中亲水和亲油基团对油或水的综合亲和力称为亲水亲油平衡值（hydrophile-lipophile balance,HLB）,HLB 值的范围为 1~40。一个良好的表面活性剂,在亲水性和亲油性之间应有一种适宜的均衡关系。因为亲油性主要取决于碳氢链的长短,故可用其重量表示,而亲水基却由于种类繁多,没有适宜的量度。一般规定不含疏水基的聚乙二醇 HLB 值为 20,无亲水基的石蜡 HLB 值为 0。

非离子表面活性剂 HLB 值具有加和性,计算公式见式（5-4）：

$$HLB = \frac{HLB_a \times W_a + HLB_b \times W_b}{W_a + W_b}$$　　式（5-4）

式（5-7）中,W 代表面活性剂的重量,HLB_a 和 HLB_b 代表两种表面活性剂的 HLB 值。

HLB 值的概念在表面活性剂的应用中非常重要,可以根据 HLB 值的大小判断表面活性剂的应用范围。HLB 值在 1.5~3 的表面活性剂可用作消泡剂,3.5~6 可用于 W/O 型分散体系,8~18 可用于 O/W 型分散体系,13~18 作为增溶剂使用,7~9 适合用作润湿剂等,如图 5-11 所示。

一些常见表面活性剂的 HLB 值列于表 5-5。

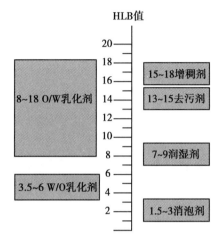

图 5-11　HLB 值的适用范围

表 5-5　一些常见表面活性剂的 HLB 值

表面活性剂	HLB 值	表面活性剂	HLB 值
阿拉伯胶	8.0	聚山梨酯 20	16.7
西黄蓍胶	13.0	聚山梨酯 40	15.6
明胶	9.8	聚山梨酯 60	14.9
单硬脂酸丙二酯	3.4	聚山梨酯 80	15.0
单硬脂酸甘油酯	3.8	卖泽 45	11.1
二硬脂酸乙二酯	1.5	卖泽 49	15.0
单硬脂酸二甘油酯	6.1	聚氧乙烯 400 单月桂酸酯	13.1
司盘 20	8.6	聚氧乙烯 400 单硬脂酸酯	11.6
司盘 40	6.7	聚氧乙烯 400 单油酸酯	11.4
司盘 60	4.7	苄泽 35	16.9
司盘 80	4.3	苄泽 30	9.5
油酸钾	20.0	聚西托醇	16.4
卵磷脂	3.0	聚氧乙烯氢化蓖麻油	12~18
泊洛沙姆 188	16.0	聚氧乙烯壬烷基酚醚	15.0

（五）毒性

虽然各种表面活性剂在药物制剂中有广泛应用,但须密切关注毒性（包括长期毒性与急性毒性）。如聚氧乙烯蓖麻油类表面活性剂用于增溶紫杉醇进行注射给药,会出现过敏反应、中毒、肾损害、神经毒性与心脏毒性等严重副作用;大多数表面活性剂用于口服制剂相对安全,但长期用药也会出现消化道毒性等。如环孢素微乳制剂连续口服 2 周后,需要停药一段时间后再给药,主要是因为处方中含有大量表面活性剂会对消化道产生明显的刺激作用。对于外用制剂、表面活性剂,特别是阳离子表面活性剂,长期应用或高浓度使用也会对皮肤或黏膜产生各种损害如脱脂、过敏反应等。通常不同种类表面活性剂产生的毒性大小也不同,其毒性大小一般遵循以下顺序:阳离子表面活性剂>阴离子表面活性剂>非离子表面活性剂,两性离子表面活性剂<阳离子表面活性剂。离子型表面活性剂还有较强的溶血作用,而非离子表面活性剂的溶血作用较轻微。以聚氧乙烯基为亲水基的非离子表面活性剂中,聚山梨酯类的溶血作用相对较小,其毒性大小顺序为:聚氧乙烯烷基醚>聚氧乙烯芳基醚>聚氧乙烯脂肪酸酯>聚山梨酯类,另外,聚山梨酯-20>聚山梨酯-60>聚山梨酯-40>聚山梨酯-80。通常认为聚山梨酯-80、聚氧乙烯蓖麻油用于肌内注射等非血管直接给药较为安全,但用于静脉注射给药必须慎重,主要是因为其安全应用范围非常窄,浓度的轻微增加就有可能产生严重毒性。表面活性剂中,poloxamer 类由于其安全性较高,可直接用于血管给药。

四、应用

在药物制剂如微粒制剂、固体制剂、透皮吸收制剂等增溶、乳化、润湿、分散、消泡、杀菌等作用中,表面活性剂的应用非常广泛。

(一)增溶作用

1. 概念与机制　很多药物存在溶解度低的问题,为了达到治疗所需的药物浓度,利用表面活性剂形成胶束的原理,使难溶性活性成分溶解度增加而溶于分散介质的过程称之为增溶(solubilization),所使用的表面活性剂称为增溶剂(solubilizer),被增溶的物质称为增溶质(solubilizate)。表面活性剂的增溶能力可用最大增溶浓度(maximum additive concentration, MAC)表示,达到 MAC 后继续加入药物,体系将会变成热力学不稳定体系,即变为乳浊液或有沉淀发生。该类表面活性剂的 HLB 值为 15~18,多数是亲水性较强的非离子表面活性剂如吐温、卖泽等。

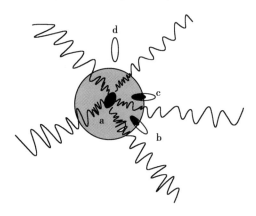

a. 增溶于胶束内核:完全水不溶性药物;
b/c. 栅栏层(深处):双亲性药物;d. 亲水层:水溶性药物。

图 5-12　增溶位置示意图

增溶作用是表面活性剂在溶液中达到 CMC 形成胶束后发生的行为。根据表面活性剂种类、溶剂性质与难溶性活性成分结构等的不同,活性药物通过进入胶束的不同位置进行增溶,如图 5-12 所示。

2. 影响因素　影响增溶的因素包括表面活性剂和药物的结构、添加剂、溶剂与温度等。

(1)表面活性剂结构与性质:在同系物表面活性剂中,碳氢链的延长对 MAC 有明显提高,因此,碳氢链越长,CMC 越小,胶束越容易形成;而支链结构的存在会阻碍胶束的形成,影响 MAC;采用离子型表面活性剂的增溶极性有机物如长链醇和硫醇时,其碳氢链长度接近或大于极性有机物时,MAC 会被明显降低;碳氢结构中的易极化结构,如苯环、双键的存在,将降低碳氢链的疏水性,如油酸钾的 CMC 为 1.2×10^{-3} mol/L,而月桂酸钾的 CMC 为 4.5×10^{-5} mol/L;不同表面活性剂具有不同 HLB 值,对烃类与极性有机物的增溶作用不同,主要顺序为:非离子表面活性剂>阳离子表面活性剂>阴离子表面活性剂。主要因为非离子表面活性剂 CMC 小,而离子型表面活性剂除了 CMC 较大以外,形成的胶束结构也较为松散。

(2)药物的结构与性质:同系物的脂肪烃与烷基芳烃,增溶量随链长增加而降低;碳氢链原子数相同的条件下,带环化合物与不饱和化合物的增溶量大于饱和化合物,碳氢链中含支链与直链的存在对化合物的增溶量影响不大。多环化合物的相对分子质量越大,增溶量越小。一般而言,极性小的化合物由于增溶位置在胶束核内,分子难以进入核内,故增溶量较小;极性较大的化合物增溶位置位于胶束栅栏层,有利于增溶量的增加。

（3）添加剂：无机盐的加入会导致离子表面活性剂的 CMC 明显降低,胶束聚集数量增加、胶束变大,因此能使烃类化合物增溶量增加;然而,无机盐的添加会降低栅栏层之间的排斥力、增加其致密性,从而导致了增溶空间的减少,降低增溶量。对于非离子性表面活性剂,一般认为无机盐的添加对化合物的增溶量影响较小。

表面活性剂溶液中添加烃类非极性有机化合物,胶束会变大,栅栏层变大,有利于极性有机物增溶量的提高;同样,极性有机物的添加也会导致非极性的烃类化合物增溶量的增加。普遍认为,极性有机物碳氢链增加或极性的减弱会导致非极性的烃类化合物的增溶量增加。由于栅栏空间位置的有限性,增溶了一种极性有机物后会导致另一种有机物增溶量的降低。

（4）温度：一般认为,温度升高,表面活性剂的浓度增加,从而提高化合物的溶解量,当然,其化合物本身溶解度也会因温度升高而增加。

对于离子型表面活性剂而言,温度升高会使极性与非极性有机物的增溶量增加,可能是因为热运动使胶束结构变得疏松。

对于非离子表面活性剂而言,温度对增溶量的影响与增溶质紧密相关。对于非极性增溶质,增溶位置在胶束内核,温度升高会使聚氧乙烯链发生去水化作用,促进胶束的形成,特别是当温度升高至浊点时,胶束的数量明显增多,体积明显增大,进而导致增溶量的显著提高。但是另一方面,温度升高会使聚氧乙烯链脱水,使胶束外壳变紧密,进而导致短链极性增溶物的增溶能力下降。

（二）润湿作用

能起润湿作用的表面活性剂叫润湿剂（wetter）,润湿剂 HLB 值通常为 7~9,并应具有一定的溶解度。一般来说,非离子表面活性剂有较好的润湿效果,且碳氢链较长对固体药物的吸附作用更强,而阳离子表面活性剂的润湿效果较差。

润湿的机制主要包括交换吸附、离子对吸附、氢键形成吸附、π 电子极化吸附、范德瓦耳斯力吸附、疏水吸附等。

润湿剂在片剂、颗粒剂、混悬剂等剂型的制备过程中有着广泛的应用,润湿剂也会影响制剂的体内行为如溶出与吸收等。如制备复方硫黄洗剂时,由于硫黄不溶于水,表面的疏水性难以被液体润湿和分散,处方中添加一定量聚山梨酯-80 后,表面活性剂疏水链在疏水表面吸附,会降低固-液界面的界面张力和接触角,使固体易被润湿且均匀分散于液体中。又如在片剂制备中,制粒过程中加入一定量的润湿剂,不仅增加了颗粒的流动性,利于片剂的生产;另一方面,当片剂口服并转运到消化道后,润湿剂能促进水分子渗入片芯,使崩解剂易于吸水,促进片剂崩解,加快了片剂的润湿、崩解和药物溶出的过程。

（三）乳化作用

乳浊液是一相以液滴的形式分散于另一相中的热力学不稳定体系,可分为 O/W、W/O 和复乳。体系的稳定存在必须依靠第三种物质—乳化剂（emulsifier）,表面活性剂是常用的乳化剂,其 HLB 值决定乳液的类型。一般来说,HLB 值在 8~16 的表面活性剂可用于稳定 O/W 型分散体系;HLB 值在 3~8 的表面活性剂适用于稳定 W/O 型分散体系。表面活性剂对乳液的乳化作用主要包括降低油-水界面的表面张力、产生静电与位阻排斥效应、产生界面张力梯度、提高界面黏度、形成液晶相、液滴表面形成刚性界面膜等。

表面活性剂作为乳化剂在纳米乳剂、软膏剂、栓剂等剂型的制备中有广泛应用,并且在使用时往往两种或多种表面活性剂配合使用,以达到更佳的效果。一般认为,离子型表面活性剂由于毒性较大,主要用于外用乳剂,如软膏剂;两性离子表面活性剂,如磷脂、食物蛋白（如乳球蛋白、乳白蛋白等）、西黄蓍胶等可用于口服乳剂;大部分非离子型表面活性剂可用于口服乳剂,部分可用于注射给药乳剂。

（四）助悬与分散作用

混悬剂是指药物颗粒分散于水性介质的非均一体系,如果体系中不添加其他物质,药物颗粒会很快发生聚集与沉降。表面活性剂是常用的助悬剂,其在体系中的作用主要包括:①在疏水药物颗粒表面形成水化膜(通过水分子-表面活性剂相互作用)并荷电(图 5-13),降低液-固的表面张力,提高颗粒间的排斥力,从而提高颗粒的润湿性与分散性,减少沉降;②高分子表面活性剂的加入可以进一步提高分散介质的黏度,延缓药物颗粒的沉降。

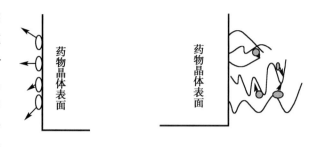

〇 水分子　　　● 水-表面活性剂相互作用

图 5-13　表面活性剂在药物晶体表面的吸附

(五)起泡和消泡作用

泡沫是一种微米至毫米大小的气泡分散于液体中的气-液分散体系。泡沫形成时,气-液界面的面积快速增加,界面吸附表面活性剂并形成吸附膜能实现泡沫的稳定存在,这就是表面活性剂的起泡或稳泡作用,能产生泡沫与稳定泡沫存在的表面活性剂称为起泡剂(foaming agents)和稳泡剂。表面活性剂稳泡机制主要包括降低气-液界面张力、形成高强度界面膜、增加表面黏度与电荷、产生表面张力梯度修复液膜等。起泡与稳泡是两个不同的概念,前者指的是表面活性剂产生泡沫的能力,后者指的是泡沫稳定存在的时间。表面活性剂一般都是较好的起泡剂,但稳泡能力不一定强。通常,阴离子表面活性剂的起泡能力强于非离子表面活性剂,助表面活性剂如醇与醇酰胺等具有较好的稳泡能力,因此这两种表面活性剂配合使用能产生稳定性较好的泡沫。在人体腔道给药与皮肤表面给药中,发泡剂和稳泡剂有一定的应用。例如在一些外用栓剂中加入起泡剂和稳泡剂后,通过发泡与稳泡作用使药物均匀分布于腔道且不易流失,从而提高治疗作用。

在泡沫中添加某些物质后,使泡沫破灭的物质称为消泡剂。表面活性剂是常用的消泡剂,HLB 值一般为 1~3。

(六)去污作用

去污指的是表面活性剂通过吸附到固体基底与污垢表面,从而降低污垢与固体表面的黏附作用,在外力如水流与机械力作用下,使污垢从固体表面分离并被乳化、分散以及增溶的过程,该表面活性剂称为去污剂(detergent)或洗涤剂,HLB 值一般为 13~15。表面活性剂的洗涤去污作用在日常生活中广泛应用。一般非离子型表面活性剂去污能力强于阴离子型表面活性剂。

(七)消毒杀菌作用

含有长碳链的季铵盐类阳离子表面活性剂,对生物膜具有强烈的溶解作用,可以完全溶解包括细菌在内的各种生物。因此,该类表面活性剂可以作为杀菌剂和消毒剂(disinfectant)使用,主要应用于术前皮肤消毒、医疗器械消毒与环境消毒、伤口或黏膜消毒等。该类表面活性剂主要有苯扎氯铵、苯扎溴铵、消毒净等。

思 考 题

1. 简述表面活性剂的结构特点与分类。

2. 简述临界胶团浓度和影响临界胶团浓度的因数及测定方法。

3. 简述 Krafft 点、昙点、亲水亲油平衡值概念。

4. 简述增溶机制及影响增溶的因素。

5. 试述不同 HLB 值的表面活性剂在药剂学中的应用。

(高建青)

第五章
目标测试

参 考 文 献

［1］国家药典委员会. 中华人民共和国药典:2020 年版. 北京:中国医药科技出版社,2020.

［2］方亮. 药剂学. 8 版. 北京:人民卫生出版社,2016.

［3］龙晓英,房志仲. 药剂学:案例版. 2 版. 北京:科学出版社,2016.

［4］何勤,张志荣. 药剂学. 3 版. 北京:高等教育出版社,2021.

［5］徐宝财,张桂菊,赵莉. 表面活性剂化学与工艺学. 北京:化学工业出版社,2017.

［6］MANAARGADOO-CATIN M,ALI-CHERIF A,POUGNAS J L,et al. Hemolysis by surfactants-A review. Advances in Colloid and Interface Science,2016,228:1-16.

［7］HERTING E,HÄRTEL C,GÖPEL W. Less invasive surfactant administration（LISA）:chances and limitations. Archives Disease in Childhood-Fetal Neonatal Edition,2019,104(6):F655-F659.

［8］SINGH Y,MEHER J G,RAVAL K,et al. Nanoemulsion:Concepts,development and applications in drug delivery. Journal of Controlled Release,2017,28,252:28-49.

［9］PANDEY V,KOHLI S. Lipids and Surfactants:The inside story of lipid-based drug delivery systems. Critical Reviews in Therapeutic Drug Carrier Systems,2018,35(2):99-155.

［10］KHARAZI M,SAIEN J,ASADABADI S. Review on Amphiphilic ionic liquids as new surfactants:From fundamentals to applications. Top Current Chemistry（Cham）,2021,380(1):5.

第六章

微粒分散体系

第六章
教学课件

学习目标

1. **掌握** 药物微粒分散体系的概念、分类及性质(粒径大小、分布、絮凝与反絮凝)。
2. **熟悉** 微粒分散体系物理稳定性的各种理论;微粒分散体系在制剂中的应用。
3. **了解** 药物微粒分散体系理化性质的测定方法;微粒聚结动力理论。

第一节 概 述

一、基本概念

分散体系(disperse system)是一种或几种物质高度分散在某种介质中所形成的体系。被分散的物质称为分散相(disperse phase),而连续的介质称为分散介质(disperse medium)。

分散体系按分散相粒子的大小可分为如下几类:分子分散系(molecular dispersion system),其粒径 <1nm;胶体分散体系(colloidal disperse system),其粒径在 1～100nm 范围;粗分散体系(coarse disperse system),其直径>100nm。通常将粒径在 1nm～100μm 范围的分散相统称为微粒(microparticulate),由微粒构成的分散体系则统称为微粒分散体系(microparticulate disperse system),参见表6-1。

表6-1 按照分散相质点粒径对分散体系分类

类型	粒径	微粒特点
粗分散体系(悬浮体、乳浊液等)	$>10^{-7}$m	一般显微镜下可见,不能透过滤纸和半透膜,不扩散
胶体分散体系(溶胶)	$10^{-9}\sim10^{-7}$m	超显微镜如电镜下可见,能透过滤纸,不能通过半透膜,扩散慢
分子分散体系(真溶液)	$<10^{-9}$m	超显微镜下不可见,能透过滤纸和半透膜,扩散快

高分子溶液是均匀分散的真溶液,是热力学稳定、可逆的单相分散体系,但在适当的溶剂中,其会形成具有胶体性质的溶液,因此也被称为亲水胶体。

胶体分散体系(溶胶)(sol)是多相分散体系,在介质中不溶,有明显的相界面,归为憎液胶体。亲水胶体与胶体分散体系有本质的区别。现"亲液胶体"一词已不再使用。

二、基本特点

微粒分散体系是不均匀的多相分散体系,它们有如下共同的基本特点:

1. **分散性** 微粒分散体系的性质(包括动力学、光学性质等)和分散度直接相关,例如,粒子大小为 $10^{-9}\sim10^{-7}$m(1～100nm)才会有 Tyndall 现象(Tyndall phenomenon)和动力学稳定性,分散度较低的粗分散体系则不具备这些特点。

2. **多相性**　微粒分散体系是不均匀一的,其多相性表现在分散相粒子和介质之间有明显的相界面,而分子分散体系是均匀分散的单相体系,二者性质完全不同,多相性是它们之间的根本性区别。

3. **聚结不稳定性**　高度分散的多相体系有巨大的表面积和表面能。体系有缩小表面积、降低表面能的自发趋势,是热力学不稳定体系。体系中分散相粒子自发聚结的趋势称为聚结不稳定性。

微粒分散体系的分散性、多相性和聚结不稳定性之间是相互关联的,它们是微粒分散体系的基本特点。

三、应用与意义

在药剂学中,微粒分散体系被发展成为微粒给药系统。属于粗分散体系的微粒给药系统主要包括混悬剂、乳剂、微囊、微球等,它们的粒径在 $100nm \sim 100\mu m$ 范围内;属于胶体分散体系的微粒给药系统主要包括纳米乳、纳米脂质体、纳米粒、纳米囊、纳米胶束等,它们的粒径一般小于 $100nm$。

1. 由于粒径小,药物在分散介质中的分散性高,有助于提高药物的溶解速度及溶解度,有利于提高难溶性药物的生物利用度。一些口服的纳米药物如纳米晶及纳米微乳陆续获批并上市,这些高度分散的纳米制剂显著增加了难溶性药物在体内溶解度与溶出度,并提高了口服生物利用度。

2. 微粒在体内的分布具有一定选择性,多数为被动靶向,微粒在体内的靶向分布情况与微粒的粒径大小、表面电荷等性质有关。粒径较大的颗粒($50 \sim 300\mu m$)可用于栓塞颈动脉或肝脏,$7 \sim 30\mu m$ 的微粒可被机械截留而靶向肺部,$0.1 \sim 3\mu m$ 的微粒可被网状内皮系统摄取而靶向肝、脾等组织,小于 $50nm$ 的微粒可以进入骨髓细胞。带负电的微粒可更多地靶向肝脏,而带正电的微粒可更多地靶向肺组织。

微粒表面可以修饰特定的靶头,从实现主动靶向性,如叶酸受体在某些肿瘤组织中高度表达,可以通过叶酸修饰的载药纳米粒增强药物在肿瘤组织的摄取。

3. 微囊、微球等根据载体性质控制药物的释放速度,延长药物在体内的作用时间,减少剂量,降低毒副作用。

4. 改善药物在体内外的稳定性等。口服的微囊、微粒制剂保护药物受到胃肠中酸的破坏、酶的降解,提高药物稳定性。

由于微粒分散体系具有上述独特的性质,所以在缓控释、靶向制剂的研究及开发中发挥着重要作用。纳米技术的发展使微粒给药系统的研究得到了更广泛的关注。未来几十年,微粒给药体系的研究必将带来更广阔的应用前景。

第二节　微粒分散体系的物理化学性质

本节讨论的微粒分散体系的主要物理化学性质包括其粒径大小、动力学性质、光学性质和电学性质等。

一、粒径大小

微粒大小是微粒分散体系的基本性质之一。微粒大小完全均一的体系称为单分散系;微粒大小不均一的体系称为多分散系,除极少情况外,绝大多数微粒分散体系为多分散系。由于每个粒子的大小不同,存在粒度分布,所以常用平均粒径来描述粒子大小。

微粒分散体系中常用的粒径表示方法有几何学粒子径、面积相当径、体积相当径、有效径、比表面积相当径等。这些微粒大小的测定方法主要有激光散射法、电子显微镜法、光学显微镜法、库尔特计数法、Stokes 沉降法等,下面主要介绍纳米离子粒径的测定方法。

1. **光学手段**　动态光散射技术（dynamic light scattering,DLS）,又称激光散射法、光子相关光谱。

散射源的胶体粒子是静止不动的,散射光的振动频率与入射光相同。粒子不停地做布朗运动,由于多普勒效应,运动着的粒子散射光的频率与入射光相比要发生频移,频移的大小与粒子的布朗运动强度有关,因此与粒子大小有关。利用拍频技术和频率恒定的激光作为入射光源,可以检测出这种频移,进而求得小粒子的扩散系数和粒子大小。

微粒的分布系数(particle dispersion index,PDI)体现了粒子粒径均一程度,是粒径表征的一个重要指标。当 PDI<0.05 时,通常被认为是单分散体系;当 PDI 在 0.05~0.7 时,此时体系为适中分散度的体系;当 PDI>0.7 时,说明体系分布非常宽的分散体系,很可能不适合光散射的方法进行粒径分析。

2. 电子显微镜法　在正常情况下,光学显微镜能够观察到的最小物体的限度为 100nm 左右,但不能测定粒径大小、识别其形状、表面结构等,因其不能满足这些分辨率的要求,目前高倍的电子显微镜的分辨率可达 0.1~0.2nm,更有利于纳米粒子粒径测定的需求。

常用的电子显微镜常用的有透射电子显微镜(transmission electron microscope,TEM)、扫描电子显微镜(scanning electron microscope,SEM)、原子力显微镜(atom force microscope,AFM)、扫描隧道显微镜(scanning tunneling microscope,STM)和冷冻电镜(cryo-electron microscope,cryo-EM)。

(1)透射电子显微镜:可把经加速和聚集的电子束投射到非常薄的样品上,电子与样品中的原子碰撞而改变方向,从而产生立体角散射,用于观察颗粒的超微结构,分辨能力可达 0.1~0.2nm。

由于微粒分散体系一般分散在分散介质中,用 TEM 测定微粒的粒径比较简便。滴一滴稀释了的微粒分散体系于有支持膜的铜网上,经冷冻干燥后投影,即可得到 TEM 图谱。

(2)扫描电子显微镜:利用二次电子信号成像来观察样品的表面形态,产生样品表面放大的形貌像。

扫描电镜具有焦深、图像富有立体感、放大倍数可以从十几倍到几十万倍,而且具有制样简单、样品的电子损失小的特点,已成为微粒分散体系研究的重要分析手段,在观察形态方面效果良好。

(3)原子力显微镜:利用原子、分子间的相互作用力来观察物体表面微观形貌,提供真正的三维表面图。

(4)扫描隧道显微镜:可在低温下(−269℃)利用探针尖端操纵原子,既是重要的测量工具又是加工工具。

(5)冷冻电镜:在普通电镜的基础上加装样品冷冻设备,可将样品冷却到液氮温度(温度可至−185℃),从而观测蛋白、生物切片等对温度敏感的样品,降低电子束对样品的损伤,观测到更实的样品形貌。该技术于 2017 年获得了诺贝尔化学奖。

目前的图像分析仪不仅能够观察到形貌,而且可以自动对底片进行分析,直接得到微粒粒径分布和平均值的数据。

二、动力学性质

(一)Brown 运动

1827 年 Brown 在显微镜下对水中悬浮的花粉进行了观察,发现花粉微粒在不停地无规则移动和转动,并将这种现象命名为 Brown 运动(Brownian motion)。

研究表明,Brown 运动是液体分子热运动撞击微粒的结果。如果微粒较大,如在 10μm 以上时,在某一瞬间液体分子从各个方向对微粒的撞击可以彼此抵消;但如果微粒很小,如在 100nm 以下,某一瞬间液体分子从各个方向对微粒的撞击就不能彼此抵消,某一瞬间在某一方向上获得较大冲量时,微粒就会向此方向做直线运动,在另一瞬间又向另一方向运动,即表现为 Brown 运动。爱因斯坦(Einstein)根据分子运动论导出了 Brown 运动公式:

$$\Delta = \sqrt{\frac{RTt}{3L\pi\eta r}}$$

式(6-1)

式(6-1)中,Δ 为在 t 时间内粒子在 x 轴方向的平均位移;η 为介质黏度;r 为粒子半径;L 为阿伏伽德罗常数。Brown 运动的本质是质点的热运动。

（二）扩散与渗透压

作为 Brown 运动的结果,胶体质点可自发从高浓度区域向低浓度区域扩散。见图 6-1,扩散速率遵从 Fick 第一定律(Fick's first law):

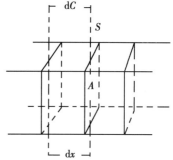

$$\frac{\mathrm{d}m}{\mathrm{d}t}=-DA\frac{\mathrm{d}C}{\mathrm{d}x} \qquad 式(6-2)$$

设胶体分散系的浓度梯度为 $\frac{\mathrm{d}C}{\mathrm{d}x}$,沿浓度梯度方向各平行界

面的浓度不同,但在任一截面上的浓度是均匀的。设通过截面 S

图 6-1　扩散示意图

扩散的胶粒质量为 m,扩散速率 $\frac{\mathrm{d}m}{\mathrm{d}t}$,扩散速率与浓度梯度及 S 截面的面积 A 成正比。D 为扩散系数,是在单位浓度梯度下单位时间通过单位截面积的胶粒质量,单位是 m^2/s。由于扩散方向与浓度梯度的方向相反,在公式中加上符号以使扩散速率为正值。

爱因斯坦导出了 Brown 运动的位移与扩散系数之间的关系:

$$\Delta=\sqrt{2Dt} \qquad 式(6-3)$$

根据式(6-3),可以通过测定 Brown 运动的位移求出扩散系数。

将式(6-1)代入式(6-3)得:

$$D=\frac{RT}{L}\times\frac{1}{6\pi\eta r} \qquad 式(6-4)$$

由式(6-4)可见,粒子的扩散能力和粒子的大小成反比,粒径越大,扩散能力越弱。通过扩散系数的大小,求出质点的粒径。若已知粒子的密度,可求出粒子的摩尔质量。

用只允许溶剂分子通过而不允许溶质分子通过的半透膜的两侧分别放入溶液和纯溶剂,这时纯溶剂侧的溶剂分子可通过半透膜扩散到另一溶液侧,这种现象称为渗透(osmosis)。爱因斯坦指出扩散作用和渗透压之间有着密切的联系。如果没有半透膜,溶质分子将从高浓度向低浓度方向扩散,这种扩散力和溶剂分子通过半透膜从低浓度向高浓度方向的渗透力大小相等,方向相反。胶体粒子比溶剂分子大得多,不能通过半透膜,因此在溶胶和纯溶剂之间会产生渗透压(osmotic pressure),渗透压的大小可用稀溶液的渗透压公式计算:

$$\Pi=cRT \qquad 式(6-5)$$

式(6-5)中,Π 为渗透压,c 为溶胶的浓度,R 为气体常数,T 为绝对温度。

由于稳定性的缘故,一般溶胶的浓度较低,其渗透压也很低,一般难以测定。高分子溶液可以配制成高浓度的溶液,因此它的渗透压较大,可以测出来。利用这个性质,通过膜渗透压可以测定高分子化合物的摩尔质量。

（三）沉降与沉降平衡

分散体系中的微粒粒子密度如果大于分散介质的密度,就会发生沉降(sedimentation)。如果是粗分散体系,粒子较大,经过一段时间后,粒子会全部沉降到容器底部。如果粒子比较小,布朗运动明显,粒子一方面受到重力作用而沉降,另一方面由于沉降使上、下部分的浓度发生变化,引起扩散作用,使浓度趋向于均匀。当沉降和扩散这两种方向相反的作用力达到平衡时,体系中的粒子以一定的浓度梯度分布,这种平衡称作沉降平衡(sedimentation equilibrium),如图 6-2。达到平衡后,体系的最下部浓度最大,随高度的上升浓度逐渐减小。

$$\ln\frac{C_2}{C_1}=-\frac{L}{RT}\cdot\frac{4}{3}\pi r^3(\rho-p_0)g(h_2-h_1) \qquad 式(6-6)$$

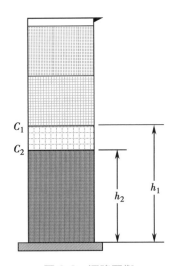

式(6-6)为高度分布公式,反映了微粒分散体系达到沉降平衡后体系浓度和高度的关系。

Perrin、Westgren 等人观察不同粒子的高度分布,用实验验证了式(6-6)的正确性。由式(6-6)可知,粒子浓度随高度的变化程度和粒子的大小及密度有关,相同物质的微粒分散体系,微粒越大,浓度随高度的变化越大;不同种类物质的微粒分散体系,物质的密度越大,浓度随高度的变化越大。

粒径较大的微粒受重力作用,静置时会自然沉降,其沉降速度服从斯克克斯定律(Stokes law):

$$V = \frac{2r^2(\rho_1 - \rho_2)g}{9\eta} \qquad \text{式(6-7)}$$

图 6-2　沉降平衡

式(6-7)中,V 为微粒沉降速度,cm/s;r 为微粒半径,cm;ρ_1、ρ_2 分别为微粒和分散介质的密度,g/cm³;η 为分散介质黏度,P(泊)(1P = 0.1Pa·s);g 为重力加速度常数,cm/s²。

由 Stokes 公式可知沉降速度 V 与微粒半径 r^2 成正比,所以减小粒径是防止微粒沉降的最有效方法;同时,V 与黏度 η 成反比,即增加介质的黏度 η,可降低微粒的沉降速度;此外,降低微粒与分散介质的密度差($\rho_1 - \rho_2$)、提高微粒粒径的均匀性、防止晶型的转变、控制温度的变化等都可在一定程度上阻止微粒的沉降。一般实际的沉降速度小于计算值,原因是多分散体系并不完全符合 Stokes 定律的要求,如单分散、浓度无限稀释、微粒间无相互作用等。

沉降速度 V 可用来评价粗分散体系的动力学稳定性,V 越小说明体系越稳定,反之不稳定。

三、光学性质

光是一种电磁波,当一束光照射到一个微粒分散体系时,可以出现光的吸收、反射和散射等现象。光的吸收主要由微粒的化学组成与结构所决定;光的反射与散射主要取决于微粒的大小。微粒的粒径小于光的波长,会出现光散射现象,而粒径较大的粗分散体系只有光的反射。微粒大小不同,表现出不同的光学现象,从而可以进行微粒大小的测定。

在暗背景下,当光束通过烟雾时,可以从侧面看到一个光柱,仔细观察,可见到很多的细微亮点移动,这个现象就是 Tyndall 现象。如果有一束光线在暗室内通过纳米分散体系,在其侧面可以观察到明显的乳光,这就是 Tyndall 现象。Tyndall 现象的本质是粒子对光散射(scattering)。光是一种电磁波,当光照射到不均匀的介质时,电磁波使粒子中分子的外层电子做与入射光相同频率的强迫振动,这使粒子相当于一个新的光源,向各个方向发射与入射光相同的光,这就是光散射。当粒子的直径大于入射光的波长时,主要发生光的反射;当粒子的直径小于入射光的波长时,就会出现光散射现象。在纳米粒分散体系中,可以观察到明显的乳光,乳光是散射光的宏观表现,根据乳光判断纳米粒分散体系是一个简便的方法。同样条件下,粗分散体系以反射光为主,不能观察到 Tyndall 效应;而低分子的真溶液则是以透射光为主,同样也观察不到乳光。

四、电学性质

微粒分散系的电学性质主要由微粒表面发生的电离、吸附或摩擦等产生的电荷所表现的性质。

(一)电泳

如果将两个电极插入微粒分散体系的溶液中,通以电流,则分散于溶液中的微粒可向阴极或阳极移动,这种在电场作用下微粒进行的定向移动就叫电泳(electrophoresis)。

设有一个半径为 r 的球形微粒,表面电荷密度为 σ,在电场强度为 E 的作用下移动,其恒速运动

的速度为 v,此时微粒受二种作用力,一种是静电力(F_e),另一种是摩擦阻力(F_s),恒速运动时这两种力的大小相等,即:

$$F_e = \sigma E \qquad\qquad 式(6-8)$$

$$F_s = 6\pi\eta rv \qquad\qquad 式(6-9)$$

$$\sigma E = 6\pi\eta rv \qquad\qquad 式(6-10)$$

故有:

$$v = \sigma E/6\pi\eta r \qquad\qquad 式(6-11)$$

可见微粒在电场作用下移动的速度与其粒径大小成反比,其他条件相同时,微粒越小,移动越快。

（二）双电层结构

当固体粒子混悬于液体中时,固体粒子可以从溶液中选择性吸附某种离子,也可以是其本身发生电离作用而以离子形式进入溶液中,以致使固液两相分别带有不同符号的电荷,在界面上形成了双电层结构。

对于双电层的具体结构,不同学者提出了不同的看法。1879 年 Helmholz 提出平板型双电层模型;1910 年 Gouy 和 1913 年 Chapman 修正了平板型双电层模型,提出了扩散双电层模型;1924 年,Stern 又提出了 Stern 模型。

1. Helmholz 平板双电层模型　　Helmholz 认为固体的表面电荷与溶液中带相反电荷的(即反离子)构成平行的两层,如同一个平板电容器,如图 6-3。双电层之间的距离 δ 很小,约等于反离子的半径。在双电层内粒子表面电势 ψ_0 直线下降,距离 δ 处的电势降为 0。在外电场的作用下,带有不同电荷的胶粒和介质分别向不同的电极运动。由于离子热运动,反离子不可能保持静止状态,形成平板电容器,且无法解释电位随着溶液中的电解质浓度发生变化的现象。

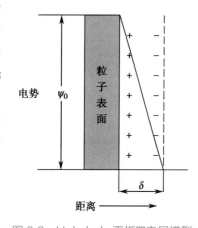

图 6-3　Helmholz 平板双电层模型

2. Gouy-Chapman 扩散双电层模型　　Gouy 和 Chapman 认为,由于正、负离子静电吸引和热运动两种效应的结果,溶液中的反离子只有一部分紧密地排在固体粒子表面附近,相距约 1~2 个离子厚度称为紧密层;紧挨着另一层,随着距离增加反离子较少,离子按一定的浓度梯度扩散到溶液主体中,称为扩散层,见图 6-4。在电场中,固液之间发生相对位移时,所移动的切动面为 AB 面。胶粒表面到液体内部的总电势称为表面电势或热动力电势

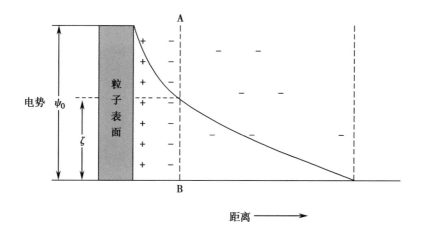

图 6-4　Gouy-Chapman 扩散双电层模型

(electrothermodynamic potential)，从切动面到液体内部电中性处的电势成为动电势(electrokinetic potential)或 ζ 电势(zeta potential)。ζ 电势在固液相之间出现相对位移时才能表现出来，因此称为动电势。热力学电势不受液体中离子浓度的影响，但 ζ 电势会受离子浓度的影响。溶液中离子浓度增加，更多的反离子挤入切动面，使 ζ 电势下降。Gouy-Chapman 扩散双电层模型区分了热动力电势 ψ_0 和 ζ 电势，但没有给出 ζ 电势的明确物理意义，不能解释加入电解质后，有时计算得到的 ζ 电势会超过表面电势。

3. Stern 扩散双电层模型　1924 年，Stern 对扩散双电层模型进行了进一步修正，他认为离子是有尺寸的，吸附在固体表面的反电荷离子形成扩散双电层，即在粒子表面吸附固定层和紧接着可以自由运动的扩散层。固定层称为 Stern 层，在扩散层中反离子电性中心构成的面称为 Stern 面，其他反离子扩散到溶液内部(图 6-5a)。Stern 平面的净电势为 ψ_d，称为 Stern 电势，固体的表面电势 ψ_0。

从固体表面至 Stern 面，电势从 ψ_0 直线降低至 ψ_d，电势的变化趋势与平板双电层相似。扩散层电势从 ψ_d 一直降为 0，规律与 Gouy-Chapman 扩散双电层相似。

在 Stern 层的反离子与胶粒一起运动，溶液中反离子都是水合离子，这部分水分子在电场中和胶粒与反离子作为一个整体一起运动。因此，切动面的位置在 Stern 面以外，ζ 电势略小于 ψ_d，图 6-5b。ζ 电势与电解质浓度有关，电解质浓度越大，扩散层越薄，ζ 电势越小。当电解质浓度足够大时，可使 ζ 电势为零，称为等电态，此时电泳、电渗速度为零，溶胶很容易聚沉。

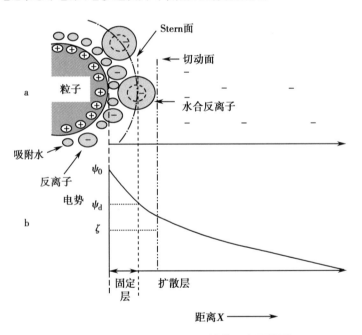

图 6-5　Gouy-Chapman 扩散双电层模型

ζ 电位与微粒的物理稳定性关系密切。ζ 电位除了与介质中电解质的浓度、反离子的水化程度等有关外，也与微粒的大小有关。根据静电学，ζ 电位与球形微粒的半径 r 之间有如下关系：

$$\zeta = \sigma \varepsilon / r \qquad \text{式(6-12)}$$

式中，σ 为表面电荷密度；ε 为介质的介电常数。可见在相同条件下，微粒越小，ζ 电位越高。

Stern 扩散双电层模型赋予了 ζ 电势的较为明确的物理意义：ζ 电势是切动面与溶液内部电中性处的电势差，它是 Stern 电势 ψ_d 的一部分。该模型解释了电解质对 ζ 电势的影响，并对高价离子和表面活性剂大离子使 ζ 电势改变或升高现象给予了合理的解释。但是，仍有一些实验事实难以得到解释，双电层理论仍在发展中。

第三节　微粒分散体系物理稳定性基础知识

微粒分散体系的物理稳定性直接关系到微粒给药系统的应用。在宏观上，微粒分散体系的物理稳定性主要表现为微粒粒径的变化以及微粒的絮凝、聚结、沉降、乳析和分层等。影响微粒分散体系物理稳定性的因素是十分复杂的，而研究这些因素将有利于改善微粒分散体系的物理稳定性。

一、溶胶稳定性理论

微粒之间普遍存在范德瓦耳斯力吸引作用，但粒子相互接近时又因双电层的重叠而产生排斥作用，微粒的稳定性就取决于微粒之间吸引与排斥作用的相对大小。在 20 世纪 40 年代，苏联学者 Derjauin、Landau 与荷兰学者 Verwey、Overbeek 分别独立提出了溶胶稳定性理论，称为 DLVO 理论。理论提出了两个质点间的相互吸引能和双电层排斥能的计算方法，该理论是截至 2022 年关于胶体稳定性及电解质对稳定性的影响解释得较为完善的理论。

（一）微粒间的吸引势能

分子之间的范德瓦耳斯引力（Van der Waals universal forces of attraction），指的是以下三种涉及偶极子（dipole）的长程相互作用力：①两个永久偶极之间的相互作用力（dipole-dipole or Keesom orientation forces）；②永久偶极与诱导偶极间的相互作用力（dipole-induced dipole or Debye induction forces）；③诱导偶极之间的色散力（London dispersion forces）。上述三种相互作用力都是负值，即表现为吸引，其大小与分子间距离的六次方成反比，称为六次率。除了少数的极性分子，色散力在三种作用中占主导地位。

微粒可以看作是大量分子的集合体。Hamaker 假设是指微粒间的相互作用等于组成微粒的各分子之间的相互作用的加和，对于同一物质，半径为 a、距离很近的两个球形微粒之间的引力势能为：

$$\Phi_A = -\frac{A}{12} \times \frac{a}{H} \qquad \text{式}(6\text{-}13)$$

式(6-13)中，H 为两球之间的最短距离；A 为 Hamaker 常数，是物质的重要特征常数，与单位体积内的原子数、极化率、分子之间的相互作用有关，其值在 $10^{-20} \sim 10^{-19}$ 之间。Hamaker 常数是在真空条件下测得的，如果在分散介质中的微粒，必须用有效 Hamaker 常数代替。

式(6-13)适用于微粒大小比微粒间距离大得多的情形，若微粒非常小，则必须考虑对球半径的校正，所得公式比较复杂，但仍可以得到引力势能和距离之间的关系：

$$\Phi_A \propto \frac{1}{H^2} \qquad \text{式}(6\text{-}14)$$

同物质微粒间的范德瓦耳斯力作用永远是相互吸引，介质的存在能减弱吸引作用，而且介质与微粒的性质越接近，微粒间的相互吸引就越弱。

（二）双电层的排斥势能

微粒表面双电层的结构如前述。当微粒彼此的双电层尚未接触时，两个带电微粒之间并不存在静电斥力作用，只有当微粒接近到它们的双电层发生重叠，并改变了双电层电势与电荷分布时，才产生排斥作用。计算双电层的排斥作用能的最简便的方法是采用 Langmuir 方程，将排斥力当作是在两双电层重叠之处过剩离子的渗透压所产生，如果是低电势，则两球之间的在单位面积上的排斥能 Φ_R 可用式(6-15)表达。

$$\Phi_R = \frac{1}{2} \cdot \varepsilon a \psi_0^2 \exp(-\kappa H_0) \qquad \text{式}(6\text{-}15)$$

式(6-15)中，ε 为介电常数；a 为微粒半径；ψ_0 为微粒表面电势；H_0 为两粒子球面间的最短距离；k 为波兹曼常数。式（6-15）表明，微粒之间的排斥能随微粒表面电势 ψ_0 和粒子半径 a 的增加而升高，随离子间距 H_0 的增加呈指数下降。

（三）微粒间总相互作用势能

微粒间总相互作用能 $\varPhi_T = \varPhi_A + \varPhi_R$。以 $\varPhi_T$ 对微粒间距离 H 作图，即得总势能曲线，如图 6-6 所示。从式（6-13）可知，当 H 逐渐减小时，$\varPhi_A$ 的绝对值无限增加；当 H 很小时，吸引大于排斥，$\varPhi_T$ 为负值；当微粒间距离 H 增大时，$\varPhi_R$ 和 $\varPhi_A$ 都下降，其中 $\varPhi_R$ 随距离增加而呈指数下降，因此在 H 很大时，$\varPhi_T$ 也是负值；若距离再增加，$\varPhi_T$ 趋近于零。在中间地段，即距离与双电层厚度同数量级时，$\varPhi_R$ 有可能超过 $\varPhi_A$，从而 $\varPhi_T$-H 曲线出现峰值，即势垒（voltage barrier）。若势垒足够高，则可以阻止

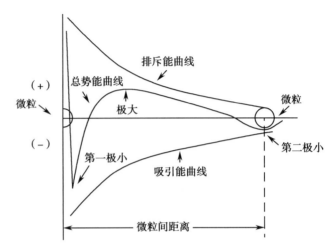

图 6-6　DLVO 理论：两个粒子间的势能曲线

微粒相互接近，不至于聚沉。然而，$\varPhi_R$ 也可能在所有距离上都小于 $\varPhi_A$，则微粒的相互接近没有任何阻碍，很快聚沉。还应该指出，虽然在 H 很小时吸引大于排斥，但在微粒间相距很近时，由于电子云的相互作用而产生 Born 排斥能，总势能又急剧上升为正值。因此，$\varPhi_T$-H 曲线的一般形状如图 6-6 所示，在距离很小与很大时各有一势能极小值出现，分别称为第一与第二极小值。在中等距离，则可能出现势垒，势垒的大小是微粒能否稳定的关键。

前已述及，增加溶液电解质浓度或离子价数，则可降低排斥能 $\varPhi_R$，在总势能曲线中，势垒也随之减小，则体系的稳定性下降。

（四）临界聚沉浓度

微粒的物理稳定性取决于总势能曲线上势垒 $\varPhi_{max}$（图 6-6）的大小，可以将势垒当作判断微粒稳定与否的标准。势垒 $\varPhi_{max}$ 随溶液中电解质浓度的加大而降低，当电解质浓度达到某一数值时，势能曲线的最高点恰为零（即 $\varPhi_{max} = 0$），此时势垒消失，体系由稳定转为聚沉，这就是临界聚沉状态，这时的电解质浓度即为该微粒分散体系的聚沉值（coagulation value）。由于处于临界聚沉状态的势能曲线在最高处必须满足的两个条件，即：$\varPhi_T = \varPhi_R + \varPhi_A = 0$ 与 $\dfrac{\mathrm{d}\varPhi_T}{\mathrm{d}H} = \dfrac{\mathrm{d}\varPhi_R}{\mathrm{d}H} + \dfrac{\mathrm{d}\varPhi_A}{\mathrm{d}H} = 0$，这样得到：

$$聚沉值 = C \times \frac{\varepsilon^3 (kT)^5 \gamma_0^4}{A^2 Z^6} \qquad 式（6-16）$$

式（6-16）中，C 为常数；ε 为介质的介电常数；Z 为离子的价数；γ_0 为与微粒表面电势有关的参数；k 为波兹曼常数；T 为热力学温度；A 为 Hamaker 常数。

这是 DLVO 理论得出的关于电解质聚沉作用的重要结果。聚沉值具有如下特征：①在表面电势较高时，聚沉值与反离子价数的六次方成反比；②聚沉值与介质的介电常数的三次方成正比；③当规定零势垒为临界聚沉条件时，聚沉值与微粒大小无关。

通常，在势垒为零或很小时才发生聚沉，微粒凭借动能克服势垒的障碍，一旦越过势垒，微粒间相互作用的势能随彼此接近而降低，最后，在势能曲线的第一极小值处达到平衡位置。如果在微粒之间相互作用的势能曲线有较高的势垒，足以阻止微粒在第一极小值处聚结，但其第二极小值足以抵挡微粒的动能，则微粒可以在第二极小值处聚结。由于此时微粒间相距较远，这样形成的聚集体必定是一

个松散的结构,容易被破坏和复原,表现出触变性质。习惯上,将第一极小值处发生的聚结称为聚沉(coagulation),而将在第二极小值处发生的聚结叫絮凝(flocculation)。

（五）絮凝与反絮凝

微粒表面带有同种电荷,在一定条件下因相互排斥而稳定。双电层的厚度越大,则相互排斥的作用力就越大,微粒就越稳定。如在体系中加入一定量的某种电解质,可能中和微粒表面的电荷,降低表面带电量、降低双电层的厚度,使微粒间的斥力下降,出现絮状聚集,但振摇后可重新分散均匀。这种现象叫作絮凝(flocculation),加入的电解质叫絮凝剂(flocculant)。

将电解质加入于微粒分散系时,离子被选择性的吸附于微粒表面,中和电荷而影响微粒的带电量及双电层厚度,从而形成絮凝。因此电解质的离子强度、离子价数、离子半径等都会对絮凝产生影响。一般离子价数越高,絮凝作用越强,如化合价为2价、3价的离子,其絮凝作用分别为1价离子的大约10倍与100倍。当絮凝剂的加入使ζ电位降至20~25mV时,形成的絮凝物疏松、不易结块,而且易于分散。

如果在微粒体系中加入某种电解质使微粒表面的ζ电位升高,静电排斥力增加,阻碍了微粒之间的碰撞聚集,这个现象称为反絮凝(deflocculation),加入的电解质称为反絮凝剂(deflocculant)。对粒径较大的微粒粗分散体系,如果出现反絮凝,就不能形成疏松的纤维状结构,微粒之间没有支撑,沉降后易产生严重结块,不能再分散,对物理稳定性是不利的。

同一电解质可因加入量的不同,在微粒分散体系中起絮凝作用(降低ζ电位)或反絮凝作用(升高ζ电位)。如枸橼酸盐或枸橼酸的酸式盐、酒石酸盐或酸式酒石酸盐、磷酸盐和一些氯化物(如三氯化铝)等,既可作絮凝剂又可作反絮凝剂。

絮凝和反絮凝主要应用于微粒分散体系的物理稳定性。如果微粒体系能够呈絮凝状态,或者一直保持反絮凝状态而不沉淀,那么此体系就具有良好的物理稳定性。因此,为了使微粒体系具有最佳的物理稳定性,可以通过以下三种方法:①使用絮凝剂使微粒保持絮凝状态防止出现结块现象。②在系统中加入可溶性高分子材料,使微粒分散于结构化载体体系(structured vehicle),形成反絮凝状态。这里的结构化载体体系一般是指亲水胶体(hydrocolloids),即可溶性高分子溶液。常用的这类高分子材料有甲基纤维素、羧甲基纤维素、卡波姆、黄原胶、微晶纤维素等。这些高分子材料可以改变分散体系的黏度而减小微粒的沉降速度维持微粒的稳定状态。③加入絮凝剂并将微粒体系与结构化载体体系混合,可使整个体系达到最佳稳定状态。

（六）微粒聚结动力学

粒径超过$1\mu m$的微粒是不稳定的,所谓的稳定与否,是指聚沉速度的相对快慢。因此,聚沉速度是微粒稳定性的定量反映。由DLVO理论可知,微粒之所以稳定是由于总势能曲线上势垒的存在。倘若势垒为零,则微粒相互接近时必然导致聚结,若有势垒存在,则只有其中的一部分聚结,这里称前者为快聚结,后者为慢聚结。

1. 快聚结　当微粒间不存在排斥势垒($\Phi_T = 0$)时,微粒一经碰撞就会聚结,其速度由碰撞速率决定,而碰撞速率又由微粒Brown运动所决定,或者说,由微粒的扩散速度所决定,研究快速聚结动力学实际上是研究微粒向另一微粒的扩散。

单分散球形微粒由Brown运动的扩散作用控制时,假设初始微粒体系单位体积内粒子数为N_0,微粒的半径相同皆为a,则每个球形微粒都有一作用半径$r(\approx 2a)$,若两球的中心距离等于此作用半径,则两球相碰。由Fick扩散第一定律得:

$$\frac{dN}{dt} = -DA\frac{dN}{dr} \qquad\qquad 式(6-17)$$

式(6-17)中,$\frac{dN}{dt}$为在dt时间内,扩散入的参考球(半径为r)作用范围内的粒子数;D为两个微粒间的相对扩散系数(若忽略两微粒间相互作用,当两个微粒大小相同时,则 $D=2D_1$,D_1 为一个微粒的扩散系数);A 为参考球表面积,$A=4\pi r^2$。根据反应动力学方程处理后可得快聚结的速度常数 $K_r=8\pi D_1 a$。

若用 Einstein(爱因斯坦)关系式 $D_1=\dfrac{kT}{6\pi\eta a}$ 代入,即得:

$$K_r=\frac{4kT}{3\eta} \tag{式(6-18)}$$

式(6-18)中,η 为黏度,k 为波兹曼常数,a 为微粒的半径,T 为热力学温度。快聚结的速度常数 K_r 是反映聚结快慢的重要参数,它受温度和介质黏度的影响,与微粒大小无关,并且不受电解质浓度的影响。

微粒体系进行快聚结时,微粒的数目迅速减少,微粒由初始数目 N_0 减少至一半所需的时间可以用式(6-19)计算:

$$t_{1/2}=\frac{1}{K_r N_0}=\frac{3\eta}{4kTN_0} \tag{式(6-19)}$$

如在 25℃水($\eta=0.01$)中,对浓度为 0.1%(按体积),半径 $a=1.0\times10^{-5}$cm 的球形微粒混悬剂,可得 $t_{1/2}\approx1\text{s}$。

2. 慢聚结   当存在势垒时,由于微粒间的排斥作用,实际聚结速度比用式(6-19)所预测的要小得多。将这个因素考虑进去之后,应对 Fick 扩散第一定律加以修正:

$$\frac{\mathrm{d}N}{\mathrm{d}t}=-DA\frac{\mathrm{d}N}{\mathrm{d}r}+\text{阻力因子} \tag{式(6-20)}$$

阻力因子是指阻止粒子扩散的因素,它与微粒内的位能有关。若用双分子反应的动力学方法处理后,可得到慢聚结的速度常数 K_s,如下:

$$K_s=\frac{4\pi D_1}{\displaystyle\int_{2a}^{\infty}\exp\left(\frac{\Phi}{kT}\right)r^{-2}\mathrm{d}r} \tag{式(6-21)}$$

式(6-21)中,Φ 为微粒间相互作用势能,D_1 为微粒扩散系数,k 为波兹曼常数,a 为微粒的半径,T 为热力学温度,r 为参考球的半径。K_s 为慢聚结的速度常数,它的大小可反映慢聚结速度的快慢。

比较式(6-18)和式(6-21),可得两者之间的关系为:

$$K_r=K_s\cdot 2a\int_{2a}^{\infty}\exp\left(\frac{\Phi}{kT}\right)r^{-2}\mathrm{d}r=K_s\cdot\omega \tag{式(6-22)}$$

式(6-22)中 ω 称为稳定率(stability ratio),是一个很重要的函数,它具有势垒的物理意义,代表微粒体系的稳定性。当 $\omega=1$ 时,根据公式(6-22)知,慢聚结就是快聚结。从式(6-22)可知:

$$\omega=2a\int_{2a}^{\infty}\exp\left(\frac{\Phi}{kT}\right)r^{-2}\mathrm{d}r \tag{式(6-23)}$$

其中 Φ 为微粒相互作用势能,它是电解质浓度的函数。利用微粒体系的电性质及 DLVO 理论,作近似处理后,即得

$$\lg\omega=-K_1\lg c+K_2 \tag{式(6-24)}$$

式中,c 为电解质浓度(mmol/L)。在一定温度下,K_1 和 K_2 是常数。上式表明,稳定率 ω 是电解质浓度 c 的函数,电解质浓度的变化会影响微粒体系的慢聚结速度。

电解质对慢聚结的速度有显著的影响,如将氯化钠溶液的浓度由 1%~2% 稀释至 0.1% 时,聚结速度则降低几十倍至几百倍,其原理为:随着电解质浓度 c 的减少,微粒间相互作势能 Φ 不断增大,则 K_s 不断增大,因此,聚结速度会降低。

3. 架桥聚结   虽然都是同样的高分子,但当这些高分子有效地覆盖微粒表面时,它们能够发挥

空间结构的保护作用;当被吸附的高分子只覆盖一小部分表面时,它们往往使微粒对电解质的敏感性大大增强,将这种絮凝作用称为敏化,因为它可以减少引起絮凝作用所需的电解质的量。敏化的作用机制是在高分子浓度较低时,吸附在微粒表面上的高分子长链可能同时吸附在另一微粒的表面上,通过被吸附的高分子祥上或尾端上的锚基与另一微粒的裸露部分相接触并吸附在上面而形成分子桥。要使这一过程发生,就必须使微粒表面尽可能不被高分子覆盖,使其有足够的裸露部分。倘若溶液中高分子浓度很大,微粒表面已完全被吸附的高分子所覆盖,这时微粒不再会通过搭桥而聚结,此时高分子起保护作用。

二、空间稳定理论

DLVO 理论的核心是微粒的双电层因重叠而产生排斥作用。但是,在非水介质中双电层的排斥作用已经相当模糊,实验已证明,即使在水体系中,加入一些非离子表面活性剂或高分子能降低微粒的 ζ 电势,但稳定性反而提高了。这些事实表明,除了双电层的静电作用外,还有其他的稳定因素起作用,即微粒表面上吸附的大分子从空间阻碍了微粒相互接近,进而阻碍了它们的聚结,因此称这一类稳定作用为空间稳定作用。

空间稳定作用很早以前就得到应用,在我国古代,向墨汁中掺进树胶,可使炭粉不致聚结。现代工业上制造油漆、照相乳剂等,均加入高分子作为稳定剂。这种稳定作用的理论是 20 世纪 60 年代之后才逐渐发展起来的,虽然现在还未发展成统一的定量理论,但其发展很快,已成为微粒稳定性研究的重要课题之一。空间稳定理论至今尚未形成成熟的定量关系,主要包括两个理论,即体积限制效应理论(theory for volume restriction effect)和混合效应理论(theory for mixing effect)。

1. 体积限制效应理论　吸附在微粒表面上的高分子长链有多种可能构型。两微粒接近时,彼此的吸附层不能互相穿透,因此,对于每一吸附层都造成了空间限制(图 6-7a)从而产生排斥作用。排斥能的大小可以从构型熵随微粒间距离的变化计算得出。

2. 混合效应理论　微粒表面上的高分子吸附层可以互相穿透(图 6-7b)。吸附层之间的这

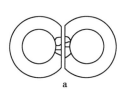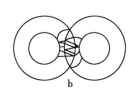

a. 体积限制效应(压缩而不穿透);b. 混合效应(穿透而不压缩)。

图 6-7　高分子吸附层效应

种交联,可以看作是两种浓度的高分子溶液的混合,其中高分子链段之间及高分子与溶剂之间相互作用发生变化。从高分子溶液理论和统计热力学出发,可以分别计算混合过程的熵变与焓变,从而得出吸附层交联时自由能变化的符号和大小。若自由能变化为正,则微粒互相排斥,起保护作用;若自由能为负,则起絮凝作用,吸附层促使微粒聚结。

三、空缺稳定理论

空缺稳定理论起源于 20 世纪 50 年代,科学研究者发现,高分子没有被吸附于微粒表面时,粒子表面上高分子的浓度低于体系溶液中高分子浓度,形成负吸附,使粒子表面上形成一种空缺表面层。在这种体系中,自由高分子的浓度不同、大小不同可能使胶体聚沉,也可能使胶体稳定,这种使胶体分散体系稳定的理论称为空缺稳定理论(theory of depletion stabilization),亦称自由高分子稳定理论。

随着高分子溶液浓度降低,自由能曲线下移,当势垒降低到刚使胶体发生聚沉时,相应的浓度称为临界聚沉浓度(critical coagulation concentration, C_1);随着高分子溶液浓度增加,自由能曲线上移,当势垒增加到刚使胶体稳定时相应的浓度称为临界稳定浓度(critical stable concentration, C_2)。

由于稳定是在高浓度区出现,而聚沉则是在低浓度区发生,所以 C_2 总是大于 C_1。C_2 越小表示该高分子的稳定能力越强,而 C_1 越小则表示其聚沉能力越强。所以讨论影响因素实质上是讨论影响 C_1

和 C_2 的因素。

思 考 题

1. 简要叙述微粒分散体系的概念、分类和基本特点。

2. 简述沉降与沉降平衡的概念,阐述粒子浓度、粒子大小与密度之间的关系。

3. 简述 Stokes 定律,并说明沉降速度与粒径、黏度之间的关系。

4. 什么是双电层结构? 简要阐述双电层结构理论中 Stern 扩散双电层模型的含义。

5. 简述 DLVO 理论及其主要观点。

6. 简要叙述絮凝与反絮凝的概念。

7. 简述空间稳定理论的主要含义。

8. 简述空缺稳定理论的主要含义。

9. 简述微粒聚结动力学的主要含义。

（王坚成）

第六章
目标测试

参 考 文 献

[1] 方亮. 药剂学. 8 版. 北京:人民卫生出版社,2016.

[2] 崔福德. 药剂学. 7 版. 北京:人民卫生出版社,2011.

[3] AULTON M E. Aulton's Pharmaceutics:the design and manufacture of medicines. 3rd ed. Hungary:Elservier, 2007.

[4] BANKER G S. Modern Pharmaceutics. 4th ed. New York:Marcel Dekker,2002.

[5] BRIMBLECOMBE P. Air Composition and Chemistry. Cambridge UK:Cambridge University Press,1995.

[6] TOMAS E. 聚合物的结构与性能. 施良,沈静珠,译. 北京:科学出版社,1999.

[7] 许金煜,刘艳. 物理化学. 北京:北京大学医学出版社,2005.

[8] HIEMENZ P C. 胶体与表面化学原理. 周祖康,马季铭,译. 北京:北京大学出版社,1986.

[9] SUN S F. Physical Chemistry of Macromolecules. New York:John Wiley & Sons Press,1994.

[10] SHEEHAN A H, ABEL S A. The Science and Practice of Pharmacy. 21st ed. Philadelphia:University of the Sciences,2005.

第七章

流变学基础

学习目标

1. **掌握** 流变学的基本概念;牛顿流体和非牛顿流体的流动特性。
2. **熟悉** 弹性、黏性、黏弹性的特点及其模型、流变性质的测定方法。
3. **了解** 流变学在药剂学中的应用

流动和变形是自然界最常见的现象,人们对这一现象的认识和应用很早就开始了。17世纪的牛顿定律和胡克定律被认为是流变学思想的起源。1929年,英国化学家 Bingham 将固体变形(deformation)和流体流动(flow)的相关内容整合后,创造性地提出流变学(rheology)的概念,认为"流变学是研究物质变形和流动的科学"。rheology 一词来源于希腊语,由 rheo(意为流动)再加上表示"学/学科"的词根(-logy)组成。流变学属于力学的一个新分支,主要研究物理材料在应力、应变、温度湿度、辐射等条件下与时间因素有关的变形和流动的规律。在半个多世纪的学科发展和融合中,流变学已发展成为一门与物理、化学、生物、材料、工程、食品以及药剂学等多学科交叉的重要学科。

流变学所研究的对象往往具有双重性质,它们既具有液体的流动性质同时也有固体弹性变形的性质。比如软膏剂等半固体制剂在放置时可保持一定的固体形态,搅拌时则显示流体的流动和变形。因此,在药剂学中,流变学理论不仅广泛应用于混悬剂、乳剂、软膏剂等传统药物制剂,而且在纳米凝胶、纳米乳等新型药物传递系统的制备和应用过程中也有涉及。例如加入兼具非牛顿流体和触变性的皂黏土可以增强混悬剂在静止时的稳定性和使用时的流动性。通过加入一些非离子型表面活性剂调节溶胶-凝胶的相转变温度和凝胶特性,可以制备符合特定用途的温敏性凝胶。此外,在制剂生产过程中,通过研究原料药和辅料的流变性质,充分了解它们的流变学性质及其影响因素,可以较好地解决工艺放大过程中产生的各种问题。

第一节 概 述

一、变形与流动

变形是指对某一物体施加压力时,其内部各部分的形状和体积发生变化的过程。对固体施加外力,则固体内部存在一种与外力相对抗的内力而使固体保持原状,此时在单位面积上存在的内力称为应力(stress)。物体在外力的作用下发生变形,当解除外力后恢复原来的状态的性质称为弹性(elasticity)。将可逆性变形称为弹性变形,而非可逆性变形则称为塑性变形。流体在外力的作用下质点间相对运动而产生的阻力称为黏性(viscosity)。流动是液体的主要性质之一,流动的难易程度与物体本身的黏性有关,因此流动也可视为非可逆性变形的过程。另一方面,对软膏剂或硬膏剂等半固体制剂施加较小外力时,观察不到变形,而施加较大的外力时可以发生变形,且解除外力后不能复原,这种性质称为塑性(plasticity),引起变形或流动的最小应力称为屈服值(yield value)。

二、剪切应力和剪切速率

假设一个能够发生形变的立方体,固定其底面 A,当对顶面 B 沿着切线方向施加力 F 时,物体以一定速度 v 发生形变,这种形变称为剪切应变(shearing strain,γ,图 7-1)。此时,单位面积上的作用力 F/B 称为剪切应力(shearing stress,S)。在理想的固体中,剪切应力与剪切应变之间符合胡克定律(Hook's law),如式(7-1)所示。

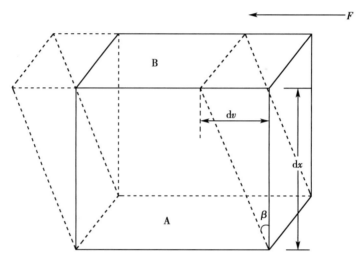

图 7-1 牛顿黏型模型(剪切应变 $\gamma=\tan\beta$)

$$\frac{S}{r} = G \qquad\qquad 式(7\text{-}1)$$

式(7-1)中,G 为剪切模量(shearing module,N/m^2),其物理意义在于物体单位剪切应变所需的剪切应力。例如完全弹性体,即在受力时只发生弹性形变,外力撤销时可 100% 恢复原状的理想物质,其力学性质即可用剪切模量表示。

如果以同样的剪切力 F 施加到液体时,液体就会以一定速度流动,而且带动下层液体流动,此时在 AB 层间产生速度梯度 $\mathrm{d}v/\mathrm{d}x$,亦称剪切速率(rate of shear,D)。对于理想液体,剪切应力 S 与剪切速率 D 成正比,可用牛顿黏性定律(Newton's law of viscosity)表示。

$$S = \eta \cdot \frac{\mathrm{d}v}{\mathrm{d}x} = \eta \cdot D \qquad\qquad 式(7\text{-}2)$$

或:

$$D = \frac{1}{\eta} \cdot S \qquad\qquad 式(7\text{-}3)$$

式中,η 为黏度,其物理意义是速率梯度为 1/s、面积为 1cm^2 时 AB 两液层间的内摩擦力,单位为 $\text{Pa}\cdot\text{s}$。遵循牛顿黏性定律的流体叫作牛顿流体或黏性流体,黏性是物质的固有性质。

三、黏弹性

黏弹性(viscoelasticity)是指物体具有黏性与弹性的双重特性,具有这种性质的物体称为黏弹体(viscoelastic body)。如软膏剂或凝胶剂等半固体制剂均具有黏弹性。黏弹体的力学性质不像完全弹性体那样,可仅用应力与应变的关系表示,它还与力的作用时间有关。研究黏弹性要用到应力松弛(stress relaxation)和蠕变(creep)两个重要概念。应力松弛是指黏弹性材料瞬间变形后,在总应变(即变形程度)不变的条件下,由于材料内部的黏性应变(或黏塑性应变)分量随时间不断增长,使回弹应变分量随时间逐渐降低,从而导致变形恢复力(回弹应力)随时间逐渐降低的现象。应力松弛是以总应变不变为条件的,其特性参数,即松弛时间(relaxation time)和推迟时间(retardation time)常作为半固体制剂的质量评价指标。蠕变与应力松弛相反,是指把一定大小的应力施加于黏弹体时,物体的形变随时间的延长而逐渐增加的现象。蠕变是应力不变,应变(即外形)发生变化。

第二节　流体的基本性质

根据流变特性通常把流体分为两类:一是牛顿流体(Newtonian fluid),遵循牛顿黏性定律,如图 7-2;另一类为非牛顿流体(non-Newtonian fluid),不遵循牛顿黏性定律。

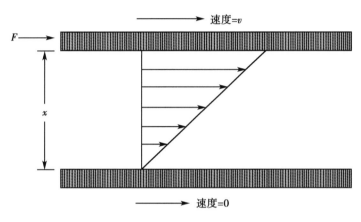

图 7-2　牛顿流体模型

一、牛顿流体

液体受剪切应力作用产生流动,流动的抵抗力是黏性。液体的黏度不同,流动速度也不同。如图 7-2 所示,将面积为 $A cm^2$ 的两块平板离开 $x cm$,平行相对,使牛顿流体在中间流过。按箭头方向给予上面的平板施加力 $F(N)$,上板以 $v(cm/s)$ 的速度运动,紧贴上板的液体以与上板相同速度移动,紧贴下板的一层液体不移动,两板中间所夹各层液体的流动速度如箭头所示,其流动速度沿 x 轴向上逐渐增大,并与下板的距离成正比。沿 x 轴方向速度梯度 dv/dx 为切变速率或剪切速率(rate of shear),用 $D(s^{-1})$ 表示。切变速率的大小与制剂操作和使用性能有关,如表 7-1 表示了若干制剂操作的切变速率近似值。

表 7-1　若干制剂操作的切变速率

操作	切变速率/(D/s^{-1})	操作	切变速率/(D/s^{-1})
从瓶内倾倒药液	50	皮下注射	4 000
胶体磨研磨	$10^5 \sim 10^6$	调制软膏	1 000
鼻喷剂从塑料瓶中喷出	20 000	皮肤上涂洗剂	400 ~ 1 000

牛顿在 17 世纪论述了流体的黏性,提出了"流体内部的剪切应力与垂直于流体运动方向的速度梯度成正比"的关系,即:

$$S \propto \frac{dv}{dx}, \quad S = \eta \cdot D \qquad 式(7\text{-}4)$$

此式即为牛顿公式。式中 S 为剪切应力,比例系数 η 称为黏度系数,简称黏度。凡符合牛顿公式的流体称为牛顿流体。将牛顿流体的剪切速率随剪切应力的变化绘制曲线,则得到流变曲线(rheogram)，如图 7-3 中的直线 A，剪切速率 D 与剪切应力 S 呈直线关系，且通过原点。水、空气、油、液状石蜡等及低分子化合物的纯液体稀溶液或高分子稀溶液都属于牛顿流体。

牛顿流体的黏度 η 是一个常数，单位是 Pa·s，1Pa·s＝10P（泊）。η 的倒数称为流度（fluidity）。在一定温度下，牛顿流体的黏度是温度的函数，随温度升高而减小，许多液体温度每升高 1℃，黏度降低约 2%。

二、非牛顿流体

凡不符合牛顿黏度公式的流体统称为非牛顿流体。非牛顿流体的剪切应力和切变速率之比不是常数，它是切变速率的函数。这个比值用 η^a 表示，称作表观黏度（apparent viscosity）。药剂学中的许多液体与半固体制剂，如高分子溶液、胶体溶液、乳剂、混悬剂、软膏剂等均属于非牛顿流体。非牛顿流体的流动可分塑性流动、假塑性流动、胀性流动和触变流动。它们的流变曲线不是直线，有些不通过原点，如图 7-3 所示。

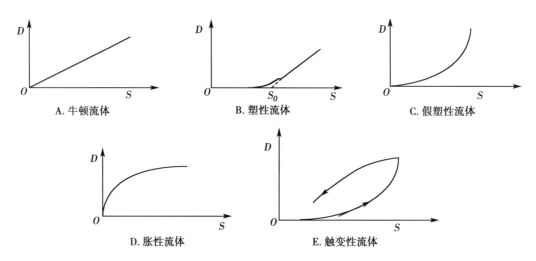

图 7-3　不同物质的代表性的流动

（一）塑性流体

当外加剪切应力较小时，物体不流动，只发生弹性变形，当剪切应力超过某一限度时，物体发生永久变形，表现出可塑性，呈现塑性流动（plastic flow）。如从软膏管中挤软膏，用力很轻时，膏体不流出，只从管口凸出，松手时又缩回，若用力大些，膏体就会从管口流出。塑性流动的流变曲线如图 7-3B，它不通过原点，与切应力（S）轴相交于 S_0，S_0 是使塑性流体开始流动所需的临界切应力，称为屈服切应力或屈服值（yield value）。当切应力 S 小于屈服值 S_0 时为弹性体，超过屈服值后变为黏性流体。

产生塑性流动的原因：静止时粒子聚集形成网状结构，当应力超过 S_0 时，导致体系网状结构被破坏，开始流动。加入表面活性剂或反絮凝剂，会减小粒子间的引力（范德瓦耳斯力）和斥力（短距离斥力），进而减少或消除屈服值。在制剂中呈现为塑性流动的剂型有高浓度乳剂、混悬剂、单糖浆等。

（二）假塑性流体

假塑性流动（pseudoplastic flow）的流变曲线如图 7-3C 所示。它的特点是曲线经过原点，即表示只要加上小的切应力就发生流动，这种流动没有屈服值。随着切应力的增大，切变速率以越来越大的速度增加，即流变曲线的斜率越来越大，曲线越来越陡，这意味着该体系随切变速率的增大其黏度越来越小，即表观黏度随搅动激烈程度而变小，这种现象称切变稀化。

假塑性流体大多数是含有长链大分子聚合物或形状不规则的颗粒的分散系，如甲基纤维素、羧甲纤维素、淀粉以及大多数高分子溶液等。不对称的高分子粒子在静止时有各种取向，当切变速率增加时，粒子的长轴逐渐向流动方向取向。切变速率越大，这种定向效应越明显，从而使流动阻力下降，表

观黏度 η^a 下降。当切变速率增加到一定值,粒子的长轴全部沿流动方向取向时,切变速率与切应力成正比关系,黏度不再改变。

（三）胀性流体

胀性流动(dilant flow)的流变曲线如图 7-3D 所示,它是通过原点的曲线,但与假塑性流动相反,曲线是凸型的。物体对流动的阻力随切应力增加而增大,即搅拌时表观黏度增大,搅拌得越快越显稠,这种现象称切变稠化。胀性流动也称作剪切增稠流动(shear thicking flow)。

剪切增稠作用可用胀容现象来说明。具有剪切增稠现象的液体,其胶体粒子一般处于紧密填充状态,作为分散介质的水充满致密排列的粒子间隙。当施加应力较小时,缓慢流动,由于水的润滑和流动作用,胶体表现出黏性阻力较小。如果用力搅动,处于致密排列的粒子就会被搅乱,成为多孔隙的排列结构。这时由于原来的水分再也不能填满粒子之间的间隙,粒子与粒子之间没有了水层的滑动作用,因而黏性阻力就会骤然增大,甚至失去流动性。因为粒子在强烈的剪切作用下成为疏松排列结构,引起外观体积增大,所以称之为胀容现象。

通常胀性流体需要满足以下两个条件:粒子必须是分散的,而不能聚结;分散相浓度较高,且只在一个狭小的范围内才呈胀性流动。在浓度低时为牛顿液体,浓度较高时则为塑性流体,浓度再高时为胀性流体。例如,淀粉浆在 40% ~ 50% 的浓度范围内才表现出明显的胀性流动。

（四）触变性

塑性流动、假塑性流动与胀性流动的切应力与切变速率的关系与时间无关,随切应力增大或减小逆向改变时,切变速率及黏度也随之逆向改变,无时间滞后。对应于某一切应力,有一固定的切变速率。

对某些非牛顿流体,切应力作用时间的长短对体系的流变性有影响,即黏度与切应力作用时间长短有关。当体系在搅拌时成为流体,而停止搅动后逐渐变稠甚至胶凝,而不是立即恢复到搅拌前的状态,其间有一个时间过程,而且这一过程可以反复可逆进行,这种性质称为触变性(thixotropy)。触变性流体的流变曲线为一环状曲线(图 7-3E),其上下行线不重合,构成滞后环(hysteresis loop)。滞后环面积的大小反映了触变性的大小。制剂中的凝胶为半固体,无流动性。某些凝胶在恒温下受振动,内部结构被破坏,表现为体系的黏度下降,成为能流动的溶胶。停止振动后,溶胶逐渐变稠,最后恢复为凝胶,它们具有触变性。

普遍认为触变性是流体结构可逆转变的一种现象（即凝胶-溶胶-凝胶的转变）,它是由温度、pH或其他影响因素诱发黏度时间依赖性改变而引起的,体系的容积却不会发生变化。换言之,触变性是表述等温体系的一个术语,在这样的体系中,表观黏度会在切变力的作用下降低,而当应力去除时,又会缓慢恢复原来的黏性。

流体表现触变性的机制可以理解为随着剪切应力的增加,粒子之间形成的结构受到了破坏,黏性减小。当撤掉剪切应力时,被拆散的粒子靠布朗运动移动到一定的几何位置,才能恢复原来的结构,即粒子之间结合构造的恢复需要一段时间,从而呈现出对时间的依赖,表现出触变性。因此,剪切速率减小时的曲线与增加时的曲线不重叠,形成了与流动时间有关的滞后环。

一些制剂如高浓度混悬剂、乳剂与亲水性高分子溶液,在一定条件下都有可能存在触变性。如将单硬脂酸铝加入花生油中研磨混合后,120℃加热 0.5 小时,冷却后,即表现触变性。当单硬脂酸铝的浓度为 2.2%（g/ml）时,其胶凝时间为 1.3 小时。

第三节　流变性测定法

流变性的测定原理,就是求出物体流动的速度和引起流动所需力之间的关系。最常测定的流变学性质是黏度和稠度,测定方法快速易行,是简单的质量控制方法。

一、黏度的测定

（一）黏度的表示方法

黏度的表示方法有绝对黏度（absolute viscosity）、动力黏度（kinetic viscosity）、相对黏度（relative viscosity）、增比黏度（specific viscosity）、比浓黏度（reduced viscosity）、特性黏度（instrinsic viscosity）等。

（二）影响黏度的因素

1.温度　液体的黏度 η 与绝对温度 T 的关系可用 Andrade 式表示，随着温度升高，黏度降低。

$$\eta = Ae^{E/RT} \qquad\text{式（7-5）}$$

式（7-5）中，A 为常数，与液体相对分子质量和摩尔体积有关，E 为分子间开始流动所需的活化能；R 为气体常数。

2.压力　液体的黏度随着压力的增大而呈指数形式增加，然而，这种变化极小，在大气压下很难被检测到。

3.分散相　黏度受分散相的浓度、形状、粒子大小等的影响。

4.分散介质　黏度受分散介质的化学组成、极性、pH 及电解质浓度等的影响。

（三）黏度测量仪器

常见的黏度测量仪器有毛细管式黏度计、落球式黏度计和旋转式黏度计等。《中国药典》（2020年版）四部通则 0633 收载了毛细管式黏度计和旋转式黏度计测定方法。

1.毛细管黏度计　毛细管黏度计是基于相对测定法的原理设计，即依据液体在毛细管中的流出速度测量液体的黏度。此法因不能调节线速度，不便测定非牛顿流体的黏度，但对高聚物的稀薄溶液或低黏度液体测定较为方便。

当牛顿流体在毛细管中层流流动时，t 时间内通过毛细管的液体体积 V 与毛细管两端的压力差 Δp，毛细管半径 R 及管长 l 符合哈根-泊肃叶定律（Hagen-Poiseuille law）。

$$\eta = \frac{\pi \Delta p R^4 t}{8Vl} \qquad\text{式（7-6）}$$

式（7-6）中，η 为液体黏度。

液体以 1m/s 的速度流动时，在 1m² 平面液层与相距 1m 的平行液层间所产生的剪切应力的大小，称为动力黏度。在相同温度下，液体的动力黏度与其密度的比值，即得该液体的运动黏度，以 mm²/s 为单位。常通过测定供试品在平氏黏度计（图 7-4）中的流出时间，与该黏度计用已知黏度的标准液的流出时间，分别代入式（7-7），并将两式左右分别相比，可得下式：

$$\frac{\eta_s}{\eta} = \frac{\pi \Delta p_s R^4 t_s / 8Vl}{\pi \Delta p R^4 t / 8Vl} = \frac{\Delta p_s t_s}{\Delta p t} = \frac{p_s t_s}{p t} \qquad\text{式（7-7）}$$

式（7-7）中，Δp_s，t_s 和 Δp，t 系供试液和标准液在毛细管中流动时的压差和通过时间；流体在液体柱高度相同时，压力差比可以用密度比代替；ρ_s，ρ 供试液和标准液的密度。供试液的度可由式（7-8）算出：

$$\eta_s = \eta \frac{\rho_s t_s}{\rho t} \qquad\text{式（7-8）}$$

已知标准液的黏度，两液体的密度不难求得，所以只要分别测出一定量的两种液体通过毛细管的时间，就可以算出供试液的黏度。

溶剂的黏度 η_0 常因高聚物的加入而增大，溶液的黏度 η 与溶剂的黏度 η_0 的比值（η/η_0）称为相对黏度（η_r），通常用乌氏黏度计（Ubbelohde type viscometer，图 7-4）中的流出时间的比值（t/t_0）表示。当高聚物溶液的浓度较稀时，其相对黏度的对数值与高聚物溶液浓度的比值，即为该高聚物的特性黏数（η）。根据高聚物的特性黏数可以计算其平均分子量。

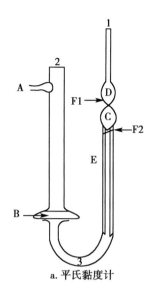
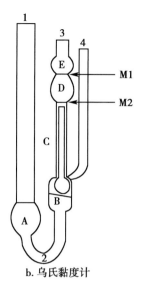

a. 平氏黏度计

1. 主管；2. 宽管；3. 弯管；A. 支管；
B. 储器；C. 测定球；D. 缓冲球；
E. 毛细管；F1、F2. 环形测定线。

b. 乌氏黏度计

1. 宽管；2. 弯管；3. 主管；4. 侧管；A. 储
器；B. 悬挂水平储器；C. 毛细管；D. 测定
球；E. 缓冲球；M1、M2. 环形测定线。

图 7-4　平氏黏度计（a）和乌氏黏度计（b）

2. 旋转式黏度计　旋转式黏度计(rotary viscometer)通常用于测定液体的动力黏度,系根据旋转过程中作用于液体介质中的剪切应力大小进行测定。引入旋转的方法有两种:一种是通过驱动特定的夹具,测量产生的力矩,称为应变控制型(Couette 型);另一种是施加一定的力矩,测量产生的旋转速度,称为应力控制型(Searle 型)。实际常用的旋转式黏度计有同轴双筒黏度计、单筒转动黏度计、锥板型黏度计、转子型旋转黏度计等多种类型。其中,同轴双筒黏度计和锥板型黏度计具有确定的几何形状,其测定结果是绝对黏度值,可用其他绝对黏度计重现,因此属于绝对黏度计。而转子型旋转黏度计不具有确定的几何形状,其测量结果是通过和标准黏度液比较得到的相对黏度值,不能用其他绝对黏度计或相对黏度计重现,仅可采用相同的仪器及转子在相同的测定条件下获得重现,因此属于相对黏度计。

3. 落球黏度计　落球黏度计(falling ball viscometer)是根据 Stokes 定律设计,即在黏度为 η 的液体中自由落下的小球(直径为 d),落下速率为 u 时,受到的阻力 $F = 6\pi\eta u$ 。当球在圆管中的液体里落下时,则有:

$$\eta = \frac{d^2(\rho_0-\rho)gt}{18L}\left[1-2.104\frac{d}{D}+2.09\left(\frac{d}{D}\right)^2\right]$$ 式(7-9)

式(7-9)中,d 为球直径;D 为管直径;ρ_0 为球密度;ρ 为液体密度;L 为落下距离;t 为落下时间;g 为重力加速度。若测定时与毛细管黏度计一样采用标准液对比方法,那么

$$\frac{\eta}{\eta_s} = \frac{(\rho_0-\rho)t}{(\rho_0-\rho_s)t_s}$$ 式(7-10)

式(7-10)中,η、t 为标准液的黏度和落下时间;η_s、t_s 为供试液的黏度和落下时间;ρ、ρ_s 为标准液和供试液的密度。

根据 Stokes 定律,要求落球黏度计中落下球或其他落下测件表面必须与供试液有润湿性。从原理上讲,触变性流体使用此法不合适。

Hoeppr 落球黏度计的测定方法是将供试液和圆球装入到玻璃管内,外围的恒温槽内注入循环水并保持一定的温度,使球位于玻璃管上端,然后准确地测定球经过上下两个标记线的时间,反复数次,

代入式(7-9)即可算出供试液的黏度。

二、稠度的测定

软膏等半固体制剂的流变性质,可用插度计(penetrometer)、平行板黏度计(spread meter)进行测定。图 7-5a 所示的插度计,主要用于测定软膏的稠度(consistency)。即在一定温度下,将插度计中重150g 的金属锥体的锥尖放在供试品表面,以插入的深度评定供试品的稠度,以 0.1mm 为一个单位,称为插入度。一般稠度大的样品插入度小,稠度小的样品插入度大。合格软膏剂的插入度通常规定在200~300 个单位范围内。平行板黏度计主要用于测定软膏剂的涂展性。将样品夹在平行板之间,施加一定压力,样品横向扩散,根据扩散速度可以评价其涂展性。近年来研制的自动平行板黏度计(图7-5b),可以通过附加的摄像头观察试样的变化,还可与计算机连接将测试数据进行处理与保存。

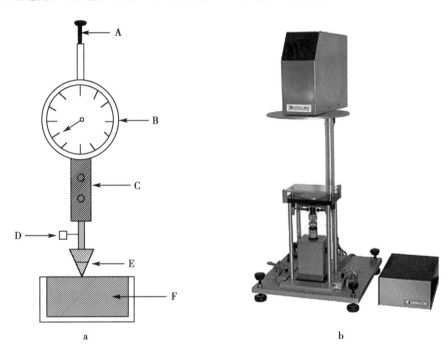

A. 入测定用支架;B. 刻度盘;C. 固定夹;D. 枕头固定器;E. 双重圆锥头;F. 样品。

图 7-5   插度计(a)与平行板黏度计(b)

第四节   流变学在药剂学中的应用

流变学理论在混悬剂、乳剂、软膏剂、凝胶剂、眼膏剂、硬膏剂、凝胶膏剂等药物制剂以及新型药物传递系统中得到广泛的应用。同时,对于药物制剂生产的每一道工序也有重要影响,例如填充、混合、包装等。在实际应用中,如软膏剂从管状包装中的可挤出性,在应用部位的涂展性;注射剂的通针性、应用部位的滞留性等均可用流变学的原理解释。通过流变学性质的研究可以控制制剂质量,还可以为制剂的处方设计、制备工艺及设备选择、贮存稳定性、包装材料等提供有关依据。

一、药物制剂的流变性质

由于流变特性常常与药品的质量、药理作用和稳定性密切相关,因而控制流变特性是药物制剂处方设计和制备的关键。药物制剂的流变性质主要有黏性、弹性、硬度、黏弹性、屈服值及触变性等,通过测定这些参数从而达到有效控制制剂质量的最终目的。

（一）稳定性

乳剂属于热力学不稳定体系，内相的液滴自然倾向于聚结，导致分层。通过控制外相流变特性是使乳剂稳定的一种方法。通常应用流变添加剂增加外相的黏度，使外相具有一定的屈服值，进而保证乳剂稳定。关于混悬剂的稳定性，触变程度和沉降速度有关；触变性越强，沉降速度越小。

（二）可挤出性

软膏剂、凝胶剂等半固体制剂的可挤出性，对于患者的用药依从性具有重要影响。当产品从软管挤出时，遇到一定的阻力，如果阻力太大或太小，均不合适。药品在开盖时不应自动流出，而当挤出时，应缓慢地由软管挤出。采用具有触变性的体系，就能解决黏度方面的矛盾。在不同的剪切条件下，同一药品表现出不同黏度。当软管被挤压，所施的剪切应力能破坏原有的结构，黏度变小，容易流动。当挤压停止，触变体系的结构又重新建立，恢复原有的黏度。

（三）涂展性

软膏剂、凝胶剂、搽剂等多用于皮肤涂敷，通过添加具有触变性的流变添加剂，调节制剂的黏度，可使制剂容易涂展，从而增加药物吸收。对常用凝胶基质—卡波姆 934 与卡波姆 1342 的流变学性质进行研究，发现既有相似之处，又有不同之处。二者的黏度都随浓度增加而增大，随转速增加而下降，呈现假塑型流体的性质。而两者对抗金属离子和有机溶剂的能力不同，原因在于卡波姆 1342 分子中含有疏水性修饰基团，对羧基有保护作用。玻璃酸及其盐是生物体内普遍存在的酸性黏多糖。在水溶液中，玻璃酸钠的长链可缠绕在一起，呈现一定的机械强度；同时，由于其高度水合作用而使黏度随浓度呈指数上升，且黏度明显依赖于切变力。同一浓度的溶液在不同的切变力下，黏度可相差数千倍。研究发现，药物玻璃酸钠凝胶具有假塑性流体特性，在低剪切频率时具有较高的黏度；而在高剪切频率时具有较低的黏度，有利于制剂在皮肤表面的涂布和黏附。

（四）通针性

临床上需要研发一种能够顺利通过注射针头而又不被破坏结构的水凝胶型注射剂。由生物可降解聚合物聚氧乙烯-聚羟基丁酸酯-聚氧乙烯（PEO-PHB-PEO）与 α-环糊精自组装形成的注射给药系统，注射给药后，凝胶作用动力学特点取决于聚合物和 α-环糊精的浓度以及所用 PEO 的分子量。这种触变性可逆的水凝胶是通过超分子自组装诱导的物理交联形成的，在没有任何化学交联剂的情况下也会自发形成。又如，含有 40%～70% 的普鲁卡因青霉素 G 的浓混悬液具有很高的固有触变性，并具有剪切稀释作用。因此，在进行皮下注射时，混悬剂被挤压通过针头时结构被破坏，而在注射部位重新恢复其流变学结构，从而形成药物贮库，缓慢释药。通针性与胶凝温度、胶凝时间均可作为考察指标用于筛选水凝胶型注射剂的最优处方。

（五）滞留性

溶液、混悬液、眼膏剂等传统的眼部给药制剂，具有角膜前损失较多、疗效差异较大、影响视力等缺点。为了避免这些缺点，现已开发了具有触变性的原位凝胶眼部给药系统。此种眼部给药系统可对环境变化做出相应反应，如液体制剂一经滴入就会在眼部结膜穹窿内发生相转变，形成具有黏弹性的凝胶。据报道，水溶性聚丙烯酸凝胶在家兔眼部给药可滞留 4~6 小时，这是由于凝胶具有很高的屈服值，使其能抵抗眼睑和眼球运动而引起的剪切作用。又如，制备一种眼用纳米乳-离子敏感型原位凝胶，发现与人工泪液以一定比例混合后具有较强的胶凝能力，其黏度和弹性模量随着人工泪液加入量的增加而提高，该特性有助于提高药物在眼表的黏附而减缓制剂的眼部清除。

传统的直肠栓剂在体内软化后，易从腔道流出，给患者带来不适感。同时，肛门给药后，无黏附性的固体栓剂可逐渐自动进入直肠深部，产生较大的肝脏首过效应。液体栓剂（liquid suppository）不同于传统栓剂，它是一种原位凝胶（in situ gel），具有适宜的胶凝温度（低于直肠生理温度），胶凝温度以下为液态，进入直肠后，能在体温作用下迅速转化为半固体的黏稠凝胶态，胶凝强度较大，不易从肛门漏出。同时，具有较强的生物黏附力。

（六）控释性

已有研究证实，通过体液成分调节胶凝过程，直接影响所载药物在制剂中的控释速率。体液的主要成分为水，它是决定屈服值及其触变体系结构的主要因素。体液能渗透进入溶胶-凝胶体系基质中，体液的成分会影响其结构，尤其是交联度及水合作用程度，进而影响被包裹药物的释放速率。对一种具有触变性的口服制剂，模拟的恒流唾液会影响药物从凝胶中的释药速率。以卡波姆和聚乙烯-苯酚（一种非牛顿流体）混合物为基质的凝胶，接触唾液时会膨胀，形成药物释放的黏性屏障。对于不同体系完全释放所载药物需要的时间也不同。

二、药物制剂的流变性质对不同制剂制备方法的影响

（一）乳剂制备中的应用

在乳剂制备过程中，任意两相之间的界面都存在作用力，这种作用力能够影响乳剂的流变学特征。理论认为，两相之间的界面仅仅只受到一种表面作用力的影响，可是在实际形成过程中，乳剂中因为添加表面活性剂和其他一些高分子聚合物而拥有更多复杂的特性，这些特性都会影响乳剂的流变学特性。一般认为任意两相之间的界面有三种不同的表面流变学特性：①只有表面黏性而没有表面弹性，可以运用表面张力、表面黏度以及表面膨胀黏度来描述；②只有表面弹性而没有表面黏度，可以通过表面切变系数、表面黏度系数以及表面张力来描述；③表面黏弹性，这种特性可以通过复杂切变系数、复杂膨胀系数以及表面张力来描述。

在复乳的制备过程中，流变学特性与乳剂的稳定性和变形性密切相关。乳滴的粒子数目以及乳滴间的距离、乳剂的黏度特性都能够影响制剂的流变学性能。其中相体积分数能够影响乳滴间距，例如在稀分散体系中，分散相的相体积分数被严格控制在 0.02 以下。在此范围内，小乳滴之间不会相互接触，有利于乳剂的稳定，并保持一定的形态。同时粒径也非常重要，粒子大小从 20nm 减少到 10nm 能够使体系的流变学特性发生巨大的变化。

在乳剂的制备过程中，表面活性剂作为乳化剂能够防止液滴合并，增加体系的稳定性。低浓度的表面活性剂能够使乳滴具有高表面弹性和高表面黏性；高浓度的表面活性剂却可以减低乳滴的表面弹性。乳滴的聚集性也与表面活性剂的性质与浓度有关，其中高分子聚合物类的表面活性剂，如聚多糖、黄原胶、吉兰糖胶等，不仅有利于乳剂的形成，还可发挥稳定剂的作用。

（二）软膏剂制备中的应用

流变学在软膏剂中的作用极为重要，软膏剂基质的选择、处方设计、含量均匀性、稠度、涂展性、附着性等均与流变性有关。其中软膏的涂展性和表观黏度与触变性有关，而触变性与切应力有关。对于某些非牛顿流体，切应力作用时间的长短、环境温度等对体系的流变性均有影响。

屈服切应力与制剂的流动性有关。在软膏剂与化妆品中的屈服切应力应该足够大，这样能使这些物品在杂乱无章的摆放时不容易从容器中流出来。同时也不应该过大，否则会使软膏剂在皮肤涂布时产生密集的阻力，从而不易在皮肤上铺展。总之，屈服切应力对软膏剂或化妆品在人体和皮肤表面形成的膜的厚度起到重要的作用。而软膏基质中的组分的变化对屈服值的影响较大，例如，白蜡能使凡士林变稠、硬度增加、屈服值变大，并且随白蜡的百分比增加，表观黏度呈指数增大。

（三）混悬剂制备中的应用

流变学性质与混悬剂在皮肤应用时的涂布与保留情况有关。混悬剂属于热力学不稳定的粗分散体系，助悬剂则能增加分散介质的黏度以降低微粒的沉降速度或增加微粒亲水性。在混悬剂制备中，宜选用具有塑性、假塑性和触变性的高分子化合物作助悬剂，其中具有触变性的高分子化合物有利于混悬剂的稳定性。比如，有研究发现，黄原胶溶液有明显的触变特性，即在静止状态下溶液黏度增大甚至形成凝胶，在机械力的情况下，黏度下降，流动性增加。而瓜耳豆胶和阿拉伯胶无此特性，用它们制备的相近黏度的混悬液稳定性比黄原胶差。

（四）栓剂制备中的应用

栓剂在直肠温度下的流变学性质会影响栓剂中药物的释放和生物吸收。有研究表明,黏度对脂溶性基质栓剂中药物释放的影响尤为显著,而加入表面活性剂的种类和浓度均会对黏度产生影响。有研究对液体栓剂基质泊洛沙姆 P407：P188：HPMC（18：20：0.8）进行考察,发现该混合基质的黏度与剪切力的关系随温度不同而不同。在 25℃ 下,剪切速率的增加并没有导致黏度的显著改变,表明这种液体栓剂在室温条件下具有一定的可灌注性。而在 36℃ 下,剪切速率的增加则导致黏度的显著下降,从而有利于凝胶的形成。有研究以卡波姆 980 和卡波姆 981 不同加入比例为基质制备获得的阴道凝胶,均无触变性。随着卡波姆 980 的比例增加,凝胶黏度升高,无触变性。当剪切速率增大时,凝胶分子间结合的结构受到破坏,导致其黏度降低;当剪切停止时,分子间的结构又迅速恢复。该特性有利于阴道给药,即在给予外力挤压凝胶,其黏度降低易于流动;凝胶栓进入阴道后在短时间即可恢复原有黏度,不易从腔道中泄漏。

（五）眼用凝胶中的应用

流变学性质直接影响着眼用凝胶剂的生物利用度。眼用凝胶剂制备时宜选用具有假塑性和触变性的材料（如海藻酸钠、羧甲基纤维素钠、泊洛沙姆等）。其为假塑性非牛顿流体时,在低剪切时,高黏度利于制剂在贮藏时的稳定性和均匀性;在高剪切时,即在使用时黏度快速降低,有利于凝胶剂在眼部的涂布,提高患者的顺应性。当眼用凝胶为触变性流体时,滴入眼睛后,随着眼睑眨动带来的快速剪切使凝胶剂黏度迅速降低,有利于制剂在眼球表面的涂布;当眼睑停止眨动后,剪切停止,凝胶剂黏度迅速恢复。这个特性可以延长药物在眼球表面的停留时间,增加载药在眼部的释放,提高生物利用度。例如,聚氧乙烯（PEO）和聚氧丙烯（PPO）构成的嵌段共聚物泊洛沙姆 P407 和 P188 作为凝胶基质,该凝胶在低于 25℃ 下呈液态,为低黏弹性的牛顿流体,眼部给药后,可快速胶凝,凝胶强度增大,展示出假塑性流体特点,使包载的药物加替沙星在眼部滞留时间长,提高了加替沙星的生物利用度。

三、药物制剂的流变性质对生产工艺的影响

（一）工艺过程放大

一般而言,牛顿流体型液体制剂（如溶液剂、溶液型注射剂等）较容易完成由小试放大至规模生产。而非牛顿流体制剂（乳剂、混悬剂、软膏剂等）生产工艺放大就很不容易。大规模生产后,这类制剂的黏度和稳定性与实验室小试样品的性能会显著不同。因而在解决工艺过程放大问题和减小每批制剂产品的质量差异时,了解流变学原理和影响流变特性的因素可能对解决上述问题很有帮助。

在乳剂放大生产过程时,中试研究是十分必要的。一般中试的量不应小于实际生产量的 1/10。这是因为即使设定两个混合容器桨叶的转动速度（角速度）恒定,由于混合器叶桨直径不同,较大叶桨末端的速度（线速度）比小叶桨大,并产生较大剪切应力,所以两种情况的剪切应力会不同。因为生产上使用的设备与实验室中试设备差别很大,大规模生产中制得的最终产品可能在外观和内在质量方面与实验室中试样品不同。此外,制备过程温度的变化亦可能影响乳剂的流变特性。由于较小混合罐的单位体积热传输表面比大混合罐大,所以两种情况的冷却速度会不同,小混合罐冷却较快。若要补偿这类差别,必须对搅拌速度和温度等工艺参数进行调节。

乳剂由不相混溶的水相、油相和药物混合在一起,呈非平衡状态。过程变量可能对平衡状态产生较大影响,引起流变特性的改变,必须考虑各阶段的温度（乳化前两相的温度、混合时温度、冷却介质的温度、由混合罐泵出温度、储存和灌装时温度）。机械功是在混合、均质时,液体通过管道、阀门、泵桨叶和灌装嘴等各阶段的另一参数。这些参数通常是不独立的,常常互相影响。触变性乳剂有十分低的复原速度,在生产过程中应降低机械功,防止剪切变稀。降低剪切的方法使减慢混合速度,然而,这样可能导致冷却效率差,以致需要较长时间使产品冷却至所规定的温度。长时间混合可能降低剪

切变稀产品的黏度,造成不良结果。

（二）混合作用

如果产品特性与剪切应力和时间有关,同时剪切后复原需要时间,工艺过程中使用的各种设备(如混合罐、泵和均质机等)施加机械功(即剪切作用)的强度和经历时间的任何改变都会引起最终产品黏度的明显改变。

生产恢复慢的剪切变稀乳剂时,混合和输送所加剪切作用常常将黏度降低至可接受的极限值以下。通常可以更换灌装设备、采用低剪切泵的方法解决。因此混合设备选型时必须考虑液体的流变性。如果产品具有剪切变稀性,且具有较高的屈服值时,小叶桨可能只引起接近桨叶小部分的液体流动(由于剪切变稀),大部分高屈服值物料留在原处。大螺旋桨叶、涡轮式桨叶会覆盖较大面积,可避免"气阱"效应。

过程变量影响产品的黏度,而产品的黏度亦会影响过程效率。黏度可能使混合作用变得无效,降低热传输速率,并且降低混合罐冷却速度。黏度也明显地影响剪切变稠的液体产品泵送速度。在单元操作中选择泵时,应考虑被泵送液体的流变特性。如产品在泵送时变得稠厚,可能会引起泵送困难,如有产品滞留在设备内,甚至会造成泵的损坏。

四、心理流变学

药物制剂除了有药学和药理学评价指标之外,一些外用制剂必须满足外观、涂展性、颜色、气味以及其他患者心理上和感觉上能够接受的特性要求。有研究者根据软膏剂的流变学性质,将其分为三类:第一类产品较柔软,主要用于眼部;第二类产品包括中等稠度的一般性药用软膏;第三类产品包括用于渗出性糜烂性皮炎等的保护性产品。各类产品的屈服值和塑性黏度均有报道。Cussler 等发现未经训练的患者仅凭借平滑性、薄度和温度即可判断用于皮肤的非牛顿流体的稠度。因此,心理流变学(psychorheology)对于制剂的设计和制备也起到十分重要的作用。

思 考 题

1. 简述牛顿流体、塑性流体、假塑性流体和胀性流体的特点。
2. 何谓触变性?简述影响触变性的因素。
3. 简述影响黏度的因素。
4. 简述流变性质对乳剂、混悬剂、软膏剂、栓剂制剂处方设计中的应用。

(黄　园)

示例视频

第七章
目标测试

参 考 文 献

[1] 何勤,张志荣. 药剂学. 3 版. 北京:高等教育出版社,2021.

[2] 唐星. 药剂学. 4 版. 北京:中国医药科技出版社,2019.

[3] 高峰. 工业药剂学. 北京:化学工业出版社,2021.

［4］吴清. 物理药剂学. 北京：中国中医药出版社，2018.

［5］李三鸣. 物理化学. 8 版. 北京：人民卫生出版社，2016.

［6］PATRIC J S. Martin 物理药剂学与药学. 6 版. 刘艳，译. 北京：人民卫生出版社，2012.

［7］国家药典委员会. 中华人民共和国药典：2020 年版. 北京：中国医药科技出版社，2020.

［8］KIM H S，MASON T G. Advances and challenges in the rheology of concentrated emulsions and nanoemulsions. Advances in colloid and interface science，2017，247：397-412.

［9］DAWN A，KUMARI H. Low molecular weight supramolecular gels under shear：Rheology as the tool for elucidating structure-function correlation. Chemistry-A European Journal，2018，24（4）：762-776.

［10］NOUR A H. Emulsion types，stability mechanisms and rheology：A review. International Journal of Innovative Research and Scientific Studies，2018，1（1）：14-21.

第八章

药物制剂设计

0801

第八章
教学课件

学习目标

1. **掌握** 药物制剂的处方前研究内容,药物和辅料的配伍及其相容性,药物制剂设计的主要内容。
2. **熟悉** 药物制剂的设计基础。
3. **了解** QbD 在制剂设计中的应用。

第一节 创新药物研发中的制剂设计

药物作用的效果不仅取决于原料药自身活性,也与药物进入体内的形式、途径和作用过程等密切相关。因此,在创新药物研究中,制剂设计是一项不可缺少的重要内容。

创新药物研究往往针对的是新化学实体(new chemical entity,NCE)或全新作用机制,因而存在着很大的不确定性,需要经过从发现(discovery)到开发(development),最后到临床研究等一系列复杂而精密的程序。传统意义上的制剂研究仅包括药物开发阶段的处方筛选、稳定性研究以及工艺开发等内容。然而,在实际工作中,发现有相当多的候选化合物(candidate compound),在开发阶段才被发现存在溶解性差、体内吸收不佳、稳定性不足等问题,造成研发工作的中断或延迟,浪费大量的前期投入。因此,制剂设计的理念和制剂相关研究,应该贯穿在整个新药开发的过程中。一般药物开发按图8-1上部所示的流程进行,制剂研发是将候选药物制成最终产品即药品,按图8-1的下部流程完成。

药物制剂设计是新药研究和开发的起点,是决定药品的安全性、有效性、可控性、稳定性和顺应性

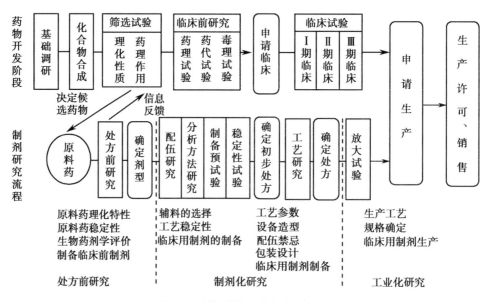

图 8-1 创新药物开发与制剂研究

的重要环节。如果剂型选择不当,处方和工艺设计不合理,会对药品质量产生很大的影响,甚至影响药品的疗效及安全性。所以,制剂研究在药物研发中占有十分重要的地位。

在先导化合物优化(lead compounds optimization)以及确定候选化合物(candidate compounds selection)阶段,应引入制剂设计(design of dosage form)理念。在考察化合物的活性、特异性以及毒性等药理学特性的同时,还应对其重要的物理化学特性和生物药剂学性质,包括不同盐型和晶型的溶解度、稳定性以及生物膜透过性、生物半衰期等进行表征。例如,口服给药的药物,应考虑选择水溶性良好、晶型稳定、吸湿性低且化学稳定性较好的化合物,以降低后期制剂研究中的风险。

进入制剂开发阶段后,应根据药物本身的理化性质和临床用药需求,设计适宜的给药途径和剂型。

确定给药途径和剂型后,进一步设计和筛选合理的处方和工艺。21世纪制剂设计中引入"质量源于设计(quality by design,QbD)"的理念。

最后,即使对于已上市的药物,基于更为安全和有效的理念而开展的新制剂研究,也是制剂设计的一项重要内容。一方面,对于现有药品在临床应用中出现的问题和不足,需要通过改良制剂设计来解决。另一方面,通过申请改进剂型的专利和开发新制剂产品,可以延长药物保护期,保持市场占有率,即所谓的药品的生命周期管理(life cycle management)策略。随着新型药物制剂技术和药物递送系统(drug delivery system,DDS)研究的不断深入,制剂新产品的研发,也将成为制剂设计的重要内容,受到广泛重视。

第二节　制剂设计基础

一、制剂设计的目的

药物制剂设计目的在于根据疾病性质、临床用药需要以及药物理化性质和生物学特征,确定合适的给药途径和药物剂型。在调查和研究药物理化性质和生物学特性的基础上,选择合适的辅料和制备工艺,筛选制剂的最佳处方和工艺条件,确定包装,最终形成适合于工业生产和临床应用的制剂产品。

为保证将药物合理地递送到体内,并在临床上呈现适宜的药理活性和治疗作用,制剂设计时,应达到以下目标。

（一）保证药物迅速到达作用部位

设计剂型时,应尽可能地使药物迅速到达作用部位,然后保持其有效浓度,最终产生较高的生物利用度。如水溶性药物,静脉注射可以得到100%的生物利用度,其作用速率也容易控制。一次静脉推注可立即发挥药效作用,也可静脉滴注以稳定的速率发挥作用。局部作用的软膏、吸入剂等比较容易到达皮肤、黏膜等部位。

（二）避免或减少药物在体内转运过程中的破坏

制剂设计时,需了解活性药物在体内是否存有肝脏首过效应,以免使其活性损失或失效;是否能被生物膜和体液环境 pH 或酶所破坏等,以便通过合理的剂型设计加以克服。

（三）降低或消除药物的刺激性与毒副作用

某些药物具有胃肠道刺激性或对肝肾有毒性,改变剂型可以减少刺激性或毒副作用,如酮洛芬对胃刺激性较大,制成经皮吸收贴剂可以消除刺激性;阿霉素普通注射剂的心脏毒性较大,但是制成脂质体后能显著降低心脏毒性。

（四）保证药物的稳定性

凡在水溶液中不稳定的药物,一般可考虑将其制成固体制剂。口服用制剂可制成片剂、胶囊剂、颗粒剂等;注射用则可制成注射用无菌粉末,均可提高稳定性。

二、制剂设计的基本原则

任何药物都不能直接应用于患者,需经过处方设计制成药品。在药物处方中加入一些辅料,使其形成简单的溶液形式或者复杂的药物递送系统。这些辅料具有特定的药剂学功能。处方中的辅料,比如增溶剂、助悬剂、增稠剂、防腐剂、乳化剂等,提高了药物的成药性,将药物转变成药品。

剂型设计的原则是药物处方能够进行大规模生产,并且产品具有可重现性,最重要的是药品具有可预测的治疗效果。为确保药品质量,需满足以下要求:加入适当的防腐剂避免微生物污染,保证药品物理化学性质稳定,保证药物剂量的均一性;选择适当的包装和标识,保证药品工作人员和患者的可接受性。最理想的情况是,剂型设计应该根据患者的变化而变化,尽管目前还很难实现。

药物制剂设计的基本原则主要包括以下五个方面。

1. 安全性　药物制剂的设计首先要考虑用药的安全性(safety)。药物制剂的安全问题主要来源于药物本身,也可能来源于辅料,并且与药物制剂的设计有关。如紫杉醇本身具有一定的毒副作用,其在水溶液中溶解度也小,在制备紫杉醇注射液时需加入聚氧乙烯蓖麻油作为增溶剂,该增溶剂具有很强的刺激性。如果将紫杉醇通过制剂手段设计为脂质体制剂,则可避免使用强刺激性的增溶剂,降低不良反应。理想的制剂设计应在保证疗效的基础上使用最低剂量,并保证药物在作用后能迅速从体内被清除而无残留,从而最大限度地避免刺激性和毒副作用。对于治疗指数(therapeutic index)低的药物宜设计成控释制剂,减少血药浓度的峰谷波动,维持较稳定的血药浓度水平,以降低毒副作用的发生率。对机体具有较强刺激性的药物,可通过适宜的剂型和合理的处方来降低药物的刺激性。

2. 有效性　药物制剂的有效性(effectiveness)是药品开发的前提,虽然活性药物成分是药品中发挥疗效的最主要因素,给药途径、剂型、剂量以及患者的生理病理状况也一定程度上影响疗效。例如治疗心绞痛的药物硝酸甘油通过舌下、经皮等形式给药时,起效快慢与作用强度差别很大。对心绞痛进行急救,宜选用舌下给药,药物快速被吸收,2~5分钟起效;对于预防性的长期给药则使用缓释透皮贴剂较为合适,作用可达到24小时以上。同一给药途径,如果选用不同剂型,也可能产生不同的治疗效果。因此,应从药物本身的特点和治疗目的出发,设计最优的起效时间和药效持续周期,如以时辰药物治疗学(chronopharmacology)的理念指导开发的妥洛特罗经皮吸收贴剂。

3. 可控性　药品质量是决定其有效性与安全性的重要保证,因此制剂设计必须保证质量可控性(controllability)。可控性主要体现在制剂质量的可预知性(predictability)与重现性(reproducibility)。重现性指的是质量的稳定性,即不同批次生产的制剂均应达到质量标准的要求,不应有大的差异,应处于允许的变化范围内。质量可控要求在制剂设计时应选择较为成熟的剂型、给药途径与制备工艺,以确保制剂质量符合规定标准。国际上现行的"QbD"的理念,希望在剂型和处方设计之初,就考虑确保质量的可控性。

4. 稳定性　药物制剂的稳定性(stability)是制剂安全性和有效性的基础。药物制剂的稳定性包括物理、化学和微生物学的稳定性。在处方设计开始时就要将稳定性纳入考查范围,不仅要考查处方本身的配伍稳定性和工艺过程中的药物稳定性,还应考虑制剂在贮藏和使用期间的稳定性。因此,对新制剂的制备工艺研究过程中要进行为期10天的影响因素考察,即在高温、高湿和强光照射条件下考察处方及制备工艺对药物稳定性的影响,用以筛选更为稳定的处方和制备工艺。药物制剂的化学不稳定性导致有效剂量降低,形成新的具有毒副作用的有关物质(relative substance);制剂的物理不稳定性可导致液体制剂产生沉淀、分层等,以及固体制剂发生形变、破裂、软化和液化等形状改变;制剂的微生物学不稳定性导致制剂污损、霉变、染菌等严重安全隐患。这些问题可采用调整处方,优化制备工艺,或改变包装或贮存条件等方法来解决。

5. 顺应性 顺应性(compliance)是指患者或医护人员对所用药物的接受程度,其对制剂的治疗效果也常有较大的影响。难以被患者接受的给药方式或剂型,不利于治疗。如长期应用的处方中含有刺激性成分,注射时有强烈疼痛感的注射剂;老年人、儿童及有吞咽困难的患者服用体积庞大的口服固体制剂等。影响患者顺应性的因素除给药方式和给药次数外,还有制剂的外观、大小、形状、色泽、口感等各方面的因素。因此,在剂型设计时应遵循顺应性原则,考虑采用最便捷的给药途径,减少给药次数,并在处方设计中尽量避免用药时可能给患者带来的不适或痛苦。

三、给药途径和剂型的确定

临床用药实践表明,药物的生物活性在很大程度上受药物理化性质和剂型的影响,相同的给药途径而剂型不同,有时会有不同的血药浓度水平,从而呈现出疗效差异。表面看上去相似的处方,生物利用度可能有较大的差别。为了使药物具有最佳的生物利用度,需要选择最适合药物的剂型,进而需要综合考虑药物溶解度、药物粒径大小、理化性质、辅料等,从而决定最适宜的给药途径和剂型。

药物的有效剂量可能也随剂型和给药途径而变化,静脉注射的药物直接全部进入血液。相对来说吸收口服药物时,存在的各种物理、化学和生物屏障使其很少完全地吸收入血。多数情况下,为达到同样的血药浓度和临床疗效,非口服药物(注射药物)所需的剂量通常小于口服剂量。直肠、胃肠道、舌下等给药方式的药物吸收速率和吸收程度各不相同。因此,针对某一特定药物,不同的剂型和给药途径都需重新考虑,且必须在临床研究中分别进行评估以确定其有效剂量。

药物必须设计成适宜的剂型,才能发挥好疗效。一种药物可以设计成几种不同的剂型,方便有效地治疗某种疾病。根据不同的给药途径可以设计几种不同的剂型从而使治疗效果最优化。一般分为口服给药、注射给药、经皮给药或植入给药,表8-1列出了适合不同给药途径的剂型,图8-2表示各种剂型的给药途径。

表8-1 适合不同给药途径的剂型

给药途径	剂型
口服	溶液剂、糖浆剂、混悬剂、乳剂、凝胶剂、粉末剂、颗粒剂、胶囊剂、片剂
直肠	栓剂、软膏剂、乳膏剂、散剂、溶液剂
局部	软膏剂、乳膏剂、糊剂、洗剂、凝胶剂、溶液剂、气雾剂、经皮贴剂
注射	注射剂(溶液型、混悬型、乳剂型)、植入剂、透析溶液
呼吸道	气雾剂(溶液型、混悬型、乳剂型、粉末型)、吸入剂、喷雾剂
黏膜	溶液剂、吸入剂
鼻腔	溶液剂、喷剂
眼部	溶液剂、眼膏剂、乳膏剂
耳部	溶液剂、混悬剂、软膏剂、乳膏剂

选择剂型时一定要综合考虑药物自身性质和临床需要,因为临床病理状态可能会对剂型有特别的要求。进行剂型设计时需清楚影响给药途径选择的因素,该给药途径下药物的吸收情况。一些药物可被设计成多种剂型,而每种剂型都由于其药剂学性质对应不同的给药途径。比如糖皮质激素类药物氢化可的松,主要用于抗炎和抗过敏治疗,现有剂型如片剂、肠溶包衣片、注射剂、滴眼剂、灌肠剂,虽然应用的药物形式和添加的辅料不同,但都具有较好的抗炎效果。例如,氢化可的松游离碱水溶性不好,所以采用氢化可的松醋酸盐制备片剂,用其磷酸盐的形式制备眼用和耳用的溶液剂。对乙

酰氨基酚也具有多种剂型,包括片剂、分散片、儿科用片剂、儿科用口服溶液剂、无糖口服溶液剂、口服混悬剂及栓剂。

近年来,生物技术药物越来越多,其活性成分是体积相对较大或者具有较大相对分子质量的分子,这些药物的处方设计和制剂制备的难度很大。尽管如此,剂型设计的原则对这些药物依旧适用。目前,此类药物的给药途径一般为注射或通过呼吸道给药。通过这两种途径递送此类药物,需特别注意辅料的选择问题。

生物药剂学的产生和发展提出了剂型因素、生物因素对药物效应具有影响的重要结论,并揭示了上述因素的作用规律,进行了卓有成效的研究。生物药剂学对清晰地理解剂型设计是非常重要的,特别是对药物吸收、分布、代谢、排泄的理解。一般来说,药物在被吸收之前应该是以分子形式存在的,然后通过胃肠道、皮肤、肺等的上皮细胞吸收进入人体。这些药物一旦被吸收就可以发挥药效作用,与给药部位距离作用部位的远近无关。图8-3说明了各种剂型中药物是如何在人体内转运的。

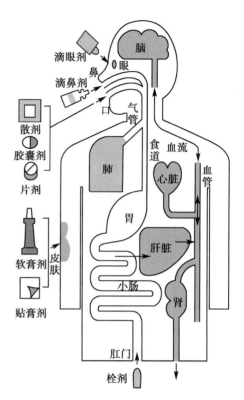

图 8-2   各种剂型的给药途径示意图

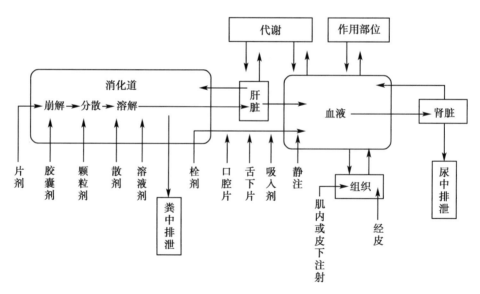

图 8-3   各种剂型的给药途径药物转运

把药物设计成通过以下部位给药的剂型时,药物可直接吸收进入血液循环,比如口腔、呼吸道、直肠、肌内和皮下给药,其中静脉滴注是这些途径中最直接的形式。口服给药,药物的作用缓慢,因为其在胃肠道中转运,吸收和进入血液循环都需要一定的时间。采用口服给药,制剂的物理形式将会影响其吸收速率和起效时间,因此溶液剂较混悬剂起效快,胶囊剂与片剂相比,起效较慢。表8-2列出了不同剂型的起效时间。

药物自身性质和给药途径会影响药物的吸收行为。在临床治疗和预防疾病时,有的要求全身用药,而有的需局部用药避免全身吸收;有的要求快速吸收,而有的需缓慢吸收。因此针对疾病的种类和特点,需要多种给药途径和相应的剂型和制剂。适宜的制剂和剂型,对发挥药效、减少药物毒副作

表 8-2　不同剂型的起效时间

起效时间	剂型或给药方式
几秒	静脉注射
几分钟	肌内注射、皮下注射、口腔速溶片剂、喷雾剂、气雾剂
几分钟到几小时	短效注射剂、溶液剂、混悬剂、散剂、颗粒剂、胶囊剂、片剂、缓控释片剂
几小时	肠溶包衣制剂
几天到几周	贮库作用长效注射剂、植入剂
不确定	局部应用制剂

用、方便用药具有重要意义。不同的药物制剂,通过不同的给药途径进入体内后,其药物的吸收和作用机制以及药效等可能存在较大差异。因此,应根据药物开发的目标确定具体的给药途径并设计适宜的剂型。

下面将简单介绍一些给药途径和剂型。

（一）口服给药

口服给药(oral administration)是所有给药途径中最常用的一种。口服给药的剂型一般是经胃肠道黏膜和上皮细胞吸收,所以这种剂型基本上发挥全身作用。但是,也有一些药物在口腔中溶解并迅速吸收,另一些水溶性不好或者吸收很差的药物发挥局部作用。与其他给药途径相比,口服给药是所有给药途径中最自然、最简单、最方便和最安全的给药方式。但口服给药也有一些缺点,主要是起效慢,吸收没有一定的规律,药物容易被胃肠道中的分泌物或酶破坏。

药物与胃肠道中的一些物质反应可能会改变药物的溶解度,例如,四环素的吸收会被钙干扰,而钙可能存在于食物或者处方的填充物中。胃排空时间会影响药物在肠道中的吸收。胃排空较慢对药物吸收是不利的,因为胃排空慢会增加胃液对药物的灭活作用,延迟药物在肠道中的吸收,使药物不能被有效吸收。另外,环境 pH 会影响药物的离子化程度和溶解度,进一步影响药物吸收的程度和部位,而从胃到肠的 pH 变化为 1~8。与解离的药物相比,游离的药物更容易透过生物膜,而大多数的药物都是弱酸或者弱碱性的,对于弱酸性的药物,在胃部的酸性环境中更多以非离子化形式存在,所以弱酸性药物更容易在胃部被吸收。小肠的 pH 约为 6.5,有较大的表面积,弱酸性和弱碱性药物都容易被吸收。

最常用的口服剂型主要有片剂、胶囊剂、混悬剂、丸剂、溶液剂和乳剂。片剂一般由药物和处方中的填充物经压片过程形成,填充物包括崩解剂,可以使药片在胃肠道中崩解为药物颗粒或粉末,从而促进药物的溶出和吸收。一些片剂需进行包衣,包衣可以使药物与周围环境隔绝保证药物的稳定性,或者可以掩盖药物自身不良的味道,肠溶衣可以避免药物被胃中的酸性物质破坏。最近,调控释片剂的使用越来越广泛,比如速溶片,缓释片和控释片。缓控释片剂的优点在于可降低一些药物的副作用,能在较长时间内维持稳定的血药浓度,尤其适用于治疗需长期给药的疾病,比如高血压。

胶囊剂是将药物和一些填充剂包封于由明胶制成的硬质或软质胶囊壳中形成的固体制剂。与片剂相比,胶囊剂的含量均匀度更好,市场上有各种大小、形状和颜色的空胶囊。胶囊剂经口服给药后,胶囊壳能够破裂并溶解,一般胶囊剂的药物释放比片剂的释放还快。

混悬剂是将细小的药物颗粒混悬于适宜的溶剂中,是非常有用的大剂量给药方式,片剂或者胶囊剂很难达到如此大的剂量。对于吞咽困难的患者,混悬剂是一种非常有效的剂型。药物应先溶解而后被吸收,而混悬剂的药物颗粒很小,表面积相对较大,所以在胃肠道中能够迅速溶解并吸收,所以一般混悬剂的起效时间很短。并不是所有口服混悬剂都发挥全身作用,有些混悬剂在胃肠道发挥局部作用。另外,溶液剂包括糖浆剂,比固体制剂和混悬剂吸收快,因为溶液剂没有药物溶解的过程。

口服剂型设计的一般要求：①胃肠道内吸收好，良好的崩解、分散、溶出性能和吸收是发挥疗效的重要保证；②避免对胃肠道的刺激作用；③克服或避免药物的首过效应；④具有良好的外部特征，如芳香气味、可口的味觉、适宜的大小及给药方法；⑤适于特殊用药人群，如老年人和儿童等吞咽困难的患者，应采用液体剂型或易于吞咽的小体积剂型。

（二）注射给药

注射给药（parenteral administration）是用注射器在身体的不同位置以不同的深度将药物注入体内。注射给药途径有皮下、肌内、血管内、脊髓腔、关节腔、腹腔、眼内、颅内注射等，其中皮下注射、肌内注射、静脉注射是三种常用的给药方式。注射给药适用于药物需要快速吸收的紧急情况，或者患者失去意识不能口服给药的情况，或者是口服给药吸收较差、经胃肠道失活的药物。如胰岛素、紫杉醇、青霉素等，首选注射给药。与口服给药相比，注射给药的吸收较快，而且血药浓度比较容易预测。

注射剂是将药物溶于水中或人体可接受的溶剂中制成无菌的溶液、混悬液或乳状液。在溶液中不稳定的药物，可考虑制成冻干制剂或无菌粉末等。溶液形式的药物容易被吸收，所以溶液形式的注射剂比混悬液形式的注射剂起效更快。另外，因为人体的环境是水性的，如果将药物混悬于油性介质中，药物的吸收就会减慢，会形成贮库作用，从而实现药物的缓控释作用。这种制剂一般应用于骨骼肌的肌内注射（如青霉素注射剂）。应用皮下植入剂可以实现贮库作用，是指将药物压制或者浇灌成小圆片状植入皮肤下层的疏松组织中。一般来说，皮下注射剂是水溶性的溶液剂或者混悬剂，药物经注射后存在于血管附近，经扩散进入血管。如果皮下注射剂中含有使血管收缩的物质，会影响血管中的血流量，进而影响药物的吸收。这种作用经常用于局部麻醉，以延迟药物的吸收。相对地，加入使血管扩张的物质后会促进药物吸收。静脉注射是将无菌溶液剂以一定的速度直接注射进入静脉。体积从几十毫升到几升，一般用于液体交换或者营养补给。

注射给药顺应性较差，多数情况下不仅有疼痛感或不适感，而且需要医护人员帮助；注射给药后，药物瞬间到达体内，血药峰浓度有可能超过治疗窗，造成毒副反应；由于注射给药后药物直接进入组织或血液，导致用药的不安全因素增加。近20年来人们关注的无针注射，是指将溶液或者粉末形式的药物通过高压系统作用皮肤直接进入人体。

（三）直肠给药

直肠给药（rectal administration）一般包括溶液剂、栓剂、乳剂，基本上发挥局部作用而不是全身作用。栓剂是以固体的形式进入直肠，阴道或者尿道，进入后迅速融化，释放药物。栓剂基质和药物载体的选择会显著影响药物释放的速度和程度。口服会在胃肠道破坏的药物，可以考虑设计成直肠给药，或者患者失去意识口服吞咽困难时，也可以考虑直肠给药。经直肠给药的药物不经过肝脏直接进入全身循环，经口服但在肝中被灭活的药物，可通过直肠给药克服此难题。但是直肠给药并不方便，而且吸收的规律性不强，很难预测。

（四）局部给药

局部给药（topical administration）是指将药物应用于皮肤，主要发挥局部作用也可发挥全身作用。尽管市场上有很多发挥全身作用的经皮吸收贴剂（如用于预防和治疗心绞痛的硝酸甘油贴剂），但是总的来说药物经皮吸收是很困难的。局部作用的药物有抗菌药物和抗炎药等。用于局部给药的剂型包括软膏剂、乳膏剂和糊剂，这些剂型都是将药物溶于油性或者水性的半固体基质中，基质会影响药物释放行为。局部用的液体制剂主要有溶液剂、洗剂和混悬剂。

药物也常用于身体的其他部位比如眼、耳、鼻，一般包括软膏剂、乳膏剂、混悬剂和溶液剂。经鼻给药制剂一般包括溶液剂或者混悬剂，可滴加使用或者应用喷雾装置制成喷雾剂。用于耳部的制剂一般黏度较大，以利于药物的滞留。

（五）呼吸道给药

呼吸道给药（respiratory administration）即药物以气雾剂、喷雾剂或者非常细小的固体颗粒形式给药时,肺部将为药物的吸收提供很大的表面积(成年男子的肺泡表面积可达 100m²)以及肺部丰富的毛细血管。因此肺部给药吸收速度快,几乎与静脉注射效果一样。肺部主要的吸收部位是肺泡,当药量颗粒以喷雾剂或固体形式给药时,药物的粒径会显著影响药物在肺泡透过的程度。粒径在 0.5~5μm 的粒子能够到达肺泡。小于此粒径的粒子将随气流被呼出,大于这个粒径的粒子将沉降在较大的支气管中。肺部给药对于哮喘的治疗意义重大,如粉末喷雾剂(色甘酸钠)或者将药物溶于惰性液化的助推剂中形成的喷雾剂(硫酸沙丁胺醇喷雾剂)。此种给药方式非常适合生物技术药物比如多肽和蛋白质,使其发挥全身作用。

四、影响制剂设计的其他因素

制剂设计的其他因素还包括成本、知识产权以及节能环保等。其中,由于创新药物的竞争优势很大程度上依赖于法律对知识产权的保护,所以在制剂设计中常需要考虑知识产权因素,并在多数情况下通过制剂设计来建立或加强产品知识产权保护优势。例如,已知化合物的新的盐型或晶型,如果在药学或生物药剂学上与已知的盐型或晶型有较大不同,并有助于提高药物的安全性、有效性或可控性,则可申请专利。此外,通过发明新辅料和新工艺等,也能获得较为宽泛的知识产权保护。所以基于制剂专利技术开发药物的新制剂产品,也是国内外研究的重点和热点。

近 20 年来,另外一个对药物制剂设计影响较大的因素是全球性的对于绿色辅料和环保工艺的推动。一个典型的例子就是,世界各国已开始禁止使用氟利昂作为气雾剂的抛射剂。

五、质量源于设计

传统的制剂处方设计和工艺优化往往是经验性的,常用单变量的实验数据来优化处方和工艺参数,并根据实验数据来确定质量标准。然而,实际生产中,原辅料来源、设备因素是多变的,因此,一成不变的工艺参数常使成品的检测指标偏离设定的质量指标,造成出产废品甚至规模召回事件。这使人们认识到,在制剂研究中不能简单追求一个最优处方,而是应该对处方和工艺中影响成品质量的关键参数及其作用机制具有系统的认识,并对其变化范围对质量的影响进行风险评估,从而在可靠科学理论的基础上建立制剂处方和工艺中设计空间,实际生产中可以根据具体情况,在设计空间的范围内改变原辅料和工艺参数,才能保证药品质量。

1985 年,著名质量管理学家朱兰(Jurom)博士在总结其质量管控经验和方法的基础上,提出质量源于设计(quality by design,QbD),QbD 是目前国际上推行的先进理念,已逐渐被整个工业界所认可并实施。2006 年,FDA 启动了 QbD,且被 ICH 纳入新药开发和质量风险管理中。FDA 认为,QbD 是 cGMP 的基本组成部分,是基于科学管理和风险管理两大核心策略的全面主动的药物开发方法,从产品概念到工业化生产均需精心设计,透彻理解产品属性、生产工艺与产品性能之间关系并促进产品质量的持续改进。ICH 发布的 Q8 中,QbD 定义为"在可靠的科学和质量风险管理基础之上的,预先定义好目标并强调对产品与工艺的理解及工艺控制的一个系统的研发方法"。根据 QbD 概念,药品从研发开始就要考虑最终产品的质量,在配方设计、工艺路线确定、工艺参数选择、物料控制等各个方面都要进行深入的研究,积累翔实的数据,在透彻理解的基础上,确定最佳的产品配方和生产工艺。应该说,药品质量在 QbD 模式下才能得到真正的控制。

QbD 理念在制剂设计中的运用主要分为以下步骤。

1. 确定目标产品质量概况 目标产品质量概况(quality target product profile,QTPP)是能保证安全有效和质量可控的质量特征,可包括但不限于预定用途、给药途径、剂型、质量标准、递送系统等。QTPP 的确定首先需要分析其临床用药需要。不同疾病和不同的用药情景下,适宜的给药方式和制剂形式往往不同。例如,针对全身作用的药物,如果患者希望自行用药,一般应考虑研制口服制剂,但是如果需要治疗的疾病常见症状是恶心呕吐,就应该避免口服,而是采用注射、经皮或肛门等给药形式。

如果患者用药时神志不清、不能自主吞咽,或者是急救用药,应该考虑开发为注射制剂。如果是慢性疾病长期用药,应考虑使用非注射给药的剂型或采用缓释长效注射剂型。

2. 确定药品关键质量属性   药品关键质量属性(critical quality attribute,CQA)是指产品的物理、化学、生物或微生物性质或特征,这些特性应限定和控制在适当的限度、范围或分布范围内,以确保预期的产品质量。固体口服剂型常见的关键质量属性是影响产品纯度、效能、稳定性和药物释放的属性;吸入剂的空气动力性质,非肠道用药的无菌性,透皮贴剂的黏附力等。关键质量属性确定的标准是基于药品在不符合该质量属性时对患者所造成危害(安全性)的严重程度。

3. 关联 CQA 相关的物料属性及工艺参数并风险评估   通过风险评估确定哪些物料属性和工艺参数对产品的关键质量属性有影响。关键物料属性(critical material attribute,CMA)是某种物料(起始物料、试剂或中间体)的物理、化学、生物学或微生物学的性质,应当有适当的限度、范围和分布。关键工艺参数(critical process parameter,CPP)的波动对 CQA 有影响,识别出重要的参数,则可对其做进一步研究(如通过设计实验及机制模型或探索机制的研究)以获得对工艺更高层次的理解。

4. 建立设计空间   设计空间(design space)是指已被证明的稳健可靠的物料及工艺变量参数及其交互作用的多维组合,反映了 CQA 和 CPP 的相互作用。建立设计空间是药质量控制的重要保障。在对产品和工艺深入理解的基础上,通过研究 CPP 与 CQA 之间的相互关系,确定关键工艺步骤及关键工艺参数的变化范围,为确立"设计空间"提供科学数据。通过工艺稳定性研究,评估工艺能力是否能可靠地生产出符合预期质量要求的产品,将试验研究中确定的多因素操作区间定为设计区间,使关键物料属性和工艺参数置于"设计空间"内,即生产中可接受的操作范围,保证生产出的药品质量与原研药一致并可持续。

5. 设计并实施控制策略   控制策略源自对于现行产品和工艺的理解,用于保证工艺性能和产品质量的有计划的控制手段,包括物料属性、工艺参数、质量标准等。

6. 产品生命周期管理与持续改进   产品的整个生命周期中,企业可以采用创新方法,并对其进行评估,以提高产品质量。对过程性能进行监测以确保能够达到设计空间所预期的产品质量属性。监测可包括对生产工艺的趋势分析,这可在日常生产中获得。在获得新工艺资料的基础上,可对设计空间进行扩大、减少或再定义。

第三节　药物制剂处方前研究

在药物制剂的研究阶段,首先应对候选化合物的物理性质、化学性质、生物学特性等一系列基本性质进行研究,这些研究统称为处方前研究(preformulation)。处方前研究的主要目的是为后期研制稳定且具有适宜生物学特性的剂型提供依据。处方前研究在新药的剂型设计和药物的剂型改良中逐步成为常规的研究项目,并且占有重要地位。

制剂处方前研究工作包括从文献资料中或通过实验研究得到所需的科学情报资料,如药物的物理性状、熔点、沸点、溶解度、溶出速率、多晶型、pK_a、油水分配系数和物理化学稳定性等。然后,根据药物本身的性质、剂型和工艺要求,有选择性地进行一些必要的实验,得到足够的数据资料。这些数据资料可作为研究人员在处方设计和产品开发中选择最佳剂型、工艺和质量控制的依据,使药物不仅保持物理化学和微生物学的稳定性,而且在药物制剂用于人体时,能够获得较高的生物利用度和最佳疗效。处方设计前,工作的内容主要取决于药物的种类、性质和希望制备的剂型。处方前工作出发点是获取原料药物及其有关性质等情报,同时进行认真必要的文献检索,然后根据药物的特点有重点地开展工作。

处方前研究工作可以穿插在新药研究的不同阶段。人们越来越倾向于在先导化合物优化或确定候选药物的同时,开展一部分处方前研究工作。在这个阶段,由于化合物的制备和纯化工艺还未确定,且能够得到的化合物的数量往往有限,所以需要采用一些更为灵敏的检测和分析方法来获取化合物的各种特性参数,或者通过计算化学方法进行估算。

一、资料收集和文献查阅

对已知化合物进行新制剂或改良制剂的研究,有些参数可以通过查阅文献或专业数据库获得。资料收集与文献检索是处方前研究首先面临重要内容。随着现代医药科学的飞速发展,医药文献的数量与种类也日益增多,要迅速、准确、完整地检索到所需文献资料,必须熟悉检索工具,掌握检索方法。检索工具是指用于报道、存储和查找文献线索的工具,按检索手段不同可分为手工检索和机器检索工具。20世纪90年代新发展的网络信息检索更是方便、简捷、经济,而且网络信息更新更快。因此,现在互联网(Internet)已成为获取信息的最主要途径之一。

二、药物理化性质测定

药物的物理化学性质,如溶解度和油水分配系数等,是影响药物体内作用的重要因素。因此,应在处方前研究中系统地表征这些理化性质。新药的理化性质研究主要包括解离常数(pK_a)、溶解度、多晶型、油水分配系数、表面特征以及吸湿性等的测定。

近20年来,随着计算化学理论的发展,计算机估算候选化合物的基本理化性质的方法,即所谓计算机方法(*in silico*),日益受到重视。这种方法不仅可以大大节约处方前研究所需的样品量,而且也符合现代新药研究的高通量筛选的要求。常用的商用软件有:Virtual Computational Chemistry Laboratory网站(http://www.vcclab.org)提供的ALOGPS软件,可以在线计算溶解度、油水分配系数(log$P$)以及pK_a等;Organic Chemistry Portal网站(http://www.organic-chemistry.org)提供OSIRIS Property Explorer在线计算功能,不仅可以给出溶解度、pK_a等参数,还能预测化合物的成药性(druggability)甚至致癌性、致突变性等。当然,目前计算所得的参数的准确性尚不够好,如OSIRIS Property Explorer计算非诺洛芬(fenoprofen)的log$P$为3.13,与实测值3.45比较接近;但pK_a的计算值是4.30,与实测值5.70差别较大。相信随着计算方法的进一步完善,基于*in silico*的处方前研究仍具有发展潜力。

(一)溶解度与pK_a

一般而言,药物溶解是吸收的前提。因此,不论通过何种途径给药,药物都需要具有一定的溶解度,才能被吸收进入循环系统并发挥治疗作用。对于溶解度大的药物,可以制成各种固体或液体剂型,适合于各种给药途径。对于溶解度小的难溶性药物,其溶出是吸收的限速步骤,是影响生物利用度的最主要因素。

一定温度下,将过量药物与特定溶剂混合,并且充分搅拌达到饱和后,测定溶剂中药物的浓度,即可得到该温度下药物的饱和溶解度或平衡溶解度(equilibrium solubility)。

解离常数(dissociation constant)直接关系到药物的溶解性和吸收性。大多数药物是有机弱酸或有机弱碱,其在不同pH介质中的溶解度不同,药物溶解后存在的形式也不同,即主要以解离型和非解离型存在,对药物的吸收可能会有很大的影响。一般情况下,解离型药物不易跨过生物膜被吸收,而非解离型药物往往可有效地跨过生物膜被吸收。由于溶解度与pK_a在很大程度上影响许多后续研究工作,所以进行处方前工作时,必须首先测定溶解度与pK_a。溶解度在一定程度上决定药物能否制成注射剂和溶液剂。药物的pK_a可使研究人员应用已知的pH变化解决溶解度问题或选用合适的盐,以提高制剂的稳定性。

大多数药物是有机弱酸或弱碱性化合物,在水中解离,其方程如下表示:

弱酸性药物　　　　　　　　　　　$HA \rightleftharpoons H^+ + A^-$　　　　　　　　　　式(8-1)

弱碱性药物　　　　　　　　　　　$B + H^+ \rightleftharpoons BH^+$　　　　　　　　　　式(8-2)

Handerson-Hassellbach 公式可以说明药物的解离状态,pK_a 和 pH 的关系:

对弱碱性药物

$$pH = pK_a + \log \frac{[A^-]}{[HA]}$$ 式(8-3)

对弱酸性药物

$$pH = pK_a + \log \frac{[B]}{[BH^+]}$$ 式(8-4)

Handerson-Hassellbach 公式可用来解决以下问题:①根据不同的 pH 所对应的药物溶解度测定 pK_a;②如果已知[HA]或[B]和 pK_a,则可预测不同 pH 条件下药物的溶解度;③有助于选择药物的适宜盐;④预测盐的溶解度和 pH 的关系。从式(8-3)和式(8-4)可知,pH 改变一个单位,药物的溶解度将发生 10 倍的变化。因此,液体制剂需要特别控制体系中 pH 的变化。

pK_a 可以通过滴定法测定。如测定弱酸性药物的 pK_a,可用碱滴定,将结果以被中和的酸分数(X)对 pH 作图;同时还需滴定水,得到两条曲线。将两条曲线上每一点的差值作图,得到校正曲线。pK_a 即为 50% 的酸被中和时所对应的 pH,如图 8-4 所示。水的曲线表示滴定水所需的碱量,酸的曲线为药物的滴定曲线,两者差值的曲线为校正曲线,即纵坐标相同时,酸的曲线和水的曲线对应的横坐标值之间的差值,如图中 b 点等于 c 减去 a 的值。

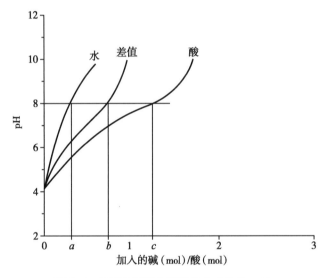

图 8-4   用滴定法测定某酸性化合物的 pK_a

对于胺类药物,其游离碱较难溶解,pK_a 的测定可在含有机溶剂(如乙醇)的溶剂中进行测定,以不同浓度的有机溶剂(如 5%、10%、15%、20%)进行,将结果外推至有机溶剂为 0 时,即可推算出水的 pK_a。

(二)油水分配系数

药物分子必须有效地跨过体内的各种生物膜屏障系统,才能到达病变部位发挥治疗作用。生物膜相当于类脂屏障,药物分子穿透生物膜的能力与其亲脂性密切相关。由于油水分配系数(partition coefficient,P)是分子亲脂特性的度量,所以在处方前研究中常用油水分配系数来衡量药物分子亲脂性的大小。

油水分配系数代表药物分配在油相和水相中的比例,用下式表示。

$$P = \frac{C_o}{C_W}$$ 式(8-5)

式中,C_o 表示药物在油相中的质量浓度,C_W 表示药物在水相中的质量浓度。

实际应用中常采用油水分配系数的常用对数值,即 $\log P$ 作为参数。$\log P$ 值越高,说明药物的亲脂性越强;相反则药物的亲水性越强。由于正辛醇和水不互溶,且其极性与生物膜相似,所以正辛醇最常用于测定药物的油水分配系数。

测定化合物 logP 常用的方法有摇瓶法、反相高效液相色谱法和软件预测等。

摇瓶法是测定药物的油水分配系数的常用方法之一。将药物加入水和正辛醇的两相溶液中(实验前正辛醇相需要用水溶液饱和 24 小时以上),充分摇匀,达到分配平衡后,分别测定有机相(C_o)和水相(C_w)中药物的浓度。当某一相中药物的浓度过低时,也可通过测定另一相中药物浓度的降低值来进行计算。

反相高效液相色谱法被广泛用于化合物或药物 logP 的间接测定。这种方法是基于化合物的保留性质与分配系统的相关性模型。然后,根据化合物在分离体系中的保留性质可以计算其 logP。

软件预测的软件和网站有很多,但常用 ChemBioDraw Ultra 进行初步的 logP 预测。

需要注意的是,测定药物的油水分配系数时,浓度均是非解离型药物的浓度,因此,如果该药物在两相中均以非解离型存在,则分配系数即为该药物在两相中的固有溶解度之比。但是,如果该药物在水溶液中发生解离,则应根据 pK_a 计算该 pH 下非解离型药物浓度,再据此计算油水分配系数。直接根据药物在水相中的浓度(非解离型和解离型药物浓度之和)计算得到的油水分配系数称为表观分配系数(apparent partition coefficient),或者分布系数(distribution coefficient),显然,不同 pH 条件下,解离型药物的表观分配系数是不同的。

影响弱酸性和弱碱性药物吸收的最主要的因素是吸收部位的 pH 和分子型药物的脂溶性。Henderson-Hasselbalch 公式可以简单描述分子型药物和离子型药物在不同 pH 条件下的吸收情况。但是这些因素也并不能完全解释药物的吸收过程,因为有些药物油水分配系数很小或者药物在整个胃肠道 pH 下都是离子型,但是药物的吸收很好,生物利用度也很高。因此,其他因素也会影响药物的吸收。

(三)药物的溶出速率

在药物制剂处方前研究中,测定药物的固有溶出速率(intrinsic dissolution rate)有助于评价该药物在体内可能出现的生物利用度问题。溶出是指固体药物在溶剂中,药物分子离开固体表面进入溶剂的动态过程,溶出速率则是描述溶出快慢程度的参数。一种固体药物的溶出速率主要取决于其在水或其他水性溶剂中的溶解度,但同时也受包括粒度、晶型、pH 以及缓冲盐浓度等许多因素的影响。此外,溶液的黏度和粉末的润湿性对药物的溶出速率也有影响。

有关溶出的模型和理论,详细内容可参见第三章。根据 Noyes-Nernst-Bruner 所提出的扩散层模型,当溶出介质中的药物浓度远远低于其饱和溶解度,即满足漏槽条件(sink condition)时,溶出速率仅仅由固体颗粒表面积所决定。因此,当固定固体表面积不变时,所测得的单位面积的溶出速率即为固有溶出速率。固有溶出速率反映了药物从固体表面进入溶出介质的速率。所以,这一参数可以有效地反映药物不同晶型或盐型的溶解快慢差异,进而提示在后续处方研究时,是否可能因此而出现溶出速率过低所致的生物利用度问题。

药物固有溶出速率是指单位时间单位面积溶出药物的量。具体测定是将一定量的原料药物压成某一直径的圆片,在溶出介质中以一定转速测定其溶出速率。采用这一方法的目的是固定表面积,但又不阻碍药物自身的溶解过程。由于有些化合物在较大压力作用下可能发生晶型转变,所以在压片完毕后还需用 X 射线衍射等方法确认待测药物的晶型。

三、原料药的固态性质

(一)盐型

有机化合物分子可通过成盐的方法增大其溶解度,化合物成盐也会影响其他理化性质,如吸湿性、化学稳定性、晶型以及机械性能。这些性质均会对其生产和体内代谢过程产生重大影响,因此选择合适的盐是一项非常关键的工作。

通常来说,有机盐比未成盐的药物水溶性较好,从而可提高溶出速率,进而可能会提高生物利用度。在合成过程中,在有机溶剂中成盐可提高纯度和产率。在成盐时经常遇到的问题包括低结晶度、不同程度的溶剂化作用、水合作用和吸湿作用以及由于结晶微环境的不适宜的 pH 造成的不稳定性。常用的成盐阴离子盐有盐酸盐、溴化物、氯化物、碘化物、柠檬酸盐、马来酸盐、双羟萘酸盐、磷酸盐、硫酸盐和酒石酸盐等。常用的成盐阳离子有葡甲胺盐、钙盐、钾盐、钠盐和锌盐(如表 8-3)。

表 8-3 成盐药物实例表

成盐试剂	被修饰的化合物	改善的性质
N-乙酰-1-天冬酰胺	红霉素	溶解度,活性,稳定性
N-乙酰半胱氨酸	多西环素	肺炎治疗中的联合效应
金刚烷羧酸	双胍类药物	延长药效
己二酸	哌嗪	稳定性,毒性,感官特性
N-烷氨基磺酸盐	林可霉素	溶解度
蒽醌-1,5-二磺酸	头孢氨苄	稳定性,吸收率
阿拉伯树胶酸(阿拉伯糖)	各种生物碱	延长药效
精氨酸	磺苄西林	稳定性,吸湿性,毒性
天冬氨酸盐	红霉素	溶解度
甜菜碱	四环素	胃部吸收
肉碱	二甲双胍	毒性
4-氯-m-甲苯磺酸	普罗帕芬	感官特性
癸酸	辛胺醇	延长药效
二炔硫酸	维生素 B_1	稳定性,吸湿性
二乙胺	头孢菌素	减轻注射疼痛
二木质素磷酸	四环素	活性
二辛基磺基琥珀酸	长春胺	感官特性
亚甲基双羟萘酸	卡那霉素	毒性
1,6-焦磷酸果糖	红霉素	溶解度
1-谷氨酸	红霉素	溶解度,活性,溶解度
2-(4-咪唑)乙胺	前列腺素	延长药效
异丁胺醇	茶碱	稳定性
月桂烷硫酸盐	长春胺	感观特性
赖氨酸	磺苄西林	毒性,稳定性,吸湿性
甲基磺酸	解磷定	溶解度
N-甲葡糖胺	磺苄西林	毒性,稳定性,吸湿性
N-甲葡糖胺	头孢菌素	减轻注射疼痛
N-甲葡糖胺	保泰松	毒性,稳定性,吸湿性
吗啉	头孢菌素	减轻注射疼痛
碘苯腈辛酸酯	辛胺醇	延长药效
丙磺舒	匹氨西林	感观特性
丹宁酸	各种氨基酸	延长药效
3,4,5-三甲氧基苯甲酸酯	辛胺醇	延长药效
氨丁三醇	阿司匹林	吸收度(口服)

（二）多晶型

化学结构相同的药物,由于结晶条件不同,可得到数种晶格排列不同的晶型,这种现象称为多晶型(polymorphism)。多晶型中有稳定型、亚稳定型和无定形。稳定型的结晶熵值最小、熔点高、溶解度小、溶出速度慢;无定形溶解时不必克服晶格能,溶出最快,但在贮存过程中甚至在体内转化成稳定型;亚稳定型介于上述二者之间,其熔点较低,具有较高的溶解度和溶出速度。亚稳定型可以逐渐转变为稳定型,但这种转变速度比较缓慢,在常温下较稳定,有利于制剂的制备。

晶型能影响药物吸收速度,进而反映到药理活性上,所以在药物制剂原料的选择上应注意。如果掌握晶格转型条件,就能制成吸收性良好的药物制剂。例如抗艾滋病药物利托那韦,在开发过程中被认为只有一种晶型,因此制成普通胶囊投入市场。上市两年后,在市场销售的产品中发现了一种非常难溶的新晶型,几乎没有任何疗效。为此,厂家紧急召回并停产,最后研制出需要冷藏的混悬剂和软胶囊,以避免在贮藏中重结晶和晶型转变问题,该药才得以重新进入市场。因此,处方前工作需研究药物是否存在多晶型,亚稳型的稳定性,是否存在无定形以及每一种晶型的溶解度等问题。有关多晶型详细内容参见第四章。

（三）吸湿性

药物从周围环境中吸收水分的性质称为吸湿性(hygroscopicity)。一般而言,物料的吸湿程度取决于周围空气中的相对湿度(relative humidity,RH)。空气的 RH 越大,露置于空气中的物料越易吸湿。药物的水溶性不同,吸湿规律也不同;水溶性药物在大于其临界相对湿度(critical relative humidity,CRH)的环境中吸湿量突然增加,而水不溶性药物随空气中相对湿度的增加缓慢吸湿。

在室温下,大多数吸湿性药物在 RH 30%~45% 时与周围环境中的水分达平衡状态,在此条件下贮存最稳定。此外,合适的包装在一定程度上也能防止水分的影响。处方前对物料吸湿性的研究,可以为辅料的选择和优良、稳定的处方设计提供依据。

药物的吸湿性可用测定药物的平衡吸湿曲线进行评价。具体方法为:将药物置于已知相对湿度的环境中(有饱和盐溶液的干燥器中),在一定的时间间隔后,将药物取出,称重,测定吸水量。在 25℃ 80% 的相对湿度下放置 24 小时,吸水量小于 2% 时为微吸湿,大于 15% 即为极易吸湿。

（四）粉体学性质

药物的粉体学性质主要包括粒子形状、大小、粒度分布、比表面积、密度、吸附性、流动性、润湿性等。这些性质对固体制剂工艺及剂型的稳定性、成型性、释药性、质量控制、体内吸收和生物利用度等均有显著影响,因此多数固体制剂研究中,根据不同需要进行粒子加工以改善粉体学性质,来满足产品质量和粉体操作的需求。另外,用于固体制剂的辅料如填充剂、崩解剂、润滑剂等的粉体性质也可改变主药的粉体性质,如果选择不当,也可能影响制剂的质量。粉体的各种性质与测定方法,详见第十二章相关内容。

四、药物稳定性和辅料配伍研究

（一）药物的稳定性与剂型设计

药物受到外界因素,如空气、光、热、金属离子等的作用,常发生物理和化学变化,使药物的疗效降低,甚至产生未知的毒性物质。因此,对药物的理化稳定性和影响药物稳定性的因素进行考察,是处方前研究的一个重要内容。药物本身稳定性的研究,可对处方组成、制备工艺、辅料和稳定性附加剂的选用和合适的包装设计起重要的指导作用。

处方前研究中,对于药物在溶液中的稳定性,可以在一系列不同 pH 条件下检测药物在不同温度和光照条件下的降解情况;对于固态药物的稳定性,可以将药物置于加速实验条件下考察其降解情况。稳定性研究通常采用薄层色谱和高效液相色谱等方法检测化合物的含量变化和降解产物;热分析法检测多晶型、溶剂化物及药物与辅料的相互作用;漫反射分光光度法也可用于检测药物与辅料的相互作用。

多数药物含有易被水解的酯、酰胺、内酯、内酰胺等基团,因此水解是最常见的一种影响药物稳定性的降解反应。药物的水解是一个伪一级动力学过程,与溶液中氢离子的浓度有关。遇水稳定性较差的药物,可以选择比较稳定的剂型,如固体剂型或加隔离层,薄膜衣片可减少与外界的接触,减少药物分解。另外,影响药物不稳定的反应还有氧化反应、聚合反应、脱羧、脱氨等。在处方前研究中应根据药物的结构和性质以及准备采用的给药途径进行分析,并在后续的稳定性研究中进行重点研究。

(二)药物与辅料的配伍研究

成功开发一个稳定有效的药物剂型不仅需要活性药物成分,还需要仔细选择药物的辅料。选择合适的辅料对设计优质的药品至关重要,对于处方中辅料种类及其用量的选择,不仅与其功能性有关,还与药物的相容性有关。如果药物和辅料不相容就会导致药物剂型物理、化学、微生物学或治疗学性质的改变。

药物-辅料相容性的研究主要用于预测不相容现象,为在药物处方中选择辅料所需的监管文件提供合理的理由。从药物-辅料相容性研究获得的信息对药物的开发很重要,通常用来作为选择剂型成分的依据,描述药物稳定性曲线,鉴别降解产物,理解反应机制。

药物剂型中药物和辅料不相容会导致口感、溶解性、物理形式、药效及稳定的改变。

一些文献中提到的药物辅料不相容的例子可以为后续处方设定提供参考,如表8-4所示。一些药物辅料或杂质与药物反应的例子如图8-5所示。

表8-4　药物辅料的非相容性

辅料	非相容性
乳糖	美拉德反应;乳糖杂质5-羟甲基-2糖醛的克莱森-施密特反应;催化作用
微晶纤维素	美拉德反应;水吸附作用导致水解速度加快;由于氢键作用而发生的非特异性的非相容性
聚维酮和交联聚维酮	过氧化降解;氨基酸和缩氨酸的亲核反应;对水敏感药物吸湿水解反应
羟丙基纤维素	残留过氧化物的氧化降解
交联羧甲基纤维素钠	弱碱性药物吸附钠反离子;药物盐形式转换
羧甲基淀粉钠	由于静电作用吸附弱碱性药物或其钠盐;残留的氯丙嗪发生亲核反应
淀粉	淀粉终端醛基团与肼类反应;水分介质反应;药物吸附;与甲醛反应分解使功能基团减少
二氧化硅胶体	在无水条件下有路易斯酸作用;吸附药物
硬脂酸镁	MgO杂质与布洛芬反应;提供一个碱性pH环境加快水解;Mg金属会起到螯合诱导分解的作用

1. 固体制剂的配伍研究　固体制剂常用的辅料有填充剂、黏合剂、润滑剂与崩解剂等,每种辅料都具有各自的理化性质,选择适宜的辅料与药物配伍,对于制剂加工成型、外观、有效性及安全性等具有重要意义。

对于缺乏相关数据的辅料,可进行相容性研究。通常将少量药物和辅料混合,放入小瓶中,胶塞封蜡密闭(阻止水汽进入),贮存于室温以及55℃环境下(硬脂酸、磷酸二氢钙一般用40℃)。参照药物稳定性指导原则中考察影响因素的方法,于一定时间取样检查,重点考察性状、含量、有关物质等。必要时,可用原料和辅料分别进行平行对照实验,以判别是原料本身的变化还是辅料的影响。如果处方中使用了与药物有相互作用的辅料,需要用实验数据证明处方的合理性。通常情况下,口服制剂可选用若干种辅料,若辅料用量较大如稀释剂,通过比较药物与辅料的混合物、药物、辅料的热分析曲

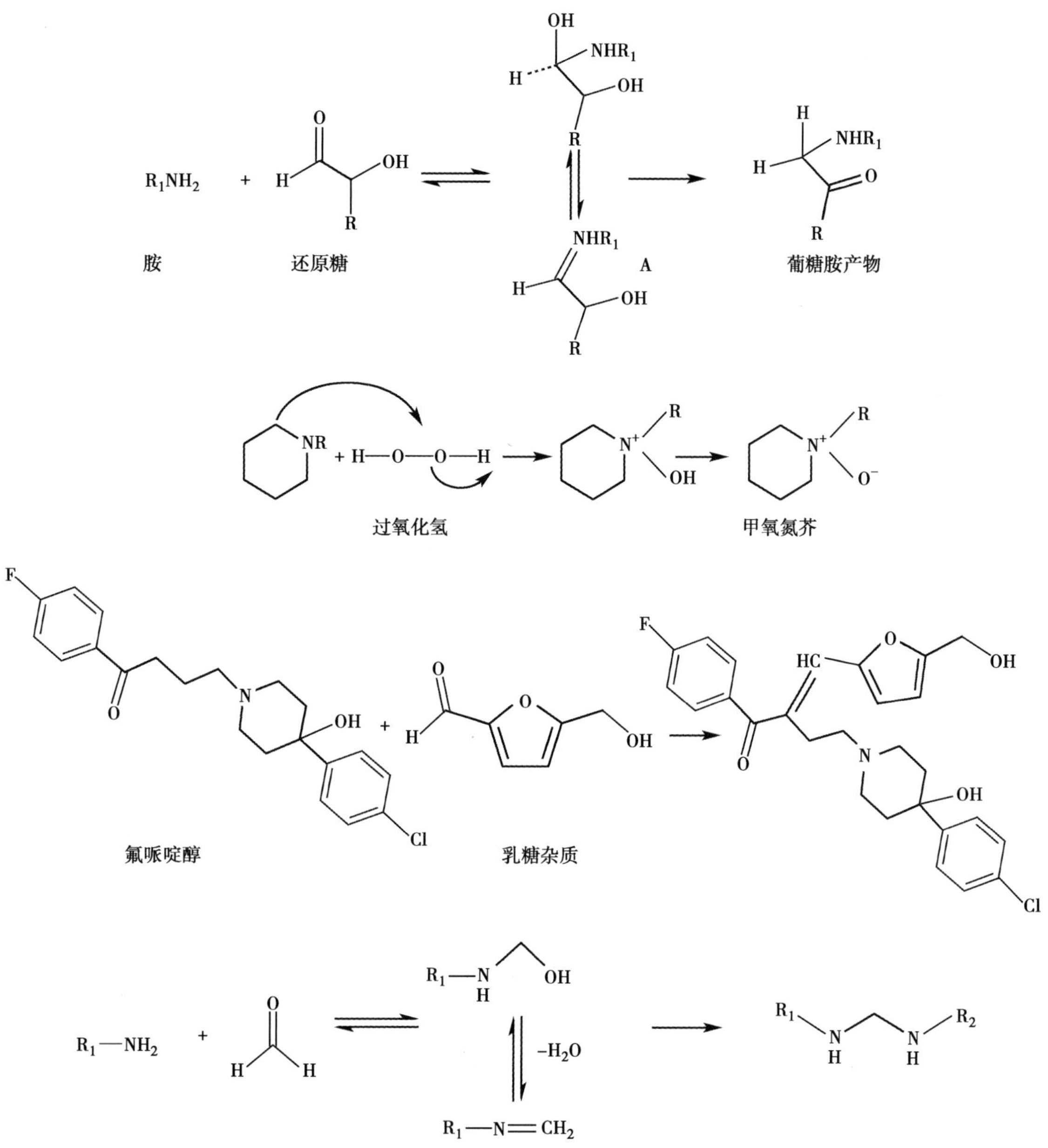

图 8-5　药用辅料或杂质与药物反应

线,从熔点的改变、峰形和峰面积、峰位移等变化了解药物与辅料间的理化性质的变化。

2. 液体制剂的配伍研究　液体制剂的配伍研究,一般是将药物置于不同的 pH 缓冲液中,考察 pH 与降解反应速率之间的关系,以选择最稳定的 pH 和缓冲液体系。

注射剂通常直接注射进入血液循环系统,选择的辅料应具有更高的安全性。因此,对注射剂的配伍,一般是将药物置于含有附加剂的溶液中进行研究,通常是含重金属(同时含或不含螯合剂)或抗氧剂(在含氧或氮的环境中)的条件下研究,考察药物和辅料对氧化、光照和接触重金属时的稳定性,为注射剂处方的初步设计提供依据。

口服液体制剂的配伍研究需要考察药物与乙醇、甘油、糖浆、防腐剂和缓冲液等常用辅料的配伍情况。

五、处方前生物药剂学研究

生物药剂学通过研究药物及其剂型在体内的吸收(absorption)、分布(distribution)、代谢(metabolism)与排泄(excretion)过程,从而评价药品质量,设计合理的剂型、处方及生产工艺,并为临床合理用药提供科学依据,使药物发挥最佳的治疗作用。因此,在制剂设计之初就必须对药物的生物药剂学性质加以考察,并根据考察的结果,合理设计给药途径、给药频次、剂量等参数。

吸收是指药物从给药部位进入血液循环的过程。对于全身作用的药物,药物的吸收是其产生体内药效作用的前提。所以在处方前研究中往往需要对药物的吸收机制和速率进行分析,以提高后期开发的成功率。由于肠壁可以看作一个亲脂的生物膜,因此,口服药物要具有一定的亲脂性。但同时药物又必须在水溶液中有一定的溶解度才能溶出,之后通过生物膜被吸收进入血液循环。依据口服药物的生物药剂学分类系统(biopharmaceutics classification system,BCS)可知,对于溶解度大渗透性好的药物(BCS Ⅰ类药物)及部分溶解度大渗透性差的药物(BCS Ⅲ类药物),认为在制剂开发中存在的风险较小,可以尝试开发为各种控释制剂。对于溶解度小渗透性好的药物(BCS Ⅱ类药物)或溶解度大渗透性差的药物(BCS Ⅲ类药物),则需要分别从改善药物的溶出速率和提高药物的透过性着手进行剂型设计。对于溶解度小渗透性差的药物(BCS Ⅳ类药物),在改善溶出和提高透过性两方面的难度都比较大,制剂开发时风险较高,不宜作为口服制剂开发。

处方前研究也涉及药物自身的体内动力学性质和参数的测定,以便在后期研究中,针对药物自身的体内分布、代谢、排泄特性,结合其物理化学性质,设计合适的给药途径和剂型。药物的药代动力学研究可参考相关文献。

第四节　药物制剂处方和工艺设计及优化

处方设计是指在前期对药物和辅料的所有理化和生物学性质等研究的基础上,根据剂型的特点及临床需要,设计几种基本合理的处方,开展的后续研究工作。优化药物制剂的处方和工艺时,首先需要明确药品质量的关键指标。在此基础上,采用优化技术对处方和工艺因素深入研究,确定其最佳范围。一般先通过适当的预实验方法选择一定的辅料和制备工艺,然后采用优化技术对处方和工艺进行优化设计。优化处方和工艺研究不仅可以确定特定产品的处方和工艺流程,还能获得完整的影响药品质量的数据,从而科学地制定出能够确保产品质量的设计空间。

一、药物制剂处方设计

一般在给药途径及剂型确定后,针对药物的基本性质及制剂的基本要求,选择适宜辅料和制备工艺,将其制成质量可靠、使用方便、成本低廉的药物制剂。

(一)剂型设计

药物本身的理化性质、疗效、毒副作用、临床需求等是发挥药物疗效的重要因素,而剂型对发挥疗效和减少毒副作用也起着十分重要的作用。研究任何一种剂型,首先要说明选择的剂型有何优点,同时要说明该剂型国内外研究状况,并提供国内外文献资料。

剂型设计是一个复杂的研究过程,受多方面因素的影响,可依据临床需要、药物的理化性质、药动学数据和现行生产工艺条件等因素,通过文献研究和预实验予以确定。设计时应充分发挥各剂型的特点,以尽可能选用新剂型。

1. 依据临床需要设计　剂型不同,载药量、药物释放数量和方式也不一样。因此,剂型设计首先要考虑临床需要,药物本身的治疗作用及适应证。抢救危重症患者、急症患者或昏迷患者,应选择速效剂型和非口服剂型,如注射剂、气雾剂和舌下片等。药物作用需要持久的,可用缓释控释制剂或经皮递药系统。局部用药应根据用药部位的特点,选用不同的剂型,如皮肤疾患可用软膏剂、涂膜剂、糊剂和巴布剂等;腔道疾病如痔疮可用栓剂。

2. 依据药物的性质设计　剂型设计前,应掌握药物本身的药理作用机制和主药的分子结构、药物色泽、臭味、颗粒大小、形状、晶型、熔点、水分、含量、纯度、溶解度、溶解速度等药物理化性质及生物半衰期、药物在体内的代谢过程等特殊性质,特别要了解热、湿、光对药物稳定性的影响。

剂型设计要考虑药物的性质,克服药物本身的某些缺点,充分发挥药物的疗效。药物的有些性质对剂型的选择起决定性作用。如有苦味、臭气的药物,易挥发、潮解的药物,需制成包衣片等合适的剂型。药物的溶解性能与油水分配系数亦影响剂型的选择,难溶性药物不能制成以水为介质的溶液型制剂。胃肠道中不能充分溶解的药物,制成普通口服剂就有可能出现生物利用度很低的问题。晶型问题可能会直接影响制剂疗效,有些晶型问题会影响饲粉、压片等生产过程,使制剂难以工业化生产。对于生物半衰期比较短的药物,应考虑将该药物制成长效缓释制剂,以免造成多次频繁给药及血药浓度波动很大的不良反应。如果药物在体内有明显的肝脏首过效应,剂型设计时宜避开首过效应。如硝酸甘油若用普通口服片剂给药,则药物从肠道吸收进入肝门静脉,会发生严重的代谢反应。硝酸甘油可采用舌下片,可经口腔、舌下黏膜迅速吸收直接进入血液循环。

药品的稳定性是剂型设计要考虑的另一个重要因素。通过剂型设计,应尽量减少药物的分解破坏。如遇水不稳定药物,可考虑制成固体剂型;胃肠道不稳定的药物,可选择注射剂、黏膜递药系统或经皮递药系统。

3. 依据生产工艺条件设计　剂型不同所采取的工艺路线、所用设备及生产环境的要求亦不同。如注射剂的生产对配液区与灌封区的洁净度有较高的要求,冻干粉针剂的生产需要有冻干设备等。

（二）处方筛选

自行设计的制剂都应进行处方筛选。在进行处方筛选时,应结合制剂特点设计至少3种以上处方,供小样试制。处方中应包括主药和符合剂型要求的各类辅料。处方筛选的主要工作是辅料及用量的筛选。

1. 辅料的选择　辅料是药物剂型和制剂存在的物质基础,具有赋形、充当载体的作用,起便于使用与贮运的作用。辅料能赋予制剂所希望的理化性质,如增强主药的稳定性,延长制剂的有效期,调控主药在体内外的释放速度,调节身体生理适应性,改变药物的给药途径和作用方式等。辅料的选择对制剂的质量、生产工艺都有很大的影响。

（1）辅料的来源:辅料是制剂中主药外一切材料的总称。制剂中使用的辅料原则上应使用国产产品和国家标准(《中国药典》、部颁标准、局颁标准)收录的品种及批准进口的辅料;对习惯使用的其他辅料,应提供依据并制定相应的质量标准。对国外药典收录的辅料,应提供国外药典依据和进口许可等。对食品添加剂(如调味剂、矫味剂、着色剂、抗氧化剂),也应提供质量标准及使用依据。改变给药途径制剂的辅料,应制定相应的质量标准。凡国内外未使用过的辅料,应按新辅料申报批准后方能使用。

（2）辅料的一般要求:辅料选择应根据剂型或制剂条件及给药途径的需要。例如小剂量片剂主要选择填充剂,以便制成大小适宜的片剂,便于患者服用;对一些难溶性药物的片剂,除一般成型辅料外,主要应考虑选择一些较好的崩解剂或表面活性剂;凝胶剂则应选择形成凝胶的辅料;混悬剂中需要能调节药物粒子沉降速率的辅料。同时,还应考虑辅料不应与主药发生相互作用,不影响制剂的含量测定等因素。

（3）辅料的选择:辅料选择得当可以发挥主药的理想药理活性,提高疗效;可以减少药物用量,降低主药的毒副作用;可以增强药物的稳定性,延长贮存时间;可以控制和调节药物的体内释放,以减少服药次数等。例如阿霉素制成脂质体制剂后能减轻其心脏毒性和急性毒性;以羟丙甲纤维素为辅料生产的阿司匹林片比以淀粉为辅料的片剂稳定性好,不会出现存放期间药片硬度的增加和主药溶出度下降现象;局部用制剂的辅料,如乳膏和栓剂的基质可以影响药物释放和对组织深部的渗透,克霉唑栓在亲水性基质中的释放比油脂性基质中快,罗氟司特乳膏中添加促进剂丙二醇辛酸酯,显著增加药物在活性表皮和真皮层中的滞留量。反之,辅料选择不当往往会影响制剂生物利用度或药物的稳定性,以及使其安全性和有效性受到影响。例如以硬脂酸镁(钙)作辅料能与苯唑西林钠发生化学反应;四环素若用磷酸氢二钙作辅料往往会生成难以吸收的钙-四环素配合物而降低生物利用度;在胶囊填充物中使用易溶于水的乳糖代替微溶的硫酸钙,往往致使苯妥英钠的溶出速率增大,血药浓度上升,甚至出现中毒现象。

2. 处方相容性研究　处方相容性研究,是指研究主药与辅料间的相互作用。大多数辅料在化学性质上表现惰性,但也不排除某些辅料与药物混合后出现配伍变化。因此,新药应进行主药与辅料相互作用的研究。

以口服固体制剂为例,具体实验方法如下:

选用若干种辅料,如辅料用量较大的(如填充剂、稀释剂等)可按主药∶辅料 = 1∶5 的比例混合,用量较少的(如润滑剂)则按主药∶辅料 = 20∶1 的比例混合,取一定量,按照药物稳定性指导原则中影响因素的实验方法,分别在强光(4 500±500)lx、高温(60℃)、高湿[相对湿度(90±5)%]的条件下放置 10 天,用 HPLC 或其他适宜的方法检查含量及有关物质放置前后有无变化,同时观察外观、色泽等物理性状的变化。必要时可用纯原料做平行对照实验,以区别原料本身的变化还是辅料的影响。可用热分析、漫反射等方法进行表征,如用漫反射法可研究药物与辅料间有无相互作用,相互作用是物理吸附还是化学吸附或化学反应,该法是处方前的常规试验方法之一。根据实验结果,判断主药与辅料是否发生相互作用,选择与主药没有相互作用的辅料用于处方研究。

通过研究辅料与主药的配伍变化,考察辅料对主药的鉴别与含量测定的影响,设计含有不同辅料及不同配比的制剂,以外观性状、pH、澄明度、溶出度、降解产物和含量等相关质量检查项目为指标考察不同处方制剂的质量优劣,以及光、热、湿气对不同制剂质量的影响,筛选出质量高、稳定性好的处方。

(三)制剂工艺筛选优化

制剂工艺能影响药物制剂的质量。如不同的工艺能影响口服固体制剂的生物利用度或液体制剂的澄明度与稳定性。固体制剂制备时,原料药粒子大小、制粒操作及压片时的压力等都可能影响药物的溶出速度,进而影响其吸收。注射剂制备过程中活性炭处理的方法会影响注射剂的澄明度、色泽与含量。灭菌温度与时间,也会影响注射剂成品的色泽、pH 和含量等。因此,需要应对工艺进行不同条件的筛选,以确定最优的生产工艺。

1. 工艺路线设计　工艺路线的设计依据的是药物与辅料共同的理化性质、剂型、处方、生产技术、设备条件、经济成本等因素。

2. 工艺条件筛选　①工艺条件研究,应系统、规范地进行。对每一环节的影响因素进行全面研究,对每个影响因素进行三个或以上的多水平研究。②在预实验基础上,可以采用比较法、正交设计、均匀设计、单纯形优化法、拉氏优化法和效应面优化法等其他适宜的方法。根据不同剂型,选择合理的评价项目、合适的评价统计方法考虑和筛选。

3. 制剂的基本性能评价　通过辅料选择、处方筛选和工艺筛选后,得到新制剂。新制剂的基本性能须符合剂型的要求,须对其基本性能进行考察。

(四)影响制剂的因素与包装材料考察

对经过制剂基本项目考察合格的样品,选择两种以上进行制剂影响因素考察,此项试验主要对经过制剂基本项目考察合格的样品(选择两种以上制剂)进行影响因素考察,研究新药及其制剂对光、热、湿度和空气等敏感的特性。将新制剂除去包装,暴露在空气中,分别在强光照射(4 500±500)lx 及高温(60℃)、高湿度[25℃,RH=(90±5)%]等环境下放置 5 天,在此期间作若干次取样,观测它的外观、降解产物、含量及某些有关质量指标的变化。若质量指标的变化能够区别制剂处方的优劣就不再进行实验;若不能区别,则继续进行 5 天考察,必要时适当提高温度或延长时间。对不适宜采用 60℃高温或(90±5)% 相对湿度的品种,可用 40℃ 或相对湿度(75±5)% 的条件进行。对于易水解的水溶液制剂(如注射液),还应研究不同 pH 的影响。容易氧化的药物应探讨是否通过氮气或加抗氧剂等条件的变化。应根据剂型性能不同,设计必要的影响因素实验以筛选最佳处方。

根据研究结果,对光敏感的制剂应采取避光包装,对易吸湿的产品则应采用防潮包装,对不耐高温的产品除严密包装外还应在低温或阴凉处贮存。

二、优化法

一般而言,优化过程包括:①选择可靠的优化设计方案以适应线性或非线性模型拟合;②建立效应与因素之间的数学关系式,并通过统计学检验确保模型的可信度;③优选最佳工艺条件。

常用的试验设计和优化技术有正交设计、均匀设计、单纯形优化法、拉氏优化法和效应面优化法等。上述方法都是应用多因素数学分析手段,按照一定的数学规律进行设计。再根据试验得到的数据或结果,建立一定的数学模型或应用现有数学模型对试验结果进行客观的分析和比较,综合考虑各方面因素的影响,以较少的试验次数及较短的时间确定其中最优的方案或者确定进一步改进的方向。

(一)单纯形优化法

单纯形优化法是一种动态调优的方法,方法易懂、计算简便、结果可靠、准确,不需要建立数学模型,并且不受因素个数的限制。基本原理是:若有 n 个需要优化设计的因素,单纯形则由 $n+1$ 维空间多面体所构成,空间多面体的各顶点就是试验点。比较各试验点的结果,去掉最坏的试验点,取其对称点作为新的试验点,该点称"反射点"。新试验点与剩下的几个试验点又构成新的单纯形,新单纯形向最佳目标点进一步靠近。如此不断地向最优方向调整,最后找出最佳目标点。在单纯形推进过程中,有时出现新试验点的结果最坏的情况。如果取其反射点,就又回到以前的单纯形,这样就出现单纯形来回"摆动",无法继续推进的现象,在此情况下,应以去掉单纯形的次坏点代替去掉最坏点,使单纯形继续推进。单纯形优化法与正交设计相比,在相同试验次数下,单纯形法得到的结果更优。

(二)拉氏优化法

拉氏优化法是一种数学技术。对于有限制的优化问题,其函数关系必须在服从对自变量的约束条件下进行优化。此法的特点有:①直接确定最佳值,不需要搜索不可行的实验点;②只产生可行的可控变量值;③能有效地处理等式和不等式表示的限制条件;④可处理线性和非线性关系。

(三)效应面优化法

效应面优化法又称响应面优化法,是通过一定的实验设计考察自变量,即影响因素对效应的作用,并对其进行优化的方法。效应与考察因素之间的关系可用函数 $y=f(x_1,x_2,\cdots,x_k)+\varepsilon$ 表示(ε 为偶然误差),该函数所代表的空间曲面就称为效应面。效应面优化法的基本原理就是通过描绘效应对考察因素的效应面,从效应面上选择较佳的效应区,从而回推出自变量取值范围即最佳实验条件的优化法。该方法是一种新的集数学与统计学于一体,利用计算机技术数据处理的优化方法。

(四)正交设计

正交设计是一种用正交表安排多因素多水平的试验,并用普通的统计分析方法分析实验结果,推断各因素的最佳水平(最优方案)的科学方法。用正交表安排多因素、多水平的实验,因素间搭配均匀,不仅能把每个因素的作用分清,找出最优水平搭配,而且还可考虑到因素的联合作用,并可大大减少试验次数。正交试验设计的特点是在各因素的不同水平上,使试验点"均匀分散、整齐可比"。

(五)均匀设计

均匀设计法也是一种多因素试验设计方法,它具有比正交试验设计法试验次数更少的优点。进行均匀设计必须采用均匀设计表和均匀设计使用表。每个均匀设计表都配有一个使用表,指出不同因素应选择哪几列以保证试验点分布均匀。均匀设计完全采用均匀性,从而使试验次数大大减少。试验结果采用多元回归分析、逐步回归分析法得多元回归方程。通过求出多元回归方程的极值即可求得多因素的优化条件。

思 考 题

1. 简述药物制剂设计的基本原则。
2. 简述 QbD 理念在药物制剂设计中的应用。
3. 简述药物制剂处方前研究内容。

（方　亮）

第八章
目标测试

参 考 文 献

［1］方亮.药剂学. 8 版.北京：人民卫生出版社,2016.

［2］TAYLOR,KEVIN M G,AULTON,et al. Aulton's Pharmaceutics -The Design and Manufacture of Medicines .5th ed. London：Elsevier,Ltd.,2017.

［3］LOYD V A Jr,POPOVICH N G,ANSEL H C. Ansel's Pharmaceutical Dosage Forms and Drug Delivery Systems. 12th ed,New York,Lippincott Williams & Wilkins,2021.

［4］苏娴,高云佳. QbD 理念在药品研发中的应用. 中国医药导报,2017,14（29）:178-180.

第九章

液体制剂的单元操作

学习目标

1. **掌握** 制药用水种类,注射用水的要求;物理灭菌方法,F 值和 F_0 值;洁净室的净化标准。

2. **熟悉** 水的各种处理方法,注射用水的制备与设备,过滤机制与影响因素;D 值、Z 值、物理学 F_0 值和生物学 F_0 值;空气过滤器的特性。

3. **了解** 多效蒸馏水机制备蒸馏水的流程,过滤器与过滤装置;化学灭菌方法和无菌操作的概念与用途;洁净室设计,洁净室的空气净化系统。

第一节 制药用水的制备

一、概述

水被广泛用于药物的生产中,制药用水可分为饮用水、纯化水、注射用水和灭菌注射用水。应根据生产工序或使用目的与要求选用适宜的制药用水。制药用水的原水通常为饮用水。

（一）制药用水的定义

1. 饮用水 饮用水(drinking water)为天然水经净化处理所得的水,其质量必须符合现行中华人民共和国国家标准《生活饮用水卫生标准》。

2. 纯化水 纯化水(purified water)为饮用水经蒸馏法、离子交换法、反渗透法或其他适宜的方法制备的制药用水,不含任何附加剂。其质量应符合《中国药典》(2020 年版)二部纯化水项下的规定。

3. 注射用水 注射用水(water for injection)为纯化水经蒸馏所得的水,应符合细菌内毒素试验要求。注射用水必须在防止细菌内毒素产生的设计条件下生产、贮存及分装。其质量应符合《中国药典》(2020 年版)二部注射用水项下的规定。

4. 灭菌注射用水 灭菌注射用水(sterile water for injection)为注射用水按照注射剂生产工艺制备所得,不含任何添加剂。其质量应符合《中国药典》(2020 年版)二部灭菌注射用水项下的规定。

（二）制药用水的应用范围

各种制药用水的用途见表 9-1。

表 9-1 制药用水的应用范围

类别	应用范围
饮用水	可作为药材净制时的漂洗、制药用具的粗洗用水。除另有规定外,也可作为药材的提取溶剂

类别	应用范围
纯化水	可作为配制普通药物制剂用的溶剂或试验用水;中药注射剂、滴眼剂等灭菌制剂所用饮片的提取溶剂;口服、外用制剂配制用溶剂或稀释剂;非灭菌制剂用器具的精洗用水。也可作非灭菌制剂所用饮片的提取溶剂。 不得用于注射剂的配制与稀释
注射用水	可作为配制注射剂、滴眼剂等的溶剂或稀释剂及容器的精洗
灭菌注射用水	可作为注射用灭菌粉末的溶剂或注射剂的稀释剂

二、制药用水的制备

制药用水的制备应符合药品生产质量管理规范(Good Manufacturing Practice,GMP)的要求。制药用水制备系统的配置方式根据地域和水源的不同而异。目前国内纯化水制备系统的主要配置方式如图 9-1 所示。

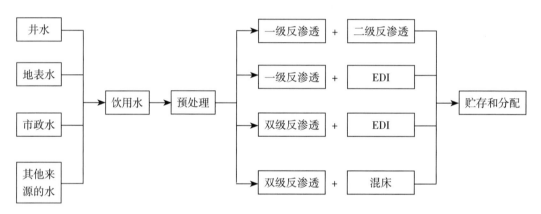

图 9-1 纯化水制备方案

图 9-2 是目前国内使用较多的采用二级反渗透法(加蒸馏法)制备纯化水(注射用水)的流程。

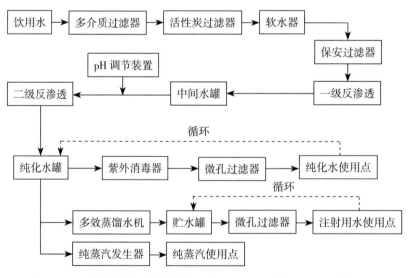

图 9-2 二级反渗透法（加蒸馏法）制备纯化水（注射用水）的流程图

（一）纯化水的制备

1. 预处理 预处理(pre-treatment)的装置一般由原水泵、多介质过滤器、活性炭过滤器、软水器组成。

（1）多介质过滤器：一般称为机械过滤器或砂滤，过滤介质为石英砂，主要用于过滤除去原水中的大颗粒、悬浮物、胶体及泥沙等。

纯化水制备系统演示（动画）

（2）活性炭过滤器：主要用于去除水中的游离氯、色度、微生物、有机物以及部分重金属等。

（3）软水器：主要是钠型阳离子树脂，Na^+ 交换原水中的 Ca^{2+}、Mg^{2+}，降低水的硬度。

2. 反渗透系统　反渗透系统（reverse osmosis system）承担了主要的脱盐任务。反渗透系统一般包括给水泵、阻垢剂或还原剂加药装置、$5\mu m$ 精密过滤器（保安过滤器）、一级高压泵、一级反渗透装置、CO_2 脱气装置或 NaOH 加药装置、二级高压泵、二级反渗透装置以及反渗透清洗装置等。具有耗能低、水质好、设备使用与保养方便等优点。

反渗透（reverse osmosis，RO）是压力驱动工艺，利用半透膜去除水中溶解的盐类，同时去除细菌、内毒素、胶体和有机大分子等；但很难去除溶解在水中的极小分子量有机物。反渗透的工作原理是：当纯水和盐水用半透膜隔开时，纯水一侧的水分子通过半透膜向盐水一侧自发流动（此现象称为渗透）。结果是盐水一侧的液面上升，到一定程度时，液面不再上升，渗透达到平衡，此时盐水与纯水间的水静压差即为渗透压。若在盐水一侧施加大于渗透压的压力时，盐水一侧的水可通过半透膜向纯水一侧做反向流动（此现象称为反渗透），结果是使水从盐水中分离出来。

反渗透工作原理（图片）

3. 离子交换系统　离子交换系统（ion exchange system）是利用离子交换树脂，除去水中的盐类（阴、阳离子），制得的水称为去离子水。系统由阳离子和阴离子树脂及相关的容器、阀门、连接管道、仪表及再生装置等组成。可除去绝大部分阴离子（SO_4^{2-}、Cl^-、HCO_3^- 等）和阳离子（K^+、Na^+、Ca^{2+}、Mg^{2+} 等），对热原、细菌也有一定的清除作用。具有水质化学纯度高、设备简单、耗能低、成本低等优点。

离子交换法一般采用阳床、阴床、混合床的组合形式。常用的阳离子交换树脂有 732 型苯乙烯强酸性阳离子交换树脂，极性基团为磺酸基；阴离子交换树脂有 717 型苯乙烯强碱性阴离子交换树脂，极性基团为季铵基团。

4. 电去离子系统　电去离子（electrodeionization，EDI）是为了进一步除去水中的盐类。EDI 系统主要包括反渗透产水箱、给水泵、EDI 装置及相关的阀门、连接管道、仪表及控制系统等。

EDI 技术是一种将电渗析和离子交换相结合的除盐工艺，集合了电渗析（electrodialysis）和混床离子交换的优点，克服了两者的弊端。既可利用离子交换进行深度处理，又可利用电离产生的 H^+ 和 OH^- 对树脂进行再生。通电时，离子交换、离子迁移和树脂再生三种过程相伴发生，在淡水流中发生三种作用：离子交换树脂对水中离子的交换和吸附、离子定向迁移并透过两侧的离子交换膜、电场作用下水解离成 H^+ 和 OH^- 离子对树脂进行再生。离子交换介质的连续高水平的再生使连续电去离子工艺中可以产生高纯水。

电去离子工作原理（图片）

5. 超滤系统　超滤（ultrafiltration）有时可作为反渗透的前处理，用于去除水中的有机物、细菌、病毒和热原等，但不能抑制低分子量的离子污染。超滤的原理是在常温下，以一定的压力和流量，利用不对称微孔结构和半透膜介质，依靠膜两侧的压力差为推动力，使水通过，而微粒、有机物、微生物、热原和其他的污染物被滤膜截留。具有占地面积小、出水水质好、自动化程度高等特点。超滤膜的材质是聚合体或陶瓷物质。

超滤原理（图片）

（二）注射用水的制备

目前国内仍主要用蒸馏法（distillation）制备注射用水，是在纯化水的基础上进行。主要设备有多效蒸馏水机和气压式蒸馏水机。

多效蒸馏水机（multi-effect distillator）通常由两个或更多蒸发换热器、分离装置、预热器、两个冷凝器、阀门、仪表和控制部分等组成。一般的系统有 3~8 效,每效包括一个蒸发器、一个分离装置和一个预热器。工作原理为(图 9-3):原料水(纯化水)进入冷凝器后被从最高效级塔(n)进来的蒸汽预热,再依次通过低一效级塔的换热器而进入一效塔(1)。在塔 1 内,原料水被高压蒸汽进一步加热,部分迅速蒸发,蒸发的蒸汽进入二效塔(2)作为塔 2 的热源,高压蒸汽被冷凝后由器底排除。在塔 2 内,由塔 1 进入的蒸汽将塔 2 的进料水蒸发而本身冷凝为蒸馏水,塔 2 的进料水由塔 1 供给,依次类推。最后,由塔 2 和之后各级塔产生的蒸馏水加上塔 n 的蒸汽被第一及第二冷凝器冷凝后得到的蒸馏水(70℃)均汇集于收集器,即成为注射用水。

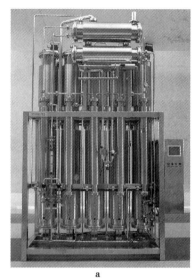

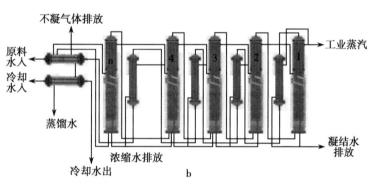

a. 产品;b. 工作原理示意图。

图 9-3 多效蒸馏水机产品及其工作原理示意图

注射用水制
备原理(多
效蒸馏水
机)(动画)

注射用水一般需新鲜制备,在 80℃ 以上保温或 70℃ 以上保温循环或 4℃ 以下状态存放,存放时间不得超过 12 小时。

气压式蒸馏水机(vapor compression distillator)又称为热压式蒸馏水机,主要由蒸发器、压缩机、热交换器、脱气器、泵、电机、阀门、仪表和控制部分等组成。热压式蒸馏水机利用离心泵将蒸汽加压,使蒸汽的利用率提高,且不需要冷却水,但耗能大。

第二节 液体过滤

一、概述

过滤(filtration)系指在推动力或其他外力作用下悬浮液(或含固体颗粒的气体)中的流体透过多孔性的过滤介质,固体颗粒被截留,实现流体与颗粒分离的操作过程。过滤是制备灭菌和无菌制剂、液体制剂以及空气净化等必不可少的重要单元操作。

二、过滤的机制及影响因素

(一)过滤的机制

1. 介质过滤   介质过滤(medium filtration)是指靠介质的拦截作用实现固-液(或固-气)分离的操作。

(1)表面过滤:颗粒的粒径大于过滤介质的孔径,被截留在介质表面,如微孔滤膜、超滤膜和反渗透膜的过滤。表面过滤(surface filtration)分离度高,常用于分离溶液中含有少量固体杂质,以及分离度要求很高的液体制剂制备。

(2)深层过滤:颗粒的粒径小于过滤介质的孔径,进入介质内部,借助惯性、重力、扩散等作用被截留在孔道内,也可以通过静电作用或范德瓦耳斯力力作用被吸附在孔隙内部。深层过滤(depth filtration)介质有砂滤棒、垂熔玻璃等。

介质过滤的速率和阻力主要受过滤介质控制。主要目的是收集澄清滤液,如注射液的过滤、除菌过滤等。

过滤机制(图片)

2. 滤饼过滤　使用织物、多孔材料等作为过滤介质,起支撑滤饼的作用。滤饼过滤(cake filtration)初期,部分小粒子可以进入甚至穿过介质的小孔;但很快粒子的架桥作用使介质的孔径缩小,形成有效阻挡。被截留在介质表面的粒子形成滤饼,随着滤饼的形成真正起过滤介质作用的是滤饼。过滤的速率和阻力主要受滤饼影响。

(二)影响过滤的因素

假定过滤时液体流过的致密滤饼渣层的间隙为均匀毛细管,此时液体流动遵循 Poiseuille 公式:

$$v = \frac{P\pi r^4}{8\eta L}$$

式(9-1)

式(9-1)中,v 为过滤速度(单位时间单位面积上过滤的滤液量);P 为操作压力;r 为介质层内毛细管半径;L 为毛细管长度;η 为液体黏度。因此可知,影响过滤的因素有:①操作压力,加压或减压以提高压力差,利于过滤;②孔隙大小,设法增大颗粒粒径以减小滤饼阻力,利于过滤;③滤液黏度,升高温度以降低滤液黏度,利于过滤;④毛细管长度,进行预滤,以减少滤饼厚度,利于过滤。

(三)过滤介质与助滤剂

过滤介质(也称为滤材)的性质不同,其用途及效率不同。常用的过滤介质有多孔陶瓷、垂熔玻璃、烧结金属、滤膜等。过滤介质应具备以下性质:由惰性材料制成,既不与滤液起反应,也不吸附或很少吸附有效成分;耐酸、耐碱、耐热,能适于过滤各种溶液;过滤阻力小、滤速快、反复应用易清洗;有足够的机械强度;价廉、易得。

使用助滤剂(filter aid)是为了降低过滤阻力,增加滤速或得到高度澄清的滤液而加入待滤液中的辅助性物料。常用的有活性炭,具有较强的吸附热原能力和脱色作用,也能吸附生物碱类。其他如硅藻土、滑石粉等。

三、过滤器及过滤装置

(一)砂滤棒

砂滤棒由硅藻土、陶瓷等烧结而成。硅藻土滤棒适用于黏度高、浓度大的药液;多孔素瓷滤棒适用于低黏度的药液。砂滤棒用于大生产中的粗滤;但易脱砂,对药液的吸附性强,难于清洗,有时会改变溶液的 pH。

(二)钛滤器

钛滤器由钛金属粉末烧结而成,用于过滤较细的微粒,是生产中较好的预滤材料,常用于脱炭过滤。钛滤器抗热性能好、强度大、重量轻、不易破碎,过滤阻力小、滤速快。

(三)垂熔玻璃滤器

垂熔玻璃滤器由硬质玻璃细粉烧结而成,主要用于注射剂的精滤或膜滤前的预滤。常见的有漏斗状、球状或棒状。垂熔玻璃滤器性质稳定,除了强碱与氢氟酸外,一般不受药液影响;吸附性低,一般不影响药液的 pH;可热压灭菌;易洗净,不易出现裂漏、碎屑脱落等现象。垂熔玻璃滤器的型号不同,其孔径不同。3 号多用于常压过滤,4 号用于加压或减压过滤,6 号用于除菌过滤。

（四）微孔滤膜滤器

微孔滤膜滤器以微孔滤膜为过滤介质，目前常用的有圆盘形、圆筒形。微孔滤膜滤器主要用于注射剂的精滤（0.65~0.8μm）和除菌过滤（0.22μm），特别适于一些不耐热产品，如胰岛素、辅酶等的除菌过滤。此外还可用于无菌检查。

圆盘形微孔滤膜过滤器（图片）

微孔滤膜滤器具有以下特点：①孔径均匀、孔隙率高、截留能力强；②材质多样，可耐受多种不同特性的药液（酸、碱、有机溶剂）；③没有滤过介质的迁移，不改变药液的pH；④质地薄，对于药液的吸附较小；⑤滤膜滤器一次性使用，不会在产品之间产生交叉污染。

板框压滤机（图片）

微孔滤膜的材质包括聚醚砜（polyethersulphone，PES）、醋酸纤维素（cellulose acetate，CA）、硝酸纤维素（nitrocellulose，NC）、聚酰胺（polyamide，PA，俗称尼龙）、聚四氟乙烯（polytetrafluoroethylene，PTFE）、聚偏四氟乙烯（polyvinylidene fluoride，PVDF）、聚丙烯（polypropylene，PP）等，选择膜材时应充分考虑待滤液的性质及其与滤膜的化学兼容性。

（五）板框压滤器

由多个中空滤框和实心滤板交替排列在支架上组成，在加压下间歇操作的过滤设备。此种滤器的过滤面积大，截留的固体量多，可在各种压力下过滤，缺点是装配和清洗麻烦、容易滴漏。常用于过滤黏性、颗粒大的浸出液。

四、过滤方式

常用的过滤方式有以下三种。

1. 高位静压过滤　也称重力过滤（gravity filtration），利用液位差产生的静压，使药液自然流入滤器进行过滤。此法压力稳定，质量好，但滤速较慢，适用于小批量生产。

2. 减压过滤　减压过滤（vacuum filtration）利用真空泵抽真空形成负压而使药液过滤，但压力不够稳定，操作不当易使滤层松动，影响过滤质量。

3. 加压过滤　加压过滤（pressure filtration）利用压缩气体或离心泵输送药液通过滤器进行过滤。该法压力稳定、滤速快，可使全部装置处于正压，密封性好，滤过质量好，常用于大生产。

第三节　灭菌与无菌操作

一、概述

灭菌与无菌技术是灭菌与无菌制剂质量的重要保证。不同剂型、制剂和生产环境对微生物限定的要求不同。

灭菌（sterilization）是指用物理或化学的方法将所有致病和非致病的微生物繁殖体和芽孢杀灭或除去。灭菌是制剂生产中的重要操作，对注射剂、眼用制剂等无菌制剂尤为重要。

无菌（sterility）是指在指定物体、介质或环境中不存在任何活的微生物。

无菌操作（aseptic processing）是指整个过程控制在无菌条件下进行的一种操作。

防腐（antisepsis）也称为抑菌，是指用物理或化学的方法抑制微生物生长和繁殖。

消毒（disinfection）是指用物理和化学方法将病原微生物杀死或除去。

应用灭菌与无菌技术的主要目的是：杀灭或除去所有微生物繁殖体和芽孢，最大限度地提高药物制剂的安全性，保护制剂的稳定性，保证制剂的临床疗效。

通常灭菌方法可分为物理灭菌法、化学灭菌法两类；另外还有无菌操作法。可根据被灭菌物品的特性采用一种或多种方法组合灭菌。

二、物理灭菌法

物理灭菌法(physical sterilization)是利用蛋白质和核酸具有遇热、射线不稳定的特性,采用加热、射线和过滤方法,杀灭或除去微生物的方法。

(一)湿热灭菌法

湿热灭菌法(moist heat sterilization)系利用饱和蒸汽、蒸汽-空气混合物、过热水等手段杀灭微生物的方法。该法灭菌能力强,为热力灭菌中最有效、应用最广泛的灭菌方法。

1. **热压灭菌法** 系指用高压饱和水蒸气加热杀灭微生物的方法。热压灭菌法(autoclaving 或 steam sterilization)是较可靠的湿热灭菌法,应用最广泛。该法灭菌温度高,灭菌效果好,能杀灭所有微生物繁殖体和芽孢,适用于耐高温和耐高压蒸汽的药物制剂、玻璃器械、金属容器、瓷器、胶塞、滤膜过滤器等,不适用于不耐高温和高压灭菌的药物、密度较高的固体、半固体产品(如脂肪、植物油等)。

热压灭菌条件的选择应考虑被灭菌物品的热稳定性、热穿透力、微生物污染程度等因素。通常采用126℃、15分钟,121℃、30分钟或116℃、40分钟。

常见的热压灭菌设备有热压灭菌柜等。为保证灭菌效率,使用热压灭菌柜时应注意以下事项。①必须使用饱和蒸汽:饱和蒸汽热含量高、潜能大、穿透力强;湿饱和蒸汽热含量低,灭菌效果较差;过热蒸汽温度高于饱和蒸汽,易引起药品不稳定,灭菌效果低于饱和蒸汽;不饱和蒸汽中含有空气,实际灭菌温度降低,灭菌效果降低。②必须排空灭菌柜内空气:若有空气,则灭菌温度难以达到规定值;同时产生的不饱和蒸汽灭菌效果降低。③灭菌时间:应以全部药液温度达到所要求的温度时开始计时。④灭菌完毕后的操作:灭菌完毕后先停止加热,使压力表指针为"0"后,放出柜内蒸汽,使柜内压力与大气压相等,稍稍打开灭菌柜,10~15分钟后全部打开,以免柜内外压力差和温度差太大,造成被灭菌物冲出或玻璃瓶炸裂而伤害操作人员。

热压灭菌设备及原理(图片)

影响湿热灭菌的因素主要有以下几点。①微生物的种类与数量:不同种类、不同发育阶段的微生物的耐热、耐压能力有很大差异。耐热、耐压能力的强弱顺序为芽孢>繁殖体>衰老体。微生物数量越少,所需灭菌时间越短。②蒸汽性质:饱和蒸汽的灭菌效率最高。③药品性质和灭菌时间:灭菌温度越高,灭菌时间越长,药品被破坏的可能性越大。因此,在达到有效灭菌的前提下,尽可能降低灭菌温度和缩短灭菌时间。④其他:介质的pH,通常微生物在中性环境下的耐热性最强,碱性环境次之,酸性环境则不利于微生物的生长和发育。介质中的营养成分越丰富(如含糖类、蛋白质等),微生物的抗热性越强,应适当提高灭菌温度和延长灭菌时间。

2. **流通蒸汽灭菌法** 系指在常压下,采用100℃流通蒸汽加热杀灭微生物的方法。灭菌时间通常为30~60分钟。流通蒸汽灭菌法(steam sterilization under atmospheric condition)不能保证杀灭所有的芽孢,一般作为不耐热无菌产品的辅助灭菌手段。

3. **煮沸灭菌法** 系指将待灭菌物置沸水中加热灭菌的方法。煮沸时间通常为30~60分钟。煮沸灭菌法(boiling sterilization)的灭菌效果较差,不能保证杀灭所有芽孢。必要时可加入适量抑菌剂,以提高灭菌效果。

4. **低温间歇灭菌法** 系指将待灭菌物置于60~80℃的水或流通蒸汽中加热1小时,杀灭微生物繁殖体后,在室温放置24小时,待芽孢发育成繁殖体,再次加热灭菌、放置,反复多次,直至杀灭所有芽孢。低温间歇灭菌法(low-temperature tyndallization)适于不耐高温、热敏感物料和制剂的灭菌。缺点是费时、灭菌效率低,必要时加入抑菌剂,可提高灭菌效率。

(二)干热灭菌法

干热灭菌法(dry heat sterilization)系指在干燥环境中加热灭菌的方法。

1. **火焰灭菌法** 系指用火焰直接灼烧灭菌的方法。火焰灭菌法(flame sterilization)适用于耐火材质(如金属、玻璃等)物品与用具的灭菌,不适于药品灭菌。

2. 干热空气灭菌法　系指利用干热空气杀灭微生物或消除热原的方法。在干燥状态下,热的穿透力较差,微生物的耐热性强,必须在高温下长时间作用才能达到灭菌目的。干热空气灭菌法(hot air sterilization)适用于耐高温但不宜用湿热灭菌法灭菌的物品灭菌,如玻璃器具、金属容器、陶瓷制品、不允许湿气穿透的油脂类(如油性软膏基质、注射用油等)和耐高温的固体药品的灭菌,不适于橡胶、塑料器具及大部分有机药品的灭菌。

干热灭菌原理(图片)

干热空气灭菌通常采用 160~170℃、2 小时以上,170~180℃、1 小时以上或 250℃、45 分钟以上。250℃、45 分钟也可除去无菌产品包装容器及有关生产灌装用具中的热原。

按使用方式不同,干热空气灭菌设备分为连续式和批量式。批量式干热灭菌设备(如干热灭菌柜)可用于内毒素检验用玻璃、金属器具的灭菌和除热原,以及生产设备部件、生产器具的灭菌和除热原;连续干热灭菌设备(如隧道灭菌器)可用于小容量注射剂玻璃包材的灭菌。

(三)射线灭菌法

1. 辐射灭菌法　系利用电离辐射杀灭微生物的方法。常用的辐射射线有 ^{60}Co 或 ^{137}Cs 衰变产生的 γ 射线、电子加速器产生的电子束以及 X 射线装置产生的 X 射线,可杀灭微生物和芽孢。辐射灭菌法(radiation sterilization)具有不升高产品温度,穿透力强,灭菌效率高,适用范围广等特点;但费用较高,存在潜在的危险性,可能会促进某些药物降解等。该法适用于热敏性物料和制剂、医疗器械、生产辅助用品、药用包装材料等的灭菌。

2. 紫外线灭菌法　系指用紫外线照射杀灭微生物的方法。灭菌用的紫外线波长一般为 200~300nm,其中 254nm 的灭菌力最强。紫外线灭菌法(ultraviolet sterilization)主要用于无菌室空气灭菌及物体表面的灭菌,不能用于安瓿中药液及固体物料深部灭菌。紫外线对人体有害,故一般在人员进入前开启 1~2 小时灭菌,进入时关闭。

3. 微波灭菌法　系采用频率为 300MHz~300GHz 的微波照射产生的热能杀灭微生物的方法。微波灭菌法(microwave sterilization)具有低温、常压、快速、高效、均匀、低能耗、无污染、易操作、易维护、产品保质期长(可延长 1/3 以上)等特点。适于液态和固态物料的灭菌,且对固体物料具有干燥作用。

(四)过滤除菌法

过滤除菌法(filtration sterilization)系利用过滤材料的截留作用除去微生物的方法。常用绝对孔径 0.22μm 的过滤器进行除菌过滤,可除去除病毒以外的所有微生物。

除菌过滤广泛应用于最终灭菌产品和非最终灭菌产品。在两种生产工艺中,过滤的目的是不同的。对于最终灭菌产品,除菌过滤的目的是降低药液的微生物负荷;对于非最终灭菌产品,除菌过滤经常是唯一的除菌手段,其目的是保证产品的无菌。因除菌过滤目的的不同,技术要求亦不同,对于非最终灭菌产品的除菌过滤,技术要求更高,在生产中应注意以下几点:①除菌过滤前,药液的微生物污染需严格控制,常见的控制要求为:药液微生物污染水平不高于 10CFU/100ml;②一般采用两个除菌过滤器串联使用,提高无菌保证度;③过滤器使用前要经过灭菌;④除菌过滤器使用前应当进行风险评估来确定是否进行完整性测试,使用后必须进行完整性测试。完整性测试的目的是保证除菌过滤器对于微生物的截留性能合格。

三、化学灭菌法

化学灭菌法(chemical sterilization)系指用化学药品直接杀灭微生物的方法。该法仅对微生物繁殖体有效,不能杀灭芽孢。

（一）气体灭菌法

气体灭菌法（gaseous sterilization）系指用化学灭菌剂形成的气体杀灭微生物的方法。最常用的灭菌剂是环氧乙烷（ethylene oxide），一般与80%~90%的惰性气体混合，在充有灭菌气体的高压腔室内进行。采用气体灭菌法时，应注意灭菌气体的可燃可爆性、致畸性和残留毒性。该法适用于不耐辐射、不耐高温的医疗器械、塑料制品和药品包装材料等的灭菌，干粉类产品不建议采用本法灭菌。

（二）汽相灭菌法

汽相灭菌法（vapor phase sterilization）系指通过分布在空气中的灭菌剂杀灭微生物的方法。常用的灭菌剂包括过氧化氢、过氧乙酸等。汽相灭菌效果与灭菌剂量（一般是指注入量）、相对湿度和温度有关。汽相灭菌前灭菌物品应进行清洁。灭菌时应最大限度地暴露表面，确保灭菌效果。灭菌后应将灭菌剂残留充分去除或灭活。本法适用于密闭空间的内表面灭菌。

（三）液相灭菌法

液相灭菌法（liquid phase sterilization）系指将被灭菌物品完全浸泡在灭菌剂中达到杀灭物品表面微生物的方法。灭菌剂包括甲醛、过氧化氢、过氧乙酸、氢氧化钠、次氯酸钠等。

四、无菌操作法

无菌操作法（aseptic processing）系指必须在无菌控制条件下生产无菌制剂的操作方法。该法适于一些不耐热药物的注射剂、眼用制剂、海绵剂和创伤制剂的制备。按无菌操作法制备的产品一般不再灭菌，因此无菌操作所用的一切用具、材料及环境都要用适当方法灭菌，操作必须在无菌操作室或无菌操作柜中进行。

（一）无菌操作室的灭菌

无菌操作室的灭菌常需几种灭菌法同时应用。对于流动空气采用过滤除菌法，对于静止环境的空气采用气体或汽相灭菌法等。

1. 气态过氧化氢灭菌法 该法是目前的常用方法之一，是利用闪蒸技术，将高浓度过氧化氢溶液（浓度一般大于30%）汽化成过氧化氢蒸汽，再输送到目标空间，对空间（和/或空间内物品表面）进行消毒灭菌。过氧化氢的分解产物是水和氧气，因此，其环保和安全性较甲醛好。气态过氧化氢（vaporized hydrogen peroxide，VHP）灭菌法具有灭菌时间短、无毒、无残留、灭菌效果好且容易验证等特点。用于洁净室灭菌时，过氧化氢用量与其浓度、消毒区域温度和湿度等相关，一般在 $4~15g/m^3$ 之间，具体用量应根据灭菌验证情况最终确定。

2. 甲醛溶液加热熏蒸法 该法是常用方法之一，灭菌较彻底。通过加热将甲醛汽化成甲醛蒸汽，再输送至洁净室，密闭熏蒸 12~24 小时（保持室内温度高于25℃、湿度大于60%）后，通入25%氨水加热后的蒸汽约15分钟，然后开启排风设备，并通入无菌空气直到排尽甲醛。

3. 臭氧气体灭菌 将臭氧发生器安装在中央空调净化系统送、回风总管道中，采用循环形式灭菌。该法无须增加室内消毒设备，对空气净化过滤系统滋生的霉菌和杂菌也有杀灭作用，且灭菌时间短（通常为1小时），操作简便，效果好。

4. 其他 药液灭菌是较常用的辅助灭菌方法，利用药液杀灭微生物，常用0.1%~0.2%苯扎溴铵溶液、75%乙醇、2%煤酚皂溶液、1%聚维酮碘溶液等。主要用于无菌室的台面、设备表面等。紫外线灭菌可作为环境的辅助灭菌方法。

（二）无菌操作

无菌操作室、层流洁净工作台和无菌操作柜是无菌操作的主要场所。无菌操作所用的一切物品、器具及环境均需灭菌；操作人员应严格按照无菌操作规程进行净化处理；物料在无菌状态下送入室内；人流、物流严格分开。

五、灭菌的验证

对于任何一批无菌物品,绝对无菌既无法保证也无法用试验来证实。一批物品的无菌特性只能通过物品中活微生物的概率来表述,即非无菌概率(probability of non-sterile unit,PNSU)或无菌保证水平(sterility assurance level,SAL)。如湿热灭菌、干热灭菌,必须确保物品灭菌后的 PNSU<10^{-6}。已灭菌物品达到的非无菌概率可通过验证确定。

验证是证明操作规程(或方法)、生产工艺或系统能够达到预期结果的一系列活动。根据 GMP 规定,在药品的生产过程中应该进行厂房、设施及设备的安装确认、运行确认、性能确认和产品的验证。

(一)灭菌参数

1. 生物指示剂去除的定量测定　生物指示剂是一类特殊的活微生物制品,可用于确认灭菌设备的性能,灭菌程序的验证,生产过程灭菌效果的监控等。将大量的生物指示剂暴露于一组灭菌条件下,测定去除率,可评价灭菌工艺的有效性。对于加热灭菌,在一定温度下,微生物的死亡速率符合一级动力学过程,即:

$$\lg N_t = \lg N_0 - \frac{kt}{2.303} \qquad \text{式(9-2)}$$

式(9-2)中,N_0 为灭菌开始时的微生物数量;N_t 为灭菌 t 时间后残存的微生物数量;k 为灭菌速率常数。式(9-2)表明,在一定灭菌条件下,t 时间后残存的微生物数量与开始的微生物数量有关。式(9-2)可改写为:

$$t = \frac{2.303}{k}(\lg N_0 - \lg N_t) \qquad \text{式(9-3)}$$

2. D 值(D value)　系指在一定温度下,杀灭 90% 的微生物(即下降一个对数单位)所需要的时间(分钟)。是反映微生物耐热性的参数。表达式为:

$$D = \frac{2.303}{k}(\lg 100 - \lg 10) = \frac{2.303}{k} \qquad \text{式(9-4)}$$

3. Z 值(Z value)　也称为灭菌温度系数,系指某种微生物的 D 值下降一个对数单位时,所需升高的温度数,即将灭菌时间减少到原来的十分之一时所需要升高的温度。表达式为:

$$Z = \frac{T_2 - T_1}{\lg D_{T_1} - \lg D_{T_2}} \qquad \text{式(9-5)}$$

如 $Z = 10℃$,表示灭菌时间减少到原来的 10%,而具有相同灭菌效果,所需要升高的温度为 10℃。

4. F 值(F value)　系指在给定 Z 值下,一个灭菌程序赋予被灭菌物品在参比温度(T_0)下的等效灭菌时间(分钟)。F 值常用于干热灭菌的验证。表达式为:

$$F = \Delta t \sum 10^{\frac{T-T_0}{Z}} \qquad \text{式(9-6)}$$

式(9-6)中,Δt 为测定温度的时间间隔,一般为 0.5~1.0 分钟;T 为 Δt 时间内测得的被灭菌物温度。

5. F_0 值(F_0 value)　生物 F_0 值可认为是以相当于 121℃ 热压灭菌时,杀灭容器中全部微生物所需要的时间。F_0 值目前仅限于热压灭菌的验证。生物 F_0 值的表达式为:

$$F_0 = D_{121} \times (\lg N_0 - \lg N_t) \qquad \text{式(9-7)}$$

式(9-7)中,N_t 为灭菌后预计达到的微生物残存数,即染菌概率。当 N_t 达到 10^{-6} 时,即原有菌数的百万分之一,认为灭菌效果可靠。

物理 F_0 值系指 Z 值为 10℃ 时,一个湿热灭菌程序赋予被灭菌物品在 121℃ 下灭菌的等效灭菌时间(分钟)。物理 F_0 值的表达式为:

$$F_0 = \Delta t \sum 10^{\frac{T-121}{10}} \qquad \text{式(9-8)}$$

F_0 值体现了灭菌温度与时间对灭菌效果的统一,更为精确和实用,因此 F_0 值可作为灭菌过程的比较参数。一般规定 F_0 值不低于 8 分钟,实际操作应控制 F_0 值为 12 分钟。

影响 F_0 值的因素有:①容器的大小、形状、热穿透系数;②灭菌溶液黏度,容器的填充量;③容器在灭菌器内的数量和排列,此因素影响最大。

(二)灭菌的验证

具体内容详见第十一章。

六、无菌检查法

无菌检查法是用于检查《中国药典》(2020 年版)要求无菌的生物制品、医疗器具、原料、辅料及其他品种是否无菌的一种方法,是评价无菌产品质量必须进行的检测项目。制剂经灭菌或无菌操作法处理后,需经无菌检查法检查合格后方能使用。无菌检查法包括薄膜过滤法和直接接种法。具体见《中国药典》(2020 年版)第四部通则 1101。

第四节　医药洁净厂房空气净化

一、概述

空气净化(air purification)系指创造洁净的空气环境,以保证产品质量的空气调节措施。根据不同行业的要求和洁净标准,可分为工业净化和生物净化。工业净化(industrial purification)系指除去空气中悬浮的尘埃粒子,以创造洁净的空气环境。在某些特殊环境中,可能还有除臭、增加空气负离子等要求。生物净化(biological purification)系指不仅除去空气中悬浮的尘埃粒子,而且还要除去微生物等以创造洁净的空气环境。制药工业需达到生物洁净。

二、洁净室空气净化的标准

洁净室的设计必须符合相应的洁净度要求,目前世界各国在洁净度标准方面尚未统一。我国 GMP(2010 年修订版)附录中将无菌药品生产所需的洁净区分为 A、B、C、D 四个级别,并规定了相应的"静态"和"动态"标准,及监测要求。

A 级:高风险操作区,如灌装区、放置胶塞桶和与无菌制剂直接接触的敞口包装容器的区域及无菌装配或连接操作的区域,应使用单向流操作台(罩)维持该区的环境状态。单向流系统在其工作区域必须均匀送风,风速为 0.36 ~0.54m/s(指导值)。在密闭的隔离操作器或手套箱内,可用较低风速。

B 级:指无菌配制和灌装等高风险操作 A 级洁净区所处的背景区域。

C 级和 D 级:指无菌药品生产过程中重要程度较低的洁净操作区。

各洁净级别空气悬浮粒子的标准、微生物监测的动态标准分别见表 9-2 和表 9-3。表 9-4 为无菌药品的生产操作环境。

表 9-2　洁净区级别空气悬浮粒子的标准

洁净度级别	悬浮粒子最大允许数/(个/m³)			
	静态		动态	
	≥0.5μm	≥5.0μm	≥0.5μm	≥5.0μm
A 级	3 520	20	3 520	20
B 级	3 520	29	352 000	2 900
C 级	352 000	2 900	3 520 000	29 000
D 级	3 520 000	29 000	不作规定	不作规定

表 9-3   洁净区微生物监测动态标准[a]

洁净度级别	浮游菌/ (cfu/m³)	沉降菌 (φ90mm)/ (cfu/4 小时)[b]	表面微生物 接触(φ55mm)/ (cfu/碟)	5 指手套/ (cfu/手套)
A 级	<1	<1	<1	<1
B 级	10	5	5	5
C 级	100	50	25	—
D 级	200	100	50	—

注:[a] 表中各数值均为平均值;[b] 单个沉降碟的暴露时间可少于 4 小时,同一位置可用多个沉降碟连续监测并累积计数。

表 9-4   无菌药品的生产操作环境

洁净度级别	最终灭菌产品生产操作示例
C 级背景下的局部 A 级	高污染风险[a] 的产品灌装(或灌封)
C 级	①产品灌装(或灌封);②高污染风险[b] 产品的配制和过滤;③眼用制剂、无菌软膏剂、无菌混悬剂等的配制和灌装(或灌封);④直接接触药品的包装材料和器具最终清洗后的处理
D 级	①轧盖;②灌装前物料的准备;③产品配制(指浓配或采用密闭系统的配制)和过滤;④直接接触药品的包装材料和器具的最终清洗
	非最终灭菌产品的无菌生产操作示例
B 级背景下的局部 A 级	①处于未完全密封[c] 状态下产品的操作和转运,如产品灌装(或灌封)、分装、压塞、轧盖[d] 等;②灌装前无法除菌过滤的药液或产品的配制;③直接接触药品的包装材料、器具灭菌后的装配以及处于未完全密封状态下的转运和存放;④无菌原料药的粉碎、过筛、混合、分装
B 级	①处于未完全密封[c] 状态下的产品置于完全密封容器内的转运;②直接接触药品的包装材料、器具灭菌后处于密闭容器内的转运和存放
C 级	①灌装前可除菌过滤的药液或产品的配制;②产品的过滤
D 级	直接接触药品的包装材料、器具的最终清洗、装配或包装、灭菌

注:[a] 此处的高污染风险是指产品容易长菌、灌装速度慢、灌装用容器为广口瓶、容器须暴露数秒后方可密封等状况。[b] 此处的高污染风险是指产品容易长菌、配制后需等待较长时间方可灭菌或不在密闭系统中配制等状况。[c] 轧盖前产品视为处于未完全密封状态。[d] 根据已压塞产品的密封性、轧盖设备的设计、铝盖的特性等因素,轧盖操作可选择在 C 级或 D 级背景下的 A 级送风环境中进行。A 级送风环境应至少符合 A 级区的静态要求。

洁净室必须保持正压,即按洁净度等级的高低依次相连,并有相应的压差,以防止低级洁净室的空气逆流至高级洁净室中。除有特殊要求外,洁净室的温度控制在 18 ~ 26℃,相对湿度控制在 45% ~ 65%。

测定空气中悬浮粒子浓度和粒子大小的常用方法有光散射法、滤膜显微镜法和光电比色法。

三、空气净化技术

空气净化技术主要是通过空气过滤,利用多孔过滤介质截留或吸附粉尘,控制空气的洁净度。空气净化系统通常包括初效过滤器(lower efficiency particulate air filter)、加热盘管、风机、冷却盘管、中效过滤器(medium efficiency particulate air filter)、湿度调节装置、高效过滤器(high efficiency particulate air filter)、回风扇与控制回风装置。可实现空气净化,温度、湿度调节,保持洁净室压差,控制换气次数。

　　空气净化系统最主要的设备是空气过滤器,可分为初效过滤器、中效过滤器、高效过滤器。初效过滤器主要滤除大于5μm的悬浮粉尘,且有延长中、高效过滤器寿命的作用,过滤效率可达20%~80%。中效过滤器主要滤除大于1μm的尘粒,过滤效率可达20%~70%,一般置于高效过滤器之前。高效过滤器主要滤除小于1μm的尘埃,对0.3μm以上的微粒的过滤效率在99.97%以上,一般装于通风系统的末端,必须在中效过滤器保护下使用。过滤器常制成单元过滤器的形式,根据需要,可将多个单元过滤器连贯组合。单元过滤器一般可分为板式、袋式和折叠式空气过滤器。

空气净化-
空调系统原
理(图片)

　　常见的空气净化方法可分为以下几种。①一般净化:以温度、湿度为主要指标,对含尘量和尘埃粒子无要求,可采用初效过滤器;②中等净化:对温度、湿度、含尘量和尘埃粒子均有要求,可采用初、中效二级过滤;③超净净化:对温度、湿度、含尘量、尘埃粒子和微生物有严格要求,含尘量采用计数浓度,采用初、中、高效三级过滤。

四、洁净室的设计

　　1. 洁净室设计的基本原则　各区域的连接必须在符合生产工艺的前提下,明确人流、物流和空气流的流向(洁净度从高至低),确保洁净室内的洁净度要求。设计的基本原则是:洁净室内设备布局尽量紧凑,尽量减少面积;同级别洁净室尽可能相邻;不同级别的洁净室由低级向高级安排,彼此相连的房间之间应设隔离门,隔离门应向洁净度高的方向开启,洁净区与非洁净区、各级洁净室之间的正压差应不低于10Pa;洁净室内一般不设窗户,若需窗户,应以封闭式外走廊隔离窗户;洁净室门应密闭,人流、物流分开,进出口处应装有气锁;光照度大于300lx 等。图9-4 为无菌药品生产核心区的洁净梯度、压差梯度、气流流向示意图。

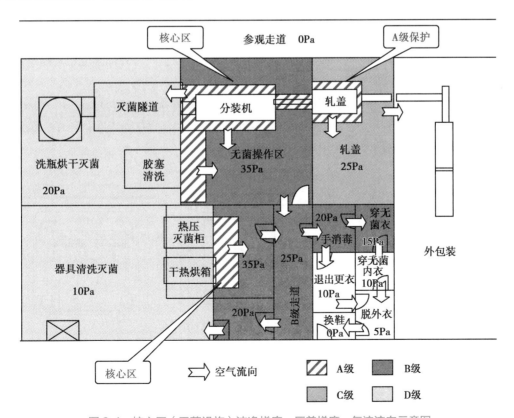

图9-4　核心区(无菌设施)洁净梯度、压差梯度、气流流向示意图

2. 洁净室的气流方式

（1）层流（laminar flow）：也称为单向流，是指空气流线呈同向平行状态，具有一定的断面流速，各流线间的尘埃不易相互扩散，保持在层流运动中，即使遇到人、物等附尘体，进入气流中的尘埃也很少会沉降，而随着平行气流迅速流出，保持室内洁净度。层流分为水平层流和垂直层流（图9-5）。

（2）紊流：也称为乱流（turbulent flow），是指空气流线呈不规则状态，各流线间的尘埃容易相互扩散（图9-5c）。紊流可使空气中夹带的微粒相互碰撞聚集形成大粒子，也可使室内原来静止的微粒重新飞扬起来，室内局部空气可能出现停滞状态，因此，只能除去部分粒子。

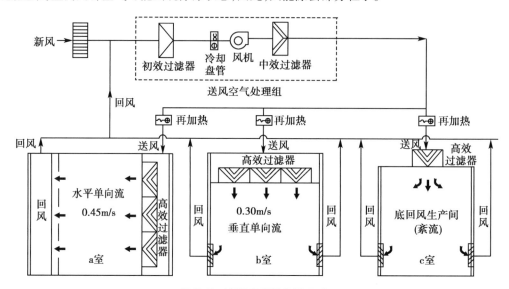

图9-5 洁净室各种气流方式

3. 无菌隔离技术　传统的洁净室中，人是最大的污染源，无法规避操作人员对产品的污染风险，也无法实现严格的人员防护，且操作和维护成本高。为此，无菌隔离技术应势而生，并获得广泛应用。无菌隔离技术（aseptic isolation technology）是采用物理屏障将受控空间与外部环境相互隔绝的技术，是一种绝对的隔离。采用隔离操作技术能最大限度降低操作人员的影响，并大大降低生产中环境对产品污染的风险。目前的无菌隔离系统主要有限制进入屏障系统（restricted access barrier system，RABS）（图9-6a、b）、隔离器（isolators）（图9-6c）。高污染风险的操作宜在隔离器中完成。无菌生产的隔离操作器所处环境的级别至少应为D级。

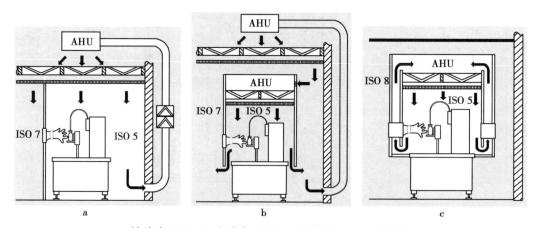

a. 被动式RABS；b. 主动式RABS；c. 隔离器；AHU. 空调机组。

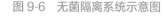

图9-6 无菌隔离系统示意图

思 考 题

1. 纯化水、注射用水、灭菌注射用水有何区别？制备纯化水、注射用水的方法有哪些？

2. 过滤的机制有哪些？哪些因素影响过滤？简述过滤器及其特点。

3. 何为灭菌？简述灭菌的方法及适用情况。

4. 什么是 F_0 值、F 值、D 值、Z 值？各有何意义？

5. 我国 GMP 规定的洁净室分为哪些等级？各洁净度的标准如何？

6. 洁净室的设计应遵循哪些基本原则？简述无菌隔离技术。

（胡巧红　侯雪梅）

第九章
目标测试

参 考 文 献

[1] 国家药典委员会. 中华人民共和国药典:2020 年版. 北京:中国医药科技出版社,2020.

[2] 方亮. 药剂学. 8 版. 北京:人民卫生出版社,2016.

[3] LOYD V A. Ansel's pharmaceutical dosage forms and drug delivery systems. 11th ed. Wolters Kluwer:Philadelphia, PA,2018.

第十章

液 体 制 剂

第十章
教学课件

学习目标

1. **掌握** 液体制剂的常用溶剂和附加剂;混悬剂的概念、稳定性及其影响因素;乳剂的概念、组成、种类,乳剂的稳定性及其影响因素。
2. **熟悉** 液体制剂的分类、真溶液型和胶体型液体制剂的概念与基本性质;混悬剂稳定剂的性质与稳定机制;乳化剂的选择原则;合剂、甘油剂、滴鼻剂、洗鼻剂、搽剂、涂剂、涂膜剂、滴耳剂、洗耳剂、洗剂、冲洗剂、灌肠剂、含漱剂、滴牙剂的概念。
3. **了解** 真溶液型和胶体型液体制剂的制备方法和质量要求;混悬剂的制备方法与质量评价;乳剂的制备方法与质量评价。

第一节 概 述

液体制剂(liquid preparations)系指药物分散在适宜的分散介质中制成的可供内服或外用的液体形态的制剂。药物以分子、离子、胶粒、颗粒或其混合形式分散在分散介质,形成均相或非均相液体体系。药物的粒径与液体制剂的理化性质、稳定性、药效、毒性等密切相关。液体制剂的品种多,临床应用广。

一、液体制剂的特点和质量要求

(一)液体制剂的特点

1. **优点** ①药物分散度大、吸收快、发挥药效迅速;②给药途径多;③易于分剂量,服用方便,特别适于婴幼儿和老年患者;④能减少药物的刺激性,如避免易溶性固体药物(溴化物、碘化物等)口服后由于局部浓度过高而引起胃肠道刺激。

2. **缺点** ①药物分散度大,易发生化学降解,降低药效,甚至失效;②液体制剂体积较大,携带、运输、贮存等不方便;③水性液体制剂容易霉变,需加入防腐剂;④非均相液体制剂易产生物理稳定性问题。

(二)液体制剂的质量要求

液体制剂的质量要求有:①均匀相液体制剂应是澄明溶液,非均匀相液体制剂的药物粒子应分散均匀。②口服的液体制剂外观良好,口感适宜;外用的液体制剂应无刺激性。③液体制剂在保存和使用过程不应发生霉变。④包装容器适宜,方便患者携带和使用。

二、液体制剂的分类

(一)按照分散系统分类

按照分散系统可将液体制剂分为均相和非均相,在均相体系中,药物以分子、离子形式存在,属于热力学及动力学稳定体系;在非均相液体制剂中,药物以液滴或微粒的形式分散,一般属于热力学或动力学不稳定体系,详见表10-1。

表 10-1 按照分散系统分类的液体制剂

	类型	分散相粒径/nm	特征	制备方法	举例
均相	低分子溶液剂	<1	以分子或离子分散的澄清溶液,热力学稳定体系	溶解法	氯化钠溶液
	高分子溶液剂	<100	以分子或离子分散的澄清溶液,热力学稳定体系	溶解法	胃蛋白酶合剂
非均相	溶胶剂	1~100	以胶粒分散形成的多相体系,热力学不稳定体系,动力学稳定体系	分散法或凝聚法	胶体氢氧化铝
	乳剂	>100	以液体微粒分散形成的多相体系,热力学、动力学均不稳定体系	分散法	肠内营养乳剂
	混悬剂	>500	以固体微粒分散形成的多相体系,热力学、动力学均不稳定体系	分散法或凝聚法	布洛芬混悬液

（二）按照给药途径分类

1. 内服液体制剂　如糖浆剂、合剂、乳剂、混悬液、滴剂等。

2. 外用液体制剂　可分为：①皮肤用液体制剂,如洗剂、搽剂等；②五官科用液体制剂,如含漱剂、滴鼻剂、滴耳剂等；③直肠、阴道、尿道用液体制剂,如灌肠剂等。

第二节　液体制剂的辅料

一、液体制剂常用溶剂

　　液体制剂的溶剂在溶液剂中可称为溶剂,在溶胶剂、乳剂、混悬剂中称为分散介质。应根据药物性质、医疗要求和制剂要求合理选择溶剂。常用的溶剂及其性质见表 10-2。

表 10-2 常用溶剂及其性质

	类型	性质	应用及注意事项
极性溶剂	纯化水（purified water）	①能与乙醇、甘油、丙二醇等以任意比例混合；②能溶解大多数无机盐及许多极性有机药物,能溶解生物碱盐类、苷类、糖类、蛋白质、树胶、鞣质、黏液质、酸类和色素等	①最常用溶剂；②一些药物在水中不稳定,易产生霉变
	甘油（glycerin）	①为无色澄清黏稠液体,吸水性很强,能与水、乙醇、丙二醇等以任意比例混合；②能溶解许多不易溶于水的药物；③含甘油 30% 以上有防腐作用	多用于外用制剂,起保湿、增加黏滞度等作用
	二甲基亚砜（dimethyl sulfoxide, DMSO）	①为无色澄清液体,吸湿性较强,能与水、乙醇、甘油、丙二醇等以任意比例混合；②溶解范围广,有"万能溶剂"之称；③可促进药物在皮肤的渗透	仅供外用,多用于皮肤用制剂
半极性溶剂	乙醇（ethanol）	①能与水、甘油、丙二醇等以任意比例混合；②能溶解大部分有机药物和药材中有效成分,如生物碱及其盐类、挥发油、树脂、鞣质、有机酸和色素等；③含乙醇 20% 以上具有防腐作用,40% 以上能延缓一些药物的水解	①常用溶剂；②具有一定的生理活性,易挥发、易燃烧

续表

类型		性质	应用及注意事项
半极性溶剂	丙二醇（propylene glycol）	①为1,2-丙二醇,无色澄清黏稠液体,能与水、乙醇、甘油等以任意比例混合;②能溶解许多有机药物,可延缓某些药物水解	①用作内服及肌内注射液的溶剂;②有引湿性
	聚乙二醇类（polyethylene glycol, PEG）	①常用 PEG 300~600,为无色澄明液体,能与水、乙醇、丙二醇、甘油等以任意比例混合;②能溶解许多水溶性无机盐及水不溶性药物;③对易水解的药物有一定的稳定作用	常用于外用液体制剂,可增加皮肤柔韧性且有保湿作用
非极性溶剂	脂肪油（fatty oil）	①多指植物油,如大豆油、玉米油、花生油等;②能溶解油溶性药物,如激素、游离生物碱、挥发油和许多芳香族药物	①常用非极性溶剂;②易氧化、酸败
	液状石蜡（liquid paraffin）	①为无色澄清油状液体,化学性质稳定;②能溶解生物碱、挥发油等非极性药物	①有润肠通便作用;②多用于软膏剂、糊剂;③可用作口服制剂、搽剂的溶剂;④接触空气能被氧化
	乙酸乙酯（ethyl acetate）	①无色澄清液体,有水果香味;②能溶解挥发油、甾体药物及其他油溶性药物	①常作为搽剂溶剂;②挥发性、可燃性;③在空气中暴露易氧化

二、液体制剂常用附加剂

1. 增溶剂　常用增溶剂（solubilizer）为聚山梨酯类和聚氧乙烯脂肪酸酯类。

2. 助溶剂　助溶剂（hydrotropy agent）多为低分子化合物,与难溶性药物形成可溶性络合物、复盐或缔合物,以增加药物的溶解度。如碘化钾可作碘的助溶剂,二乙胺可作茶碱的助溶剂,苯甲酸钠可作咖啡因的助溶剂等。

3. 潜溶剂　能与水形成潜溶剂（cosolvent）的有乙醇、丙二醇、甘油、聚乙二醇等。甲硝唑在水中的溶解度为10%（w/v）,使用水-乙醇混合溶剂其溶解度可提高5倍。

4. 防腐剂　防腐剂（preservative）系指防止药物制剂受微生物的污染而产生变质的添加剂。

（1）防腐的重要性:液体制剂特别是以水为溶剂的液体制剂,易被微生物污染而发霉变质,尤其是含糖类、蛋白质等营养物质时,更利于微生物的滋长和繁殖。液体制剂污染微生物后会严重影响其质量,甚至产生毒副作用。《中国药典》（2020 年版）第四部通则 1107 规定了非无菌药品的微生物限度标准。

（2）防腐措施:①减少或防止环境污染;②严格控制辅料的质量;③添加防腐剂,在制备过程中很难完全避免微生物污染,少量微生物污染可加入防腐剂。常用的防腐剂见表10-3。

表 10-3　常用防腐剂及其性质

品种	性质	应用及注意事项
羟苯酯类（hydroxybenzoate）,商品名为尼泊金类（paraben）	①常用甲酯、乙酯、丙酯和丁酯,抑菌作用随烷基碳数增加而增加,但溶解度则减小,故常混合使用;②在酸性、中性溶液中均有效,在酸性溶液中作用较强;③抑菌浓度一般在 0.01%~0.25%	①广泛用于内服液体制剂中,也可外用;②避免与聚山梨酯类和聚乙二醇等合用;遇铁变色,遇弱碱或强酸易水解,塑料能吸附本品

续表

品种	性质	应用及注意事项
苯甲酸（benzoic acid）与苯甲酸钠（sodium benzoate）	①苯甲酸在水中溶解度为0.29%，在乙醇中为43%（20℃），用量为0.03%～0.1%；②发挥防腐作用的是未解离分子，故在酸性溶液中抑菌效果较好，苯甲酸pH为2.5～4.5，苯甲酸钠pH为2～5时防腐效果最好；③苯甲酸钠在酸性溶液中与苯甲酸的防腐能力相当	苯甲酸0.25%和尼泊金0.05%～0.1%联合应用对防止发霉和发酵最为理想，特别适于中药液体制剂
山梨酸（sorbic acid）及其盐	①山梨酸为白色至微黄白色结晶性粉末，有特臭，在乙醇中易溶，水中极微溶解，对细菌最低抑菌浓度为0.02%～0.04%（pH<6.0），对酵母、真菌最低抑菌浓度为0.8%～1.2%；②发挥防腐作用的是未解离分子，在pH 4.5水溶液中效果较好；③山梨酸钾、山梨酸钙作用与山梨酸相同，水中溶解度更大，需在酸性溶液中使用	山梨酸与其他抗菌剂联合使用产生协同作用
苯扎溴铵（benzalkonium bromide），又称新洁尔灭（bromo geramine）	①为阳离子表面活性剂，淡黄色黏稠液体，溶于水和乙醇；②在酸性和碱性溶液中稳定，耐热压；③使用浓度为0.02%～0.2%	多用于外用制剂
醋酸氯己定（chlorhexidine acetate）	①微溶于水，溶于乙醇、甘油、丙二醇等溶剂，为广谱杀菌剂；②用量为0.02%～0.05%	多用于外用制剂

其他还有苯甲醇（benzyl alcohol）、苯氧乙醇（phenoxyethanol）、三氯叔丁醇（chlorobutanol）、对氯苯酚（parachlorophenol）、氯甲酚（chlorocresol）、苯扎氯铵（benzalkonium chloride）、硼酸（boric acid），以及一些挥发油，如桉叶油（eucalyptus oil）、桂皮油（cassia bark oil）、薄荷油（mint oil）等。

5. 抗氧剂　氧化是药物降解的主要途径之一，通过合理选择抗氧剂（antioxidants）能有效防止或延缓药物的氧化变质。表10-4为常用的抗氧剂。

表10-4　常用抗氧剂及其性质

	类型	性质	应用及注意事项
水溶性抗氧剂	维生素C（vitamin C）	①为白色结晶或结晶性粉末，具有还原性；②可清除游离基，可与金属离子络合，降低金属离子催化自动氧化活性；③具有酸性，可降低pH而减慢氧化反应	久置色渐变微黄
	亚硫酸钠（sodium sulfite）	①为白色结晶性粉末，具有较强还原性；②水溶液呈碱性	①主要用作偏碱性药物的抗氧剂；②与酸性药物、盐酸硫胺等有配伍禁忌
	亚硫酸氢钠（sodium bisulfite）	①为白色结晶粉末，具有还原性；②水溶液呈酸性	①主要用作酸性药物的抗氧剂；②与碱性药物、钙盐、对羟基衍生物（如肾上腺素等）有配伍禁忌
	焦亚硫酸钠（sodium metabisulfite）	①为白色结晶性粉末，具有较强还原性；②水溶液呈酸性	主要用作酸性药物的抗氧剂
	硫代硫酸钠（sodium thiosulfate）	①为无色透明结晶或细粉，具有强烈还原性；②水溶液呈弱碱性，在酸性溶液中易分解	①主要用作偏碱性药物的抗氧剂；②与强酸、重金属盐类有配伍禁忌

续表

类型		性质	应用及注意事项
油溶性抗氧剂	维生素 E（vitamin E）	为微黄至黄色或者黄绿色黏稠液体,对热、酸稳定,对碱不稳定	①一般与维生素 C 合用；②遇光色渐变深
	二丁基羟基甲苯（butylated hydroxytoluene,BHT）	为 2,6-二丁基(1,1-二甲基乙基)-4-甲基苯酚,无色、白色或类白色结晶或结晶性粉末	光可使其颜色变黄,并逐渐变深
	丁基羟基苯甲醚（butylated hydroxyanisole,BHA）	①为白色或类白色结晶性粉末,或带淡黄色的白色蜡状固体；②对热较稳定,在弱碱性条件下不易被破坏	①与氧化剂、三价铁盐有配伍禁忌；②痕量的金属、光均可使其变色、活性丧失；③对眼、皮肤、呼吸道有刺激性

6. 矫味剂　为掩盖和矫正药物的不良臭味而加到制剂中的物质称为矫味剂(flavouring agents)。矫味剂的类型及常用品种见表 10-5。

表 10-5　矫味剂的类型及常用品种

类型		品种	性质、作用机制
甜味剂（sweetening agent）	天然甜味剂	蔗糖、单糖浆、橙皮糖浆、麦芽糖、甜菊糖苷、山梨醇、甘露醇、木糖醇等	①蔗糖和单糖浆应用最广；②甜菊糖苷(steviol glycoside)有清凉甜味,甜度为蔗糖的约 300 倍,但因甜中带苦,故常与蔗糖和糖精钠合用
	合成甜味剂	阿司帕坦、三氯蔗糖、糖精钠等	①阿司帕坦(aspartame)也称为蛋白糖,甜度比蔗糖高 150~200 倍,不致龋齿,可用于糖尿病患者；②三氯蔗糖(sucralose)甜度为蔗糖的 400~800 倍,不致龋齿,可用于糖尿病患者
芳香剂（aromatic agent）	天然香料	薄荷油、桂皮油、橙皮油、丁香油等	
	人造香料	香蕉香精、苹果香精、橘子香精、麦芽酚等	
胶浆剂（mucilage）		阿拉伯胶、羧甲基纤维素钠、明胶、甲基纤维素等的胶浆	具有黏稠缓和的性质,通过干扰味蕾的味觉起矫味作用
泡腾剂（effervescent agent）		有机酸(枸橼酸、酒石酸等)与碳酸氢钠	①有机酸与碳酸氢钠混合,遇水产生大量二氧化碳,能麻痹味蕾起矫味作用；②常用于改善盐类的苦味、涩味、咸味

7. 着色剂　着色剂(coloring agents)能改善制剂的外观,可用来识别制剂的品种、区分用法和减少患者对服药的厌恶感。

（1）天然色素:包括植物性和矿物性色素,可作食品和内服制剂的着色剂。

1）植物性色素:①红色,例如苏木、甜菜红等；②黄色,例如姜黄、低浓度 β-胡萝卜素等；③蓝色,例如松叶兰、乌饭树叶等；④绿色,例如叶绿素等；⑤棕色,例如焦糖等。

2）矿物性色素:氧化铁(棕红色)等。

（2）合成色素:苋菜红、胭脂红、柠檬黄、靛蓝等,用量为 0.5‰~1‰。

8. 其他附加剂　在液体制剂中,为了增加稳定性或减小刺激性等目的,有时还需加入 pH 调节剂、金属离子络合剂等。

第三节　低分子溶液剂

低分子溶液剂系指小分子药物以分子或离子状态分散在溶剂中形成的均相的液体制剂,可供内服或外用。溶液型液体制剂中药物的分散度大,吸收速度较快。

一、溶液剂

溶液剂(solutions)系指药物溶解于溶剂中所形成的澄清液体制剂。溶液剂的药物通常为不挥发性药物。

溶液剂应稳定、无刺激性,不得有发霉、酸败、变色、异物、产生气体或其他变质现象。应检查装量和微生物限度。根据需要可加入附加剂,其品种与用量应符合国家标准的有关规定。

（一）制备方法

低分子溶液剂的处方设计需综合考虑药物、溶剂和附加剂的理化性质及其相互作用,同时还需考虑制剂的稳定性、应用方法等。首先,必须使药物有足够的溶解度,以满足临床治疗的剂量要求。当药物溶解度达不到最低有效浓度时,必须考虑增加溶解度。其次,药物分散度大,化学活性高,在水中易降解,且一些药物的水溶液极易霉变,故需特别重视药物的稳定性。再者,溶剂也会影响药物的应用,如 5% 苯酚水溶液用于衣物消毒,而 5% 苯酚甘油溶液用于中耳炎,故应合理选择溶剂。此外,还应考虑药物与附加剂、附加剂与附加剂间的相互作用。

溶液剂的制备方法有溶解法和稀释法。

1. 溶解法　一般的制备工艺流程是:药物的称量→溶解→过滤→质量检查→包装。

该法适用于较稳定的化学药物,多数溶液剂用此法制备。通常取处方总量 1/2～3/4 的溶剂,加入药物搅拌溶解,过滤,再通过滤器加溶剂至全量,搅匀。过滤后的药液质量检查后及时分装、密封、贴标签及外包装。对于口服溶液剂,分装后通常还需进行灭菌。

例 1：复方碘溶液

【处方】　碘　50g　　　　　碘化钾　100g　　　　　纯化水　加至 1 000ml

【制法】　取碘化钾,加纯化水 100ml 使溶解,然后加入碘搅拌使溶解,再加纯化水至 1 000ml,搅匀,质检后分装,即得。

【注解】　碘化钾为助溶剂,溶解碘化钾时尽量少加水,以增大其浓度,有利于碘的溶解。

2. 稀释法　适用于以高浓度溶液或易溶性药物的浓贮备液等为原料的情况。直接用溶剂稀释至所需浓度即得。

（二）制备时应注意的问题

对于易溶且溶解缓慢的药物,应采用粉碎、搅拌、加热等措施加快溶解;易氧化的药物,应控制溶剂中含氧量,如进行加热冷却、充氮等处理后再溶解药物,也可同时加抗氧剂;易挥发性药物应在最后加入;处方中溶解度较小的药物应先将其溶解,再加其他药物溶解;难溶性药物可加入助溶剂或增溶剂使其溶解。

二、芳香水剂

芳香水剂(aromatic waters)系指芳香挥发性药物的饱和或近饱和的水溶液。含挥发性成分的饮片用水蒸气蒸馏法制成的芳香水剂称为露剂(medicinal distillates)。芳香水剂可采用溶解法、稀释法或水蒸气蒸馏法制备。

芳香水剂应澄清,必须具有与原有药物相同的气味,不得有异臭、沉淀和杂质。一般应检查 pH,以及装量和微生物限度。芳香水剂浓度一般都很低,可用作矫味剂、分散剂。芳香水剂多数易分解变质,甚至霉变,不宜大量配制和长期贮存。

三、糖浆剂

糖浆剂(syrups)系指含有原料药物的浓蔗糖水溶液,供口服用。纯蔗糖的饱和水溶液浓度为85%(w/v)或64.7%(w/w),称为单糖浆(simple syrup)。单糖浆和含芳香剂的糖浆(如橙皮糖浆等)除供制备含药糖浆外,可用作矫味剂和助悬剂。药物糖浆用于疾病治疗。

糖浆剂的质量要求:糖浆剂含糖量应不低于45%(w/v);糖浆剂应澄清,在贮存期间不得有发霉、酸败、产生气体或其他变质现象,允许有少量摇之易散的沉淀。一般应检查相对密度和 pH,以及装量和微生物限度。根据需要可添加附加剂,附加剂应不影响成品稳定性,且不干扰检验,其品种与用量应符合国家标准的有关规定。

(一)制备方法

1. 溶解法

(1)热溶法:该法适于对热稳定的药物和有色糖浆的制备。将蔗糖溶于新煮沸的纯化水中,加热使其全溶,降温后加入其他药物,搅拌溶解、过滤,再通过滤器加纯化水至全量,分装,即得。但需注意加热过久或超过 100℃时,转化糖的含量增加,使糖浆剂颜色变深。

(2)冷溶法:该法适于对热不稳定或挥发性药物的制备。将蔗糖溶于冷纯化水或含药的溶液中。该法制备的糖浆剂颜色较浅,但制备所需时间较长且容易污染微生物。

2. 混合法　该法适于制备含药糖浆剂,一般含糖量较低,需注意防腐。将含药溶液与单糖浆均匀混合即得。

(二)制备时应注意的问题

1. 药物加入的方法　①水溶性固体药物先溶于少量纯化水,再与单糖浆混匀;②水中溶解度小的药物先用少量其他溶剂溶解,再与单糖浆混匀;③药物为可溶性液体或药物的液体制剂时,可直接加入单糖浆中,必要时过滤;④药物为含乙醇的液体制剂,与单浆糖混合时常发生混浊,可加入甘油助溶;⑤药物为水性浸出制剂,需纯化后再与单糖浆混匀。

2. 注意事项　应在避菌环境中制备,各种用具、容器应进行清洁或灭菌处理,并及时灌装;生产中应严格控制温度和时间。

例2:磷酸可待因糖浆

【处方】　磷酸可待因　5g　　　　　纯化水　15ml　　　　　单糖浆　加至 1 000ml

【制法】　取磷酸可待因溶于纯化水中,加单糖浆至全量,搅匀,即得。

四、醑剂

醑剂(spirits)系指挥发性药物的浓乙醇溶液,可供内服或外用。醑剂中的药物浓度一般为5%～10%,乙醇浓度一般为60%～90%。醑剂可用溶解法和蒸馏法制备。

五、酊剂

酊剂(tinctures)系指原料药物用规定浓度乙醇提取或溶解而制成的澄清液体制剂,亦可用流浸膏稀释制成。可供内服或外用。

酊剂的浓度除另有规定外,每100ml 相当于原饮片20g。含有毒剧药品的中药酊剂,每100ml 相当于原饮片10g;其有效成分明确者,应根据其半成品的含量加以调整,使符合该酊剂的规定。酊剂应澄清。在组分无显著变化的前提下,长期贮存允许有少量摇之易散的沉淀。酊剂应检查含醇量、装量和微生物限度。

（一）制备方法

1. 溶解法或稀释法　称取原料药物粉末或流浸膏,加规定浓度乙醇适量,溶解或稀释,静置,必要时过滤,即得。

2. 浸渍法　详细内容参见第二十章。

3. 渗漉法　详细内容参见第二十章。

（二）制备时应注意的问题

酊剂在制备与贮存过程中应注意:①应根据药材中有效成分的溶解性选用适宜浓度的乙醇,以减少杂质含量,酊剂中乙醇最低浓度为30%（v/v）;②酊剂长期贮存会发生沉淀,可过滤除去,再测定乙醇含量、有效成分含量,并调整至规定标准。

第四节　高分子溶液剂

一、概述

高分子溶液剂系指高分子化合物以分子或离子状态分散在溶剂中制成的均相液体制剂。属于热力学稳定体系。以水为溶剂时,也称为亲水胶体溶液或胶浆剂。以非水溶剂制备的高分子溶液剂称为非水性高分子溶液剂。

二、高分子溶液的性质

1. 荷电性　在水溶液中,高分子化合物因解离而带电。如海藻酸钠溶于水带负电,壳聚糖溶于酸性溶液带正电;而对于蛋白质,溶液 pH 大于等电点时带负电,pH 小于等电点时带正电,在等电点时不带电,此时溶液的黏度、渗透压、溶解度、电导等都最小。

2. 渗透压　亲水性高分子溶液有较高的渗透压,渗透压大小与浓度有关。

3. 黏度与相对分子质量　高分子溶液是黏稠性流体,其黏度与相对分子质量有关,可通过测定黏度计算相对分子质量。

4. 聚结特性　高分子化合物含有的大量亲水基能与水形成牢固的水化膜,可阻止高分子化合物分子之间的相互凝聚,使溶液稳定。高分子化合物的荷电对溶液的稳定也有一定作用。当水化膜的荷电发生变化时,易出现聚结沉淀。例如:①向溶液中加入大量电解质(如氯化钠、硫酸钠等)或强亲水性非电解质(如乙醇、丙酮等),破坏水化膜,使高分子凝结沉淀;②溶液受到 pH、絮凝剂、射线等的影响,使高分子凝结;③加入带相反电荷的高分子溶液时,产生凝结沉淀。

5. 胶凝性　当温度变化时,一些亲水性高分子溶液可从黏稠性流动液体转变为不流动的半固体状物质,称为凝胶,形成凝胶的过程称为胶凝(gelatination)。有些高分子溶液(如明胶水溶液等)温度降低时形成凝胶,另一些高分子溶液(如甲基纤维素等)则是温度升高时形成凝胶。凝胶失去网状结构中的水分时,体积缩小,形成干燥固体,称为干胶。如明胶胶囊壳即为干胶。

三、高分子溶液的制备

为制得安全、有效、性质稳定的高分子溶液剂,处方设计时应考虑高分子药物的亲水性、溶解度、解离后所带电荷的种类及其与处方中其他药物或辅料的相互作用。

高分子溶液通常用溶解法制备,其制备工艺流程为:称量→溶胀→溶解→质量检查→包装。

1. 高分子药物的溶解过程　与低分子药物的溶解不同,高分子药物溶解时首先要经过溶胀过程。溶胀是指水分子渗入到高分子结构的空隙中,与其亲水基团发生水化作用,使体积膨胀,高分子空隙中充满水分子,此过程称为有限溶胀。随着溶胀继续进行,高分子空隙中的水分子使高分子间作用力减弱,最后高分子药物完全溶解形成高分子溶液,此过程称为无限溶胀。

2. 注意事项　①高分子药物应先粉碎成细粒,加入一定量溶剂静置使其充分溶胀;②不同的高分子药物形成溶液的条件不同,如明胶需粉碎后在水中浸泡 3～4 小时后再加热搅拌溶解,甲基纤维素则应在冷水中完成溶解;③高分子药物带电荷时,应注意处方中其他成分的电荷及制备中可能遇到的相反电荷,避免产生聚结;④长期贮存或受外界因素的影响,高分子溶液易凝结,故不宜大量配制。

例3: 胃蛋白酶合剂

【处方】　胃蛋白酶　2.0g　　　单糖浆　10.0ml　　　5%羟苯乙酯乙醇液　　　1.0ml
　　　　　橙皮酊　2.0ml　　　稀盐酸　2.0ml　　　纯化水　　　加至100.0ml

【制法】　首先将稀盐酸、单糖浆加入约80ml 纯化水中,搅匀;再将胃蛋白酶撒在液面上,待自然溶胀、溶解;然后缓缓加入橙皮酊,搅匀。另取约 10ml 纯化水溶解羟苯乙酯乙醇液后,缓缓加到上述溶液中,再加纯化水至全量,搅匀,即得。

【注解】　①影响胃蛋白酶活性的主要因素是 pH,一般 pH 为 1.5～2.5,盐酸浓度超过 0.5% 时会使胃蛋白酶失去活性,故先将稀盐酸用适量纯化水稀释;②须将胃蛋白酶撒在液面上,待溶胀后,再缓缓搅匀,且不得加热;③此溶液中胃蛋白酶带正电(等电点为 pH 2.75～3.00),而润湿的滤纸或棉花带负电,故不宜过滤;④本品不宜与胰酶、氯化钠、碘、鞣酸、高浓度乙醇溶液、碱以及重金属配伍,因能降低活性。

第五节　溶　胶　剂

溶胶剂(sols)系指固体药物以微细粒子(1～100nm)分散在水中形成的非均相液体制剂,又称疏水胶体溶液。属热力学不稳定体系。目前很少使用溶胶剂,但其性质对药剂学很重要。

一、溶胶的构造和性质

(一)溶胶的双电层构造

溶胶剂中的微粒(胶粒)由于自身解离或吸附溶液中某种离子而带电荷,带电的胶粒表面吸附溶液中的一部分带相反电荷的离子(称为反离子),构成吸附层;少部分反离子则扩散到溶液中,形成扩散层。吸附层和扩散层分别带相反电荷,称为双电层(或扩散双电层)。双电层之间的电位差称为 ζ 电位。ζ 电位越高斥力越大,溶胶越稳定。ζ 电位降至 25mV 以下时,溶胶产生聚结而不稳定。

(二)溶胶的性质

1. 光学性质　由于 Tyndall 效应,当一束强光线通过溶胶剂时,从侧面可见到圆锥形光束,这是由于胶粒产生的光散射作用结果。

2. 电学性质　溶胶剂由于双电层结构而带电,在电场的作用下胶粒或分散介质产生移动,产生电位差,这种现象称为界面动电现象。

3. 动力学性质　溶胶剂中的胶粒在分散介质中有不规则的运动,这种运动称为布朗(Brown)运动。这种运动是由于胶粒受溶剂水分子不规则地撞击产生的。胶粒的扩散速度、沉降速度及分散介质的黏度等都与溶胶的动力学性质有关。

4. 稳定性　溶胶剂属热力学不稳定体系,主要表现为有聚结不稳定性和动力不稳定性。但胶粒表面所带电荷、胶粒周围的水化膜及胶粒的布朗运动,可增加溶胶剂的聚结及动力稳定性。

溶胶剂对电解质极其敏感,加入电解质会加速其聚结沉降。向溶胶剂中加入亲水性高分子溶液,使其具有亲水胶体的性质而增加稳定性,这种胶体称为保护胶体。

二、溶胶剂的制备

溶胶剂的处方设计时,如何使制剂稳定是关键,主要应考虑药物在水中的带电性、分散度以及与附加剂的配伍等因素。

溶胶剂可采用分散法或凝聚法制备。分散法包括机械分散法、胶溶法、超声分散法,凝聚法包括物理凝聚法和化学凝聚法。

第六节 混 悬 剂

一、概述

混悬剂(suspensions)系指难溶性固体药物以微粒状态分散于分散介质中形成的非均相液体制剂,可供内服或外用。混悬剂中药物微粒一般在 0.5 ~10μm 之间,小者可为 0.1μm,大者可达 50μm 或更大。混悬剂属于热力学、动力学不稳定的粗分散体系。干混悬剂(dry suspensions)是按混悬剂要求将药物与适宜辅料制成的粉末状或颗粒状制剂,使用时加水即迅速分散成混悬剂。许多其他剂型(搽剂、洗剂、注射剂、滴眼剂、气雾剂、软膏剂和栓剂等)中也有混悬型制剂。

1. 适合药物　以下情况可考虑制成混悬剂:①将难溶性药物制成液体制剂;②药物剂量超过溶解度而不能制成溶液剂;③两种溶液混合时药物的溶解度降低而析出固体药物;④使药物产生缓释作用。但为安全起见,毒剧药或剂量小的药物不应制成混悬剂。

2. 质量要求　①药物的化学性质稳定,在使用或贮存期间含量符合要求,不得有发霉、酸败、变色、异物、产生气体或变质现象;②混悬剂的用途不同,微粒大小的要求不同;③微粒应分散均匀,放置后若有沉淀,经振摇应容易再分散;④混悬剂应有一定的黏度要求;⑤外用混悬剂应容易涂布。

二、混悬剂的物理稳定性

(一)微粒的沉降

混悬剂中的微粒受重力作用产生沉降。根据 Stokes 定律(参见第六章),减小微粒半径、增加分散介质黏度、减少微粒与分散介质间密度差可以降低沉降速度,增加混悬剂稳定性。

(二)微粒的荷电与水化

混悬剂中的微粒也能带电荷,具有双电层结构,有 ζ 电位,且微粒周围存在水化膜,阻止微粒间相互聚结,使混悬剂稳定。向混悬剂中加入少量电解质,会影响其稳定性。

(三)絮凝与反絮凝

混悬剂中的微粒由于分散度大而具有很大的总表面积,所以具有很高的表面由自能,微粒具有自发降低表面自由能的趋势,表面自由能的改变可用式(10-1)表示:

$$\Delta F = \delta_{S.L} \Delta A \qquad\qquad 式(10\text{-}1)$$

式(10-1)中,ΔF 为表面自由能的改变值,ΔA 为微粒总表面积的改变值,$\delta_{S.L}$ 为固液界面张力。对一定的混悬剂 $\delta_{S.L}$ 是一定的,因此只有降低 ΔA,才能降低微粒的 ΔF。可见,微粒团聚,增大粒径是使体系稳定的自发过程,但由于微粒荷电产生的排斥力阻碍了微粒的团聚。若加入适当的电解质,降低 ζ 电位,可以减小微粒间电荷的排斥力。ζ 电位降低一定程度,微粒形成疏松的絮状聚集体,此过程称为絮凝(flocculation),加入的电解质称为絮凝剂(flocculant)。为得到稳定的混悬剂,一般应控制 ζ 电位在 20~25mV 范围内,使其恰好絮凝。絮凝状态具有沉降速度快,有明显沉降面,沉降体积大,经振摇

混悬剂中微粒间相互作用势能（拓展阅读）

后能迅速恢复均匀混悬状态的特点。常用的絮凝剂有枸橼酸盐、酒石酸盐、磷酸盐、氯化物等。阴离子的絮凝作用大于阳离子，且离子价数越高，絮凝效果越好。向絮凝状态的混悬剂中加入电解质，使絮凝状态变为非絮凝状态，此过程称为反絮凝（deflocculation），加入的电解质称为反絮凝剂（defloculant）。反絮凝剂所用电解质与絮凝剂相同。

（四）结晶微粒的长大

难溶性药物的粒径影响其溶解度和溶解速度，粒子越小溶解速度越快；当粒子小于 $0.1\mu m$ 时，粒子越小，溶解度越大（参见第三章）。

混悬剂中药物微粒大小不可能完全一致，在放置过程中，小的微粒不断溶解，大的微粒则不断长大，使微粒的沉降速度加快，影响混悬剂的稳定性。这时必须加入抑制剂以阻止结晶的溶解和生长，使混悬剂稳定。

（五）分散相的浓度和温度

在同一分散介质中分散相的浓度增加，混悬剂的稳定性降低。温度对混悬剂的影响更大，温度会影响药物溶解度和溶解速度、微粒沉降速度、絮凝速度及沉降体积，从而影响混悬剂的稳定性。此外，冷冻会破坏混悬剂的网状结构，也使稳定性降低。

三、混悬剂的稳定剂

（一）助悬剂

助悬剂（suspending agents）主要是增加分散介质的黏度和微粒的亲水性，有些还可使混悬剂具有触变性，增加混悬剂的稳定性。

1. 低分子助悬剂　如甘油、单糖浆等，外用混悬剂中常加入甘油。

2. 高分子助悬剂　是常用的助悬剂，包括天然高分子化合物（如阿拉伯胶、西黄蓍胶、海藻酸钠、琼脂、瓜尔胶等）以及合成或半合成高分子化合物（如甲基纤维素、羧甲基纤维素钠、羟丙纤维素、聚维酮、卡波姆等）。此类助悬剂多数性质稳定，但应注意某些助悬剂与药物或其他附加剂有配伍变化。

3. 硅酸盐类　如硅酸镁铝、三硅酸镁、白陶土等，此类助悬剂不溶于水，但在水中膨胀，体积可增加 10 倍以上，形成高黏度的凝胶，阻止微粒聚集。

触变胶具有凝胶和溶液恒温转变特性，也可达到稳定作用。如 2% 单硬脂酸铝溶于植物油中可形成典型的触变胶，一些具有塑性流动和假塑性流动的高分子水溶液常具有触变性。

（二）润湿剂

润湿剂（wetting agents）能降低药物微粒与分散介质间的界面张力，使疏水性药物易被水润湿与分散。如硫、甾醇类等不易被水润湿，制备混悬剂需加入润湿剂。常用的润湿剂是聚山梨酯类、泊洛沙姆等。

（三）絮凝剂与反絮凝剂

制备混悬剂时常需加入絮凝剂，以增加混悬剂的稳定性。絮凝剂和反絮凝剂的种类、性能、用量、微粒所带电荷以及其他附加剂等均影响其使用，故应合理选择。

四、混悬剂的制备

混悬剂处方设计时，除了药物的治疗作用、化学稳定性等外，还需重点考虑物理稳定性。应采用适当的方法减小微粒的粒径并使其均匀，对于疏水性药物还应保证被充分润湿，选用合适的稳定剂，以获得稳定的混悬剂。

（一）分散法

分散法是制备混悬剂的主要方法,其制备工艺流程为:固体药物→粉碎→润湿→分散→质量检查→包装。

先将药物粉碎成符合粒径要求的微粒,再分散于分散介质中。生产时需应用粉碎机、高压均质机、胶体磨等设备。采用分散法制备混悬剂时:①亲水性药物(如氧化锌、炉甘石等)一般先粉碎到一定细度,再加处方中的液体适量,研磨到适宜的分散度,最后加入处方中的剩余液体至全量;②疏水性药物(如硫黄等)必须先与润湿剂研匀后,再加液体研磨。

加液研磨法可使药物更易粉碎,微粒可达 $0.1\sim0.5\mu m$。对于质重、硬度大的药物,可采用水飞法,即药物加适量水研磨至细,再加入较多量的水搅拌,稍加静置后倾出上层液体,研细的悬浮微粒随着上层液体被倾出,余下的粗粒再加水研磨,如此反复直至完全研细。该法可获得极细的微粒。

（二）凝聚法

1. 物理凝聚法　　是将分子或离子状态分散的药物溶液加入于另一分散介质中凝聚成混悬液。一般将药物制成饱和溶液,在急速搅拌下加至另一种不溶性液体中,使药物快速结晶,可制成 $10\mu m$ 以下微粒,再将微粒分散于适宜介质中制成混悬剂。醋酸可的松滴眼剂就是用物理凝聚法制备的。

2. 化学凝聚法　　是两种药物发生化学反应生成难溶性药物的微粒,再混悬于分散介质中制备混悬剂。反应在稀溶液中进行并急速搅拌,以获得细小均匀的微粒。胃肠道透视用 $BaSO_4$ 就是用此法制成。

五、混悬剂的质量评价

除了外观性状、药物含量、装量、重量差异(单剂量包装的干混悬剂检查)、干燥失重(干混悬剂检查)、微生物限度检查外,混悬剂的质量评价还包括以下项目。

1. 微粒大小　　微粒大小与混悬剂的质量、稳定性、药效和生物利用度等有关。微粒大小及其分布是评价混悬剂质量的重要指标。可应用显微镜法、库尔特计数法、浊度法、光散射法、漫反射法等测定混悬剂微粒大小。

2. 沉降体积比　　沉降体积比(sedimentation rate 或 sedimentation volume ratio)是指混悬剂沉降后沉降物的体积与沉降前混悬剂的体积之比。可用于评价混悬剂的沉降稳定性以及稳定剂的效果。

测定方法:用具塞量筒取混悬剂 50ml,密塞,用力振摇 1 分钟,记录混悬物的初始高度(H_0),静置 3 小时,记录混悬物的最终高度(H),按式(10-2)计算沉降体积比 F:

$$F = \frac{V}{V_0} = \frac{H}{H_0}$$
式(10-2)

F 值在 1~0 之间,F 值越大混悬剂越稳定。以 H/H_0 为纵坐标、沉降时间 t 为横坐标作图,可得沉降曲线。沉降曲线形状呈平和缓慢降低,则可认为处方设计优良。但较浓的混悬剂不适于绘制沉降曲线。口服混悬剂的沉降体积比不应低于 0.9。

3. 絮凝度　　絮凝度(flocculation value)用于评价絮凝剂的效果以及预测混悬剂的稳定性,式(10-3)用于计算絮凝度 β:

$$\beta = \frac{F}{F_\infty} = \frac{V/V_0}{V_\infty/V_0} = \frac{V}{V_\infty}$$
式(10-3)

式(10-3)中,F 为絮凝混悬剂的沉降体积比;F_∞ 为非絮凝混悬剂的沉降体积比。β 值越大,絮凝效果越好。

4. 重新分散性　　优良的混悬剂经过贮存后再振摇,沉降物应能很快重新分散,以确保服用时的均匀性和分剂量的准确性。

测定方法:将混悬剂置于100ml量筒内,放置一定时间使其沉降,以20r/min转速旋转一定时间后,量筒底部的沉降物应重新均匀分散。

5.ζ电位　一般ζ电位在20~25mV时,混悬剂呈絮凝状态;ζ电位在50~60mV时,混悬剂呈非絮凝状态。

6.流变学性质　用旋转黏度计测定混悬液的流动特性曲线,通过流动曲线的形状可判断流动类型,以评价混悬液的流变学性质。若为触变流动、塑性流动和假塑性流动,能有效地减缓微粒沉降速度。

第七节　乳　　剂

一、概述

乳剂(emulsions)系指互不相溶的两种液体混合,其中一种液体以液滴状分散于另一种液体中形成的非均相液体分散体系。可供内服、外用或注射。液滴状液体称为分散相(disperse phase)、内相(internal phase)或非连续相(noncontinuous phase),另一液体则称为分散介质(disperse medium)、外相(external phase)或连续相(continuous phase)。其中一相通常是水或水溶液,常以水相(water phase,W)表示;另一相是与水不相混溶的有机液体,常以油相(oil phase,O)表示。许多其他剂型(洗剂、注射剂、乳膏剂、气雾剂等)中也有乳状液型制剂。

1.乳剂的基本组成　乳剂一般由水相、油相和乳化剂组成,三者缺一不可。纳米乳一般由油相、水相、乳化剂和助乳化剂组成。

2.乳剂的类型　根据分散相液滴大小不同,乳剂分为以下几类。

(1)普通乳(emulsion):液滴粒径一般在1~100μm之间,一般为乳白色不透明的液体。

(2)亚微乳(submicron emulsion):液滴粒径一般在0.1~1.0μm之间,常作为胃肠外给药的载体。静脉注射乳剂应为亚微乳,粒径可控制在0.25~0.4μm范围内。

(3)纳米乳(nanoemulsion):也有文献将纳米乳称为微乳(microemulsion)。液滴粒径一般在10~100nm范围,为胶体分散体系,外观呈半透明或透明状,属于动力学稳定体系。此外,自微乳给药系统(self microemulsifying drug delivery system,SEDDS),是包含药物、油相、乳化剂、助乳化剂的固体或液体制剂,不含水相,可在胃肠道内或37℃水、温和搅拌下自发形成微乳。当SEDDS为液体制剂时,通常是药物与油相、乳化剂和助乳化剂形成的溶液。

乳剂的类型
(图片)

按结构不同,乳剂可分为水包油(O/W)型乳剂、油包水(W/O)型乳剂以及复合乳剂(multiple emulsion)(如W/O/W型或O/W/O型)。O/W型、W/O型乳剂的主要区别见表10-6。纳米乳可分为O/W型、W/O型和双连续相型三种。

表10-6　O/W型、W/O型乳剂的区别

乳剂类型	O/W型乳剂	W/O型乳剂
外观	通常为乳白色	接近油的颜色
稀释	可用水稀释	可用油稀释
导电性	导电	不导电或几乎不导电
水溶性染料	外相染色	内相染色
油溶性染料	内相染色	外相染色

3.乳剂的特点　①乳剂中液滴的分散度很大,药物吸收和药效的发挥很快,生物利用度高;②油

性药物制成乳剂能保证剂量准确,且使用方便;③O/W 型乳剂可掩盖药物的不良臭味;④外用乳剂能改善药物对皮肤、黏膜的渗透性,减少刺激性;⑤静脉注射乳剂具有靶向性。

4. 乳剂的质量要求　①乳剂应稳定,不得有发霉、酸败、变色、异物、产生气体或其他变质现象;②普通乳剂应呈均匀的乳白色,不应有分层现象;③加入的附加剂应不影响产品的稳定性、含量测定和检查。

二、乳剂的形成理论

要制成符合要求的乳剂,首先必须提供足够的能量使分散相分散成微小的液滴,其次是提供使乳剂稳定的必要条件。

(一)降低表面张力

当水相与油相混合时,用力搅拌即可形成大小不同的液滴,但很快会合并分层。这是因为形成乳剂的两种液体之间存在界面张力,界面张力越大,表面自由能也越大,形成乳剂的能力就越小。两种液体形成乳剂的过程,是两相液体之间形成大量新界面的过程,分散相液滴越小,新增加的界面就越大,液滴的表面自由能也就越大。这时液滴有自发缩小表面积以降低表面自由能的趋势,促使液滴合并。为保持乳剂的分散状态和稳定性,必须降低液滴的表面自由能,因此,必须加入乳化剂,吸附于液滴表面,有效降低界面张力和表面自由能,从而在简单的振摇或搅拌的作用下就能形成具有一定分散度和稳定的乳剂。

(二)形成牢固的乳化膜

乳化剂吸附于分散相液滴表面,有规律地定向排列成膜(称为乳化膜),不仅降低油、水两相间的界面张力和表面自由能,而且可阻止液滴合并。乳化膜越牢固,乳剂越稳定。乳化剂种类不同,形成的乳化膜不同。

1. 单分子乳化膜　表面活性剂类乳化剂吸附于分散相液滴表面,形成单分子乳化膜。

2. 多分子乳化膜　亲水性高分子化合物类乳化剂吸附于分散相液滴表面,形成多分子乳化膜。此类乳化膜不仅能阻止分散相液滴合并,而且可增加分散介质黏度,使乳剂更稳定。

3. 固体微粒乳化膜　作乳化剂使用的固体微粒(为不溶性的微细固体粉末)可不同程度降低油、水两相的表面张力,吸附于分散相液滴表面,形成固体微粒乳化膜。

三、乳化剂

乳化剂(emulsifying agents 或 emulsifer)是乳剂的重要组成部分,对于乳剂的形成、稳定性以及药效等起重要作用。

理想的乳化剂应具备以下条件:①有较强的乳化能力,并能在分散相液滴周围形成牢固的乳化膜;②应有一定的生理适应能力,不应对机体产生近期的和远期的毒副作用;③受各种因素的影响小;④稳定性好。常用的乳化剂有表面活性剂、亲水高分子化合物和固体微粒三类。

1. 表面活性剂类　乳化能力强,性质稳定,混合使用效果更好。详细内容参见第五章。

2. 天然高分子乳化剂　亲水性较强,黏度较大,稳定性较好。可形成 O/W 型乳剂,常用于口服乳剂,使用时需加入防腐剂。

(1)阿拉伯胶:适于制备植物油、挥发油的乳剂。使用浓度为 10%～15%。在 pH 4~10 范围内乳剂稳定。乳化能力较弱,常与西黄蓍胶等合用。

(2)西黄蓍胶:水溶液黏度较高,pH 5 时黏度最大。乳化能力较差,一般与阿拉伯胶合用。

(3)明胶:用量为油量的 1%～2%。易受溶液 pH 及电解质的影响产生凝聚。常与阿拉伯胶合用。

(4)杏树胶:用量为 2%～4%。乳化能力和黏度均超过阿拉伯胶,作为阿拉伯胶的代用品。

3. 固体微粒乳化剂　形成乳剂的类型取决于接触角 θ，$\theta<90°$ 易被水润湿，形成 O/W 型乳剂；$\theta>$ 90° 易被油润湿，形成 W/O 型乳剂。O/W 型乳化剂有氢氧化镁、氢氧化铝、二氧化硅等。W/O 型乳化剂有氢氧化钙、氢氧化锌等。

4. 助乳化剂　是指与乳化剂合用能增加乳剂稳定性的乳化剂。普通乳剂中的助乳化剂（co-emulsifier）的乳化能力一般很弱或无乳化能力，但能提高乳剂黏度，并能增强乳化膜强度，防止分散相液滴合并。增加水相黏度的辅助乳化剂有甲基纤维素、羧甲基纤维素钠、羟丙纤维素、海藻酸钠、琼脂、西黄蓍胶等。增加油相黏度的辅助乳化剂有鲸蜡醇、蜂蜡、单硬脂酸甘油酯、硬脂酸、硬脂醇等。

微乳中加入的助乳化剂具有降低两相界面张力，增加界面膜流动性和调节 HLB 值的作用。可作微乳助乳化剂的有中短链醇类、低分子量的聚乙二醇类、有机胺类及有机酸等，如乙醇、丙二醇、聚乙二醇 400、二乙二醇单乙醚、四氢呋喃聚乙二醇醚、辛酸钠等。

四、乳剂的稳定性

乳剂属热力学不稳定的非均匀相分散体系，乳剂常发生下列变化。

1. 分层　系指乳剂放置后出现分散相粒子上浮或下沉的现象，又称为乳析（creaming）。分散相和分散介质的密度差异是引起分层（delamination）的主要原因。根据 Stokes 定律，减小分散相液滴粒径、增加分散介质的黏度、减小分散相与分散介质的密度差可以降低乳剂分层速度。此外，分散相的相体积亦影响乳剂的分层，相体积低于 25% 乳剂可很快分层，达 50% 时就能明显降低分层速度。分层一般是可逆的，经振摇后仍能恢复成均匀的乳剂。

2. 絮凝　如果乳剂的 ζ 电位降低，分散相液滴会产生聚集而絮凝（flocculation），此时液滴及其乳化膜仍保持完整，因此，絮凝时液滴的聚集和分散是可逆的，经过充分振摇，乳剂仍可使用。但絮凝状态进一步变化将会引起分散相液滴合并。乳剂中的电解质和离子型乳化剂是产生絮凝的主要原因，乳剂的黏度、相体积比及流变性也与絮凝有关。

3. 转相　系指乳剂类型发生转变，从 O/W 型转变为 W/O 型或从 W/O 型转变为 O/W 型。转相（phase inversion）主要是由于乳化剂的性质改变而引起的。如油酸钠是 O/W 型乳化剂，遇氯化钙后生成油酸钙，变为 W/O 型乳化剂，使乳剂由 O/W 型转变为 W/O 型。向乳剂中加入相反类型的乳化剂也可使乳剂转相。转相时两种乳化剂的量比称为转相临界点（phase inversion critical point）。在转相临界点时乳剂不属于任何类型，处于不稳定状态，可随时向某种类型转变。

4. 合并与破裂　乳剂中分散相液滴周围的乳化膜破裂导致液滴变大，称为合并（coalescence）。合并进一步发展使乳剂分为油、水两相称为破裂（breaking）。破裂是不可逆的。分散相液滴大小不匀易产生聚集合并，因此，制备乳剂时应尽可能使液滴大小均匀，以使乳剂稳定。此外，增加分散介质的黏度也可降低分散相液滴合并的速度。影响乳剂稳定性最重要的因素是乳化剂的理化性质，直接关系到所形成乳化膜的牢固程度。

5. 酸败　乳剂受外界因素及微生物的影响，使油相或乳化剂等发生变化而引起变质的现象称为酸败（rancidification）。所以乳剂中通常须加入抗氧剂和防腐剂。

五、乳剂的处方设计

乳剂的类型主要取决于乳化剂的种类、性质及相体积比。设计乳剂处方时，首先应根据乳剂的用途、药物性质确定欲制备乳剂的类型，然后根据乳剂的类型、药物性质、乳化方法等选择合适的乳化剂（或乳化剂和助乳化剂），接着确定相体积比，最后再选择其他附加剂（如矫味剂、防腐剂、抗氧剂等）。需通过试验比较，优化处方组成。

（一）乳剂类型的确定

乳剂的类型应根据乳剂的用途和药物性质进行设计。供口服或静脉注射用时应设计成 O/W 型乳剂；供肌内注射用时一般制成 O/W 型乳剂，若为了使水溶性药物达到缓释则可设计成 W/O 型或 W/O/W 型乳剂；供外用时应按医疗需要和药物性质选择制成 O/W 型乳剂或 W/O 型乳剂。

（二）乳化剂的选择

乳化剂的选择应根据乳剂的使用目的、药物性质、处方组成、欲制备乳剂的类型、乳化方法等综合考虑。

1. 根据乳剂的类型选择　首先应确定乳剂类型，如 O/W 或 W/O，根据乳剂类型分别选择所需的 O/W 型乳化剂或 W/O 型乳化剂。乳化剂的 HLB 值为这种选择提供了重要依据。

2. 根据乳剂给药途径选择　口服乳剂应选择无毒的天然乳化剂或某些亲水性高分子乳化剂等。外用乳剂应选择对局部无刺激性、长期使用无毒性的乳化剂。注射用乳剂应选择磷脂等乳化剂。

3. 根据乳化剂性能选择　应选择乳化能力强、性质稳定、不易受外界因素影响、无毒无刺激性的乳化剂。

4. 混合乳化剂的选择　乳化剂混合使用有许多特点：①可改变 HLB 值，使乳化剂具有更大的适应性；②可增加乳化膜的牢固性。乳化剂混合使用，必须符合油相对 HLB 值的要求。还应注意有些乳化剂混合使用可能存在配伍禁忌，如阴离子型乳化剂不能与阳离子型乳化剂混合使用。

（三）相体积比

相体积比（phase volume ratio）是指分散相体积占乳剂总体积的百分比。

从几何学的角度看，具有相同粒径的球体，最紧密填充时，球体所占最大体积为 74%，如果球体之间再填充不同粒径的小球体，球体所占总体积可达 90%。理论上相体积比在小于 74% 的前提下，相体积比越大越稳定，因为此时分散相液滴的运动空间小。一般相体积比在 40%～60% 之间比较稳定，相体积比小于 25% 时乳剂容易分层。O/W 型乳剂因分散相液滴周围的乳化膜带电，乳剂更易形成，且稳定，相体积比可以较大；但 W/O 型乳剂中相体积不会很大，否则乳剂不稳定。

此外，还可考虑在乳剂中加入其他成分，如助乳化剂、抗氧剂、防腐剂等，使乳剂稳定。

（四）纳米乳的处方设计

纳米乳的分散相液滴小、界面大，其形成和稳定需要大量的乳化剂，乳化剂用量一般为油相用量的 20%～30%。此外，纳米乳中需加入助乳化剂，一方面，辅助乳化剂更好地发挥降低界面张力作用，使界面张力降至 10^{-2} mN/m 以下，甚至出现负值，从而自发形成稳定的纳米乳；另一方面，可调节乳化剂的 HLB 值，使之符合油相的要求。纳米乳的形成与处方中水相、油相、乳化剂及助乳化剂的比例密切相关，若比例设计不合理，则可能无法形成纳米乳。各组分的用量设计通常需要借助绘制相图来确定。

六、乳剂的制备

（一）乳剂的制备方法

除纳米乳外，乳剂制备通常需借助外界强大的机械能量将分散相以小液滴的状态分散在分散介质中，其制备工艺流程为：油相配制、水相配制→乳化→质量检查→包装。

1. 机械法　该法是乳剂制备最常用的方法，属于高能乳化法。机械法（mechanical method）可不用考虑混合顺序，借助于机械提供的强大能量，很容易制成乳剂。对于供口服及注射的乳剂，还需采用适当的方法灭菌。制备乳剂的主要设备如下。

（1）高速剪切机：高速剪切机（high shear machine）通过机械作用迫使液体物料高速通过非常狭窄的间隙，在流体力学效应的作用下，物料受到强烈的剪切、撞击和空穴等综合作用而被破碎，达到分散乳化的效果。

管线式高速
剪切机及其
工作原理
(图片)

高压均质机
及其工作原
理(图片)

微射流均质
机及其工作
原理(图片)

（2）高压均质机：高压均质机（high pressure homogenizer）在高压条件下使液体物料通过一个可调节的限流均质阀缝隙，造成高流速，物料受到强烈的剪切、撞击、空穴等综合作用而破碎成很小的粒子。通常先用其他方法初步乳化，再用高压均质机乳化，效果较好。该法不适于黏度很高的物料。

（3）微射流均质机：微射流均质机（microfluid homogenizer）可将液滴经湍流分散后，再高速通过喷嘴产生的空穴效应将液滴初步剪切分散，同时分散后的液滴经撞击反向后，在高压腔室内被加压，然后通过喷嘴的微孔被挤压出来，形成高速喷射流进入反应腔，在此受到强烈的剪切、撞击、空穴等综合作用而被破碎成很小的液滴。

（4）超声波均质机：超声波均质机（ultrasonic homogenizer）是利用 20~50kHz 高频振动超声波，使液体物料受到空穴、碰撞、微相流和冲击等作用而被破碎，形成乳剂。本法不适于黏度大的乳剂。

2. 手工法　适用于少量乳剂的制备，一般可用乳钵研磨制备。

（1）油中乳化剂法：油中乳化剂法（emulsifier in oil method）也称为干胶法（dry gum method）。先将乳化剂（胶）分散于油相中研匀后，加水相迅速研磨制备成初乳，然后稀释至全量。初乳中油、水、胶的比例是：植物油时 4∶2∶1，挥发油时 2∶2∶1，液体石蜡时 3∶2∶1。该法适用于阿拉伯胶或阿拉伯胶与西黄蓍胶的混合胶。

（2）水中乳化剂法：水中乳化剂法（emulsifier in water method）也称为湿胶法（wet gum method）。先将乳化剂分散于水中研匀后，再加入油相研磨制备初乳，然后稀释至全量。初乳中油水胶的比例与干胶法相同。

（3）新生皂法：新生皂法（nascent soap method）是将油水两相混合时，在两相界面上生成的新生皂类产生乳化的方法。植物油中含有硬脂酸、油酸等有机酸，加入氢氧化钠、氢氧化钙、三乙醇胺等，在高温下（70℃以上）生成新生皂作为乳化剂，经搅拌即形成乳剂。乳剂的类型取决于新生皂的类型。该法适用于制备乳膏剂。

（4）两相交替加入法：两相交替加入法（alternate addition method）是向乳化剂中每次少量交替地加入水或油，边加边搅拌，即可形成乳剂。天然胶类、固体微粒乳化剂等可用本法制备乳剂。

3. 复合乳剂的制备　采用二步乳化法制备，先将水、油、乳化剂制成一级乳（O/W 型或 W/O 型），再以一级乳为分散相与含有乳化剂的油或水经过乳化制成二级乳（O/W/O 型或 W/O/W 型）。

4. 纳米乳的制备　纳米乳的制备采用低能乳化法，仅需低速搅拌，利用系统自身的理化性质，使液滴的分散能够自发产生。一般包括相变温度法和转相法。前者需借助温度的变化，利用聚氧乙烯型非离子表面活性剂的溶解度随温度变化而变化的特性来实现；后者是将水相连续加入油相中，通过乳化剂和助乳化剂对不同比例油水体系的乳化特征实现，通常经历 W/O 型、W/O/W 连续型、O/W 型三种乳剂形态的变化，最终形成稳定均一的 O/W 型纳米乳。生产中，一般是先将油、乳化剂、油性助乳化剂、药物混合均匀，然后向体系中加入含有水性助乳化剂的水相，在一定配比范围内借助搅拌使体系澄清透明，形成纳米乳液。

（二）乳剂中药物的加入方法

①油溶性药物应先溶于油相再制成乳剂；②水溶性药物应先溶于水后再制成乳剂；③若药物在油相和水相中均不溶解，可用亲和性大的液相研磨药物，再将其制成乳剂，也可将药物先用已制成的少量乳剂研细再与乳剂混合均匀。

制备符合质量要求的乳剂，要根据制备量的多少、乳剂的类型及给药途径等多方面加以考虑。黏度大的乳剂应提高乳化温度。足够的乳化时间也是保证乳剂质量的重要条件。

例 4：鱼肝油乳剂

【处方】	鱼肝油	500ml	阿拉伯胶细粉	125g	西黄蓍胶细粉	7g
	糖精钠	0.1g	挥发杏仁油	1ml	羟苯乙酯	0.5g
	纯化水	加至1 000ml				

【制法】　将阿拉伯胶与鱼肝油充分研匀,一次加入250ml纯化水,用力沿一个方向研磨制成初乳,加糖精钠水溶液、挥发杏仁油、羟苯乙酯醇液,再缓缓加入西黄蓍胶胶浆(需预先制备),加纯化水至全量,搅匀,即得。

【注解】　处方中鱼肝油为药物、油相,阿拉伯胶为乳化剂,西黄蓍胶为稳定剂(增加连续相黏度),糖精钠、杏仁油为矫味剂,羟苯乙酯为防腐剂。

例5：石灰搽剂

【处方】　花生油　10.0ml　　氢氧化钙饱和水溶液　10.0ml

【制备】　取氢氧化钙,加50ml纯化水,水浴加热溶解,制成饱和水溶液。量取氢氧化钙饱和水溶液的上清液和花生油各10.0ml,同置于50ml具塞量筒中,加盖用力振摇至乳剂生成。

【注解】　氢氧化钙与花生油中的游离脂肪酸反应生成脂肪酸钙皂,作为乳化剂,故本处方为新生皂法制备乳剂。

七、乳剂的质量评价

除了外观性状、药物含量、装量、微生物限度检查外,乳剂的质量评价还包括以下项目。

1. 粒径大小　粒径大小是衡量乳剂质量的重要指标。不同用途的乳剂对粒径大小要求不同,如静脉注射乳剂,其粒径应在0.5μm以下。可用显微镜法、库尔特计数器法、动态光散射法、透射电镜法进行测定。

2. 分层现象　乳剂分层的快慢是衡量乳剂稳定性的重要指标。可采用离心法加速其分层,用半径10cm的离心机以4 000r/min的转速离心15分钟,不应有分层现象。

3. 液滴合并速度　分散相液滴合并速度符合一级动力学规律,其方程为：

$$\lg N = -\frac{Kt}{2.303} + \lg N_0 \qquad \text{式(10-4)}$$

式(10-4)中,N、N_0分别为t和t_0时间的液滴数,K为合并速度常数,t为时间。测定随时间t变化的液滴数N,求出合并速度常数K,估计液滴合并速度,用以评价乳剂稳定性。

4. 稳定常数的测定　乳剂离心前后光密度变化百分率称为稳定常数,用K_e表示,其表达式如下：

$$K_e = \frac{A_0 - A}{A_0} \times 100\% \qquad \text{式(10-5)}$$

式(10-5)中,A_0为未离心乳剂稀释液的吸光度,A为离心后乳剂稀释液的吸光度。

测定方法:取乳剂适量于离心管中,以一定速度离心一定时间,从离心管底部取出少量乳剂,稀释一定倍数,以纯化水为对照,用比色法在可见光波长下测定吸光度A,同法测定原乳剂稀释液吸收光度A_0,代入式(10-5)计算K_e。离心速度和波长的选择可通过试验加以确定。K_e值越小,乳剂越稳定。本法是研究乳剂稳定性的定量方法。

第八节　其他液体制剂

1. 合剂　合剂(mixture)系指饮片用水或其他溶剂,采用适宜的方法提取制成的口服液体制剂。单剂量灌装者也可称为口服液。

2. 甘油剂　甘油剂(glycerin)系指药物溶于甘油中制成的溶液,专供外用。常用于口腔、耳鼻喉科疾病。

3. **滴鼻剂**　滴鼻剂(nasal drops)系指由原料药物与适宜辅料制成的澄明溶液、混悬液或乳状液,供滴入鼻腔内的液体制剂。

4. **洗鼻剂**　洗鼻剂(nasal wash)系指由原料药物与适宜辅料制成的符合生理 pH 范围的等渗水溶液,用于清洁鼻腔的液体制剂,用于伤口或手术前使用者应无菌。

5. **搽剂**　搽剂(liniment)系指原料药物用乙醇、油或适宜的溶剂制成的液体制剂,供无破损皮肤揉擦用。

6. **涂剂**　涂剂(paint)系指含原料药物的水性或油性溶液、乳状液、混悬液,供临用前用消毒纱布或棉球等柔软物料蘸取涂于皮肤或口腔与喉部黏膜的液体制剂。也可为临用前用无菌溶剂制成溶液的无菌冻干制剂,供创伤面涂抹治疗用。

7. **滴耳剂**　滴耳剂(ear drops)系指由原料药物与适宜辅料制成的水溶液,或由甘油或其他适宜溶剂制成的澄明溶液、混悬液或乳状液,供滴入外耳道用的液体制剂。

8. **洗耳剂**　洗耳剂(ear wash)系指由原料药物与适宜辅料制成的水溶液,用于清洁外耳道的液体制剂。通常符合生理 pH 范围的水溶液,用于伤口或手术前使用者应无菌。

9. **洗剂**　洗剂(lotion)系指供清洗或涂抹无破损皮肤或腔道的外用液体制剂,包括溶液型、乳状液型和混悬液型洗剂。

10. **冲洗剂**　冲洗剂(irrigant)系指用于冲洗开放性伤口或体腔的无菌溶液剂。

11. **灌肠剂**　灌肠剂(enema)系以治疗、诊断或营养为目的供直肠灌注用液体制剂,包括水性或油性溶液、乳剂和混悬液。

12. **含漱剂**　含漱剂(gargle)系指用于咽喉、口腔清洗的液体制剂。

13. **滴牙剂**　滴牙剂(drop dentifrice)系指用于局部牙孔的液体制剂。

第九节　液体制剂的包装与贮存

液体制剂的包装关系到产品的质量、运输和贮存。液体制剂体积大、稳定性较差,因此包装材料选择、容器的种类、形状以及封闭的严密性等都极为重要。

液体制剂的包装材料包括容器(玻璃瓶、塑料瓶等)、瓶塞(软木塞、橡胶塞、塑料塞)、瓶盖(塑料盖、金属盖)、标签、说明书、纸盒、纸箱、木箱等。

示例视频

液体制剂包装上应粘贴有符合国家相应法规要求的标签,一般不同用途的液体制剂,其标签中字体颜色及底色往往不同。

液体制剂稳定性较差,尤其是水为溶剂的液体制剂,应严格按照规定的贮存条件保存和运输。

思　考　题

1. 液体制剂的特点和质量要求有哪些?
2. 按照分散体系分类,液体制剂可分为哪几类?
3. 液体制剂的常用溶剂有哪些?
4. 简述液体制剂常用的附加剂种类并举例。
5. 简述液体制剂防腐措施和防腐剂。
6. 混悬剂的物理稳定性包括哪些方面?
7. 简述混悬剂的质量要求和质量评价方法。
8. 简述常用的乳化剂和乳化剂的选择条件。

9. 简述乳剂形成的理论和影响乳剂类型的因素。

10. 简述乳剂稳定性的主要内容。

（胡巧红　侯雪梅）

第十章
目标测试

参 考 文 献

［1］方亮. 药剂学. 8 版. 北京：人民卫生出版社,2016.

［2］国家药典委员会. 中华人民共和国药典：2020 年版. 北京：中国医药科技出版社,2020.

［3］LOYD V A. Ansel's pharmaceutical dosage forms and drug delivery systems. 11th ed. Wolters Kluwer,Philadelphia, PA,2018.

［4］张奇志,蒋新国. 新型药物递释系统的工程化策略及实践. 北京：人民卫生出版社,2019.

第十一章

注 射 剂

第十一章
教学课件

学习目标

1. **掌握** 注射剂的定义,分类、特点与质量要求;注射剂常用的溶剂及附加剂;注射剂的一般工艺流程及典型品种的制备工艺;输液概念、种类、制备工艺和质量评价;注射用无菌粉末制品的概念、制备方法。
2. **熟悉** 注射剂的容器及处理方法。
3. **了解** 注射剂的无菌保证工艺及无菌生产工艺的验证的相关知识。

第一节 概 述

一、注射剂的概念与分类

（一）注射剂的概念

注射剂(injections)系指原料药物或与适宜的辅料制成的供注入体内的无菌制剂。可分为注射液、注射用无菌粉末与注射用浓溶液等。早在 1867 年,《英国药典》就收载了第一个注射剂——吗啡注射液,现今,注射剂已成为临床应用最为广泛的剂型之一,在临床治疗中占有重要的地位,尤其在抢救用药时是一种不可缺少的临床给药剂型。另外,对一些蛋白多肽类等现代生物技术药物,注射剂是最主要的剂型。《中国药典》(2020 年版)收载了 500 余种注射剂,包括化学药物、生物技术药物以及中药等的注射剂。新增的生物药物品种几乎均为注射剂,如注射用去氨加压素、复方氨基酸(15)双肽(2)注射液等。另外,新增了营养型脂肪乳注射液($C_{14\sim24}$)。

（二）注射剂的分类

注射剂可分为注射液、注射用无菌粉末、注射用浓溶液。

1. 注射液 系指原料药或适宜的辅料制成的供注入人体内的无菌液体制剂,包括溶液型、乳状液型或混悬型等注射液。可用于皮下注射、皮内注射、肌内注射、静脉注射、鞘内注射、椎管内注射等。

（1）溶液型注射液:含有药物的液体制剂。包括水溶液、油溶液和胶体溶液。易溶于水且在水中稳定的药物,或溶于注射用油性溶媒的药物均可制备成溶液型注射剂。如盐酸普鲁卡因注射液、盐酸克林霉素注射液等。

（2）乳状液型注射液:药物溶解或分散在适当乳剂介质中的液体制剂。如将水不溶性药物溶解在油性溶剂中,再分散于水相,制成乳状液型注射液,如鸦胆子油乳注射液、前列地尔(乳状)注射液等。这类注射剂不得用于椎管内注射。

（3）混悬型注射液:固体药物混悬在适当液体介质中的液体制剂。水难溶性或注射后要求延长药效的药物,可制成水或油混悬液,如醋酸可的松注射液、精蛋白重组人胰岛素注射液等。这类注射剂一般供肌内注射或皮下注射用,不得用于静脉注射或椎管内注射。

2. 注射用无菌粉末　系指原料药物或与适宜辅料制成的供临用前采用无菌溶液配制成注射液的无菌粉末或无菌块状物,亦称粉针剂。一般采用无菌分装或冷冻干燥法制得,可用适宜的注射用溶剂配制后注射,如 0.9% 氯化钠注射液、5% 葡萄糖注射液等配制后静脉滴注。以冷冻干燥法制备的生物药物注射用无菌粉末,也可称为注射用冻干制剂。遇水不稳定的药物如青霉素、蛋白多肽类药物宜制成粉针剂。

3. 注射用浓溶液　系指原料药物与适宜辅料制成的供临用前稀释后静脉滴注用的无菌浓溶液。

二、注射剂的给药途径

(一)常见给药途径

注射剂常见给药途径有静脉注射、肌内注射、皮内或皮下注射等(图 11-1)。注射剂给药途径不同,质量要求也不同。

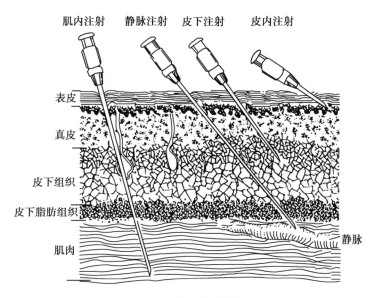

图 11-1　注射剂的给药途径

1. 静脉注射　分为静脉推注和静脉滴注。静脉推注常用于需要立即发挥作用的治疗,注射量一般为 5~50ml;静脉滴注用于常规性治疗,供静脉滴注用的大体积注射液(一般不小于 100ml,生物制品不小于 50ml),也称输液,有时其注射量可多达几千毫升,因此又称为"大输液"。相较于其他给药途径,静脉注射(intravenous injection, i.v.)将药液直接注入静脉,发挥药效最快。常用于急救、补充体液和供营养之用。静脉注射多为水溶液。油溶液、混悬液或乳浊液易引起毛细血管栓塞,一般不宜静脉注射,但粒径小于 1μm 的乳剂、纳米粒、脂质体等微粒分散体系,也可用于静脉注射。凡能导致红细胞溶解或使白蛋白沉淀的药液,均不宜静脉注射。静脉注射用制剂,质量要求较高,特别是对无菌、无致热原的控制要求严格。

2. 肌内注射　注射于肌肉组织中,注射剂量一般为 1~5ml。与静脉注射相比,肌内注射(intramuscular injection, i.m.)产生的药物作用较慢,但持续时间较长。水溶液、油溶液、混悬液及乳浊液均可肌内注射,可起到延效作用。

3. 皮下注射　注射于真皮与肌肉之间的松软组织内,一般剂量为 1~2ml。皮下注射(subcutaneous injection, s.c.)主要是水溶液,也有混悬液,但混悬液可能导致硬结或肿胀。由于皮下感觉比肌肉更为敏感,因此刺激性药物混悬液不宜皮下注射。因皮下组织血流较慢,药物吸收速度更趋缓慢。

4. 皮内注射　皮内注射(intradermal injection, i.d.)通常注射于表皮和真皮之间,一般注射部位在前臂,一次剂量在 0.2ml 以下,常用于过敏性实验或疾病诊断,如青霉素皮试、白喉诊断毒素等。

5. **脊椎腔注射**　注入脊椎间蛛网膜下腔内。由于神经组织比较敏感,且脊椎液循环较慢,故脊椎腔注射(intraspinal injection)液必须等渗,且不得加入抑菌剂,pH 应在 5.0~8.0 范围内,一次注入剂量不得超过 10ml,注入时应缓慢。

6. **动脉内注射**　动脉内注射(intra-arterial injection,i.a.)指注入靶区动脉末端,如诊断用动脉造影剂、肝动脉栓塞剂等。

7. **其他**　包括关节内注射(intra-articular injection)、心内注射(intracardiac injection)、穴位注射(acupoint injection)、滑膜腔内注射(intrasynovial injection)等。

（二）注射给药途径与药物吸收速度和程度

静脉(或者动脉)注射药物直接入血,无吸收过程,起效最快,生物利用度为 100%,其他注射途径给药的生物利用度小于或者等于 100%。皮下注射和肌内注射后,药物可沿结缔组织迅速扩散,再经毛细血管及淋巴管的内皮细胞间隙迅速通过毛细血管壁吸收或膜孔转运进入体循环。肌内注射有吸收过程,起效时间为 15~30 分钟,达峰时间为 1~2 小时,皮下注射吸收更慢。影响药物吸收的因素有注射剂的流变学特性、药物浓度、药物粒径大小、溶媒性质、渗透压和注射体积。如肌内注射给药时,油性注射液在肌肉中吸收缓慢,发挥延效作用;乳状液的吸收速度快于油溶液。

三、注射剂的特点

（一）优点

1. **药效迅速、剂量准确、作用可靠**　注射剂以液体状态直接注入机体组织、血管或器官内,药物吸收快,作用迅速。特别是静脉注射,药物无须吸收直接进入血液循环,常用于抢救危重患者。注射给药属于非胃肠道给药途径,药物吸收不受胃肠道诸因素影响,故剂量准确,作用可靠,易于控制。

2. **适用于不宜口服的药物**　对于一些不适宜口服给药的药物,如胃肠道不能有效吸收、易被消化液降解破坏、刺激性较强、口服给药生物利用度低、变异性大的药物,宜制成注射剂。

3. **适合于不能口服给药的患者**　对于术后禁食、昏迷等状态的患者,或有吞咽困难、肠梗阻等消化系统疾病的患者,不能口服给药,宜采用注射给药。

4. **具有局部定位给药作用**　如盐酸布鲁卡因注射液用于局部麻醉;当归注射液可以穴位注射发挥特有疗效;脂质体、静脉乳等微粒注射给药后,在肝、肺、脾等器官药物分布较多,有靶向作用。

5. **可产生长效作用**　一些长效注射剂,可在注射部位形成药物储库,缓慢释放药物达数天、数周或数月之久。如醋酸亮丙瑞林长效注射液,为 6 个月注射 1 次的缓释注射剂。

（二）缺点

1. **依从性较差**　用药不便,注射剂一般需专业人员使用相应的注射器和设备给药,而且存在注射疼痛问题。另外,使用不当易造成交叉污染。

2. **生产成本高**　生产过程复杂,对生产环境及设备要求高,致使注射剂较其他剂型价格高。

3. **质量要求严格**　在所有给药途径中,注射给药是风险最高的给药途径,因此,对产品质量要求最为严格。

随着现代科技的发展,以上不足之处也正在得到改善,如无针注射剂和无痛注射技术的应用,缓解了注射疼痛。

四、注射剂的质量要求

注射剂的质量要求主要包括无菌,无致热原,可见异物与不溶性微粒符合要求,pH、装量、渗透压(大容量注射剂)和药物含量等应符合要求,在贮存期内应稳定有效。注射液的 pH 应接近体液,一般控制在 4~9 范围内;凡大量静脉注射或静脉滴注的输液,应调节其渗透压与血浆渗透压相等或接近。有些品种尚需进行有关物质检查、降压物质检查、异常毒性检查、刺激性和过敏实验等。

为进一步提高注射剂的质量控制要求,《中国药典》(2020 年版)注射液增加了配制后的质控要求,即"注射用无菌粉末配制成注射液后应符合注射剂的要求"和"注射用浓溶液稀释后应符合注射剂的要求",提示企业应关注注射用无菌粉末和注射用浓溶液配制成注射液时的质量控制。

第二节 注射剂的处方组成

注射剂的处方由原料药、溶剂与附加剂组成。其中处方中所有组分都应选择注射用规格,应符合《中国药典》(2020 年版)等国家质量标准要求。

一、原料药

用于制备注射剂的原料药应符合注射用要求。相比于口服用原料药,注射用原料药的质量要求更高,如对杂质和重金属的限量更加严格,对微生物及致热原需要限量控制等。

二、溶剂

溶剂是注射剂中重要的组成成分,在处方中作为药物的溶剂或分散介质等。注射剂所用的溶剂应安全无害,并与处方中其他药用成分兼容性良好,不得影响活性成分的疗效和质量。一般分为水性溶剂和非水性溶剂。根据药物的溶解性、稳定性、给药途径、临床用途等不同需求,注射剂可选择不同种类的溶剂。

1. 注射用水 系注射剂中最常用的水性溶剂,注射剂配制时一般优先选用水作为溶剂。

根据《中国药典》(2020 年版)规定,注射用水(water for injection)是通过纯化水经蒸馏法或反渗透法制得(详细制备方法参见本书第九章),制备出的注射用水收集后应于 24 小时内使用。注射用水虽不要求灭菌,但必须无致热原,《中国药典》(2020 年版)规定,注射用水每毫升中细菌内毒素含量应小于 0.25EU。微生物限量要求每 100ml 中,需氧菌总数不得超过 10cfu。

2. 非水溶剂 当药物在水中的溶解度有限,或因药物易水解等一些物理或化学因素影响而不能单独使用水性溶剂时,设计这些药物制剂处方,常需要添加一种或多种非水溶剂。注射用非水溶剂应无刺激性、无毒、无致敏作用,且本身应无药理活性,并不能影响药物的活性。

(1)注射用油:对于难溶性药物可采用注射用油(oil for injection)为溶剂,有时为了达到药物长效目的,也可选择注射用油为溶剂通过肌内注射给药,实现药物缓慢吸收,从而产生长效作用。

常用的注射用油主要有大豆油、芝麻油、茶油等植物油,其他植物油,如玉米油、花生油、棉籽油、橄榄油、蓖麻油等经精制后也可用于注射。

《中国药典》(2020 年版)规定注射用大豆油应无异臭,为淡黄色澄明液体,相对密度为 0.916~0.922,碘值为 126~140,皂化值为 188~195,酸值不得大于 0.1。碘值、皂化值、酸值是评价注射用油质量的重要指标。碘值反映油脂中不饱和键的多寡,碘值过高,则含不饱和键多,油易氧化酸败。皂化值表示游离脂肪酸和结合成酯的脂肪酸总量,过低表明油脂中脂肪酸分子量较大或含不皂化物(如胆固醇等)杂质较多;过高表明脂肪酸分子量较小,亲水性较强,失去油脂的性质。酸值高表明油脂易酸败,不仅影响药物稳定性,且有刺激作用。

(2)乙醇:乙醇(ethanol)可与水、甘油、挥发油等任意混溶,调节溶剂的极性,增大难溶性药物的溶解度,可供静脉或肌内注射用,但应注意乙醇浓度超过 10% 时,注射给药可能会有溶血作用或疼痛感。已市售含有一定量乙醇的注射液有氢化可的松注射液、紫杉醇注射液、尼莫地平注射液等。

(3)丙二醇:即 1,2-丙二醇。丙二醇(propylene glycol,PG)与水、乙醇、甘油可混溶,能溶解多种水不溶性药物,可供肌内及静脉注射。混合溶剂中常用浓度为 10%~60%,用作皮下或肌内注射时有局部刺激性。如苯妥英钠注射液中含40%丙二醇。

（4）聚乙二醇：相对分子质量低的液体PEG300,PEG400均可用作注射用溶剂。聚乙二醇（polyethylene glycol,PEG）可与水、乙醇相混溶，化学性质稳定，不水解，常用浓度为1%~50%。PEG400较为常用，如塞替派注射液以PEG400为注射溶剂。

（5）甘油：本品与水或乙醇可任意混溶，在脂肪油中不溶。甘油（glycerin）的黏度和刺激性较大，不能单独用于注射溶剂，常与乙醇、丙二醇、水等组成复合溶剂，常用浓度为1%~50%。如普鲁卡因注射液溶剂为95%乙醇（20%）、甘油（20%）与注射用水（60%）组成，但本品大剂量注射时，会引起惊厥、麻痹、溶血。

（6）二甲基乙酰胺：本品为澄明中性溶液，与水、乙醇可任意混溶，对药物的溶解范围广，常用浓度为0.01%。二甲基乙酰胺（dimethylacetamide,DMA）毒性小于二甲基甲酰胺，但连续使用时，应注意其慢性毒性。如氯霉素常用50% DMA溶液作溶剂，利血平注射液的溶剂由DMA（10%）、PEG（50%）与注射用水（60%）组成。

三、附加剂

注射剂中除主药外，还可根据制备及医疗的需要添加其他物质，以增加注射剂的有效性、安全性与稳定性，这类物质统称为注射剂附加剂（additives for injection）。注射剂中的附加剂需符合以下要求：①对主药疗效无影响；②在有效浓度内对机体安全、无毒、无刺激性；③与主药无配伍禁忌；④不干扰产品的含量测定。各国药典对附加剂的种类和用量往往有明确的规定，且不尽一致。

注射剂中附加剂的作用主要包括：①增加药物的溶解度；②提高药物的稳定性；③抑菌；④调节渗透压；⑤调节pH；⑥减轻疼痛或刺激等。因此，根据作用不同，附加剂可分为增溶剂、助溶剂、抗氧剂、缓冲剂、局麻剂、等渗调节剂、抑菌剂等，详见表11-1所示。

表11-1 注射剂常用附加剂及其用量

附加剂种类	附加剂名称	浓度范围/%
抗氧剂	焦亚硫酸钠	0.1~0.2
	亚硫酸氢钠	0.1~0.2
	亚硫酸钠	0.1~0.2
	硫代硫酸钠	0.1
金属离子螯合剂	EDTA·2Na	0.01~0.05
缓冲剂	醋酸、醋酸钠	0.22、0.8
	枸橼酸、枸橼酸钠	0.5、0.4
	乳酸	0.1
	酒石酸、酒石酸钠	0.65、1.2
	磷酸氢二钠、磷酸二氢钠	1.7、0.71
	磷酸氢钠、碳酸钠	0.005、0.06
助悬剂	羧甲基纤维素	0.05~0.75
	明胶	2.0
	果胶	0.2
稳定剂	肌酐	0.5~0.8
	甘氨酸	1.5~2.25
	烟酰胺	1.25~2.5
	辛酸钠	0.4

续表

附加剂种类	附加剂名称	浓度范围/%
增溶剂、润湿剂或乳化剂	聚氧乙烯蓖麻油	1~65
	聚山梨酯20(吐温20)	0.01
	聚山梨酯40(吐温40)	0.05
	聚山梨酯80(吐温80)	0.04~4.0
	聚维酮	0.2~1.0
	聚乙二醇-40 蓖麻油	7.0~11.5
	卵磷脂	0.5~2.3
	脱氧胆酸钠	0.21
	普朗尼克 F-68	0.21
抑菌剂	苯酚	0.25~0.5
	甲酚	0.25~0.3
	氯甲酚	0.05~0.2
	苯甲醇	1~3
	三氯叔丁醇	0.25~0.5
	硫柳汞	~0.01
局麻剂(止痛剂)	盐酸普鲁卡因	0.5~2
	利多卡因	0.5~1
等渗调节剂	氯化钠	0.5~0.9
	葡萄糖	4~5
	甘油	2.25
填充剂	乳糖	1~8
	甘露醇	1~10
	甘氨酸	1~10
保护剂	乳糖	2~5
	蔗糖	2~5
	麦芽糖	2~5
	人血白蛋白	0.2~2

多剂量包装的注射液处方中可加入适宜的抑菌剂,其用量应能抑制注射液中的微生物的生长,抑菌效力应符合《中国药典》(2020 年版)抑菌效力(四部通则 1121)检查规定。静脉给药与脑池内、硬膜外、椎管内用的注射液均不得加入抑菌剂。

第三节　注射剂的制备

一、制备工艺

注射剂的制备工艺过程可分为水处理、容器的处理、药液配制、过滤、灌装、封口、灭菌检漏、灯检以及印字包装等过程。其工艺流程及环境区域洁净度要求见图 11-2。

注射剂生产车间为无菌制剂的生产场所,因此对车间的设计、布局、人流物流以及生产环境的洁净度控制等均有十分严格的要求。根据注射剂各工艺过程对生产环境的不同要求,其生产区域划分

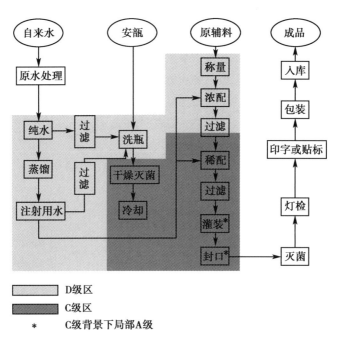

图 11-2　注射剂制备工艺流程及环境区域划分示意图

为控制区、洁净区、一般生产区等,关于各生产区的设计要求和洁净度控制标准详见本书第九章。

二、水处理

水是注射剂生产中使用量最多的一种溶剂,主要用于生产过程及注射液的配制。一般可根据各生产工序或使用目的及要求选用适宜类型的制药用水。

注射剂生产中,水的处理从原水(自来水)开始,经过一系列的精制和纯化处理后,得到纯化水及注射用水,具体工艺过程详见第九章。纯化水主要用于注射剂生产过程中各种容器、用具的初步洗涤,注射用水用于容器的精洗以及注射液配制的溶剂。

三、容器与处理

注射剂容器(container for injection)用于灌装各种不同性质的注射剂。应具有很强的密闭性和很高的化学惰性,使得容器表面与药液在长期接触过程和灭菌过程中不会发生脱落、降解、物质迁移等现象,并且不使药液发生变化。

（一）容器的种类

注射剂的容器根据组成材料不同分为玻璃容器和塑料容器;根据分装剂量的不同,分为单剂量装容器、多剂量装容器和大剂量装容器。小容量注射剂的容器主要以玻璃为主,也有塑料容器,大容量注射液的容器有玻璃、聚乙烯、聚氯乙烯和聚丙烯等材料制备,其中后者塑料容器近些年来已广泛用于注射剂的盛装,特别输液的容器有被塑料容器取代的趋势。

单剂量装容器大多为玻璃制作的安瓿(ampule),如图 11-3(a),常用的有 1ml、2ml、5ml、10ml、20ml 等几种规格。多剂量装容器常为橡胶塞的玻璃瓶,橡胶塞上加铝盖密封,俗称西林瓶(vial),如图 11-3(b),除供灌装注射液外,还可用于分装注射用粉末,常用的有 5ml、10ml、20ml、30ml、50ml 等规格。大剂量装容器常见的为输液瓶和输液袋,常见规格一般有 100ml、250ml、500ml、1 000ml 等。

（二）安瓿

1. 安瓿的种类　安瓿分为有颈安瓿和粉末安瓿。其中曲径易折安瓿因可避免折断安瓿瓶颈时造成玻璃屑、微粒进入安瓿污染药液,已得到广泛使用。粉末安瓿系供分装注射用药物粉末或结晶性药物之用,为便于药物的分装,其瓶身与颈同粗,在颈与身的连接处吹有沟槽,用时锯开灌入溶剂后注射使用。

还有可同时盛装粉末与溶剂的注射容器,容器分为上下两个室,下隔室装无菌药物粉末,上隔室装溶剂,中间用特制的隔膜分开,使用时将顶部的塞子压下,隔膜打开,溶剂流入下隔室,将药物溶解后使用,此种注射用容器特别适用于一些在溶液中不稳定的药物。

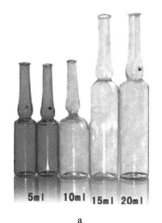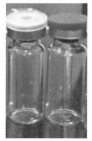

a 安瓿;b 西林瓶。

图 11-3　注射剂容器

安瓿的质量要求与检查:安瓿的玻璃质量对注射剂的稳定性有很大的影响,制备安瓿的玻璃应符合以下要求。①应无色透明,以便于检查澄明度、杂质以及变质等情况;②应具有低的膨胀系数和优良的耐热性能,以耐受洗涤和灭菌过程中所产生的热冲击而不致冷爆破裂;③应有足够的物理强度,以耐受热压灭菌所产生的压力差,并避免在生产、装运和贮藏过程中容器破损;④应具有高度的化学稳定性,不改变药液的 pH,也不易被药液所侵蚀;⑤熔点较低,易于熔封;⑥不得有气泡、麻点及砂粒。

玻璃安瓿的材质主要有中性玻璃、含钡玻璃与含锆玻璃三种:①中性玻璃是低硼硅酸盐玻璃,化学稳定性较好,可作为近中性或弱酸性注射剂的容器,如各种输液、葡萄糖注射液、注射用水等;②含钡玻璃是在中性玻璃中添加适量氧化钡,耐碱性能好,可作为碱性较强的注射剂如磺胺嘧啶钠注射液(pH 10~10.5)的容器;③含锆玻璃系含少量氧化锆的中性玻璃,有更高的化学稳定性,耐酸、耐碱性均好,不易受药液侵蚀,此种玻璃安瓿可用于盛装如乳酸钠、碘化钠、磺胺嘧啶钠、酒石酸锑钾等注射液。

为便于澄明度的检查,安瓿多为无色。但对光敏感的药物,可采用能滤除紫外线的琥珀色玻璃安瓿。琥珀色安瓿含氧化铁,痕量的氧化铁有可能被浸取而进入产品中,如果产品中含有能被铁离子催化的成分,则不能使用琥珀色玻璃容器。

2. 安瓿的洗涤　目前国内使用较多的安瓿洗涤方法主要有加压气水交替喷射洗涤法、超声波洗涤法、甩水洗涤法。

(1)加压气水交替喷射洗涤法:利用洁净的蒸馏水和经过过滤的压缩空气,在加压情况下交替地由喷嘴喷入安瓿内进行清洗,洗涤质量高,适合于大容量安瓿和曲径安瓿的洗涤,目前水针剂生产常用此法洗涤。冲洗的顺序为:气→水→气→水→气,一般反复 4~8 次。最后一次洗涤用水,应采用通过微孔滤膜精滤的注射用水。

(2)超声波洗涤法:该方法具有清洗洁净度高、清洗速率快等特点。将安瓿浸没在超声波清洗槽中,利用水与玻璃接触面的空化作用而洗除表面的污渍,不仅保证安瓿内部无尘、无菌,也可使外壁洁净,达到洁净指标。目前已有洗涤机采用加压喷射汽水洗涤与超声波洗涤相结合的方法。

(3)甩水洗涤法:将安瓿放在灌水机传送带上,送至灌水机,被上部淋下的经过滤的去离子水或蒸馏水(必要时用稀酸溶液)灌满,再送入灭菌柜中加热蒸煮处理。经蒸煮后的安瓿,可趁热用甩水机将安瓿内水甩干,然后再置于灌水机上灌水,再用甩水机将水甩出,如此反复 3 次,以达到清洗的目的。一般适用于 5ml 以下的安瓿。

(4)免洗涤安瓿:安瓿在严格控制污染的车间生产,采用严密的包装,使用时只需洁净空气吹洗即可,这为注射剂的高速自动化生产创造了有利条件。还有一种密封安瓿,临用时在净化空气下用火焰开口后直接灌封,这样可免去洗瓶、干燥、灭菌等工序。

3. 安瓿的干燥与灭菌　安瓿洗涤后,一般采用电烘箱 120~140℃温度干燥 2 小时,盛装无菌操作或低温灭菌产品的安瓿在 180℃ 下干热灭菌 1.5 小时。大生产时多采用隧道式烘箱,此设备主要由红外线发射装置与安瓿传送装置两部分组成,隧道内温度为 200℃ 左右,安瓿的干燥时间也缩短为 20 分钟左右。有利于安瓿的烘干、灭菌连续化。

通过在碳化硅电热板辐射源表面涂上远红外涂料,制成远红外线隧道式自动干燥灭菌机,其温度可达 250~350℃,具有效率高、质量好、干燥速率快和节约能源的特点。灭菌好的空安瓿存放时间应不超过 24 小时。

(三)卡式瓶

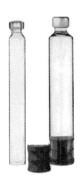

图 11-4　卡式瓶

俗称笔式注射器,用硼硅玻璃套筒,为两端开口的管状筒形,其瓶口用胶塞和铝盖密封,底部用橡胶活塞密封(图 11-4),相当于没有推杆的注射器。可用于盛装注射液,也可装冻干粉末和无菌粉末,用卡式瓶包装的注射剂,注射时需与可重复使用的卡式注射架、卡式半自动注射笔、卡式全自动注射笔等注射器械结合使用。采用卡式瓶包装的注射液在实施注射时只需将卡式瓶与针头装入配套的注射器械中即可进行注射,整个注射过程不会产生玻璃屑、药液不需转移,也不会暴露于空气中,药液不与注射器接触。因此,与安瓿包装相比,注射更安全、便捷,减轻了医护人员劳动强度,提高了工作效率。

卡式瓶是近年来快速发展起来的注射剂内包材,德国最早于 2002 年开始使用,我国 2004 年引进。

(四)预填充注射器

预填充注射器(prefilled syringe,PFS)系采用一定的工艺将药液预先灌装于注射器中,以方便医护人员或患者随时可注射药物的一种"药械合一"的给药形式,同时具有贮存和注射药物的功能,为 20 世纪 80 年代兴起的注射剂包装形式。预填充注射器分为带注射针和不带注射针两类,带注射针预填充注射器针头为嵌入式,由针管、针头、针头护帽、活塞和推杆组成(图 11-5)。不带针的预填充注射器分为锥头式和螺旋头式,锥头式由针管、针头、针头护帽、活塞、推杆组成;螺旋头式有针管、螺旋头、螺旋头护帽、活塞和推杆组成。采用预填充式注射器为注射剂的包材容器,生产中需先通过灌装机将药液灌装于针管中(带护帽),再将活塞压入或旋入以密封药液,然后加装推杆,再进行包装,对于不带针容器,还需配置相应的冲洗针。

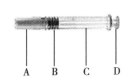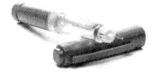

A. 针头与针头护帽;B. 活塞;C. 针管;D. 推杆。

图 11-5　预填充式注射剂

与普通注射剂容器相比,PFS 可有效避免注射时药液配制、混合、抽取过程中的污染,操作方便、用药安全、剂量准确,疼痛感小,可由患者自行注射,特别适合长期治疗疾病的需要,如糖尿病患者使用的预填充胰岛素注射笔等。从生产角度来看,普通容器注射液由于应用时有容器转移过程,需过量灌装(20%~25%),而预填充注射器无须过量灌装,利用率高,节约成本,还可避免传统空注射器在抽取配制好的药液时,可能产生的 pH 变化的问题,特别适合于稳定性受 pH 影响较大的药物,尤其适合稳定性较差的蛋白多肽类药物,如疫苗、治疗性蛋白、重组细胞因子类、促红细胞生成素等,为生物技术药物注射剂常选用的容器。

(五)塑料安瓿

塑料安瓿是由塑料为主要材质的安瓿容器。按材质分类,塑料安瓿主要有聚丙烯(polypropylene,PP)和聚乙烯(polyethylene,PE)安瓿,两者的化学成分不同,熔点不同,可耐受的高温灭菌温度不同,PP 透明度好,强度高,可耐受 121℃ 下的高温灭菌,常用于可耐受终端灭菌的注射剂。PE 一般不能耐受 110℃ 以上条件的高温灭菌,常用于无菌工艺生产的注射剂。

玻璃安瓿虽然具有成本低廉、密封性好、生产工艺成熟等优势,但玻璃安瓿生产、运输、储存、使用等方面均存在一定不足,如易碎、质重、生产工艺复杂;可能产生"玻璃脱片"或析出无机盐离子,如铝离子等,对人体有潜在毒性;临床应用中,存在污染药品(玻璃碎屑/空气暴露)的风险等。

塑料安瓿由于与玻璃安瓿材质不同,具有以下玻璃安瓿所不具的优点:①强度高,不易破碎;②质量轻;③不会产生碎屑;④易操作、安全性高;⑤生产方法简便,对药物稳定性影响小;⑥形状多样,规格各异,装量范围广,适用产品的类型包括"小容量注射剂""滴眼剂""滴耳剂""口服液"等。但塑料容器也存在可能析出添加剂,如抗氧剂、金属离子等;对易氧化药物,因具有透气性而不适用。

塑料安瓿的制备采用"吹塑制瓶-灌装-密封"(blow-fill-seal,BFS)三合一技术,BFS技术生产塑料容器注射剂的主要工艺步骤包括:真空条件下加热塑料粒料、高温状态下将粒料基础形成管状瓶胚,将瓶胚充气成型,灌装药液并封口,如图11-6所示。BFS技术使吹制、灌装、封口均在同一工位完成,设备安装在C级洁净环境中,且设备本身自带A级无菌空气过滤系统,外界空气在设备内部形成局部A级区域,生产全程自动化,配合无菌生产条件,可避免污染,提高无菌保证水平。塑料安瓿在美国、日本等国家应用较多,我国正处于应用起步阶段。

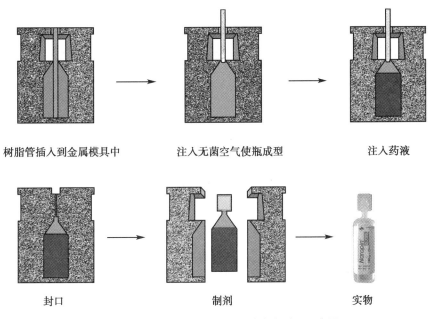

树脂管插入到金属模具中　　注入无菌空气使瓶成型　　注入药液

封口　　　　　　　　　制剂　　　　　　　　实物

图 11-6　塑料安瓿注射剂产品的生产过程示意图

四、药液的配制

1. 投料　用于制备注射剂的原辅料需使用注射用规格,必要时需经精制处理。配制前,应正确计算原料的用量。投料量可按下式计算:

$$原料(附加剂)用量 = 实际配液量 \times 成品含量(\%)$$

$$实际配液量 = 实际灌注量 + 实际灌注时损耗量$$

对于一些易降解的药物(如维生素C),在注射剂灭菌后含量有所下降时,应酌情增加投料量。由于在过滤、灌装过程中可能会被清洗管路所残留的注射用水稀释,因此可酌情增加投料量。在计算、称量时,含结晶水的药物应注意换算。

2. 配制用具的选择与处理　配制容器一般选择带有搅拌器的夹层锅配液,既可以通蒸汽加热也可通冷水冷却。配制用具的材质有玻璃、不锈钢、耐酸耐碱陶瓷及耐热的无毒聚氯乙烯、聚乙烯或聚丙烯塑料等。配液中使用的输送管道、阀门与泵应采用不锈钢或中性玻璃制成。

配液用具在使用前应彻底清洗。一般可用清洁剂刷洗,纯化水冲洗,最后用注射用水冲洗。玻璃与瓷质用具刷洗后可用清洁液处理,随即用纯化水、注射用水冲洗。塑料管道可用较稀的清洁液处理,橡皮管可置蒸馏水内蒸煮搓洗,最后用注射用水反复搓洗,临用前用新鲜注射用水荡洗或灭菌后备用。每次配液后一定要立即刷洗干净,玻璃容器可加少量硫酸清洁液或75%乙醇后放置,以免长菌,临用前再依法洗净。供配制油性注射剂的用具,必须洗净后烘干使用。

3. 配制方法   注射液的配制有浓配法和稀配法两种。浓配法系指将全部药物加入部分处方量溶剂中配成浓溶液,加热或冷藏后过滤,然后稀释至所需浓度,适用于质量较差的原料药,此法的优点是可滤除溶解度小的一些杂质。稀配法系指将药物加入处方量的全部溶剂中直接配成所需的浓度,然后过滤,此法操作简便,一般用于质量优良的原料药。

配制药液时应注意以下几点:①配制注射液时应在洁净的环境中进行,应尽可能缩短配制时间,所用器具、原料和附加剂尽可能无菌,以减少污染;②配制不稳定药物注射液时,应采取适宜的调配顺序,可先加稳定剂或通惰性气体等,同时应注意控制温度和pH,采用避光操作等措施;③对于不易滤清的药液可加0.1%~0.3%的活性炭处理,但要注意其对药物的吸附作用,活性炭用酸碱处理并活化后才能使用,小量注射液可用纸浆混炭处理;④配制所用的注射用水的贮藏时间一般不能超过12小时,注射用油应在150~160℃干热灭菌1~2小时,冷却至适宜温度(一般在主药熔点以下20~30℃),趁热加药配制,待溶液温度降至60℃以下时趁热过滤。

药液配好后,要进行半成品的检查,一般主要包括pH、含量等项目,检查合格后才能过滤并灌封。

五、过滤及灌封

1. 过滤   配制完成的药液需要过滤以去除不溶性的微粒,保持注射液的澄清。在注射剂的生产中,一般采用二级过滤,即先将药液用常规的滤器如砂滤棒、垂熔玻璃漏斗等进行预滤后,再使用微孔滤膜过滤。过滤的方法、机理、影响因素等详见第九章。

2. 灌封   注射液过滤后,经检查合格后应立即进行灌封,以免污染。灌封包括灌装和封口两个步骤。灌封是注射剂制备的关键步骤,对环境要求极高,应严格控制物料进出和人员流动,采用尽可能高的洁净度,一般最终灭菌工艺产品生产操作为C级背景下的局部A级;非最终灭菌产品的无菌生产操作为B级背景下的A级。

药液的灌注要求剂量准确,药液不沾瓶口,以防熔封时发生焦头或爆裂,注入容器的量要比标示量适宜增加,以补偿在给药时由于瓶壁黏附和注射器及针头的吸留而造成的损失,一般黏稠性液体比易流动液体可增加量多些,《中国药典》(2020年版)规定的注射液装量增加量见表11-2;接触空气易变质的药物,应排出容器内的空气,可通惰性气体如二氧化碳或氮气等,立即熔封或严封。通入气体时,应防止药液溅至瓶颈,应使容器空间的空气除尽,可先将空容器中充入惰性气体后再灌装药液,如果再充一次惰性气体,则效果会更好。多剂量包装注射剂,每一容器的装量一般不得超过10次注射量,增加的装量应能保证每次注射用量。

表 11-2   注射液的装量增加表

标示装量/ml		0.5	1	2	5	10	20	50
增加量/ml	易流动液	0.10	0.10	0.15	0.30	0.50	0.60	1.0
	黏稠液	0.12	0.15	0.25	0.50	0.70	0.90	1.5

安瓿封口的方法有顶封和拉封两种,因拉封封口严密,封口处的玻璃厚薄均匀,不易出现冷爆现象,现多使用拉封。安瓿的封口要求严密不漏气,顶端圆整光滑,无歪头、尖头、瘪头、焦头和泡头等。

工业化生产采用全自动灌封机,包括安瓿的排整、灌注、充气和封口等工序。常用的有1~2ml、5~

10ml、20ml 三种机型。图 11-7 是目前我国使用较多的安瓿自动灌封机,由传送、灌注、封口三部分组成。

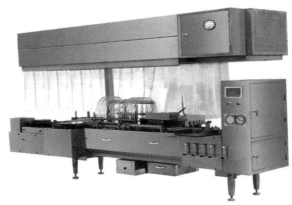

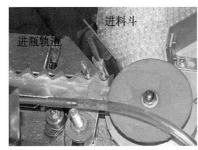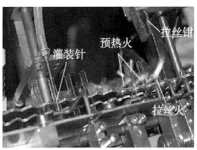

进料斗

进瓶轨道

灌装针 预热火 拉丝钳

拉丝火

图 11-7 安瓿灌封机(自动)

灌封机灌封药液由五个步骤组成:①移动齿档送入安瓿;②灌注针头下降;③灌注药液入安瓿;④灌注针头上升后安瓿离开灌注工位,进入封口工位,同时灌注器吸取药液;⑤灌好药液的安瓿在封口工位进行熔封。这五个步骤按顺序协调进行,这主要通过主轴上的侧凸轮和灌注凸轮来实现。容量调节螺旋上下移动可调节药液灌装容量。

六、灭菌与检漏

1. 灭菌 注射液在灌封后须尽快进行灭菌,以保证产品无菌水平。一般注射剂从配制到灭菌不应超过 12 小时,具体时间应根据药液的性质经生产工艺验证后再确定。灭菌的方法和时间应根据药物的性质来选择,也可采用几种灭菌方法联合使用。对于稳定性良好的药物,目前大都采用湿热灭菌法,常用的灭菌条件为 121℃、15 分钟或 116℃、40 分钟。灭菌后是否符合灭菌要求,还应通过验证。有关灭菌的详细理论和原理,请参见第九章。

2. 检漏 灭菌后应立即进行容器的漏气检查。检查方法有:

(1)灭菌后减压到常压打开灭菌锅门,放进冷水淋洗降温,然后关紧锅门,开启真空,抽出漏气安瓿内气体,抽气完毕开启色水阀,使色液(0.05% 曙红或亚甲蓝)进入锅内直至淹没安瓿时止,开启放气阀使锅内压力恢复至常压,此时色液被吸入漏气空瓶中,再将色液抽回贮器,开启锅门、用水淋洗安瓿后,清晰可见带色的漏气安瓿,便可剔除。

(2)在灭菌后,趁热立即放颜色水于灭菌锅内,安瓿遇冷内部压力收缩,颜色水即从漏气的毛细孔进入而被检出。

(3)深色注射液的检漏,可将安瓿倒置进行热压灭菌,灭菌时安瓿内气体膨胀,将药液从漏气的细孔挤出,使药液减少或成空安瓿而被剔除。

七、印字或贴签与包装

1. 印字或贴标 在注射剂瓶的侧面印上注射剂的名称、规格、批号、厂名等;在标签上印刷注射剂的名称、规格、厂名、批准文号,打印生产批号、生产日期、有效期等。

2.包装　包装对于保证注射剂在运输和贮存过程中的质量具有重要作用。

安瓿的包装可采用纸盒内包装,生产中可采用开盒、印字、装盒、盖盒、贴签及包扎等联成一体的印包联动机,提高安瓿的印包效率。安瓿塑料包装是近年发展起来的一种新型包装形式,主要有热塑包装和发泡包装,使包装质量进一步提高。

第四节　注射剂的质量控制

注射剂应符合《中国药典》(2020年版)四部通则注射剂项下质量要求。除此之外还应符合各品种项下的具体要求,如含量、有关物质、杂质、pH等检查。

1.无菌　注射液应不含任何活的微生物。注射液灭菌完成后或无菌分装后,每批应抽样进行无菌检查,具体方法参照无菌检查法《中国药典》(2020年版)四部附录1101,应符合规定。无菌检查法包括薄膜过滤法和直接接种法,只要供试品性质允许,应采用薄膜过滤法。

直接接种法是将供试品溶液直接接种于培养基上,培养数日后观察培养基上是否出现浑浊或沉淀,并与阳性及阴性对照品比较。

薄膜过滤法是取规定量供试品溶液经薄膜滤过器(薄膜孔径应不大于0.45μm)滤过后,接种于培养基上。薄膜过滤法用于无菌检查时,可滤过较大量的样品,此法灵敏度高,不易产生假阴性结果,检测次数减少,节省培养基,操作比较简单。

2.致热原和细菌内毒素　静脉注射用注射剂应按照致热原检查法[《中国药典》(2020年版)附录1142]或细菌内毒素检查法[《中国药典》(2020年版)附录1143]检查,应符合规定。

(1)致热原检查法:本法系将一定剂量的供试品,静脉注入家兔体内,在规定时间内,观察家兔体温升高的情况,以判定供试品中所含致热原的限度是否符合规定。

(2)细菌内毒素检查法(鲎实验法):本法系利用鲎的变形细胞溶解物与内毒素发生的胶凝反应进行检测,主要用于量化由革兰氏阴性菌产生的细菌内毒素,以判断供试品中细菌内毒素的限量是否符合规定。包括两种方法:凝胶法和光度测定法。测定时可选择任何一种方法,但测定结果有异议时,以凝胶法结果为准。

致热原检查的家兔实验法只能检出0.001μg的内毒素,而鲎实验法可检出0.0001μg的内毒素。由于家兔对致热原的反应与人体相同,目前各国药典法定的致热原检查方法仍为家兔法。鲎实验特别适用于某些不能用家兔进行致热原检测的品种,如放射性药剂、肿瘤抑制剂等。因为这些制剂具有一定的细胞毒性或生物效应,用家兔检测是不适宜的。但鲎实验法对革兰氏阴性菌以外的内毒素不够敏感,因此,不能用细菌内毒素检查法代替家兔致热原实验法。

3.可见异物　系指存在于注射剂中,在规定条件下目视可以观测到的不溶性物质,其粒径或长度通常大于50μm。注射剂产品在出厂前应逐一检查并同时剔除不合格产品,临用前,也在自然光下目视检查,如有可见异物不得使用。

可见异物检查法有灯检法和光散射法。一般常用灯检法。灯检法不适用的品种,如用深色透明容器包装或液体色泽较深(一般深于各标准比色液7号)的品种可选用光散射法。具体方法见《中国药典》(2020年版)四部通则0904。混悬型、乳剂型注射液仅对明显可见异物进行检查,且不能使用光散射法检查。光散射法的检测原理是当一束单色激光照射溶液时,溶液中存在的不溶性物质使入射光发生散射,散射的能量与不溶性物质的大小有关。本方法通过对溶液中不溶性物质引起的光散射能量的测量,并与规定的阈值比较,以检查可见异物。目前已有许多注射剂生产线配备了自动检测可见异物的设备,其主要由旋瓶装置、激光光源、图像采集器、数据处理系统和终端显示系统组成。

4.不溶性微粒　本法系在可见异物检查符合规定后,用以检查静脉注射、鞘内注射、椎管内注射的溶液型注射液、注射用无菌粉末、注射用浓溶液中不溶性微粒的大小及数量,检查方法参照不溶性微粒检查法[《中国药典》(2020 年版)四部通则 0903],应符合规定。该法包括光阻法和显微计数法。

5. 装量检查　注射液及注射用浓溶液应进行装量检查。具体检查方法参见《中国药典》(2020 年版)四部附录 0102。50ml 以下注射剂,要求每支的装量均不得少于其标示量。标示装量为 50ml 以上的注射液及注射用浓溶液,照最低装量检查法[《中国药典》(2020 年版)通则 0942]检查,应符合规定。

6. 装量差异　注射用无菌粉末应进行装量差异检查,应符合规定(表 11-3)具体检查方法参见《中国药典》(2020 年版)四部附录 0102。凡规定检查含量均匀度的注射用无菌粉末,一般不再进行装量差异检查。

表 11-3 装量差异限度要求

平均装量	装量差异限度	平均装量	装量差异限度
0.05g 及 0.05g 以下	±15%	0.15g 以上至 0.50g	±7%
0.05g 以上至 0.15g	±10%	0.50g 以上	±5%

7. 渗透压摩尔浓度　在制备注射剂时,应关注其渗透压尽量与血液等渗。除另有规定外,静脉输液及椎管注射用注射液,应照渗透压摩尔浓度测定法[《中国药典》(2020 年版)通则 0632]检查,应符合规定。

8. pH　注射液一般允许 pH 范围在 4.0~9.0 之间,具体品种 pH 要求有所不同,但同一品种 pH 差异范围不宜超过±1.0。

9. 其他　如色泽、含量、降压物质、有关物质、安全性等均应符合规定。

此外,注射剂在生产与贮藏期间应符合有关规定,详见《中国药典》(2020 年版)制剂通则 0102。

第五节　注射剂实例

一、溶液型注射液

例 1：维生素 C 注射液

【处方】　维生素 C　　　　104g　　　　依地酸二钠　　　　0.05g　　　　碳酸氢钠　49g
　　　　　亚硫酸氢钠　　　2g　　　　　注射用水加至　　　1 000ml

【制法】　在配制容器中,加处方量 80% 的注射用水,通二氧化碳饱和,加维生素 C 溶解后,分次缓缓加入碳酸氢钠,搅拌使完全溶解,加入预先配制好的依地酸二钠溶液和亚硫酸氢钠溶液,搅拌均匀,调节药液 pH 6.0~6.2,添加二氧化碳饱和的注射用水至足量。用垂熔玻璃漏斗与膜滤器过滤,溶液中通二氧化碳,并在二氧化碳或氮气流下灌封,用 100℃流通蒸汽灭菌 15 分钟。

【注解】　①维生素 C 分子中有烯二醇式结构,显强酸性。注射时刺激性大,产生疼痛,故加入碳酸氢钠(或碳酸钠),使部分维生素 C 中和成钠盐,以避免疼痛,同时碳酸氢钠还有调节 pH 的作用,可提高本品的稳定性,本品 pH 在 5.8~6.0 最稳定,色泽不易变黄;pH 低于 5.5,灭菌后含量有显著下降;pH 6.0~7.0 灭菌后色泽明显变黄。②维生素 C 分子结构中,在羰基毗邻的位置上有两个烯醇基,很容易被氧化。其氧化过程极为复杂,在有氧条件下,先氧化成去氢维生素 C,然后水解为 2,3-二酮古罗糖酸,此化合物进一步氧化为草酸与 L-丁糖酸。在无氧条件下,发生脱水作用和水解作用生成呋喃甲醛和二氧化碳。由于 H^+ 的催化作用,在酸性介质中脱水作用比碱性介质中快。维生素 C 注射液发生分解变黄的原因,可能是自身氧化水解生成的或由原料中带入的呋喃甲醛在空气中继续氧化聚合而呈黄色。③维生素 C 易氧化、水解而失效,原辅料的质量,特别是维生素 C 原料和碳酸氢钠的质量是影响制剂质量的关键。影响本品氧化稳定性的因素还有空气中的氧、溶液的 pH 和金属离子,特别是铜离子。因此生产上采取充填惰性气体、调节药液 pH、添加抗氧剂及金属络合剂等抗氧化措施。但实验表明抗氧化剂只能改善本品色泽,对稳定制剂的含量没有作用,亚硫酸盐和半胱氨酸对改善本品色泽作用较显著。④本品稳定性与灭菌温度有关。实验证明,用100℃流通蒸汽30分钟灭菌,含量减少 3%,而 100℃流通蒸汽灭菌 15 分钟含量减少 2%,故以 100℃流通蒸汽 15 分钟灭菌为宜。但目前认为 100% 流通蒸汽 15 分钟或 30 分钟均难以杀灭芽孢,不能保证灭菌效果,因此操作过程应在无菌条件下进行,或先进行除菌过滤,以防污染。

例2:地西泮注射液

【处方】 地西泮   5g   丙二醇   400ml   乙醇   100ml

苯甲醇   15ml   苯甲酸钠   50g   加注射用水至   1 000ml

【制法】 取苯甲酸钠、苯甲醇依次加入丙二醇与乙醇混合液中,加入地西泮,搅拌溶解,再加注射用水至近总量,以盐酸调节 pH 至 6.2~6.9,再加注射用水至全量,过滤至澄清,灌封于 2ml 安瓿中,100℃流通蒸汽灭菌 30 分钟,即得。

【注解】 ①地西泮分子中含有环状酰胺和希夫碱结构,在酸性条件下易发生水解失效,故应控制产品的 pH 为 6.2~6.9。②地西泮为白色至类白色结晶性粉末,在乙醇中溶解,在水中几乎不溶。本品要制成 5mg/ml 的浓度,故选择乙醇、丙二醇、水为混合溶媒,以获得澄清溶液。也可用低平均相对分子质量的 PEG 与水作为混合溶媒,并加入少量乙醇以降低黏度。③本品非水溶剂含量较高,注射时局部刺激性大且疼痛,故可加入苯甲醇作为止痛剂。

例3:柴胡注射液

【处方】 北柴胡   1 000g   氯化钠   85g   聚山梨酯 80   10ml

加注射用水至   1 000ml

【制法】 取柴胡饮片或粗粉 1 000g,加 10 倍量水,加热回流 6 小时后蒸馏,收集初蒸馏液 6 000ml,将初蒸馏液重蒸馏,收集 1 000ml,含量测定(调节馏出液于 276nm 处的吸光度为 0.80)。再加氯化钠和聚山梨酯 80,使其全部溶解,过滤,灌封,100℃灭菌 30 分钟,即得。

【注解】 ①本品所用原料为伞形科柴胡属植物柴胡(*Bupleurum chinense*)的干燥根,含微量挥发油并含脂肪酸约 2%,挥发油为柴胡醇。采用一般蒸馏法很难将柴胡中的挥发油提取完全,故采用先加热回流 6 小时后再二次蒸馏,使组织细胞中的挥发油在沸腾状态下分散于水中,进行初馏时很快蒸出且含量也高。二次蒸馏后的残液还可套用于下批药材。②处方中聚山梨酯 80 为挥发油的增溶剂,在中药注射剂中曾广泛使用,但发现多起中药注射剂的不良事件均与其有较大关系,应引起足够的重视。氯化钠为等渗调节剂。③也可以将柴胡重蒸馏后的蒸馏液用乙醚抽提,乙醚液经无水硫酸钠脱水后,回收乙醚,得到柴胡油,将柴胡油溶于注射用油中配成 4% 的柴胡油注射液。

二、混悬型注射剂

混悬液是一种固体微粒分散于液体的分散体系,凡不溶于水也无合适溶剂可溶解的药物,或采取增溶、助溶等方法仍不能制得治疗所需的浓度的药物,或在水中不稳定或需制成某种缓控释或靶向制剂注射给药的药物,均可制成混悬型注射剂。混悬性注射液不得用于静脉或椎管注射。

1. 质量要求 除溶液型注射剂的某些基本要求如无菌、pH、安全性、稳定性等与之相同外,混悬型注射剂还有其特殊要求。根据混悬型注射液的质量要求,混悬性注射液中原料药粒径应控制在 15μm 以下,含 15~20μm(兼有个别 20~50μm)者,不应超过 10%;颗粒大小要均匀;要具有良好的通针性和再分散性;若有可见沉淀,振摇时应容易分散均匀。由此可见,混悬型注射剂制备时主要考虑原料微粉化成微粒和微粒分散在介质中的稳定性两个问题。

2. 制备方法

(1)结晶法:将药物溶液在一定条件下(如温度、搅拌速度、溶剂加入速度)通过溶剂转换作用,使之析出微细结晶,然后灭菌、滤过,再将所得结晶加入分散介质至需要量。如睾酮混悬液,先将睾酮溶解在丙酮中,然后经灭菌滤过,此睾酮溶液以无菌操作加入灭菌溶剂中,使睾酮结晶,混悬液用灭菌溶剂稀释,使结晶沉降,倾出上清液,如此重复若干次,直至丙酮全部除去,加灭菌注射用水至全量,灌封。

（2）分散法:采用球磨机、流能磨、喷雾干燥、冷冻干燥等方法制得符合注射混悬液要求的无菌原料,然后将其分散于含各种附加剂的灭菌溶剂中。如普鲁卡因青霉素混悬液。

（3）化学反应法:用两种溶液型化合物反应并生成不溶性药物,再使其悬浮于分散介质中。

3. 制备时注意事项　混悬型注射剂制备中,应选用合适的晶型。晶型不仅与稳定性有关,而且影响生物利用度。在混悬液生产过程中,常出现晶型的转变,因此要设法加以防止,其方法是选用适宜的助悬剂与表面活性剂。

在混悬型注射剂中常用的助悬剂有羧甲基纤维素钠、甲基纤维素、海藻酸钠等,用量一般为0.5%～1%。还有用单硬脂酸铝作助悬剂的,如油制普鲁卡因青霉素注射液。另外,处方中常加入0.1%～0.2%聚山梨酯80作为润湿剂。在大部分已上市的混悬剂的处方中采用的助悬剂均是羧甲基纤维素钠,而羧甲基纤维素钠在灭菌加热时容易产生结块现象。目前助悬剂倾向于应用 HPMC 和PVP。应用 PVP 时要注意控制乙烯吡咯烷酮单体的含量。

4. 实例

例4:　醋酸可的松注射液

【处方】　醋酸可的松微晶　　　　　25g　　　　硫柳汞　　　　　　0.01g
　　　　　氯化钠　　　　　　　　　3g　　　　　聚山梨酯80　　　 1.5g
　　　　　羧甲基纤维素钠(30～60cPa·s)　5g　　注射用水加至　　1 000ml

【制法】　①硫柳汞加于50%量的注射用水中,加羧甲基纤维素钠,搅匀,过夜溶解后,用200目尼龙布滤过,密闭备用;②氯化钠溶于适量注射用水中,经4号垂熔漏斗滤过;③将①溶液置水浴中加热,加②溶液及聚山梨酯80搅匀,使水浴沸腾,加醋酸可的松,搅匀,继续加热30分钟。取出冷至室温,加注射用水至全量,用200目尼龙布过筛两次,于搅拌下分装于瓶内,轧口密封。在100℃、30分钟振摇下灭菌。

三、乳状液型注射剂

油溶性药物除了可选用注射用油制备成油注射液外,还可以将其制备成 O/W 型或 W/O/W 型的乳状液供注射用。乳状液型注射液可增加油相的表面积,使其在体内的吸收加快;同时 O/W 型乳状液可自由分散于体液中,使油性药物静脉注射成为可能;乳状液型注射液还可使药物具有一定器官靶向性,如淋巴靶向性等。但乳状液型注射液不得用于椎管注射。

1. 质量要求　乳状液型注射液,不得有相分离现象。静脉用乳状液型注射液除应符合注射剂的一般规定外,其乳滴的粒径90%应在1μm以下,不得有大于5μm的乳滴;应能耐受热压灭菌,在灭菌和贮存期间应能保持各成分稳定不变;应具备适宜的 pH;无溶血和降压作用等。

2. 制备方法　乳状液型注射剂的制备一般以湿胶法较多,即先将乳化剂制成胶浆,然后加入油,通过各种乳化设备制成乳状液、滤过、分装、灭菌即可。常用的乳化设备有胶体磨、高压乳匀机、高压微射流纳米分散机等。制备一般可先通过高速剪切分散器制备初乳,然后通过高压均质机等设备反复匀化制备粒度小而均匀的乳状液。

3. 稳定性　对乳状液型注射剂而言,稳定性是突出的问题,包括物理稳定性和化学稳定性。物理稳定性包括乳状液的絮凝、分层、破裂、转相等。此外,由于乳状液制备中多用磷脂为乳化剂,磷脂对光、热、氧均不稳定,影响乳状液的化学稳定性。提高乳状液稳定性的方法有改变乳化剂的种类及浓度、油相的种类及比例、选择不同的助乳化剂以及制备方法等。

4. 实例

例5：前列地尔注射液

【处方】

前列地尔	10mg	油酸	4.8g
大豆油	200g	精制蛋黄卵磷脂	36g
HCl 或 NaOH	调 pH 至 6.0	甘油（注射用）	50g
注射用水加至	2 000ml		

【制法】 ①称取处方量的甘油加适量注射用水，搅拌使溶解，配成甘油水溶液，按溶液量的3%加入注射用活性炭，室温搅拌15分钟，过滤至溶液澄明，作为水相，备用；②分别称取处方量的油酸和大豆油，按质量的3%加入注射用活性炭，80℃搅拌15分钟，过滤至溶液澄明，备用；③将处方量的前列地尔与②溶液混合，搅拌溶解使成为均一溶液，作为油相；④将①、③、处方量卵磷脂和适量注射用水混合，用均质机快速剪切直至形成均匀的初乳；⑤将所得的初乳补加注射用水至全量，调节 pH 至6.0 左右，混合均匀后，90MPa 压力下高压均质机3次，制得粒径均一、平均粒径在400nm 以下的乳状液，过滤；⑥将制得乳状液分装，充氮气，灌封，在121℃灭菌15分钟，质检，贴签，装箱。

【注解】 ①本品是以乳剂为药物载体的静脉注射用前列地尔制剂，由于乳剂的包裹，使前列地尔不易失活。另外，本品具有易于分布到受损血管部位的靶向特性，从而发挥本品的扩张血管、抑制血小板凝集的作用。②本品在制备时，首先制得的是 W/O 型初乳，然后进一步制成 O/W 型乳剂，通过转相，可以使制得的乳剂的粒子更小。

第六节 大容量注射液

一、概述

（一）定义

大容量注射液（large volume injections，LVI）又称输液（infusion），系通过静脉滴注输入体内的注射液，一般输注量不少于100ml，生物制品一般不少于50ml。它是注射剂的一个分支，通常包装于玻璃瓶或塑料瓶或软袋中，不含防腐剂、抑菌剂，使用时通过输液器持续滴注输入静脉，向患者体内快速输注药物或补充营养，维护机体水、电解质与酸碱平衡。在临床医疗中，特别是在对危重患者抢救中具有不可替代的作用。

（二）特点

大容量注射液与小容量注射液相比，由于其用量大而且直接进入血液，故质量要求更加严格，生产工艺等亦与小容量注射剂有一定差异。大容量注射液有以下特点。

1. 质量要求严格 大容量注射液由于用量大，对某些质量如致热原、无菌、可见异物、不溶性微粒、pH、渗透压等的要求，比小容量注射液更严格。调节 pH 力求接近体液，避免过酸过碱，引起酸碱中毒。渗透压应尽可能与血液等渗。

2. 剂量 输液剂量在100ml 以上，最大者有1 000ml，一般为500ml。在临床上常用于急救、补充体液和供营养之用。

3. 类型及给药途径 输液不易采用混悬液及油制溶液，一般都制成澄明的水性注射液，输液多以静脉滴注给药。但粒径小于1μm 的乳状液、纳米粒、脂质体等微粒分散体系，也可用于静脉输注。

4. 血流动力学 一般注射液不要求也不具有血流动力学性质。而输液特别是某些血容量扩充剂，如右旋糖酐注射液，则要求具有一定的胶体性、比重、黏度和滞留性等血流动力学性质，以起到增加血浆容量的作用。

5. 处方要求 一般小容量注射剂的溶剂除水外，尚可使用注射用油、乙醇和甘油混合溶剂、丙二醇和聚乙二醇等,而输液多以水作溶剂。一般注射剂中可加入适宜抑菌剂等附加剂,而输液不得加入任何抑菌剂、增溶剂、止痛剂等附加剂。

6. 制备工艺要求　小容量注射剂从配制到灭菌,一般应控制在 12 小时内完成;而输液从配制到灭菌应控制在 4 小时以内完成。

（三）分类

大容量注射液分为以下五类:

1. 体液平衡用输液　包括电解质输液和酸碱平衡输液。①电解质输液（electrolyte infusion）:用以补充体内水分、电解质,纠正患者体内水和电解质代谢紊乱,维持体液渗透压和恢复人体的正常生理功能,如氯化钠注射液、复方氯化钠注射液、含糖复方电解质输液;②酸碱平衡输液（acid-base balance infusion）:主要用于纠正体液的酸碱平衡,如碳酸氢钠注射液和乳酸钠注射液,碳酸氢钠注射液是纠正代谢性酸中毒最常用输液,具有作用迅速,疗效确切的特点。

2. 营养输液　用以提供糖、脂肪、氨基酸、微量元素和维生素等营养成分,主要用于不能口服吸收营养的患者。根据营养成分的不同,营养输液（nutrition infusions）有糖类输液、氨基酸输液、脂肪乳输液、维生素和微量元素输液等。

（1）糖类输液:糖类输液（sugar infusion）主要是提供机体代谢所需的热能和生物合成所需的碳原子,包括葡萄糖、果糖、麦芽糖、山梨醇、木糖醇、混合糖输液等。

（2）脂肪乳输液:脂肪乳输液（lipid emulsion infusions）系以甘油三酸酯为油相、磷脂作为乳化剂、甘油为等渗调节剂,经高压均质制成的 O/W 型亚微乳剂。本品为能量补充剂,是静脉营养的组成部分之一,可为机体提供能量和必需的脂肪酸。临床用于胃肠外营养补充能量及必需脂肪酸,预防和治疗人体必需脂肪酸缺乏症,也可为经口服途径不能维持和恢复正常必需脂肪酸水平的患者提供必需脂肪酸。1961 年瑞典科学家 Wretlind 等成功使用大豆油、磷脂和甘油等物质首次制成脂肪乳剂 Intralipid®,并在欧洲安全使用 14 年后,最终获准在美国上市。脂肪酸依据碳链的长度分为短链脂肪酸（$C_1 \sim C_6$）、中链脂肪酸（$C_6 \sim C_{12}$）和长链脂肪酸（$C_{14} \sim C_{24}$）。因此,根据甘油三酸酯中脂肪酸种类及碳链长度的不同,脂肪乳输液分为①长链脂肪乳（LCT）:以长链甘油脂肪酸酯为油相;②中/长链脂肪乳（LCT/MCT）:以中链甘油脂肪酸酯与长链甘油脂肪酸酯的物理混合物为油相;③结构脂肪乳（STG）:以中链脂肪酸和长链脂肪酸在同一甘油分子骨架中随机结构重组而成的甘油脂肪酸酯为油相;④鱼油脂肪乳和薏仁米油脂肪乳:分别以富含亚麻酸的鱼油及具有抗癌作用的薏仁米油为油相成分;⑤SMOF 脂肪乳（soya oil,medium chain triglycerides,olive oil,fish oil）:由大豆油、中链甘油三酸酯、橄榄油、鱼油混合的新型脂肪乳。新型脂肪乳剂除了具有传统长链、中长链脂肪乳具有的基本功能外,还在支持机体正常免疫功能、抑制炎症反应、保护心血管、抗氧化应激等作用。

目前脂肪乳也被用于一些难溶性药物的载体,从而制备难溶性药物的注射剂,如丙泊酚、氟比洛芬酯等。我国科学家李大鹏院士利用脂肪乳技术成功研制了中药薏苡仁注射液,为双相广谱抗癌药,既能高效抑杀癌细胞,又能显著提高机体免疫功能,临床上适用于非小细胞肺癌和原发性肝癌的辅助治疗。

（3）氨基酸输液:氨基酸输液（amino acid infusion）主要用于提供机体合成蛋白质所需氮源,一般由 14~22 种氨基酸组成。按照临床作用分为平衡性复方氨基酸,主要用于补充营养,通常由 14 种以上的氨基酸组成,如 18AA-Ⅰ、18AA-Ⅱ 等;治疗性氨基酸,如用于治疗肾病的 9AA、用于治疗肝病的 6AA 和用于缓解应激状态的 18AA-Ⅶ 等。

3. 胶体输液　胶体输液（colloid infusion）又称为血容量扩张用代血浆,用于调节体内渗透压。胶体输液有多糖类、明胶类、高分子聚合物等,如右旋糖酐、羟乙基淀粉类、明胶及其衍生物、聚维酮等。

4. 含药输液　为了避免临床使用输液配制产生的污染和配伍变化,可将常需静脉滴注给药的药物直接制成输液,称为含药输液(drug-containing infusion)如替硝唑注射液、苦参碱注射液、甘露醇注射液等。

5.透析类输液　透析类输液(dialysis infusion)主要用于需要进行血液净化治疗的患者,包括腹膜透析液、血液滤过置换液等。腹膜透析液主要由渗透压调节剂、缓冲液、电解质三部分构成。如葡萄糖腹膜透析液和新型腹膜透析液,新型腹膜透析液主要包括艾考糊精腹膜透析液、氨基酸类腹膜透析液和碳酸氢盐腹膜透析液等。

（四）质量要求

输液的质量要求与注射剂基本上一致,但由于这类产品注射量较大,故对无菌、致热原、可见异物、不溶性微粒质量要求更加严格。还应注意以下质量要求:①输液的 pH 应在保证疗效和制品稳定的基础上,力求接近人体血液的 pH;②输液的渗透压应为等渗;③输液中不得添加任何抑菌剂,并在贮存过程中质量稳定;④不含有引起过敏反应的异性蛋白及降压物质。

二、制备

（一）制备工艺

大容量注射剂(输液)生产过程一般包括原辅料的准备、浓配、稀配、包材处理、灌封、灭菌、灯检、包装等工序。盛装输液的容器有玻璃瓶、聚乙烯塑料瓶、塑料软袋等,不同包装形式输液的制备工艺、设备、质量控制点各不相同。玻璃瓶、塑料瓶及软袋包装的输液工艺流程及环境区域划分分别见图 11-8、图 11-9、图 11-10。

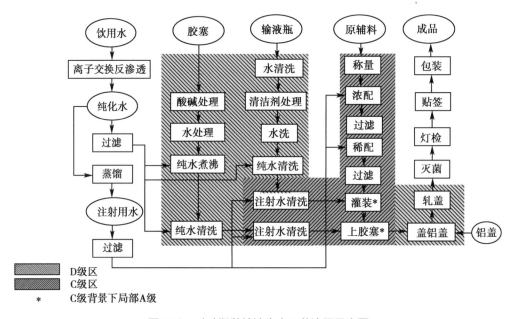

图 11-8　玻璃瓶装输液生产工艺流程示意图

（二）生产环境要求

相较于小容量注射液的生产工艺,大容量注射液对生产环境的洁净度要求更高。不同制备工艺过程对环境的洁净度有不同的要求。大容量注射液为最终灭菌的无菌制剂产品,按照 GMP 要求,输液生产环境分为一般生产区、D 级洁净区、C 级及 C 级背景下的局部 A 级洁净区。一般生产区包括瓶外洗、灭菌、灯检、包装等;D 级洁净区包括瓶粗洗、轧盖等;C 级洁净区包括瓶精洗、配制、过滤、灌装、压塞,其中瓶精洗后到灌封工序的暴露部分需局部 A 级。空气洁净级别不同的相邻房间之间、洁净室(区)与非洁净区之间的压差应不低于 10Pa,以防止污染。车间设计时,生产相联系的功能区要相互靠近,合理布置人流和物流,以达到管线短捷、物流顺畅、避免人流和物流的交叉。

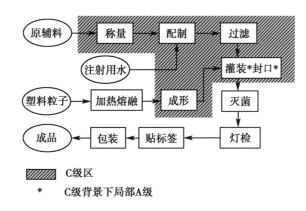

图 11-9 塑料瓶装输液生产工艺流程示意图

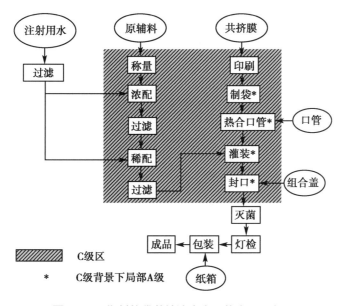

图 11-10 塑料软袋装输液生产工艺流程示意图

（三）原辅料的质量要求

大容量注射液所用原辅料应从来源与生产工艺等环节进行严格控制,并应符合注射用的质量要求,重点关注原辅料的纯度、有关物质、微生物、致热原或细菌内毒素等关键物料属性,加强对原料的质量控制。活性炭应采用供注射用活性炭,除按《中国药典》(2020 年版)规定项目检查外,应重点对药液质量有影响的铁盐和锌盐等金属离子进行检测。注射用水应新鲜制备。

（四）容器及处理方法

大输液的容器主要有玻璃瓶、塑料瓶、塑料软袋。不同容器的处理方法不同。

1. 玻璃瓶 是最传统的输液容器,如图 11-11a,其质量应符合国家相关标准。输液用玻璃瓶一般采用硬质中性玻璃制成,具有物化性质稳定、可耐受热压灭菌、瓶体不变形等优点,但也存在口部密封性差、耐碱性差、易碎、质重等缺点。

玻璃瓶的清洗方法有酸洗法、碱洗法、直接水洗法,采用方法与容器原来的洁净程度有关。

（1）酸洗法:在一般情况下,用硫酸重铬酸钾清洁液洗涤效果较好。它不仅可强有力地消灭微生物及致热原,还能对瓶壁游离碱起到中和作用。但对设备腐蚀性大,操作不便,劳动保护要求高。

（2）碱洗法:用 2% 氢氧化钠溶液(50~60℃)冲洗,也可用 1%~3% 碳酸钠溶液,由于碱对玻璃有腐蚀作用,故碱液与玻璃接触时间不宜过长(数秒内)。碱洗法的效果弱于酸洗法,故适用于新瓶及洁净度较好的输液瓶的洗涤,国内采用滚动式洗瓶机可大大提高洗涤效率。

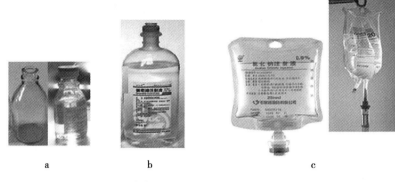

a. 玻璃瓶;b. 塑料瓶;c. 塑料软袋。

图 11-11 输液容器

酸碱处理后的瓶子,依次应用自来水、纯化水、注射用水洗净后备用。

(3)直接水洗法:适用于制瓶车间的洁净度较高,瓶子出炉后立即密封的情况下,只需用注射用水冲洗即可。

2. 塑料包装 输液塑料包装主要有塑料瓶和塑料软袋两种形式,主要材质为 PE 或 PP 等无毒塑料。塑料容器具有耐水耐腐蚀、机械强度高、化学稳定性好、可以热压灭菌、重量轻、运输方便、不易破损等优点。塑料容器的制瓶、灌封程序均在洁净区内完成,可避免中间污染,而且是一次性包装用品,还可避免交叉污染。但塑料容器相对于玻璃容器存在着湿气和空气的透过性大的问题,影响贮存期输液质量,而且透明性差,不利于灯检,耐热性也较差,只适用中低温灭菌,强烈振荡,可产生轻度乳光等缺点。

(1)塑料瓶:塑料瓶输液容器现已广泛使用,如图 11-11b。PP 瓶分为挤吹瓶和拉吹瓶,而 PE 瓶均为挤吹瓶。目前,新型输液生产设备已将制瓶、灌装、密封三位一体化,在无菌条件下完成大输液的自动化生产,精简了输液的生产环节,有利于对产品质量的控制。

塑料瓶输液与玻璃瓶输液一样,为半开放式的输液包装形式,在药液输注过程中,瓶内仍需与外界空气形成回路药液才能滴出,外界空气中的微粒、细菌可通过空气回路进入药液,存在二次污染的概率。

(2)塑料软袋:塑料软袋具有柔软、透明、质轻、耐压、易加工、运输使用方便的特点,另外,塑料软袋为直接采用无菌材料压制而成,不需洗涤、制备工序少,还可节省能耗。输液塑料软袋包装形式的另一重要进步是实现了完全封闭的输液系统。输液时,其可随着袋内的液体输出,软袋在大气压的作用下变扁、陷瘪,袋内不形成负压,液体可持续滴注入人体,整个过程中袋内液体不与空气接触,形成了完全封闭的输液系统,避免了输液过程中外界空气对药液的二次污染。该包装形式 90 年代初迅速发展,现已成为理想的第三代输液容器,如图 11-11c 所示。

输液塑料软袋材质分为聚氯乙烯(polyvinyl chloride,PVC)及非 PVC 两种。由于 PVC 软袋易发生未聚合单体和增塑剂迁移至输液中产生毒性等问题,国内已于 2010 年淘汰使用。非 PVC 输液袋是由 PP、PE 等多层共挤膜组成,多为三层结构,其内层、中层常采用聚丙烯与不同比例的弹性材料混合制成,使得内层无毒、惰性,具有良好的热封性和弹性,外层为机械强度较高的聚酯或 PP 材料,其不含增塑剂邻苯二甲酸-2-乙基己酯(diethylhexyl phthalate,DEHP),具有高阻湿性、阻氧性、透气性极低、稳定性好、药物相容性好、吸附性低和可降解等优点。

非 PVC 复合膜技术含量高,制造工艺和生产设备复杂,成本高。国外已研究出集制瓶(袋)→灌装→封口→转送等工序在一台机器自动完成的生产设备,实现全封闭式生产,产品不易污染,有利于产品质量的控制。

3. 橡胶塞 橡胶塞是输液容器的密封器件,对输液澄明度的影响很大,因此对橡胶塞有严格的要求:①富有弹性及柔软性,针头刺入和拔出后应立即闭合,并能耐受多次穿刺无碎屑脱落;②具耐溶性,避免增加药液中的杂质;③无毒、无溶血作用;④有高度的化学稳定性、不与药物成分发生相互作用;⑤应不会对药液中的药物或附加剂产生吸附或吸附程度达到最低限度;⑥可耐受高温灭菌。

橡胶塞有天然橡胶塞和合成橡胶塞。天然橡胶塞物理机械性好,但因易老化、气密性差、化学稳定性差、杂质多、易掉屑等缺点,已被淘汰。目前我国规定使用合成橡胶塞,如丁基橡胶塞,如药用氯化丁基橡胶塞或药用溴化丁基橡胶塞,丁基橡胶塞的密封性和再密封性好、低透气性、化学成分稳定、无活性物质析出、低萃取性、易针刺、不掉屑、不需像天然橡胶塞翻边加膜,可不用隔离膜。有时为了保证药物的稳定性,可在胶塞的内缘加上稳定惰性涂层。对于某些易与胶塞发生相互作用的药物,如头孢菌素类药物,可采用覆膜丁基胶塞。

丁基胶塞洗涤时不需要经酸碱处理,可直接用蒸馏水动态漂洗,且不需加隔离膜。丁基胶塞需要用注射用水漂洗、或再用二甲硅油处理胶塞表面,防止硅胶中内容物脱落,最后用温度不超过 121℃ 的热空气吹干。

（五）输液的配制

根据原料质量的不同,输液的配制可分别采用稀配法或浓配法。其操作方法与注射液的相同。

1. 稀配法　原料质量较好,药液浓度不高,配液量不太大时,可采用稀配法。原辅料加入溶剂一次性配成所需浓度,再调 pH 即可,必要时加入 0.1%~0.3% 的注射用活性炭,搅拌,放置约 30 分钟后过滤,此法一般不加热。

2. 浓配法　药液的配制多用浓配法,方法同注射剂,具体如下:准确称取原辅料,加部分溶剂溶解,配成浓溶液,并且采用 0.1%~0.5% 的注射用活性炭吸附致热原、杂质及色素,过滤后,再用注射用水稀释至需要浓度。大量生产时,加热溶解可缩短操作时间,减少污染机会,浓配过滤时,可滤除溶解度小的一些杂质,有利于提高产品的质量。

配制输液时,常使用注射用活性炭,具体用量视品种而异。活性炭有吸附致热原、杂质和色素的作用,并可作助滤剂。根据经验,活性炭分次吸附较一次吸附好。

（六）输液的过滤

输液的过滤方法、过滤装置与小容量注射剂基本相同,过滤多采用加压过滤法。过滤时可先进行预滤,然后用微孔滤膜精滤。过滤过程中,不要随意中断,以免冲垮滤层,影响过滤质量。精滤可用 0.22μm 的微孔滤膜或微孔滤芯,此外还常用滤膜孔径为 0.65μm 或 0.8μm 的微孔滤膜。

药厂大多采用加压三级过滤装置,药液依次通过孔径为 10μm（5μm）、0.45μm、0.22μm 的微孔滤膜。还可以微孔滤膜过滤后再进行超滤,不仅除去尘粒、细菌,而且可除去致热原,大大提高输液的质量。

（七）输液的灌封

输液灌封由药液灌注、盖胶塞和轧铝盖三步组成,是输液制备的关键步骤,目前药厂生产多用旋转式自动灌封机、自动盖塞机、自动落盖扎口机完成整个灌封过程,实现联动化机械化生产。图 11-12 为旋转式自动灌封机。灌封完成后,应检查轧口,对于不紧或松动的输液,剔除处理,以免灭菌时冒塞或贮存时变质。

（八）输液的灭菌

灌封后的输液应立即灭菌,以减少微生物污染繁殖的机会。一般输液从配制到灭菌不应超过 4 小时。输液通常采用热压灭菌,灭菌原则是优先采用过度杀灭法,即 $F_0 \geq 12$,灭菌参数一般为 121℃、15 分钟;其次采用残存概率法,即 $F_0 \geq 8$,灭菌参数一般为 115℃、30 分钟或 121℃、8 分钟。对于塑料输液软袋的灭菌,可采用 109℃、45 分钟灭菌,且应有加压装置以免爆破,由于灭菌温度较低,生产过程更要注意防止污染。

灭菌设备一般选择大输液水浴式灭菌器,其特点是以循环均匀喷淋的方式对灌装药品加热升温

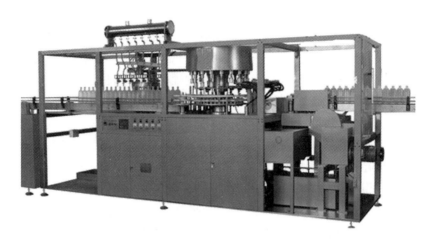

图 11-12 输液自动灌封机组

和灭菌,消除了蒸汽灭菌因冷空气存在而造成的温度死角,实现均匀灭菌,同时冷却时采用普通水间接冷却,不会快冷降温,避免爆瓶、爆袋的现象,还可避免在灭菌后由于冷却水不洁而造成大输液再污染现象。

（九）输液的包装

输液经灯检、检验合格后,贴上标签,装箱。标签上应印有品名、规格、批号、有效期、使用事项、生产日期等项目,包装箱上亦应印上品名、规格、生产厂家等项目。

三、质量评价

输液由于用量较大,对致热原、无菌、可见异物与不溶性微粒的检查更加严格。

（一）可见异物与不溶性微粒检查

可见异物是指在规定的条件下目视可以观测到的不溶性物质,其粒径或长度大于 $50\mu m$,检测方法有灯检法和光散射法,具体方法和判定标准参见《中国药典》（2020 年版）通则 0904,输液可见异物检查应符合规定。

由于肉眼目视只能检出 $50\mu m$ 以上的粒子,药典规定还应对静脉注射液进行肉眼不能目视的小粒径不溶性微粒检查,对于标示装量为 100ml 或 100ml 以上的静脉用注射液要求每 1ml 中含 $10\mu m$ 及 $10\mu m$ 以上的微粒不得超过 25 粒,含 $25\mu m$ 及 $25\mu m$ 以上的微粒不得超过 3 粒。检查方法参见《中国药典》（2020 年版）通则 0903。

（二）致热原、内毒素与无菌检查

每批输液均需按《中国药典》（2020 年版）有关规定的方法进行致热原或内毒素与无菌检查,应符合规定。

（三）含量、pH 及渗透压检查

根据品种,按《中国药典》（2020 年版）中有关规定检查。

四、常见问题及解决方法

（一）不溶性微粒与可见异物

输液中存在微粒可引发循环障碍,引起血管栓塞,产生静脉炎,还可由于巨噬细胞的吞噬,引起组织肉芽肿,严重危害人体。输液由于注射体积大,对不溶性微粒和可见异物更应严格控制。输液中存在的不溶性微粒或可见异物常为碳黑、碳酸钙、氧化锌、纤维素、纸屑、黏土、玻璃屑、细菌、真菌等。

不溶性微粒与可见异物产生的原因是多方面的:

1. 生产环境与工艺操作引起 车间的空气洁净度不符合要求,所用器具、容器、胶塞洗涤不净,过滤方法、操作选择不当,工序安排不合理等都有可能增加可见异物与不溶性微粒的不合格率。解决办法:严格遵守操作规程,加强过程管理。

2. 由输液容器与附件引起　输液中存在的小白点主要是钙、镁、铁、硅酸盐等物质,大多来源于胶塞和玻璃输液容器,如质量差的胶塞与输液容器,贮存期中会污染药液带入不溶性微粒和可见异物。

3. 由原料与附加剂带入　原辅料的质量与输液中微粒密切相关,如注射用葡萄糖可能含有少量蛋白质、糊精、钙盐等杂质;氯化钠、碳酸氢钠中常含钙盐、镁盐和硫酸盐,这些原辅料中的不溶性杂质不仅可使输液产生乳光、小白点、浑浊,而且影响药物的稳定性。因此,必须严格控制输液用原辅料的质量。目前国内已制定"输液用"的原辅料质量标准。

（二）染菌问题

输注染菌输液,会引起脓毒症、败血病、内毒素中毒等,甚至死亡,危害严重。输液染菌的原因:生产过程严重污染、灭菌不彻底、瓶塞扎口不严、松动、漏气等导致输液染菌。输液多为营养物质,本身细菌易生长繁殖,即使经过灭菌,如污染严重,大量细菌尸体的存在,也会引起致热反应。根本的解决方法就是尽量减少输液制备生产过程中的污染,同时要严格灭菌,严密包装。

（三）致热原反应

1. 致热原的定义及组成　致热原(pyrogen)系指能够引起恒温动物和人体体温异常升高的致热物质总称,是细菌等微生物产生的一种内毒素(endotoxin),以革兰氏阴性杆菌和霉菌所产致热原的致热能力最强。

致热原存在于细菌的细胞膜和细胞壁(也称为固体膜)之间,是由磷脂、脂多糖和蛋白质组成的复合物,其中脂多糖(lipopolysaccharide)是内毒素的主要成分,具有特别强的致热活性,因而大致可以认为内毒素＝致热原＝脂多糖。脂多糖的化学组成因菌种不同而异,从大肠杆菌分出来的脂多糖中含有68%～69%的糖(葡萄糖、半乳糖、庚糖、氨基葡萄糖、鼠李糖等)、12%～13%的类脂化合物、7%的有机磷和其他一些成分。致热原的分子量一般为10^6左右,分子量越大,致热作用也越强。

2. 致热原的性质

（1）耐热性:一般情况下,致热原在60℃加热1小时不受影响,100℃加热1小时也不会发生降解。高温可以破坏致热原,如120℃加热4小时能破坏约98%,180～200℃干热2小时、250℃干热45分钟或650℃干热1分钟可彻底破坏致热原。显然,通常注射剂灭菌的条件下,往往不足以使致热原破坏。

（2）滤过性:致热原体积小,约1～5nm,可通过一般的滤器,微孔滤膜也不能截留致热原。

（3）吸附性:多孔性活性炭可吸附致热原。

（4）水溶性:由于脂多糖结构上连接有多糖,故致热原易溶于水。

（5）不挥发性:致热原的主要成分为脂多糖,无挥发性,故可用蒸馏法制备注射用水。但在蒸馏时,致热原可随水蒸气中雾滴带入蒸馏水中,因此需在蒸馏水器蒸发室上部设隔膜装置,以分离蒸气和雾滴。

（6）其他:致热原能被强酸、强碱和强氧化剂所破坏,如高锰酸钾或过氧化氢可使其氧化,超声波及某些表面活性剂(如去氧胆酸钠)也能使之失活。

3. 致热原污染的途径

（1）注射用水:这是注射剂出现致热原的主要原因。蒸馏器结构不合理,操作不当,注射用水贮藏时间过长都会被致热原污染,故应使用新鲜注射用水。《中国药典》(2020年版)规定注射用水应在制备后12小时内使用,最好随蒸随用。

（2）原辅料:特别是用生物方法制备的药物和辅料易滋长微生物,如右旋糖酐、水解蛋白或抗生素等药物,葡萄糖、乳糖等辅料,在贮藏过程中因包装损坏而易被污染。

（3）生产过程:室内卫生条件差,操作时间长,装置不密闭,均会增加细菌污染的机会。

（4）容器、用具、管道和装置：未按 GMP 要求认真清洗处理，易导致致热原的污染。因此在生产中对这些容器要认真处理，合格后方能使用。

（5）输液器具：有时输液本身不含致热原，但仍发生致热原反应，这往往是由于输液器具（输液瓶、输液管、针头与针筒等）污染所致。

4. 除去致热原的方法

（1）高温法：由于致热原具有热不稳定性，因此可用高温法除去致热原。对于注射用的针筒或其他玻璃器皿，在洗涤干燥后，于 250℃加热 30 分钟以上，可以破坏致热原。

（2）酸碱法：致热原能被强酸、强碱和强氧化剂破坏，因此玻璃容器等用具可用重铬酸钾硫酸清洗液或稀氢氧化钠处理，可完全破坏致热原。

（3）吸附法：活性炭对致热原有较强的吸附作用，同时有助滤脱色作用，因此在注射剂制备中采用活性炭吸附法去除致热原。活性炭常用量为 0.1%～0.5%。

（4）蒸馏法：利用致热原的不挥发性，在多效蒸馏水器内，将纯化水蒸馏，无挥发性的致热原仍留在纯化水中成为浓缩水而被除去。

（5）凝胶过滤法：利用分子量的差异除致热原，如采用二乙氨基乙基葡聚糖凝胶（分子筛）制备无致热原去离子水。另外，也可用此法除去生物制品的致热原，且不影响药物活性。

（6）反渗透法：利用相对分子质量的差异，以反渗透法去除致热原，现已得到广泛应用。

（7）超滤法：超滤膜的孔径最小可达 1nm，可截留细菌和致热原，如超滤膜过滤 10%～15% 的葡萄糖注射液可除去致热原。

（8）其他方法：离子交换法、二次以上的湿热灭菌法，或适当提高灭菌温度和时间也均可除去致热原。

输液的致热原反应，除应考虑输液生产过程中的污染外，还应关注输液使用过程中输液装置的污染。目前采用一次性全套输液器，并在输液器出厂前进行灭菌，有效避免了输液使用过程中污染致热原。

五、实例

（一）电解质输液

例 1：复方氯化钠输液

【处方】　氯化钠　　　　8.6g　　　　氯化钾　0.3g　　　　氯化钙（含 2 份结晶水）　0.33g
　　　　　注射用水　1 000ml

【制法】　称取氯化钠、氯化钾溶于处方总量约 10% 的注射用水中，加入 0.1%（g/ml）的活性炭，以浓盐酸调节 pH 至 3.5～6.5，煮沸 5～10 分钟，再加入氯化钙溶解后，停止加热，过滤除炭，加新鲜注射用水至全量，再加入少量活性炭，粗滤，精滤，经含量及 pH 测定合格后灌封，116℃热压灭菌 40 分钟。

【注解】　①制备过程中，待药液煮沸充分驱逐溶在水中的二氧化碳后，再加入氯化钙，以避免水中的碳酸根离子与其生成碳酸钙沉淀，减少生成沉淀的机会；②制备过程中采用加大活性炭用量，并分两次加入的方法，使杂质吸附更完全，从而提高药液的澄明度。

（二）营养输液

例 2：葡萄糖输液

【处方】	5%	10%	25%	50%
注射用葡萄糖	50g	100g	250g	500g
1%盐酸	适量	适量	适量	适量
注射用水加至	1 000ml	1 000ml	1 000ml	1 000ml

【制法】　称取处方量的葡萄糖加入煮沸的适量注射用水中,制成 50%~60% 的浓溶液,加盐酸适量,同时加浓溶液量的 0.1%(g/v) 的活性炭,混匀,加热煮沸约 15 分钟,趁热滤过脱炭,滤液中加注射用水稀释至处方总量,测定 pH 及含量,合格后,反复过滤至澄明,灌装封口,115℃、热压灭菌 30 分钟,即得。

【注解】　①葡萄糖是由淀粉水解制备,葡萄糖原料中可能带入淀粉中的杂质如蛋白质及淀粉水解不完全的糊精。因此,如葡萄糖原料不纯,葡萄糖输液易产生云雾状沉淀。解决办法一般采用浓配法,加热煮沸使糊精继续水解成为葡萄糖、并加速蛋白质凝固,同时加入适量盐酸中和蛋白质胶粒上的电荷使其凝聚,加入活性炭吸附、采用滤膜过滤使之除去。②本品本身易于微生物生长,易染菌,制备时需在避菌洁净的条件下,严格操作,严格控制环境,防止交叉污染。③葡萄糖输液不稳定的表现为易于发生颜色变黄和 pH 下降,另外高温条件下,还可发生降解,致使灭菌后含量稍有下降。其原因一般认为葡萄糖在酸性溶液中,脱水形成 5-羟甲基呋喃甲醛,其再分解为乙酰丙酸和甲酸,致使药液 pH 下降,同时形成一种有色物质,一般认为其是 5-羟甲基呋喃甲醛的聚合物,其反应过程如下:

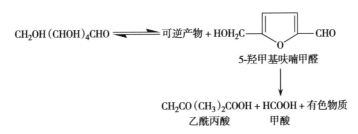

影响葡萄糖输液稳定性的因素主要是灭菌温度和溶液的 pH。因此,为避免溶液变色,需严格控制灭菌温度与时间,灭菌后应及时冷却,并同时调节药液的 pH。根据生产经验,半成品溶液 pH 控制在 3.8~4.0 之间溶液较稳定。

例3:复方氨基酸输液

【处方】

L-脯氨酸	1.00g	L-丝氨酸	1.00g	L-丙氨酸	2.00g
L-异亮氨酸	3.52g	L-亮氨酸	4.90g	L-门冬氨酸	2.50g
L-酪氨酸	0.25g	L-谷氨酸	0.75g	L-盐酸精氨酸	5.00g
L-苯丙氨酸	5.33g	L-盐酸赖氨酸	4.30g	L-缬氨酸	3.60g
L-苏氨酸	2.50g	L-盐酸组氨酸	2.50g	L-色氨酸	0.90g
L-甲硫氨酸	2.25g	L-胱氨酸	0.10g	甘氨酸	7.60g
山梨醇	50.00g	亚硫酸氢钠	0.50g	注射用水加至	1 000ml

此品种为 18 种氨基酸注射液,按总氨基酸计,50ml:12.5g,pH 5.0~7.0。

【制备】　取 50% 的新鲜注射用水,通入氮气饱和,加入一定量氢氧化钠溶解,加入处方量的胱氨酸,搅拌使其溶解,再依次加入处方量的抗氧剂亚硫酸氢钠、各种氨基酸及山梨醇,搅拌使全溶。加 0.05% 的活性炭,保温吸附,在氮气流下滤过,加注射用水至全量,并调节 pH 至 6.0 左右。在氮气保护下经 5μm、0.45μm、0.2μm 滤芯过滤后,灌装封口,121℃灭菌 8 分钟。

【注解】　①复方氨基酸输液易出现澄明度问题,影响澄明度的主要原因是原料的纯度,一般需要反复精制,并严格控制原料质量。②复方氨基酸易发生稳定性问题,表现为含量下降,色泽变深。含量下降以色氨酸最多,其次是赖氨酸、组氨酸、蛋氨酸也有少量下降。色泽变深通常是由色氨酸、苯丙氨酸、异亮氨酸氧化所致。影响产品稳定性的因素有氧、光、温度、金属离子、pH 等,故解决的办法为配制时严格控制 pH,加入抗氧剂(如亚硫酸氢钠),通入氮气,避免金属离子混入,药液避光保存等。③胱氨酸水中极难溶,但可溶于稀酸和碱溶液,因此,本品处方工艺中,采取加入氢氧化钠来溶解胱氨酸。

（三）静脉注射用脂肪乳

静脉脂肪乳注射液是一种浓缩的高能量肠外营养液,是以植物油脂等为主要成分,加乳化剂与注射用水而制成的 O/W 型亚微乳剂。为需要进行静脉营养的患者提供能量和必需脂肪酸,也为经口服途径不能维持和恢复正常必需脂肪酸水平的患者提供必需脂肪酸。

例4: 中/长链脂肪乳注射液($C_{8\sim24}$)

【处方】

注射用大豆油	100g	注射用中链甘油三酸酯	100g
注射用卵磷脂	12g	注射用甘油	25g
油酸钠	适量	氢氧化钠	适量
注射用水加至	1 000ml		

【制备】①在一定量的热注射用水中,加入处方量甘油、适量油酸钠,搅拌溶解,制备成水相;②在氮气保护下,加入处方量大豆油、中链甘油三酸酯,加热后,加入处方量的卵磷脂,高速剪切使其均匀分散,制备成油相;③在氮气保护下,将油相转移加入至水相中,高速剪切搅拌,加入注射用水至全量,开启高速剪切机搅拌,制成初乳;④在密闭容器和氮气保护下,将制得的初乳移入高压均质机,进行多次均质至粒度符合要求(一般小于 1μm),待乳液冷却,经滤芯过滤后,灌装,充氮,加塞,铝盖密封,旋转灭菌器 121℃灭菌 15 分钟,F_0 值应大于 12,冲热水逐渐冷却。在 4~10℃下贮存。

【注解】①本品处方中链甘油三酸酯(中链油)和大豆油(长链油)为油相,卵磷脂为乳化剂,甘油为等渗调节剂,油酸钠为稳定剂,氢氧化钠为 pH 调节剂。②注射用乳剂除应符合注射剂项下各规定外,还要求 90%的乳滴粒子粒径应在 1μm 以下,不得有大于 5μm 的乳滴。一般生产中乳滴粒子粒径控制在 0.2~0.5μm,且粒度分布均匀。③本品是一种 O/W 型亚微乳剂,为热力学不稳定体系,在制备、灭菌和贮存过程中易出现稳定性问题,如乳滴粒子的聚集、絮凝、粒径增大等。制备静脉脂肪乳注射液的关键是选用高纯度的原料油、乳化力强的乳化剂、适宜的乳化工艺与设备及灭菌工艺和设备等。原料油可选用植物油(如大豆油、红花油、棉籽油)、中链油、富含亚麻酸的鱼油等,所用油必须经精制,符合静脉注射用质量要求。常用的乳化剂有蛋黄卵磷脂、大豆磷脂及普朗尼克 F-68(Pluronic® F-68)等数种。处方中可用甘油作等渗调节剂,也可选用山梨醇,但不能用氯化钠、葡萄糖等常用的等渗调节剂,以免引起乳滴粒子的聚集,影响乳剂的分散度。静脉脂肪乳注射液须用高效的乳化设备来制备,以保证乳滴粒径符合要求,一般先选择高剪切分散设备制备初乳,高压均质等设备制备亚微乳。本品易被氧化,在工艺过程各工序需通入氮气保护,通过甲氧基苯胺值的测定对产品的氧化程度进行控制。④中长链脂肪乳是 20 世纪 80 年代创制的新第二代脂肪乳剂(1984 年首次上市),其特点是处方中加入了机体更易吸收的中链甘油三酸酯(MCT)作为能源,同时保留了部分长链脂肪酸(LCT)作为提供必需脂肪酸的来源。该类脂肪乳剂利用 MCT 在体内更易水解、氧化迅速和代谢过程简单等特点,弥补了单纯 LCT 脂肪乳剂的不足。与长链脂肪乳剂相比,中/长链脂肪乳剂可更快地提供能量,更好地促进蛋白质合成,具有良好的肝脏耐受性和维持正常免疫功能的营养效果。

（四）胶体输液

例5: 右旋糖酐 70 葡萄糖输液

中分子右旋糖酐与血浆有同样的胶体特性,可以提高血浆胶体渗透压,增加血容量,维持血压。用于治疗低血容量性休克,如外伤性出血性休克等。

【处方】

右旋糖酐 70(平均相对分子质量 7 万)	300g	葡萄糖	250g
注射用水加至	500ml		

【制法】取注射用水适量,加热煮沸,加入右旋糖酐,使浓度为 12%~15%,搅拌使其溶解,加入 1.5%的注射用活性炭,保持微沸 1~2 小时,加压滤过脱炭,在浓溶液中加注射用水稀释成浓度为 6%的溶液,加入处方量的葡萄糖,搅拌约 15 分钟,再加入注射用活性炭,加热至沸,粗滤除炭,加水至全量,经精滤并复滤至澄明,冷却至室温,取样,测定含量和 pH,pH 宜控制在 4.4~4.9,再加 0.5%的注射

用活性炭,搅拌,加热至 70~80℃,反复过滤至药液澄明灌封,在 115℃下 30 分钟灭菌。

【注解】 ①右旋糖酐是用蔗糖经 *Leuconcstoc mesenteroides* 菌属 1226 号菌发酵后产生的葡萄糖聚合物,其通式为 $(C_6H_{10}O_5)_n$。右旋糖酐按相对分子质量不同可分为中相对分子质量(4.5 万~7 万,右旋糖酐 70)、低相对分子质量(2.5 万~4.5 万,右旋糖酐 40)和小相对分子质量(1 万~2.5 万,右旋糖酐 20)三种。相对分子质量越大,排泄越慢,一般中分子右旋糖酐 24 小时排出 50%左右,低分子则排出 70%。同时特性黏数也是其重要物理特性,中分子特性黏数为 19.1~26.0,低分子为 16.0~19.0。②因右旋糖酐经生物合成制备,易夹杂致热原,故活性炭用量较大。同时因本品黏度高,需在较高温度下滤过。本品灭菌一次,其相对分子质量下降 3 000~5 000,受热时间不能过长,以免产品变黄。本品在贮存过程中易析出片状结晶,主要与贮存温度和相对分子质量有关。

第七节 注射用无菌粉末

一、概述

注射用无菌粉末(sterile powder for injection)俗称粉针,是指原料药物或与适宜辅料制成的供临用前用无菌溶剂配制成注射液的无菌粉末或无菌块状物。可用适宜的注射用溶剂配制后注射,也可以用静脉输液配制后静脉滴注。凡是在水溶液中不稳定的药物,如某些抗生素(青霉素类、头孢菌素类)、一些酶制剂(胰蛋白、辅酶 A)及血浆等生物制剂均须制成注射用无菌粉末。一般采用无菌分装或冷冻干燥法制备。根据制备工艺的不同,注射用无菌粉末分为两大类:注射用无菌分装制品和注射用冷冻干燥制品。

注射用无菌粉末的质量要求与注射液基本一致,可见异物、不溶性微粒、无菌和致热原也是其质量的重点控制指标。除符合一般注射剂的质量要求外,注射用无菌粉末的装量差异应符合要求,对于冷冻干燥工艺制备的注射用无菌粉末还应控制水分含量(冷冻干燥制品),避免水分过多引起的药物稳定性的下降。注射用无菌粉末注射剂的包装应有良好的密封防潮性能,防止水气透入。

二、注射用无菌分装制品

注射用无菌分装制品系指将采用灭菌溶剂结晶法、喷雾干燥法制得的无菌原料药,在无菌条件下直接分装于洁净灭菌的小瓶或安瓿中,密封而制备。常用于抗生素药物,如注射用青霉素钠、注射用头孢呋辛钠等。

(一)制备工艺流程

注射用无菌分装制品制备的工艺流程,如图 11-13 所示。

(二)制备工艺

1.原材料及容器准备 在无菌条件下采用结晶法或喷雾干燥法制备无菌原料,必要时在无菌条件下进行粉碎、过筛等操作,制得晶型、粒度、密度符合分装要求的注射用无菌粉末。

安瓿、玻璃瓶、胶塞按注射液要求进行洗涤,并需进行灭菌处理。安瓿或玻璃瓶可于 180℃干热灭菌 1.5 小时或于 250℃干热灭菌 45 分钟,胶塞洗净后要用硅油进行处理,再用 125℃干热灭菌 2.5 小时或于 121℃湿热灭菌 30 分钟,灭菌好的空瓶应在净化空气下存放,时间一般不应超过 24 小时,具体存放时间应经验证后确定。

2.无菌粉末的分装和封口 分装必须在洁净环境中按无菌操作法进行,一般最终灭菌工艺产品生产操作为 C 级背景下的局部 A 级;非最终灭菌产品的无菌生产操作为 B 级背景下的 A 级。

分装时多以容积进行定量,可用人工法或机械分装法。手工分装常采用刮板式分装器,机械分装设备有螺旋式自动分装机、直管式自动分装机和真空吸粉自动分装机等,分装机宜有局部层流装置。

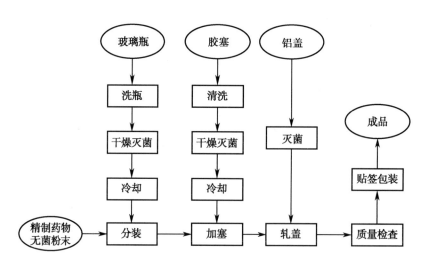

图 11-13　注射用无菌分装制品制备流程图

分装好的小瓶应立即加塞并用铝盖密封。为了避免铝屑污染产品,轧盖常与分装分开在另一台设备上完成。若是安瓿,分装后应立即用火焰熔封。

3. 灭菌和异物检查　对于耐热品种,可选用适宜的灭菌方法进行补充灭菌,以确保无菌水平。对于不耐热的品种,必须严格执行无菌操作,产品不再灭菌。异物检查一般在传送带上用目检视,剔除异物不符合规定的产品。

4. 印字包装　检验合格的产品进入印字工序,目前生产均已实现机械化、自动化。

（三）无菌分装产品可能存在的问题及解决办法

1. 装量差异　无菌分装制品装量差异不符合要求的主要原因是待分装无菌物料的流动性较差。物料的吸潮性、含水量和药物的结晶形态、粒度、比容以及机械设备性能等均会影响物料流动性,从而影响装量差异,应根据具体情况分别采取相应的措施。对于物料吸湿、含水量大引起的流动性下降,应采取控制环境湿度使其低于物料临界相对湿度;对于药物不适宜的物理性质引起的流动性下降,应通过适宜的措施如粉碎、喷雾干燥等操作改变物料的结晶形态、粒度、比容等物理性质,使其易于流动,降低装量差异。

2. 可见异物和不溶性微粒　由于无菌分装药物粉末未经过配液、过滤等一系列的处理,污染概率增加,以致无菌粉末溶解后检查可见异物、不溶性微粒不符合注射剂要求。因此,应从原料质量开始严格控制无菌分装制品的全生产过程,防止污染。

3. 染菌　由于无菌分装制品是通过无菌操作制备的,所以生产过程中受到污染的机会增大,而且微生物在固体粉末中繁殖慢,不易被肉眼观察,危险性更大。因此,需要严格控制无菌环境和无菌操作,在经过定期检测的 A 级净化条件下分装。

4. 吸潮变质　药物粉末吸潮,除会导致无菌分装制品装量变异增大外,还有可能引起药物的分解变质。吸潮一般认为是由于密封胶塞透气和铝盖松动,故需进行橡胶塞密封检测,铝盖压紧后,必要时采用蜡封确保封口严密。另外还可以采取控制无菌分装室的相对湿度低于药物的临界相对湿度,以避免药物粉末吸湿。

三、注射用冷冻干燥制品

注射用冷冻干燥制品系将药物配制成无菌水溶液或均匀混悬液,分装于容器中,经冷冻干燥法除去水分,密封后得到的无菌注射粉末。凡对热敏感或在水中不稳定的药物均适用于制成冷冻干燥制品。如蛋白质、酶等生物制品(注射用重组人干扰素 α2b、注射用辅酶 A)等。有冷冻干燥法制备的生物制品注射用无菌粉末,也可称为注射用冻干制剂。

（一）冷冻干燥技术的原理与特点

1. 冷冻干燥原理 冷冻干燥原理可以用水的三相图说明（图 11-14）。图中 OA 线是冰和水的平衡曲线；OB 线是水和水蒸气的平衡曲线；OC 线是冰和水蒸气的平衡曲线，在此线上冰、气共存；O 点是冰、水、气的平衡点，在此温度和压力时（即温度 0.01℃，压力 4.6mmHg），冰、水、气共存。由图可见当压力低于 4.6mmHg 时，无论温度如何变化，水只能以固态和气态存在。即说明固态（冰）受热时可不经过液态（水）直接转变为气态；而气态遇冷时放热直接转变为固体冰。根据平衡曲线 OC，对于固体冰，升高温度或降低压力都可打破气固平衡，使整个系统朝着冰转变为气的方向进行，最终完成干燥，冷冻干燥就是根据这个原理进行的。

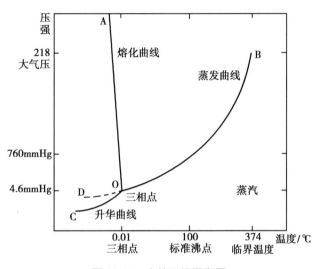

图 11-14 水的三相平衡图

2. 冷冻干燥的特点 冷冻干燥因在低温、真空下干燥，具有以下突出优点：①避免药物因高温干燥而分解，适用于热敏性药物；②冷冻干燥制品质地疏松多孔，加水后迅速溶解，恢复药液原有特性；③干燥在真空下进行，药物不易氧化，还可减少微粒的污染；④含水量低，能除去 95%～99% 的水分；⑤产品剂量准确，外观优良。

缺点：冷冻干燥对溶剂的选择范围很窄，生产设备要求较高，干燥时间长，生产能耗大等。冻干粉针制备过程中通常采用过滤除菌，不如注射液高温灭菌效果可靠。

（二）制备流程与工艺

1. 工艺流程 冷冻干燥制品制备工艺包括先将药物配制成溶液，过滤，分装，在低温下冻结，然后在真空条件下加热升华干燥，除去冰晶，待升华结束后，再进行解吸干燥，除去部分结合水、密封等过程。制备工艺流程如图 11-15 所示。

2. 制备工艺 注射用冷冻干燥制品在冻干之前的操作，与溶液型注射剂基本相同，需经过配液、过滤、分装，只是分装时注意控制溶液高度，一般不易超过 10～15mm，以利于水分的蒸发。分装好药液的西林瓶（开口）送入冷冻干燥机的干燥箱，进行预冻、升华、干燥，最后封口即可。本品属于非终端灭菌产品，应注意灌装、冷冻干燥、盖塞等暴露工序的洁净环境应为 B 级背景下的局部 A 级。

（1）预冻：为恒压降温过程，随温度的下降药液冻结成固体。通常，预冻温度应低于产品的低共熔点 10～20℃，预冻时间一般为 2～3 小时，有些品种需要更长时间。如预冻不完全有液相存在，则在减压抽真空过程中可能产生沸腾喷瓶现象，使产品损失、表面凹凸不平，影响产品的外观和溶解速率。

预冻方法有速冻和慢冻两种方法，速冻法即是在产品进入冻干箱之前，先将冻干箱板层温度降至 -50～-30℃，再将产品进箱，速冻得到的冰晶细微，制得的产品疏松易溶。慢冻法是将产品直接放入冻干箱后再降低温度，慢冻得到的冰晶粗，但由于大的冰晶升华快，故慢冻可提高冻干效率。实际

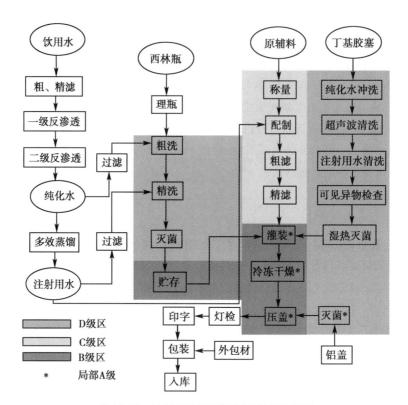

图 11-15　注射用冷冻干燥制品制备流程图

工作中应根据具体情况合理选用。

新产品在确定冻干工艺时,应测定产品的低共熔点,即冰和药物同时析晶(低共熔混合物)时的温度。在冻结与升华的过程中,制品的温度应始终低于低共熔点,否则水的冰晶体升华被液体浓缩蒸发所取代,干燥后的制品将发生萎缩、溶解速率降低等问题。

(2)升华干燥:升华干燥首先是恒温减压至一定真空度,然后在抽气条件下,恒压升温,使固态水升华逸去。根据药物的性质不同,升华干燥可采用一次升华法或反复预冻升华法。

1)一次升华法:制品预冻后,将冷凝器温度下降至-45℃以下,启动真空泵,当干燥箱内真空度达13.33Pa(0.1mmHg)以下时,启动搁置板下的加热系统,缓缓加温,使产品的温度逐渐升高至约-20℃,药液中的水分不断升华除尽。该法适用于低共熔点为-20~-10℃的制品,而且溶液黏度不大的情况。

2)反复预冻升华法:该法减压和加热升华过程与一次升华法相同,只是预冻过程需在共熔点及共熔点以下20℃之间反复升降预冻,而不是一次降温完成,如此反复,使产品结构改变,外壳由致密变为疏松,有利于水分升华,可缩短冻干周期。本方法适用于共熔点较低、结构复杂、黏稠等难于冻干的制品。

(3)再干燥:为尽可能除去残余的水,升华干燥后,继续升高温度至0℃或室温(根据产品性质确定),并保持一段时间,进行再干燥。再干燥可保证冻干制品含水量<1%,并有防止回潮的作用。

(4)密封:冷冻干燥结束后应立即密封。如为安瓿,应熔封;如为小瓶,应加胶塞及压铝盖。现在生产中普遍使用分叉胶塞,药液灌装后,即将胶塞轻扣在瓶口(漏出分叉口,并不密封),然后放入冻干室进行冷冻干燥,冻干后可直接在真空状态下进行压塞。

(三)冷冻干燥中存在的问题及处理方法

1.含水量偏高　药液装入过多,升华干燥过程中供热不足,冷凝器温度偏高或真空度不够,均可能导致含水量偏高。可采用旋转冷冻机及其他相应措施解决。

2. **产品外形不饱满或萎缩**　一些黏稠药液由于结构过于致密,在冻干过程中内部水蒸气逸出不完全,冻干结束后,制品因潮解而萎缩。可在处方中加入适量甘露醇、氯化钠等填充剂,并采取反复预冻升华法,以改善制品的通气性,改善产品的外观。

3. **喷瓶**　冻干过程中如预冻不完全或供热太快,受热不匀,使制品部分液化,则易在升华过程中真空减压条件下产生喷瓶。为防止喷瓶,必须控制预冻温度在低共熔点以下10~20℃,同时加热升华时,温度不宜超过低共熔点。

四、实例

例　注射用法莫替丁

【处方】　法莫替丁　　　　20g　　　　甘露醇　　　　　10g　　　　L-门冬氨酸　8g

注射用水　1 000ml　　　　制成　　　　　1 000 支

【制法】　取注射用水500ml,依次加入法莫替丁、L-门冬氨酸,加热50℃,搅拌约30分钟至全溶,加甘露醇,搅拌溶解,加入溶液量0.1%的注射用活性炭,保温搅拌15分钟,过滤除炭,补加注射用水至全量,以0.22μm微孔滤膜过滤,灌装,每支1ml,冷冻干燥,真空压塞,轧盖,半成品质量检查合格后,印字包装。

【注解】　①法莫替丁显弱碱性,在水中不溶,但可与门冬氨酸形成易溶于水的盐。因此,处方中采取两者等摩尔比加入成盐,增大溶解度。升高温度有利于成盐反应的进行。L-门冬氨酸为二酸,只有一个酸根参与法莫替丁的成盐。②法莫替丁与L-门冬氨酸形成的盐,只有在冷冻冻干时形成无定形固体而迅速溶于水。

第八节　注射剂无菌工艺验证

一、注射剂的无菌保证工艺

注射剂为无菌给药制剂,由于其特殊给药部位,无菌制剂的质量及安全风险显著高于其他类别制剂,因此,必须保证最终产品的无菌性。

(一)注射剂的无菌保证工艺分类

注射剂无菌保证工艺是指为实现规定的无菌保证水平所采取的经过充分验证后的灭菌(无菌)生产工艺。目前,注射剂的无菌保证工艺主要有两种:

1. **终端灭菌工艺**　在控制微生物污染量的条件下,在药品灌封后,通过灭菌方式除菌。终端灭菌工艺(terminal sterilization process)成本低,无菌保证水平高,适宜于大容量注射剂和小容量注射剂的灭菌。

2. **无菌生产工艺**　是指以防止污染为目的,在无菌环境下,通过除菌过滤法或无菌操作法,消除导致污染的各种可能性来保证无菌水平。无菌生产工艺(aseptic processing)由于对环境系统要求高,且影响无菌操作的因素多,其无菌保证水平低于终端灭菌工艺。一般适用于粉针剂,亦适用于临床需要但不能进行终端灭菌的小容量注射剂。

无菌保证水平(sterility assurance level,SAL)为产品经灭菌(除菌)后微生物残存的概率。SAL是评价灭菌(无菌)工艺效果的重要指标。该值越小,表明产品中微生物存在的概率越小。为了保证注射剂的无菌安全性,国际上一致规定,采用湿热灭菌法的SAL,不得大于10^{-6},即灭菌后微生物存活的概率不得大于百万分之一;而采用无菌生产工艺的产品,SAL一般只能达到10^{-3},可见非终端灭菌制剂存在微生物的概率远远高于终端灭菌制剂,故仅限于临床必须注射给药而确实无法耐受终端灭菌的产品。

（二）注射剂灭菌工艺的选择

注射剂灭菌工艺的选择原则是:优先选择无菌保证水平高的终端灭菌工艺,只有在经充分的工艺研究证明产品无法耐受终端灭菌工艺的前提下,才选择非终端灭菌工艺。欧盟"欧洲药品局(European Medicines Agency,EMA)"专门制定了规范性文件"灭菌方法选择决策树"(decision trees for the selection of sterilization method),分别规定了水溶液型无菌制剂和其他无菌制剂灭菌方法选择的原则,分别见图 11-16、图 11-17。

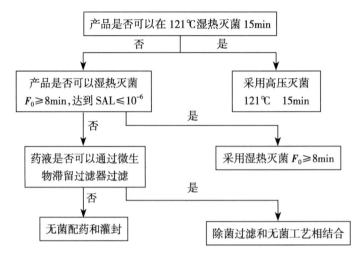

图 11-16　溶液型药品灭菌方法选择决策树

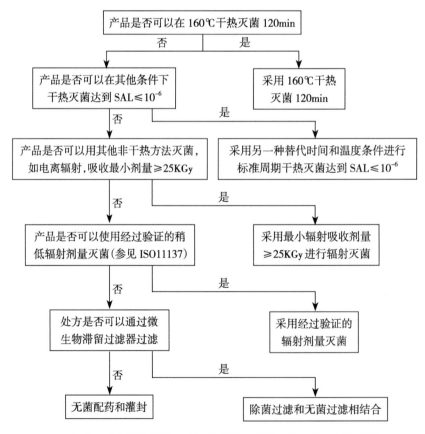

图 11-17　非水液体制剂、半固体和粉末产品灭菌方法选择决策树

除应选择恰当的灭菌工艺外,注射剂生产过程中,还应监控灭菌前产品中污染的微生物,并采用各种措施降低微生物污染水平,确保终产品达到无菌保证要求。

（三）无菌保证工艺的技术要求

1. 大容量注射剂

（1）应采取终端灭菌工艺，首选过度杀灭法（$F_0 \geqslant 12$），如产品不能耐受过度杀灭的条件，可考虑采用残存概率法（$8 \leqslant F_0 < 12$），但均应保证产品灭菌后的 SAL 不大于 10^{-6}。原则上不应采用其他 F_0 值小于 8 的终端灭菌工艺。

（2）如产品不能耐受终端灭菌工艺条件，应尽量优化处方工艺，以改善制剂的耐热性。如确实无法耐受，则应考虑选择其他剂型，而非大容量注射剂。

（3）应进行规范的灭菌工艺验证。

2. 小容量注射剂

（1）应首选终端灭菌工艺，相关技术要求同大容量注射剂。

（2）如有充分的依据证明不能采用终端灭菌工艺的品种，且为临床必须注射给药的品种，可考虑采用无菌生产工艺，相关技术要求同冻干粉针剂。

（3）对于采用无菌生产工艺生产的小容量注射剂，生产线的验证应结合无菌生产工艺进行。

3. 粉针剂 采用无菌生产工艺的粉针剂，应能保证 SAL 不大于 10^{-3}。目前评价无菌生产工艺是否有效，多注重无菌生产工艺的设计是否合理、所用的设备与工艺是否经过充分的验证，在此基础上，切实按照验证后的工艺进行生产，以保证灭菌（无菌）工艺的可靠性。

（1）冻干粉针剂：冻干粉针剂无菌生产工艺验证中的设备验证、环境监测是其生产线 GMP 要求的常规内容；培养基灌装验证是对设备、环境以及人员操作的一种系统验证，是判断无菌保证水平的关键手段。

常规的工艺验证实验包括①培养基模拟灌装验证实验：最少在线灌装 3 批，每瓶产品均应进行无菌检查，每批的批量和判断该实验是否合格的标准见表 11-4，培养基模拟灌装实验的目标是零污染，设计合理，操作适当的无菌灌装污染水平应为零。不管批次量有多大，只要培养基灌装中存在污染就意味着无菌保证有问题，应当遵循表 11-4 要求处理。②除菌过滤系统适应性验证：实验包括过滤系统相容性测试、过滤前后滤膜完整性测试、滤膜的微生物截留量测试。

表 11-4 培养基灌装验证实验要求

批量/支	<5 000	5 000~10 000	>10 000
染菌数量	0	1 支（需调查，考虑重复实验）	1 支（需调查）
		2 支（需调查后，进行再验证）	2 支（需调查后，进行再验证）

（2）无菌分装粉针剂：无菌分装粉针剂的质量保证主要依赖于无菌生产线的基本条件和对生产工艺各环节严格的质量控制。生产工艺的控制和验证要求对不同的无菌分装产品是一致的。严格执行 GMP 的有关要求，是无菌粉针剂生产的重要质量保证。

工艺验证工作主要为培养基灌装验证实验。灌装的批数、批量与合格标准同冻干粉针剂项下要求。

二、灭菌（无菌）生产工艺验证

灭菌（无菌）生产工艺验证是以无菌保证为核心，在充分评估工艺各步骤微生物污染风险的基础上，利用现有的科学技术，对风险控制手段的有效性进行的确认。

灭菌工艺的验证（validation of sterilization process）是保证注射剂灭菌可靠性的重要环节。工艺验证内容包括对生产环境、设备条件是否符合设计要求的验证，以及对采用的灭菌工艺是否可确保制剂的无菌保证水平的验证。对于直接接触药品的包装材料及容器生产设备等的灭菌亦应进行验证。

（一）终端灭菌无菌药品的灭菌工艺验证

验证实验主要包括空载热分布、满载热分布、热穿透实验和微生物挑战实验四项内容，前三项实验主要是对灭菌设备进行验证。终端灭菌工艺验证实际上是通过上述四项实验过程来确认生产的药品可以达到规定的无菌保证水平。

1. 空载热分布实验   该实验主要是确定灭菌器腔室内温度分布的均匀性和重现性，应至少连续运行同一个完整的灭菌程序3次。由于很多情况下一台灭菌设备可能运行多种灭菌程序，可以根据灭菌设备的构造特点，在保证科学性的前提下，选择一个有代表性的灭菌程序进行空载热分布实验。

2. 满载热分布实验   该实验主要是确定在满载的情况下灭菌器腔室内温度分布的均匀性，个别位置的温度与平均温度的差异，是否存在冷点和热点。应根据空载热分布实验的结果确定实验方案。在规定的灭菌程序运行达到灭菌温度时，个别点的温度与平均温度有显著差异时，该点为冷点或热点。满载热分布实验发现的冷点或热点为下阶段进行热穿透实验重点考察的位置。应至少连续运行3次完整的灭菌程序，考察灭菌设备的均匀性和重现性。

3. 热穿透实验   热穿透实验主要是在灭菌过程中获取不同位置的产品实际达到的温度和F_0值，从而了解不同位置之间，以及与日常运行时灭菌设备记录的温度和F_0值之间的差异。应根据满载热分布实验的结果制订实验方案，至少进行最大和最小装载条件下的热穿透实验。若满载热分布实验中发现有冷点或热点，应重点采集冷点或热点位置的热穿透数据。一个灭菌工艺的实验应至少运行3次灭菌程序以证明其重现性。

热穿透实验方案应详细说明所用的温度传感器的数量及其安装分布方式，装载的形式，实验采用的是真实产品还是模拟产品，各项实验运行灭菌程序的次数。如果采用模拟产品，应有数据证明模拟产品与真实产品没有热穿透差异。

用于验证的温度传感器和温度数据采集记录系统应符合要求。仪器测量温度的误差至少不大于灭菌温度参数允许波动范围的1/3。如灭菌温度范围为121℃±1.5℃，则温度采集系统的误差不能超过0.5℃。

4. 微生物挑战实验   该实验主要是最终确认灭菌工艺对挑战用生物指示剂的杀灭效果，通过该实验证明在确定的灭菌参数允许的最低灭菌条件下，应用该灭菌工艺能将产品中（符合灭菌前污染微生物数量和耐热性限度）的微生物杀灭至存活概率不超过10^{-6}。

微生物挑战实验中可通过监控微生物实际污染情况进行相应验证，也可选用D值较高的生物指示剂进行验证。

（1）生物指示剂：生物指示剂是一类特殊的活微生物制品，用于灭菌验证的生物指示剂一般是细菌的孢子，可通过采购或自行制备得到，具体可参见《中国药典》（2020年版）四部1421灭菌法的相关内容。

（2）实验方案：应根据热穿透实验的结果设计实验方案。若热穿透实验证明不同位置的产品间、不同装载量间、不同装量规格间产品的热穿透特性有显著差异，应至少选择灭菌F_0值最低的位置、装载量和装量规格最差条件下进行微生物挑战实验。

微生物挑战实验通常是将生物指示剂定量地添加到产品中，制备成带有确定数量微生物孢子的受试产品。再将产品安放在灭菌设备的特定位置，以尽可能低的灭菌参数运行灭菌程序后，对受试产品进行无菌调查，通过计算预定限度的微生物污染产品经灭菌工艺处理后微生物的残存概率，对灭菌工艺的灭菌效果进行验证。

若经过灭菌后所有受试产品的无菌检查均为阴性，则证明该灭菌工艺能将灭菌前每瓶污染有微生物N_0且耐热性不超过D_0的微生物杀灭，可保证产品中微生物的存活概率不超过百万分之一。另外，对受试产品进行无菌检查的方法应通过验证；测定生物指示剂在产品中D值的方法应通过验证。

对于最低灭菌F_0值不小于12（即过度杀灭灭菌工艺），且已通过热穿透实验证明其最低F_0值的灭菌工艺,可不进行微生物挑战实验。对于最低灭菌 F_0 值小于 12 的灭菌工艺(即残存概率灭菌工艺),应进行微生物挑战实验。

5. 结果评价　根据空载热分布实验结果(在灭菌状态下各温度探头的温度差异),可以判断灭菌器腔室内温度是否均匀。根据装载热分布实验(在灭菌状态下腔室内各处温度与平均温度的差异),判断是否存在冷点与热点。

热穿透实验是验证产品能否达到预定的无菌保证水平的最重要实验之一。通常将 F_0 平均值减 3 倍标准差 $F_{0mean-3std} \geqslant 12$ 的灭菌工艺定义为过度杀灭灭菌工艺,将 $F_{0mean-3std} < 12$ 的灭菌工艺定义为残存概率灭菌工艺。对于残存概率灭菌工艺,热穿透实验产品的 F_0 平均值±3 倍标准差应符合灭菌工艺 F_0 的注册标准。如注册标准 F_0 值为 8.5~16.5,则 $8.5 \leqslant F_{0mean-3std} \leqslant F_{0mean+3std} \leqslant 16.5$。通过验证,应确定热穿透实验 F_0 值的平均值与灭菌设备显示的 F_0 值的允许差异。微生物挑战实验受试样品的无菌检查结果均应为阴性。

（二）非终端灭菌无菌药品的工艺验证

无菌生产工艺的特点决定了其产品的无菌保证水平远低于终端灭菌产品。目前国际上较普遍的非最终灭菌无菌产品的无菌保证标准是在 95% 置信限下产品中微生物残存概率不超过 10^{-3}（0.1%）。

过滤除菌工艺是常用的无菌生产工艺,其工艺验证包括除菌过滤系统验证、培养基模拟灌装验证、过滤前后的滤器完整性测试等。

1. 除菌过滤系统验证

（1）滤膜完整性测试:采用起泡点实验或扩散流量实验进行滤膜过滤前后的完整性测试。

（2）滤膜相容性测试:包括过滤溶出物的测定、滤液同滤膜是否可能发生相互作用(如滤液的pH、色泽、浊度等是否发生改变)。此项工作一般可由滤器生产企业协助完成。

（3）滤膜对灭菌条件的适应性:考察湿热灭菌条件对滤膜的影响,比如有无不溶性微粒出现等。

（4）滤膜有效使用时间测试:尽管购买的滤膜有有效期的说明,但是由于所过滤药液的性质不同,有效使用时间也会有差别,故采用拟过滤的产品进行考察。

（5）滤膜微生物截流量测试:进行除菌过滤挑战实验,因为滤膜的过滤能力可能同药液的性质有关(比如黏度等),故一般采用药液进行。常用生物指示剂为缺陷假单胞菌。

2. 培养基模拟灌装验证　无菌生产工艺应通过培养基模拟灌装验证。验证的基本原理是:采用正常的生产工艺,用含有一定量微生物的培养基代替产品模拟整个正常生产过程(即溶液配制、除菌过滤和接收、灌装、密封等过程),将模拟生产的产品,按无菌检查的培养条件培养足够时间,并逐瓶检查产品有无染菌。以判断该生产工艺达到的无菌保证水平,考察生产过程、设备和包装形式、人员操作等整个体系能始终如一地生产出符合要求的无菌产品的可靠性。

2010 年版《药品生产管理规范》（GMP）规定判定标准:培养基模拟灌装实验的目标是零污染,设计合理、操作适当的无菌灌装污染水平应为零。不管批次量有多大,只要培养基灌装中存在污染就意味着无菌保证有问题,应当遵循表 11-4 要求处理。

3. 容器密封性验证　采用物理或微生物挑战的方法测试容器密闭系统的密闭性,保证无菌药品在有效期内的无菌性。

（1）物理方法:包括染料检漏法、盐水渗入法、高压电极检测法。

（2）微生物检测法:①气溶胶法,将灌装培养基的压盖容器放置在充满微生物的气溶胶腔室内,保持一定温度、压力、湿度和时间;②微生物浸侵法,将灌装培养基的压盖容器倒置在一定浓度的特定微生物的溶液内,保持一段时间。

对于无菌分装工艺,质量保证主要依赖于无菌生产线的基本条件和对生产工艺各环节的严格质量控制。工艺验证主要进行培养基灌装验证实验。另外,工艺验证中还

示例视频

应加强对灭菌前药品的染菌水平、所染菌耐热性等的密切监控,提供相关研究及验证资料。

思 考 题

1. 简述注射剂的定义和特点及质量要求。

2. 简述致热原的定义和性质及去除方法。

3. 简述安瓿注射剂的生产工艺流程。

4. 简述输液中微粒产生的原因及解决方法。

5. 简述冷冻干燥原理及冷干法制备注射用无菌粉末的工艺流程。

6. 简述终端灭菌无菌药品灭菌工艺和非终端灭菌无菌药品的工艺的验证内容。

（吴 伟 侯雪梅）

第十一章
目标测试

参 考 文 献

[1] 杨丽. 药剂学. 北京:人民卫生出版社,2011.

[2] 崔福德. 药剂学. 7 版. 北京:人民卫生出版社,2011.

[3] 方亮. 药剂学. 8 版. 北京:人民卫生出版社,2016.

[4] 国家药典委员会. 中华人民共和国药典:2020 年版. 北京:中国医药科技出版社,2020.

第十二章

粉体学基础

学习目标

1. **掌握** 粉体粒径的分类及不同粒径的表示方法,粉体密度的分类及测定方法,粉体流动性表征方法。
2. **熟悉** 不同粉体粒径的测定表征方法,粉体形态表征方法。
3. **了解** 粉体的黏附性、凝聚性及压缩成形性,粉体学性质对制剂处方设计的重要性。

第一节 概 述

粉体(powder)是无数个固体粒子集合体的总称。粉体学(micromeritics)是研究粉体的基本性质及其应用的科学,包括对粉体重要性质的表征,如粒径、粒径分布、形态、休止角、空隙率和其他相关性质等。通常将颗粒尺寸大于 $1\mu m$ 的粉体称为微米级粉体,小于 $1\mu m$ 的称为纳米级粉体。

粒子(particle)是粉体中最小的运动单元,是组成粉体的基础。习惯上把 $\leq 100\mu m$ 的粒子称为"粉", $>100\mu m$ 的粒子称为"粒"。粒子可能是单一晶体,也可能是多个粒子的聚结体,如制粒后的颗粒。为了区别单一粒子和聚结粒子,通常将单一粒子称为一级粒子(primary particle),单一粒子的聚结体称为二级粒子(secondary particle)。在粉体的处理过程中自发形成的团聚物(random floc)和制得的颗粒(granule)均属于二级粒子,参见图 12-1。

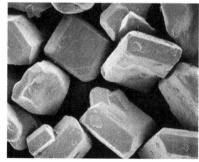
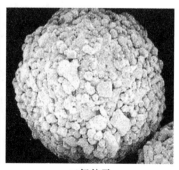

一级粒子　　　　　　　　　　二级粒子

图 12-1　一级粒子和二级粒子的光学照片

在药品中固体制剂占 70%~80% ,含有固体药物的剂型有散剂、颗粒剂、胶囊剂、片剂、粉针、混悬剂等,需根据不同要求对粒子加工以改善其粉体性质,满足产品质量和粉体操作的要求。固体制剂的制备过程中所涉及的单元操作有粉碎、分级、混合、制粒、干燥、压片、包装、输送、贮存等。粉体技术为固体制剂的处方设计、生产及质量控制等提供重要的理论和实验依据。

第二节   粉体的基本性质

通常组成粉体的每个粒子的形状、大小、表面状态都不同,粉体的性质可能随着粒子的微小变化而发生很大变化。因此,研究粉体的性质对固体物料的处理至关重要。粉体有两个重要的基本性质,一是粉体的粒径及其分布,二是粉体粒子的形态及比表面积。

一、粒径及粒径分布

粒径大小(particle size)是粉体的最基本性质。球体、立方体等规则粒子可以用特征长度表示其大小,如直径、边长等。对于一个不规则粒子,不能用单一的粒径表示其大小,目前比较常用的是“相当径”。不规则粒子的粒径因测定方法不同而有一定差异,需标注所采用的粒径表征方法。

(一)粒径的表示方法

1. 几何学粒径   根据投影的几何学尺寸定义的粒子径,反映了粒子的特征尺寸,如图 12-2 所示。几何学粒径(geometric diameter)一般采用显微镜法测定,可利用计算机实现快速、准确测定。

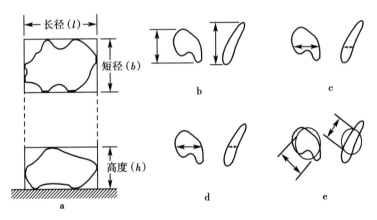

a. 三轴径;b. Feret 径;c. Krummbein 径;d. Martin 径;e. Heywood 径。

图 12-2   粉体不同直径的表示方法

(1)三轴径:在粒子的平面投影图上测定的长径 l、短径 b 和高度 h,见图 12-2a。三轴径反映粒子的外接长方体的尺寸。

(2)定方向径:在粒子的平面投影图上测得的特征径。常见的有以下几种。

Feret 径(或 Green 径):定方向接线径,在粒子的投影面上按一定方向画出外接平行线,其平行线间的距离为定方向径,见图 12-2b。

Krummbein 径:定方向最大径,用一直线将粒子的投影面按一定方向进行分割,分割线段最大的长度为定方向最大径,见图 12-2c。

Martin 径:定方向等分径,用一直线将粒子的投影面按一定方向进行分割,恰好将投影面积分割为等份时的长度为定方向等分径,见图 12-2d。

(3)圆相当径:常见的有投影面积相当径和投影周长相当径。

Heywood 径:即投影面积圆相当径,系与粒子的投影面积相同的圆的直径,用 D_H 表示。$S = \pi D_H^2/4$,见图 12-2e。

周长圆相当径:系与投影面的周长相同的圆的直径,用 D_L 表示。$L = \pi D_L$。

(4)球相当径:常见的有球体积相当径和球表面积相当径。

球体积相当径(equivalent volume diameter):与粒子体积相同的球体的直径,可用库尔特计数器测得,记作 D_V,粒子的体积 $V=\pi D_V^3/6$。

球面积相当径(equivalent surface diameter):与粒子的体表面积相同的球体的直径,记作 D_S,粒子的外表面积 $S=\pi D_S^2$。

图 12-3 比较了球体积相当径 D_V、球表面积相当径 D_S 和投影面积圆相当径 D_H 的大小。

(5)纵横比(aspect ratio):颗粒的最大轴长度与最小轴长度之比。对于球形颗粒是 1,针状颗粒的值最大。

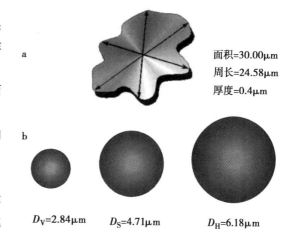

面积=30.00μm
周长=24.58μm
厚度=0.4μm

D_V=2.84μm　　D_S=4.71μm　　D_H=6.18μm

图 12-3　不规则颗粒的无穷多个粒径(a)和球体积相当径 D_V、球表面积相当径 D_S、投影面积圆相当径 D_H(b)

2. 筛分径　筛分径(sieving diameter)又称细孔通过相当径。当粒子通过粗筛网且被截留在细筛网时,粗细筛孔直径的算术或几何平均值称为筛分平均径,记作 D_A。

算术平均径　　　$D_A=\dfrac{a+b}{2}$　　　式(12-1)

几何平均径　　　　　　　　　$D_A=\sqrt{ab}$　　　　　　　　　式(12-2)

式(12-2)中,a:粒子通过的粗筛网直径;b:粒子被截留的细筛网直径。也可用粒径范围表示粒径大小,如($-a+b$),表示该粒子群的粒径小于 a,大于 b。

3. 有效径　有效径(effect diameter)是与粒子在液相中具有相同沉降速度的球的直径,又称沉降速度相当径(settling velocity diameter)。该粒径是根据 Stock's 方程计算所得,故又称 Stock's 径,记作 D_{Stk}。

$$D_{stk}=\sqrt{\frac{18\eta}{(\rho_p-\rho_1)\cdot g}\cdot\frac{h}{t}}$$　　　式(12-3)

式(12-3)中,ρ_p、ρ_1 表示被测粒子与液相的密度;η 为液相的黏度;h 为等速沉降距离;t 为沉降时间。

4. 比表面积等价径　比表面积等价径(equivalent specific surface diameter)是与粒子具有相同比表面积的球的直径,记作 D_{SV}。用透过法、吸附法测得比表面积后计算求得。这种方法求得的粒径为平均径,不能获得粒度分布。以球体为例:

$$S_w=\frac{S}{m}=\frac{S}{V\cdot\rho}=\frac{\pi\cdot D_{SV}^2}{\dfrac{\pi\cdot D_{SV}^3}{6}\cdot\rho}=\frac{6}{D_{SV}\cdot\rho}$$

$$D_{sv}=\frac{\phi}{S_w\cdot\rho}$$　　　式(12-4)

式(12-4)中,S_w:重量比表面积;ρ:粒子的密度;φ:粒子的形状系数,球体时 $\phi=6$,其他形状时通常 $\phi=6\sim8$。

5. 空气动力学相当径　粉体的空气动力学相当径又称空气动力学径(aerodynamic diameter),是与不规则粒子具有相同的空气动力学行为的单位密度球体的直径。具有相同空气动力学径的颗粒可以有不同的形状、大小和密度。空气动力学径可以用以下公式表示和计算:

$$d_a=d_g\left(\frac{\rho_p}{\rho_o\chi}\right)^{0.5}$$　　　式(12-5)

式(12-5)中,d_a 为颗粒的空气动力学径,d_g 为几何直径,ρ_p 为颗粒的密度(g/cm³),ρ_o 为标准密度(g/cm³),χ 为动态形状因子(假设粒子是球形的,则 $\chi=1$)。该直径通常用于表征吸入性颗粒。

（二）粒径分布

粉体由粒径不等的粒子群组成,粒径分布(particle size distribution)反映粉体中不同粒径大小粒子的分布情况,可用频率分布或累积分布表示。

频率分布(frequency size distribution)表示各个粒径所对应的粒子在全体粒子群中所占的百分数;累积分布(cumulative size distribution)表示小于(或大于)某粒径的粒子在全体粒子群中所占的百分数。频率分布与累积分布可用表格的形式表示(表12-1),也可用直方图或曲线表示(图12-4a、b、c)。

表 12-1　粒度分布测定实例

粒径/μm	算数平均径/μm	个数	频率分布/%	累积分布/%
<9.9	—	20	2	2
10~19.9	15	180	18	20
20~29.9	25	300	30	50
30~39.9	35	300	30	80
40~49.9	45	180	18	98
50~59.9	55	18	1.8	99.8
>60	—	2	0.2	100

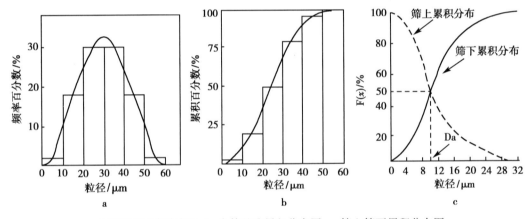

a. 个数基准频率分布图;b. 个数基准累积分布图;c. 筛上筛下累积分布图。

图 12-4　粉体的粒径分布示意图

粒度分布基准可以用个数基准(count basis)、质量基准(mass basis)、面积基准(surface basis)、体积基准(volume basis)、长度基准(length basis)等,测定基准不同,粒度分布曲线大不一样,如图12-5a所示,因此表示粒度分布时必须注明测定基准。在药学的粉体处理过程中实际应用较多的是质量和个数基准的粒度分布。粒径表示方法不同,粒度分布曲线也不同,见图12-5b。

除分布图外,粒径的分布亦可用有些参数表示,如几何标准偏差(geometric standard deviation, GSD,用符号 σ_g 表示)和分布跨度(span),其定义见式(12-6)、式(12-7)。

$$\sigma_g = \frac{D_{84}}{D_{50}} = \frac{D_{50}}{D_{16}} = \sqrt{\frac{D_{84}}{D_{16}}} \qquad 式(12-6)$$

$$\mathrm{Span} = \frac{D_{90}-D_{10}}{D_{50}} \qquad 式(12-7)$$

式中 D_{10}、D_{16}、D_{50}、D_{84}、D_{90} 分别表示筛下累积粒度分布图上 10%、16%、50%、84%、90% 的颗粒所对应的粒径。

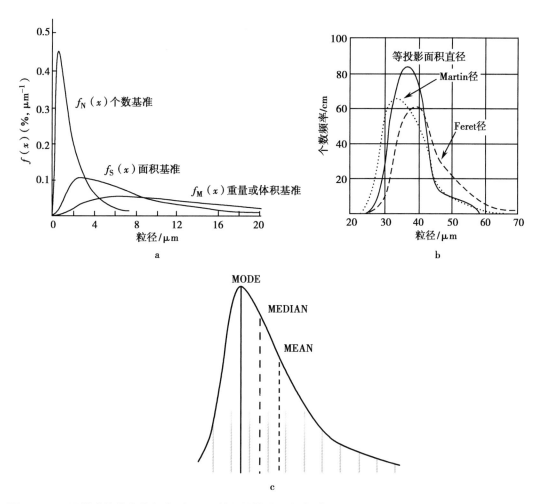

图 12-5　不同基准的粒度分布（a），不同粒径的粒度分布（b），和不对称粒径分布的平均径、中间粒径和众数径（c）

（三）平均粒径

在制药行业中最常用的平均径为中间粒径（median diameter），也叫中值径，是累积分布图中累积值正好为50%所对应的粒径，常用 D_{50} 表示，如图 12-4c 所示。用筛分法测定粒径分布时，如果从较大粒子开始绘制，可得到筛下累积分布图（cumulative undersize distribution），反之可得到筛上累积分布图（cumulative oversize distribution）（图 12-4c）。无论是通过筛上累积分布图还是筛下累积分布图求得的 D_{50} 值相同，在累积分布图上两条线的交点就是 D_{50}。

如果粒度分布为正态分布，已知个数基准的中间粒径 D_{50}，其他平均径可通过计算求得，表 12-2 中列出了部分粒径的换算公式。

表 12-2　常用平均粒径的换算公式

名称	符号	计算基准	计算公式
算术平均径 arithmetic mean diameter	D(1,0)	$\sum nd / \sum n$	
众数径 mode diameter		频数最多的粒子直径	
中间粒径 median diameter	D_{50}	累积中间值（D_{50}）	
面积-长度平均径 surface length mean diameter	D(2,1)	$\sum nd^2 / \sum nd$	$D_S = D_{50} \exp(\ln^2 \sigma_g)$
体面积平均径 volume surface mean diameter	D(3,2)	$\sum nd^3 / \sum nd^2$	$D_{SV} = D_{50} \exp(2.5 \ln^2 \sigma_g)$
重量平均径 weight mean diameter	D(4,3)	$\sum nd^4 / \sum nd^3$	$D_{50}' = D_{50} \exp(3 \ln^2 \sigma_g)$

注：d 为粒子径；n 为粒子数；D_{50}' 为重量基准中间粒径；σ_g 为几何标准偏差

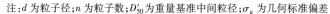

除以上这些平均粒径外,常用于描述颗粒分布的参数还有众数径(mode diameter)。众数径是指颗粒中出现最多的粒度值,即频率分布曲线的最高峰值(图 12-5c)。

（四）粒径的测定方法

粒径测定方法有很多,主要分为几何学测定法和有效粒子径测定法。表 12-3 列出了药学领域常用的粒径测定方法及其测定范围。《中国药典》(2020 年版)规定可用显微镜法(第一法)或筛分法(第二法)测定药物制剂的粒子大小或限度,用光散射法(第三法)测定原料药或药物制剂的粒度分布(通则 0982)。

表 12-3　药学中常用粒径测定方法、测定范围及特点

测定方法	粒径/μm	平均径	粒度分布	比表面积	流体力学原理
几何学测定法					
光学显微镜法	1～1 000	○	○	×	×
电子显微镜法	0.001～1 000	○	○	×	×
筛分法	45～	○	○	×	×
有效粒子径测定法					
沉降法	0.5～100	○	○	×	○
库尔特记数法	1～600	○	○	×	×
气体透过法	1～100	○	×	○	○
气体吸附法	0.03～1	○	×	○	×
光散射法(湿法)	0.02～3 500	○	○	×	×
动态光散射法(湿法)	0.001～2	○	○	×	×

注:○表示能;×表示不能。

1. 显微镜法　显微镜法(microscopy method)是将粒子放在显微镜下,根据投影图像测得等价粒径(equivalent diameters)的方法,主要测定几何学粒径,包括投影面积径、投影周长径、Feret 径、Martin 径。光学显微镜可以测定 1～1 000μm 的粒子,扫描电子显微镜可以测定粒径范围在 0.05～1 000μm 的微纳米级粒子,透射电子显微镜可测量 1～50nm 的粒子。测定时必须避免粒子间的重叠,以免产生测定误差。该方法的主要缺点是只能通过粒子的长度和宽度估测粒径,不能获得粒子厚度数据。另外,需测定 300～500 个粒子以获得较为准确的粒径分布,耗时长。但即使采用其他粒径表征方法时,通常也需要用到显微镜法以观察粒子是否有聚集。

2. 筛分法　筛分法(sieving method)是粒径分布测量中使用最早、应用广、最简单和快速的方法。常用测定范围在 45μm 以上。筛分法一般分为手动筛分法、机械筛分法与空气喷射筛分法。手动筛分法和机械筛分法适用于测定大部分粒径大于 75μm 的样品。对于粒径小于 75μm 的样品,则应采用空气喷射筛分法或其他适宜的方法。

机械筛分法系采用机械方法或电磁方法,产生垂直振动、水平圆周运动、拍打、拍打与水平圆周运动相结合等振动方式。空气喷射筛分法则采用流动的空气流带动颗粒运动。

筛分试验时需注意环境湿度,防止样品吸水或失水。对易产生静电的样品,可加入 0.5% 胶质二氧化硅和/或氧化铝等抗静电剂,以减小静电作用产生的影响。

筛分原理为利用筛孔机械阻挡的分级方法。将筛子由大孔到细孔按筛号顺序上下排列,通常由 6～8 个筛子组成,相邻筛子间粒径的增加为 $\sqrt{2}$ 或 $2\sqrt{2}$ 的关系,将一定量粉体样品置于最上层的粗筛子中,振动一定时间,筛分时间应以 5 分钟内通过筛网的物料小于 0.2% 作为停止基准。之后称量各个筛号(筛孔)上的粉体重量,求得各筛号上粉体在整个样品中所占重量百分比,由此获得重量基准的

粒度分布及平均粒径,并利用公式求算其粒径分布标准偏差。

3. 沉降法 沉降法(sedimentation method)可测定有效径,是利用液相中混悬粒子的沉降速度,根据 Stock's 方程求出。该方法适用于 100μm 以下的粒径测定,必要时可在混悬剂中加入反絮凝剂以使待测粒子处于非絮凝状态。

沉降法中主要包括滞留区(retention zone)测定法和非滞留区(non-retention zone)测定法。在非滞留区测定法中常用吸管法(pipette method),在该法中,在不同的时间点,一定体积的混悬液被取出,测量其样品浓度随时间的变化。该法中最经典的是 Andreasen 吸管法,见图 12-6。它由两米高的刻度量筒组成,其能承装 550ml 的混悬液。滴管位于量筒的中心,由磨口玻璃塞固定使其尖端位于基线处。可通过三向阀定时取样 10ml,离心或干燥后测定粉末重量。利用 Stock's 方程计算每个样品中最大的粒子直径。

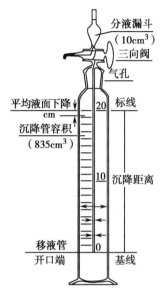

图 12-6 Andreasen 吸管法测定有效径示意图

4. 库尔特记数法 库尔特记数法(coulter counter method, electrical stream sensing zone method),亦称电阻法,测定的是等体积球相当径,测定范围为 0.1~1 000μm。测定时将粉末样品分散在电解质溶液中制备稀混悬液,样品可超声处理以避免颗粒聚集,必要时可加入分散剂。其测定原理是小孔通过法,如图 12-7 所示。首先将被测样品均匀分散于电解液中,然后将带有小孔的玻璃管同时浸入上述电解液,使电解液流过小孔。小孔的两侧各有一个电极并构成回路。每当电解液中的颗粒流过小孔时,由于颗粒部分地阻挡了孔口通道并排挤了与颗粒相同体积的电解液,使得孔口部位的电阻发生变化。利用电阻变化与粒子所排开的电解液的体积成比例的关系将电信号换算成粒子的等体积球相当径。

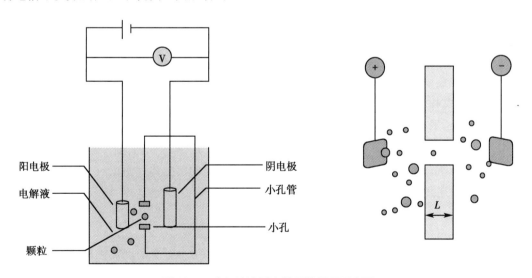

图 12-7 库尔特法测定粒径的原理示意图

5. 光散射法/动态光散射法 光散射法(laser light scattering method)既可测定粉末状的颗粒,也可测定混悬液中的颗粒。可根据待测试样品的性状和溶解性能,选择湿法测定或干法测定。湿法测定用于测定混悬供试品或不溶于分散介质的供试品,干法测定用于测定水溶性或无合适分散介质的动态供试品。激光散射法测定原理包括 Fraunhofer 衍射理论(Fraunhofer diffraction theory)和米式散射理论(Mie scattering theory),可测定的粒径范围为 0.02~3 500μm。采用光散射测定原理:当光束遇到颗粒阻挡时,一部分光将发生散射现象,散射光的传播方向将与主光束的传播方向形成一个夹角。颗粒越大,产生的散射光的夹角越小,颗粒越小,产生的散射光的夹角越大。散射光的强度代表该粒径颗粒的数量。这样,在不同的角度上测量散射光的强度,即可得到样品的粒度分布数据。对于有色物质、乳化液和粒径小于 $10\mu m$ 的物质进行粒度分布测量时,为了减少测量误差,应使用米氏理论计算结果。

动态光散射法(dynamic light scattering,DLS),也称光子相关光谱法(photo correlation spectroscopy,PCS),是一种常规的纳米粒径表征方法,可测定的粒径范围为 $0.001\sim2\mu m$。其测定原理是基于悬浮粒子与溶剂分子发生激烈碰撞,产生布朗运动。当激光照射到粒子上,散射光的强度在很短的时间尺度上波动,其速率取决于粒子的大小。利用斯托克斯-爱因斯坦(Stokes-Einstein)方程分析这些强度波动就能得到布朗运动的速度,从而得到粒子的大小。其结果通常用强度平均径(一般用符号 Z)表示,其粒径分布宽度常用多分散性指数(polydispersity index,PDI)表示。

6. 比表面积法　粉体的比表面积可用吸附法和透过法测定,参见本章比表面积测定法。粉体的比表面积随粒径的减少而迅速增加,因此通过粉体层中比表面积的信息与粒径的关系可求得平均粒径。该法不能求得粒度分布,测定粒度范围为 $100\mu m$ 以下。

7. 级联撞击器法　级联撞击器是监管部门和药典选择测量可吸入颗粒物的空气动力学粒径和粒径分布时的首选仪器。常用的有安德森级联撞击器(Andersen cascade impactor,ACI)和新一代撞击器(next generation impactor,NGI)。吸入颗粒粒径和粒径分布测量的具体方法详见药典通则(0951)。

二、粒子形态

粒子的形态系指一个粒子的轮廓或表面上各点所构成的图像,如球形(spherical)、立方形(cubical)、片状(platy)、柱状(prismoidal)、鳞状(flaky)、粒状(granular)、棒状(rodlike)、针状(needle-like)、块状(blocky)、纤维状(fibrous)等。粒子的形态可影响粉体的流动性、充填性,也会在一定程度上影响粉体的表面积。粒子形态可用形态指数和形态系数描述。

(一)形状指数

形状指数(shape index)是将粒子的某些性质与球或圆的理论值比较形成的无因次组合,包括球形度和圆形度。

1. 球形度(sphericity)　系指用粒子的球相当径计算的球体表面积与粒子的实际表面积之比(φ_s),亦称真球度,表示粒子接近球体的程度。

$$\varphi_s = \pi D_v^2 / s \qquad\qquad 式(12-8)$$

式(12-8)中,D_v 为粒子的球相当径($D_v = (6V/\pi)^{1/3}$);S 为粒子的实际体表面积。一般不规则粒子的表面积不易测定,用式(12-9)计算更实用。

$$\varphi = \frac{粒子投影面相当径}{粒子投影面最小外接圆直径} \qquad\qquad 式(12-9)$$

2. 圆形度(circularity)　系指用粒子的投影面积相当径(D_H)计算的圆周长与粒子的投影面周长之比(φ_c),表示粒子的投影面接近于圆的程度:

$$\varphi_c = \pi D_H / L \qquad\qquad 式(12-10)$$

式(12-10)中,D_H 为 Heywood 径 $[D_H = (4A/\pi)^{1/2}]$;L 为粒子的投影周长。

(二)形状系数

在立体几何中,用特征长度计算体积或面积时,常乘以系数,这种系数就叫形状系数(shape factor)。粒径为 D,体积为 V_p,表面积为 S 的粒子的形状系数表示如下。

1. 体积形状系数 ϕ_v

$$\phi_v = V_p/D^3 \qquad 式(12-11)$$

显然,球体的形状系数为 $\pi/6$;立方体的形状系数为 1。

2. 表面积形状系数 ϕ_s

$$\phi_s = S/D^2 \qquad 式(12-12)$$

球体的表面积形状系数为 π;立方体的表面积形状系数为 6。

3. 比表面积形状系数 ϕ　比表面积形状系数用表面积形状系数与体积形状系数之比表示。

$$\phi = \phi_s/\phi_v \qquad 式(12-13)$$

球体的 $\phi=6$;立方体的 $\phi=6$。某粒子的比表面积形状系数越接近于 6,该粒子越接近于球体或立方体,不对称粒子的比表面积形状系数大于 6,常见粒子的比表面积形状系数在 6~8 范围内。

三、粒子的比表面积

(一)比表面积的表示方法

粒子比表面积(specific surface area)指单位体积或单位重量的表面积,分别用体积比表面积 S_v 和重量比表面积 S_w 表示。

1. 体积比表面积　是单位体积粉体的表面积,S_v,cm^2/cm^3。

$$S_v = \frac{s}{v} = \frac{\pi d^2 n}{\dfrac{\pi d^3}{6}n} = \frac{6}{d} \qquad 式(12-14)$$

式(12-14)中,s 为粉体粒子总表面积;v 为粉体粒子总体积;d 为比表面积径;n 为粒子总数。

2. 重量比表面积　是单位重量粉体的表面积,S_w,cm^2/g。

$$S_w = \frac{s}{w} = \frac{\pi d^2 n}{\dfrac{\pi d^3 \rho n}{6}} = \frac{6}{d\rho} \qquad 式(12-15)$$

式(12-15)中,w 为粉体的重量;ρ 为粉体的真密度;其他同式(12-14)。

从上述方程可以看出,比表面积随着粒径的减小而增大。如果粒径为 $1\mu m$,体积比表面积为 $6\mu m^{-1}$,而粒径为 $100\mu m$ 时,其体积比表面积仅为 $0.06\mu m^{-1}$。比表面积不仅对粉体性质,而且对制剂性质和药理性质均具有重要意义。

(二)比表面积的测定方法

直接测定粉体比表面积的常用方法有气体吸附法和气体透过法。

1. 气体吸附法(gas adsorption method)　系利用粉体吸附气体的性质,气体的吸附量不仅与气体的压力有关(吸附等温线),而且与粉体的比表面积有关。通常在低压下形成单分子层,在高压下形成多分子层。如果已知一个气体分子的截面积 A,测定形成单分子层的吸附量 V_m,即可计算出该粉体的比表面积 S_w。

测定方法:在一定温度下,测定一系列压力 p 下气体的吸附体积 V,即气体吸附等温曲线,然后根据 BET 方程,$p/V(p_0-p)$ 对 p/p_0 绘图,在一定范围内(p/p_0 值在 0.05 ~ 0.30 之间)可得直线。BET(Brunauer,Emmett,Teller)方程如下:

$$\frac{p}{V(p_0-p)} = \frac{1}{V_m C} + \frac{C-1}{V_m C} \cdot \frac{p}{p_0} \qquad 式(12-16)$$

式(12-16)中,V 为在 p 压力下 1g 粉体吸附气体的量,cm^3/g;V_m 为形成单分子层气体吸附量,cm^3/g;C 为与吸附热有关的常数,值为 $\exp\left(\dfrac{E_1-E_L}{RT}\right)$,其中 E_1 为第一层吸附热,E_L 为液化热;p_0 为测定温度下气体的饱和蒸气压。通过图中直线的斜率与截距求得 V_m，见图 12-8。根据式（12-17）求得比表面积，S_w，m²/g。

$$S_w = \frac{AV_m N}{m \times 22\ 400}$$

式（12-17）

式（12-17）中，A 为单个吸附质分子的截面积（氮分子为 0.162nm²，氪分子为 0.195nm²）；N 为阿伏伽德罗常数（6.022×10^{23}/mol）；m 为供试品的量；22 400 为 1mol 体积（cm³）。

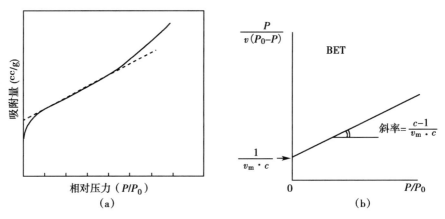

图 12-8　粉体吸附氮（氪）气的典型吸附曲线（a）及 BET 方程线性图（b）

氮气是常用的吸附质。对于比表面积小于 0.2m²/g 的供试品，为避免测定误差，可选用氪气作为吸附质；也可选用氮气作为吸附质，但必须通过增加取样量，使供试品总表面积至少达到 1m² 方可补偿测定误差。选用的吸附质必须干燥，且纯度不小于 99.99%（通则 0991）。

2. 气体透过法（gas permeability method）　当气体通过粉体层时，气体透过粉体层的空隙而流动，因此气体的流动速度与阻力受粉体层表面积大小（或粒径大小）的影响。粉体层的比表面积 S_w 与气体流量、阻力、黏度等关系可用 Kozeny-Carman 公式表示。

$$S_w = \sqrt{\frac{A \cdot \Delta P \cdot t}{\eta \cdot K \cdot L \cdot V} \frac{\varepsilon^3}{(1-\varepsilon)^2}}$$

式（12-18）

式（12-18）中，A 为粉体层横截面积；ΔP 为粉体层压力差（阻力）；ε 为粉体层的空隙率；η 为为气体的黏度；K 为 Kozeny 常数，通过实验测定，数值为 5；L 为空隙长度；V 为 t 时间内通过粉体层的气体流量。

气体透过法只能测定粒子外部比表面积，粒子内部空隙的比表面积不能测得，因此不适用于多孔性粒子的比表面积与粒径的测定。

第三节　粉体的其他性质

除粉体的基本性质外，粉体的其他性质（derived properties of powder），如粉体的密度及空隙率、粉体的流动性与充填性、粉体的吸湿性与润湿性、粉体的黏附与内聚、粉体的压缩性质都对固体制剂的处方筛选，制备工艺的优化和产品质量的保证具有重要的指导意义。

一、粉体的密度

众所周知，密度是物质单位体积的质量。但在粉体中，颗粒内部、颗粒与颗粒之间都含有空隙，根据所取的体积不同密度的意义也不同。通常密度可分为真密度、粒密度和堆密度。

（一）粉体密度的分类及定义

1. 真密度 ρ_t　真密度（true density）是粉体质量（W）除以真体积 V_t 求得的密度，即 $\rho_t = W/V_t$。真体积不包括颗粒内外空隙的体积，如图 12-9（a）中的斜线部分所示。

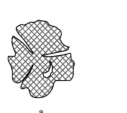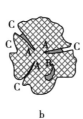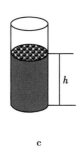

a. 真体积(除去所有内外空隙的斜线部位);b. 颗粒体积(含开口细孔 A
与封闭细孔 B);c. 粉体的堆体积(装有粉体的容器体积,包括颗粒间和
颗粒内空隙)。

图 12-9　不同类别的粉体体积示意图（斜线部分为物料，空隙为空气）

2. 粒密度 ρ_g　　粒密度(granule density)是粉体质量除以粒体积 V_g 所求得的密度,即 $\rho_g = W/V_g$,粒体积包括内部空隙,如图 12-9b。通常采用水银置换法测定颗粒体积,在常压下水银不能渗入颗粒内小于 $10\mu m$ 的细孔。

3. 堆密度 ρ_b　　堆密度(bulk density)又称松密度,是粉体质量除以该粉体所占体积 V 求得的密度,即 $\rho_b = W/V$,亦称松密度。堆体积实际是装填粉体的容器体积,如图 12-9c 所示。填充粉体时,经一定规律振动或轻敲后测得的堆密度称振实密度 ρ_{bt}(tap density)。

若颗粒致密、无细孔和空洞,则 $\rho_t = \rho_g$;理论上 $\rho_t \geq \rho_g > \rho_{bt} \geq \rho_b$。

（二）粉体密度的测定方法

1. 真密度的测定　　若要测定粉体的真密度,首先要测定除去粉体中大于分子或原子的粒子内空隙和粒子间空隙后粉体所占有的体积。

当固体颗粒无孔时,真密度和粒密度相同,都可以用氦气置换法或液体汞、苯置换法测得。当材料多孔存在内部面积时,最好采用氦气置换法测定真密度,因为氦气能深入颗粒的最小空隙而不被材料吸附,因此一般认为用氦测定的密度接近真密度。

氦气测定法:Franklin 设计了用氦气测定物质真密度的方法,该法是根据氦气可以透入固体细小孔隙而不被吸附进行测定的。测定时,首先通入已知重量的氦气到待测试的空仪器中,测定仪器的容积(V_0,死体积),然后将称重的待测试样品加入测定器中,抽气以除去粉末上所吸附的气体,然后再导入一定量的氦气,用汞压力计测定压力变化,应用气体定律计算出粉体颗粒周围及进入颗粒细孔的氦气体积(V_t)。$V_0 - V_t$ 的差值即为测试粉体所占有的体积。根据其重量可求得粉体的真密度(通则 0992)。

有时采用液体置换法测得的密度可近似认为是真密度,但当液体不能很好地渗透进入粉体空隙时会存在一定的偏差。此外,如将粉体用强大的压力压成片,测定片剂的重量和体积,所求出的密度称为高压密度,与真密度十分接近。

2. 粒密度的测定　　粉体粒密度常用液体浸入法(liquid displacement/immersion method)测定,所用液体一般为汞。由于汞的表面张力较大,一般在常压下不能渗入粉体粒子的微小空隙,但可以进入粒子间的空隙中,因此用该法测得的体积为粉体粒子固有体积与粒子中内部空隙的体积之和。除汞外,其他液体如苯、水和四氯化碳也可用于测定粉体的粒密度。

测定原理:将粉体置于测量容器中,加入液体介质,并让液体介质充分浸透到粉体粒子的空隙中。然后,采用加热或减压法脱气后,测定粉体排出液体的体积,计算其粒密度。测量粒密度方法有两种,比重瓶法和吊斗法,常用的为比重瓶法。

3. 堆密度与振实密度的测定　　堆密度为单位体积粉体的质量。将粉体装入容器中所测得体积包括粉体真体积、粒子内空隙、粒子间空隙等,因此粉体的预处理方式、测量容器形状、大小、装填速度及装填方式等均可影响粉体体积。堆密度可通过测量过筛(筛孔径为1.0mm)后一定质量的粉末样品在量筒中的体积来确定,或使用专用的体积计进行测定,也可通过测定过筛后充满具有一定容积容器的粉末样品的质量来确定(通则0993)。

振实密度是指粉末在振实状态下的填充密度。振实状态是将容器中的粉末样品在某一特定频率下,向下振敲直到体积不再变化时粉体柱的状态。机械振动是通过上提量筒或量杯并使其在重力作用下自由下落一段固定的距离实现的。粉体的体积随着振荡次数而发生变化,最终体积不变时即可得到振实密度,又称最紧堆密度。振实密度可通过测定固定质量样品的振实体积或测定样品在已知容积量器中振实后的质量求得(通则0993)。

在粉体学中,通常用"轻质""重质"描述粉末的性质。以碳酸镁为例,轻质碳酸镁说明其堆密度小、堆体积大,重质碳酸镁说明其堆密度大、堆体积小。需要说明的是,"轻质""重质"与粒密度、真密度无关。

二、粉体的空隙率

空隙率(porosity)是粉体层中空隙所占有的比率。粉体是由固体粒子和空气所组成的非均相体系,因此粉体的充填体积(V)为固体成分的真体积(V_t)、颗粒内部空隙体积(V_{intra})、颗粒间空隙体积(V_{inter})之和,即$V = V_t + V_{intra} + V_{inter}$。相应地将空隙率分为颗粒内空隙率,$\varepsilon_{intra} = V_{intra}/(V_t + V_{intra})$;颗粒间空隙率,$\varepsilon_{inter} = V_{inter}/V$;总空隙率,$\varepsilon_{total} = (V_{intra} + V_{inter})/V$等。一般也可以通过对相应的密度计算求得,如式(12-19)、式(12-20)、式(12-21)表示。

$$\varepsilon_{intra} = 1 - \frac{\rho_g}{\rho_t} \qquad\qquad 式(12\text{-}19)$$

$$\varepsilon_{inter} = 1 - \frac{\rho_b}{\rho_g} \qquad\qquad 式(12\text{-}20)$$

$$\varepsilon_{total} = 1 - \frac{\rho_b}{\rho_t} \qquad\qquad 式(12\text{-}21)$$

粉体在压缩过程中之所以体积减少,主要是因为粉体内部空隙减少,片剂在崩解前吸水也受空隙率大小的影响。一般片剂的空隙率在5%~35%之间。

空隙率的测定方法还有压汞法、气体吸附法等,可参阅有关文献及说明书。

三、粉体的流动性

粉体的流动性(powder flowability)对颗粒剂、胶囊剂、片剂等制剂性质影响较大,是保证产品质量的重要性质,因此人们研究了粉体流动性的表征方法以期建立粉体流动行为与制造过程中所表现出来性质的相关性。

（一）粉体流动性评价方法

常用的评价粉体流动性的方法有休止角、流出速度、压缩度和Hausner比、剪切池法(shear cell)。这些参数可用于描述粉体的流出速度或流出粉末的均一性,但并非粉体的内在性质。

1. 休止角　休止角(angle of repose)是粉体堆积层的自由斜面与水平面形成的最大角,是粒子在粉体堆积层的自由斜面上滑动时所受重力和粒子间摩擦力达到平衡而处于静止状态下测得。常用的测定静态休止角的方法有固定漏斗法、固定圆锥底法。动态休止角可通过将粉体装入量筒中(一端为平面),然后以一定的速度旋转后测定。动态休止角是流动的粉体与水平面间所形成的夹角。

常用的休止角测定方法为固定圆锥底法。如图12-10所示,将圆锥底置于无震动的平面上,圆锥底上可有边缘以利于粉末的滞留。可通过仔细调整圆锥的高度以得到对称性好的粉体圆锥。漏斗应位于粉体锥顶2~4cm,以尽量减小流下的粉体对圆锥尖端的影响。通过测量圆锥体的高度,可利用以

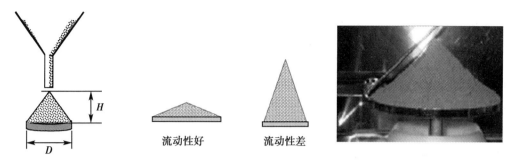

图 12-10　固定圆锥底法测定休止角

下公式计算休止角：

$$\tan\theta = h/r \qquad \qquad 式（12-22）$$

式（12-22）中，θ:休止角，h:圆锥高度，r:圆盘半径。

　　休止角是检验粉体流动性好坏的最简便方法。休止角越小，摩擦力越小，流动性越好，一般认为$\theta \leqslant 30°$时流动性好，$\theta \leqslant 40°$时可以满足生产过程中流动性的需求。Carr分类法定性描述了粉体流动性和休止角间的关系，并在制药行业得到普遍认可，见表12-4。

表 12-4　粉体的流动性质和相应的休止角

流动性质	休止角	流动性质	休止角
非常好（excellent）	25°~30°	差（poor,must agitate,vibrate）	46°~55°
好（good）	31°~35°	非常差（very poor）	56°~65°
较好（fair,aid not needed）	36°~40°	极差（very,very poor）	>66°
尚可（passable,may hang up）	41°~45°		

　　2. 流出速度　　流出速度（flow rate）可用单位时间内从容器（如圆筒、漏斗、料斗）的小孔中流出粉体的量表示。如测定100g粉末流出小孔所需要的时间，或测定10秒内可流出小孔的样品量。测定通过小孔的流出速度一般只适用于能自由流动的物料，不适用于粘附性的物料。测定装置如图12-11a所示。如果粉体的流动性很差而不能流出时可加入100μm的玻璃球助流，如图12-11b，测定粉体开始流动所需玻璃球的最少量（$w\%$），以表示流动性。加入量越多流动性越差。

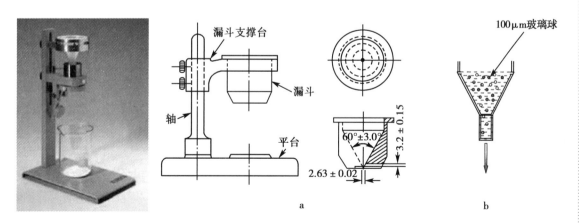

图 12-11　粉体的流动性试验装置（JIS Z2502）（a）和玻璃球助流（b）示意图

　　如果粉床的高度（粉体的"头端"）远大于小孔的直径，则流出速度实际上与粉床高度无关。建议使用圆筒作为容器，因为容器壁对流动性的影响必须很小。孔口应为圆形，且圆筒应无振动。这种配置使流出速度是由粉体在粉体上的移动，而非粉体沿容器壁的移动决定的。当粉体柱的高度小于圆筒直径的两倍时，粉体流出速度往往会增加。

3. **压缩度和 Hausner 比**　压缩度(compressibility index,又称卡尔指数 Carr index)和 Hausner 比是预测粉体流动性的简单便捷方法。通过测量粉体的堆密度和振实密度可计算得到压缩度和 Hausner 比。

压缩度和 Hausner 比测量方法:将一定量的粉体轻轻装入量筒后测量最初堆体积 V_{bulk};采用轻敲法(tapping method)使粉体处于最紧状态,测量最终的体积 V_{tapped};根据式(12-23)计算压缩度 C,也可以在计算最松密度 ρ_{bulk} 与最紧密度 ρ_{tapped} 后根据式(12-23)计算压缩度 C。建议采用 250ml 的量筒,用 100g 的粉末样品测定,测定三次取平均值。

$$C = \frac{V_{bulk} - V_{tapped}}{V_{bulk}} \times 100\% = \frac{\rho_{tapped} - \rho_{bulk}}{\rho_{tapped}} \times 100\% \qquad 式(12\text{-}23)$$

压缩度是粉体流动性的重要指标,其大小反映粉体的团聚性、松软状态。

Hausner 比(Hausner Ratio,HR)与压缩度紧密相关,可用式(12-24)计算。

$$HR = \frac{V_{bulk}}{V_{tapped}} = \frac{\rho_{tapped}}{\rho_{bulk}} \qquad 式(12\text{-}24)$$

通过压缩度和 Hausner 比的数值可对粉体的流动特性进行分类,见表 12-5。

表 12-5　压缩度、Hausner 比值与粉体流动特性分类

流动特性	压缩度	HR
非常好(excellent)	≤10	1.00~1.11
好(good)	11~15	1.12~1.18
较好(Fair)	16~20	1.19~1.25
尚可(passable)	21~25	1.26~1.34
差(poor)	26~31	1.35~1.45
非常差(very poor)	32~37	1.46~1.59
极差(very,very poor)	>38	>1.60

在实际应用中,压缩度 20% 以下时流动性较好,压缩度增大时流动性下降,当 C 值达到 38% 以上时粉体很难从容器中自动流出。相应地,HR 值也能反映流动性,即 HR 值在 1.25 以下时流动性较好,大于 1.60 时无法操作。

（二）改善粉体流动性方法

粒子间的黏着力、摩擦力、范德瓦耳斯力、静电力等作用阻碍粒子的自由流动,影响粉体的流动性。为了减弱这些力的作用可采取以下措施:

1. **增大粒子大小**　通常细粉的流动性较粗粉差。对粉末进行制粒,可有效减少粒子间的黏着力,改善流动性。一般粒径在 250~2 000μm 的粉体的流动性较好,粒径在 75~250μm 的粉体的流动性取决于其形态和其他因素。当粒径小于 100μm 时,粉体的流动性会出现问题。

2. **改善粒子形态及表面粗糙度**　球形粒子的光滑表面,可减少摩擦力。可采用喷雾干燥得到近球形的颗粒,如喷雾干燥乳糖。颗粒的表面粗糙度也会影响粉末的流动性。相比于表面光滑的颗粒,表面粗糙的颗粒的黏附性更强,并更容易嵌合在一起。可以通过控制改变生产方法,如结晶条件等改变颗粒的形态和质地。

3. **改变表面作用力**　通过改变过程条件降低粉末间的摩擦性接触可减少颗粒间的静电作用,改善流动性。颗粒的含湿量也会影响粉末的流动性。粉体表面吸附水分会增加其堆密度,降低空隙率,从而增加粒子间黏着力。因此对于湿含量高的粉末,适当干燥有利于减弱粒子间作用力。对于易吸湿的粉末,应在低湿度条件下处理。

4. **助流剂的影响**　助流剂(glidant)可降低粉末间的黏附性和黏着性,改善流动性。在粉体中加

入 0.5%~2%微粉硅胶、滑石粉等助流剂,在粒子表面填平粗糙面而形成光滑表面以减少阻力,但过多的助流剂反而增加阻力。当因湿含量增加影响粉末流动性时,加入少量的氧化镁细粉可改善流动性。

5.改变过程条件　通过使用振动的漏斗,使用强制饲粉装置可改善粉末的流动性。

四、粉体的充填性

(一)充填性的表示方法

充填性在片剂、胶囊剂的装填过程中具有重要意义。常用空隙率和堆密度表征充填性并衍生出系列参数。充填性的表征参数列于表 12-6。

表 12-6　充填性的表征参数

充填性	英文名称	定义	方程
堆比容	specific volume	粉体单位质量(1g)所占体积	$\nu = V_b/W$
堆密度	bulk density	粉体单位体积(cm^3)的质量	$\rho = W/V_b$
空隙率	porosity	粉体的堆体积中空隙所占体积比	$\varepsilon = (V_b-V_t)/V_b$
空隙比	void ratio	空隙体积与粉体真体积之比	$e = (1/k)-1 = (V_b-V_t)/V_t$
充填率	packing fraction	粉体的堆密度与真密度之比	$k = \rho_b/\rho_t = 1-\varepsilon$
配位数	coordination number	一个粒子周围相邻的其他粒子个数	

注:W 表示粉体重量;V_b 表示粉体所占表观容积;V_t 表示粉体的真容积。

(二)颗粒的排列模型

在粉体的充填中,颗粒的装填方式影响粉体的体积与空隙率。粒子的排列方式中最简单的模型是大小相等的球形粒子的充填方式。图 12-12 是由 Graton 研究的著名的 Graton-Fraser 模型,表 12-7 列出的是不同排列方式的一些参数。

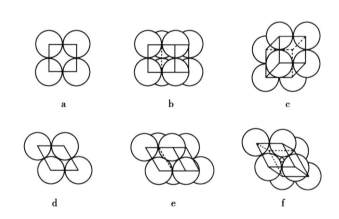

图 12-12　Graton-Fraser 模型(等大球形粒子的排列图)

表 12-7　等大球形粒子的规则充填形式的一些参数

充填名称	空隙率/%	接触点数	排列号码
立方格子形充填	47.64	6	a
斜方格子形充填	39.54	8	b d
四面契格子形充填	30.19	10	e
棱面格子形充填	25.95	12	c f

由表 12-7 可知,球形颗粒在规则排列时,接触点数最小为 6,其空隙率最大(47.6%),接触点数最大为 12,此时空隙率最小(26%)。理论上球体粒径的大小不影响空隙率及接触点数。

实际上,粉体粒子并非球形,粒子大小也不均一。粉体可能有各种介于模型 a 和模型 d 的排列方式,大多数粉体的空隙率在 30%~50% 之间。但如果粉体的粒径差别较大,小粒子会进入大粒子的间隙,使空隙率低于理论最小值 26%。对于含有絮凝物或聚集体的粉体,在充填过程中可能出现架桥现象而使空隙率大于理论最大值 48%。对于实际的粉体,任何空隙率都可能存在,如结晶物质经高压处理后其空隙率可能小于 1%。

（三）充填状态的变化与速度方程

容器中轻轻加入粉体后给予振动或冲击时粉体层的体积减少,这种体积的减少与粉体的充填性、流动性有关。粉体层体积(或密度)随振动次数的变化规律可由久野方程和川北方程求得。

川北方程 $$\frac{n}{C}=\frac{1}{ab}+\frac{n}{a}$$ 式(12-25)

久野方程 $$\ln(\rho_f-\rho_n)=-kn+\ln(\rho_f-\rho_0)$$ 式(12-26)

式(12-26)中,ρ_0、ρ_n、ρ_f 分别表示最初($n=0$)、n 次振荡、最终(体积不变)的密度;C 为体积减少度,即 $C=(V_0-V_n)/V_0$,当 n 为无穷大时,C 为压缩度(Carr Index);a 为最终的体积减少度,a 值越小流动性越好;k、b 为充填速度常数,其值越大充填速度越大,充填越容易。在一般情况下,粒径越大 k 值越大。根据上式,对 n/C—n,$\ln(\rho_f-\rho_n)$—n 作图,求斜率、截距等以求算有关参数,如 a、b、k、C。参见图 12-13、图 12-14。

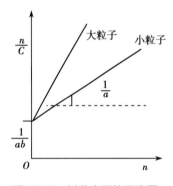

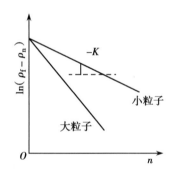

图 12-13　川北方程的示意图　　　　图 12-14　久野方程的示意图

（四）影响粉体充填性的因素

1. 粒径大小及其分布　对于粒径分布宽的粉体,粗颗粒间的空隙可被细颗粒充填,得到充填紧密的黏着性粉末。

2. 颗粒的形状和结构　这些会影响粉体的最小空隙率。在形状不规则的,结构差异大的粉体中很容易形成弓形空隙或架桥,使得这些颗粒在疏松充填和紧密充填时的空隙率差异很大。

3. 颗粒的表面性质　静电作用可增加颗粒间的吸引力,使颗粒的充填更加紧密,进一步增加了颗粒的黏着性。

4. 粉体处理及过程条件　在粉体流动和充填前对粉体的处理方法会影响粉体的充填行为。

5. 助流剂的影响　助流剂对充填性的影响类似于对流动性影响。助流剂的粒径一般在 40μm 左右,与粉体混合时在粒子表面附着,减弱粒子间的黏附,增大充填密度。

五、粉体的吸湿性

吸湿性(moisture absorption)是在固体表面吸附水分的现象。将药物粉末置于湿度较大的空气中时容易发生不同程度的吸湿现象以至于使粉末的流动性下降、固结、润湿、液化等,甚至促进化学反应而降低药物的稳定性。

药物的吸湿性与空气状态有关。如图 12-15,图中 p 表示空气中水蒸气分压,p_w 表示物料表面产生的水蒸气压。当 p 大于 p_w 时发生吸湿(吸潮);p 小于 p_w 时发生干燥(风干);p 等于 p_w 时吸湿与干燥达到动态平衡,此时的水分称平衡水分。将物料长时间放置于一定状态的空气后物料中所含水分为平衡水分。平衡水分与物料的性质及空气状态有关,不同药物的平衡水分随空气状态的变化而变化。

（一）水溶性药物的吸湿性

水溶性的药物粉末在较低的相对湿度环境中其平衡水分含量较低,不吸湿,但当空气中相对湿度提高到某一定值时,吸湿量急剧增加,见图 12-16,此时的相对湿度为物料的临界相对湿度(critical relative humidity,CRH)。其产生的主要原因是:在一定温度下,当空气中相对湿度达到某一定值时,药物表面吸附的平衡水分可以溶解药物形成饱和溶液,此时物料表面产生的蒸汽压小于空气中水蒸气压,因而物料不断吸湿,致使整个物料不断润湿或液化,含水量急剧上升。CRH 是水溶性药物的固有特征,是衡量药物吸湿性大小的重要指标。CRH 越小则越易吸湿;反之,则不易吸湿。

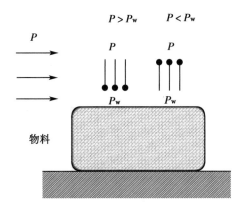

图 12-15　物料的吸湿与风干示意图

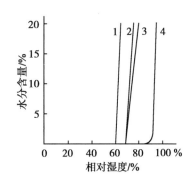

1. 尿素;2. 枸橼酸;3. 酒石酸;4. 对氨基水杨酸钠。

图 12-16　水溶性药物的吸湿平衡曲线

水溶性药物混合物的 CRH 值可根据 Elder 方程(12-27)计算,即水溶性药物混合物的 CRH 约等于各成分 CRH 的乘积,而与各成分的量无关。使用 Elder 方程的条件是各成分之间不发生相互作用,因此含共同离子或在水溶液中形成复合物的体系不适合。

$$CRH_{AB} = CRH_A \cdot CRH_B \qquad 式(12-27)$$

式(12-27)中,CRH_{AB} 为 A 与 B 物质混合后的临界相对湿度;CRH_A 为 A 物质的临界相对湿度;CRH_B 为 B 物质的临界相对湿度。以上公式说明混合物的 CRH_{AB} 比其中任何一种物质的 CRH 值都低,更易于吸湿。为了防止物料在操作和保存过程中吸潮,须控制空气的相对湿度在物料的临界相对湿度之下。通常在25℃条件下,CRH 小于50% 的物料,必须采取除湿措施。

CRH 值的测定通常采用粉末吸湿法或饱和溶液法。

（二）水不溶性药物的吸湿性

水不溶性药物的吸湿性在相对湿度变化时,缓慢发生变化,没有临界点,如图 12-17 所示。由于平衡水分吸附在固体表面,相当于水分的等温吸附曲线。水不溶性药物混合物的吸湿性具有加和性。

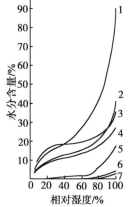

1. 合成硅酸铝;2. 淀粉;3. 硅酸镁;4. 天然硅酸铝;5. 氧化镁;6. 白陶土;7. 滑石粉。

六、粉体的润湿性

润湿性(wetting)是粉体的固体界面由固-气界面变为固-液界面时所表现的性质,如图 12-18 所示。将液滴滴到固体表面时,液滴的切线

图 12-17　非水溶性药物（或辅料）的吸湿平衡曲线

与固体平面间的夹角称为接触角(contact angle)。根据液滴与固体之间的润湿性不同,接触角最小为0°,最大为180°,接触角越小润湿性越好。根据接触角的大小,润湿性分为完全润湿($\theta=0°$),润湿($0<\theta\leqslant90°$),不润湿($90°<\theta<180°$),完全不润湿($\theta=180°$)。

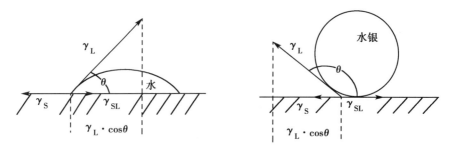

图12-18　在物料表面上水和水银的润湿情况与接触角

水在玻璃板上的接触角约等于0°,水银在玻璃板上的接触角约140°,这是因为水分子间的引力小于水和玻璃间的引力,而水银原子间的引力大于水银与玻璃间的引力。液滴在固体表面上受力达到平衡时接触角 θ 与各张力之间关系符合 Young's 式,表示如下:

$$\gamma_S=\gamma_{SL}+\gamma_L\cos\theta \qquad 式(12\text{-}28)$$

式(12-28)中,γ_S、γ_L、γ_{SL}分别表示固-气、液-气、固-液间的界面张力。

常用的接触角测定方法包括液滴法和毛细管上升法。

液滴法是指将粉体压制成大片,水平放置后在其表面中心轻轻滴液滴,直接由量角器测定凸面和水平面的夹角。

毛细管上升法是指在圆筒管中精密充填粉体,在下端用滤纸轻轻堵住后浸入水中,如图12-19所示,计算水在粉体层上升速度,根据 Washburn 公式(12-29)计算接触角:

$$h^2=\frac{r\gamma_1\cos\theta}{2\eta}\cdot t \qquad 式(12\text{-}29)$$

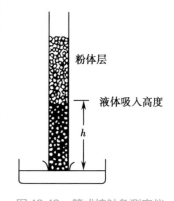

图12-19　管式接触角测定仪

式(12-29)中,h 为 t 时间内液体上升的高度;γ_1 为液体的表面张力;η 为液体的黏度;r 为粉体层内毛细管半径,毛细管的半径不好测定,故此法常用于比较相对润湿性。

粉体的润湿对片剂、颗粒剂等固体制剂的崩解或溶出等具有重要意义。固体制剂崩解时,水分首先通过毛细管作用进入其内部,因此式(12-29)对预测固体制剂的崩解有一定指导意义。

七、粉体的黏附与内聚

分子间作用力的存在使粉体颗粒产生聚集倾向。粉体的黏附(adhesion)与内聚(cohesion)可看作是相同现象的两个组成部分。黏附(adhesion)产生于不同分子之间,是指不同粉粒的结合或粉粒与固体表面的结合,如粉体与漏斗壁间产生的黏附;内聚(cohesion)产生于同分子之间,如由于粒子与粒子间的引力而发生的团聚。

粉体颗粒间的黏附力主要由短程非特异性范德瓦耳斯力组成,该作用力随着粒径的减小而增加,随相对湿度的变化而变化。产生黏附的其他吸引力包括:①在干燥状态下粒子的接触或摩擦产生的静电力;②在润湿状态下由于粒子表面吸附水分形成液体架桥,在水分的界面张力的作用下使粒子黏结在一起。内聚性是表征阻止粉体流动的摩擦力的有效方法。可采用剪切池(shear cell)技术测量粉体的黏着性。

由于黏附和内聚都出现在粉体表面,粒径大小会影响粉体流动性。一般情况下,粒径越小的粉体越易发生黏附和内聚,通常粒径大于250μm的粒子流动性较好,当粒径小于100μm时颗粒间的内聚增强,可能出现流动性问题。当粉体的粒径小于10μm时,内聚性很强,在重力作用下很难流动。采用造粒方法加大粒径或加入助流剂等手段是防止黏附和内聚现象的有效措施。

八、粉体的压缩性质

(一)粉体的压缩特性

片剂的制备过程是利用粉体的压缩特性将药物粉末或颗粒压缩成具有一定形状和大小的坚固聚集体的过程。因此,通常把粉体的压缩性和成型性简称为压缩成型性。如果处方设计或操作过程不当就会产生裂片、粘冲等不良现象以致影响正常操作。因此粉体的压缩特性,对于处方筛选与工艺选择具有重要意义。

粉体的压缩特性的研究主要通过施加压力带来的一系列变化得到信息。粉体的压缩过程中伴随着体积的减小,图12-20表示相对体积(V_r=堆体积 V/真体积 V_t)随压缩力(p)的变化。根据体积的变化将压缩过程分为四个阶段:

ab段:粉体层内粒子滑动或重新排列,形成新的充填结构,粒子形态不变。

bc段:在粒子接触点发生弹性变形,产生临时架桥。

cd段:粒子发生塑性变形或破碎,使空隙率显著减小,从而使粒子间的接触面积增大、增强架桥作用;粒子破碎而产生的新生界面增强结合力。

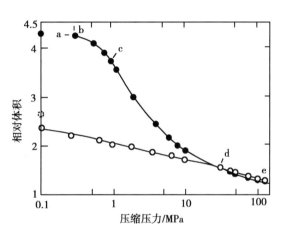

●颗粒状;○粉末状。

图12-20 相对体积和压缩力的关系

de段:固体晶格的压密过程,此时空隙率有限,体积变化不明显,主要以塑性变形为主,产生较大的结合力。

这四个阶段并无明显界线,有时可能同时或交叉发生,一般颗粒状物料比粉状物料表现更明显。

粉体颗粒在被压缩过程中,主要有三种变形方式,如弹性形变、塑性形变和脆性形变,见图12-21。

弹性形变(elastic deformation):在施加压力时发生变形,但解除压力时恢复原样,如图12-21a,弹性变形在压片过程中不产生结合力。

塑性形变(plastic deformation):在施加压力时一旦发生变形,尽管解除了压力也不能恢复原形,如图12-21b,塑性变形在压片过程中产生结合力。

脆性形变(brittle deformation):颗粒在压力下破碎而产生的变形,解除压力后不能恢复原形,如图12-21c,亦称破碎变形。颗粒破碎时产生的新生界面增加表面能,从而增强结合力。

粉体在压片过程中主要以哪种方式变形,主要根据物料的性质和工艺参数来决定。

(二)粉体的压缩方程

反映粉体压缩特性的方程有20多种,在药用粉体的压缩成形性研究中应用较多的为Heckel方程,Cooper-Eaton方程和川北方程,其中Heckel方程最为常用。将Heckel方程中的体积换算为空隙率,其表达式为:

$$\ln \frac{1}{\varepsilon} = KP + \ln \frac{1}{\varepsilon_0}$$

式(12-30)

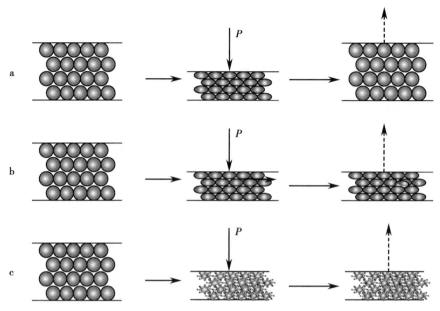

a. 弹性形变;b. 塑性形变;c. 脆性形变。

图 12-21   粒子的压缩行为

式(12-30)中,P 为压缩力;ε 为为压缩时粉体层的空隙率;ε_0 为最初空隙率,K 为塑性变形引起的空隙率的变化,K 值越大,塑性变形越好。K 的倒数称为屈服压力(yield pressure,P_y),常用于评价粉末压缩特性,P_y 越小,压缩成型性越好。压片过程中以 Heckel 方程描述的信息对处方设计非常有用。

根据 Heckel 方程描绘的曲线中,直线部分反映由塑性变形产生的空隙率的变化;曲线部分反映由重新排列、破碎等引起的空隙率的变化。一般粉体在压力较小时表现为曲线关系,压力较大时符合 Heckel 方程的直线关系。根据 Heckel 压缩曲线,将粉体的压缩特性分为三种,参见图 12-22。

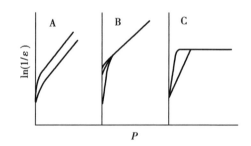

A 型:压缩过程以塑性形变为主,初期粒径不同而造成的充填状态的差异影响整个压缩过程,即压缩成形过程与粒径有关,如氯化钠等。

A. 以塑性形变为主;B. 以颗粒的破碎为主;C. 粒子不发生重新排列,只有塑性形变。

图 12-22   根据 Heckel 方程划分的压缩特性分类

B 型:压缩过程以颗粒的破碎为主,初期不同的充填状态(粒径不同)被破坏后在某压力以上时压缩曲线按一条直线变化,即压缩成形过程与粒径无关,如乳糖、蔗糖等。

C 型:压缩过程中不发生粒子的重新排列,只靠塑性变形达到紧密的成形结构,一定压力后空隙率不发生变化,如乳糖和脂肪酸混合物的压缩过程。

压缩曲线的斜率反映塑性变形的程度,斜率越大,片剂的压缩成型性越好;一般 A 型物质的斜率大于 B 型物质。

思 考 题

1. 简述下列粉体相关参数的含义:三轴径、Feret 径、Krummbein 径、Martin 径、Heywood 径、Stokes 径、Mode、筛分径、中间粒径、D_{50}、D_{90}、D_{10}、跨距、几何标准偏差。

2. 简述粉体粒径的不同测定方法及适用范围。

3. 简述粉体密度的分类及各自的测定方法。

4. 请说明哪些参数可用于描述粉体的流动性。

5. 简述改善粉体流动性的方法。

6. 请说明久野方程、川北方程和 Heckel 方程的表达式,公式中各参数的含义,及在粉体学中的应用。

7. 影响粉体充填性的因素有哪些?

8. 简述粉体学性质对制剂处方设计的指导作用。

9. 请解释下列名词:空隙率、休止角、压缩度、Hausner 比、临界相对湿度、振实密度、堆密度、粒密度。

（毛世瑞）

第十二章
目标测试

参 考 文 献

［1］方亮. 药剂学. 8 版. 北京:人民卫生出版社,2016.

［2］ALDERBORN G,NYSTROM C. Pharmaceutical powder compaction technology（药物粉体压缩技术）. 崔福德,译. 北京:化学工业出版社,2008.

［3］国家药典委员会. 中华人民共和国药典:2020 年版. 北京:中国医药科技出版社,2020.

［4］MAO SHIRUI. Pharmaceutics. Beijing:People's Medical Publishing House,2019.

［5］LARRY L A,STEPHEN W H. Pharmaceutical dosage forms:Tablets,3rd ed. Informa Healthcare,2008.

［6］PATRICK J S. Martin's physical pharmacy and pharmaceutical sciences. 7th ed. Lippincott Williams & Wilkins,2016.

［7］FLORENCE A T,ATTWOOD D. Physicochemical Principles of Pharmacy,6th ed. London:Pharmaceutical Press,2016.

［8］AULTON M E,TAYLOR K M G. Aulton's Pharmaceutics:The design and manufacture of medicine. 5th ed. Elsevier,2017.

第十三章

固体制剂的单元操作

第十三章
教学课件

学习目标

1. **掌握** 粉碎、筛分、混合、制粒与干燥的概念、目的和方法。
2. **熟悉** 粉碎、筛分、混合与干燥的影响因素。
3. **了解** 粉碎、混合、制粒与干燥的常用设备。

第一节　粉碎与分级

一、粉碎

（一）概述

粉碎（miling）是指借助机械力将大块固体物料破碎和碾磨成适宜程度的碎块或细粉的操作过程。

粉碎的主要目的在于减小粒径，增加物料的比表面积。粉碎操作对制剂过程的意义：①增加药物的表面积，有利于加快药物的溶出与促进吸收；②适应多种给药途径的应用，如不同粉碎度的散剂适用于口服给药、皮肤或黏膜给药；③有利于制剂工艺和多种剂型的制备；④有助于从天然药材中提取有效成分，加速药材中有效成分的浸出。

虽然粉碎可以提高制剂质量，但还需注意粉碎过程可能给药物带来的不良影响，如晶型转变、热分解、黏附、聚集、流动性降低、粉尘污染、爆炸等。

（二）粉碎的基本原理

物质依靠分子间的内聚力结成一定形状的块状物，因此粉碎过程主要是借助外加机械力，破坏物质分子间的内聚力来实现。被粉碎的物料受到机械力的作用后在局部产生很大应力或形变，当应力超过物料本身的分子间作用力，物料将产生裂隙并发展成为裂缝，最后破碎或开裂。物料被粉碎后，表面积增大，因此粉碎实际上是机械能转变为表面能的过程。

物料被粉碎的程度可用粉碎度（degree of grinding, n）表示。粉碎度是指粉碎前的粒度 D_1 与粉碎后的粒度 D_2 的比值（n），如式（13-1）。

$$n = \frac{D_1}{D_2} \qquad\qquad 式（13-1）$$

由此可知，粉碎度越大，物料被粉碎得越细。粉碎度的大小应根据生产要求、药物性质、剂型和医疗用途等来确定。

粉碎过程常用的机械力有冲击力、压缩力、剪切力、弯曲力和研磨力等，被处理物料的性质、粉碎程度不同，所需施加的外力也有所不同，不同机械力适用的物料性质和粉碎需求，见表13-1。实际上多数粉碎过程是上述的几种力综合作用的结果。

表 13-1　不同机械力适用的范围

机械力性质	物料性质和粉碎需求	机械力性质	物料性质和粉碎需求
冲击、压碎和研磨	脆性物料	剪切、研磨	细粉碎
剪切	纤维状物料	研磨	要求流动性好的物料
冲击、压缩	粗粉碎		

（三）粉碎方式

制药工业中,根据被粉碎物料的性质、产品粒度的要求及产量,采用不同的粉碎方式,并选用与粉碎方式性能相适应的粉碎设备。

1. 开路粉碎与循环粉碎　开路粉碎是连续把粉碎物料供给粉碎机的同时不断地从粉碎机中把已粉碎的细物料取出的操作。循环粉碎是经粉碎机粉碎的物料通过分级设备使粗颗粒重新返回到粉碎机反复粉碎的操作。

2. 闭路粉碎与自由粉碎　闭路粉碎是指在粉碎过程中,已达到粉碎要求的粉末不能及时排出而继续与粗粒一起重复粉碎的操作,也称循环粉碎。自由粉碎是在粉碎过程已达到粉碎粒度要求的粉末能及时排出而不影响粗粒的继续粉碎的操作。这种操作,粉碎效率高,常用于连续操作。

3. 单独粉碎与混合粉碎　大多数药物通常采用单独粉碎,以便于后续单元操作。此外,出于安全性考虑,氧化性或还原性药物、刺激性药物等必须单独粉碎。混合粉碎是指两种以上物料共同粉碎的操作。

4. 干法粉碎与湿法粉碎　干法粉碎是指将物料经适当的干燥处理后,使药料的水分含量降低至一定限度(一般低于 5%)而进行粉碎的方法。湿法粉碎是将适量的液体添加到药物中进行研磨粉碎。

5. 低温粉碎　低温粉碎是利用物料在低温时脆性增加、韧性与延伸性降低的性质以提高粉碎效率的方法。低温粉碎非常适用于热敏感的药物、软化温度低而容易成饼的药物。

（四）粉碎方法与设备

粉碎方法主要有研磨法、机械冲击法、气流冲击法,具体设备如下。

1. 研钵　又称乳钵,一般用陶瓷、玻璃、金属和玛瑙制成。研钵(mortar)由钵和杵棒组成。杵棒与钵内壁接触通过研磨、碰撞、挤压等作用力使物料粉碎、混合均匀。研钵主要用于小量物料的粉碎或供实验室用。

2. 球磨机　球磨机(ball mill)由水平放置的不锈钢或陶瓷制成的球磨罐及内装有一定数量不同大小的钢球或瓷球所组成。当圆筒转动时,带动钢球(或瓷球)转动,并带到一定高度,然后在重力作用下抛落下来,球的反复上下运动使药物受到强烈的撞击和研磨,从而被粉碎,如图 13-1。圆筒转速对药物的研磨效果存在着显著性的影响。一般把球珠从最高位置以最大速度下落时的转筒转速称为临界转速(critical velocity, V_c, r/min),可用式(13-2)表示,D 为圆筒直径。

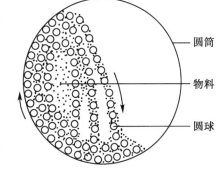

图 13-1　球磨机工作原理示意图

$$V_c = 42.3/D \qquad 式(13-2)$$

球磨机适宜的转速一般为临界转速的 0.5~0.8 倍。除转速外,影响球磨机粉碎效率的重要因素还有球珠(大小和密度)和物料的总装量。当球珠和物料的总装量为罐体总容量的 50%~60% 时,粉碎法的研磨效率较好;根据物料的粉碎程度选择适宜大小的球珠,通常球珠的直径越小,密度越大、粉碎的粒径越小,适合于物料的微粉碎,甚至可达到纳米级粉碎。

球磨机作为传统的粉磨设备,广泛应用于化工、医药等多行业,已经有了100多年的历史。传统球磨机研磨的主要缺点是粉碎效率较低、粉碎时间较长,转筒和转珠损坏导致的污染,但是由于密闭操作,适合于贵重物料的粉碎、无菌粉碎、干法粉碎、间歇粉碎,必要时可充入惰性气体。

为进一步提高球磨机的研磨效率和降低物料在筒壁表面的黏附现象,近年来一些新型球磨机受到了广泛的关注。如连续式球磨机、搅拌式球磨机和行星式球磨机,如图13-2。

3. 胶体磨   胶体磨(colloid mill)是一种可以将具有一定湿度的大颗粒原料粉碎形成微小粉末的常用设备,适用于湿法粉碎。其主要结构包括磨机部分、冷却部分、润滑结构、控制部分,如图13-3。胶体磨的工作原理主要是利用转子与定子之间具有细小的间隙,通过间隙将物料研磨粉碎。胶体磨具有粉碎性能强,产出的产品混合均匀度高,设备操作简单等优异的性能。

4. 冲击式粉碎机   该类粉碎机主要利用冲击力粉碎物料,广泛应用于脆性、韧性物料粉碎和中碎、细碎、超细碎粉碎,因此,冲击式粉碎机被称为"万能粉碎机",其主要有锤击式(图13-4)和冲击柱式(图13-5)两种。

(1) **锤击式粉碎机**:通常由锤头、衬板和筛网构成,并利用高速旋转的活动锤头与固定圈间的相对运动,对药物进行粉碎。粉碎程度主要与锤头形状、大小和转速有关。锤击式粉碎机(hammer mill)适用于粉碎大多数干燥物料,不适用于高硬度和黏性物料。

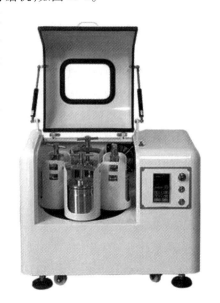

图13-2   行星式球磨机

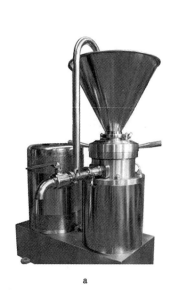

a

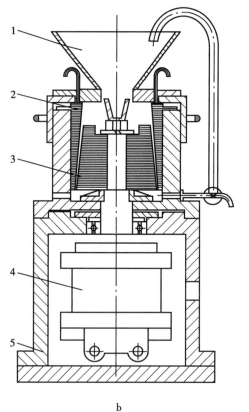

b

1. 料斗;2. 固定板;3. 旋转板;4. 气动马达;5. 胶体磨机身。

图13-3   胶体磨外观(a)及结构(b)示意图

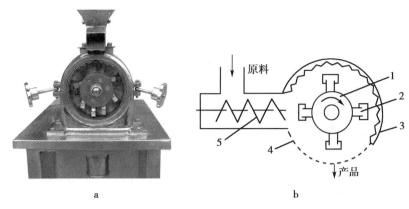

1. 转头；2. 锤头；3. 挡板；4. 环状筛板；5. 加料斗。

图 13-4　锤击式粉碎机外观（a）及结构（b）示意图

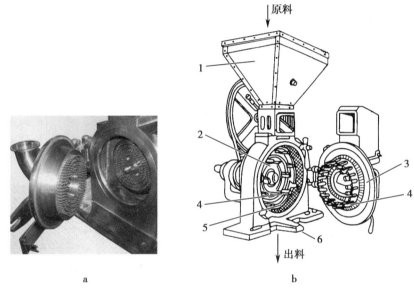

1. 料斗；2. 转盘；3. 固定盘；4. 冲击柱；5. 筛圈；6. 出料口。

图 13-5　冲击柱式粉碎机外观（a）及结构（b）示意图

（2）**冲击柱式粉碎机**：冲击柱式粉碎机（impact mill）通常由两个转盘和环形筛板构成。两个转盘分别为定子和转子，相互交错，在高速旋转的转盘上有固定的若干圈冲击柱，与转盘对应的固定盘上也固定有若干圈冲击柱，物料由加料斗沿中心轴方向进入粉碎机，由于离心作用从中心部位被甩向外壁，受到冲击柱的作用而粉碎，细粒由底部筛孔出料，粗粉在粉碎机内重复粉碎。除了物料因素外，冲击柱的排列方式也是影响粉碎效率的主要因素。

5. **气流粉碎机**　又称气流磨。气流粉碎机（jet mill）主要包括气体压缩机、气流粉碎室、旋风分离室和除尘器等（图 13-6）。压缩空气经过滤干燥后，通过拉瓦尔喷嘴高速喷射入粉碎室，在多股高压气流的交汇点处物料被反复碰撞、摩擦、剪切而粉碎，粉碎后的物料在风机抽力作用下随上升气流运动至分级区，使粗细物料分离，符合粒度要求的细颗粒通过分级轮进入旋风分离器和除尘器收集，粗颗粒下降至粉碎区继续粉碎。气流粉碎机可以将物料粉碎至 $3 \sim 20\mu m$，因此被称为"超级粉碎机"。同时，由于高压空气从喷嘴喷出时产生焦耳-汤姆逊效应（气体经过绝热节流过程后温度发生变化的现象）使温度下降，粉碎过程中温度几乎不升高，因此抗生素、酶等热敏性物料和低熔点物料的粉碎宜选择流能磨。

6. **高压均质机**　高压均质机（high pressure homogenizer）的关键部件是高压泵和工作阀，工作原理

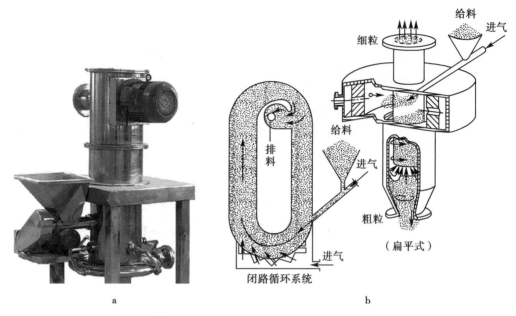

图 13-6   气流粉碎机外观（a）及工作原理（b）示意图

如图 13-7 所示。开始时,工作阀的阀芯和阀座紧密地贴合在一起。物料在通过工作阀时,阀芯和阀座之间被物料强制地挤开一条狭缝(5~20μm),物料通过狭缝后,压力急剧下降,压力能转化为动能,在阀芯、阀座和冲击环这三者组成的狭小区域内产生空穴作用,同时伴随着物料通过狭缝产生的剪切作用以及与冲击环撞击产生的高速撞击作用,上述综合作用力使颗粒超微细化。高压均质料液通常是由药物、稳定剂以及分散介质组成的粗混悬液。稳定剂的主要作用是抑制粒子聚集,多选择聚合物和表面活性

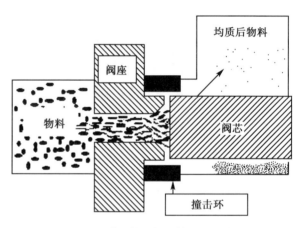

图 13-7   高压均质机工作原理示意图

剂,分散介质多为水。高压均质法不仅适用于水难溶性药物,也适用于水溶性和有机溶剂溶解性均不理想的药物。高压均质法操作简单,易于大规模生产,通过高压均质法得到的纳米混悬剂的粒径分布范围较窄,且制备过程中可以避免引入有机溶剂。如非诺贝特在水中几乎不溶,利用高压均质技术成功开发出非诺贝特纳米结晶片剂,使得非诺贝特的口服生物利用度得到显著提高。

二、分级

（一）分级的含义与方法

分级(size classification)是将粉体按不同的粒径大小进行分离的操作。分级可以采用重力、惯性、离心分离和过筛分离的方式,其中利用网孔性工具使粗粉与细粉分离的操作过程称为筛分(sieving)。

筛分操作简单、经济,分级精度较高,是制剂过程中常用的分级方式。为提高分离效果,降低粉末堵塞网孔现象,筛分过程中经常需要注意以下几点:①过筛时需要不断地振动,防止物料聚集堵塞筛孔;②应根据所需药粉的粒径范围,正确选用适当型号的药筛;③过筛的粉末应保持干燥,如果物料湿度过高,颗粒流动性变差,容易堵塞网孔;④在筛分过程中,粉层的厚度应适中。

（二）药筛的种类与规格

按药筛的制备方法可分为冲眼筛和编织筛。

1. 冲眼筛　又称模压筛，是在金属板上冲压出圆形的筛孔而制成。冲眼筛筛孔坚固，孔径不易变动。多用于高速旋转粉碎器械的筛板及药丸的筛选。

2. 编织筛　用不锈钢丝、铜丝、铁丝等金属丝或用尼龙丝等非金属丝编织而成。编织筛的优点是单位面积上的筛孔多、筛分效率高，但筛线易于移位而使筛孔变形，分离效率下降。非金属制成的筛网如尼龙丝网具有一定的弹性，耐用，一般用于金属敏感的药物的筛分，如阿司匹林的过筛。

药筛的孔径大小用筛号表示，在工业标准中，常用"目"数表示筛号，即以 1 英寸（25.4mm）长度上的筛孔数目表示。《中国药典》（2020 年版）规定把粉末等级分为 6 级，还规定了所用药筛的国家标准（R40/3 系列），分别见表 13-2 和表 13-3。

表 13-2　粉末等级

粉末等级	能全通过的筛号	补充规定
最粗粉	一号筛	混有能通过三号筛不超过 20% 的粉末
粗粉	二号筛	混有能通过四号筛不超过 40% 的粉末
中粉	四号筛	混有能通过五号筛不超过 60% 的粉末
细粉	五号筛	含能通过六号筛不少于 95% 的粉末
最细粉	六号筛	并含能通过七号筛不少于 95% 的粉末
极细粉	八号筛	含能通过九号筛不少于 95% 的粉末

表 13-3　药筛号与筛孔内径

筛号	筛内平均孔径/μm	目号	筛号	筛内平均孔径/μm	目号
一号筛	2 000±70	10 目	六号筛	150±6.6	100 目
二号筛	850±29	24 目	七号筛	125±5.8	120 目
三号筛	355±13	50 目	八号筛	90±4.6	150 目
四号筛	250±9.9	65 目	九号筛	75±4.1	200 目
五号筛	180±7.6	80 目			

（三）影响筛分效果的因素

当物料通过筛孔直径为 a 的筛子进行分级时，如果粒径大于 a 的粒子全部在筛上，粒径小于 a 的粒子全部在筛下，这种分离叫理想分离。但在实际筛分操作中，并非所有小于筛孔的粉末都能通过筛孔，往往筛上夹有小于 a 的粒子，筛下夹有大于 a 的粒子，从而影响筛分效果。通过筛孔的最大物料颗粒直径可由下式估算：

$$d = D_{\cos\alpha} - E_{\sin\alpha} \qquad\qquad 式（13-3）$$

式（13-3）中，d 为通过筛孔的最大颗粒直径；D 为筛孔直径；E 为筛网网丝直径；α 为筛面倾角。

从式（13-3）可以看出，筛孔直径、网丝直径、筛面倾角均影响颗粒通过筛孔的最大粒径。但该公式只能决定临界粒径（即筛孔直径），一个小于临界粒径的颗粒能否通过筛孔，还取决于以下条件。

1. 颗粒与筛孔形状　一般对于圆柱形颗粒，矩形筛孔通过性能较好；而对于尺寸差别不大的不规则颗粒，圆孔的通过性能较好。

2. 筛面开孔率　筛面开孔率越大，通过性能越好。由于编织筛比冲孔筛具有较高的开孔率，因而前者的筛分性能优于后者。

3. 筛体运动状态　筛分过程进行的必要条件之一是筛选物料与筛面之间存在相对运动。产生这种相对运动的方法可以是筛面作水平往复直线运动（回转）、垂直往复直线运动（振动）或两者的组合。实践表明,将两种运动结合起来的回转振动效果较好。

4. 物料性质　药物性质和粉末表面结构及带电性等因素也与过筛效率相关。如粒径不同是筛分的前提,因此粒径差异越大,筛分过程越容易进行;物料含水率越高、流动性越差,其颗粒通过筛孔的性能就越差。

（四）筛分设备

1. 振荡筛分仪　应用时可取所需号数的药筛,按筛号大小依次叠成套,套在接收器上,上面盖上盖子,固定在摇动台上进行摇动和振动,处理少量时可用手摇动,处理量大时可用马达带动,即可完成对物料的分级,如图13-8。小批量生产时常使用摇动筛。

2. 旋振筛　基本原理是利用振动源使筛分机作不平衡运动,使物料在筛面上作外扩渐开线运动,从而达到筛分的目的。旋振筛具有分离效率高、单位筛面处理能力大等优点,广泛应用于非黏性物料的筛分。

3. 气流筛　或称气旋筛,如图13-9。物料通过螺旋输送系统后与气流混合、雾化进入网筒内,通

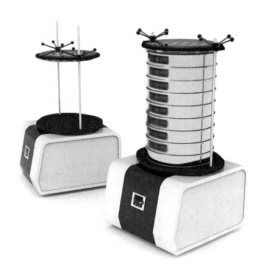

图13-8　振荡筛分仪

过网筒内风轮叶片使物料同时受到离心力和旋风推进力,从而使物料喷射过网,过网的物料从细料排出口排出,不能过网的物料沿筒壁从粗料排出口排出,达到快速分离的目的。它是在密闭状态下利用高速气流作为载体,使充分扩散的粉料以足够大的动能向筛网喷射,达到快速分级的目的。气流筛的筛分效率高、产量大,细度精确,无粉尘溢散现象,同时噪声小,能耗低。

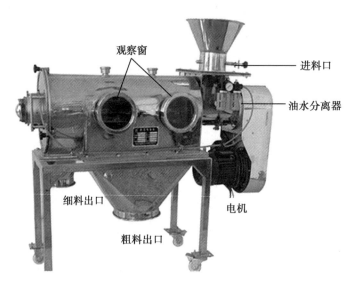

图13-9　气流筛

第二节　混　合

广义上,混合(mixing)是指两种以上组分的物质均匀混合的操作,统称为混合。包括固-固、固-液、液-液等组分的混合。狭义上,固-固粒子的混合被称为固-固混合或简称混合;大量固体与少量液

体的混合被称为捏合(kneading),亦称制软材;大量固体与少量不溶性固体或液体的混合称为匀化(homogenize)。

在固体制剂生产中,常以细粉作为混合的主要对象。细粉混合时会遇到一系列问题,如粒度小,吸附性、飞散性强;粒子的形状不一、大小不均匀,表面粗糙度不同;混合成分多,有时可达十数种;微量混合时,各成分用量差异大等,这些均给混合操作带来一定的难度。此外,混合不但会影响制剂的外观形状,还会影响到制剂的内在质量。如在片剂生产中,混合不均匀会导致外观、含量均匀度不合格等问题,进而影响药效。因此,合理的混合操作是保证制剂产品质量的重要措施。

一、机制

混合机内粒子经随机的相对运动完成混合,目前普遍认为粉体的混合原理主要有扩散、对流和剪切三种。

1. 对流混合　对流混合(convective mixing)指物料中的粒子团从一处移到另一处产生的总体混合,如搅拌机内物料的翻滚。

2. 剪切混合　剪切混合(shear mixing)是由于颗粒间的相对运动,物料不断被分割或粉末在剪切面上流动而进行的局部混合,而这种剪切面多是外加机械力导致的,如锉刀式混合器。

3. 扩散混合　扩散混合(diffusive mixing)是由于粒子的无规则运动,相邻粒子间相互交换位置而进行的局部混合,如与其他粒子、搅拌桨或容器壁碰撞导致的粒子运动。

实际混合过程经常是几种混合机制的共同作用,一般来说,在混合开始阶段以对流与剪切混合为主导作用,随后扩散混合作用增加。

二、影响因素

在实际混合操作中影响粉体混合的因素很多,概括起来主要有物料的性质(粉体性质)、混合设备、操作条件。

1. 物料性质　主要是物料的粉体性质包括粒径、粒度分布、粒子形状、粒子密度、黏附性、表面带电等。尤其是粒径、粒子形态、密度等在各成分间存在显著差异时,混合过程中或混合后容易发生离析(segregation)现象,离析现象是混合的相反过程。一般情况下,小粒径、大密度的颗粒易于在大颗粒的缝隙中往下流动而影响均匀混合;球形颗粒容易流动而易产生离析;混合物料中含有少量水分,可有效地防止离析。

2. 设备类型　混合机的类型、尺寸、内部结构(挡板、搅拌桨形状)、材质及表面情况等均会影响混合程度,应根据物料的性质选择适宜的混合器。

3. 操作条件　物料的充填率、装料方式、混合比、混合机的转动速度及混合时间等也会影响物料的混合均匀度,此外,温度和湿度也是影响混合效率的重要因素。

三、混合设备

在实验室常用的混合方法有搅拌混合、研磨混合和过筛混合。在大批量生产时,多采用容器旋转或容器固定方式,以产生物料的整体和局部的移动而实现均匀混合的目的。

1. 容器旋转型混合机　依赖容器本身的自身旋转作用,带动物料上下运动,进而实现物料的混合机器。根据运动方式,旋转型混合机主要有以下几种。

(1) 回转型混合机:该型机是靠容器本身的旋转作用带动物料上下运动而使物料混合的设备。回转型混合机的混合器有圆筒形、立方形、双圆锥形、"V"形等如图13-10所示。该类型机器只有单一的定轴方向转动,其混合效率主要取决于转动速度。转速可以依据混合目的和药物种类、转筒的形状与大小而决定,水平圆筒形混合机操作中最适宜的转速为临界转速的70% ~ 90%,而"V"形混合机、双锥形混合机转速一般用临界转速的 30%~50%,适宜填充容积为 30%~40%。上述混合机中"V"形的混合效率最高。

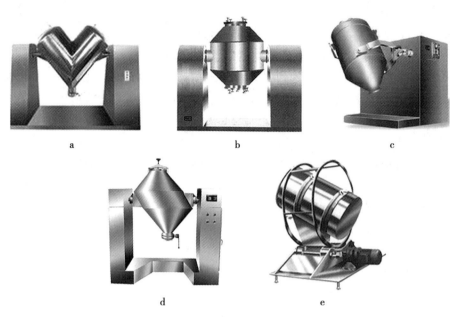

a."V"形;b. 双锥型;c. 双锥三维运动型;d. 斜双锥型;e. 倾斜圆筒型。

图 13-10   旋转式混合机类型示意图

（2）**摇摆式混合机**:也称为二维运动混合机,通常由转筒、摆动架、机架三大部分构成,工作时转筒既可以绕其对称轴转动,又可以绕水平轴摆动,在转动和摆动的共同作用下,物料在短时间内得到充分混合。该类混合机结构简单,混合效率高,运行稳定。

（3）**多方向运动混合机**:也称三维运动混合机,通常由机座、主动轴、从动轴、振臂和混合筒组成。主动轴旋转时,混合器在空间既有公转又有自转和翻转,做复杂的空间运动。由于混合筒可以多方向运动,物料不受离心力的影响,无比重偏析及分层、积聚现象。这类混合机混合均匀度高,处理量大,尤其对于物料间密度、形状、粒径差异较大时的混合效果更好。

2. 容器固定型混合机   该类设备通常利用叶片、旋带或者气流作用将物料进行混合,其常用的设备有搅拌槽式混合机和锥形垂直螺旋混合机。

（1）**搅拌槽式混合机**:该类机器由"U"形的固定混合槽和内装螺旋状二重带式搅拌桨组成。搅拌桨可以使物料不停地在上下、左右、内外的各个方向运动的过程中达到均匀混合。混合以剪切为主,混合时间较长。

（2）**锥形垂直螺旋混合机**:该混合机由锥形容器部分和转动部分组成,如图 13-11。锥形容器内装有一个或两个与锥壁平行的提升螺旋推进器。这种混合机的特点是混合速度快、混合度高、处理量大、动力消耗小等。

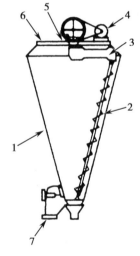

1. 锥形圆筒;2. 螺旋桨;
3. 振动臂;4. 马达;5. 减速器;6. 加料口;7. 出料口。

图 13-11   双螺旋锥形混合机示意图

第三节　制　粒

制粒(granulation)是指将粉状、块状、熔融液、水溶液等状态的物料经过加工,制成具有一定形状与大小的颗粒状物体的操作。固体制剂的制粒通常是向粉末状药料中加入适宜的润湿剂或黏合剂,经加工制成具有一定形状与大小的颗粒状物体的操作。对于固体制剂来说,制粒不仅可以改善物料的粉体学性质如流动性、填充性和压缩成型性,可提高混合效率,还可以改善含量均匀度等。

根据制粒目的不同对颗粒要求有所不同,如对于颗粒剂来说,颗粒是最终产品,不仅流动性要好,而且要求外形美观、均匀;而对于片剂来说,颗粒是中间体,不仅流动性要好,而且要保证较好的压缩成形性,以保证后期压片顺利。选择适宜的制粒方法及设备可以更加完善的生产出符合要求的中间体或产品。制粒方法通常分为湿法制粒和干法制粒两大类。

一、干法制粒及设备

(一)概述

干法制粒法(dry granulation)是将药物和辅料的粉末混合均匀、压缩成大片状或条带状后,粉碎成所需大小颗粒的方法。该法靠压缩力使粒子间产生结合力,如果物料粒子间产生的结合力不足以成片,可加入适当干黏合剂来提高物料黏性,改善粒子间的结合力,保证片剂的硬度和脆碎度合格。与湿法制粒相比,干法制粒的工艺过程相对简单,制粒过程无须加湿加热,适用于对热敏感物料、遇水易分解的药物,能耗低,且易于实现连续制造。

(二)制法

干法制粒常用重压法和滚压法。压制过程一般包含4个阶段:①颗粒重排,重排过程中空气溢出,颗粒相互靠近;②颗粒变形,在压力的进一步作用下,颗粒发生变形,颗粒间的接触面增加;③颗粒破裂,在变形的基础上,颗粒破裂产生多个新的表面点和潜在的结合点;④颗粒结合,压力进一步增加,颗粒发生塑性变形,依靠颗粒间的机械力、分子间相互作用力,颗粒间发生黏结,形成大的薄片。

1. 重压法　又称大片法,是利用大压力将物料压制成直径20~50mm,厚度约为5~10mm的胚片(slug),然后破碎成一定大小的颗粒。重压法(slugging)设备的工艺原理同压片机的原理,压片过程分为充填、压实和排片3个阶段。粉末的流动性是影响该法质量的关键因素。

由于重压法干法制粒工艺存在不能连续生产、能耗高、一般需使用润滑剂等缺点,目前使用较少。

2. 滚压法　亦称辊压法,是用滚压(roller compaction)机将制剂物料滚压成条带片,再破碎、整粒成颗粒。分为竖直送料辊压法、水平送料滚压法,广泛应用于实际生产中。在滚压过程中,粉末填充在两个旋转方向相反的滚筒间,粉末被一定压力的滚筒压制。表面光滑的滚筒将物料压制成片状,表面具有凹槽或者刻痕的滚筒将物料压制成条状,再经过碾碎和筛分即可得到适宜粒径的颗粒,工艺原理如图13-12。

与重压法相比,滚压法具有更大的生产能力,能够准确地控制操作参数和制剂原料的停留时间,润滑剂使用量也较小,是实际生产中较为常用的干法制粒技术。

干法制粒机主要由料斗、加料器、润滑剂喷雾装置、滚压筒、滚压缸、粗碎机、滚碎机和整粒机等组成(图13-13)。其最大的优点是可利用原材料本身的结晶水直接干挤压而成颗粒。不需要另添加任何水或是其他黏合剂,特别适用于遇湿遇热易分解失效或结块的物料进行制粒。

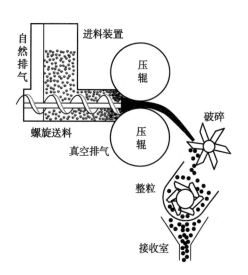

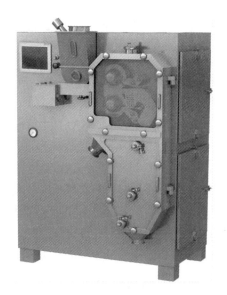

图 13-12 滚压法工艺原理示意图   图 13-13 干法制粒机

二、湿法制粒及设备

（一）概述

湿法制粒（wet granulation）是指物料加入润湿剂或液态黏合剂,靠黏合剂的桥架或黏结作用使粉末聚结在一起而制备颗粒的方法。湿法制成的颗粒具有流动性好、圆整度高、外形美观、耐磨性较强、压缩成型性好等优点,其中水是最常用的润湿剂,因此湿法制粒适合热稳定性好、遇水稳定的物料制粒。如果药物在水中极不稳定时,也会使用一些有机溶剂作为润湿剂,如乙醇或乙醇-水混合物。

（二）机制

湿法制粒的机制首先是黏合剂中的液体将药物粉末表面润湿,使粉粒间产生黏着力,然后在液体架桥与外加机械力的作用下制成一定形状和大小的颗粒,经干燥后最终以固体桥的形式固结。制粒时粒子间存在着 5 种形式的作用力,分别是粒子间不可流动液体膜间的附着力和凝聚力、粒子间可流动液体膜的界面作用力、形成固体桥、固体粒子间引力及机械镶嵌。

1. 附着力和黏附力　不可流动液体包括高黏液体和固体表面少量不能流动的液体,不可流动液体表面张力小,易吸附在固体粒子表面,产生较大的附着力和黏附力。

2. 界面作用力　利用流动液体进行制粒时,粒子的结合力主要来自流动液体产生界面张力和毛细管力,因此液体添加量对制粒产生较大影响。液体的添加量可以用饱和度 S 表示:在粒子空隙中液体所占体积与总空隙体积比。$S \leq 0.3$ 时,液体在固体粒子空隙间填充量少,液体以分散的液体桥连接粒子,空气为连续相,称为钟摆状;当液体量增加到 $0.3 < S < 0.8$ 时,液体桥相连,液体成为连续相,空气成为分散相,成为索带状;$S \geq 0.8$ 时,粉末呈毛细管状,粒子通过毛细管吸附相连,在粒子表面出现气-液界面,但是固体表面还没有完全被液体润湿;当 $S \geq 1$ 时,液体充满粒子内部和表面,形成的状态被称为混悬状,此时,粒子开始变为黏稠的浆糊状而不适合进行湿颗粒的筛分（图 13-14）。

3. 固体桥　固体桥是黏合剂干燥或可溶性成分干燥后析晶形成的。固体桥产生的结合力主要影响粒子的强度和溶解度。

4. 引力　固体粒子间产生的作用力主要指范德瓦耳斯力,当粒径小于 $50 \mu m$ 时,这些作用力更加显著,而且分子间作用力随着粒子间距离增大、粒子增大而减小。

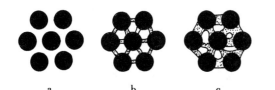
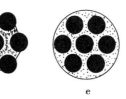

a. 干粉；b. 钟摆状；c. 索带状；d. 毛细管状；e. 泥浆状。

图 13-14　液体的填充状态

5. 机械镶嵌　指由于粒子形变导致的作用力,多产生于搅拌和压缩过程中。

（三）制粒方法与设备

1. 挤出制粒　挤出制粒是在药粉中加入适量黏合剂制成软材后,用强制挤压的方式通过具有一定孔径的筛网或孔板而制粒的方法。制粒设备根据不同的挤压方式可分为摇摆挤压式、旋转挤压式、螺旋挤压式等。挤出制粒是传统的制粒方法,颗粒的粒度可根据筛网的孔径大小调节,粒度分布范围窄,颗粒形状多为圆柱状;颗粒的松软程度可通过不同黏合剂及其加入量调节,以适应不同需要;制粒过程步骤多、劳动强度大,不适合大批量和连续生产。

2. 混合制粒　混合制粒是将粉状物料和一定量的液体,通过搅拌桨混合成均匀物料,再由高速旋转的制粒刀将物料切割成湿颗粒的方法。

湿法混合制粒机(wet mixing granulator)主要由混合容器、搅拌桨、制粒刀、进料系统、进液系统、出料系统、控制系统及充气密封、充水清洗、夹套水冷却等辅助系统所构成(图 13-15),按混合容器结构分为固定式和移动式,其工作原理见图 13-16。将粉状物料投入混合容器,通过搅拌桨的搅拌作用,使粉料在容器内做旋转运动,同时沿锥形壁方向由外向中心翻滚,形成半流动的高效混合状态,物料被碰撞分散达到充分混合。制粒时,注入黏合剂使粉料逐渐湿润,桨叶和筒壁对物料产生捏合作用,物料逐步转变为疏松的软材,软材在半流动状态下被高速旋转的制粒刀切割成细小、均匀的颗粒。

混合制粒在一个容器内进行混合、捏合、制粒操作,与挤出制粒相比,其具有省工序、操作简单、快速等优点,但也容易出现黏壁、颗粒中细粉过多及颗粒中有结块等问题。混合制粒不仅适合高密度、高致密的胶囊灌装颗粒的制备,也适用于松软的片剂颗粒的制备。

在混合制粒中,黏合剂的添加方法会影响产品的最终质量。液体可通过喷雾法缓慢添加,可以使液体均匀分布,但会延长制粒的时间。而注入法通常会导致开始时形成较大的过湿颗粒,只有使湿颗粒分散开才能够使液体均匀分布。原料的粉体学性质、搅拌速度以及制粒刀的位置都会影响终产品的堆密度、粒径、粒度分布、流动性和可压性。

3. 离心制粒　离心制粒是将混合后的物料置于容器或转盘上,在转动的同时喷洒黏合剂制备颗粒的方法。离心制粒过程一般分为母粒形成阶段和母粒放大阶段。母粒是制粒时作为核心的颗粒。母粒形成后,运动的母粒被雾化的浆液湿润接受适量供粉黏合聚集逐渐增大,获得较大粒径颗粒。离心制粒机(图 13-17)由转盘、筒体、雾化系统、供风和空气换热器等构成。设备运行时底部转盘带动物料做离心运动,靠近筒壁旋转,并在转盘周边送进的空气流作用下使物料上下运动,在重力作用下落入转盘中心,落下的粒子重新受到转盘的离心作用,上述反复过程使粒子不停地旋转聚集成颗粒。向物料层斜面上定量喷洒黏合剂,不断地均匀润湿运动的颗粒,散布的药粉均匀黏附在颗粒表面层层包裹,进而得到所需的颗粒。

4. 流化制粒　利用容器中自下而上的气流使粉末悬浮,呈流态化,再喷洒黏合剂溶液,使粉末凝结成颗粒,这种制粒方法叫作流化喷雾制粒法(fluid bed spray granulation),简称为流化制粒或沸腾制粒。由于混合、成粒、干燥等工序可在一台设备中完成,该方法也称之为"一步制粒法"。流化制粒设

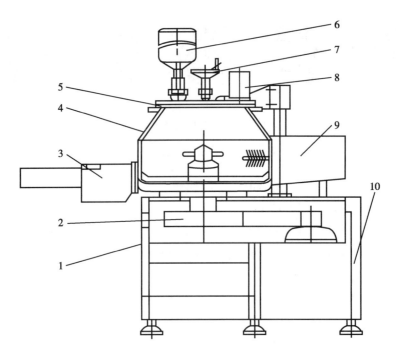

1. 扶梯;2. 搅拌传动;3. 出料结构;4. 夹层锅;5. 锅盖部分;6. 加浆部分;7. 刮
粉机构;8. 排气机构;9. 飞刀传动;10. 机身。

图 13-15　湿法混合制粒机及结构示意图

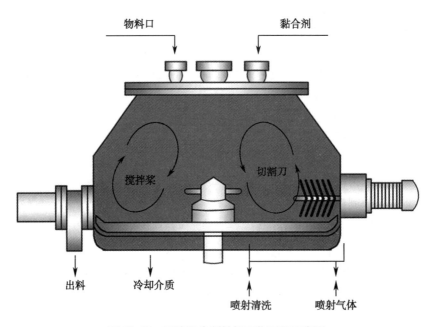

图 13-16　湿法混合制粒机工作原理示意图

备结构,如图 13-18。

　　采用流化床方法制备的颗粒多为柔软多孔性颗粒,密度轻,粒度分布均匀,流动性好,可压性好。
除了物料和黏合剂的性质和用量外,操作条件对最终产品的性状影响较大,如热空气的进入量和空气
湿度、喷雾速度和喷雾量等。

　　5. 喷雾干燥制粒　喷雾干燥制粒是将物料溶液或混悬液喷雾于干燥室内,在热气流的作用下使
雾滴中的水分迅速蒸发,从而直接获得干燥细颗粒的方法。该法可在数秒中完成药液的浓缩与干燥,
并能连续操作。如以干燥为目的时称为喷雾干燥,以制粒为目的称为喷雾制粒。喷雾干燥制粒的特

点是:①由液体原料直接得到固体颗粒;②物料受热时间短,适合热敏感药物;③所制得多为中空球状粒子,流动性好、溶解性好。

6. 其他制粒方法

(1)**熔融制粒**:在这种制粒方法中,黏合剂以干燥粉末形式加入,制粒时加热融化。通常黏合剂的用量为10%~30%(w/w),熔点范围为50~100℃。在室温下加入粉末进行混合,然后依靠加热套中的循环水加热或高速搅拌导致的摩擦产热使系统升温,使黏合剂由固态转变为液态,发挥制粒液体的作用。制粒过程完成后,对系统进行降温,黏合剂冷却成固体,借助固体桥的作用使粒子聚集在一起。

熔融制粒最突出的优势是:①一步完成,不需干燥;②适用于对水敏感的产品或工艺。该制粒方法不适用于对温度敏感的物质,不利于药物从高浓度黏合剂中迅速溶出。

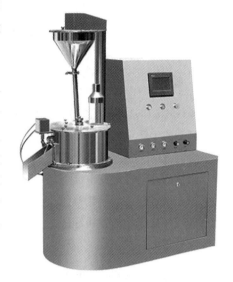

图 13-17 离心制粒机

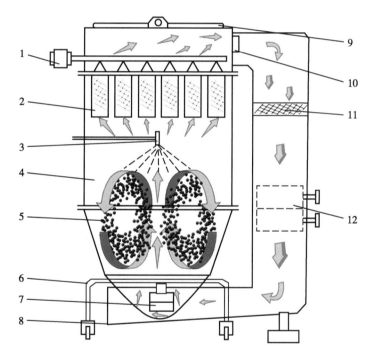

1. 反冲装置;2. 过滤袋;3. 喷嘴;4. 喷雾室;5. 盛料器;6. 台车;7. 顶升气缸;
8. 排水口;9. 安全盖;10. 排气口;11. 空气过滤器;12. 加热器。

图 13-18 流化床制粒机结构示意图

(2)**液相中晶析制粒**:液相中晶析制粒法是使药物在液相中析出结晶的同时借液体架桥剂和搅拌作用凝结成球形颗粒的方法。因为颗粒的形状为球状,所以也叫球形晶析制粒法,简称球晶制粒法。球晶制粒物是纯药物结晶凝结在一起形成的球形颗粒,其流动性、填充性、压缩成形性好,因此可少用辅料或不用辅料进行直接压片。其制备方法大体上可以分为湿式球晶造粒法和乳化溶剂扩散法。近年来,利用该技术成功地应用于功能性微丸的制备,即在球晶制粒的过程加入高分子材料,研制了缓释、速释、肠溶、胃溶微丸,漂浮性中空微丸,生物降解性毫微丸等。

第四节 干 燥

一、概述

干燥(drying)是利用热能或其他适宜方法去除湿物料中溶剂从而获得干燥固体产品的操作过程。在制剂的生产中需要干燥的物料多数为湿法制粒所得的物料,也有固体原料药以及中药浸膏等。

干燥的目的:①使物料便于加工、运输、贮藏和使用;②保证药品的质量和提高药物的稳定性;③改善粉体的流动性和充填性等。

由于干燥过程一般采用热能(温度),因此干燥热敏性物料时必须注意化学稳定性问题。干燥后的含水量应根据药物的性质和工艺需要来控制,如阿司匹林片的含水量应低于 0.3% ~ 0.6%,而四环素片含水量则控制在 10% ~ 14% 之间。

二、物料中水分的性质

1. 平衡水分和自由水分 根据物料中所含水分能否被干燥除去,可划分为平衡水分(equilibrium water)和自由水分(free water)。在一定空气状态下,物料表面产生的水蒸气压与空气中水蒸气分压相等时,物料中所含的水分称平衡水分,是通过干燥除不去的水分;自由水分是指物料中所含大于平衡水分的那一部分水,也称游离水,是在干燥过程中能除去的水分。平衡水分与物料的种类和空气状态有关,其量随空气中湿度的增加而增大。通风可以带走干燥器内的湿空气,打破物料与介质间水的传质平衡,可提高干燥的速度,故通风是常压条件下加快干燥速度的有效方法之一。

2. 结合水分和非结合水分 可以判断物料中水分干燥的难易程度。结合水分(bound water)是指主要以物理化学方式与物料结合的水分,它与物料的结合力较强,干燥速度缓慢,如物料内毛细管中的水分、动植物细胞内的水分等。非结合水分(nonbound water)是指主要以机械方式结合的水分,与物料的结合力弱,干燥速度较快。

三、影响干燥的因素

1. 干燥机制 在干燥过程中,水分从物料内部移向表面,再由表面扩散到热空气中。当热空气与湿物料接触时,热空气将热量传递给湿物料,这个传热过程的动力是两者的温度差;湿物料得到热量后,使其中的水分不断汽化并向热空气中移动,这是一个传质过程。因此可见,物料的干燥是热量的传递和质量的传递同时进行的过程。

干燥的主要目的是除去水分,重要条件是传质和传热的推动力,湿物料表面湿分蒸汽压要大于干燥介质中湿分蒸汽的分压,压差越大,干燥过程进行越快。

2. 影响干燥速度的因素 干燥速率(drying rate)是在单位时间内在单位干燥面积上汽化的水分量。用微分式表示为:

$$U = \frac{\mathrm{d}W}{A\mathrm{d}t} = -\frac{G\mathrm{d}x}{A\mathrm{d}t} \qquad\qquad 式(13\text{-}4)$$

式(13-4)中,U 为干燥速率,$kg/(m^2 \cdot h)$;$\mathrm{d}W$ 为在 $\mathrm{d}t$ 干燥时间内蒸发的水分量;A 为干燥面积,m^2;G 为湿物料中绝对干物料的质量,kg;$\mathrm{d}x$ 为湿物料含水量变化,kg 水/kg 绝对干物料。式中负号表示物料含水量随干燥的时间延长而减少。

物料的干燥速率可由干燥试验测定。图 13-19 为在恒定干燥条件下测定 U 与 x 绘制的干燥速率曲线。图中 A 至 B 为预热阶段,空气中有部分热量消耗于物料加热。物料含水量从 x 至 x_0,干燥速率从 B 至 C 保持恒定,称为恒速干燥阶段。物料含水量低于 x_0,直至达到平衡水分 x^*,即 CDE 阶段,干燥速率随着物料含水量减少而降低,称为降速阶段。图中 C 点为恒速与降速阶段之分界点,称临界点,与该点对应的物料含水量 x_0 称为临界含水量。

在恒温干燥阶段,物料中水分含量较多,物料表面的水分汽化并扩散到空气中,物料内部的水分及时补充到表面,保持充分润湿的表面状态,因此物料表面的水分汽化过程完全与纯水的汽化情况相同,此时的干燥速率主要受物料外部条件的影响,取决于水分在物料表面的汽化速率。加速措施有:①提高传热和传质的推动力,如提高空气温度或降低空气中湿度;②改善物料与空气的接触情况,提高空气的流速使物料表面气膜变薄,减少传热和传质的阻力。

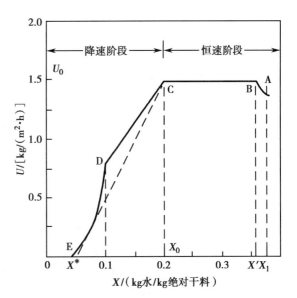

图 13-19　恒定干燥情况下的干燥速率曲线

在降速干燥阶段,当水分含量低于 x_0 之后,物料内部水分向表面的移动已不能及时补充表面水分的汽化。随着干燥过程的进行,物料表面逐渐变干,温度上升,物料表面的水蒸气压低于恒速段时的水蒸气压,干燥速率也降低,其速率主要是由物料内部水分向表面的扩散速率决定,内部水分的扩散速率主要取决于物料本身的结构、形状、大小等。强化措施有:①提高物料的温度;②改善物料的分散程度,以促进内部水分向表面扩散。

四、干燥方式与方法

(一)方式

按操作方式分为间歇式、连续式;按操作压力分为常压式、真空式;按加热方式分为热传导干燥、对流干燥、辐射干燥、介电加热干燥等。

1. 对流干燥　系将热能以对流方式由热气体传给与其接触的湿物料,物料中的湿分受热气化并带走而达到干燥目的的操作。其特点是通过气流与物料直接接触传热,常用设备有厢式干燥器、转筒干燥器、气流干燥器、沸腾干燥器和喷雾干燥器等。

2. 热传导干燥　系将热能通过与物料接触的壁面以传导方式传递给物料,使物料中的湿分汽化并由周围空气气流带走而达到干燥目的的操作。其特点是通过固体壁面传热,常用设备有真空式干燥器、滚筒干燥器和冷冻干燥器等。

3. 辐射干燥　系将热能以电磁波的形式发射,入射至湿物料表面被吸收而转变为热能,将物料中的湿分加热汽化而达到干燥目的的操作。其特点是热能以辐射波形式传递给物料,如红外线干燥器。

4. 介电加热干燥　系将湿物料置于高频电场内,由于高频电场的交变作用使物料中的水分加热、湿分汽化而达到干燥目的的操作,如微波干燥器。

(二)方法

1. 流化干燥　在流化室内,湿物料在强热空气的作用下处于流化状态(翻腾状态),不断地与热气流进行热交换,蒸发的水分被上升的热气流带走,从而实现流化干燥目的。由于物料与气流之间可充分接触,接触面积较大,强化了传质和传热过程,因而流化床干燥速率较快,特别适用于热敏感物料的干燥,此外可根据需要调节物料在床内停留的时间,因此流化床干燥适用于难以干燥或含水量要求较低的颗粒状物料干燥,但是流化干燥(fluidized drying)时,物料在床内停留时间分布不均,易引起物料的返湿,因此该方法不适用于易结块及黏性物料的干燥。

2. 喷雾干燥　是把药物溶液喷进干燥室内进行干燥的方法。由于喷雾干燥(spray dying)的蒸发面积大、干燥时间非常短(数秒至数十秒),干燥温度低(一般为50℃左右),而且干燥后的粉末极细,颗粒粒度均匀。因此喷雾干燥技术常用于中药制剂、抗生素粉针、固体分散体、包合物和微囊粉末的干燥处理中,但是由于原料的湿含量高,消耗干燥介质较多,热量消耗大。喷雾干燥设备分为压力式喷雾干燥机和离心式喷雾干燥机,如图13-20所示。常见的喷雾干燥工艺流程如图13-21所示。

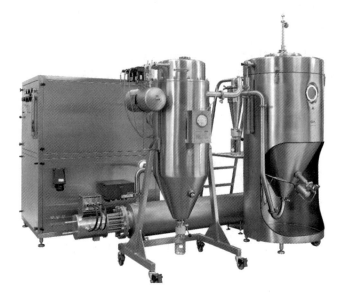

图13-20　离心式喷雾干燥机

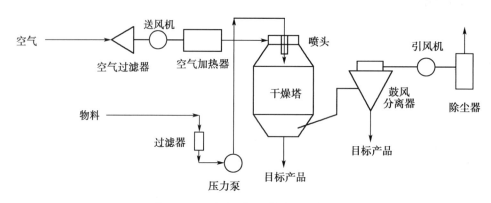

图13-21　喷雾干燥工艺流程示意图

3. 微波干燥　当湿物料处于振荡周期极短的微波高频电场(915MHz或2 450MHz)内时,其内部的水分子会发生极化并趋向外电场的方向,而后迅速随高频交变电场方向的交互变化而转动,造成分子的运动和相互摩擦效应,结果一部分微波能转化为分子运动能,使物料温度升高,产生热化和膨胀等一系列物化过程,从而达到微波加热干燥的目的。微波进入物料并被吸收后,其能量在物料电介质内部转换成热能,因此微波干燥(microwave drying)技术一种内部加热的方法。

微波干燥具有加热迅速、均匀、干燥速度快、穿透能力强、热效率高等优点,对含水物料的干燥特别有利。微波操作控制灵敏、操作方便。缺点是成本高、对有些物料的稳定性有影响。

4. 冷冻干燥　系指在低温、高真空度条件下,利用水的升华性进而进行干燥的一种方法。其干燥原理是将需要干燥的药物溶液预先冻结成固体,然后抽气减压,使水分在高真空和低温度条件下,由冰直接升华成气体,从而使药物达到干燥的目的。

冷冻冻干(freeze drying)技术在药物制剂领域是一项极为重要的制剂工艺。约有14%的抗生素类药品和90%以上的生物大分子药品需要冻干,尤其是蛋白、多肽及基因药物等均需要冻干。另外,一些水中不稳定或热敏感药物如前列地尔、盐酸多柔比星等,采用冻干技术可以明显提高药物的稳定性。

示例视频

冻干技术还广泛应用于口腔速释剂型的开发中,如分散片和口腔崩解片(口崩片)。采用冷冻干燥法制备的口崩片,结构疏松、孔隙率高,呈现多孔网状结构,崩解速度快(2~10秒)。

思 考 题

1. 简述粉碎的方法、设备及特点。

2. 影响混合的因素有哪些?

3. 简述湿法制粒的具体方法。

4. 常用的干燥方法各有什么特点?

5. 在实际生产中,怎样提高干燥效率?

6. 何谓平衡水分与自由水分?何谓结合水分与非结合水分?

(郭建鹏　侯雪梅)

第十三章
目标测试

参 考 文 献

[1] 方亮. 药剂学. 8 版. 北京:人民卫生出版社,2016.

[2] 平其能,屠锡德,张钧寿,等. 药剂学. 4 版. 北京:人民卫生出版社,2013.

[3] 唐星. 药剂学. 4 版. 北京:中国医药科技出版社,2019.

第十四章

固 体 制 剂

第十四章
教学课件

学习目标

1. **掌握** 各类固体制剂的含义特点、分类、制备方法、工艺流程、质量检查和处方分析。
2. **熟悉** 各类固体制剂常用的辅料、设备和生产过程中存在的问题及分析。
3. **了解** 各类固体制剂的包装与贮存。

第一节 概 述

固体制剂(solid dosage forms)系以固体状态存在的剂型总称。临床常用的固体剂型有片剂、胶囊剂、散剂、颗粒剂、滴丸剂和膜剂等。

固体制剂具有以下特点:①大多数活性药物成分(active pharmaceutical ingredient,API)以固体形式存在,将其制成固体制剂,制备工艺相对简单,成本相对低廉;②相对于液体制剂,固体制剂的物理、化学和生物稳定性均较好;③固体制剂包装、运输、贮存、携带和使用方便。

一、固体制剂的制备

固体制剂的制备过程实际是粉体的处理过程。通常,固体制剂的制备一般均需经过粉碎、过筛、混合和制粒等单元操作,有的则需进一步经过压制或其他方法成型。如果把粉状物料混合后直接分装,即得散剂;如果把粉状物料混合制粒后分装,即得颗粒剂;如果把制备的颗粒装入胶囊,即得胶囊剂;如果把制备的颗粒进行压片,即得片剂;将片剂进行包衣,即得包衣片剂。图 14-1 为各种固体制剂的制备工艺流程。

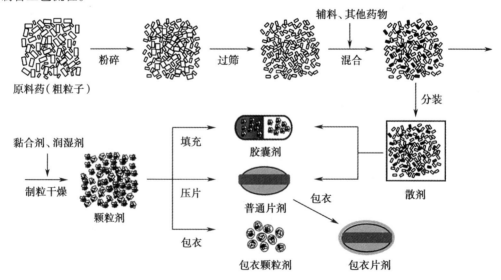

图 14-1 各种固体制剂的制备工艺流程

二、固体制剂的溶出

固体制剂口服给药后,药物必须溶出、溶解才能透过胃肠道黏膜吸收进入血液循环。由于各种固体制剂的处方和制备工艺不同,药物从固体制剂中的溶出和吸收速度亦不同,所以溶出速率对药物起效快慢、作用强弱和维持时间长短均有很大的影响。如服用400mg的螺内酯片剂的血药浓度比服用100mg的胶囊剂(原料为小于10μm的微粉)低。又如服用头孢克洛颗粒剂(100mg)的达峰时间比服用胶囊剂(200mg)的达峰时间要快,达峰浓度更高。以上说明,制成不同固体剂型的药物在胃肠道中的吸收速率和吸收量有很大差异。对于同一药物,其吸收量通常与溶出速率成正比。

提高溶出速率最有效的措施之一是通过减小粒径以增加比表面积。常用的方法有制成固体分散体、机械研磨或微粉化等。微粉化系指利用流体动力学方法,将物料颗粒粉碎至微米级甚至纳米级的超细粉体微粉,以改善难溶性药物的溶解度和生物利用度,或改变药物的晶型、晶态,以提高其稳定性和生物活性。经过微粉化的物料具有更大的比表面积、空隙率和比表面能。此外,纳米结晶技术(nanocrystal technology)亦得到了广泛的关注。

测定固体制剂溶出度(亦称溶出速率)的过程称为溶出度试验,它是一种模拟口服固体制剂在胃肠道中的崩解和溶出的体外试验方法。溶出度研究试验主要包括:①溶出介质种类的选择;②溶出介质体积的选择;③溶出方法的选择;④转速的选择;⑤溶出度测定方法验证;⑥溶出度均一性试验(批内);⑦重现性试验(批间)。

溶出介质的选择:通常情况下,溶出介质首选水,其次是0.1mol/L盐酸、缓冲液(pH 3~8)、人工胃液或人工肠液。若使用有机溶剂或分散助溶剂如十二烷基硫酸钠(0.5%以下)时,应有文献依据,并尽量选用低浓度,必要时应做生物利用度考察;溶出介质的体积选择:溶出介质的体积需使药物符合漏槽条件,一般一个剂量单位以900ml或1 000ml为最普遍,规格较小时也可使用常用体积的1/2~3/4,为了满足某些特殊制剂要求,《中国药典》自1995年版起增加了小杯法(即溶出度测定法第三法),小杯法常用体积为100~250ml;溶出方法的选择:《中国药典》(2020年版)四部中溶出度(亦称释放度)规定了五种方法,分别是篮法、桨法、小杯法、桨碟法和转筒法,普通制剂、缓(控)释制剂和肠溶制剂多选择篮法或桨法,小剂量药物的固体制剂可选择小杯法,透皮贴剂多选择桨碟法或转筒法;转速的选择:根据各国药典中收载的溶出度测定方法中的转速,大部分在50~100r/min,转篮法以100r/min,桨法以50r/min为主,一般认为桨法的50r/min相当于篮法100r/min;溶出度测定方法的验证:方法学验证内容与含量测定基本相同,应进行专属性试验、线性试验、回收率试验和溶液稳定性试验等;取样点和限度的确定:通过溶出度均一性试验(考察同一批样品的溶出曲线)和重现性试验(考察至少3批样品的溶出曲线),确定合理的溶出度测定取样点和限度,为避免多次取样造成的误差,测定溶出曲线时取样点不宜过多,通常56个点,小规格的制剂因采用100~250ml溶出介质,所以溶出曲线一般可选择34个时间点,限度应综合考虑溶出曲线拐点和一般性要求。

三、口服制剂的吸收

胃肠道是口服制剂的必经通道,由胃、小肠和大肠三部分组成(图14-2)。

胃是消化道中最为膨大的部分,大多数口服制剂在胃内停留过程中可崩解、分散或溶出。胃黏膜表面虽有许多皱襞,但缺乏绒毛导致吸收面积有限,因此除一些酸性药物有较好吸收外,大多数药物胃内吸收较差。小肠由十二指肠、空肠和回肠组成。小肠液pH为5~7.5,是弱碱性药物吸收的最佳环境。小肠黏膜上分布着许多轮状皱襞、绒毛和微绒毛。因此小肠黏膜拥有与药物接触的巨大表面积,达200m²,因而小肠是药物吸收的主要部位。大肠由盲肠、结肠和直肠组成。与小肠相比,大肠黏膜上有半月皱襞但无绒毛,因而有效吸收表面积比小肠小得多,药物吸收也比小肠差。消化道各部位的黏膜构造见图14-3。

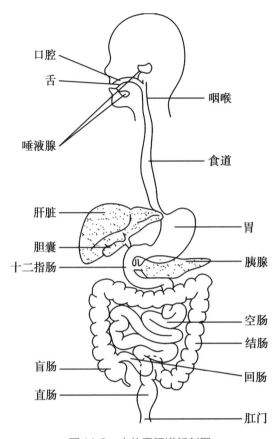

图 14-2 人体胃肠道解剖图

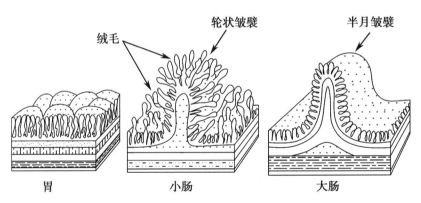

图 14-3 消化道各部位的黏膜构造

药物从固体制剂中溶出后以分子或离子状态溶解于溶出介质中,进而被胃肠道有效吸收。从胃肠道被吸收的药物在血液中的迁移见图 14-4。

不同剂型,其体内的吸收路径亦不同。影响药物吸收的因素包括生理因素、药物因素和剂型因素。其中生理因素包括消化系统因素、循环系统因素和疾病因素等;药物因素包括药物的理化性质和药物在胃肠道中的稳定性等;剂型因素对药物的吸收有很大影响,剂型不同,药物的吸收部位、吸收途径、吸收速度和吸收量亦不同。

一般而言,不同口服制剂吸收的快慢顺序是:溶液剂>混悬剂>散剂>颗粒剂>胶囊剂>片剂>包衣片剂。片剂、包衣片剂和胶囊剂需在胃肠道内遇水先崩解,形成药物粒子,然后药物粒子在胃肠液中进一步分散,并逐渐溶解,进而被肠道吸收。散剂和颗粒剂没有崩解过程,在胃肠液中迅速分散并溶解,因此吸收较快。

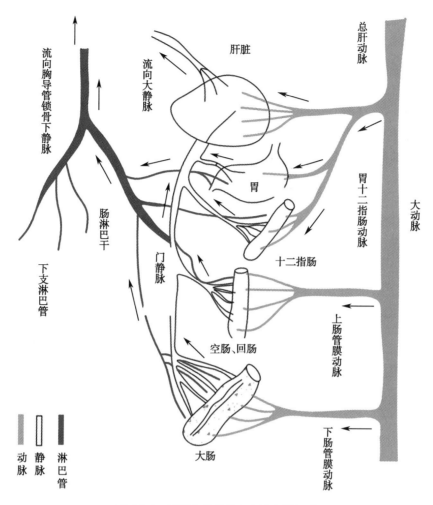

图 14-4 被吸收的药物在血液中的迁移

第二节 散 剂

一、概述

散剂（powders）系指原料药物与适宜的辅料经粉碎、过筛、混合制成的干燥粉末状固体制剂。根据散剂的用途不同，其粒径要求亦有所不同，除另有规定外，一般散剂为细粉；难溶性药物、收敛剂、吸附剂、儿科和外用散剂为最细粉；眼用散剂应全部通过九号筛（200 目，75μm）。散剂按应用方法可分为口服散剂和局部用散剂；按药物组成可分为单方散剂和复方散剂；按药物性质可分为普通散剂和特殊散剂；按药物来源可分为中药散剂、化学药散剂和生物制品散剂。散剂的优点包括：①散剂粒径小，比表面积大，易分散，起效快；②外用散剂覆盖面积大，可同时发挥保护和收敛作用；③包装、运输、贮存、携带和使用方便；④制备工艺简单，剂量易调节，便于婴幼儿服用。

散剂的缺点包括：①比表面积增大，药物的嗅味、刺激性和药理活性等相应增加；②挥发性成分易散失；③腐蚀性较强或遇光、湿、热等易变质的药物一般不宜制成散剂。

二、散剂的制备

散剂的制备工艺流程见图 14-5。

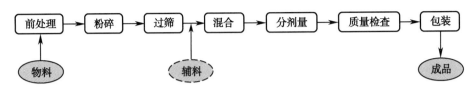

图 14-5　散剂的制备工艺流程图

（一）前处理

一般情况下,粉碎前需对固体物料进行处理。如果是化学药品,则需将物料进行充分干燥;如果是中药,则需根据中药药性进行适当处理。

（二）粉碎

粉碎可大大降低物料的粒度,有利于各组分混合均匀,且可改善难溶性药物的溶出度。粉碎操作对散剂的质量和药效等亦会产生重要影响,如药物的晶型转变或热降解,固体颗粒的黏附、团聚及润湿性的变化等。常用的设备有研钵、球磨机、冲击式粉碎机、气流粉碎机等,应根据物料的性质选择适宜的粉碎设备。

（三）过筛

过筛可提高物料的流动性,有利于各组分混合均匀。当物料的粒径差异较大时,会使得物料流动性下降,难以混合均匀。常用的设备有振荡筛分仪和旋振动筛。振荡筛分仪可根据孔径大小对物料进行分级,常用于测定物料的粒度分布;旋振动筛分离效率高,常用于规模化生产中的筛分操作。

（四）混合

混合操作可提高物料含量均一性。在固体混合中,粒子是分散单元,不可能达到分子水平的完全混合,因此应尽量减小各组分的粒度差异。为了达到混合均匀的效果,应遵循以下原则。

1. 各组分的混合比例较大时,应采用"等量递增混合"法(亦称配研法),即先称取量小的组分,然后加入等量的量大组分混匀,再加入与混合物等量的量大组分混匀,如此倍量增加直至量大组分全部加完为止。

2. 各组分的粒度或密度差异较大时,密度小者易浮于上部或飞扬,密度大者易沉于底部而不易混匀或混匀后易发生离析(分层),一般应先将密度小的组分置于混合机内,再加入密度大的组分进行混合。

3. 物料具有黏附性或带电时,易黏附混合设备,不仅会影响混合效果,且易造成损失。一般应加入其他不易黏附、量大的药物或辅料垫底后再加入易黏附的组分。对于混合时摩擦起电的粉末,可加入少量表面活性剂或润滑剂予以克服,如加入硬脂酸镁或十二烷基硫酸钠等。

4. 物料含液体或易吸湿组分时,可利用处方中其他固体组分或加入吸收剂来吸附液体组分至不显潮湿。常用的吸收剂有磷酸钙、白陶土、蔗糖和葡萄糖等。新型材料多孔性微粉硅胶 sylysia320、sylysia350,比表面积大、吸油量高,可用于油性药物的固体化制剂或用作防潮剂。

5. 形成低共熔现象时,会出现润湿或液化现象影响混合的均匀性,甚至影响药效。可采取以下措施:①若形成低共熔混合物后,药理作用增强,可采用低共熔法混合;②若形成低共熔混合物后,药理作用几乎无变化,但处方中固体组分较多时,可先形成低共熔混合物,再与其他固体组分混合,使分散均匀;③若处方中含有挥发油或其他足以溶解低共熔混合物的液体时,可先将低共熔混合物溶解,再用喷雾法或一般混合法与其他固体组分混匀。

（五）分剂量

分剂量系指将混合均匀的散剂,按剂量要求进行分装的过程。常用的方法有目测法、重量法和容量法,机械化生产多采用容量法。

三、散剂的质量检查

按照《中国药典》(2020 年版)四部通则 0115 散剂规定进行以下质量检查。

（一）外观性状

散剂应干燥、松散、混合均匀、色泽一致。

（二）粒度

除另有规定外，取供试品 10g，精密称定测定。化学药散剂通过七号筛的粉末重量，不得少于 95%。

（三）水分

除另有规定外，不得超过 9.0%。

（四）干燥失重

除另有规定外，在 105℃ 干燥至恒重，减失重量不得超过 2.0%。

（五）装量差异

单剂量包装的散剂，按照装量差异检查法依法检查，应符合规定，装量差异限度要求见表 14-1。

表 14-1 散剂的装量差异限度要求

平均装量或标示装量	装量差异限度（中药、化学药）	装量差异限度（生物制品）
0.1g 及 0.1g 以下	±15%	±15%
0.1g 至 0.5g	±10%	±10%
0.5g 至 1.5g	±8%	±7.5%
1.5g 至 6.0g	±7%	±5%
6.0g 以上	±5%	±3%

凡规定检查含量均匀度的散剂，一般不再进行装量差异限度的检查。

（六）装量

除另有规定外，多剂量包装的散剂，按照最低装量检查法，应符合规定。

（七）无菌

除另有规定外，用于烧伤(除程度较轻的烧伤，即除Ⅰ度或浅Ⅱ度烧伤外)、严重创伤或临床必需无菌的局部用散剂，应符合规定。

（八）微生物限度

除另有规定外，按照非无菌产品微生物限度检查，应符合规定。凡规定进行杂菌检查的生物制品散剂，可不进行微生物限度检查。

四、散剂的包装与贮存

散剂易出现潮解、结块、变色、降解或霉变等不良现象，故散剂的包装材料选择与自身理化性质相关。常用的散剂包装材料有聚乙烯、硝酸纤维素和聚乙烯丁醛等。除另有规定外，散剂应密封、避光，置干燥、空气流通处贮存，防止受潮、发霉和变质等。

五、实例

例1：冰硼散

【处方】 冰片 50g 硼砂（炒） 500g 朱砂 60g
玄明粉 500g

【制备】　朱砂采用水飞法粉碎成极细粉,硼砂粉碎成细粉,冰片研成细粉,上述粉末与玄明粉配研、过筛、混合,即得。

【注解】　①朱砂主含硫化汞,质重而脆,水飞法可获极细粉;②玄明粉为芒硝,经风化干燥而得,含硫酸钠不少于99%;③朱砂有色,可用于观察混合的均匀性。

第三节　颗　粒　剂

一、概述

颗粒剂(granules)系指原料药物与适宜的辅料经粉碎、过筛、混合制成的具有一定粒度的干燥颗粒状固体制剂。颗粒剂可直接吞服,亦可临用前加适量水或其他适宜的溶剂溶解或混悬均匀后饮服,如阿莫西林颗粒剂。颗粒剂可分为可溶颗粒剂、混悬颗粒剂、泡腾颗粒剂、肠溶颗粒剂和缓(控)释颗粒剂。

颗粒剂的优点包括:①飞散性、附着性、团聚性和吸湿性等均较小;②多种成分混合后用黏合剂制成颗粒,可防止各种成分的离析;③吸收快、起效迅速;④包装、运输、贮存、携带和使用方便;⑤可调色、香、味,口感好,尤其适合儿童用药;⑥可制成不同类型的颗粒剂,以满足不同临床需要,如泡腾颗粒剂、肠溶颗粒剂等。

颗粒剂的缺点包括:①对包装方法和包装材料要求较高;②颗粒密度差异较大时,混合时易发生分层现象。

二、颗粒剂的制备

颗粒剂的制备工艺流程见图14-6。

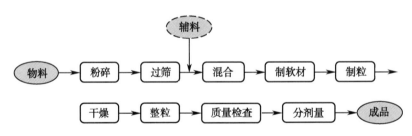

图14-6　颗粒剂的制备工艺流程图

1. 原、辅料的质量控制及处理　原、辅料一般均需经过粉碎、过筛、混合处理。一般药物粉碎成80~100目细粉即可,但剧毒药、贵重药及有色原、辅料应粉碎更细一些,以保证混合均匀。混合前的操作流程与散剂的制备过程相同。

2. 制软材　制软材是影响颗粒剂制备的关键工艺。采用液体黏合剂或润湿剂,与物料的表面和内部混合均匀,即成软材。少量生产可手工拌和,大量生产可用混合机拌和。黏合剂用量以能制成适宜软材的最少量为原则,常用黏合剂有淀粉、蔗糖、乳糖等。软材的干湿程度应适宜,过干不易制成颗粒或颗粒易碎,过湿则难以制粒且湿颗粒干燥后硬度大。软材混合时间应适宜,物料混合时间越长,干颗粒的硬度越大。

3. 制粒　制粒常采用挤压制粒法。常用的挤压制粒设备按其工作原理可分为螺旋挤压式、旋转挤压式和摇摆挤压式等,见图14-7。颗粒剂的生产多用摇摆挤压式制粒机,其设备结构简单,产量较高,易操作、装拆和清理方便。

4. 干燥　制得的湿颗粒应立即干燥,以防止结块或受压变形。常用方法有厢式干燥法、流化床

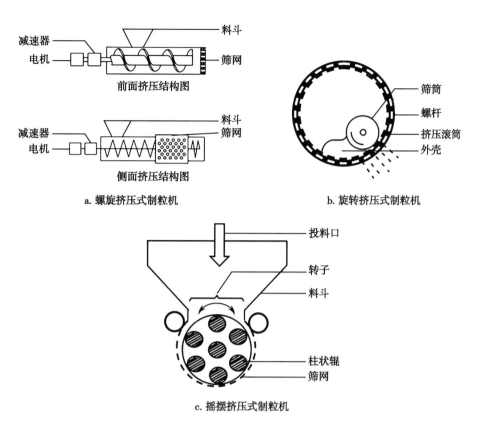

图 14-7 挤压制粒设备示意图

干燥法、红外线干燥法和微波干燥法等。厢式干燥法可使物料静态干燥,颗粒大小和形状不易变形,但颗粒间易黏连,需人工进行间歇搅动;流化床干燥法可使物料动态干燥,颗粒易碎,但不易黏连;红外线干燥法干燥速度快,热效率较高,成品质量好,但电能消耗大。微波干燥法能使物料受热均匀,热效率较高,干燥时间短,对药物组分破坏少,且兼有灭菌作用,但设备和生产成本较高。

5. 整粒与分级　将干燥后的颗粒通过筛分法进行整粒与分级,使结块、黏连的颗粒散开,获得均匀颗粒。处方中含有挥发油或挥发性物料时,可加在整粒时筛出的部分细粉中,混匀后,再与其他颗粒混匀,亦可用少量乙醇溶解后喷洒在干颗粒上。加入挥发性组分的干颗粒应密闭放置数小时后进行室温干燥,亦可进行微囊化或制成 β-环糊精包合物后加入。

6. 质量检查与分剂量　对制得的颗粒剂进行含量测定和粒度检查等,按剂量装入适宜包装中。

三、颗粒剂的质量检查

按照《中国药典》(2020 年版)四部通则 0104 颗粒剂规定进行以下质量检查。

（一）外观性状

颗粒剂应干燥、颗粒均匀和色泽一致,无吸潮、软化、结块和潮解等现象。

（二）粒度

除另有规定外,不能通过一号筛与能通过五号筛的总和不得超过测定总量的 15%。

（三）水分

除另有规定外,不得超过 8.0%。

（四）干燥失重

除另有规定外,于 105℃下干燥(含糖颗粒应在 80℃下减压干燥)至恒重,减失重量不得超过 2.0%。

（五）溶化性

除另有规定外,溶化性应符合以下规定。

1. 可溶颗粒检查法　取供试品 10g,加热水 200ml,搅拌 5 分钟,立即观察,可溶颗粒应全部溶化或轻微浑浊。

2. 泡腾颗粒检查法　取供试品 3 袋,将内容物转移至盛有 200ml 水的烧杯中,水温为 15~25℃,应迅速产生气体而呈泡腾状,5 分钟内颗粒均应完全分散或溶解在水中。

3. 混悬颗粒剂及已规定检查溶出度或释放度的颗粒剂可不进行溶化性检查。

（六）装量差异

单剂量包装的颗粒剂,按照装量差异检查法依法检查,应符合规定,装量差异限度要求见表 14-2。

表 14-2　颗粒剂的装量差异限度要求

平均装量或标示装量	装量差异限度	平均装量或标示装量	装量差异限度
1.0g 及 1.0g 以下	±10%	1.5g 至 6.0g	±7%
1.0g 至 1.5g	±8%	6.0g 以上	±5%

凡规定检查含量均匀度的颗粒剂,一般不再进行装量差异限度的检查。

（七）装量

除另有规定外,多剂量包装的颗粒剂,按照最低装量检查法,应符合规定。

（八）微生物限度

除另有规定外,按照非无菌产品微生物限度检查,应符合规定。规定检查杂菌的生物制品颗粒剂,可不进行微生物限度检查。

四、颗粒剂的包装与贮存

颗粒剂易出现潮解、结块、变色、降解和霉变等不良现象,故颗粒剂的包装材料选择与自身理化性质相关。常用的颗粒剂包装材料有镀铝塑料复合膜、聚乙烯和铝箔复合膜等。除另有规定外,颗粒剂应密封、避光,置干燥、空气流通处贮存,防止受潮、发霉和变质等。

五、实例

例 2：乙酰水杨酸颗粒剂

【处方】　乙酰水杨酸　20.0g　　　淀粉　2.0g　　　10% 淀粉浆　适量

【制备】　取适量乙酰水杨酸研磨过 80 目筛备用,称取处方量的乙酰水杨酸粉和淀粉混合均匀,加适量 10% 淀粉浆制软材,过 16 目筛挤压制粒,将湿颗粒于 40~60℃ 干燥,80 目筛整粒。

【注解】　①乙酰水杨酸为主药,淀粉为稀释剂,10% 淀粉浆为黏合剂;②10% 淀粉浆的制备:将0.2g 枸橼酸溶于 20ml 蒸馏水中,再加入淀粉约 2g 分散均匀,加热糊化,即得。

第四节　片　　剂

一、概述

片剂(tablets)系指原料药物粉碎后与适宜的辅料经混合、制粒、干燥、压片等工序制成的圆形或异形的片状固体制剂。根据应用目的,可通过不同的制备方法改变片剂的大小、形状、片重、硬度、厚度和溶出特性。除了应用最为广泛的圆形片之外,各种异形片(如椭圆形、胶囊形、方形、菱形和卡通外形等)均在临床上有广泛应用。

片剂的优点包括:①片剂剂量准确,服用方便;②包装、运输、贮存、携带和使用方便;③片剂性状稳定,受外界空气、光线和水分等因素的影响较小,且可通过包衣加以保护;④片剂生产机械化、自动化程度较高,成本较低;⑤片剂种类繁多,可制成各种不同类型的片剂,以满足临床医疗或预防的不同需要,如肠溶包衣片、咀嚼片、分散片、缓释片、控释片和口含片等。

片剂的缺点包括:①特殊群体如婴幼儿、老年患者和昏迷患者等口服用药困难;②片剂制备时需加入若干种辅料并且经过压缩成型,处方工艺设计不当易出现溶出度低、生物利用度差等问题;③含挥发性成分的片剂久贮含量易下降等。

二、片剂的分类

按给药途径和制备方法,片剂可分为口服片剂、口腔用片剂和其他途径应用的片剂等。

（一）口服片剂

系指供口服的片剂,口服片剂中的药物主要经胃肠道吸收发挥作用,亦可在胃肠道局部发挥作用。

1. 普通压制片　普通压制片(compressed tablets)系指原料药物与辅料混合均匀后压制而成的普通片剂,亦称为素片或片芯,如甲硝唑片。

2. 包衣片　包衣片(coated tablets)系指在普通压制片的外表面包被衣膜的片剂。根据包衣材料不同可分为①糖衣片(sugar coated tablets):以蔗糖为主要包衣材料进行包衣而制得的片剂,如布洛芬片;②薄膜衣片(film coated tablets):以高分子成膜材料进行包衣而制得的片剂,如酚麻美敏片;③肠溶衣片(enteric coated tablets):以肠溶材料进行包衣而制得的在胃液中不溶而在肠液中可溶的片剂,如美沙拉嗪肠溶片。

3. 泡腾片　系指含有碳酸氢钠和有机酸,遇水可产生气体而呈泡腾状的片剂。有机酸一般用枸橼酸、酒石酸和富马酸等。泡腾片(effervescent tablets)中的药物应易溶,加水产生气泡后应能溶解,如维生素 C 泡腾片。

4. 咀嚼片　系指在口腔中咀嚼后吞服的、在胃肠道中发挥局部作用或经胃肠道吸收发挥全身作用的片剂。一般选择甘露醇、山梨醇和蔗糖等水溶性辅料作填充剂和黏合剂。咀嚼片(chewable tablets)较适用于儿童、吞咽困难的患者,如铝碳酸镁咀嚼片。

5. 多层片　多层片(multilayer tablets)系指由两层或多层构成的片剂,一般由两次或多次加压制得,每层含有不同的原料药物或辅料,可隔离复方制剂中不同药物之间的配伍禁忌、调节各层药物的释放达到缓(控)释的效果等,如马来酸曲美布汀多层片。

6. 分散片　系指在水中能迅速崩解并均匀分散的片剂。分散片(dispersible tablets)中的原料药物应是难溶性的。分散片可直接吞服或加水分散后服用,亦可将分散片含于口中吮服,如阿奇霉素分散片。

7. 缓释片　缓释片(sustained release tablets)系指在规定的释放介质中缓慢地非恒速释放药物的片剂。具有服药次数少、副作用少、血药浓度平稳和作用时间长等特点,如琥珀酸美托洛尔缓释片。

8. 控释片　系指在规定的释放介质中缓慢地恒速释放药物的片剂。控释片(controlled release tablets)具有服药次数少、副作用少、血药浓度更加平稳和作用时间长等特点,如硝苯地平控释片。

9. 口崩片　系指在口腔内不需要用水即能迅速崩解或溶解的片剂。口崩片(orally disintegrating tablets)一般适合于小剂量原料药物,吞咽后发挥全身作用的片剂。制备时常用山梨醇、甘露醇和乳糖等辅料,如利培酮口崩片。

（二）口腔用片剂

1. 舌下片　系指置于舌下能迅速溶化,药物经舌下黏膜吸收发挥全身作用的片剂。舌下片

(sublingual tablets)可避免药物的肝脏首过作用,起效迅速,适用于急症治疗,如硝酸甘油舌下片。

2. 含片　系指在口腔中缓慢溶解产生局部或全身作用的片剂。含片(troches,lozenges)中的原料药物一般是易溶的,主要起局部消炎、杀菌、收敛、止痛或局部麻醉等作用,多用于口腔或咽喉疾病,如口腔溃疡含片。

3. 口腔贴片　口腔贴片(buccal tablets)系指黏贴于口腔中,经黏膜吸收后起局部或全身作用的片剂,如甲硝唑口腔贴片。

（三）其他途径应用的片剂

1. 可溶片　可溶片(soluble tablets)系指临用前溶解于水中的非包衣或薄膜包衣片剂。供口服、外用或含漱等,如阿莫西林可溶片。

2. 阴道片　阴道片(vaginal tablets)系指置于阴道内使用的片剂。多用于阴道的局部疾病治疗,起杀菌、消炎等作用,如克霉唑阴道片。

3. 植入片　植入片(implant tablets)系指埋植到人体内缓慢溶解、吸收,产生持久作用的无菌片剂。适用于小剂量并且需长期使用的药物,如替莫唑胺脑植入片。

三、片剂常用的辅料

片剂由药物和辅料(excipient)组成。辅料亦称赋形剂(vehicle),系指片剂内除药物以外所有附加物的总称,为非治疗性物质。

片剂的辅料除具备本身应具有的功能外,还应具有以下特点:①较高的物理化学稳定性,不与主药发生任何物理化学反应,不影响主药活性和含量测定;②对人体无毒、无害和无不良反应;③来源广泛,易于获取,且经济性良好。根据各种辅料在片剂制备中所起的作用,将辅料分为以下几类。

（一）填充剂与吸收剂

填充剂(fillers)亦称稀释剂(diluents),系指用于增加片剂的重量或体积,利于成型和分剂量或是改善压片前物料的黏性与流动性的辅料。其主要作用是改善药物的压缩成型性,提高制剂含量均匀度,特别是小剂量药物的片剂。当片剂中的药物含有挥发油或其他液体成分时,需加入适宜的辅料将其吸收,使其保持"干燥"状态,以利于制成片剂,该辅料被称为吸收剂(absorbent)。

1. 淀粉　系指葡萄糖分子聚合而成的多糖,由直链淀粉和支链淀粉组成,为白色粉末,无臭、无味。不溶于乙醇和冷水,化学性质稳定,不与大多数药物发生物理化学反应,是片剂制备中最常用的辅料之一。淀粉(starch)主要包括玉米淀粉、小麦淀粉、马铃薯淀粉和木薯淀粉等,其中玉米淀粉最为常用。玉米淀粉杂质少、色泽好、产量大、价格低,含水量在10%~14%范围内,具有黏附性,性质稳定,可与大多数药物配伍,但流动性和压缩成型性较差,遇酸、碱、潮湿或加热情况下会逐渐水解而失去膨胀作用。因此不宜单独使用,常与适量的糊精、糖粉等混合使用以增加黏合性和片剂的硬度。

2. 糊精　糊精(dextrin)系指部分水解的淀粉在干燥状态下经加热改性制得的聚合物。为白色或类白色无定形粉末,无臭,味微甜。易溶于沸水,不溶于乙醇,具有较强的聚集、结块趋势。本品作为填充剂时,应控制用量,使用不当时片面会出现"麻点""水印"等,甚至影响片剂的崩解和药物溶出。因此,不宜单独使用,常与适量的淀粉、糖粉混合使用。

3. 蔗糖　系指从甘蔗和甜菜中提取得到的无色结晶或白色结晶性松散粉末,无臭,味甜。极易溶于水,几乎不溶于无水乙醇。在室温和中等湿度条件下稳定,在高温(110~145℃)或酸性条件下不稳定,易转化为单糖(葡萄糖和果糖)。蔗糖(sucrose)黏合力强,可增强片剂硬度,使片剂表面光洁美观,但蔗糖吸湿性较强,长期贮存会使片剂的硬度过大,崩解或溶出延缓。

4. 乳糖　系指从奶酪黄油等牛乳制品的副产物乳清中提取、精制得到的白色结晶性颗粒或粉末,可分为α-无水乳糖、α-乳糖和β-无水乳糖,其中α-乳糖最为常用。乳糖(lactose)无臭,味微甜,易溶于水,难溶于乙醇,性质稳定,无吸湿性,含水量低于1%,可与多数药物配伍。压成的片剂光洁美观,释药速度快,对药物的含量测定影响小。通过喷雾干燥法制得类球形的喷雾干燥乳糖,兼具流动性与可压性,可供粉末直接压片,常与微晶纤维素等联用。乳糖还可与一些常用辅料如微晶纤维素、淀粉等共处理(如喷雾干燥)后得到流动性、可压性和崩解性等各项性能更为优良的共处理辅料,适用于各类产品的粉末直接压片。

5. 预胶化淀粉　系指将淀粉通过物理或化学方法改性得到的产物,又称α-淀粉或可压性淀粉。为白色粉末,无臭,无味,性质稳定,吸湿性等与淀粉相似。预胶化淀粉(pregelatinized starch,PS)具有良好的流动性、可压性、润滑性和干黏合性,并兼具良好的崩解作用,常用于粉末直接压片。

6. 微晶纤维素　系指由含纤维素植物的纤维浆制得的α-纤维素,在稀无机酸、酶或辐照的作用下部分解聚、纯化、干燥而得的高度多孔性颗粒或粉末。不溶于水、稀酸和一般有机溶剂,稀碱中部分溶解并膨胀,微溶于5%氢氧化钠溶液。微晶纤维素(microcrystalline cellulose,MCC)吸湿性明显,75%相对湿度条件下,吸湿增重超过5%,需密闭保存使用。根据粒径大小、含水量高低分为PH-101、PH-102、PH-112、PH-200和PH302等多种规格。微晶纤维素具有优异的可压性,易于成片,且兼具黏合、助流和崩解等作用,一般用量为20%~90%,适用于湿法制粒和粉末直接压片,亦称为"干黏合剂"。用作崩解剂时用量为5%~15%,用作抗黏剂时用量为5%~20%。此外亦可用作倍散的稀释剂和丸剂的赋形剂。

7. 粉状纤维素　系自植物纤维浆中所得的α-纤维素,经纯化和机械粉碎制得,与纤维素、微晶纤维素为同类物质。为白色或类白色粉末或颗粒状粉末,几乎不溶于水、丙酮、无水乙醇、甲苯和稀盐酸。粉状纤维素(powdered cellulose)流动性差,但可压性良好,作为填充剂时可增加含药量较低制剂的体积,低结晶度的粉状纤维素可作为直接压片用辅料。

8. 糖醇类　甘露醇(mannitol)和山梨醇(sorbitol)互为同分异构体。甘露醇为白色结晶性粉末,清凉味甜,稳定性良好,无引湿性,易溶于水,可溶于甘油,是制备咀嚼片、口含片的优良辅料。本品流动性差、价格较高,常与蔗糖混合使用。山梨醇的性质与甘露醇相近,亦可作为咀嚼片和口含片的辅料,但其吸湿性较甘露醇强。新型辅料赤藓糖醇(erythritol),甜度约为蔗糖的60%~70%,溶解速度快,口服后不产生热量,有温和的凉爽感,在口腔中pH不下降(有利于保护牙齿),是制备口腔崩解片的优良辅料。

9. 无机盐类　常用的一些无机钙盐,如硫酸钙、磷酸氢钙、碳酸钙和二水硫酸钙等,以二水硫酸钙较为常用,其性质稳定,无臭,无味,微溶于水,可与多种药物配伍,制成的片剂外观光洁,硬度和崩解较好,对药物亦无吸附作用。除作为片剂的填充剂外,亦可作为中药浸出物和油类的良好吸收剂,但常用的无机盐类多为钙盐,故对某些药物(如四环素类药物)在胃肠道的吸收有干扰作用,不宜使用。

10. 其他　微粉硅胶、氧化镁等均可作为吸收剂,尤适于含挥发油和脂肪油较多的中药片剂。其用量应视物料中含油量而定,一般为10%左右。其中微粉硅胶制备的颗粒具有良好的流动性和可压性,亦可作为粉末直接压片的助流剂和崩解剂,但其碱性较强,不适用于酸性药物。

(二)润湿剂和黏合剂

1. 润湿剂　系指可使物料润湿,产生足够强的黏性以利于制成颗粒的辅料。润湿剂(moistening agent)本身黏性不强,但可润湿原辅料并诱发待制粒物料的黏性以利于制粒。常用的润湿剂有蒸馏水和乙醇。

(1) **蒸馏水**:蒸馏水(distilled water)为首选的润湿剂,但制粒后干燥温度高、干燥时间长,不适用于对水敏感的药物。当处方中水溶性成分较多时易出现结块、润湿不均匀和干燥后颗粒较硬等现象。

（2）乙醇：可用于遇水易分解或遇水黏性过大的药物。中药干浸膏的制粒常用乙醇-水混合液，随着乙醇（ethanol）浓度的增大，润湿后所产生的黏性降低，常用的浓度为30%~70%，可根据物料性质与试验确定适宜乙醇浓度。

2. 黏合剂　系指利用自身所具有的黏性赋予无黏性或黏性不足的物料以适宜黏性的辅料。常用的黏合剂（adhesive）有以下几种。

（1）淀粉浆：系指淀粉在水中受热后糊化（gelatinization）而得的物质。玉米淀粉的糊化温度是73℃。淀粉浆的制法有煮浆法和冲浆法两种。①煮浆法，将淀粉混悬于全量水中，边加热边搅拌，直至糊化；②冲浆法，将淀粉混悬于少量（1~1.5倍）水中，然后按浓度要求冲入一定量的沸水，不断搅拌糊化而成。淀粉浆价廉易得，黏合性良好，常用的浓度为5%~15%，以10%最为常用，但不适合遇水不稳定的药物。

（2）纤维素衍生物：系指天然纤维素经处理后制得的纤维素的各种衍生物。选用这类辅料时应控制其型号（取代度）和规格（黏度）等，否则易引起产品质量的波动。常用的纤维素衍生物有以下几种。

1）甲基纤维素：系指甲基醚纤维素，为白色或类白色纤维状或颗粒状粉末，无臭，无味。在水中溶胀成澄清或微浑浊的胶体溶液，在热水和乙醇中几乎不溶。甲基纤维素（methylcellulose，MC）在水中形成的黏稠性胶浆作为黏合剂，适用于水溶性和水不溶性药物的制粒。

2）乙基纤维素：系指纤维素的半合成物，溶于乙醇，不溶于水。乙基纤维素（ethylcellulose，EC）可用作对水敏感药物的黏合剂，但对片剂的崩解和药物的溶出有阻滞作用，故主要用作缓（控）释制剂的黏合剂。

3）羟丙纤维素：系指2-羟丙基醚纤维素，为白色或类白色粉末，无臭，无味，相对分子质量在4万~91万之间。根据分子量不同分为若干型号，如HPC-SSL、HPC-SL、HPC-L、HPC-M和HPC-H，分子量依次增加，黏度亦依次增大（2~4 000mPa·s）。羟丙纤维素（hydroxypropylcellulose，HPC）在冷水中溶解成透明溶液，加热至45~50℃时形成凝胶状。HPC的吸湿性较其他纤维素小，可溶于水和乙醇，且黏度规格较多，是优良的黏合剂。高黏度的HPC可用于凝胶骨架的缓释片剂。

4）羟丙甲纤维素：系指2-羟丙基甲基醚纤维素，为白色或类白色纤维状或颗粒状粉末，无臭，无味。商品名为"hypromellose"，羟丙甲纤维素（hydroxypropylmethylcellulose，HPMC）一般在通用名后附四位数字来表示取代基含量的型号，如HPMC$_{2208}$、HPMC$_{2906}$和HPMC$_{2910}$。前两位数字代表甲氧基的百分比，后两位数字代表羟丙基的百分比。在冷水中溶胀并溶解，不溶于热水和乙醇，但可溶于水和乙醇的混合液。HPMC根据分子量和黏度不同分为多种型号，如HPMC$_{K4M}$、HPMC$_{K15M}$和HPMC$_{K100M}$等。制备HPMC水溶液时，先将HPMC加入热水（80~90℃）中分散，水化，然后降温，搅拌使溶解。HPMC不仅应用于制粒的黏合剂，在凝胶骨架片缓释制剂亦得到广泛应用。

5）羧甲基纤维素钠：系指纤维素在碱性条件下与一氯醋酸钠作用生成的纤维素，为白色至微黄色纤维状或颗粒状粉末，无臭，无味，有吸湿性。商品名为"carmellose sodium"，含水量一般小于10%，当含水量超过20%时，易出现结块现象，应注意密闭保存。羧甲基纤维素钠（carboxymethyl cellulose sodium，CMC-Na）在水中先溶胀后溶解，不溶于乙醇。不同规格的CMC-Na具有不同的黏度，1%水溶液的黏度为5~13 000mPa·s，且黏度随浓度的增大而增大。

6）微晶纤维素：微晶纤维素（microcrystalline cellulose，MCC）除作为填充剂外，还可起干燥黏合的作用，可用于粉末直接压片，被称为"干黏合剂"。

（3）聚维酮：系指1-乙烯基-2-吡咯烷酮聚合物，为白色或乳白色粉末。根据相对分子质量聚维酮（polyvinyl pyrrolidone，PV）分为多种型号，如PVP$_{K30}$、PVP$_{K60}$和PVP$_{K90}$等，其中最常用的型号是PVP$_{K30}$（相对分子质量为3.8万），化学性质稳定，能溶于水和乙醇形成黏性溶液，其黏性随浓度增大而增加。因此作为黏合剂时，应根据药物的性质选用水或乙醇溶液。常用于泡腾片和咀嚼片的制粒。

（4）**明胶**：系指动物胶原蛋白的水解产物，为微黄色至黄色，透明或半透明，微带光泽的薄片或颗粒状粉末，无臭，无味，遇水易膨胀变软，能吸收自身质量 5~10 倍的水。明胶（gelatin）不溶于乙醇，可溶于酸或碱。在热水中溶解，冷水中形成胶冻或凝胶，故制粒时明胶溶液应保持较高温度。明胶的缺点是制粒干燥后颗粒较硬。适用于在水中不需崩解或延长作用时间的口含片等。

（5）**其他黏合剂**：其他常用的黏合剂还包括 10%~25% 的阿拉伯胶、50%~70% 的蔗糖溶液和3%~5% 的海藻酸钠溶液等。

制粒时需根据物料的性质和经验选择适宜的黏合剂、浓度和用量等，以确保颗粒与片剂的质量。常用于湿法制粒的黏合剂、参考用量和制剂用溶剂见表 14-3。

表 14-3　常用于湿法制粒的黏合剂、参考浓度和制剂用溶剂

黏合剂	参考浓度/%，w/v	溶剂
淀粉浆	8~15	水
阿拉伯胶	10~25	水
甲基纤维素（MC）	1~5	水
羟丙纤维素（HPC）	3~5	水
羟丙甲纤维素（HPMC）	2~10	水
羧甲纤维素钠（CMC-Na）	1~6	水
乙基纤维素（EC）	1~3	乙醇
聚乙二醇（PEG4000/6000）	10~50	水或乙醇
明胶	5~20	水或乙醇
聚维酮（PVP）	2~20	水或乙醇

（三）崩解剂

崩解剂（disintegrants）系指促使片剂在胃肠道中迅速裂碎成细小颗粒的辅料。崩解剂用量一般为片重的 5%~20%，除缓（控）释片以及某些特殊用途（如口含片、舌下片和植入片等）的片剂以外，一般均需加入崩解剂。由于片剂是高压下压制而成，因此空隙率小，结合力强，很难迅速崩解。崩解剂的主要作用是消除因黏合剂或高度压缩而产生的结合力，从而使片剂在水中崩解。

1. **崩解剂的作用机制**　崩解剂具有很强的吸水膨胀性或产气膨胀性，能克服因黏合剂或加压而形成的片剂结合力，使片剂从整体片状物裂碎成许多细小的颗粒，实现片剂的崩解。崩解剂的作用机制包括以下几种。

（1）**毛细管作用**：系指崩解剂可保持片剂中的孔隙结构，形成易润湿的毛细管通道。当片剂置于水中时，水能迅速随毛细管进入片剂内部，使整个片剂润湿而崩解。淀粉、纤维素的衍生物属于此类崩解剂。

（2）**膨胀作用**：系指崩解剂遇水自身体积膨胀，克服片剂结合力使之崩解。膨胀率系指崩解剂的体积膨胀能力，膨胀率越大，崩解效果越显著。如羧甲淀粉钠，吸水后可膨胀至原体积的 300 倍。膨胀率的计算见式（14-1）。

$$膨胀率 = \frac{膨胀后体积-膨胀前体积}{膨胀前体积} \times 100\% \qquad 式（14-1）$$

（3）**产气作用**：系指崩解剂遇水产生二氧化碳，借助气体膨胀使片剂崩解。主要用于需要迅速崩解或快速溶解的片剂，如泡腾片等。常用的泡腾崩解剂有枸橼酸（或酒石酸）与碳酸氢钠（或碳酸钠）。

（4）**润湿热**：系指物料在水中产生溶解热时，使片剂内部残存的空气膨胀，促使片剂崩解。

2. 常用的崩解剂

（1）**干淀粉**：为亲水性物质，是毛细管形成剂，可增加孔隙率而改善片剂的透水性，且价廉易得，故应用最广泛。淀粉（starch）适用于水不溶性或微溶性药物的片剂，对易溶性药物的崩解作用较差。淀粉应用前应在 100～105℃环境下干燥 1 小时，使其含水量降至 8% 以下。

（2）**羧甲淀粉钠**：为白色无定形粉末，吸水膨胀作用显著，吸水后可膨胀至原体积的 300 倍。因其吸水后粉粒膨胀而不溶解，不形成胶体溶液，故不会阻碍水分的继续渗入而影响片剂进一步崩解。羧甲淀粉钠（carboxy methyl starch sodium，CMS-Na）亦具有良好的流动性和可压性，可改善片剂的成型性，增加片剂的硬度而不影响其崩解性，亦可用于粉末直接压片。

（3）**低取代羟丙纤维素**：低取代羟丙纤维素（low-substituted hydroxypropyl cellulose，L-HPC）为白色或类白色结晶性粉末，无臭，无味，不溶于水和有机溶剂，但吸水可膨胀，溶于 10% NaOH 溶液。由于其比表面积和孔隙率大，具有快速吸水膨胀的性能（吸水膨胀率为 500%～700%），有"超级崩解剂"之称。

（4）**交联羧甲纤维素钠**：为白色、细颗粒状粉末，无臭，无味。具有吸湿性，不溶于水但吸水膨胀力大，崩解力强。交联羧甲纤维素钠（croscarmellose sodium，CCMC-Na）作为片剂的崩解剂时既适用于湿法制粒压片，亦适用于干法制粒直接压片。与羧甲淀粉钠合用，崩解效果更佳，但与干淀粉合用时崩解效果会降低。

（5）**交联聚维酮**：交联聚维酮（cross-linked polyvinyl pyrrolidone，PVPP）为白色、流动性良好的粉末，不溶于水、有机溶剂、强酸和强碱溶液，但在水中能迅速溶胀且不会出现高黏度的凝胶层，因此崩解性能十分优越。

（6）**泡腾崩解剂**：是专用于泡腾片的特殊崩解剂，最常用的泡腾崩解剂（effervescent disintegrant）是碳酸氢钠与枸橼酸组成的混合物，遇水产生二氧化碳气体，使片剂迅速崩解。含泡腾崩解剂的片剂，在生产、贮存过程中，应严格控制水分，避免因受潮造成崩解剂失效。一般在压片前临时加入或将酸碱两种组分分别加于两部分颗粒中，临压片时混匀。

（7）**表面活性剂**：能增加片剂的润湿性，使水分易于渗入，加速崩解。一般疏水性药物，水不易渗入片剂孔隙中，往往会发生崩解迟缓等不良现象，利用某些表面活性剂的润湿作用，可增加药物与水的亲和力。表面活性剂常与其他崩解剂合用，起到辅助崩解的作用。常用的表面活性剂有聚山梨酯 80、泊洛沙姆 188、十二烷基硫酸钠等。

（8）**其他崩解剂**：其他崩解剂包括胶类，如西黄芪胶、琼脂等；海藻酸盐类，如海藻酸钠、海藻酸等；黏土类，如皂土、硅酸镁铝胶体；阳离子型交换树脂，如甲基丙烯酸二乙烯基苯共聚物等。此外，一些植物粉末及天然海绵粉末等，亦有一定的崩解作用。

3. 崩解剂的加入方法　崩解剂的加入方法有外加法、内加法和内外加法。①外加法是压片之前将崩解剂加到干颗粒中，片剂的崩解发生在颗粒之间；②内加法是在制粒过程中加入一定量的崩解剂，片剂的崩解发生在颗粒内部；③内外加法是内加一部分崩解剂（一般为崩解剂的 50%～75%），然后再外加一部分崩解剂（一般为崩解剂的 25%～50%），使片剂的崩解既发生在颗粒内部又发生在颗粒之间，从而达到良好的崩解效果。在崩解剂用量相同的情况下，片剂的崩解速率顺序为外加法>内加法>内外加法，溶出速率顺序为内外加法>内加法>外加法。

表面活性剂作为崩解剂的加入方法亦有三种：①溶于黏合剂中；②与崩解剂混合加入干颗粒中；③制成醇溶液喷入干颗粒中。

常用的崩解剂及参考浓度见表 14-4，高分子崩解剂的用量一般比淀粉的用量少，能明显缩短崩解时间，且性质有利于水不溶性药物的片剂。

表 14-4　常用的崩解剂及参考浓度

崩解剂	参考浓度/%，w/w	崩解剂	参考浓度/%，w/w
干淀粉	5~20	羧甲淀粉钠	1~8
微晶纤维素	5~20	交联羧甲纤维素钠	5~10
海藻酸	5~10	交联聚维酮	0.5~5
海藻酸钠	2~5	羧甲纤维素钙	1~8
酸-碱泡腾崩解剂	3~20	低取代羟丙纤维素	2~5

（四）润滑剂

润滑剂（lubricants）是一个广义的概念，是以下三种辅料的总称，①助流剂（glidants）：降低颗粒之间摩擦力，从而增加颗粒流动性；②抗黏剂（anti-adherents）：减少粉（颗）粒对冲模的附着性，并使片剂表面光洁；③润滑剂（lubricants）：是狭义概念的润滑剂，即降低物料与冲模孔壁之间摩擦力，以保证压片和推片时压力分布均匀。

不同润滑剂的作用机制不同，包括以下几种：①改善粒子表面的静电分布；②改善粒子表面的粗糙度，减少摩擦力；③改善气体的选择性吸附，减弱粒子间的范德华力等。根据润滑剂的性质可分为水不溶性和水溶性两大类。

1. 水不溶性润滑剂

（1）**硬脂酸镁**：为白色粉末，呈疏水性，具有良好的附着性，不溶于水、乙醇和乙醚，可被稀酸分解。硬脂酸镁（magnesium stearate，MS）易与颗粒混匀，压片后片面光洁美观，故应用最广泛。一般用量为 0.1%~1%，用量过大时会造成片剂的崩解（或溶出）迟缓。本品不宜用于乙酰水杨酸、部分抗生素药物及多数生物碱类药物，工业生产中常用硬脂富马酸钠替代硬脂酸镁。

（2）**滑石粉**：为经过纯化的含水硅酸镁，为白色或灰白色结晶性粉末，无臭，无味。滑石粉（talc）主要作为助流剂使用，可将颗粒表面的凹陷处填满补平，降低颗粒表面粗糙性，从而降低颗粒间摩擦力，改善颗粒流动性。一般用量为 0.1%~3%，过量时会导致流动性变差。

（3）**微粉硅胶**：微粉硅胶（silica gel）亦称为胶态二氧化硅，由氯代硅烷气相水解制得，广泛应用于口服和部分局部用制剂中，一般认为是无毒、无刺激的辅料。

2. 水溶性润滑剂

（1）**聚乙二醇类**：常用聚乙二醇（polyethylene glycol，PEG）4000 和聚乙二醇 6000，为白色蜡状固体薄片或颗粒状粉末，略有特殊臭味，易溶于水和乙醇，不溶于乙醚，具有良好的润滑效果，且不影响片剂的崩解与溶出。

（2）**十二烷基硫酸钠**：为阴离子型表面活性剂，为白色或乳白色、有光滑感的粉末，有特征性微臭。十二烷基硫酸钠（sodium lauryl sulfate，SDS）溶于水形成乳白色溶液，具有良好的润滑作用，尤其是对于疏水性药物，兼具改善其润湿性、促进片剂的崩解和改善疏水性药物溶出速率的作用。

（3）**其他**：其他常用的水溶性润滑剂包括硼酸、月桂醇硫酸镁、亮氨酸、油酸钠、苯甲酸钠和醋酸钠等。

（五）共处理辅料

共处理辅料（co-processed excipients，CPE）系指由两种或两种以上药用辅料经特定的物理加工工艺（如喷雾干燥、制粒等）处理制得，以达到特定功能的混合辅料。共处理辅料既保持每种单一辅料的化学性质，又兼具其他功能，如流动性、可压缩性和混合均匀性等，可用于粉末直接压片。常见的共处理辅料组成及生产厂家信息见表 14-5。

表 14-5　常见的共处理辅料组成及生产厂家信息

产品名称	组成成分	辅料类型	生产国家
Prosolv SMCC	微晶纤维素和胶体二氧化硅	binary CPE	德国
Cellactose 80	乳糖和粉末纤维素	binary CPE	德国
MicroceLac 100	乳糖和微晶纤维素	binary CPE	德国
StarLac	乳糖和淀粉	binary CPE	法国
			德国
RetaLac	乳糖和羟丙甲纤维素	binary CPE	德国
Avicel DG	微晶纤维素和磷酸二氢钙	binary CPE	美国
Ludipress	乳糖、聚维酮和交联聚维酮	Ternary CPE	德国

（六）其他辅料

　　除上述辅料外,片剂中还可加入着色剂(colorant)、芳香剂(flavour)和甜味剂(sweetener)等辅料以改善外观和口感。色素必须是药用级,最大用量一般不超过 0.05%。注意色素与药物的反应及干燥中颜色的迁移。香精的加入方法是将香精溶解于乙醇中,均匀喷洒在已经干燥的颗粒上,微囊化固体香精可直接加入已干燥的颗粒中压片。

四、片剂的制备

　　片剂的制备方法包括制粒压片法和直接压片法两大类。制粒压片法包括湿法制粒压片法和干法制粒压片法。直接压片法包括粉末(药物结晶)直接压片法和半干式颗粒(空白颗粒)压片法。两大类方法均要求物料有良好的流动性及可压性。实际工作中以湿法制粒压片法应用较为普遍。片剂的制备工艺流程见图 14-8。

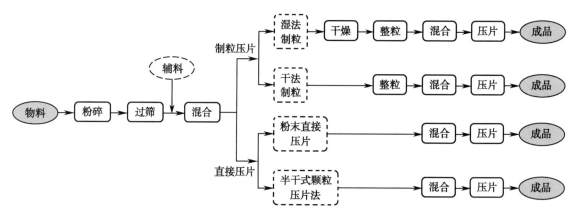

图 14-8　片剂的制备工艺流程图

（一）片剂制备方法

　　1. 湿法制粒压片法　湿法制粒压片法系指将物料经湿法制粒(wet granulation)干燥后进行压片的方法。此法制成的颗粒表面性质好,外形美观,耐磨性强,成型性好,适用于不能直接压片,且遇湿、热不引起变化的物料,但该法不适用于热敏性、湿敏性和极易溶解的物料。湿法制粒压片法的制备工艺流程见图 14-8。常用的湿法制粒工艺有挤压制粒法、转动制粒法、高速搅拌制粒法、流化制粒法、喷雾制粒法和复合型制粒法等。

　　2. 干法制粒压片法　干法制粒压片法系指不用润湿剂或液态黏合剂而制备颗粒进行压片的方法。常用于遇水不稳定药物的片剂生产。干法制粒(dry granulation)时需添加干黏合剂,以保证片剂的硬度和脆碎度符合规定。常用的干黏合剂有甲基纤维素、羟丙甲纤维素和微晶纤维素等。干法制粒需要特殊设备,各种物料性质不一,给制粒造成一定困难,所以在应用上受到一定限制。干法制粒压片法的制备工艺流程见图14-8。常用的干法制粒压片法有滚压法和重压法(大片法)。

(1) **滚压法**:系指将粉状物料与干燥黏合剂等辅料混合均匀后,利用转速相同的两个滚动圆筒之间的缝隙将物料滚压成所需硬度的薄片,再碎成一定大小颗粒的方法。滚压法(roller compaction)压片过程中薄片厚度易控制,硬度亦较均匀且所得颗粒压成的片剂无松片现象。但滚压法压片过程中由于滚筒间的摩擦常使温度上升,会使制成的颗粒过硬,影响片剂崩解。

(2) **重压法**:重压法(slugging)系指将物料与辅料混合后在较大的压力下压成大片(直径20~25mm),然后粉碎成适宜颗粒的方法。因大片不易制备,且大片粉碎时细粉多,需反复重压、击碎,生产效率低,机械和原料损耗较大,故此法应用较少。

3. **粉末直接压片法**　粉末直接压片法系指将物料与适宜的辅料混匀后,不经过制粒而直接压制成片的方法。相对于传统制粒方法,粉末直接压片法省去了制粒的步骤,因而具有生产效率高、成本低、工艺简单和省时节能的优点,特别适用于对湿、热敏感的药物,因此得到了迅速的普及,各国采用粉末直接压片法制备的片剂品种不断上升,有些国家甚至高达60%以上。

相对于传统制粒方法,粉末直接压片法对物料的流动性、可压缩性及混合均匀性的要求更高。可用于直接压片的辅料有微晶纤维素、喷雾干燥乳糖、可压性淀粉、磷酸氢钙二水合物和微粉硅胶等。近年来具有良好流动性和可压性等优点的共处理辅料应运而生,如α-乳糖和微晶纤维素或玉米淀粉经过喷雾干燥技术制备的共处理辅料Microcelac100或Starlac等。粉末直接压片法的制备工艺流程见图14-8。

4. **半干式颗粒压片法**　半干式颗粒压片法系指将物料和预先制成的辅料颗粒(空白颗粒)混合后进行压片的方法。该法适用于对湿、热敏感且压缩成型性差的药物。半干式颗粒压片法的制备工艺流程见图14-8。

(二) 压片

1. **片重计算**　片重包括药物和所有辅料的总量。为保证每片中药物的剂量,在压片前必须对颗粒中的含药量进行检测,并计算相应的片重。片重的计算主要包括两种方法。

(1) **根据干颗粒中主药含量计算**

$$片重 = \frac{每片含主药量(标示量)}{干颗粒中主药含量(实测量)}　　　　式(14-2)$$

(2) **根据干颗粒重量计算**

$$片重 = \frac{干颗粒重+压片前加入的辅料量}{预定的实压片数}　　　　式(14-3)$$

若无法准确的含量测定方法时可根据实际投料量与预定压片数来计算片重。

2. **压片机**　常用的压片机按结构可分为单冲压片机和旋转压片机(多冲压片机);按压缩次数分为一次压制压片机和多次压制压片机;按压制片形可分为圆形片压片机和异形片压片机等。以下主要介绍单冲压片机和旋转压片机。

(1) **单冲压片机**:单冲压片机(single-punch tablet machine)主要结构见图14-9。其主要结构为①加料器:加料斗、饲粉器;②压缩部件:上、下冲及模圈;③各种调节器:片重调节器、推片调节器、压力调节器。片重调节器连在下冲杆上,通过调节下冲在模圈内下降的深度来调节模容积,从而控制片重;推片调节器连在下

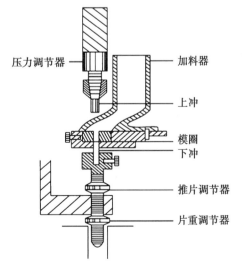

图14-9　单冲压片机结构示意图

冲杆上,以调节下冲推片时抬起的高度,恰使片剂与模圈的上缘相平,推上的片剂由饲粉器推开;压力调节器连在上冲杆上,以调节上冲下降的高度,实际调节上下冲间的距离,上下冲间距离越近,压力越大,反之则小。

单冲压片机压片原理见图14-10,具体压片原理过程包括:①上冲抬起,饲粉器移动到模孔之上;②下冲下降到适宜位置,饲粉器在冲模上摆动,使物料填满模孔;③饲粉器离开模孔并将物料在模孔口刮平;④上冲自冲模孔上端落入冲模孔,并下行一定距离,将物料压制成片(此时下冲不移动);⑤上冲升出模孔,下冲上升至与模孔上缘相平,将药片从模孔中推出;⑥饲粉器再次移到模孔之上,将模孔中推出的片剂推开,同时进行第二次饲粉,如此反复进行饲粉、压片、推片等操作。

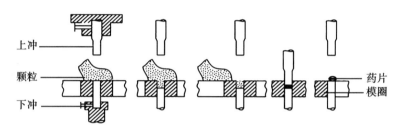

图 14-10　单冲压片机压片原理图

单冲压片机的产量约为 80~100 片/min,最大压片直径为 12mm,最大填充深度为 11mm,最大压片厚度为 6mm,最大压力为 15kN,多用于新产品的试制。

（2）**旋转压片机**:旋转压片机(rotary tablet machine)的结构与压片原理见图14-11。其主要结构为机台、加料器、上、下冲及模圈、片重调节器、推片调节器、压力调节器、压轮、刮粉器和保护装置等。机台分为三层,机台的上层装有若干上冲,中层对应位置上装着模圈,下层对应位置装着下冲。上冲与下冲各自随机台转动并沿着固定的轨道有规律地上、下运动,当上冲与下冲转动,分别经过上、下压轮时,上冲向下、下冲向上运动,并对模孔中的物料加压;机台中层的固定位置上装有刮粉器,颗粒由此流入模孔;片重调节器装于下冲轨道上,通过调节下冲经过刮粉器时在模孔中的高度调节模孔容积,以控制模孔内颗粒的填充量,从而调节片重;用上、下压轮的上、下移动位置调节压力。

旋转压片机的工作原理基本和单冲压片机相似。相比于单冲压片机,旋转压片机具有以下优势:①饲粉方式更合理、片重差异更小;②上下冲同时加压,片剂内部压力分布均匀,片剂质量更可靠;③生产效率更高。

旋转压片机有多种型号,按冲数分有 16 冲、19 冲、27 冲、33 冲、55 冲和 75 冲等。按流程分单流程和双流程两种:①单流程仅有一套上、下压轮,旋转一周每个模孔仅压出一个药片;②双流程有两套上、下压轮,均装于对称位置,旋转一周,每一副冲压制两个药片。如 55 冲的双流程压片机的生产能力高达 50 万片/h。全自动旋转压片机除能将片重差异控制在一定范围外,能自动识别并剔除缺角片、松裂片等片剂,还有自动取样、计数、计量和记录功能。

3. **压片过程与片剂成型机制**

（1）**压片过程**:片剂的成型是由于物料和辅料在压力作用下产生足够的内聚力及辅料的黏结作用而紧密结合成具有一定形状和大小的坚固聚集体的结果。压片包括以下过程:①初始压力较小时,物料受压挤紧;②压力增大时,物料在接触点上发生弹性和塑性变形;③压力进一步增大,大量粒子破碎并有塑性变形;④压力继续增大,粒子产生不可逆的塑性变形,变形的粒子借助分子间力、静电力等黏结成坚实的片剂。这些过程不是绝对分开,而是交互进行的。

（2）**片剂成型机制**

1）**粉末结合成颗粒的机制**:湿法制粒时,水分的加入可引起粉末的黏附,粉末间空隙中的液体会形成"液体桥",借助表面张力和毛细管力使粉末结合;加入的淀粉浆等不可流动液体会涂布于粉末

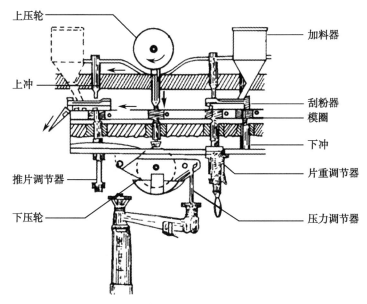

a. 旋转压片机结构示意图

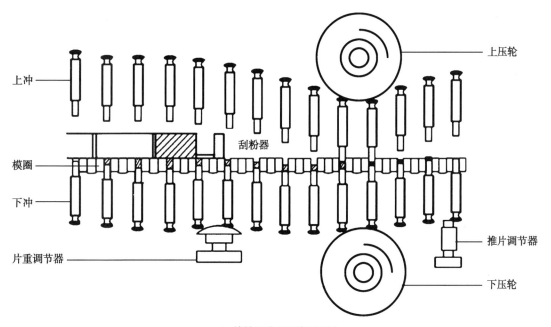

b. 旋转压片机压片原理图

图 14-11　旋转压片机结构示意图与压片原理图

表面,产生附着力与黏附力,使粉末结合为颗粒。湿颗粒干燥后,黏合剂的固化熔融物会冷却固结,形成"固体桥",从而加强粉末间结合。干法制粒时,粒子间结合力主要为范德瓦耳斯力和静电力,结合力大小随粒子间距离的减少而增大。

2)**压制成型**:压片时,在压力作用下,颗粒变形、破碎,粒子间距离减小,使得粒子间结合力增加,进而颗粒黏结,产生塑性形变,颗粒结合成坚实的片剂。另外,物料受压时,局部温度较高,使熔点较低的物料熔融,当压力解除后重结晶,在颗粒间形成"固体桥",有利于压制成型。

3)**压片过程中压力的传递和分布**:压片的压力通过颗粒传递时,可分解为垂直方向传递的力(轴向力)和水平方向传递到模圈壁的力(径向力)两部分。单冲压片机压片时,由于分布至颗粒中的各种压力不均匀,因而片剂的周边、片面各部分的压力和密度的分布亦不均匀。面向上冲一面边缘处的压力较高,面向下冲边缘处的压力较低,主要原因是压片时仅由上冲加压,由上冲传递到下冲的压力小于所施加的压力。旋转压片机压片时,由上下压轮同时加压,故片剂上、下两面的压力相近,因而片面各部分的压力分布均匀。

4)**片剂的弹性复原**:固体物料被压缩时,既发生塑性形变又发生弹性形变,因此在压制片剂中存在方向与压缩力相反的弹性内应力。当外力解除后,弹性内应力趋向松弛并恢复至物料原来形状,使片剂体积增大(一般增大 2%~10%)。片剂的这种膨胀现象称为弹性复原。由于压缩时片剂各部分受力不同,各方向的内应力亦不同,当上冲上抬时,片剂在模孔内先发生轴向膨胀,推出模孔后同时发生径向膨胀,当黏合剂用量不当或黏结力不足时,片剂推出后可能在表面出现裂痕。

4. 片剂物理特性的评价方法 在实际应用中片剂的特性常用硬度与抗张强度、脆碎度、弹性复原率来评价。

(1)硬度与抗张强度

1)**硬度**:硬度(hardness)系指片剂的径向破碎力,单位为 kN。现常用硬度测定仪测定。

2)**抗张强度**:抗张强度(tensile strength,T_s)系指单位面积的破碎力,kPa 或 MPa。

$$T_s = \frac{2F}{\pi} \times D \times L \qquad \qquad 式(14\text{-}4)$$

式(14-4)中,F 为片剂的径向破碎力,kN;D 为片剂的直径,m;L 为片剂的厚度,m。硬度和抗张强度都可反映物料的结合力和可压片性(tabletability),其中抗张强度消除面积的影响,更有实际意义。硬度和抗张强度广泛应用于片剂的质量评定和处方设计中。

(2)脆碎度:脆碎度(friability,Bk)可反映片剂的抗磨损和震动能力,常用 Roche 脆碎度测定仪测定。测定脆碎度 Bk 时,根据药典规定取若干药片,精密称重(W_0,g)置圆筒中,转动 100 次,取出后吹除粉末,精密称重(W,g),按下式计算。

$$Bk = \frac{W_0 - W}{W_0} \times 100\% \qquad \qquad 式(14\text{-}5)$$

(3)弹性复原率:将片剂从模圈中推出后,由于内应力的作用发生弹性膨胀,这种现象称为弹性复原或弹性后效。一般普通片剂的弹性复原率(elastic recovery)在 2%~10%,如果药物的弹性复原率较大,结合力降低,易裂片。

5. 影响片剂成型的因素

(1)物料的压缩特性:多数物料在受到外压时体积减小,同时产生塑性形变和弹性形变,其中塑性形变产生结合力,弹性形变不产生结合力,因此物料的塑性变形是物料压缩成型的必要条件。若物料的压缩成型性不佳,可用辅料进行调节。

(2)药物的熔点及结晶形态:①药物的熔点低有利于形成"固体桥",但熔点过低,压片时易黏冲;②立方晶系的结晶对称性好,易压缩成型;③鳞片状或针状结晶易形成层状排列,压缩后的片剂易裂片;④树枝状纤维易发生变形而且相互嵌接,易于成型,但流动性差。

(3)黏合剂和润滑剂:黏合剂可增强颗粒间的结合力,但用量过多易黏冲,影响片剂的崩解和药物的溶出。润滑剂可增加颗粒的流动性,但用量过多会减弱颗粒间结合力,降低片剂的润湿性。

(4)水分:适量的水分在压缩时使颗粒易于变形并结合成型。水分可使颗粒表面的可溶性成分溶解,失水时析出结晶而在相邻颗粒间架起"固体桥",增大片剂的硬度,但过量的水分易造成黏冲。

(5)压力:通常压力愈大,颗粒间的距离愈近,结合力愈强,压成的片剂硬度愈大。但压力过大时,结合力遭到破坏,硬度下降,易出现裂片。

6. 片剂制备中可能会发生的问题及分析

(1)裂片:系指片剂受震动或放置后裂开的现象。如果裂开的位置发生在药片的顶部,称为顶裂(capping);发生在中间,则称为腰裂(lamination)。

裂片的产生有处方因素和工艺因素。处方因素包括:①物料细粉太多,导致压缩时空气不能及时排出而结合力弱;②物料的可压性差,结合力弱。工艺因素包括:①单冲压片机比旋转压片机易出现裂片(压力分布不均匀);②快速压片比慢速压片易出现裂片(塑性变形不充分);③凸面片剂比平面片剂易出现裂片(应力集中);④一次压缩比二次压缩易出现裂片(塑性变形不充分)。

总之,物料的处方或工艺选择不当时,片剂内部的压力分布不均匀,从而在应力集中处产生裂片。

防止裂片的措施有:①选用弹性小、塑性好的辅料;②选用适宜的制粒方法;③选用适宜压片机和操作参数等。

(2)**松片**:系指片剂硬度不足,稍加压力或触动即散碎的现象。产生松片的主要原因有:①片剂黏合力差;②润湿剂或黏合剂选择不当;③压片时压力不足或受压时间过短;④物料流动性不佳使模孔中填料不足等。

(3)**黏冲**:系指压片时,冲头或模圈上有物料黏附,造成片面粗糙不平或有凹痕的现象。若片剂侧边粗糙或有缺痕,则称黏壁。产生黏冲或黏壁的主要原因有:①API酸性强;②颗粒干燥不彻底;③物料易吸湿;④润滑剂选用不当或用量不足;⑤冲头表面锈蚀、粗糙不平或刻字太深等。

(4)**片重差异超限**:系指片剂的重量差异超出《中国药典》(2020年版)四部通则0101的片重差异规定。产生片重差异超限的主要原因有:①物料的流动性差;②物料中细粉过多或粒度大小相差悬殊;③料斗内的物料时多时少;④刮粉器与模孔吻合性较差等。

(5)**崩解迟缓**:系指片剂超出《中国药典》(2020年版)四部通则0921规定的崩解时限。产生崩解迟缓的主要原因有:①压缩力过大,片剂内部的空隙小,影响水分的渗入;②可溶性成分溶解,堵塞毛细管,影响片剂的崩解;③物料的可压性或黏合剂使片剂内部结合力过强;④崩解剂的吸水膨胀能力弱或对结合力的瓦解能力差等。

(6)**溶出超限**:系指片剂在规定的时间内未能溶出《中国药典》(2020年版)四部(通则0931)规定的药物量。产生溶出超限的主要原因有:①片剂不崩解或崩解迟缓;②片剂崩解后形成的颗粒过硬或过大;③未崩解的片剂比表面积小;④活性药物成分的溶解度低或溶出速率慢等,可根据具体情况予以解决。

(7)**含量不均匀**:系指片剂中药物含量不符合标示量的现象。产生含量不均匀的主要原因有粉末混合不均匀、可溶性成分的迁移和片重差异超限等。

五、片剂的包衣

片剂包衣(coating)的优点包括:①掩盖苦味或不良气味;②防潮,避光,隔离空气,提高片剂的稳定性;③隔离配伍禁忌成分;④增加片剂的辨识度;⑤控制释放部位和释放速度,如胃溶、肠溶和缓(控)释;⑥包衣后表面光洁,改善片剂流动性;⑦改善片剂美观度。

常用的包衣类型有糖包衣和薄膜包衣。

(一)糖包衣

糖包衣系指在片芯外包上以蔗糖为主要包衣材料的衣层。糖包衣的工艺流程一般包括包隔离层、粉衣层、糖衣层、有色糖衣层和打光。隔离层可避免包衣过程中水分浸入片芯,常用材料有10%的玉米朊乙醇溶液、15%~20%的虫胶乙醇溶液和10%的邻苯二甲酸醋酸纤维素(cellulose acetate phthalate,CAP)乙醇溶液等;粉衣层可消除片芯的棱角,便于包衣,常用材料有滑石粉和糖浆;糖衣层可使片剂表面光滑平整、细腻坚实,一般约包制10~15层;色糖衣层可使片剂便于识别与美观,一般约需包制8~15层;打光可增加片剂的表面光泽和疏水性,同时具有防潮作用,常用的材料为川蜡。

(二)薄膜包衣

薄膜包衣系指在片芯外包高分子聚合物衣膜。相较于糖包衣,薄膜包衣具有增重少、包衣时间短、片面上可印字、片型美观和自动化程度高等优势。

1.**薄膜包衣工艺**　薄膜包衣的制备流程见图14-12。

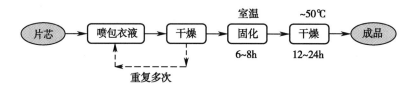

图 14-12   薄膜包衣的制备工艺流程图

　　将筛除细粉的片芯放入包衣锅内,旋转,喷入一定量的薄膜包衣溶液,使片芯表面均匀湿润;在片剂表面铺展均匀后通入温和的热风(温度不宜超过40℃)使溶剂蒸发,根据需要重复上述操作若干次至片剂重量符合要求。包衣后大多数的薄膜衣还需要一个固化期,其时间的长短因材料、方法和厚度而异,一般在室温(或略高于室温)下自然放置使薄膜固化完全,在50℃下干燥12~24小时使残余的有机溶剂完全除尽。

　　2.薄膜包衣材料　通常由高分子包衣材料、增塑剂、释放速度调节剂、抗黏剂、着色剂和遮光剂等组成。

　　(1)**高分子包衣材料**:根据所形成薄膜衣的作用,可将高分子包衣材料分为胃溶型、肠溶型和水不溶型三类。

　　1)**胃溶型包衣材料**:这类包衣材料可在水或胃液中溶解,如羟丙甲纤维素(HPMC)、甲基纤维素(MC)和羟丙纤维素(HPC)等。

　　2)**肠溶型包衣材料**:这类包衣材料在胃液酸性条件下不溶解,在肠道碱性条件下溶解,如邻苯二甲酸醋酸纤维素(cellulose acetate phthalate,CAP)、聚乙烯醇邻苯二甲酸酯(polyvinyl alcohol phthalate,PVAP)、丙烯酸树脂(Eudragit S100,L100)和羟丙基甲基纤维素邻苯二甲酸酯(hydroxypropyl methyl cellulose phthalate,HPMCP)等。

　　3)**水不溶型包衣材料**:这类包衣材料大多数难溶或不溶于水,但水可穿透包衣膜,通过扩散的方式控制药物的释放速率,如醋酸纤维素(CA)、甲基丙烯酸酯共聚物(Eudragit RS,RL)和乙基纤维素(EC)等。

　　(2)**增塑剂**:增塑剂的应用主要是为了改变高分子薄膜的物理性质,增加高分子聚合物的柔顺性,有利于包衣。聚合物与增塑剂之间应具有化学相似性,如甘油、丙二醇和聚乙二醇等带有羟基,可作为某些纤维素衣材的增塑剂;精制椰子油、蓖麻油、玉米油、液状石蜡、甘油单醋酸酯、酞酸二乙酯、甘油三醋酸酯、二丁基癸二酸酯和邻苯二甲酸二丁酯(二乙酯)等酯类,可作为脂肪族非极性聚合物的增塑剂。

　　(3)**释放速度调节剂**:释放速度调节剂又称致孔剂(pore-forming agent),主要用于改变药物通透性以调节药物的释放速度。释放速度调节剂一般为水溶性极强的小分子糖、盐或高分子材料,如蔗糖、氯化钠、表面活性剂及聚乙二醇等。

　　(4)**抗黏剂**:抗黏剂的应用主要是为了在包衣过程中防止颗粒或片剂的黏连,用量一般为包衣液体积的1%~3%。如滑石粉、硬脂酸镁和微粉硅胶等。

　　(5)**着色剂与遮光剂**:着色剂的应用主要是为了改善片剂外观,易于识别,掩盖片芯的色斑或不同批次片剂的色调差异,亦有遮光作用。水溶性着色剂主要包括柠檬黄、胭脂红、亮蓝、日落黄、靛蓝和赤藓红等;不溶性着色剂主要包括黑色氧化铁、红色氧化铁和黄色氧化铁等。为避免光线的影响,可加入遮光剂。如二氧化钛、钛白粉和黄色氧化铁等。

　　3.薄膜包衣装置　薄膜包衣装置大体分为锅包衣装置、转动包衣装置和流化包衣装置三类。

　　(1)**锅包衣装置**

　　1)**倾斜包衣锅和埋管包衣锅**:倾斜包衣锅为传统的包衣锅,由于存在空气交换效率低、干燥速度慢、气路无法密闭及有机溶剂易污染环境等问题,目前应用较少。改良的埋管包衣锅将喷头和空气入口插进物料层内,见图 14-13。这种包衣方法直接将包衣液雾化喷在物料层上,热空气伴随雾化过程同时从埋管中吹出,穿透整个物料层,不仅能防止包衣液喷雾的飞扬,而且能加快物料干燥速度,缩短包衣时间。

2）**水平包衣机**:为改善传统倾斜包衣锅干燥能力差的缺点而开发的水平包衣机,亦称高效包衣机,见图 14-14。该包衣机干燥速度快,包衣效果好,已成为包衣装置的主流。水平包衣机内壁上装有带动片芯向上运动的多孔板,自动喷雾器安装于物料层斜面上部。包衣机工作时,片芯在锅内随转筒的运动做滚转运动,包衣液经自动喷雾器喷晒在片芯表面。与此同时,干燥空气从空气入口导入,透过物料层从滚筒底部的多

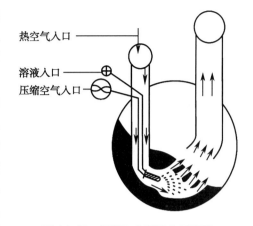

图 14-13 埋管包衣锅结构示意图

孔板排出。该包衣锅在包衣过程中运动较稳定、干燥速度快且包衣效果好,适用于片剂和较大颗粒的包衣。但该包衣机干燥能力相对较差,小粒子的包衣易发生黏连。

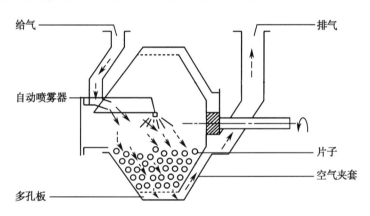

图 14-14 水平包衣机示意图

（2）**转动包衣装置**:转动包衣机的结构与操作原理基本和转动制粒机相似。典型的转动包衣机见图 14-15,包衣装置的容器盘旋转时,加到容器盘上的粒子层在旋转过程中形成麻花样旋涡状环流;喷雾装置安装于粒子层斜面上部,将包衣液或黏合剂向粒子层表面定量喷雾;干燥时气体从气室送出经外周缝隙送入热空气进行干燥。包衣液的喷雾和干燥交替反复进行,直到符合包衣要求。

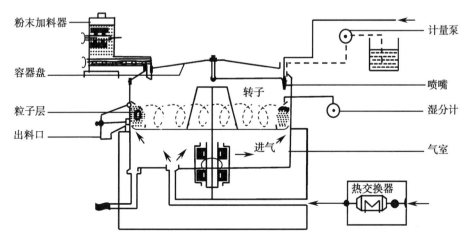

图 14-15 转动包衣机示意图

转动包衣机具有以下特点:①粒子运动主要靠圆盘的机械运动;②粒子间剪切运动激烈(类麻花状),黏连少;③在操作过程中可开启上盖,直接观察颗粒的运动与包衣情况;④粒子运动激烈,易磨损颗粒,不适合脆弱粒子的包衣。

(3)**流化包衣装置**:流化包衣设备根据喷雾装置的位置分为流化型包衣装置、喷流型包衣装置和流化转动型包衣装置,见图14-16。

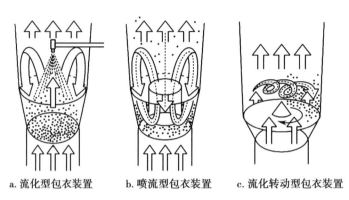

a. 流化型包衣装置　　　b. 喷流型包衣装置　　　c. 流化转动型包衣装置

图14-16　流化包衣装置示意图

1)**流化型包衣装置**:包衣液的喷雾装置设在流化层顶部,构造及操作与流化制粒相似。但由于流化型包衣装置的喷雾位置较高,包衣效果差,小颗粒易发生黏连。

2)**喷流型包衣装置**:包衣液的喷雾装置设在底部,并配有圆筒,形成高强度的喷雾区。其喷雾区域粒子浓度低,粒子运动速度大,不易黏连,适合小粒子的包衣,但喷流型包衣装置容积效率较低。

3)**流化转动型包衣装置**:在底部设有转动盘,包衣液由底部以切线方向喷入。由于装置内粒子运动激烈,不易发生黏连,且干燥能力强,包衣时间短,因此适合比表面积大的小颗粒,甚至可进行粉末包衣。但流化转动型包衣装置构造较复杂,价格相对较高。

六、片剂的质量检查

按照《中国药典》(2020年版)四部通则0101片剂规定进行以下质量检查。

(一)外观性状

片剂应完整光洁、色泽均匀、无异物、无杂斑。

(二)重量差异

按照重量差异检查法依法检查,应符合规定,重量差异限度要求见表14-6。糖衣片的片芯应检查重量差异并符合规定,包糖衣后不再进行重量差异限度检查;薄膜衣片应在包薄膜衣后检查重量差异并符合规定。

表14-6　片剂的重量差异限度要求

平均片重或标示片重	重量差异限度
0.30g 以下	±7.5%
0.30g 及 0.30g 以上	±5%

凡检查含量均匀度的片剂,一般不再进行重量差异限度检查。

(三)崩解时限

除另有规定外,应符合规定。凡药典规定检查溶出度、释放度、融变时限或某些特殊的片剂(如口含片、咀嚼片)等,不再进行崩解时限的检查。常见片剂的崩解时限要求见表14-7。

表 14-7　常见片剂的崩解时限要求

片剂	糖衣片	薄膜衣片	普通片	含片	舌下片 泡腾片	分散片 可溶片	口崩片
崩解时限/min	60	30	15	10	5	3	1

肠溶衣片,在盐酸溶液(9→1 000)中检查,2小时内每片不得出现裂缝、崩解或软化现象;然后在磷酸盐缓冲液(pH 6.8)中检查,1小时内应全部崩解并通过筛网。

结肠定位肠溶衣片,在盐酸溶液(9→1 000)和 pH 6.8 以下的磷酸盐缓冲液中均不得出现释放或崩解;在 pH 7.5~8.0 的磷酸盐缓冲液中 1 小时内应完全释放或崩解。

（四）溶出度与释放度

溶出度系指活性药物成分从片剂、胶囊剂或颗粒剂等普通制剂在规定条件下溶出的速率和程度;在缓释制剂、控释制剂、肠溶制剂及透皮贴剂等制剂中亦称为释放度。对于难溶性药物片剂,虽然崩解时限符合要求,但并不能保证药物在规定时间内能完全溶解释放出来。因此,对某些药物规定了普通片剂的溶出度检查或缓(控)释制剂的释放度检查。对于缓释制剂,一般均需要检查释放度,除另有规定外,缓释制剂至少取 3 个点,第一点为开始 0.5~2 小时的取样时间点(考察药物是否有突释);第二点为中间的取样时间点(考察释药特性);最后取样时间点用于考察释药是否完全。控释制剂除以上 3 个点外,还应增加至少 2 个取样时间点。

（五）含量均匀度

含量均匀度系指单剂量的固体、半固体和非均相液体制剂含量符合标示量的程度。每片标示量小于 25mg 或每片主药含量小于 25% 时,均应检查含量均匀度。

（六）微生物限度

除另有规定外,按照非无菌产品微生物限度检查,应符合规定。检查杂菌的生物制品片剂,可不进行微生物限度检查。

七、片剂的包装与贮存

片剂易出现潮解、结块、变色、降解和霉变等不良现象,故片剂的包装材料选择与自身理化性质相关。常用的片剂包装材料有聚氯乙烯、铝塑复合膜、聚苯乙烯等。除另有规定外,片剂的应密封、置干燥处贮存,防止受潮、发霉和变质。

八、实例

例 3：复方乙酰水杨酸(阿司匹林)片

【处方】
乙酰水杨酸	268g	对乙酰氨基酚	136g	咖啡因	33.4g
淀粉	266g	淀粉浆(15%~17%)	85g	滑石粉	25g
轻质液体石蜡	2.5g	制成 1 000 片			

【制备】　将咖啡因、对乙酰氨基酚与 1/3 处方量的淀粉混匀,加淀粉浆制软材,过 14 目尼龙筛制湿颗粒,于 70℃ 干燥,干颗粒用 12 目尼龙筛整粒,然后将此颗粒与乙酰水杨酸混匀,最后加剩余的淀粉(预先在 100~105℃ 干燥)和吸附有轻质液体石蜡的滑石粉,共同混匀后再过 12 目尼龙筛,颗粒经含量测定合格后,压片,即得。

【注解】　①乙酰水杨酸、对乙酰氨基酚和咖啡因为主药,淀粉为填充剂和崩解剂,淀粉浆为黏合剂,滑石粉和轻质液体石蜡为润滑剂;②乙酰水杨酸遇水易水解,生成对胃黏膜有强刺激性的水杨酸和醋酸,长期服用会导致胃溃疡,因此,本品中加入相当于乙酰水杨酸量的 1% 的酒石酸,以便在制粒过程中减少乙酰水杨酸的水解;③生产车间的湿度不宜过高,以免乙酰水杨酸发生水解;④处方中轻质液体石蜡用量为滑石粉的 10%,可使滑石粉更易于黏附在颗粒表面上,在压片震动时不易脱落;⑤处方中三种主药易产生低共熔现象,因此采用分别制粒的方法,以保证制剂的稳定性;⑥乙酰水杨酸的水解受金属离子的催化,因此采用尼龙筛网制粒,不使用硬脂酸镁,采用 5% 的滑石粉作为润滑剂;⑦乙酰水杨酸的可压性极差,故采用较高浓度的淀粉浆作为黏合剂;⑧乙酰水杨酸具有一定的疏水性(接触角 $\theta=73°\sim75°$),必要时可加入适量的表面活性剂,如 0.1% 聚山梨酯 80 等,以改善片剂的崩解和溶出;⑨为了使乙酰水杨酸与咖啡因颗粒混合均匀,可将乙酰水杨酸干法制粒后与咖啡因颗粒混合。

例 4: 红霉素肠溶片

【处方】

(1) 片芯:

| 红霉素 | 10^8U | 淀粉 | 57.5g | 10% 淀粉浆 | 适量 |
| 硬脂酸镁 | 3.6g | 制成 1 000 片 | | | |

(2) 肠溶衣:

| 聚丙烯酸树脂 Ⅱ | 28g | 蓖麻油 | 16.8g | 邻苯二甲酸二乙酯 | 5.6g |
| 聚山梨酯 80 | 5.6g | 85% 乙醇 | 560ml | 滑石粉 | 16.8g |

【制备】　①片芯的制备:将红霉素和淀粉搅拌均匀,加入适量的淀粉浆制软材,过 12 目筛制粒,80~90℃ 干燥,整粒,再加入硬脂酸镁混匀,压片;②包肠溶衣:用 85% 乙醇浸泡聚丙烯酸树脂 Ⅱ 并配成 5% 溶液,将邻苯二甲酸二乙酯、蓖麻油、聚山梨酯 80 和滑石粉混匀,加到 5% 聚丙烯酸树脂 Ⅱ 溶液中,加色素混匀,过 120 目筛。将片芯置于包衣锅中,粉衣层包制 6 层,再喷入上述聚丙烯酸树脂 Ⅱ 溶液(4 小时内喷完),35℃ 左右干燥,即得。

【注解】　①红霉素为主药,淀粉为填充剂和崩解剂,淀粉浆为黏合剂,硬脂酸镁为润滑剂,聚丙烯酸树脂 Ⅱ 为肠溶性成膜材料,邻苯二甲酸二乙酯和蓖麻油为增塑剂,聚山梨酯 80 为表面活性剂,滑石粉为粉衣层;②为防止包衣液中存在结块,应分次均匀加入,加入完毕后继续搅拌,并过 120 目筛。

例 5: 硝酸甘油舌下片

| 【处方】 | 硝酸甘油 | 0.6g | 糖粉 | 38.0g | 17% 淀粉浆 | 适量 |
| | 乳糖 | 88.8g | 硬脂酸镁 | 1.0g | 制成 1 000 片 | |

【制备】　首先制备空白颗粒,然后将硝酸甘油制成 10% 的乙醇溶液(按 120% 投料)喷洒于空白颗粒的细粉(30 目以下)中混合,过 16 目筛两次,于 40℃ 以下干燥 50~60 分钟,再与事先制成的空白颗粒和硬脂酸镁混匀,压片,即得。

【注解】　①硝酸甘油为主药,17% 淀粉浆为黏合剂,硬脂酸镁为润滑剂,糖粉、乳糖为填充剂、崩解剂和黏合剂;②该片为舌下吸收治疗心绞痛的小剂量药物的片剂,因此处方中不宜加入不溶性辅料(微量的硬脂酸镁作为润滑剂除外);③药物剂量小,为保证混合均匀,将药物溶于乙醇后喷洒于空白颗粒中混匀;④注意防止振动、受热和操作者吸入,以免造成爆炸以及操作者的剧烈头痛;⑤本品属于急救药,片剂不宜过硬,以免影响其舌下的速溶性。

例 6: 阿司匹林分散片

| 【处方】 | 阿司匹林 | 10g | 乳糖 | 80g | 微晶纤维素 | 80g |
| | 交联聚维酮 | 60g | | | | |

【制备】　乳糖 80g、微晶纤维素 80g、交联聚维酮 60g 混合均匀,水作黏合剂,24 目湿法制粒,75℃ 干燥后,过 20 目筛整粒,备用。取复合辅料 110g,加入 10g 阿司匹林,混合均匀,压片,片重 600mg。

【注解】　①阿司匹林为主药,乳糖、微晶纤维素为填充剂,交联聚维酮为崩解剂;②阿司匹林对潮热敏感,易水解成水杨酸和乙酸,制备得到的阿司匹林分散片稳定性良好,水杨酸含量基本控制在 1% 以内,大大减少了水杨酸的数量,加大其片剂的稳定性,从而减少对胃肠道的刺激;③由乳糖、微晶纤维素和交联聚维酮组成的复合辅料的流动性、可压性良好,可以与阿司匹林混合直接压片,得到的分散片崩解速度快,药物的溶出度高。

第五节　胶　囊　剂

一、概述

胶囊剂(capsules)系指原料药物与适宜辅料充填于空心胶囊或密封于软质囊材中制成的固体制剂。主要供口服使用,亦可用于植入、干粉吸入、直肠和阴道等。

胶囊剂的优点包括:①掩盖药物的苦味和不良臭味,减少药物的刺激性,增加患者顺应性;②对不稳定药物具有一定程度上的掩蔽、保护和稳定作用,提高药物稳定性;③可使液态药物固体剂型化;④药物以粉末或颗粒状态存在,在胃肠道中分散快、吸收好,提高药物生物利用度;⑤可延缓或定位释放药物;⑥胶囊表面可着色或印字,便于识别且外表美观。

胶囊剂的缺点包括:①以明胶为主要囊材的胶囊其囊芯物不宜为水溶液或稀乙醇溶液,以防囊壁溶化;②易风化失去结晶水的药物不宜制成胶囊剂,以防囊材软化;③易潮解而吸水的药物不宜制成胶囊剂,以防囊壁干燥脆裂;④易溶且有刺激性的药物不宜制成胶囊剂,以防在胃肠道溶解后因局部浓度过高而刺激胃肠道黏膜;⑤生产成本相对较高;⑥特殊群体如婴幼儿、老年患者和昏迷患者等口服用药困难。

二、胶囊剂的分类

胶囊剂可分为硬胶囊剂、软胶囊剂(胶丸)、缓释胶囊剂、控释胶囊剂和肠溶胶囊剂。

(一)硬胶囊剂

硬胶囊剂(hard capsules)系指采用适宜的制剂技术,将原料药物加适宜辅料制成的均匀粉末、颗粒、小片、小丸、半固体或液体等,充填于空胶囊中的胶囊剂,如阿莫西林胶囊。

(二)软胶囊剂

软胶囊剂(soft capsules)系指将一定量的液体原料药物直接密封,或将固体原料药物溶解或分散在适宜的辅料中制备成溶液、混悬液、乳状液或半固体,密封于软质囊材中的胶囊剂,如维生素 E 软胶囊。

(三)缓释胶囊剂

缓释胶囊剂(sustained release capsules)系指在规定的释放介质中缓慢地非恒速释放药物的胶囊剂,如布洛芬缓释胶囊。

(四)控释胶囊剂

控释胶囊剂(controlled release capsules)系指在规定的释放介质中缓慢地恒速释放药物的胶囊剂,如吲哚美辛控释胶囊。

(五)肠溶胶囊剂

肠溶胶囊剂(enteric capsules)系指用肠溶材料包衣的颗粒或小丸充填于胶囊而制成的硬胶囊,或用适宜的肠溶材料制备而得的硬胶囊或软胶囊。肠溶胶囊不溶于胃液,但能在肠液中崩解而释放活性成分,如奥美拉唑肠溶胶囊等。

三、胶囊剂的制备

胶囊剂的制备主要包括硬胶囊剂的制备、软胶囊剂的制备、缓(控)释胶囊剂的制备和肠溶胶囊剂的制备。

(一)硬胶囊剂的制备

硬胶囊剂的制备流程一般包括空胶囊的制备、填充物料的处理、物料的填充、封口和质量检查。

硬胶囊的制备工艺流程见图14-17。

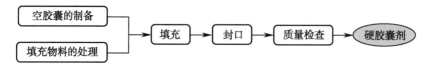

图 14-17   硬胶囊剂的制备工艺流程图

1. 空胶囊的制备

（1）**空胶囊的组成：**空胶囊主要由明胶、增塑剂和水组成，根据需要还可以加入其他组分，如色素、防腐剂、遮光剂、着色剂和增塑剂等以便加工成型、改善胶囊壳性质。来源于自然界的植物，药用羟丙甲纤维素为主药原料制成的植物胶囊是近年发展起来的一种新型的空胶囊。

（2）**空胶囊的制备工艺：**空胶囊系由囊体和囊帽组成，一般采用将不锈钢的栓模浸入明胶溶液形成囊壳的栓模法制备空胶囊。空胶囊的制备工艺流程见图14-18。

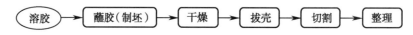

图 14-18   空胶囊的制备工艺流程图

（3）**空胶囊的规格：**空胶囊的规格共有 8 种，分别为 000、00、0、1、2、3、4、5 号。随着号数由小到大，容积由大到小，即 000 号容积最大，5 号容积最小。常用的空胶囊规格为 0~5 号，见表14-8。

表 14-8   空胶囊的号数与容积

空胶囊号数	000	00	0	1	2	3	4	5
容积/ml	1.42	0.95	0.75	0.55	0.40	0.30	0.25	0.15

2. 填充物料的处理   若物料粉碎至适宜粒度便能满足硬胶囊剂的填充要求，即可直接填充。但多数药物由于流动性差等原因，均需加入适量辅料制成混合物料以改善其流动性或避免分层，再填充至空胶囊中。一般可加入淀粉、蔗糖、乳糖、微晶纤维素、干淀粉、二氧化硅、硬脂酸镁或滑石粉等。亦可加入辅料制成粉末、颗粒、小片、小丸、半固体或液体等充填入胶囊。

3. 物料的填充和封口   硬胶囊剂的填充可采用手工填充或自动硬胶囊填充机填充。手工填充仅适合于小量试验，自动硬胶囊填充机适合于工业生产。

将物料装填于空胶囊后套合胶囊帽。空胶囊体与囊帽的套合方式有锁口和平口两种。使用锁口式空胶囊对物料进行填充，囊体和囊帽套上后即咬合锁口，密闭性良好，不必封口，但对于装填液体物料的硬胶囊须封口。封口材料常用不同浓度的明胶液，如明胶 20%、水 40% 和乙醇 40% 的混合液等，在囊体和囊帽套合处封上一条胶液，烘干，即得。

（二）软胶囊剂的制备

软胶囊由软质囊材（囊壁）与内容物组成。

1. 囊材   软胶囊囊材主要由明胶、增塑剂和水三者组成，其重量比例通常是明胶：增塑剂：水 = 1：（0.4~0.6）：1，具有可塑性和弹性。囊材增塑剂具有调节囊壁可塑性和弹性的作用，更重要的是能够防止囊材在贮存过程中损失水分，避免软胶囊剂硬化和崩解时间延长。根据需要，囊材中还可加入其他组分，如色素、防腐剂、遮光剂和芳香剂等。

2. 内容物   根据性状和分散状态，软胶囊的内容物一般分为药物溶液、混悬液和固体药物。囊材以明胶为主，因此对填装的内容物具有一定的要求：①内容物含水量不宜过高，否则会使囊壁软化；②内容物中应避免含挥发性、小分子有机化合物，如乙醇、酮、酸和酯等，否则会使囊壁软化或溶解；③不得采用醛类，否则会使明胶变性；④液体药物 pH 以 2.5~7.5 为宜，否则会使明胶水解或变性，导致药物泄漏或影响其崩解和溶出。

3. **软胶囊容积的选择**　在保证填充药物达到治疗量的前提下,软胶囊的容积应尽可能小。液体物料填充软胶囊时按照剂量和比重计算软胶囊容积的大小;混悬液填充软胶囊时按照"基质吸附率(base adsorption)"来计算软胶囊容积的大小。基质吸附率系指将1g固体药物制成填充软胶囊的混悬液时所需液体基质的克数,见式(14-6)。

$$基质吸附率 = \frac{基质重量}{固体药物重量} \times 100\% \qquad 式(14\text{-}6)$$

影响固体药物基质吸附率的因素包括固体药物粉末的形态、大小、物理状态(纤维、无定形或结晶状)、密度、含水量、亲油性和亲水性等。

4. **软胶囊的制备**　软胶囊的制备方法可分为滴制法和压制法(模压法)两种。

（1）**滴制法**:滴制法由具有双层滴头的滴丸机完成,见图14-19。滴丸机主要由储液槽(药液储槽、明胶液储槽)、定量控制器、双层滴头、软胶囊收集槽、液体石蜡贮箱、冷却器(冷却管、冷却箱)和泵等组成。明胶液与药液两相通过双层滴头(外层通入胶液、内层通入药液)按不同速度滴出,使一定量的明胶液将定量的药液包裹后,滴入另一种不相混溶的冷却液中冷凝,固化成软胶囊,收集软胶囊,洗除冷却液,即得。滴制法制得的软胶囊为球形、表面无缝,且装量差异小、成品率高、成本低。

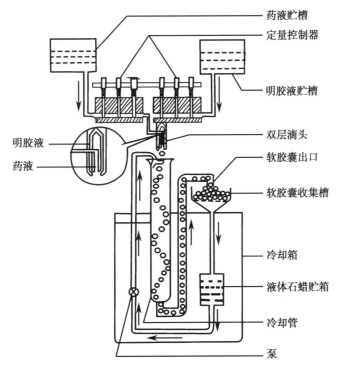

图14-19　滴制法制备软胶囊示意图

（2）**压制法（模压法）**:系指将明胶液制成厚薄均匀的胶片,再将药液置于两张胶片之间,用钢板模或旋转模压制成软胶囊。大量生产多采用自动旋转轧囊机进行,见图14-20。轧囊机主要由贮液槽、楔形注入器、送料轴、旋转模、胶带导杆、涂胶机箱、鼓轮、胶囊输送机机和填充泵等组成。由机器自动将胶液制成两条厚薄均匀的胶带,均以连续不断的形式向相反方向移动,到达旋转模之前逐渐接近,一部分经加压结合,此时药液从贮液槽流入填充泵经导管由楔形注入器压入两胶带之间。旋转模不停地转动,将胶带与药液压入模的凹槽中,使胶带全部轧压结合后将药物包于其中即得软胶囊,剩余的胶带即自动切割分离。药液的填充量由填充泵准确控制,于环境温度为21~24℃,相对湿度为40%的条件下干燥。制得的软胶囊一般为中间有压缝的椭圆形、卵形、管状或其他形状胶丸。此法制得的软胶囊装量差异较小(一般为1%~3%)、成品率和产量均较高、可连续自动化生产。

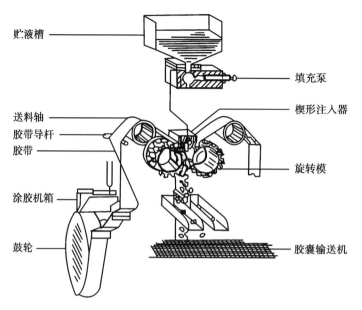

图 14-20　压制法制备软胶囊示意图

（三）缓（控）释胶囊的制备

将药物制成不同释放速度的骨架型颗粒、包衣小丸、包衣缓释小片、触变性半固体等,然后制成缓（控）释胶囊。商品名为"L-OROS SOFTCAP"和"L-OROS HARDCAP"的控释胶囊系利用渗透泵原理制备而成,亦有制成定时和脉冲系统释药的控释胶囊,如 Pulsincap© 可在服用后某一特定时间或在胃肠道的特殊部位释放。

（四）肠溶胶囊的制备

肠溶胶囊的制备分为四类。①胶囊内容物包衣法:将药物与辅料制成颗粒、小丸或小片后用肠溶材料包衣,然后填充于胶囊而制成肠溶胶囊剂;②空胶囊"包衣"法:先用明胶制成空胶囊,然后在明胶壳表面包裹肠溶材料而制成肠溶胶囊剂;③肠溶材料空胶囊法:将溶解好的肠溶性高分子材料加到明胶液中而制成肠溶胶囊剂。

常用的肠溶材料有邻苯二甲酸醋酸纤维素（CAP）、羟丙基甲基纤维素邻苯二甲酸酯（HPMCP）和聚乙烯醇邻苯二甲酸酯（PVAP）等。

四、胶囊剂的质量检查

按照《中国药典》（2020 年版）四部通则 0103 胶囊剂规定进行以下质量检查。

（一）外观性状

胶囊剂应整洁,不得有黏结、变形、渗漏或囊壳破裂等现象,并应无异臭。

（二）水分

硬胶囊剂应进行水分检查。取供试品内容物测定。除另有规定外,不得超过 9.0%,硬胶囊内容物为液体或半固体者无须检查水分。

（三）装量差异

按照装量差异检查法依法检查,应符合规定,胶囊剂装量差异限度要求见表 14-9。

表 14-9　胶囊剂的装量差异限度要求

平均装量或标示装量	装量差异限度
0.30g 以下	±10%
0.30g 及 0.30g 以上	±7.5%

凡规定检查含量均匀度的胶囊剂,一般不再进行装量差异的检查。

（四）崩解时限

除另有规定外,应符合规定。凡规定检查溶出度或释放度的胶囊剂,一般不再进行崩解时限的检查。

（五）微生物限度

除另有规定外,按照非无菌产品微生物限度检查,应符合规定。规定检查杂菌的生物制品胶囊剂,可不进行微生物限度检查。

五、胶囊剂的包装与贮存

胶囊剂易出现囊壳吸湿、软化、发黏、膨胀、内容物结块或滋生微生物等不良现象,故胶囊剂的包装材料选择与囊壁性质相关。常用的胶囊剂包装材料有玻璃容器、塑料容器、泡罩式复合铝塑等。除另有规定外,胶囊剂应密封,置干燥处贮存,防止受潮、发霉和变质等。

六、实例

例7: 硝苯地平软胶囊

【处方】 硝苯地平 5mg　　　　聚乙二醇400 220mg

【制备】 先将硝苯地平与1/8量的聚乙二醇400混合后粉碎,然后加入余量的聚乙二醇400混溶,即得一透明淡黄色药液,备用;另配明胶液(明胶100份、甘油55份、水120份),备用。在(23±2)℃、相对湿度40%的条件下,药液与明胶液用压丸机制丸,每丸225mg,在(28±2)℃、相对湿度40%的条件下将软胶囊干燥24小时,即得。

【注解】 ①硝苯地平为主药,聚乙二醇400为分散剂;②硝苯地平遇光不稳定且溶解度小,故将其制成软胶囊剂,但需加稀释剂;③硝苯地平在植物油中不溶,故选用聚乙二醇400为溶剂,但聚乙二醇400具有吸湿性,易使胶囊壁硬化,故制得的软胶囊在干燥后,其囊壁应保留约5%的水分;④硝苯地平遇光不稳定,故操作及贮存应注意避光,还可在软胶囊制备中加入二氧化钛作为遮光剂。

例8: 盐酸二甲双胍肠溶胶囊

【处方】

（1）微丸:

盐酸二甲双胍	250g	微晶纤维素（空白丸核）	30g	滑石粉	30g
3%羟丙甲纤维素水溶液	适量				

（2）肠溶衣:

Eudragit L 30D-55	300g	枸橼酸三乙酯	20g	滑石粉	50g
水	300ml	共制成胶囊1 000粒			

【制备】 称取微晶纤维素空白丸核(过40~60目筛)500g,置离心包衣造粒机内,将盐酸二甲双胍(过120目筛)加入加料斗内,以3%羟丙甲纤维素水溶液为黏合剂,操作离心包衣造粒机,至药粉供完,抛光并取出烘干,即得含药丸芯。称取含药丸芯500g,置包衣机内,另将50g滑石粉加入加料斗内,以3%羟丙甲纤维素水溶液为黏合剂,操作离心包衣造粒机,至滑石粉供完为止,取出烘干,即得。称取滑石粉修饰过的含药丸芯500g,置包衣机内,另取包衣液适量,以包衣锅进行包衣,至包衣液喷完时停止,取出,热处理24小时即可。将上述含药包衣微丸测定含量后填充明胶硬胶囊壳,即得。

【注解】 ①盐酸二甲双胍为主药,微晶纤维素为稀释剂,滑石粉为润滑剂,3%羟丙甲纤维素水溶液为黏合剂;②盐酸二甲双胍肠溶胶囊的制备主要是为了克服普通制剂口服进入上消化道后溶解而产生的刺激性,并实现药品在小肠上部的良好吸收;③影响离心造粒法制备微丸的工艺因素主要有主机转速喷枪喷雾条件、喷浆速度、供粉速度和抛光时间等,应注意进行控制;④使用3%羟丙基甲基纤维素水溶液作黏合剂时,操作过程中粉末层积较为顺利,制得的含药微丸表面光滑,圆整度较好,同时机械强度亦较高。

第六节 滴 丸 剂

一、概述

滴丸剂(dripping pills)系指原料药物与适宜的基质加热熔融混匀,滴入不相混溶、互不作用的冷凝介质中制成的球形或类球形固体制剂。根据特点和用途,滴丸剂可分为速释高效滴丸剂、缓(控)释滴丸剂、溶液滴丸剂、栓剂滴丸剂、硬胶囊滴丸剂、包衣滴丸剂、脂质体滴丸剂、肠溶衣滴丸剂和干压包衣滴丸剂等。

滴丸剂的优点包括:①设备简单,操作方便,工艺周期短,生产效率高;②工艺条件易于控制,质量稳定,剂量准确,受热时间短,易氧化及具挥发性的药物溶于基质后,可增加其稳定性;③可使液态药物固体剂型化;④固体分散体的技术制备的滴丸吸收迅速,生物利用度高;⑤可根据需要制成内服、外用、缓释、控释或局部治疗等多种类型的滴丸剂。

滴丸剂的缺点包括:①滴丸每丸含药量大多在100mg以下,载药量较小,服用粒数较多,限制了滴丸的应用;②滴丸贮存后易老化,对质量有一定影响。③可选用的基质品种少。

二、滴丸剂的制备

（一）基质的选用

滴丸剂所用的基质分为两大类:水溶性基质和非水溶性基质。

1. 水溶性基质　聚乙二醇类(聚乙二醇6000、聚乙二醇4000和聚乙二醇9300等)、泊洛沙姆、硬脂酸聚羟氧(40)酯、甘油明胶和硬脂酸钠等。

2. 非水溶性基质　硬脂酸、单硬脂酸甘油酯、氢化植物油、虫蜡、蜂蜡和石蜡等。

（二）冷凝介质的选用

系指在滴丸成型过程中,使液滴冷凝成固体药丸的液体。常用的冷凝介质可分为两类:①水溶性冷凝介质,如水、不同浓度乙醇和无机盐溶液等;②非水溶性冷凝介质,如液体石蜡、植物油和甲基硅油等。通常水溶性基质选用液体石蜡、甲基硅油、植物油或煤油等为冷凝介质;非水溶性基质选用水、不同浓度乙醇等为冷凝介质。

（三）制备方法

滴丸剂的制备主要采用滴制法制备。滴丸剂的制备工艺流程见图14-21。

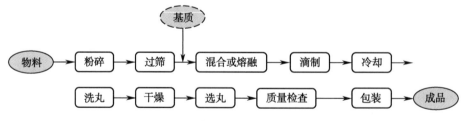

图14-21　滴丸剂的制备工艺流程图

（四）生产设备

生产上采用的滴丸自动化生产线由滴丸机、集丸离心机和筛选干燥机三部分组成(图14-22)。药物与基质的熔融液由调料罐经保温药输送管道进入药液滴罐,经滴嘴滴入冷凝介质,药液在冷凝介质中收缩冷凝成球状,并随冷凝介质沉落,再经出粒管随传送带输送至集丸斗,经集丸离心机离心去油收集,由筛选干燥机筛选干燥后,即得。在制备过程中保证滴丸圆整成型、丸重差异合格的关键是:

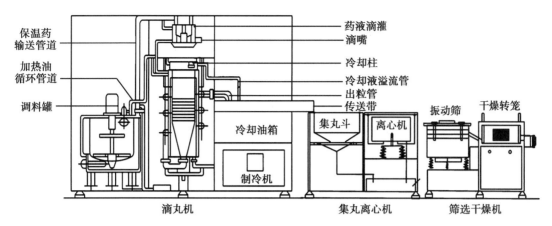

图 14-22　滴丸剂自动化生产线示意图

选择适宜基质,确定合适的滴管内外口径,滴制过程中保持恒温,及时冷凝和滴制液液压恒定等。

三、滴丸剂的质量检查

按照《中国药典》(2020 年版)四部通则 0108 丸剂规定,滴丸剂需进行以下质量检测。

(一)外观性状

滴丸剂应大小一致、色泽均匀,表面应无冷凝介质黏附。

(二)重量差异

按照重量差异检查法依法检查,应符合规定,滴丸剂重量差异限度要求见表 14-10。

表 14-10　滴丸剂的重量差异限度要求

平均丸重或标示丸重	重量差异限度	平均丸重或标示丸重	重量差异限度
0.03g 及 0.03g 以下	±15%	0.1g 至 0.3g	±10%
0.03g 至 0.1g	±12%	0.3g 以上	±7.5%

(三)溶散时限

除另有规定外,取供试品 6 丸,选择适当孔径筛网的吊篮,进行检查。滴丸剂应在 30 分钟内全部溶散,包衣滴丸应在 1 小时内全部溶散。操作过程中如供试品黏附挡板妨碍检查时,应另取供试品 6 丸,以不加挡板进行检查。上述检查,应在规定时间内全部通过筛网。如有细小颗粒状物未通过筛网,但已软化且无硬心者可按符合规定论。

(四)微生物限度检查

除另有规定外,按照非无菌药品微生物限度标准检查,应符合规定。规定检查杂菌的生物制品滴丸剂,可不进行微生物限度检查。

四、滴丸剂的包装与贮存

滴丸剂易出现虫蛀、老化、变色或霉变等不稳定现象,故滴丸剂的包装材料的选择与自身理化性质相关。常用的滴丸剂包装材料有玻璃瓶、塑料瓶、瓷瓶包装和铝塑泡罩等。除另有规定外,滴丸剂应密封,置干燥处贮存,防止受潮、发霉和变质。

五、实例

例9:硝苯地平缓释滴丸

【处方】　硝苯地平　1.01g　　　　　聚乙二醇 6000　2g　　　　聚乙二醇 4000　2g
　　　　　硬脂酸　0.03g

【制备】　取聚乙二醇6000,聚乙二醇4000和硬脂酸置于烧杯中,于水浴中加热至熔融状态,再加入硝苯地平至全部溶解,搅匀,迅速移入75℃保温的滴管中,打开滴管开关,液滴自然滴入用冰冷却的液体石蜡中成丸,滴毕,放置0.5小时滤除冷却剂,滴丸置于吸水纸上,吸取滴丸表面的液体石蜡(必要时可用乙醇或乙醚洗涤),用毛边纸吸去黏附的液状石蜡,即得。

【注解】　①硝苯地平为主药,聚乙二醇6000、聚乙二醇4000和硬脂酸为基质。聚乙二醇6000、聚乙二醇4000和硬脂酸的质量比为200∶100∶3;②水溶性基质聚乙二醇6000和聚乙二醇4000熔点较低(50～60℃),能与硝苯地平互溶,硬脂酸可增加硝苯地平的缓释能力。

第七节　膜　　剂

一、概述

膜剂(films)系指原料药物与适宜的成膜材料经加工制成的膜状固体制剂。主要用于口服、口含、舌下、眼结膜囊和阴道,亦可用于皮肤和黏膜创伤、烧伤或炎症表面的覆盖等。膜剂按结构类型分为单层膜剂、多层膜剂和夹心膜剂,按给药途径分为内服膜剂、口腔用膜剂、外用膜剂和其他膜剂等。

膜剂的优点包括:①原料药物在成膜材料中分布均匀,含量准确,稳定性好;②一般普通膜剂中原料药物的溶出和吸收快;③制备工艺简单,生产过程中无粉尘飞扬;④膜剂体积小,质量轻,运输、携带和使用方便;⑤根据药物的性质及临床用药的要求,采用不同成膜材料可制成不同释药速度的膜剂;⑥多层膜剂可避免药物间的配伍禁忌和各成分间的相互干扰。

膜剂的缺点包括:①载药量小,不适合剂量较大的药物;②重量差异不易控制,且收率较低。

膜剂的形状、大小和厚度等视用药部位的特点和含药量而定。一般膜剂的厚度为0.05～0.2mm,面积为1cm²的可供口服,面积为0.5cm²的可供眼用。

二、成膜材料

膜剂一般由药物、成膜材料和附加剂组成。其中,成膜材料的性能和质量不仅对膜剂的成型工艺有影响,而且对膜剂的质量及药效亦产生重要影响。

理想的成膜材料应具有以下条件:①生理惰性,无毒、无刺激和无不适嗅味。②性质稳定,不与药物反应,不降低药物的活性,不干扰药物的含量测定。③成膜、脱膜性能好,成膜后有足够的强度和柔韧性。④用于口服、腔道等膜剂的成膜材料应具有良好的水溶性,或能逐渐降解,吸收或排泄;外用膜剂的成膜材料应能迅速、完全释放药物。⑤来源丰富、价格低廉。

常用的成膜材料有以下几种。

(一)天然的高分子材料

天然的高分子材料有白及胶、壳聚糖、明胶、阿拉伯胶、琼脂、淀粉和糊精等。此类成膜材料多数可降解或溶解,但单独应用的成膜性能较差,故常与其他成膜材料合用。

(二)合成的高分子材料

1. 聚乙烯醇　系指聚醋酸乙烯酯经醇解而成的结晶性高分子材料。聚乙烯醇(polyvinyl alcohol, PVA)为白色或黄白色粉末状颗粒。其聚合度和醇解度不同则有不同的规格和性质。常用的PVA型号有05-88和17-88,其中"05"和"17"分别表示平均聚合度为500～600和1 700～1 800,两者的"88"表示醇解度均为88%±2%。两种成膜材料均能溶于水,PVA05-88聚合度小,水溶性大,柔韧性差;PVA17-88聚合度大,水溶性小,柔韧性好。两者以适当比例(1∶3)混合使用则能够制得性能优良的膜剂。

经验证明成膜材料中在成膜性能、膜的抗拉强度、柔韧性、吸湿性和水溶性等方面均以 PVA 为最好,是国内最常用的成膜材料。PVA 对眼黏膜和皮肤无毒、无刺激、不易被微生物破坏和滋长霉菌,是一种安全的外用辅料。口服后在消化道中吸收少,80% 左右的 PVA 在 48 小时内随粪便排出。

2. 乙烯-醋酸乙烯共聚物　　系指乙烯和醋酸乙烯在过氧化物或偶氮异丁腈引发下共聚而成的水不溶性高分子聚合物。乙烯-醋酸乙烯共聚(ethylene-vinyl acetate copolymer,EV)为透明、无色粉末或颗粒。EVA 的性能与其分子量及醋酸乙烯含量密切相关,随分子量增加,共聚物的玻璃化温度和机械强度均增加。分子量相同时,醋酸乙烯比例越大,材料溶解性、柔韧性和透明度亦越大。

EVA 无毒,无臭,无刺激性,与人体组织有良好的相容性,不溶于水,能溶于二氯甲烷、三氯甲烷等有机溶剂。EVA 熔点较低,成膜性能良好,膜柔软,强度大,化学性质稳定,耐强酸强碱,但强氧化剂可使之变性。

3. 其他　　其他成膜材料还包括丙烯酸树脂类、壳聚糖及其衍生物、羟丙纤维素、羟丙甲纤维素、聚维酮和甲基丙烯酸酯-甲基丙烯酸共聚物等。其中,羟丙纤维素、羟丙甲纤维素成膜性和韧性等性质较好,在膜剂的开发中得到了广泛应用。

三、膜剂的制备

膜剂的制备工艺流程见图 14-23。

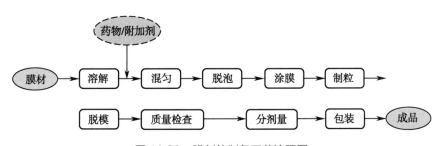

图 14-23　膜剂的制备工艺流程图

（一）膜剂一般组成

主药	0%~70%(w/w)
成膜材料(聚乙烯醇等)	30%~100%
增塑剂(甘油、山梨醇等)	0%~20%
表面活性剂(聚山梨酯80、十二烷基硫酸钠等)	1%~2%
填充剂(碳酸钙、二氧化硅、淀粉等)	0%~20%
着色剂(色素、二氧化钛等)	0%~2%
脱膜剂(液体石蜡等)	适量

（二）制备方法

膜剂的制备方法主要包括匀浆制膜法、热塑制膜法和复合制膜法。此外,还可采用吸附法、吹塑法和挤出法等方法制备。以下主要介绍匀浆制膜法、热塑制膜法和复合制膜法。

1. 匀浆制膜法　　系指将成膜材料溶解于适宜溶剂中,滤过,取滤液,然后将主药加入,充分搅拌溶解(不溶于水的主药可预先制成微晶或粉碎成细粉,用搅拌或研磨等方法均匀分散于浆液中),脱去气泡。小量制备时倾于平板玻璃上涂成宽厚一致的涂层,大量生产可用涂膜机涂膜。干燥后根据主药含量计算单剂量膜剂的面积,剪切成单剂量的规格。

2. 热塑制膜法　　系指将物料细粉和成膜材料相混合,用橡皮滚筒混炼,热压成膜,或将成膜材料在热熔状态下加入药物细粉,使其溶解或均匀混合,在冷却过程中成膜。

3. 复合制膜法　系指以不溶性的热塑性成膜材料(如 EVA)为外膜,分别制成具有凹穴的底外膜带和上外膜,另用水溶性的成膜材料用匀浆制膜法制成含药的内膜带,剪切成单位剂量大小的小块,置于底外膜带的凹穴中;亦可将挥发性溶剂制成含药匀浆,以间隙定量注入的方法注入底外膜带的凹穴中,经干燥后,盖上外膜带,热封即成。此法一般用于缓释膜剂的制备。

四、膜剂的质量检查

按照《中国药典》(2020 年版)四部通则 0125 膜剂规定进行以下质量检查。

（一）外观性状

膜剂应完整光洁,厚度一致,色泽均匀,无明显气泡。多剂量的膜剂,分格压痕应均匀清晰,并能按压痕撕开。

（二）重量差异

按照重量差异检查法依法检查,应符合规定,膜剂重量差异限度要求见表 14-11。

表 14-11　膜剂的重量差异限度要求

平均重量	重量差异限度	平均重量	重量差异限度
0.02g 及 0.02g 以下	±15%	0.20g 以上	±7.5%
0.02g 至 0.20g	±10%		

（三）微生物限度检查

除另有规定外,按照非无菌产品微生物限度检查,应符合规定。

五、膜剂的包装与贮存

膜剂所用的包装材料均应无毒性、使用方便和无污染,且不能与原料药物或成膜材料发生理化反应。膜剂宜密封贮存,防止受潮、发霉和变质。

六、实例

例 10：盐酸麻黄碱膜剂

【处方】　盐酸麻黄碱　　5g　　　　聚乙烯醇　　15g　　　二氧化钛(TiO₂)　1.0g
　　　　　聚山梨酯 80　1.3g　　　甘油　　　　3ml　　　蒸馏水加至　　　　100g

【制备】　称取聚乙烯醇、二氧化钛、甘油,加蒸馏水搅拌膨胀,水浴加热,将溶液趁热用单层纱布过滤,滤液加聚山梨酯 80 混匀。将盐酸麻黄碱加入浆液中,搅拌使溶解。药料在水浴上保温静置脱泡,脱泡完成后将药料倾倒于玻璃板上,涂膜,干燥,脱膜,即得。

示例视频

　　　　　【注解】　①盐酸麻黄碱为主药,聚乙烯醇为成膜材料、聚山梨酯 80 为表面活性剂,二氧化钛为着色剂,甘油为增塑剂;②制备过程中,保温静置时需使膜料中的空气逸尽,制膜时不得搅拌,否则易成引发气泡膜。

思　考　题

1. 简述各类固体制剂制备工艺流程。

2. 简述散剂的定义、特点、分类及制备流程。

3. 简述影响物料混合的因素及应遵循的原则。

4. 简述颗粒剂的定义、特点、分类、常用的制粒技术及颗粒成型机理。

5. 简述片剂的分类、常用的辅料和作用、制备方法及适用条件。

6. 简述片剂崩解剂的作用机制及压片过程中经常出现的问题。

7. 简述片剂包衣目的、糖包衣的工艺流程及常用的薄膜包衣材料。

8. 胶囊剂有什么特点？哪些药物不宜制成胶囊剂？

9. 简述软、硬胶囊的处方组成、制备流程和制备方法的区别。

10. 简述空胶囊的组成、制备工艺和规格选择原则。

11. 简述滴丸剂的定义、特点、分类及制备方法。

12. 简述膜剂的定义、分类及工艺流程。

（李范珠　侯雪梅）

第十四章
目标测试

参 考 文 献

［1］方亮. 药剂学. 8 版. 北京：人民卫生出版社，2016.

［2］李范珠. 中药药剂学. 2 版. 北京：人民卫生出版社，2016.

［3］国家药典委员会. 中华人民共和国药典：2020 年版. 北京：中国医药科技出版社，2020.

［4］PAUL J S，BRUNO C H，GARY P M，et al. Handbook of pharmaceutical excipients. 9th ed. London：Pharmaceutical Press，2020.

第十五章

皮肤给药制剂

第十五章
教学课件

学习目标

1. **掌握** 经皮吸收的影响因素;皮肤给药制剂的处方组成;常用基质和添加剂。
2. **熟悉** 药物经皮吸收的途径;皮肤给药制剂的质量检查方法。
3. **了解** 经皮吸收促进方法;制剂的制备方法。

第一节 概 述

一、定义和分类

经皮给药系统(transdermal drug delivery system,TDDS)是指药物以一定的速率透过皮肤经毛细血管吸收进入体循环的一类制剂。通过皮肤用药治疗各类疾病可以追溯到远古。经皮给药的理念源于中国,在大约公元前 1300 年的甲骨文中就有关于中药经皮给药的文字记载。现代经皮给药系统的实施起源于美国,于 1979 年上市的第一个 TDDS 产品——东莨菪碱贴剂一经出现,就以其独特的优点备受关注。

皮肤给药制剂分为局部作用的传统制剂和现代经皮给药系统。前者包括软膏剂(ointments)、乳膏剂(creams)、糊剂(pastes)、凝胶剂(gels)、硬膏剂(plasters)、凝胶贴膏(gel plasters)、涂膜剂(paints)、搽剂(liniments)、气雾剂(aerosols)、喷雾剂(sprays)、泡沫剂(foams)和微型海绵剂(microsponges)等,后者一般指贴剂(patches)。

二、特点

TDDS 具有如下独特优点:①直接作用于靶部位发挥药效;②避免肝脏的首过效应和胃肠因素的干扰;③避免药物对胃肠道的副作用;④长时间维持恒定的血药浓度,避免峰谷现象,降低药物毒副反应;⑤减少给药次数,而且患者可以自主用药,特别适合于婴幼儿、老年人及不宜口服给药的患者,提高患者的用药依从性;⑥发现副作用时,可随时中断给药。

如同其他给药途径,经皮给药亦存在一些缺点:①不适合剂量大或对皮肤产生刺激的药物;②由于起效较慢,不适合要求快速起效的药物;③药物吸收的个体差异和给药部位的差异较大等。

第二节 药物经皮吸收

一、皮肤的结构及药物经皮吸收途径

(一)皮肤的结构

皮肤解剖学结构及其屏障功能的了解对于经皮吸收制剂的研究很有必要。简要地说,皮肤分为

两层:表皮层和真皮层,如图 15-1 所示。表皮(epidermis)层包括角质层、透明层、颗粒层、棘层和基底层。真皮层主要由结缔组织构成,与皮下组织层无明显界限。真皮中还包含大量的毛细血管、淋巴及神经丛。皮肤的附属物包括毛囊和腺体(皮脂腺及汗腺)。这些附属器由表皮的管状开口延伸到真皮。

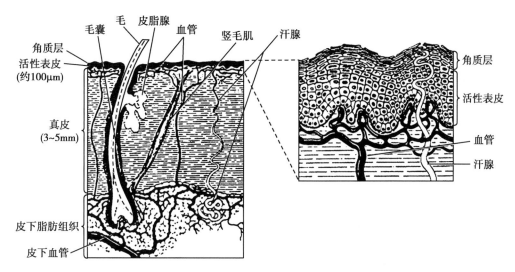

图 15-1 人体皮肤基本结构示意图

角质层(stratum corneum)是表皮的最外层,它是大多数物质经皮吸收的最主要屏障。角质层中的细胞间脂质主要由神经酰胺、胆固醇及脂肪酸组成,以多重薄片状双分子膜的形式存在。角质层中的蛋白质多数是由角化细胞浓缩而成的角蛋白纤维。

(二)药物经皮吸收途径

药物经皮吸收进入体循环的路径有两条,即经表皮途径和经附属器途径(图 15-2)。

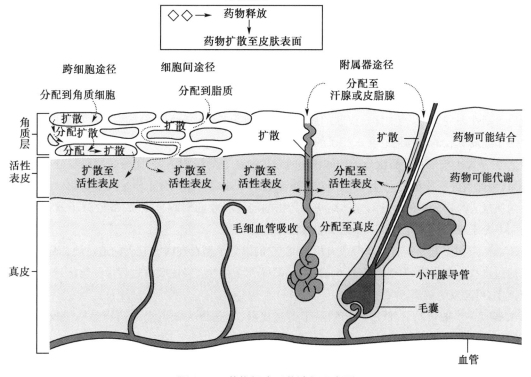

图 15-2 药物经皮吸收途径示意图

1. **经表皮途径**　是指药物透过表皮角质层进入活性表皮,扩散至真皮被毛细血管吸收进入体循环的途径。此途径是药物经皮吸收的主要途径。经表皮途径(transepidermal route)又分为细胞途径(transcellular route)和细胞间质途径(intercellular route),前者系指药物穿过角质细胞达到活性表皮,而后者系指药物通过角质细胞间类脂双分子层到活性表皮。由于药物通过细胞途径时经多次亲水/亲脂环境的分配过程,所以药物的跨细胞途径占极小的一部分。药物分子主要通过细胞间质途径进入活性表皮,继而吸收进入体循环。

2. **经附属器途径**　另一条途径是经附属器途径(appendageal route),即药物通过毛囊、皮脂腺和汗腺吸收。药物通过附属器的渗透速度比经表皮途径快,但皮肤附属器仅占角质层面积的1%左右,因此该途径不是药物经皮吸收的主要途径。对于一些离子型药物或极性较强的药物,由于难以通过富含类脂的角质层,因此经皮肤附属器途径就成为其透过皮肤的主要途径。

二、影响药物经皮吸收的因素

(一)生理因素

1. **种属**　种属不同,皮肤的角质层或全皮厚度、毛孔数、汗腺数以及构成角质层脂质的种类亦不同,从而导致药物透过性存在很大差异。一般认为家兔、大鼠和豚鼠皮肤对药物的透过性比猪皮大,而猪皮透过性与人体皮肤的相关性最好。

2. **性别**　男性皮肤比女性皮肤厚;女性在不同年龄段角质层脂质含量不同,而男性则没有变化;因此导致药物透过性的性别差异。

3. **部位**　人体不同部位皮肤的角质层的厚度和细胞个数、皮肤附属器数量、脂质组成以及皮肤血流不同,因而对药物的透过性也不同。

4. **皮肤状态**　由于受到机械、物理、化学等损伤,皮肤结构被破坏时,会不同程度地降低角质层的屏障作用,致使皮肤对药物透过性明显增大。烫伤的皮肤角质层被破坏,药物很容易被吸收。皮肤水化后,引起组织软化、膨胀、结构致密程度降低,致使药物透过量增加。

5. **皮肤温度**　随着皮肤温度的升高,药物的透过速度也升高。

6. **代谢作用**　由于皮肤内酶的含量很低,皮肤血流量也仅为肝脏的7%,并且经皮吸收制剂的面积很小,所以酶代谢对多数药物的皮肤吸收不会产生明显的首过效应。

(二)药物理化性质

1. **分配系数与溶解度**　药物的油水分配系数是影响药物经皮吸收的主要的因素之一。脂溶性适宜的药物易通过角质层,进入活性表皮继而被吸收。因活性表皮是水性组织,脂溶性太大的药物难以分配进入活性表皮,所以药物穿过皮肤的通透系数的对数与油水分配系数的对数往往呈抛物线关系。因此用于经皮吸收的药物最好在水相及油相中均有较大溶解度。

2. **分子大小与形状**　药物分子的体积小时对扩散系数的影响不大,而分子体积与分子质量有线性关系,因此当分子质量较大时,显示出对扩散系数的负效应。相对分子质量大于500Da的物质较难透过角质层。药物分子的形状与立体结构对药物的经皮吸收的影响也很大,线性分子通过角质细胞间类脂双分子层结构的能力要明显强于非线性分子。

3. **pK_a**　很多药物是有机弱酸或有机弱碱,它们以分子型存在时有较大的透过性,而离子型药物难以通过皮肤。表皮内pH为4.2~5.6,真皮内pH为7.4左右。经皮吸收过程中药物溶解在皮肤表皮的液体中,可能发生解离。

4. **熔点**　一般情况下,低熔点药物易于透过皮肤,这是因为低熔点的药物晶格能较小,在介质(或基质)中的热力学活度较大。

5. **分子结构**　药物分子具有氢键供体或受体,会与角质层的类脂形成氢键,这对药物经皮吸收起负效应。若药物分子具有手性,其左旋体和右旋体显示不同的经皮透过性。

（三）剂型因素

1. 剂型　剂型能够影响药物的释放性能,进而影响药物的经皮吸收。药物从制剂中释放得越快,越有利于经皮吸收。一般半固体制剂中药物的释放较快,骨架型贴剂中药物的释放较慢。

2. 基质　药物与基质的亲和力不同,会影响药物在基质和皮肤间的分配。一般基质和药物亲和力不应太大,否则药物难以从基质中释放并转移到皮肤。基质和药物的亲和力也不能太弱,否则载药量无法达到设计要求。

3. pH　给药系统内的 pH 能影响有机酸或有机碱类药物的解离程度,因为离子型药物的渗透系数小,而分子型药物的渗透系数大,因而影响药物的经皮吸收。

4. 药物浓度与给药面积　大部分药物的稳态透过量与膜两侧的浓度梯度成正比,因此基质中药物浓度越大,药物经皮吸收量越大。但当浓度超过一定范围,吸收量不再增加。给药面积越大,经皮吸收的量亦越大,因此一般贴剂都有几种规格,但面积太大,则患者的用药依从性差,实际经验证明,贴剂面积不宜超过 60cm^2。

5. 透皮吸收促进剂　一般制剂中添加透皮吸收促进剂,以提高药物的吸收速率,这有利于减少给药面积和时滞。促进剂的添加量对促透效果也有影响,添加量过少,起不到促进作用;添加量过多,则会对皮肤会产生刺激性或对贴剂机械性质产生不良影响。

三、药物经皮吸收的促进方法

皮肤是人体的天然屏障,可阻碍药物进入体内。即使是有效剂量较低的一些药物,经皮透过速率也难以满足治疗需要,已成为 TDDS 开发的最大障碍。目前常用的促透方法包括化学方法、物理方法和药剂学方法等。

（一）化学方法

常用的化学促透方法包括应用透皮吸收促进剂和离子对。

1. 透皮吸收促进剂　是增强药物经皮透过性的一类物质。透皮吸收促进剂(percutaneous pene-tration enhancer)的应用是改善药物经皮吸收的首选方法。下面介绍目前已上市制剂中常用的几种透皮吸收促进剂。

（1）月桂氮䓬酮:月桂氮䓬酮是强亲脂性物质,其油水分配系数为 6.21,常用浓度为 1%～5%,促透作用强。月桂氮䓬酮常与极性溶剂丙二醇合用,产生协同作用。

（2）油酸:反式构型不饱和脂肪酸具有很强的打乱双分子层脂质有序排列的作用。油酸常与丙二醇合用产生协同作用,常用浓度小于 10%,浓度超过 20% 会引起皮肤红斑和水肿。

（3）肉豆蔻酸异丙酯:刺激性小,具有很好的皮肤相容性。肉豆蔻酸异丙酯与其他促进剂合用产生协同作用,如肉豆蔻酸异丙酯和 N-甲基吡咯烷酮合用可以大大降低起效浓度,减少毒性。

（4）N-甲基吡咯烷酮:具有较广泛的促透作用,对极性、半极性和非极性药物均有一定的促透作用。N-甲基吡咯烷酮具有用量低、毒性小、促进作用强等特点,但会引起人体皮肤红斑和刺激,因而使其应用受到一定限制。

（5）醇类:低级醇类可以增加药物的溶解度,改善其在组织中的溶解性,促进药物的经皮透过。在外用制剂中,常用丙二醇作保湿剂,乙醇作药物溶剂。

（6）薄荷醇:具有清凉和止痛作用,具有起效快、毒副作用小等优点,常与丙二醇合用产生协同作用。

（7）二甲基亚砜:二甲基亚砜可被皮肤吸收,促透作用需要高浓度,对皮肤产生较严重的刺激性,因此其使用受到限制。

（8）表面活性剂:阳离子表面活性剂的促透作用优于阴离子和非离子表面活性剂,但会对皮肤产生刺激作用,因此一般选择非离子表面活性剂。常用的表面活性剂有蔗糖脂肪酸酯类、聚氧乙烯脂肪醇醚类和失水山梨醇脂肪酸酯类等。

（9）聚甘油油酸酯：聚甘油油酸酯的促透作用与药物的理化性质密切相关。聚甘油油酸酯对低极性表面积和低极化率的药物的经皮透过有更强的促进作用。

2. 离子对　离子型药物难以透过角质层，通过加入与药物带有相反电荷的物质，形成离子对（ion pairs），使之容易分配进入角质层类脂。当它们扩散到水性的活性表皮内，解离成带电荷的分子继续扩散到真皮。双氯芬酸、氟比洛芬等强脂溶性药物与有机胺形成离子对后，可显著增加其经皮透过量。

（二）物理方法

透皮吸收促进剂在 TDDS 的开发中，在减少贴剂的使用面积方面起到了积极作用，但是未能扩大 TDDS 候选药物范围。近 30 年来，通过物理方法促进药物经皮吸收受到越来越多的关注。物理促透技术有效地扩大了可用于经皮给药的药物范围，特别是蛋白质类和肽类药物。物理促透方法可以通过控制外部能量，达到精密控制经皮吸收的目的。物理促透法包括离子导入（iontophoresis）、电致孔（electroporation）、超声导入（sonophoresis）、微针（microneedles）、无针注射递药系统（needle-free drug delivery system）等。这里仅介绍离子导入和微针技术。

1. 离子导入　离子导入是利用电流将离子型药物经由电极定位导入皮肤，进入局部组织或血液循环的一种生物物理方法，其原理如图 15-3 所示。药物离子从基质中通过皮肤进入组织，阳离子在阳极，阴离子在阴极通过静电排斥作用进入皮肤。药物的透过量与电流强度成正比，但从安全角度考虑，临床上电流强度应控制在 $0.5mA/cm^2$ 以下。离子导入经皮给药系统适用于离子型和大分子多肽类药物的经皮给药；可通过调节电流的大小来控制药物经皮导入的速率。除电流强度之外影响离子导入的因素还有电场持续时间、介质的 pH、药物解离性质和电极等。

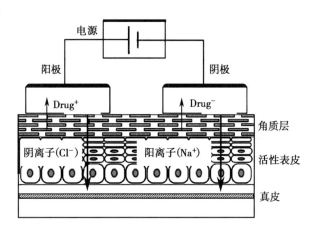

图 15-3　离子导入原理示意图

2. 微针　微针是通过微制造技术制成的极为精巧的微细针簇，一般高 $10\sim2\,000\mu m$、宽 $10\sim50\mu m$。微针刚好能穿破表皮。微针的经皮吸收促进机理是通过微针的穿刺作用对皮肤角质层造成轻度的物理损伤。通过微针的机械作用，皮肤角质层上形成直径为微米级的空洞，并在微针移走后仍然存在，从而实现导入药物。微针贴片是将微针阵列敷于贴剂一侧的给药系统（图 15-4），具有注射器与经皮给药贴剂的双重优点，特别适合核酸类、多肽类、蛋白类和疫苗等生物技术药物的给药。

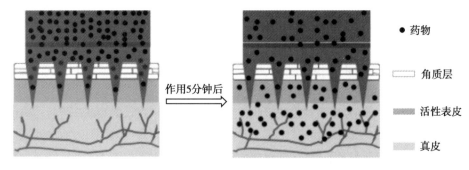

图 15-4　微针贴片作用示意图

（三）药剂学方法

药剂学方法主要借助于微米或纳米药物载体，包括微乳（microemulsion）、脂质体（liposomes）、传递体（transfersomes）、醇脂体（ethosomes）、囊泡（niosomes）、纳米粒（nanoparticles）等，以改善药物透过皮肤的能力。

第三节　软膏剂、乳膏剂、糊剂

一、概述

软膏剂（ointments）系指原料药物与油脂性或水溶性基质混合制成的均匀的半固体外用制剂。根据药物在基质中分散状态不同，软膏剂可分为溶液型软膏剂和混悬型软膏剂。溶液型软膏剂是药物溶解（或共熔）于基质或基质组分中制成的软膏剂。混悬型软膏剂是药物细粉均匀分散于基质中制成的软膏剂。药物溶解或分散于乳剂型基质中形成的均匀的半固体外用制剂称为乳膏剂（creams）。根据基质不同，分为水包油型乳膏剂和油包水型乳膏剂。软膏剂、乳膏剂可长时间黏附或铺展于用药部位，主要使药物在局部发挥润滑皮肤、保护创面和治疗作用，如抗感染、止痒、消毒、麻醉等；也可吸收后发挥全身治疗作用，如硝酸甘油软膏。糊剂（pastes）系指大量的原料药物固体粉末（一般25%以上）均匀地分散在适宜的基质中所组成的半固体外用制剂。根据基质的不同，糊剂可分为单相含水凝胶性糊剂（如皮炎糊）和脂肪糊剂（如复方锌糊）。糊剂的稠度较软膏剂高，吸水能力较强，一般不妨碍皮肤的正常功能，具有收敛、消毒、吸收分泌液作用。

软膏剂在我国具有久远的历史，是一种古老的剂型，随着科学的发展，许多新的基质、新型吸收促进剂、新型药物载体不断涌现，生产的机械化和自动化程度不断提高，推动了软膏剂的进一步发展。

软膏剂、乳膏剂、糊剂应符合以下规定：①均匀、细腻，涂于皮肤或黏膜上无刺激性；混悬型软膏剂中不溶性固体药物及糊剂的固体成分应预先粉碎成细粉，确保粒度符合规定。②具有适当的黏稠度，易涂布于皮肤或黏膜上，不融化，黏稠度随季节变化小。③性质稳定，软膏剂、乳膏剂、糊剂应无酸败、异臭、变色、变硬，乳膏剂不得有油水分离和胀气现象。④软膏剂、乳膏剂根据需要可添加保湿剂、防腐剂、增稠剂、抗氧剂及透皮促进剂。⑤软膏剂、糊剂应遮光密闭贮存；乳膏剂应遮光密封，置于25℃以下贮存，不得冷冻。

二、软膏剂

（一）常用的基质

软膏剂主要由药物和基质组成，此外还常添加抗氧剂、防腐剂、保湿剂、透皮促进剂等附加剂。基质是软膏剂成型和发挥药效的重要组成部分，对软膏剂的质量有很大影响。理想的基质应满足以下条件：①性质稳定，与主药或附加剂等无配伍禁忌，久贮稳定；②均匀、细腻，具有适宜的稠度、润滑性和涂展性，对皮肤或黏膜无刺激性；③有吸水性，能吸收伤口的分泌物；④无生理活性，不影响皮肤的正常功能与伤口的愈合；⑤容易洗除，不污染皮肤和衣服等；⑥具有良好的释药性能。

目前尚无能同时具备上述要求的基质。在实际应用中，应根据药物性质、基质性质以及用药目的合理选择，必要时添加附加剂，以保证制剂的质量和临床需要。软膏剂常用的基质有油脂性基质和水溶性基质。

1. 油脂性基质　该类基质的特点是对皮肤的润滑、保护作用较其他基质强，性质稳定，不易霉变，涂于皮肤上能形成封闭性的油膜，促进皮肤的水合作用，使皮肤柔润，防止干裂；但释药性能较差，疏水性强，不易用水洗除，不易与水性液体混合，因此，不适于有渗出液的创面、脂溢性皮炎、痤疮等。此类基质主要用于遇水不稳定的药物制备软膏剂。

（1）油脂类：系从动物或植物中得到的高级脂肪酸甘油酯及其混合物。动物油脂（如豚脂、羊脂、牛脂等）易酸败，现已很少用。植物油脂由于分子结构中存在不饱和键，易氧化，需添加抗氧剂。常用芝麻油、棉籽油、大豆油、花生油、橄榄油等。常与熔点较高的蜡类合用以制成稠度适宜的基质，如单软膏即是蜂蜡与花生油（33∶67）熔合而成。

氢化植物油系植物油在催化作用下加氢而成的饱和或近饱和的脂肪酸甘油酯，比植物油稳定，稠度大。

（2）烃类：系从石油中得到的各种烃的混合物，大多数为饱和烃，性质稳定，不易酸败。此类基质较少单独使用，多与其他基质合用。

1）凡士林：又称为软石蜡，有黄、白两种，后者由前者漂白而成。凡士林（vaselin）是由分子量不同的烃类组成的半固体混合物，熔程为 38～60℃。化学性质稳定，能与大多数药物配伍，特别适于遇水不稳定的药物。凡士林可单独用作软膏基质，对皮肤具有较强的软化、保护作用，但油腻性大、吸水性差，不适于急性且有多量渗出液的创面。可通过加入适量羊毛脂、胆固醇或某些高级醇类等改善其吸水性能。

2）液状石蜡：液状石蜡（liquid paraffin）为液体饱和烃混合物，主要用于调节软膏的稠度；还可作为加液研磨的液体，与药物粉末一起研磨，以利于药物与基质混合。

3）固体石蜡：固体石蜡（paraffin）为固体饱和烃混合物，熔程为 50～65℃，主要用于调节软膏的稠度。

4）微晶石蜡：为高沸点的长链烃类，熔程为 60～85℃。黏附性能好，与其他液体油混合时具有防止油分分离等特性。用于膏状产品的上光剂。

5）地蜡：地蜡（ceresin）主要为 C_{29}～C_{35} 直链烃，与石蜡相比分子量较大，相对密度、硬度和熔点（61～95℃）也高。主要用于调节软膏的稠度。

（3）类脂类：系高级脂肪酸与高级脂肪醇化合形成的酯类，具有一定的表面活性作用和吸水性能，多与其他油脂类基质合用，也可用于乳膏剂基质中增加稳定性。

1）羊毛脂：通常指无水羊毛脂。为淡黄色黏稠半固体，稍有异臭，主要为胆固醇棕榈酸酯及游离的胆固醇类，熔程为 36～42℃。具有优良的吸水性能，可吸收 2 倍的水形成 W/O 型乳剂。羊毛脂（lanolin）的性质与皮脂接近，利于药物渗透进入皮肤，但黏度太大，很少单用使用，常与凡士林合用，以改善凡士林的吸水性与渗透性。常用含 30% 水分的羊毛脂（称为含水羊毛脂）。

2）蜂蜡：蜂蜡（bees wax）主要为棕榈酸蜂蜡醇酯，含有少量游离醇及游离酸，熔程为 62～67℃。属于弱的 W/O 型乳化剂，常用于 O/W 型乳膏剂基质中增加稳定性。

3）鲸蜡：鲸蜡（spermaceti wax）主要为棕榈酸鲸蜡醇酯，还含有少量游离醇类，熔程为 42～50℃。属于弱的 W/O 型乳化剂，常用于 O/W 型乳膏剂质中增加稳定性。

（4）合成（半合成）油脂性基质：系由各种油脂或原料加工合成，不仅组成成分和原料油脂相似，保持其优点，而且在稳定性、皮肤刺激性和皮肤吸收性等方面都有明显的改善。常用的有角鲨烷、羊毛脂衍生物、硅酮、脂肪酸、脂肪醇、脂肪酸酯等。

1）角鲨烷：由鲨鱼肝中取得的角鲨烯加氢反应制得。角鲨烷（squalene）为无色、无臭的油状液体，主要成分为六甲基二十四烷（异三十烷）及其纯度较高的侧链烷烃。具有良好的皮肤渗透性、润滑性和安全性。

2）羊毛脂衍生物：为克服羊毛脂存在的缺陷（色泽及气味不佳，贮存过久出现色泽、气味及黏着性发生改变等），对羊毛脂进行改性，制得羊毛醇、氢化羊毛脂、乙酰化羊毛脂、聚氧乙烯羊毛脂等。

羊毛醇：由羊毛脂皂化后，分离含醇和胆固醇的部分而得，熔程为 45～58℃。具有颜色浅、气味低、不黏等优点。具有良好的乳化能力，制成的 W/O 型乳剂稳定。在凡士林中加入 5% 的羊毛醇（lanosterol）后可吸收 3 倍的水，且使乳剂具有抵抗弱酸破坏的能力，加鲸蜡醇和硬脂醇可进一步提高乳剂的稳定性。

乙酰化羊毛脂：由羊毛脂与醋酐反应制得，熔程为 30～40℃。具有羊毛脂的所有优点，有较好的抗水性能和油溶性,能形成抗水薄膜,保持皮肤水分。

聚氧乙烯羊毛脂:由羊毛脂醇与环氧乙烷加成而得,为非离子表面活性剂,对皮肤无刺激、无毒,可作为乳化剂、分散剂。

氢化羊毛脂:由羊毛脂经氢化钠还原而得,熔程为 48~54℃。颜色浅、气味低、不黏、稳定性高,吸水性好,可代替天然羊毛脂。

3)硅酮:又称为硅油,是一系列不同分子量的聚二甲基硅氧烷的总称。常用二甲基硅油(dimethicone)和甲苯基硅油,均为无色或淡黄色透明油状液体,无臭、无味。化学性质稳定,疏水性强,表面张力很小,易于涂布、润滑性好,对皮肤无刺激、无毒。硅酮(silicone)常用于乳膏剂中作润滑剂,且可提高药物对皮肤的渗透能力。常与其他油脂性基质合用制成保护性软膏,用于防止亲水性物质如酸、碱液等对皮肤的刺激或腐蚀。

4)脂肪酸、脂肪醇及其酯:脂肪酸主要和氢氧化钾或三乙醇胺等合并作用,生成肥皂作为乳化剂,常用的有棕榈酸、硬脂酸、异硬脂酸等。脂肪醇主要为 $C_{12} \sim C_{18}$ 的高级脂肪醇,常用的有鲸蜡醇、硬脂醇等。脂肪酸酯多为高级脂肪酸与低分子量的一元醇酯化而成,与油脂可互溶,黏度低,延展性好,对皮肤渗透性好。

2. 水溶性基质 水溶性基质通常释药较快,无刺激性,易洗除,可吸收组织分泌液,适用于湿润或糜烂的创面。但对皮肤润滑、软化作用较差,且其中的水分易蒸发而使软膏变硬,易霉败,常需添加防腐剂和保湿剂。常用的有聚乙二醇、纤维素衍生物(见水性凝胶基质)等。

聚乙二醇(PEG):常用适当比例的 PEG 4000 与 PEG 400 混合得到稠度适宜的软膏基质。PEG 易溶于水,能与渗出液混合,易洗除,化学性质稳定,不易霉败。但因吸水性强,常使皮肤有刺激感。一些含羟基或羧基的药物(如苯酚、水杨酸、苯甲酸、鞣酸等)可与 PEG 络合,导致基质过度软化;PEG 还会降低酚类、季铵盐类、羟苯酯类的抑菌活性。目前 PEG 基质已逐渐被水凝胶基质代替。

FAPG(fatty alcohol-propylene glycol):是一种无水无油基质,国外使用较多。主要由硬脂醇和丙二醇组成,还含有少量聚乙二醇(增塑剂)、甘油或硬脂酸(增黏剂)、透皮吸收促进剂。其基本处方中硬脂醇含量为 15%~45%,丙二醇为 45%~85%,聚乙二醇为 0%~15%。FAPG 基质的制品润滑、白皙、柔软,带有珠光。该基质具有以下特点:①无水,适于易水解的药物;②在皮肤上的铺展性好,黏附性好,可形成封闭性的薄膜;③不易水解,不易酸败,易洗除。

3. 软膏剂的附加剂 除了药物和基质外,软膏剂还常添加抗氧剂、防腐剂、保湿剂、透皮促进剂等附加剂。常用的抗氧剂、防腐剂、保湿剂见表 15-1。

表 15-1 软膏剂中常用的抗氧剂、防腐剂与保湿剂

种类		举例
抗氧剂	水溶性抗氧剂	亚硫酸氢钠、焦亚硫酸钠、硫代硫酸钠、亚硫酸钠、维生素 C、半胱氨酸、蛋氨酸等
	油溶性抗氧剂	叔丁基对羟基茴香醚(BHA)、二丁基羟基甲苯(BHT)、没食子酸丙酯(PG)、维生素 E 等
	金属离子络合剂	依地酸(EDTA)、枸橼酸、酒石酸等
防腐剂	醇	三氯叔丁醇等
	酸	苯甲酸、山梨酸等
	酚	苯酚、苯甲酚等
	酯	羟苯甲酯、羟苯乙酯等
	季铵盐	苯扎氯铵、苯扎溴铵
保湿剂	多元醇	甘油、丙二醇、山梨醇等

（二）制备

软膏剂的制备方法有研磨法、熔融法。应根据药物与基质的性质、制备量以及设备条件选择具体方法。软膏剂的制备工艺流程如图15-5。

1. 基质的处理 对于油脂性基质,使用前需加热熔融后趁热滤过,除去杂质,再加热至150℃灭菌1小时以上,并除去水分。

2. 药物的处理

（1）不溶性固体药物:需研成细粉过6号筛后使用,药物细粉先与少量基质研匀或与液体成分研成糊状,再与其余基质研匀;或将药物细粉在不断搅拌下加到熔化的基质中,不停搅拌至冷凝。

（2）可溶于基质的药物:应先用适宜的溶剂溶解,再与基质混匀;例如生物碱盐类可先溶于少量水中,用羊毛脂吸收后再与其余基质混匀。若药物可溶于基质,则将油溶性药物（如樟脑、薄荷油、松节油等）溶于熔化的基质中制成油脂性溶液型软膏;水溶性药物溶于少量水后,与水溶性基质混匀制成水溶性溶液型软膏。

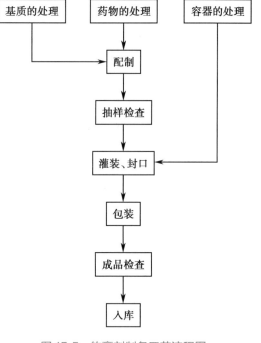

图 15-5 软膏剂制备工艺流程图

（3）半固体黏稠性药物:如鱼石脂,可直接与基质混合,必要时可先与少量羊毛脂或蓖麻油混匀,再与凡士林等油脂性基质混匀。

（4）中药浸出物:当原料药为液体（如煎剂、流浸膏等）时,先浓缩至稠浸膏再加入基质中混匀。固体浸膏可与少量水或稀醇等先研成糊状,再与基质混匀。

（5）共熔组分:如樟脑、薄荷、麝香等挥发性低共熔成分,可先使其共熔,再与冷却至40℃以下的基质混匀。

（6）对热敏感药物或挥发性药物:应在基质温度降至40℃左右时添加。

3. 制备方法

（1）研磨法:由半固体和液体组分组成的软膏基质可用此法。该法适用于对热不稳定且不溶于基质的药物。先将药物粉末与适量基质研成糊状,再按等量递加法与其余基质混匀。大量生产时常用三滚筒研磨机（图15-6）。

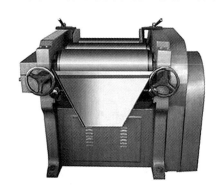

图 15-6 三滚筒研磨机

（2）熔融法:由熔点较高的组分组成的基质,常温下不能均匀混合,须用该法制备。先将高熔点的基质加热熔化,然后将其余基质依熔点高低顺序逐一加入,最后加入液体成分,熔合成均匀基质,再经过灭菌、过滤,称量后,加入药物（溶解或混悬其中）,不断搅拌,均匀冷却至膏状即可。生产含不溶性固体药物的软膏剂时多使用搅拌机进行混合,并且通过齿轮泵回流数次,使软膏均匀。若不够细腻,通常用三滚筒研磨机进一步研磨使软膏更细腻均匀。

熔融法制备软膏剂时还须注意:①冷却速度不能太快,以免基质中高熔点组分呈块状析出;②冷却过程中需不断搅拌,以防不溶性药粉下沉,造成分散不均匀;③对热不稳定或挥发性成分应待冷至接近室温时加入;④冷凝成膏状后应停止搅拌,以免带入过多气泡。

4. 灌封与包装　大生产时使用软膏管(锡管、铝管或塑料管),采用软膏自动灌装、轧尾、装盒联动机进行灌封与包装。

例1:清凉油(油脂性基质软膏剂)

【处方】
薄荷脑	160g	樟脑	160g	薄荷油	100g
桉叶油	100g	石蜡	210g	蜂蜡	90g
10% 氨溶液	6ml	凡士林	200g

【制法】　将薄荷脑与樟脑一起研磨使共熔,再与薄荷油、桉叶油混匀;另将石蜡、蜂蜡、凡士林加热至110℃,以除去水分,过滤,放冷至70℃,加入芳香油等搅拌,最后加入氨溶液,混匀即得。

【注解】　本品用于止痛止痒,适用于伤风、头痛、蚊虫叮咬。为适应不同气候的地区,必须灵活调节石蜡、蜂蜡和凡士林的用量配比。

例2:复方酮康唑软膏(水溶性基质软膏剂)

【处方】
酮康唑	20g	依诺沙星	3g	无水亚硫酸钠	2g
PEG 4000	300g	PEG 400	605g	丙二醇	50g
蒸馏水	20g

【制法】　用丙二醇将酮康唑、依诺沙星调成糊状,备用;将无水亚硫酸钠溶于蒸馏水中,备用。将 PEG 4000 和 PEG 400 在水浴上加热至85℃使熔化,待冷至40℃以下时,加入上述糊状物和亚硫酸钠溶液,搅匀即得。

【注解】　本品用于治疗浅表及深部真菌、细菌引起的各种皮肤感染和各种皮炎。

三、乳膏剂

(一)常用的基质

乳剂型基质的主要组分为油相、水相和乳化剂。常用的油相有硬脂酸、石蜡、蜂蜡、高级脂肪醇(如硬脂醇)以及用于调节稠度的凡士林、液状石蜡或植物油等。乳剂型基质不妨碍皮肤分泌物的分泌和水分蒸发,对皮肤的正常功能影响较小。

乳剂型基质分为 O/W 型和 W/O 型两类。O/W 型基质含水量较高,能与水混合,油腻性小,容易涂布和洗除,药物的释放和透皮吸收较快。在贮存过程中易霉变,水分也易蒸发而使软膏变硬,故常需添加防腐剂和保湿剂。需注意的是,O/W 型基质用于分泌物较多的皮肤(如湿疹)时,分泌物可重新透入皮肤而使炎症恶化。通常乳剂型基质适用于亚急性、慢性、无渗出液的皮肤破损和皮肤瘙痒症,忌用于糜烂、溃疡、水疱和化脓性创面。遇水不稳定的药物不宜制成乳膏剂。W/O 型基质的油腻性较油脂性基质小,容易涂布,且水分从皮肤表面蒸发时有和缓的冷却作用。

乳剂型基质常用的乳化剂见表15-2。

表 15-2　乳剂型基质常用乳化剂

类型		名称	常用品种	作用
阴离子型	肥皂类	一价皂	一价金属(钠、钾、铵)氢氧化物或三乙醇胺等有机碱与脂肪酸生成的皂	O/W 型乳化剂
		多价皂	二、三价金属(钙、镁、锌、铝)氢氧化物与脂肪酸生成的皂	W/O 型乳化剂
	脂肪醇硫酸酯		十二烷基硫酸钠	O/W 型乳化剂
	磷酸酯		十二烷基聚氧乙烯醚磷酸单乙醇胺	O/W 型乳化剂

续表

类型	名称		常用品种	作用
非离子型	高级脂肪醇		鲸蜡醇、硬脂醇	弱 W/O 型乳化剂,可增加乳剂稳定性和稠度
	多元醇酯类	聚乙二醇脂肪酸酯	聚乙二醇-7-硬脂酸酯、聚乙二醇-20-硬脂酸酯	O/W 型乳化剂
		脂肪酸甘油酯	硬脂酸甘油酯	弱 W/O 型乳化剂,不能用作主要乳化剂;与 O/W 型乳化剂合用,增加乳剂稳定性和稠度
			聚乙二醇-7-氢化蓖麻油	W/O 型乳化剂
		脂肪酸山梨坦类	油酸山梨坦(司盘 80)、硬脂酸山梨坦(司盘 60)	W/O 型乳化剂,很少单独作乳化剂,常与 O/W 型乳化剂合用,以取得良好乳化效果
		聚山梨酯类	聚山梨酯 80、聚山梨酯 20	O/W 型乳化剂
	聚氧乙烯醚衍生物	脂肪醇聚氧乙烯醚	硬脂醇聚氧乙烯醚(平平加 O)、山嵛醇氧乙烯醚	O/W 型乳化剂
		烷基酚聚氧乙烯醚	乳化剂 OP	O/W 型乳化剂

例 3：含有机铵皂的乳剂型基质(一价皂)(O/W 型)

【处方】

硬脂酸	170.0g	羊毛脂	20.0g	液状石蜡	100.0ml
三乙醇胺	20.0g	甘油	50.0ml	羟苯乙酯	1.0g
蒸馏水	加至 1 000.0g				

【制法】 将硬脂酸、羊毛脂、液状石蜡在水浴上加热至 75~80℃使熔化(油相);另将羟苯乙酯溶于水后,加入甘油与三乙醇胺混匀,加热至与油相相同温度,然后缓缓加入油相中,边加边搅拌,直至冷凝,即得。

【注解】 处方中部分硬脂酸与三乙醇胺生成有机铵皂作为 O/W 型乳化剂。羊毛脂起辅助乳化作用,可增加油相的吸水性和乳剂稳定性;液状石蜡用于调节基质稠度,并具润滑作用;羟苯乙酯为防腐剂;甘油为保湿剂。

例 4：含钙皂的乳剂型基质(多价皂)(W/O 型)

【处方】

硬脂酸	12.5g	蜂蜡	5.0g	单硬脂酸甘油酯	17.0g
地蜡	75.0g	白凡士林	67.0g	双硬脂酸铝	10.0g
液状石蜡	410.0ml	氢氧化钙	1.0g	羟苯乙酯	1.0g
蒸馏水	加至 1 000g				

【制法】 将硬脂酸、蜂蜡、地蜡和单硬脂酸甘油酯在水浴上加热熔化,加入白凡士林、液状石蜡和双硬脂酸铝,加热至 85℃(油相);另将氢氧化钙、羟苯乙酯溶于蒸馏水中,加热至 85℃(水相),缓缓加入油相中,边加边搅拌,直至冷凝,即得。

【注解】 处方中部分硬脂酸与氢氧化钙生成的钙皂、双硬脂酸铝 W/O 型乳化剂。单硬脂酸甘油酯起辅助乳化和稳定作用;液状石蜡用于调节基质稠度;羟苯乙酯为防腐剂。

例 5：含十二烷基硫酸钠的乳剂型基质(O/W 型)

【处方】

硬脂醇	250g	白凡士林	250g	十二烷基硫酸钠	10g
丙二醇	120g	羟苯甲酯	0.25g	羟苯丙酯	0.15g
蒸馏水	加至 1 000g				

【制法】　将硬脂醇与白凡士林在水浴上熔化,加热至75℃使熔化(油相);另将羟苯乙酯、十二烷基硫酸钠和羟苯丙酯溶于蒸馏水中,加热至75℃(水相),逐渐加入油相中,边加边搅拌,直至冷凝,即得。

【注解】　处方中的十二烷基硫酸钠为主要乳化剂,硬脂醇起辅助乳化及稳定作用;丙二醇为保湿剂;羟苯甲酯、羟苯丙酯为防腐剂。

例6：油酸山梨坦为主要乳化剂的乳剂型基质(W/O型)

【处方】

单硬脂酸甘油酯	120g	蜂蜡	50g	石蜡	50g
白凡士林	50g	液状石蜡	250g	油酸山梨坦	20g
聚山梨酯80	10g	山梨酸	2g	蒸馏水	加至1 000g

【制法】　将单硬脂酸甘油酯、蜂蜡、石蜡、白凡士林、液状石蜡、油酸山梨坦在水浴上加热至80℃使熔化(油相);另将聚山梨酯80、山梨酸溶于蒸馏水中,加热至相同温度(水相),逐渐加入油相中,边加边搅拌,直至冷凝,即得。

【注解】　处方中油酸山梨坦为主要W/O型乳化剂,单硬脂酸甘油酯为较弱的W/O型乳化剂,起稳定与增稠作用。聚山梨酯80用以调节适宜的HLB值,形成稳定的W/O型乳剂型基质。

例7：聚山梨酯为主要乳化剂的乳剂型基质(O/W型)

【处方】

硬脂酸	60g	硬脂醇	60g	白凡士林	60g
液状石蜡	90g	油酸山梨坦	16g	聚山梨酯80	44g
甘油	100g	山梨酸	2g	蒸馏水	加至1 000g

【制法】　将硬脂酸、硬脂醇、白凡士林、液状石蜡、油酸山梨坦在水浴上加热至80℃使熔化(油相);另将聚山梨酯80、甘油、山梨酸溶于蒸馏水中,加热至相同温度,逐渐加入油相中,边加边搅拌,直至冷凝,即得。

【注解】　处方中聚山梨酯80为主要O/W型乳化剂,油酸山梨坦与其混合使用以调节适宜的HLB值使形成稳定的O/W乳剂型基质;硬脂醇起稳定与增稠作用。

例8：含平平加O的乳剂型基质(O/W型)

【处方】

鲸蜡醇	100g	白凡士林	100g	液状石蜡	100g
平平加O	25g	甘油	50g	羟苯乙酯	1g
蒸馏水	加至1 000g				

【制法】　将鲸蜡醇、白凡士林、液状石蜡于水浴上加热至80℃使熔化(油相);另将平平加O、甘油、羟苯乙酯溶于蒸馏水中,加热至相同温度(水相);将油相加入水相,边加边搅拌,直至冷凝,即得。

【注解】　处方中平平加O为O/W型乳化剂,鲸蜡醇、白凡士林、液状石蜡为油相,鲸蜡醇还起辅助乳化及稳定作用,液状石蜡用于调节稠度;甘油为保湿剂;羟苯乙酯为防腐剂。

（二）制备

乳膏剂的制备采用乳化法,通常包括熔化过程和乳化过程,生产工艺流程如图15-7。

将处方中的油脂性和油溶性组分一起加热至80℃左右使熔化,过滤后得到油相;另将水溶性组分溶于水后一起加热至80℃左右(略高于油相温度,以防止两相混合时油相中的组分过早析出或凝结)得到水相,将水相溶液慢慢加入油相中,边加边搅至冷凝。生产中主要使用真空乳化机(图15-8),还可在温度冷凝至约30℃时再通过胶体磨或软膏研磨机使产品更加细腻均匀。

乳化法中油、水两相的混合方法有三种:①两相同时掺和,适用于大量生产的机械操作;②分散相加到连续相中,适用于含小体积分散相的乳剂系统;③连续相加到分散相中,适用于多数乳剂系统,在混合过程中乳剂发生转型,使分散相的粒子更细。

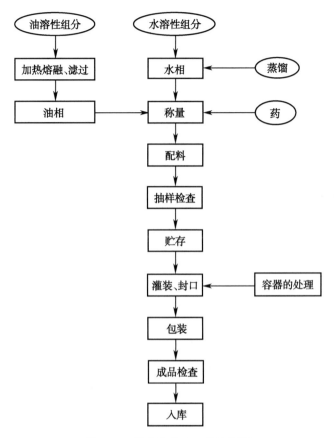

图 15-7   乳化法生产工艺流程图

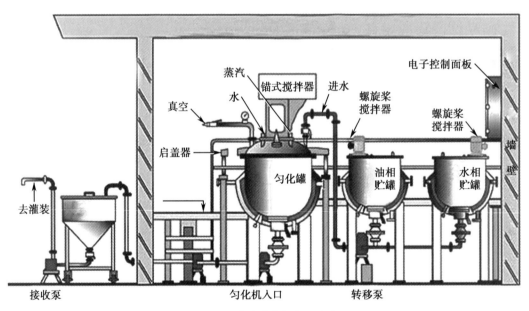

图 15-8   真空乳化机组示意图

例 9：硝酸咪康唑乳膏

【处方】 硝酸咪康唑　　　2g　　　单硬脂酸甘油酯　　　　　12g　　　硬脂醇　　　5g

液状石蜡　　　5g　　　聚山梨酯 80　　　　　　3g　　　羟苯乙酯　　　0.1g

丙二醇　　　15g　　　蒸馏水　　　　　加至 100g

【制法】 将硝酸咪康唑与适量丙二醇研成糊状，备用。将单硬脂酸甘油酯、硬脂醇、液状石蜡在水浴上加热至75℃左右使熔化(油相);另将聚山梨酯80、丙二醇、羟苯乙酯溶于水,加热至与油相温度相近(水相),不断搅拌下,将水相加入油相中,搅拌冷凝,待膏体成半固体时,加入上述糊状物,搅匀即得。

【注解】　本品为白色或类白色乳膏,属于O/W型乳膏。本品为广谱抗真菌药,适用于体股癣、手足癣、花斑癣、皮肤、指(趾)甲念珠菌病、口角炎、外耳炎,念珠菌性的阴道炎。聚山梨酯80为O/W型乳化剂,丙二醇保湿剂,羟苯乙酯为防腐剂。

四、糊剂

单相含水凝胶性糊剂以淀粉及水溶性高分子物质等为基质,脂肪糊剂以凡士林、羊毛脂或其混合物为基质,粉末含量较高,常用淀粉、氧化锌、白陶土等。

制备糊剂时,药物应事先粉碎成细粉,再与基质搅匀成糊状。基质需要加热时,温度不能过高,应控制在70℃以下,以免淀粉糊化。

例10: 皮炎糊

【处方】　白屈菜　500g　　　白鲜皮根　500g　　　冰片　1g

淀粉　100g

【制法】　将白屈菜和白鲜皮根分别粉碎成粗粉,用pH 4.0的醋酸水和70%乙醇渗漉,制成流浸膏,加入淀粉,加热搅拌成糊状。再将冰片溶于少量乙醇后加入搅匀,即得。

【注解】　本品消炎,祛湿,止痒。用于稻田皮炎、脚气等。

五、质量检查

《中国药典》(2020年版)四部规定软膏剂、乳膏剂(通则0109)和糊剂(通则0110)应检查粒度、装量、微生物限度等,用于烧伤或严重创伤的软膏剂和乳膏剂还应进行无菌检查。此外,质量评价还应包括外观性状、主药含量、物理性质、刺激性、稳定性以及软膏中药物的释放、穿透及吸收。

1. 外观性状　要求色泽均匀一致,质地细腻;软膏剂、乳膏剂、糊剂应无酸败、异臭、变色、变硬,乳膏剂不得有油水分离及胀气现象。

2. 主药含量测定　软膏剂和乳膏剂应采用适宜的溶剂将药物从制剂中提取出来,再进行药物含量测定,测定方法必须考虑并排除基质对含量测定的干扰,测定方法的回收率要符合要求。

3. 粒度　除另有规定外,混悬型软膏、含饮片细粉的软膏剂按照《中国药典》(2020年版)通则0109下粒度检查法进行检查。

4. 装量　照最低装量检查法(通则0942)检查,应符合规定。

5. 无菌用于烧伤、严重创伤或临床必须无菌的软膏剂与乳膏剂,照无菌检查法(通则1101)检查,应符合规定。

6. 微生物限度　软膏剂、乳膏剂和糊剂除另有规定外,照非无菌产品微生物限度检查;微生物计数法(通则1105)和控制菌检查法(通则1106)及非无菌药品微生物限度标准(通则1107)检查,应符合规定。

第四节　凝　胶　剂

一、概述

凝胶剂(gels)系指药物与能形成凝胶的辅料制成溶液、混悬或乳状液型的稠厚液体或半固体制剂。通常凝胶剂限局部用于皮肤及体腔(如鼻腔、阴道和直肠)。乳状液型凝胶剂又称为乳胶剂(emulgels)。由高分子基质(如西黄蓍胶等)制成的凝胶剂也可称为胶浆剂。小分子无机药物(如氢氧化铝)的小粒子以网状结构存在于液体中形成的凝胶剂,属两相分散系统,也称为混悬型凝胶剂。混悬型凝胶剂可具有触变性,静止时为半固体而搅拌或振摇时则成为液体。

凝胶剂的基质属于单相分散系统,可分为水性基质与油性基质。水性凝胶基质一般由水、甘油或丙二醇与纤维素衍生物、卡波姆和海藻酸盐、西黄蓍胶、明胶、淀粉等构成;油性凝胶基质由液状石蜡或脂肪油与胶体硅或铝皂、锌皂构成。临床上应用较多的为水凝胶性基质凝胶剂。

随着制剂新技术以及凝胶材料的发展,出现了一些新型凝胶剂,如脂质体凝胶剂、微乳凝胶剂等复合凝胶剂以及温度敏感凝胶剂、pH 敏感凝胶剂等环境敏感型凝胶剂,成为近年研究热点。

凝胶剂应符合以下要求:①凝胶剂应均匀、细腻,常温时保持胶状,不干涸或液化;②混悬型凝胶剂中的胶粒应分散均匀,不应下沉结块;③根据需要,凝胶剂中可加入保湿剂、防腐剂、抗氧剂、乳化剂、增稠剂和透皮吸收促进剂等;④凝胶剂基质不应与药物发生不良相互作用;⑤除另有规定外,凝胶剂应遮光密封,置于 25℃以下贮存,并应防冻。

二、水性凝胶基质

水性凝胶基质具有以下优点:①无油腻感,易于涂展,易于洗除;②能吸收组织渗出液,不妨碍皮肤正常功能;③稠度小,利于药物释放,特别是水溶性药物的释放。缺点是润滑性较差,容易失水和霉变,常需加入较大量的保湿剂和防腐剂。

水性凝胶基质可使用天然、半合成及合成高分子材料,常用的海藻酸盐、明胶、果胶、纤维素衍生物、淀粉及其衍生物、聚维酮、聚乙烯醇、聚丙烯酸类(如卡波姆、聚丙烯酸等)。

环境敏感水凝胶(environmental sensitive hydrogels)也称为智能水凝胶(smart hydrogels),可对物理刺激(温度、光、电场、压力等)、化学刺激(pH 等)和生化刺激(特异的识别分子)等外界刺激产生响应,发生体积变化、凝胶-溶胶转变等物理结构和化学性质的突变。如聚丙烯酸类、壳聚糖衍生物、海藻酸、改性纤维素等 pH 敏感型水凝胶,泊洛沙姆 127 等温度敏感型水凝胶。

1. 卡波姆　商品名为卡波普(carbopol),为丙烯酸与烯丙基蔗糖或烯丙基季戊四醇交联的高分子聚合物,按黏度不同分为卡波姆 934、卡波姆 940、卡波姆 941 等。卡波姆(carbomer)为白色疏松性粉末,引湿性强。可在水中迅速溶胀,但不溶解,水分散液呈酸性,黏度较低。当用碱中和时,在水中逐渐溶解,黏度迅速增大,浓度较大时形成具有一定强度和弹性的半透明状凝胶。在 pH 6~11 之间达到最大黏度或稠度。卡波姆凝胶具有显著的塑性流变性质。以卡波姆为基质的凝胶剂具有释药快、无油腻性、易于涂展、润滑舒适、对皮肤和黏膜无刺激性等优点,特别适于治疗脂溢性皮肤病。盐类电解质、强酸可使卡波姆凝胶的黏度下降,碱土金属离子以及阳离子聚合物等可与之结合成不溶性盐。

例 11: 卡波姆为基质水凝胶

【处方】
卡波姆 940	10g	甘油	50g	聚山梨酯 80	2g
氢氧化钠	4g	乙醇	50g	羟苯乙酯	0.5g
蒸馏水	加至 1 000g				

【制法】取卡波姆 940、甘油、聚山梨酯 80 与 300ml 蒸馏水混合,将氢氧化钠溶于 100ml 蒸馏水中后加入上述液体中搅拌,再将羟苯乙酯溶于乙醇后逐渐加入搅匀,即得透明凝胶。

【注解】氢氧化钠为 pH 调节剂,使形成凝胶;甘油为保湿剂,羟苯乙酯为防腐剂。

2. 纤维素衍生物　常用的有羧甲基纤维素钠(CMC-Na)、甲基纤维素(MC)、羟丙甲纤维素(HPMC)等。常用浓度为 2%~6%。CMC-Na 易分散于水中形成透明胶状溶液,在乙醇等有机溶剂中不溶。CMC-Na 在 pH 低于 2 时产生沉淀,大于 10 时黏度迅速下降。CMC-Na 遇强酸、多价金属离子和阳离子型药物均可形成沉淀,应予以避免。MC 溶于冷水,不溶于热水、无水乙醇、乙醚、丙酮等。MC 在冷水中膨胀形成澄明及乳白色的黏稠胶体溶液,在 pH 2~12 时稳定。MC 与氯甲酚、鞣酸及硝酸银有配伍禁忌。HPMC 溶于冷水,不溶于热水、无水乙醇、乙醚等。HPMC 溶于冷水成黏性溶液,在

pH 3.0~11.0 时稳定。该类基质黏附性较强,较易失水干燥而有不适感,常需加入保湿剂。

例12: 纤维素衍生物为基质水凝胶

【处方】　羧甲基纤维素钠　　　　50g　　　　甘油　150g　　　　三氯叔丁醇　5g
　　　　　蒸馏水　　　　　加至1 000g

【制法】　取羧甲基纤维素钠与甘油研匀,加入热蒸馏水中,放置使溶胀形成凝胶,然后加三氯叔丁醇水溶液,并加水至1 000g,搅匀,即得。

三、制备

水凝胶剂制备时,通常将处方中的水溶性药物先溶于部分水或甘油中,必要时加热;处方中其余成分按基质配制方法先制成水凝胶基质,再与药物溶液混匀,然后加水至足量搅匀即得。水不溶性的药物可先用少量水或甘油研细、分散,再与基质搅匀。

例13: 双氯芬酸钠凝胶剂

【处方】　双氯芬酸钠　　　　5.0g　　　　卡波姆940　　5.0g　　　　丙二醇　　　50g
　　　　　三乙醇胺　　　　　7.5g　　　　乙醇　　　　150ml　　　　羟苯乙酯　0.5g
　　　　　蒸馏水　　　　加至500g

【制法】　将卡波姆940加入适量蒸馏水中,放置过夜,使其充分溶胀,于搅拌下加入三乙醇胺,制成凝胶基质。另将双氯芬酸钠、羟苯乙酯溶于丙二醇及乙醇中,于搅拌下加入凝胶基质中,再加蒸馏水至足量,搅匀,即得。

【注解】　本品为透明状半固体凝胶。本品用于缓解肌肉、软组织和关节的轻至中度疼痛,也可用于骨关节炎的对症治疗。

四、质量检查

《中国药典》(2020年版)四部(通则0114)相关规定,凝胶剂应检查以下项目。

1. 粒度　除另有规定外,混悬型凝胶剂取适量供试品,涂成薄层,薄层面积相当于盖玻片面积,共涂3片,按照粒度和粒度分布测定法(通则0982第一法)检查,均不得检出大于180μm的粒子。

2. 装量　按照最低装量检查法(通则0942)检查,应符合规定。

3. 无菌　除另有规定外,用于烧伤、严重创伤或临床必须无菌的凝胶剂,按照无菌检查法(通则1101)检查,应符合规定。

4. 微生物限度　除另有规定外,照微生物限度检查法检查,应符合规定。

第五节　涂　膜　剂

一、概述

涂膜剂(paints)系指原料药物溶解或分散在含成膜材料的溶剂中,涂搽患处后形成薄膜的外用液体制剂。用时涂于患处,有机溶剂迅速挥发,形成薄膜保护患处,并缓慢释放药物发挥治疗作用。一般用于无渗出液的损害性皮肤病等。涂膜剂具有制备工艺简单、不需要特殊的机械设备、使用方便、不易脱落、易洗除等的特点。

涂膜剂应符合以下规定:无毒、无局部刺激性;无酸败、变色现象,根据需要可加入防腐剂或抗氧剂;应遮光、密闭贮存;通常在启用后最多可使用4周;标签上应注明"不可口服"。

二、处方组成

涂膜剂由原料药物、成膜材料和挥发性有机溶剂组成。常用的成膜材料有聚乙烯醇(PVA)、聚维酮、聚乙烯醇缩甲乙醛、聚乙烯醇缩甲丁醛等。挥发性溶剂常用乙醇、丙酮或两者的混合液。涂膜剂中还需加入增塑剂,常用邻苯二甲酸二丁酯、甘油、丙二醇等。

三、制备工艺

涂膜剂通常用溶解法制备,若药物可溶于溶剂中,则直接加入溶解;若药物不溶于溶剂中,则先用少量溶剂充分研磨后再加入;若为中药,则应先制成乙醇提取液或提取物的乙醇-丙酮溶液,再加到成膜材料溶液中。

例14：复方酮康唑涂膜剂

【处方】

酮康唑	10g	丙酸氯倍他索	0.25g	硫酸新霉素	500万U
PVA124	30g	氮酮	15ml	丙二醇	10ml
亚硫酸钠	2g	EDTA	0.5g	丙酮	100ml
无水乙醇	550ml	蒸馏水	加至1 000ml		

【制法】　将PVA124、丙二醇和蒸馏水适量在水浴上加热溶解,再加入硫酸新霉素、亚硫酸钠、EDTA,搅拌使溶解,得水溶液;另将酮康唑、丙酸氯倍他索加入无水乙醇和丙酮的混合液中使溶解,再加入氮酮,得乙醇混合液。在搅拌下,将乙醇混合液加入上述水溶液中,最后加水至全量,搅匀,即得。

【注解】　本品具有抗真菌、止痒作用,用于手足癣、体癣、股癣等。处方中PVA124为成膜材料;酮康唑易氧化,加入亚硫酸钠作为抗氧剂,EDTA作为金属离子络合剂;氮酮、丙二醇为透皮吸收促进剂。

四、质量检查

《中国药典》(2020年版)四部(通则0119)规定,涂膜剂应检查以下项目。

1. 装量　除另有规定外,按照最低装量检查法(通则0942)检查,应符合规定。

2. 无菌　除另有规定外,用于烧伤、严重创伤或临床必须无菌的涂膜剂,按照无菌检查法(通则1101)检查,应符合规定。

3. 微生物限度　照微生物限度检查法检查,应符合规定。

第六节　贴　膏　剂

贴膏剂(adhesive plasters)系指将原料药物与适宜的基质制成膏状物、涂布与背衬材料上供皮肤贴敷,可产生局部或全身性作用的一种薄片状柔性制剂。包括橡胶膏剂、凝胶膏剂。

硬膏剂(plasters)系将药物溶解或混合于黏性基质中,涂布于背衬材料上制成的供皮肤贴敷用的近似固体的外用制剂,药物可透过皮肤起局部或全身治疗作用。硬膏剂按基质组成可分为贴膏剂和膏药,本章仅介绍贴膏剂。

贴膏剂应符合以下要求:①提取物应按规定方法进行提取,除另有规定外,固体药物应预先粉碎成细粉或溶于适宜溶剂中。②必要时可加入透皮吸收促进剂、表面活性剂、保湿剂、防腐剂或抗氧剂等。③膏料应涂布均匀,膏面应光洁,色泽一致,无脱膏、失黏现象;背衬面应平整、洁净、无漏膏现象。涂布中若使用有机溶剂,必要时应检查残留溶剂。④贴膏剂每片的长度和宽度,按中线部位测量,均不得小于标示尺寸。⑤除另有规定外,贴膏剂应密封贮存。

一、凝胶贴膏

（一）概述

凝胶贴膏(gel plasters),原称为巴布膏剂(简称巴布剂,cataplasm),系指原料药物与适宜的亲水性基质混匀后,涂布于背衬材料上制成的贴膏剂。常用基质有聚丙烯酸钠、羧甲基纤维素钠、明胶、甘油和微粉硅胶等。

与橡胶贴膏相比,凝胶贴膏具有以下特点:①与皮肤生物相容性好,亲水性高分子基质具有透气性、耐汗性、无致敏性以及无刺激性;②载药量大,尤其适合中药浸膏;③释药性能好,与皮肤亲和性强,能提高角质层的水化作用,有利于药物透皮吸收;④应用透皮吸收控释技术,使血药浓度平稳,药效持久;⑤使用方便,不污染衣物,易洗除,可反复粘贴;⑥生产过程中不使用汽油及其他有机溶剂,可避免对环境的污染。

（二）组成

凝胶贴膏的结构包括以下三部分:①背衬层,主要作为膏体的载体,常用无纺布、人造棉布等;②膏体层,即基质和主药部分,在贴敷中产生一定的黏附性使之与皮肤紧密接触,以达到治疗目的;③防粘层,起保护膏体的作用,常用防粘纸、塑料薄膜、硬质纱布等。

基质的配方是凝胶贴膏研究的核心内容。基质原料的选择,是凝胶贴膏基质配方的重要环节,对凝胶贴膏基质的成型有很大影响。基质的选择应具备以下条件:①对主药的稳定性无影响,无不良反应;②有适当的弹性和黏性;③对皮肤无刺激和过敏性;④不在皮肤上残存,能保持凝胶贴膏的形状;⑤不因汗水作用而软化,在一定时间内具有稳定性和保湿性。

凝胶贴膏的基质主要由黏着剂、保湿剂、填充剂和透皮吸收促进剂组成（表15-3）,还可加入软化剂、表面活性剂、防腐剂、抗氧剂等其他成分。

表15-3 凝胶贴膏基质的组成及作用

成分	作用	常用材料
黏着剂	基质骨架材料,也是产生黏性的主要物质	天然高分子材料:明胶、阿拉伯胶、海藻酸钠、西黄蓍胶等 半合成高分子材料:羧甲基纤维素及其钠盐、甲基纤维素、羟丙基纤维素等 合成高分子材料:聚丙烯酸及其钠盐、聚乙烯醇、聚维酮、聚丙烯酸酯共聚物等
保湿剂	保湿,凝胶膏剂的含水量很大程度上决定着基质的黏着性、赋形剂、释放度的好坏	甘油、丙二醇、山梨醇、聚乙二醇等
填充剂	影响膏体成型性	微粉硅胶、高岭土、氧化锌、碳酸钙、白陶土、硅藻土、二氧化钛等

（三）制备

凝胶贴膏的制备工艺流程如图15-9所示。

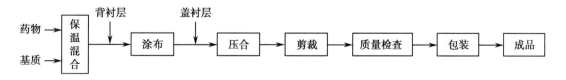

图15-9 凝胶膏剂制备工艺流程

凝胶膏剂的制备工艺主要包括基质原料和药物的前处理、基质成型和制剂成型三部分。基质原料类型及其配比、基质与药物的比例、配制程序等均影响凝胶膏剂的成型。基质的性能是决定凝胶膏剂质量优劣的重要因素,黏附性与赋形性是基质处方筛选的重要评价指标。

例15：骨友灵巴布膏

【处方】
红花	180g	威灵仙	180g	防风	180g
延胡索	310g	续断	180g	鸡血藤	180g
蝉蜕	130g	何首乌	30g	川乌	180g
樟脑	30g	薄荷脑	37.5g	冰片	30g
水杨酸甲酯	15g	颠茄流浸膏	60g	马来酸氯苯那敏	5g
陈醋	350ml	明胶	91g	甘油	1 365g
制成	1 000 片				

【制法】 以上15味药,除樟脑、薄荷脑、冰片、水杨酸甲酯、颠茄流浸膏、马来酸氯苯那敏外,其余红花等9味药,加75%乙醇回流提取2次,每次4小时,滤过,合并滤液,回收乙醇并减压浓缩至相对密度为1.30~1.40(60~80℃)的稠膏;取颠茄流浸膏,加陈醋混匀,浓缩至相对密度为1.30~1.40(60~80℃)的清膏。取上述清膏及樟脑、薄荷脑、冰片、水杨酸甲酯、马来酸氯苯那敏,依次加入由明胶甘油制成的基质中,搅拌均匀后,涂布,盖衬,切片,即得。

【注解】 本品活血化瘀,消肿止痛。用于骨质增生引起的功能性障碍,软组织损伤以及大骨节病所引起的肿胀疼痛。

（四）质量检查

《中国药典》(2020年版)四部通则0122规定,凝胶贴膏应检查以下项目。

1. 外观检查 膏料应涂布均匀,膏面应光洁,色泽一致,无脱膏、失黏现象;背衬面应平整、洁净、无漏膏现象。

2. 含膏量 按照通则0122【含膏量】第二法,取供试品1片,按规定方法检查,应符合各品种项下的有关规定。

3. 黏附性 除另有规定外,照贴膏剂黏附力测定法(通则0952第一法)测定,应符合各品种项下的有关规定。

4. 赋形性 取供试品1片,置于37℃、相对湿度64%的恒温恒湿箱中30分钟,取出,用夹子将供试品固定在一块平整钢板上,钢板与水平面的倾斜角为60°,放置24小时,膏面应无流淌现象。

5. 含量均匀度 除另有规定或来源于动、植物多组分且难以建立测定方法的,照含量均匀度检查法(通则0941)测定,应符合规定。

6. 微生物限度 除另有规定外,照微生物限度检查法检查,应符合规定。

二、橡胶贴膏

（一）概述

橡胶贴膏(rubber-plasters)系指原料药物与橡胶等基质混匀后,涂布于背衬材料上制成的贴膏剂。橡胶贴膏可直接贴于皮肤应用,不污染皮肤或衣物,基质化学惰性。但膏层较薄,载药量较小,维持时间较短,且有刺激性、过敏性、易老化等缺点。

（二）组成

橡胶贴膏的结构包括以下三部分:①背衬层,一般采用漂白细布,也可用无纺布等;②膏料层,由基质和药物组成,为橡胶贴膏的主要成分;③膏面覆盖层,常用硬质纱布、塑料薄膜、防粘纸等。

橡胶贴膏的基质主要由生橡胶、增黏剂、软化剂、填充剂组成(表15-4)。

（三）制备

橡胶贴膏的制备方法常用的有溶剂法和热压法。

1. 溶剂法 常用的溶剂为汽油、正己烷。制备工艺流程如图15-10所示。

表 15-4　橡胶贴膏基质的组成及作用

成分	作　用	常用材料
基质	具有良好的黏性和弹性,不透气,不透水	生橡胶
增黏剂	增加膏体的黏性。松香中含有的松香酸可加速橡胶贴膏老化	松香(软化点 70~75℃、酸价 170~175)、甘油松香酯、氢化松香、β-蒎烯等
软化剂	使生胶软化,增加其可塑性,增加制品的柔软性、耐寒性及黏性	凡士林、羊毛脂、液状石蜡、植物油等
填充剂	与松香酸生成松香酸锌盐,增加膏料黏性,增加膏料与背衬材料间的黏着性;降低松香酸对皮肤的刺激性;缓和的收敛作用	氧化锌

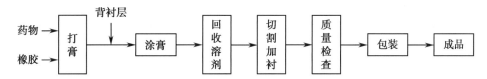

图 15-10　溶剂法制备橡胶贴膏工艺流程

（1）药料处理:药材用适当的有机溶剂和方法提取、滤过、浓缩后备用,化学药物则粉碎成细粉或溶于溶剂中。

（2）制膏料:取生橡胶洗净,在 50~60℃干燥或晾干后,切成大小适宜的条块,在炼胶机中塑炼成网状薄片,摊开放冷,消除静电后,浸于适量汽油中浸泡 18~24 小时,待完全溶胀成凝胶状后移入打膏机中,搅拌 3~4 小时后,分次加入凡士林、羊毛脂、氧化锌和松香等制成基质,再加入药物浸膏或细分,继续搅拌成均匀胶浆,经滤胶机过滤后的膏浆即为膏料。

（3）涂膏:将膏料置于装好布裱褙的涂膏机(图 15-11)上涂膏。

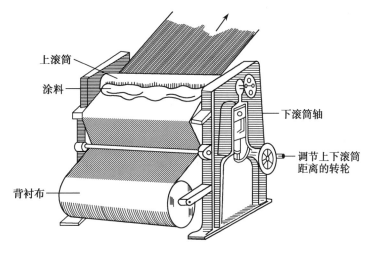

图 15-11　橡皮贴膏涂膏机的涂布部分

（4）回收溶剂:涂布了膏料的胶布,以一定的速度经过封闭的加热干燥和溶剂回收装置,进行干燥后卷于滚筒上。

（5）加衬、切割及包装:先将膏布在切割机上切成一定宽度,再移至纱布卷筒装置上,使膏面上覆盖一层硬质纱布或塑料薄膜,再切割成小块后包装。

2. 热压法　取橡胶洗净,在 50~60℃干燥或晾干后,切成大小适宜的条块,在炼胶机中塑炼成网状薄片,加入处方中油脂性药物使溶胀,再加入其他药物和锌钡白、松香等,炼压均匀,放入烘箱(60℃以上)20~30分钟,即可保温涂膏,切割,加衬,包装。该法在制膏工艺中省去了汽油,且制成的膏药黏性小而持久,剥离时不伤皮肤,成品香味也较好。

例16:麝香镇痛膏

【处方】 人工麝香　0.125g　　生川乌　50g　　水杨酸甲酯　50g

颠茄流浸膏　96g　　辣椒　100g　　红茴香根　200g

樟脑　140g

【制法】 以上七味,人工麝香研成细粉,分别用乙醚适量和无水乙醇适量浸渍,倾取上清液,静置,滤过,滤液备用;辣椒、生川乌、红茴香根粉碎成粗粉,用90%乙醇作溶剂进行渗漉,收集漉液,待有效成分完全漉出,回收乙醇,浓缩成稠膏;另取橡胶410g、氧化锌440g、松香380g、凡士林80g、羊毛脂60g,搅匀,制成基质,再加入颠茄流浸膏、樟脑、水杨酸甲酯和上述滤液、稠膏,制成涂料。进行涂膏,切段,盖衬,切成小块,即得。

【注解】 本品为淡棕色的片状橡胶膏;气芳香。本品活血散瘀,消肿止痛。用于闭合性新旧软组织损伤和肌肉疲劳疼痛。

（四）质量检查

《中国药典》(2020年版)四部通则(0122)规定,橡胶贴膏应检查以下项目。

1. 外观检查　膏料应涂布均匀,膏面应光洁,色泽一致,无脱膏、失黏现象;背衬面应平整、洁净、无漏膏现象。

2. 残留溶剂　涂布中若使用有机溶剂的,必要时应检查残留溶剂。

3. 含膏量　按照通则0122【含膏量】第一法,取供试品2片,按规定方法检查,应符合各品种项下的有关规定。

4. 黏附性　除另有规定外,照贴膏剂黏附力测定法(通则0952第二法)测定,应符合各品种项下的有关规定。

5. 耐热性　除另有规定外,取供试品2片,除去盖衬,在60℃加热2小时,放冷后,膏背面应无渗油现象;膏面应有光泽,用手指触试应仍有黏性。

6. 微生物限度　除另有规定外,照微生物限度检查法检查,每10cm^{2}不得检出金黄色葡萄球菌和铜绿假单胞菌。

第七节　贴　剂

贴剂(patches)系指原料药物与适宜的材料制成的、供贴敷在皮肤上的,可产生全身性或局部作用的一种薄片状柔性制剂。现代经皮给药系统的实施起源于美国,于1979年上市的第一个贴剂产品——东莨菪碱贴剂一经出现,就以其独特的优点倍受医药界的关注。由于皮肤强大的屏障作用,截至2022年,只有28种药物的TDDS已经获准临床使用。

一、选择药物的原则

（一）剂量

药物剂量要小,其药理作用强,日剂量最好小于10mg。

（二）物理化学性质

药物的相对分子质量小于500Da;油水分配系数对数值为1~2;熔点一般小于200℃;药物在液体石蜡与水中的溶解度应大于1mg/ml;饱和水溶液的pH为5~9;分子中的氢键受体或供体小于2个为宜。

（三）生物学性质

药物的生物半衰期短，对皮肤无刺激，不发生过敏反应。

二、贴剂的种类

贴剂一般由背衬膜、含药基质、压敏胶和防粘层等数层组成。贴剂可分为三种，即黏胶分散型（drug in adhesive）、周边黏胶型（peripheral adhesive）和储库型（drug in reservoir）（如图15-12）。

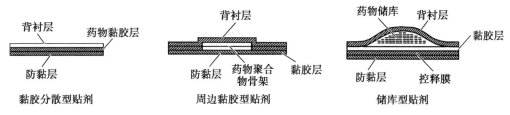

图 15-12　典型贴剂模式图

（一）黏胶分散型贴剂

黏胶分散型贴剂是将药物分散在压敏胶中，铺于背衬材料上，加防粘层而成，与皮肤接触的表面都可以输出药物。该系统具有生产方便、顺应性好、成本低等特点。这种系统的不足之处是药物的释放随给药时间延长而减慢，导致剂量不足而影响疗效。

（二）周边黏胶型贴剂

在含药的骨架周围涂上压敏胶，贴在背衬材料上，加防粘层即成。亲水性骨架能与皮肤紧密贴合，通过润湿皮肤促进药物吸收。这类系统的药物释放速率受骨架组成与药物浓度影响。

（三）储库型贴剂

储库型贴剂是利用高分子包裹材料将药物和透皮吸收促进剂包裹成储库，主要利用包裹材料的性质控制药物的释放速率。一般由背衬膜、药物储库、控释膜、黏胶层、保护膜组成。药物分散或溶解在半固体基质中组成药物储库。该系统在控释膜表面涂加一定剂量的药物作为冲击剂量，缩短用药后的时滞。该系统控释膜损坏会造成大量药物释放，引发严重毒副反应，甚至死亡。储库型贴剂生产工艺复杂，顺应性较差。

三、贴剂的辅助材料

（一）压敏胶

压敏胶（pressure-sensitive adhesive，PSA）是对压力敏感的胶黏剂，它是一类无须借助溶剂、热或其他手段，只需施加轻度指压，即可与被黏物牢固黏合的胶黏剂。压敏胶在 TDDS 中起着多重作用：①使贴剂与皮肤紧密贴合；②作为药物贮库或载体材料；③调节药物的释放速度等。作为药用辅料的压敏胶应具有良好的生物相容性，对皮肤无刺激性，不引起过敏反应，具有足够的黏附力和内聚强度，化学稳定良好，对温度和湿气稳定，且有能黏结不同类型的皮肤的适应性，能容纳一定量的药物与经皮吸收促进剂而不影响化学稳定性和黏附力。经皮吸收制剂中常用的压敏胶有如下几类。

1. 聚丙烯酸酯压敏胶　聚丙烯酸酯压敏胶（polyacrylic PSA）是以丙烯酸高级酯（$C_4 \sim C_8$）为主成分，配合其他丙烯酸类单体共聚制得。丙烯酸酯压敏胶在常温下具有优良的压敏性和黏合性，不需加入增黏剂、抗氧化剂等，很少引起过敏反应和刺激，同时又具有优良的耐老化性、耐光性和耐水性，长期贮放压敏性能不会明显下降。

2. 聚异丁烯压敏胶　聚异丁烯为一种自身具有黏性的合成橡胶，系由异丁烯在三氯化铝催化下聚合而得的均聚物。聚异丁烯较长的碳氢主链上，仅在端基含不饱和键，反应部位相对较少，故本品非常稳定，耐候性、耐热性及抗老化性良好，但对水的通透性很低。聚异丁烯压敏胶（polyisobutylene

PSA)多由生产厂家自行配制,可以采用不同配比的高、低分子量聚异丁烯为原料,通常添加适当的增黏剂、增塑剂、填料、软化剂和稳定剂等。

3. 硅酮压敏胶　硅酮压敏胶(silicone PSA)是低黏度聚二甲基硅氧烷与硅树脂经缩聚反应形成的聚合物。硅酮压敏胶具有耐热氧化性、耐低温、疏水性和内聚强度较低等特点。硅酮压敏胶的软化点较接近于皮肤温度,故在正常体温下具有较好的流动性、柔软性以及黏附性。

4. 热熔压敏胶　苯乙烯-异戊二烯-苯乙烯嵌段共聚物(styrene-isoprene-styrene,SIS)可以作为热熔压敏胶(hot-melt PSA)的原料。加热到100℃左右时,SIS呈热可塑性。采用热熔压敏胶时,在贴剂的生产过程中不需有机溶剂和干燥设备,贴剂表面不出现气泡,生产过程安全、节能、环保。SIS热熔压敏胶的皮肤的黏附性与药物混合性好,过敏性和刺激性低于天然橡胶。

（二）系统组件材料

1. 背衬材料　一般采用着色的铝-聚酯膜、聚乙烯、聚酯-聚乙烯复合膜、着色的聚乙烯-铝-聚酯/乙烯-乙酸乙烯复合膜、多层聚酯膜、聚酯-EVA复合膜、无纺布、弹力布等。

2. 控释膜　一般采用多孔聚丙烯膜、EVA(ethylene vinyl acetate)控释膜、聚乙烯膜、多孔聚乙烯膜等。

3. 骨架和储库材料　一般采用压敏胶、EVA、胶态二氧化硅、肉豆蔻酸异丙酯、月桂酸甘油酯、月桂酸甲酯、油酸乙酯、羟丙甲纤维素、轻质液体石蜡、乙醇、乳糖、硅油、聚乙二醇、卡波姆、甘油等。

4. 防粘层材料　一般采用硅化聚酯薄膜、氟聚合物涂覆聚酯薄膜、铝箔-硅纸复合物、硅化铝箔、硅纸等。

四、贴剂的生产工艺

TDDS的类型与结构不同,其生产工艺也不同,下面介绍已上市两大类型贴剂的生产工艺。

（一）黏胶分散型贴剂生产工艺

生产工艺流程如图15-13所示。黏胶分散型贴剂涂布设备如图15-14所示。

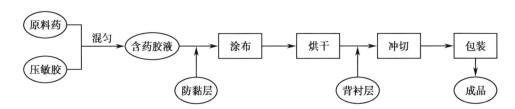

图 15-13　黏胶分散型贴剂的生产工艺流程图

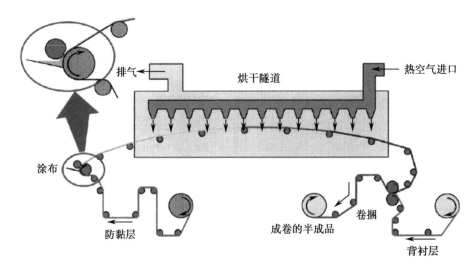

涂布机工作原理演示

图 15-14　黏胶分散型贴剂涂布机示意图

例17：黏胶分散型奥昔布宁贴剂

【处方】

原料	用量
奥昔布宁游离碱	15.4%
甘油三醋酸酯	9.00%
聚丙烯酸酯压敏胶（Duro Tak® 87-2888）	75.6%

【制法】　将奥昔布宁游离碱,甘油三醋酸酯和 Duro Tak® 87-2888 聚丙烯酸酯黏合剂混合到均匀的溶液中,并采用两用区涂覆/干燥/层压烘箱以 6mg/cm²（干重）的涂覆率涂覆到用硅酮处理的聚酯纺黏衬底上得到奥昔布宁黏性基质。随后将厚度为 15μm 的聚乙烯衬背膜层压到含有奥昔布宁的黏性基质的干燥黏性表面上,冲切,得到尺寸范围为 13~39cm² 不同规格的贴剂。

【注解】　①该贴剂可贴在腹部、髋部或臀部,每周用药两次,每天经皮肤持续递送 3.9mg 药物入血。奥昔布宁经皮给药制剂可克服口服制剂及膀胱给药的不足和局限性,减少不良反应的发生频率和严重程度。②甘油三醋酸酯是促透剂,对 pK_a 约为 8 或更大的碱性药物或其加酸成盐后的药物具有经皮吸收促进剂作用。奥昔布宁的 pK_a 为 10.3,经研究表明,甘油三醋酸酯是奥昔布宁的优良经皮吸收促进剂,而熟知的其他促进剂,如脱水山梨醇单油酸酯、N-甲基吡咯烷酮、月桂醇、肉豆蔻酸异丙酯或单油酸甘油酯,没有一种能够增加基质系统中奥昔布宁游离碱的经皮肤吸收量。

（二）贮库型贴剂生产工艺

生产工艺流程如图 15-15 所示。

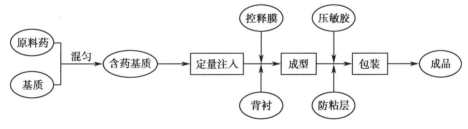

图 15-15　储库型贴剂的生产工艺流程图

例18：储库型芬太尼贴剂

【处方】

储库层：

原料	用量	原料	用量
芬太尼	14.7mg/g	羟乙基纤维素	2.0%
乙醇	30%	甲苯	适量
水	适量		

背衬层:复合膜。

限速膜:乙烯-醋酸乙烯共聚物。

压敏胶层:聚硅氧烷压敏胶。

防黏层:硅化纸。

【制法】　将芬太尼加入 95% 乙醇中,搅拌使药物溶解。向芬太尼乙醇溶液中加入足够量的纯化水,制得含有 14.7mg/g 芬太尼的 30% 乙醇-水溶液。将 2% 羟乙基纤维素缓慢加入上述溶液中,并不断搅拌,直至形成光滑的凝胶。在聚酯膜上展开聚硅氧烷压敏胶溶液,并挥发溶剂,得到 0.05mm 厚的压敏胶层。将0.05mm厚的乙烯-醋酸乙烯共聚物（醋酸乙烯含量为9%）限速膜层压在压敏胶层上。背衬层是由聚乙烯、铝、聚酯、乙烯-醋酸乙烯共聚物组成的多层结构复合膜。使用旋转热封机将含药凝胶封装到背衬层和限速膜/压敏胶层之间，并使得每平方厘米面积上含有15mg凝胶，然后切割成规定尺寸的单个贴剂，注意切割封装要迅速，以防止乙醇泄漏。该贴剂需要平衡至少两个星期，使得药物和乙醇在限速膜和压敏胶层中达到平衡浓度。

【注解】　①芬太尼的正辛醇/水分配系数为860，分子量是336.46Da，熔点为84℃，对皮肤刺激性小，非常适合制成透皮贴剂；②经过平衡时间后，药物储库中将不存在过量药物，储库中的药物浓度下降至8.8mg/g（芬太尼在30%乙醇中的饱和浓度）。

五、贴剂的质量控制

（一）体外评价方法

体外经皮透过性研究的目的是预测药物经皮吸收特性，揭示经皮吸收的影响因素，为处方设计、选择经皮吸收促进剂及压敏胶提供实验依据。

体外经皮吸收研究通常是将剥离的皮肤或高分子材料膜夹在扩散池中，药物给予皮肤角质层一侧，在一定的时间间隔测定皮肤另一侧接收介质中的药物浓度，分析药物经皮透过动力学行为，求算药物经皮透过的稳态速率、扩散系数、透过系数、时滞等参数。

1. 试验装置　体外经皮吸收试验一般采用扩散池，根据研究目的可以选用不同类型的扩散池。常用的扩散池由供给池（donor cell）和接收池（receptor cell）组成，分为卧式和立式两种（图15-16），前者主要用于药物溶液的经皮透过的基本性质的研究，而后者主要用于贴剂、软膏剂、凝胶剂等制剂的体外透过性的研究。接收池应有很好的搅拌装置，避免在皮肤表面存在扩散边界层，一般采用星型搅拌子配合进行磁力搅拌。

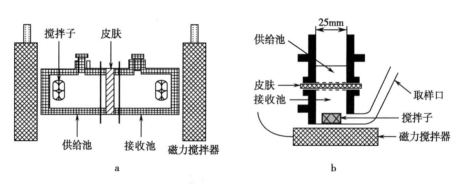

图15-16　经皮吸收实验用卧式（a）和立式（b）双室扩散池示意图

2. 离体皮肤的制备及保管方法　体外经皮透过试验用皮肤，以取自临床上给药部位的离体人皮为佳。但人体皮肤不但不易得到，而且很难使条件保持一致，因此常需用动物皮肤代替。一般认为兔、大鼠和豚鼠等皮肤透过性大于人体皮肤，而猪皮肤与人体皮肤透过性的相关性最好。

有毛动物的皮肤用前需去毛，否则影响制剂与皮肤的接触效果，带来实验误差。通常采用宠物剪毛器剪去毛发后进一步用电剃须刀处理短毛发。药理试验中常用的硫化钠溶液等脱毛剂具有较强的碱性，会破坏皮肤角质层，改变皮肤对药物的透过性，故经皮吸收试验一般不推荐使用脱毛剂。

经皮透过试验最好采用新鲜皮肤，然而常需要保存部分皮肤供后期试验使用。一般真空封闭包装后在-70℃下保存，冷冻存放时间过长或储存温度过高易增加离体皮肤的透过性，给试验带来误差。

3. 接收液的选择　在体药物经皮吸收能很快被皮肤血流移去，形成漏槽条件（sink condition），因此体外试验时接收液应满足漏槽条件。接受液应有适宜的pH（7.2～7.3）和一定的渗透压。常用的接收液有生理盐水、等渗磷酸盐缓冲液等。对于一些脂溶性强的药物,如油水分配系数大于1 000的药物,由于它们在水中溶解度小,为了满足漏槽条件,接收液中加入适量的醇类(乙醇除外)和非离子表面活性剂等,其中20%~40%聚乙二醇-400生理盐水较为常用。接收液中的气泡会影响药物透过,因此接受液预先需要脱气处理。

4. **温度的控制**　为了减少药物经皮透过试验的误差,必须控制试验温度。一般扩散池夹层水浴温度应接近于皮肤表面温度32℃。

5. **数据处理**　在药物经皮透过试验中,为了描述药物透过特性,需要从累积通透量-时间数据中求算出特征参数。常用的参数有药物稳态透过速率(flux, J_s)、扩散系数(diffusion coefficient, D)、经皮透过系数(permeation coefficient, P)与时滞(lag time, t_L)。一般认为药物透过是一个被动扩散过程,常用Fick扩散定律描述。

若给予皮肤表面的药物是饱和系统,扩散过程中药物浓度保持不变,将皮肤看作一个均质膜,则药物累积经皮透过量 M 与时间 t 的关系为:

$$M = \frac{DC_0't}{h} - \frac{hC_0'}{6} - \frac{2hC_0'}{\pi^2}\sum_{n=1}^{\infty}\frac{(-1)^n}{n^2}\exp\left(-\frac{Dn^2\pi^2t}{h^2}\right) \qquad \text{式(15-1)}$$

式(15-1)中,D 为药物在皮肤中的扩散系数,cm^2/s;C_0' 为皮肤最外层组织中的药物浓度;h 为皮肤厚度;n 为从1到∞的整数,根据计算精度而定。从该式中可见 M-t 关系是条曲线,如图15-17所示。当时间充分大时,式15-1的右边第三项可以忽略,则有

$$M = \frac{DC_0'}{h}\left(t - \frac{h^2}{6D}\right) \qquad \text{式(15-2)}$$

式(15-2)表达药物通过皮肤的扩散达到稳态时的 M-t 关系,即图15-17的直线部分。由于皮肤最外层组织中的药物浓度 C_0' 一般不能测得,而与皮肤接触的介质中的药物浓度 C_0 可知,当 C_0' 与 C_0 达到平衡后,可由分配系数 K 求得 C_0',即

$$C_0' = KC_0 \qquad \text{式(15-3)}$$

将式(15-3)代入式(15-2),并进行微分,可得稳态透过速率 J

$$J = \frac{\mathrm{d}M}{\mathrm{d}t} = \frac{DKC_0}{h} \qquad \text{式(15-4)}$$

J 就是药物累积透过量-时间曲线的直线部分的斜率。式(15-4)中的 DK/h 称作通透系数 P,单位是 cm/s 或 cm/h,它表示透过速率与药物浓度之间的关系,即

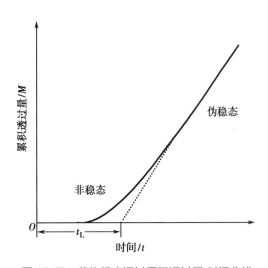

图15-17　药物经皮透过累积透过量-时间曲线

$$J = PC_0 \qquad \text{式(15-5)}$$

如果皮肤内表面所接触的不是"漏槽",则透过速率与皮肤两侧的浓度差 ΔC 成正比,即

$$J = P\Delta C \qquad \text{式(15-6)}$$

图15-17中曲线的直线部分延伸与时间轴相交,得截距,即 $M=0$ 的时间,称为时滞 t_L。

$$t_L = \frac{h^2}{6D} \qquad \text{式(15-7)}$$

(二)体内药物动力学评价方法

经皮给药制剂的生物利用度 F 测定方法有血药法、尿药法和血药加尿药法,这里仅介绍血药法。

血药法是对受试者分别给予经皮给药制剂和静脉注射剂,测定相应血药浓度,根据血药浓度-时

间曲线求算的 AUC 计算生物利用度。

$$经皮吸收量 = Cl \cdot AUC_{TDDS} \qquad 式（15-8）$$

式（15-8）中，AUC_{TDDS} 是经皮给药后测得的血药浓度-时间曲线下面积；Cl 为药物的总清除率，它由静脉注射一个剂量 $D_{i.v.}$ 后测得的 $AUC_{i.v.}$ 计算。

$$Cl = \frac{D_{i.v.}}{AUC_{i.v.}} \qquad 式（15-9）$$

$$F = \frac{Cl \cdot AUC_{TDDS}}{D_{TDDS}} = \frac{AUC_{TDDS}}{D_{TDDS}} \cdot \frac{D_{i.v.}}{AUC_{i.v.}} \qquad 式（15-10）$$

式（15-10）中，D_{TDDS} 为经皮给药制剂的剂量。

（三）贴剂的质量要求

《中国药典》（2020 年版）四部通则 0121 规定，贴剂应检查以下项目。

1. 外观　贴剂外观应完整光洁，有均一的应用面积，冲切口应光滑，无锋利的边缘。

2. 残留溶剂　使用有机溶剂涂布的贴剂应照残留溶剂测定方法（通则 0861）检查，应符合规定。

3. 黏附力　贴剂为贴覆于皮肤表面的制剂，首先要求对皮肤具有足够的黏附力，以利于将药物通过皮肤输送到体内循环系统中。通则 0952 中规定贴剂的压敏胶与皮肤作用的黏附力可用四个参数来衡量，即初黏力、持黏力、剥离强度和黏着力。

初黏力表示压敏胶与皮肤轻轻地快速接触时表现出对皮肤的粘接能力，即通常所谓的手感黏性；持黏力表示压敏胶内聚力的大小，即压敏胶抵抗持久性剪切外力所引起蠕变破坏的能力；剥离强度表示压敏胶黏结力的大小；黏着力限值反映贴剂在用药期间能否独立附着于皮肤并且在人体体感可接受范围内。

4. 释放度　除另有规定或来源于动、植物多组分且难以建立测定方法的贴剂外，按照溶出度与释放度测定法（通则 0931 第四法、第五法）测定，应符合规定。

5. 含量均匀度　贴剂照含量均匀度测定方法（通则 0941）测定，应符合规定。

6. 重量差异　除来源于动、植物多组分且难以建立测定方法的贴剂外，中药贴剂按规定的检查法测定，应符合规定（进行含量均匀度检查的品种，可不进行重量差异）。

7. 微生物限度　除另有规定外，照微生物限度检查法[《中国药典》（2020 年版）四部附录 1105]检查，应符合规定。

思 考 题

1. 简述影响经皮吸收的生理因素。
2. 简述影响经皮吸收的剂型因素。
3. 简述贴剂设计时选择药物的原则。
4. 软膏剂的基质如何分类？举例说明。
5. 简述乳膏剂的类型和应用。
6. 何谓凝胶剂？常有的水凝胶基质有哪些？
7. 简述贴膏剂的分类及特点。
8. 简述软膏剂、乳膏剂、凝胶剂、贴剂的质量要求。

（方　亮）

第十五章
目标测试

参 考 文 献

［1］方亮. 药剂学. 8 版. 北京：人民卫生出版社，2016.

［2］郑俊民. 经皮给药新剂型. 北京：人民卫生出版社，2006.

［3］LIANG F，HONGLEI X，DONGMEI C. Formation of Ion Pairs and Complex Coacevates. in Nina Dragicevic and Howard I Maibach. Percutaneous Penetration Enhancers Chemical Methods in Penetration Enhancement. Drug Manipulation Strategies and Vehicle Effects. New York：Springer，2015.

［4］WILLIAMS A. Transdermal and Topical Drug Delivery. London：Pharmaceutaical Press，2003.

［5］KENNETH A W. Dermatological and Transdermal Formulations. New York：Marcel Dekker，Inc.，2002.

［6］HEATHER AE B，ADAM C W. Transdermal and Topical Drug Delivery：Principles and Practice. New York：John Wiley & Sons，Inc.，2012.

［7］MICHAEL N P，YOGESHVAR N K，MICHAEL H，et al. Transdermal patches：history，development and pharmacology. British Journal of Pharmacology，2015，172：2179-2209.

［8］国家药典委员会. 中华人民共和国药典：2020 年版. 北京：中国医药科技出版社，2020.

第十六章

黏膜给药制剂

第十六章
教学课件

学习目标

1. **掌握** 气雾剂的定义、组成、制备及质量评价;喷雾剂和粉雾剂的定义、组成和质量评价;栓剂的常用基质、栓剂的置换价、栓剂的制备及质量评价;滴眼剂、眼膏剂的制备及质量评价。

2. **熟悉** 药物肺部吸收机制及特点;影响药物直肠吸收的因素;药物眼部吸收途径及特点,影响药物眼部吸收的因素;药物鼻腔吸收特点和鼻黏膜递药系统的质量评价;药物口腔黏膜吸收途径及特点。

3. **了解** 影响药物肺部沉积和肺部吸收的因素;喷雾剂和粉雾剂的给药装置;眼部生理结构及提高药物眼黏膜吸收的策略;影响药物经鼻吸收的因素;影响药物口腔黏膜吸收的因素;阴道吸收途径及影响药物阴道黏膜吸收的因素。

对于发挥全身作用而言,口服是最适宜的给药途径。但很多药物口服给药时会在胃肠道中降解或有严重的肝脏首过效应。利用人体腔道的可吸收黏膜递药,如肺黏膜、直肠黏膜、眼黏膜、口腔黏膜、鼻黏膜、阴道黏膜,可有效避免药物的首过效应,实现药物的局部定位给药或发挥全身治疗作用,在减少药物剂量、降低药物副作用的同时可显著提高药物的治疗效果。

第一节　肺黏膜给药制剂

近年来,肺部作为药物的非注射给药途径受到极大关注。哮喘和慢性阻塞性肺疾病(简称慢阻肺,chronic obstructive pulmonary diseases,COPD)是最常见的呼吸道疾病之一。随着呼吸系统疾病患病率上升以及人们对哮喘、COPD 等疾病的深入了解,首选肺部吸入给药途径治疗上述疾病已成为全球共识。肺部吸入制剂系指原料药物溶解或分散于适宜介质中,以气溶胶、蒸气或干粉形式递送至肺部发挥局部或全身作用的液体或固体制剂。应用肺部吸入制剂可减少药物剂量及全身毒副作用,是治疗呼吸系统疾病,如哮喘、肺囊性纤维化和肺气肿等肺局部病变最理想的给药途径。用于全身治疗的药物亦可肺部给药,传递到肺泡区域的药物可通过很薄的上皮细胞层迅速吸收进入全身循环。肺部吸入制剂包括吸入气雾剂、吸入粉雾剂、吸入喷雾剂、吸入液体制剂和可转变成蒸气的制剂。本节将重点介绍吸入气雾剂和吸入粉雾剂。

一、肺部生理结构

呼吸系统包括鼻、咽、喉、气管、支气管及肺等器官,分为上呼吸道(upper respiratory tract)和下呼吸道(lower respiratory tract),从口腔、鼻至喉为上呼吸道,气管及以下为下呼吸道。下呼吸道根据功能可分为两个截然不同的区域:传导性气道(conducting airway)和呼吸性气道(respiratory airway)(图 16-1)。传导性气道为气体通道,始于口鼻部,由气管、支气管、细支气管、终末细支气管所组成,在到达呼吸性气道前气管形成大约16级分叉,使得气道表面积递增的同时空气流速也相应减小。除输送气体外,传导性气道调节吸入气体湿度和温度与呼吸性气道的气体一致。

从第17级呼吸性细支气管开始,有部分肺泡参与气体交换,至肺泡囊整个表面均有气体交换功能,属于呼吸性气道。该部分由呼吸性细支气管、肺泡管、肺泡囊组成。肺泡管长约1mm,由连接着的成团肺泡组成。呼吸性气道的表面积约为102m^2,能更大程度地与吸入气体或具治疗作用的药物颗粒接触。同时,肺泡上皮细胞和毛细血管的总厚度仅为0.5~1μm,而且肺部的生物代谢酶主要分布在肺泡Ⅱ型细胞中,其活性低,无肝脏首过效应,因此肺部给药后药物吸收迅速,可显著提高药物的生物利用度。

图 16-1　呼吸系统生理结构示意简图

二、药物肺部吸收机制及特点

(一)药物肺部吸收机制

对于发挥局部治疗作用的药物而言,肺部吸收过程意味着药效清除及全身不良反应的开始,而对于全身治疗的药物而言,其肺部吸收程度决定着药效的发挥。

药物在肺部的吸收必须跨越气血屏障(air-blood barrier)才能进入血液循环。到达肺部的粒子首先与肺泡表面活性物质发生作用,然后穿过其下方的衬液层扩散至上皮细胞处。一般认为,上皮细胞是药物转运的主要屏障,药物以被动扩散或主动转运的机制穿越该屏障。上皮细胞附着于基底膜上,之后药物再穿过肺间质及毛细血管内皮细胞层进入血液循环。亲脂性药物一般以跨胞扩散形式吸收,而亲水性药物通过细胞旁路途径扩散。研究发现,相对分子质量在100~1 000Da的药物其肺部吸收速率与其在生理pH条件下的水溶性有关,亲脂性药物能迅速吸收,而亲水性药物吸收较慢。

另一方面,对于被动扩散性较差的药物,溶质载体家族(solute carrier family)的转运体(transporter)能促进其入胞过程,相反,ATP结合盒家族(ATP-binding cassette family)的转运体对其出胞过程起促进作用,两者共同决定着细胞内的药物浓度。对于大分子药物,一般以囊泡转运的方式跨越上皮细胞层(图16-2)。

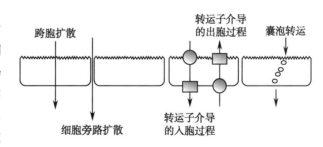

图 16-2　药物透过肺泡上皮细胞的主要转运机制

(二)肺部吸收特点

肺部吸入给药的主要优点:①肺部吸收面积大,总面积可达70~100m^2;②肺泡表皮薄,肺泡壁或肺泡隔内有丰富的毛细血管,肺泡与周围的毛细血管衔接紧密(仅0.5~1μm),因此,药物可通过肺泡快速吸收直接进入血液循环,避免了肝脏的首过效应,可提高药物的生物利用度;③肺部的化学降解和酶降解反应较低,药物被破坏的程度小;④药物可直接到达靶部位,因此可降低给药剂量及毒副反应,这对于需局部长期治疗的疾病极其重要。

肺部给药的主要缺点是药物在肺部沉积的重现性差。因肺部不同部位上皮细胞的厚度不同,沉积在不同部位的药物可能会出现吸收速度的差异。

三、影响药物肺部沉积的因素

药物粒子吸入后必须有一定的肺部沉积率才能发挥药理作用。影响药物粒子沉积的因素有很多,包括粒子大小、形状、密度、气流速度及体积、患者生理变化、吸气间隔时间、吸入后的屏气时间以及呼气等。

(一)粒径的影响

惯性碰撞(inertial impaction)、重力沉降(gravitational sedimentation)和布朗扩散(Brownian diffusion)是颗粒在肺部沉降的三种主要机制,如图 16-3 所示。

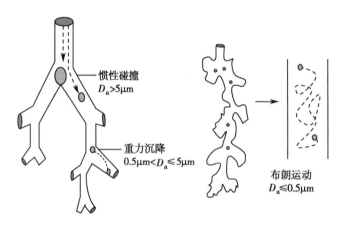

图 16-3　粒子大小(D_a)与肺部沉降机制、沉降部位的关系.

在肺黏膜递药系统中一般用空气动力学直径(aerodynamic diameter,D_a)表征药物粒子大小。空气动力学直径系指在静息状态下与该粒子具有相同沉降速度的单位密度ρ_0(1g/cm³)球体的直径。空气动力学直径和吸入气流情况共同决定了颗粒沉降的机制。如图 16-3 所示,D_a 大于 5μm 的粒子主要受惯性碰撞机制影响而沉降在口咽部和大的传导性气道处,D_a 在 0.5~5μm 之间的粒子主要受重力影响沉降在呼吸性细支气管和肺泡处,而小于或等于 0.5μm 左右的粒子主要受布朗运动的影响而随处扩散,因其惯性小很容易被呼出。因此一般认为肺部给药合适的 D_a 为 0.5~5μm。

(二)患者自身因素的影响

患者自身因素,如吸入方式和肺部生理变化也会对粒子沉降产生影响。吸气体积越大,药物在肺呼吸性气道的沉降越多。增加吸入气流速度可增加药物颗粒通过惯性碰撞机制在大气道的沉降。吸入后屏住呼吸可通过沉降和扩散机制增加粒子的沉积。通过采用缓慢的深吸入、并在呼气前屏住呼吸的方式有效增加肺部沉积率,但也取决于给药装置。患者的疾病状态,如气管部位的阻塞性疾病会影响药物的肺部沉积。

四、影响药物肺部吸收的因素

(一)生理因素

呼吸道的解剖结构、气流速度、屏气时间等生理因素会影响药物的肺部吸收。覆盖在呼吸道黏膜上的黏液层会影响药物的溶解及扩散过程,从而影响药物的吸收。此外,呼吸道黏膜中的代谢酶可使药物失活。处于上呼吸道中的不溶性粒子会被纤毛清除,位于肺泡的不溶性粒子会被巨噬细胞清除。

(二)药物理化性质的影响

1. 相对分子质量　药物的分子量大小是影响其肺部吸收的主要因素之一,大分子药物很难透过。

同其他黏膜类似,加入渗透促进剂可有效增加药物的肺部吸收。

2. 脂溶性　研究发现,分子量在100~1 000Da的药物其肺部吸收速率与其在生理pH条件下的水溶性相关,亲脂性药物能迅速吸收,而亲水性药物主要通过细胞旁路吸收,吸收速度较脂溶性药物慢。

3. 溶解度与溶出速度　药物在肺部被吸收前必须先溶出,因此药物在肺黏液中的溶解度是影响其吸收的重要因素之一。药物的表面性质对溶出也有一定影响。通常,热力学不稳定的多晶形或无定型的化合物相比于高度结晶的化合物,溶出速率更快。理论上,低溶出速率能延长药物的滞留时间,但过低的溶出速率会增加药物被黏膜纤毛清除和细胞吞噬的概率。

4. 吸湿性　吸湿性强的药物在通过呼吸道时,会吸湿而聚集增大,妨碍药物进入肺深部,因而,吸湿性小的药物更适合肺部给药。

（三）其他

制剂的处方组成、给药装置会影响药物粒子大小、形态和喷出速度,进而影响药物在肺内的沉积部位,从而影响药物的吸收。

五、气雾剂

气雾剂(aerosol)系指原料药物或原料药物和附加剂与适宜的抛射剂共同装封于具有特制阀门系统的耐压容器中,使用时借助抛射剂的压力将内容物呈雾状物喷出,用于肺部吸入或直接喷至腔道黏膜、皮肤的制剂。用于肺部吸入的称为吸入气雾剂(inhalation aerosol),为本节重点介绍内容。

（一）气雾剂的分类

气雾剂可以按分散系统、处方组成、给药定量与否、用药途径进行分类。

1. 按分散系统分类

（1）溶液型气雾剂:指液体或固体药物溶解在抛射剂中形成溶液,在喷射时抛射剂挥发,药物以液体或固体微粒形式释放到作用部位。

（2）混悬型气雾剂:指药物的固体微粒分散在抛射剂中形成混悬液,喷射时随着抛射剂挥发药物的固体微粒以烟雾状喷出。

（3）乳剂型气雾剂:指液体药物或药物溶液与抛射剂形成W/O或O/W型乳液,O/W型乳液在喷射时随着内相抛射剂的气化而以泡沫形式喷出,因此也称泡沫气雾剂;W/O型在喷射时随着外相抛射剂的气化而形成液流。内容物喷出后呈泡沫状或半固体状,则称之为泡沫气雾剂或凝胶/乳膏气雾剂。

2. 按相组成分类

（1）二相气雾剂:二相气雾剂(two-phase aerosol)即溶液型气雾剂,由药物与抛射剂形成的均匀液相与液面上部由部分抛射剂汽化的蒸汽所组成。

（2）三相气雾剂:乳剂型气雾剂和混悬型气雾剂具有三相,即在液相中已形成二相(液-液或液-固),加上液面上部由部分抛射剂汽化的蒸汽。由于乳剂有W/O和O/W型,故三相气雾剂(three-phase aerosol)有三种类型,即W/O型乳剂加抛射剂蒸汽,O/W型乳剂加抛射剂蒸汽和S/O混悬剂加抛射剂蒸汽。这三种类型的气雾剂喷射后形成不同的喷雾状态,见上述按分散系统分类。

3. 按用药途径分类

（1）吸入气雾剂:系指含药溶液、混悬液或乳液,与合适抛射剂或液化混合抛射剂共同装封于具有定量阀门系统和一定压力的耐压容器中,使用时借助抛射剂的压力,将内容物呈雾状物喷出,经口吸入沉积于肺部的制剂,通常也被称为压力定量吸入剂。揿压阀门可定量释放性物质,药物分散成微粒或雾滴,经呼吸道吸入发挥局部或全身治疗作用。

（2）非吸入气雾剂:如皮肤和黏膜用气雾剂。皮肤用气雾剂主要起保护创面、清洁消毒、局部麻醉及止血等作用。鼻用气雾剂系指经鼻吸入沉积于鼻腔的制剂。鼻黏膜用气雾剂,用于一些蛋白多肽类药物的给药方式,可发挥全身作用。阴道黏膜用的气雾剂,常用 O/W 型泡沫气雾剂,主要用于治疗微生物、寄生虫等引起的阴道炎,也可用于节制生育。

（二）气雾剂的组成

气雾剂由抛射剂、药物与附加剂、耐压容器和阀门系统组成。

1. 抛射剂　是气雾剂的动力系统,是喷射压力的来源,同时可兼作药物的溶剂或稀释剂。由于抛射剂（propellant）是在高压下液化的液体,当阀门开启时,外部压力突然降低（小于 1 个大气压）,抛射剂带着药物以雾状喷射,并急剧汽化,同时将药物分散成微粒。理想的抛射剂应具备以下条件:①在常温下饱和蒸气压高于大气压;②无毒、无致敏反应和刺激性;③惰性,不与药物等发生反应;④不易燃、不易爆炸;⑤无色、无臭、无味;⑥价廉易得。抛射剂可大致分为蒸汽压力超过大气压的液化或压缩气体。

（1）分类

1）**氟氯烷烃类**:又称氟利昂（Freon,CFC）,其特点是沸点低,常温下饱和蒸气压略高于大气压,易控制,性质稳定,不易燃烧,液化后密度大,无味,基本无臭,毒性较小,不溶于水,可作脂溶性药物的溶剂。常用的氟利昂有 F_{11}（CCl_3F）、F_{12}（CCl_2F_2）和 F_{114}（$CClF_2$-$CClF_2$）（F 下标为三位者,个位表示氟原子的数目,十位为氢原子数目加 1,百位表示比碳原子数目少 1。F 标为两位者,百位为零,其余同）。由于氟利昂对大气臭氧层的破坏,1987 年签署的《蒙特利尔议定书》要求在 1996 年 1 月起停止使用氟化碳抛射剂,制药领域自此开始寻找新的抛射剂。发展中国家在执行时间点上有些滞后,但目前氟氯烷烃类抛射剂在制药行业已全部禁用。

2）**氟氯烷烃代用品**:目前国际上采用的替代抛射剂主要为氢氟烷（hydrofluoroalkane,HFA）,如四氟乙烷（HFA-134a）和七氟丙烷（HFA-227）（命名同氟利昂,字母"a"表示异构体）。最早的替代产品是 3M 公司于 1996 年上市的 Airomir 和 1999 年葛兰素威康公司推出的 Ventolin Evohaler,均是以 HFA-134a 为抛射剂的沙丁胺醇（舒喘灵）制剂。第一个获得 FDA 批准的 HFA-227-pMDI 药物是阿斯利康公司生产的 Symbicort®,于 2006 年获批上市。HFA 分子中不含氯原子,仅含碳氢氟 3 种原子,因而降低了对大气臭氧层的破坏。HFA 与 CFC 的理化性质存在较大差异。从表 16-1 可见,CFC_{11} 的沸点为 23.7℃,在室温下可作为混悬型气雾剂的分散介质,而 HFA 类抛射剂均在低温下才能呈现液体状态,在常温下 HFA 饱和蒸气压较高,对容器也提出了更高耐压要求。HFA 与 CFC 一样,在结构上均为饱和烷烃,在一般条件下化学性质稳定,几乎不与任何物质产生化学反应,也不具可燃性,室温及正常压力下以任何比例与空气混合不会形成爆炸性混合物。

表 16-1　HFA 和 CFC 的理化性质比较

参数	CFC_{11}	CFC_{12}	CFC_{114}	HFA_{134a}	HFA_{227}
沸点/℃	23.7	−29.8	3.6	−26.1	−15.6
饱和蒸汽压/kPa	89	566	182	572	390
密度/（kg/L）	1.49	1.33	1.47	1.23	1.41
黏度/（mPa·s）	0.425	0.201	0.295	0.211	0.261
介电常数（25℃）	2.33	2.04	2.13	9.51	3.94
偶极矩	0.45	0.51	0.66	2.08	1.46
水溶解度/（μg/g）（25℃）	130	120	110	2 200	610

注:如无特殊标明,均在 20℃、液态条件下测定。

然而,HFA 作为抛射剂虽然对臭氧层没有破坏,但其依然是温室气体。2016 年针对《蒙特利尔议定书》进行的《基加利修订案》,要求自 2019 年开始逐渐淘汰 HFA,这也对气雾剂行业提出了新的挑战。氢氟烯烃(hydrofluoroolefin,HFO)具有与 HFA-134a 相似的溶解能力和低毒性,有可能成为新一代的抛射剂。

其他碳氢化合物,特别是卤代甲烷、乙烷、丙烷衍生物与低分子量的碳氢化合物,如丁烷、戊烷和压缩气体(如二氧化碳、氮和氧化亚氮),也可作为非药用气雾剂的抛射剂使用。

(2)**抛射剂的用量**:气雾剂喷射能力的强弱取决于抛射剂的用量及自身蒸气压。在一般情况下,用量大,蒸气压高,喷射能力强,反之则弱。根据气雾剂所需压力,可将两种或几种抛射剂以适宜比例混合使用。

根据 Raoult 定律,在一定温度下,溶质的加入导致溶剂蒸气压下降,蒸气压下降与溶液中的溶质摩尔分数成正比;根据 Dalton 气体分压定律,系统的总蒸气压等于系统中各不同组分的分压之和,由此可计算混合抛射剂的蒸气压:

$$P=P_A+P_B+\cdots+P_N, \quad P_A=X_A P_A^0 \qquad \text{式(16-1)}$$

式(16-1)中,P 为混合抛射剂的总蒸气压;P_A、P_B 为抛射剂 A 和 B 的分压;P_A^0、P_B^0 为纯抛射剂 A、B 的饱和蒸气压;X 表示抛射剂摩尔分数。

CFC 作为抛射剂时常混合使用。而 HFA134a 和 HFA227 均具有较高的蒸气压,不适合混合使用,至今所有 HFA 产品均采用单一抛射剂(HFA134a 为主),并且对灌装容器也提出了更高的耐压性要求。

2. 药物与附加剂　液体和固体药物均可制备气雾剂,目前应用较多的药物有呼吸道系统用药、心血管系统用药、解痉药及烧伤用药等,多肽类药物气雾剂给药系统的研究也有报道。

根据需要可加入溶剂、助溶剂、抗氧剂、抑菌剂、表面活性剂、稳定剂等附加剂。吸入气雾剂中所有附加剂均应对呼吸道黏膜和纤毛无刺激性、无毒性。非吸入气雾剂中所有附加剂均应对皮肤或黏膜无刺激性。在 HFA 处方中,无水乙醇广泛用作潜溶剂,以增加表面活性剂和活性药物在 HFA 中的溶解度。表面活性剂有助于药物和辅料的分散或溶解及阀门的润滑。常用的表面活性剂有油酸、磷脂和司盘-85。

3. 耐压容器　气雾剂的容器应能耐受气雾剂所需的压力,各组成部件均不得与药物或附加剂发生理化作用,其尺寸精度与溶胀性必须符合要求。其最基本的质量要求为安全性,而安全性的最基本指标为耐压性能。国家标准规定变形压力不小于 1.2MPa。爆破压力不小于 1.4MPa。目前用作气雾剂容器的材料有马口铁、镀锌铁、玻璃、铝、树脂、橡胶等以及复合材料等。国内生产的气雾罐以传统的铝、不锈钢和马口铁为材料,内涂保护层,涂层无毒且不能变软、溶解和脱落。

4. 阀门系统　阀门系统对气雾剂产品发挥其功能起着十分关键的作用,气雾阀必须既能有效地使内容物定量喷出,又能在关闭状态时有良好的密封性能,使气雾剂内容物不渗漏出来。同时,气雾阀要有承受各种配方液的侵蚀和适应生产线上高速高压的灌装性能。此外,气雾阀必须具有一定的牢固度和强度,以承受罐内高压。阀门系统一般由推动钮、阀门杆、橡胶封圈、弹簧、定量室和浸入管组成,如图 16-4a 所示。阀杆与制动器配合,制动器由聚乙烯或聚丙烯制成。

pMDI 的计量阀允许每次装置启动时喷出小体积(20~100µl)的液体。与传统的非定量连续喷雾阀相比,pMDI 的计量阀采用倒置的设计。当不使用吸入器时,在容量罐和定量室之间的内阀打开,允许抛射剂-药物混合物以液体形式充满定量室。同时,定量室与外部空气之间的另一个外部阀门处于关闭状态。当病人按压驱动器时,内部阀门关闭,外部的阀门开启,定量室中的药物-抛射剂通过驱动孔以气溶胶的形式释放出来(图 16-4b)。因此,患者在第一次使用之前,pMDI 需要启动,也就是说,定量室必须充满。

pMDI 吸入装置的改进主要包括:研发非预装阀门以解决传统预装阀门的装量损失和剂量波动问题,改进垫圈材料以降低对处方中组分的吸附,应用罐体氟碳涂层材料和气体等离子涂层技术降低罐体和处方之间的相互作用,优化驱动器的喷嘴直径和形状、吸嘴外形以减少气溶胶在咽喉的沉积等。

气雾剂的常规使用方法:①吸入前振摇(避免混悬型气雾剂静置后易分层);②深呼气至残气位;

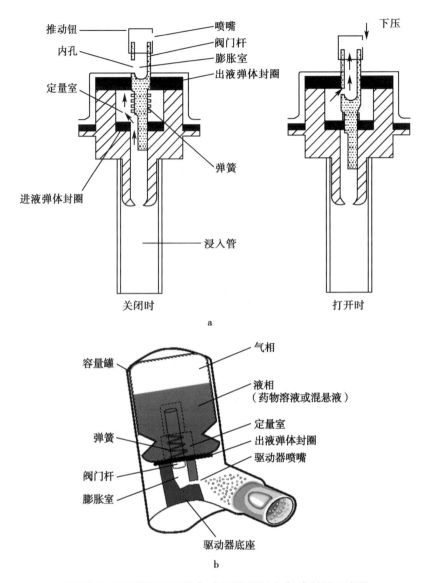

图16-4 气雾剂阀门系统（a）和装置组成（b）结构示意图

③保持喷嘴在下的垂直位（定量腔位于装置底部,图16-4b）,置喷嘴于口内、双唇包紧;④在深、缓吸气的同时揿压pMDI,使药物喷出;⑤吸气后屏气5~10秒;⑥休息3分钟后可进行下一次吸入。

（三）气雾剂的制备

1. 药物的配制与分装 首先根据药物性质和所需的气雾剂类型将药物分散于液状抛射剂中,溶于抛射剂的药物可形成澄清药液;不溶于抛射剂的药物可制备成混悬型或乳剂型液体。配制好合格的药物分散系统后,在特定的分装机中定量分装于气雾剂容器内。

（1）溶液型气雾剂:将药物溶于抛射剂中形成的均相分散体系。溶液型气雾剂（solution aerosols）为配制澄明的溶液,经常把乙醇或丙二醇加入抛射剂中形成潜溶剂,增加药物在抛射剂中的溶解度,药物溶液喷射后形成极细的雾滴,抛射剂迅速气化,使药物雾化用于吸入治疗。

例1: 丙酸倍氯米松气雾剂

【处方】 丙酸倍氯米松　1.67g　　　　乙醇　160g　　　　HFA-134a　1 839g

共制 2 000g

【制法】 将丙酸倍氯米松与冷乙醇（-65℃）混合并匀质化,得到的混悬液中加入冷HFA-134a（-65℃）,搅拌混合,冷灌法装于气雾剂容器中,加盖阀门,即得溶液型丙酸倍氯米松气雾剂。

（2）混悬型气雾剂：药物在混悬型气雾剂（suspension aerosols）中通常具有较好的化学稳定性，可传递更大的剂量。但混悬微粒在抛射剂中常存在相分离、絮凝和凝聚等物理稳定性问题。常需加入表面活性剂作为润湿剂、分散剂和助悬剂。主要需控制以下几个环节：①水分含量要极低，应在0.03%以下，通常控制在0.005%以下，以免药物微粒遇水聚结；②药物的粒度极小，应在5μm以下，不得超过10μm；③在不影响生理活性的前提下，选用在抛射剂中溶解度最小的药物衍生物，以免在储存过程中药物微晶粒变大；④调节抛射剂和/或混悬固体的密度，尽量使二者密度相等；⑤添加适当的助悬剂。

例2：硫酸沙丁胺醇混悬型气雾剂

【处方】　
PEG-300	200mg	HFA-134a	12.5ml	硫酸沙丁胺醇	25mg
卵磷脂	16mg	去离子水	适量	乙酸乙酯	150ml
2,3-氢全氟丙烷	适量				

【制法】　将16mg卵磷脂溶解于0.8ml去离子水中，再取25mg硫酸沙丁胺醇和200mg PEG-300溶解于以上卵磷脂水溶液中，并加入一定量的乙酸乙酯，超声使之形成初乳，再将该初乳转入150ml乙酸乙酯中，由于水在乙酸乙酯中有一定的溶解性，水从乳滴中扩散到大量的乙酸乙酯中，形成药物的小颗粒，离心收集药物粒子。再用适量2,3-氢全氟丙烷分两次将残留的卵磷脂洗去，室温下干燥得药物颗粒。分剂量灌装，封接剂量阀门系统，在每25mg药物粒子中分别压入12.5ml HFA-134a，该组分在180W、室温下超声处理10分钟即得。

【注解】　PEG是FDA批准的可用于喷雾的辅料，PEG-300可包裹药物颗粒，提高药物颗粒分散性和在抛射剂中的稳定性。本处方中PEG-300的应用避免了表面活性剂的使用，降低了该制剂的毒性。

（3）乳剂型气雾剂：是由药物、水相、油相（抛射剂）与乳化剂等组成的非均相分散体系。药物主要溶解在水相中，形成O/W型或W/O型。如外相为药物水溶液，内相为抛射剂，则可形成O/W型乳剂；如内相为药物水溶液，外相为抛射剂，则形成W/O型乳剂。乳化剂是乳剂型气雾剂（emulsion aerosol）必需的组成部分，其选择原则是：在振摇时应完全乳化成很细的乳滴，外观白色，较稠厚，至少在1~2分钟内不分离，并能保证抛射剂与药液同时喷出。

例3：咖啡因乳剂型气雾剂

【处方】　
| HFA-227 | 150ml | $F_8H_{11}DMP$ | 1.5g | PFOB | 95ml |
| 咖啡因一水合物 | 46.9mg | NaCl（0.9%） | 5ml | | |

【制法】　取1.5g $F_8H_{11}DMP$ 在缓慢搅拌下溶解于95ml PFOB（全氟辛基溴）得油相，将46.9mg咖啡因一水合物溶于5ml 0.9%的NaCl溶液中，将该溶液加到油相后，依次用低压和高压进行均匀化加工处理，温度保持在40℃，得W/O型乳剂。分剂量灌装，封接剂量阀门系统，每100ml药物乳剂分别压入150ml HFA-227，即得咖啡因乳剂型气雾剂。

【注解】　①PFOB：全氟辛基溴，作为该气雾剂的外油相；②由于HFA-227抛射剂的水溶性不好，故若要使形成的乳剂均匀稳定，必须制备成W/O型乳剂，外层的PFOB油相可与HFA-227抛射剂互溶；③$F_8H_{11}DMP$是氟化的表面活性剂，为乳剂型气雾剂的稳定剂、乳化剂。

2. 抛射剂的填充　抛射剂的填充主要有压灌法和冷灌法二种，其中压灌法更常用。

（1）压灌法：压灌法（pressure-fill method）是在完成药液的分装后，先将阀门系统安装在耐压容器上，并用封帽扎紧，然后用压装机进行抛射剂填充的方法。灌装时，压装机上的灌装针头插入气雾剂阀门杆的膨胀室内，阀门杆向下移动，压装机与气雾剂的阀门同时打开，过滤后的液化抛射剂在压缩气体的较大压力下定量进入气雾剂的耐压容器内。

压灌法在室温下操作，设备简单；由于是在安装阀门系统后高压灌装，故抛射剂的损耗较少；如用旋转式多头灌装设备，可达160灌/min的速度；对水不稳定的药物（如舒喘宁）也可用此法。

（2）冷灌法：冷灌法（cold-fill method）首先将药液冷却至低温（-20℃左右）后进行分装，然后将冷却至低温（-60~-30℃）的液化抛射剂灌装到气雾剂的耐压容器中；也可将冷却的药液和液化抛射剂同时进行灌装，立即安装阀门系统，并用封帽扎紧。最后在阀门上再安装推动钮和保护盖，完成整个气雾剂的制备。

冷灌法是利用抛射剂在常压、低温下为液体的性质，可以在低温下开口的容器中进行灌装，对阀门系统无特殊要求，但由于是开口灌装，抛射剂可能有一定损失，因此操作必须迅速。由于在低温下水分会结冰，所以含乳状液或水分的气雾剂不宜用此法进行灌装。

（四）气雾剂的装置

加压定量吸入器（pressurized metered-dose inhaler，pMDI）一般由耐压容器、定量阀与驱动装置三部分组成，含药溶液、乳状液或混悬液与适宜的抛射剂共同封装于耐压容器中，患者按压驱动装置，药物溶解或分散在抛射剂形成的小液滴中被释放出来，抛射剂的迅速挥发使含有药物粒子的气雾剂随后被吸入肺中。但药物在口咽部大量沉积，以及药物与抛射剂接触时容易变性等缺点，使 pMDI 不符合蛋白、多肽类药物肺部给药的要求，应用上受到了一定限制。但使用 pMDI 时要求激发装置和吸入药物同时进行，如患者不能协调操作，就会导致大量药物损失在空气中或沉积在咽后壁，肺部递送量减少。应用储雾罐（spacer）或阀门式储雾器（valved holding chamber，VHC）可以在一定程度上解决患者手口协调性的问题。VHC 由吸入器接口、罐体、单向瓣膜和吸口组成。储雾器增加了 pMDI 喷嘴和口腔的距离，将药物先释入储雾器有减缓药物流速和使药雾颗粒变小的作用。但其体积大，同时需考虑其内壁对气溶胶的静电吸附问题。

用于吸入气雾剂的储雾器（拓展阅读）

（五）气雾剂的质量评价

《中国药典》（2020 年版）四部附录规定定量气雾剂释出的主药含量应准确、均一，喷出的雾滴（粒）应均匀；制成的气雾剂应进行泄漏检查，确保使用安全；气雾剂应置凉暗处贮存，并避免曝晒、受热、敲打、撞击。定量气雾剂应标明：①每瓶总揿次；②每揿主药含量或递送剂量；③临床最小推荐剂量的揿次。吸入气雾剂标签上的规格为每揿主药含量和/或递送剂量。吸入气雾剂除符合气雾剂项下要求外，还应符合吸入制剂（通则 0111）相关项下要求；鼻用气雾剂除符合气雾剂项下要求外，还应符合鼻用制剂（通则 0106）相关项下要求。

除另有规定外，吸入气雾剂应进行以下相应检查。

1. 递送剂量均一性　从装置释放出来的剂量即为递送剂量；多次测定的递送剂量与平均值的差异程度即为递送剂量均一性（delivered dose uniformility，DDU）。多剂量吸入制剂应评价罐内和罐间的递送剂量均一性。定量气雾剂照药典吸入制剂相关项下方法检查，取 10 瓶供试品测试，递送剂量均一性应符合规定。

2. 每罐总揿次　定量气雾剂取供试品 1 罐，揿压阀门，释放内容物到废弃池中，每次揿压间隔不少于 5 秒。每罐总揿次应不少于标示总揿次（此检查可与递送剂量均一性测定结合）。

3. 每揿主药含量　按《中国药典》（2020 年版）气雾剂相关项下方法检查，定量气雾剂每揿主药含量应为每揿主药含量标示量的 80%~120%。

4. 微细粒子分数　微细粒子分数（fine particle fraction，FPF）为粒径小于 5μm 的粒子所占比例。除另有规定外，吸入气雾剂应检查微细粒子剂量。照吸入制剂微细粒子空气动力学特性测定法（通则 0951）检查，照各品种项下规定的装置与方法，依法测定，计算微细粒子剂量，应符合各品种项下的规定。除另有规定外，微细药物粒子百分比不少于每揿主药含量标示量的 15%。呼吸驱动的吸入气雾剂应对以上检查项的操作按各品种使用说明书进行相应调整。

《中国药典》（2020 年版）中，对于吸入制剂微细粒子的空气动力学特性测定法，设定了第一法双级撞击器（twin impinger，TI）（目前较少使用），第二法安德森级联撞击器（Andersen cascade impactor，

ACI),第三法新一代撞击器(next generation impactor,NGI),对药物的空气动力学粒径分布进行测定。通过不同层级粒子的收集和含量的分析测定,能够较好地反映微粒的粒径分布情况。

微细粒子分数测定装置(拓展阅读)

5. 微生物限度　除另有规定外,照非无菌产品微生物限度检查:微生物计数法(通则 1105)和控制菌检查法(通则 1106)及非无菌药品微生物限度标准(通则 1107)检查,应符合规定。

6. 喷射速率　非定量气雾剂取供试品 4 瓶照药典方法检查,喷射速率应符合各品种项下的规定。

7. 喷出总量　非定量气雾剂取供试品 4 瓶照药典方法检查,每瓶喷出量均不得少于标示装量的 85%。

8. 粒度　除另有规定外,吸入用混悬型气雾剂若不进行递送剂量均一性测定,则应作粒度检查。检查 25 个视野,计数,平均药物粒径应在 5μm 以下,粒径大于 10μm 的粒子不得过 10 粒。

9. 装量　除另有规定外,非定量气雾剂作最低装量检查(药典通则 0942),应符合规定。

10. 无菌　除另有规定外,用于烧伤[除程度较轻的烧伤(Ⅰ°或浅Ⅱ°)外]、严重创伤或临床必需无菌的气雾剂,照无菌检查法(通则 1101)检查,应符合规定。

六、喷雾剂

(一)概述

喷雾剂(spray)系指原料药物或与适宜辅料填充于特制的装置中,使用时借助手动泵的压力、高压气体、超声振动或其他方法将内容物呈雾状物释出,用于肺部吸入或直接喷至腔道黏膜及皮肤等的制剂。喷雾剂按内容物状态分为溶液型、乳状液型或混悬型。按用药途径可分为吸入喷雾剂、鼻用喷雾剂及用于皮肤、黏膜的非吸入喷雾剂。

吸入喷雾剂(inhalation spray)系指通过预定量或定量雾化器产生供吸入用气溶胶的溶液、混悬液或乳液。使用时借助手动泵的压力、高压气体、超声振动或其他方法将内容物呈雾状物释出,可使一定量的雾化液体以气溶胶的形式在一次呼吸状态下被吸入。吸入喷雾剂应为无菌制剂。按给药定量与否,喷雾剂还可分为定量喷雾剂和非定量喷雾剂。定量吸入喷雾剂系指通过定量雾化器产生供吸入用气溶胶的溶液、混悬液或乳液。

喷雾剂的特点:①一般以局部应用为主,喷射的雾滴比较粗,但可以满足临床需要;②由于不是加压包装,喷雾剂制备方便,成本低;③喷雾剂既有雾化给药的特点,又可避免使用抛射剂,安全可靠。

喷雾剂在生产与贮藏期间应符合下列有关规定:①喷雾剂应在相关品种要求的环境配制,如一定的洁净度、灭菌条件和低温环境等。②根据需要可加入溶剂、助溶剂、抗氧剂、抑菌剂、表面活性剂等附加剂。所加附加剂对皮肤或黏膜应无刺激性。除另有规定外,在制剂确定处方时,该处方的抑菌效力应符合抑菌效力检查法(通则 1121)的规定。③喷雾剂装置中各组成部件均应采用无毒、无刺激性、性质稳定、与原料药物不起作用的材料制备。④溶液型喷雾剂的药液应澄清;乳状液型喷雾剂的液滴在液体介质中应分散均匀;混悬型喷雾剂应将原料药物细粉和附加剂充分混匀、研细,制成稳定的混悬液。经雾化器雾化后供吸入用的雾滴(粒)大小应控制在 10μm 以下,其中大多数应为 5μm 以下。⑤除另有规定外,喷雾剂应置凉暗处贮存。

喷雾剂用于烧伤如为非无菌制剂的,应在标签上标明"非无菌制剂";产品说明书中应注明"本品为非无菌制剂",同时在适应证下应明确"用于程度较轻的烧伤(Ⅰ°或浅Ⅱ°)";注意事项下规定"应遵医嘱使用"。

(二)喷雾剂的装置

喷雾给药装置通常由两部分构成,容器和雾化器。常用的容器有塑料瓶和玻璃瓶两种,前者一般为不透明的白色塑料制成,质轻但强度较高,便于携带;后者一般为透明的棕色玻璃制成,强度差些。

雾化器(nebulizer)使用氧气、加压空气、超声振动或其他方法将药物溶液、乳状液或混悬液分散为小雾滴喷出,患者可以通过该装置的入口端直接吸入药物。由于处方设计及制备过程相对简单,喷雾剂在制剂研发过程中能较快地进入临床阶段。

（三）喷雾剂的质量评价

《中国药典》(2020年版)四部附录指出,除另有规定外,喷雾剂应进行以下相应检查。鼻用喷雾剂除符合喷雾剂项下要求外,还应符合鼻用制剂(通则0106)相关项下要求。

1. 递送剂量均一性　除另有规定外,吸入喷雾剂照吸入气雾剂项下方法测定,应符合吸入气雾剂项下规定。

2. 每瓶总喷次　取供试品1瓶,按压喷雾泵,释放内容物到废弃池中,每次按压间隔不少于5秒。每瓶总喷次应不少于标示总喷次(此检查可与递送剂量均一性测定结合)。

3. 微细粒子剂量　除另有规定外,照吸入制剂微细粒子空气动力学特性测定法(通则0951)检查,照各品种项下规定的装置与方法,依法测定,计算微细粒子剂量,应符合各品种项下规定。除另有规定外,微细药物粒子百分比应不少于标示剂量的15%。

4. 无菌　除另有规定外,吸入喷雾剂照无菌检查法(通则1101)检查,应符合规定。

吸入喷雾剂说明书应标明:①总喷次;②递送剂量;③临床最小推荐剂量的喷次;④如有抑菌剂,应标明名称。吸入喷雾剂标签上的规格为每揿主药含量和/或递送剂量。

七、粉雾剂

（一）概述

粉雾剂(powder aerosol)按用途可分为吸入粉雾剂、非吸入粉雾剂和外用粉雾剂。

吸入粉雾剂(inspirable powder aerosol)系指固体微粉化原料药物单独或与合适载体混合后,以胶囊、泡囊或多剂量贮库形式,采用特制的干粉吸入装置,由患者吸入雾化药物至肺部的制剂。吸入粉雾剂又称干粉吸入剂(dry powder for inhalation,DPI),是粉雾剂的一种。非吸入粉雾剂系指原料药物或与载体以胶囊或泡囊形式,采用特制的干粉给药装置,将雾化药物喷至腔道黏膜的制剂。外用粉雾剂系指药物或与适宜的附加剂灌装于特制的干粉给药器具中,使用时借助外力将药物喷至皮肤或黏膜的制剂。本节重点介绍吸入粉雾剂。

吸入粉雾剂与气雾剂及喷雾剂相比具有以下优点:①患者主动吸入药粉,易于使用;②无抛射剂,可避免对大气环境的污染;③药物可以胶囊或泡囊形式给药,剂量准确;④不含防腐剂及酒精等溶剂,对病变黏膜无刺激性;⑤药物呈干粉状,稳定性好,干扰因素少,尤其适用于多肽和蛋白类药物的给药。

吸入粉雾剂发展迅速,药物品种从起初的色甘酸钠发展到能有效治疗哮喘、COPD等多种疾病的制剂,由单方制剂发展为复方制剂。目前对吸入粉雾剂的研究已从小分子肺局部病变治疗药物拓展到发挥全身作用的蛋白多肽类药物、基因药物、疫苗等。

肺部的生理结构要求进入肺部的药物粒子非常微细,一般认为,药物粒径应在$0.5\sim5\mu m$之间,大于$5\mu m$的药物粒子不能进入细支气管,而更小的粒子则易随着呼吸呼出。《中国药典》(2020年版)规定吸入粉雾剂中药物微粒大小应控制在$10\mu m$以下,其中大多数应在$5\mu m$以下。

根据药物与辅料的组成,粉雾剂的处方可分为:①仅含微粉化药物的粉雾剂。②药物加适量的附加剂,以改善粉末流动性。粉雾剂的附加剂主要包括表面活性剂、分散剂、润滑剂和抗静电剂等,其主要作用是提高粉末的流动性。③一定比例的药物和载体的均匀混合体。载体在粉雾剂中起稀释剂和改善微粉药物流动性的作用。粉末因具有较大的表面自由能和聚集倾向,流动性差,贮存后易聚结,故一般需用载体将其分散;常用粒径$50\sim100\mu m$的载体与粒径$0.5\sim5\mu m$药物微粉混合,使药物微粉吸附于载体表面,载体的最佳粒径为$70\sim100\mu m$。理想的载体应是:在加工和填充时与药物粒子具有一定的内聚力,混合物不分离,而在经吸入器吸入时,药物可最大限度地从载体表面分离,混悬于吸入气流中。乳糖是较常用载体,也是目前 FDA 批准的唯一粉雾剂载体。④药物、适当的润滑剂、助流剂以及抗静电剂和载体的均匀混合体。由于吸入制剂直接将药物吸入到呼吸道和肺部,所以上述处方中加入的载体、辅料均应为生理可接受物质,且对呼吸道黏膜和纤毛无刺激性、无毒性。粉雾剂的不同处方组成及肺部递送过程示意图见图 16-5。

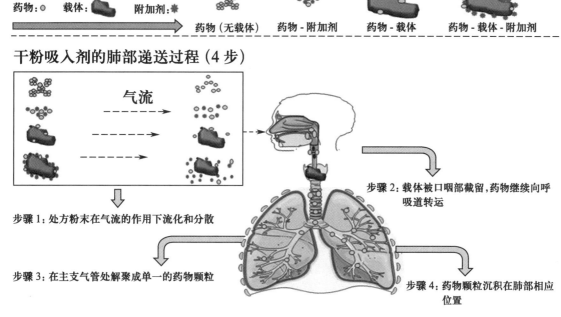

图 16-5　粉雾剂不同处方组成及其递送过程示意图

（二）吸入粉雾剂的装置

粉雾剂由干粉吸入装置(DPI)和供吸入用的干粉组成。干粉吸入器种类众多,按剂量分为单剂量、多重单元剂量、贮库型多剂量;按药物的储存方式可分为胶囊型、囊泡型、贮库型;按装置的动力来源可分为被动型和主动型。

自 1971 年 Spinhaler® 问世以来,干粉吸入器经历了三代的衍变发展,目前已有多种产品在市场上广泛使用(表 16-2)。第一代 DPI 设计较简单,如 Spinhaler、Rotahaler、ISF Haler、Berotec Haler 等,多采用被动、单剂量方式。每个剂量的药物与载体粉末被灌封在胶囊中,吸入时采用特殊的装置,通过挤压、滑动、旋转或穿刺的方式将药物与载体从胶囊中释放到装置里,再利用患者吸气时产生的气流将药物吸出。一般药物在被吸出时需先通过一个筛网使颗粒分散后再传递至肺部。第二代 DPI 普遍采用了多剂量设计,在分剂量方式上分为储库型多剂量给药装置和单元型多剂量给药装置,前者每次从药物储库中分散出一定剂量的药粉给予患者,可方便地调节每次给药剂量,也免除了反复装填药物的麻烦,但存在着分剂量的准确性、均一性以及储库中药物稳定性的问题。单元型多剂量给药装置则通过将多个单剂量分装在独立的泡罩、碟、凹槽或条带上并整合至吸入装置中,这样可保证每次给药剂量的均一性,同时也可避免药物粉末在储库中吸潮。第三代 DPI 在设计时采用了主动吸入技术,并不借助呼吸气流,而是利用外加能量,如压缩空气或马达驱动的涡轮,或利用电压来分散和传递药物。由于借助了外力,这类主动吸入装置可达到与呼吸气流和频率无关的、准确定量的药物传递,且重现性良好。目前带有剂量计数器、可视化、声音和味觉提示的吸入反馈系统的吸入器已研发出来并投入使用,大大提高了患者用药的顺应性。此外,智能吸入装置可将数据同步到智能手机 App 上,对患者吸入药物进行用药提醒、记录和管理。

表16-2　已上市干粉吸入器及肺部吸入药物

装置名称	装置类型	生产厂家	传递方式	药物	治疗疾病
第一代　被动、单剂量					
Aerolizer®	单剂量	Novartis	胶囊	福莫特罗	哮喘
Cyclohaler®	单剂量	Pharmachemie	胶囊	二丙酸倍氯米松,异丙托溴铵,布地奈德	哮喘
Eclipse®	多剂量单元	Aventis	胶囊	色氨酸钠	哮喘
FlowCaps®	单剂量	Hovione	胶囊	布地奈德	哮喘
Handihaler®	单剂量	Boehringer-Ingeheim	胶囊	噻托溴铵	慢性阻塞性肺疾病(COPD)
Inhalator®	单剂量	Boehringer-Ingeheim	胶囊	非诺特罗	哮喘
Rotahaler®	单剂量	GSK	胶囊	硫酸沙丁胺醇,二丙酸倍氯米松,及两者的复方	哮喘
Spinhaler®	单剂量	Aventis	胶囊	色氨酸钠	哮喘
TwinCaps®	单剂量	Hovious	胶囊	唾液酸苷酶抑制剂	流感
第二代　被动、多剂量					
Asmanex® Twishaler®	多剂量	Schering-Plough	储库型	糠酸莫米松	哮喘
Clickhaler®	多剂量	Innovata Biomed	储库型	硫酸沙丁胺醇,二丙酸倍氯米松	哮喘
Easyhale®	多剂量	Orion Pharma	储库型	硫酸沙丁胺醇,二丙酸倍氯米松	哮喘
MAGhaler®	多剂量	Boehringer-Ingeheim	储库型	硫酸沙丁胺醇	哮喘
Novolizer®	多剂量	ASTA	片盒式储库	二丙酸倍氯米松	哮喘,COPD
Pulvinal®	多剂量	Chiesi	储库型	硫酸沙丁胺醇,二丙酸倍氯米松	哮喘
Taifun®	多剂量	LAB Pharma	储库型	硫酸沙丁胺醇	哮喘
Turbuhaler®	多剂量	AstraZeneca	储库型	二丙酸倍氯米松,硫酸特布他林,布地奈德	哮喘
Ultrahaler®	多剂量	Aventis	储库型	曲安奈德	哮喘
Diskhaler®	多剂量单元	GSK	双铝泡罩	沙美特罗昔萘酸酯,二丙酸倍氯米松,丙酸氟替卡松,扎那米韦	哮喘,流感
Diskus/Accuhaler®	多剂量单元	GSK	条带包装	硫酸沙丁胺醇,沙美特罗昔萘酸酯,丙酸氟替卡松,及后两者的复方	哮喘
第三代　主动吸入装置					
Exubera®	单剂量	Pfizer	泡罩	胰岛素	糖尿病
Arimax®	多剂量	Norton Healthcare	储库型	福莫特罗,布地奈德	哮喘,COPD

　　应根据主药特性选择适宜的给药装置:需长期给药的宜选用多剂量贮库型装置,主药性质不稳定的则宜选择单剂量给药装置。几种不同剂量的干粉吸入装置示意图见图16-6。

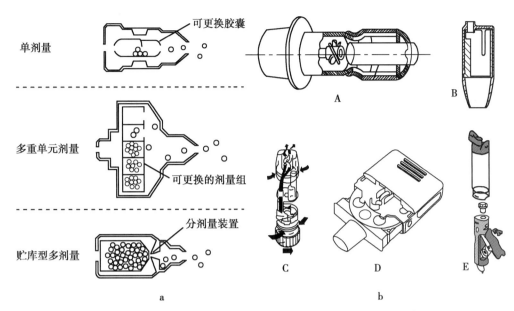

A. Spinhaler®; B. Rotahaler®; C. Turbuhaler®; D. Diskhaler®; E. Exubera®。

图 16-6　几种不同剂量的干粉吸入装置示意图（a）及常用的 DPI 示意图（b）

胶囊型、泡囊型吸入粉雾剂说明书中应标明：①每粒胶囊或泡囊中药物含量；②胶囊应置于吸入装置中吸入，而非吞服；③有效期；④贮藏条件。

贮库型吸入粉雾剂说明书应标明：①总吸次；②递送剂量；③临床最小推荐剂量的吸次。胶囊型和泡囊型吸入粉雾剂说明书应标明：①每粒胶囊或泡囊中药物含量及递送剂量；②临床最小推荐剂量的吸次；③胶囊应置于吸入装置中吸入，而非吞服。

吸入粉雾剂标签上的规格为每揿主药含量和/或递送剂量。

（三）吸入粉雾剂的质量评价

除另有规定外，吸入粉雾剂应进行如下检查。

1. 递送剂量均一性　吸入粉雾剂照药典吸入制剂相关项下方法检查，应符合规定。胶囊或泡囊型粉雾剂测定 10 个剂量。贮库型粉雾剂分别测定标示揿次前（初始 3 个剂量）、中（$n/2$ 吸起 4 个剂量，n 为标示总揿次）、后（最后 3 个剂量），共 10 个递送剂量。除另有规定外，平均值应在递送剂量标示量的 80%~120%。贮库型吸入粉雾剂瓶间递送剂量均一性测定同"吸入气雾剂"项下方法。

2. 微细粒子剂量　照吸入制剂微细粒子空气动力学特性测定法（通则 0951）检查，照各品种项下规定的装置与方法，依法测定，计算微细粒子剂量，应符合规定。除另有规定外，微细药物粒子百分比应不少于每吸主药含量标示量的 10%。

最常用于 DPI 的多级撞击器为安德森级联撞击器（Andersen cascade impactor，ACI）及新一代撞击器（next generation impactor，NGI）。不同的吸入装置在不同流速下获得的沉积效果不同。用上述仪器可测定的参数包括质量中值空气动力学直径（mass median aerodynamic diameter，MMAD）、几何标准差（geometric standard deviation，GSD）、微细粒子剂量（fine particle dose，FPD）（指粒径小于 5μm 的包含药物成分的粒子）、微细粒子分数（fine particle fraction，FPF）（是 FPD 占 NGI 中各处所能收集到的微粒总量的百分数）、递送分数（emitted fraction，EF%）、可吸入分数（respirable fraction，RF%）等。

3. 多剂量吸入粉雾剂总吸次　在设定的气流下，将吸入剂揿空，记录揿次，不得低于标示的总揿次（该检查可与递送剂量均一性测定结合）。

4. 微生物限度　除另有规定外，照非无菌产品微生物限度检查：微生物计数法（通则 1105）和控制菌检查法（通则 1106）及非无菌药品微生物限度标准（通则 1107）检查，应符合规定。

例 4：布地奈德粉雾剂

【处方】　布地奈德 200mg，乳糖 25g，制成 1 000 粒。

【制备】　将布地奈德用适宜方法微粉化，采用等量递加稀释法与处方量乳糖充分混合均匀，分装到硬明胶胶囊中，使每粒含布地奈德 0.2mg，即得。

【注解】　本品为胶囊型粉雾剂，用时需装入相应的装置中，供患者吸入使用。吸入该药后，10%~15% 在肺部吸收，约 10 分钟后血药浓度达峰。处方中的乳糖为载体。

八、吸入液体制剂

吸入液体制剂系指供雾化器（nebulizer）用的液体制剂，即通过雾化器产生连续供吸入用气溶胶的溶液、混悬液或乳剂，吸入液体制剂包括吸入溶液、吸入混悬液、吸入用溶液（需稀释后使用的浓溶液）和吸入用粉末（需溶解后使用的无菌药物粉末）。吸入液体制剂应为无菌制剂。其可以利用多种方法使液体雾化，包括超声、作用于超细喷嘴的机械压力或者是振动具有相似孔径的筛网或薄膜使液体产生雾滴。可以通过调整超声雾化器、振动筛网雾化器或软雾吸入器（soft mist inhaler，SMI）的电子参数，使气溶胶主要由超细液滴组成。

2004 年上市的一种软雾装置 Respimat®，它利用底座弹簧产生的机械能将内置药物溶液推送至单向阀（uniblock）喷嘴系统。其单向阀是由硅片、硅酸玻璃以及喷雾通道组成的"三明治"结构，其制作技术来自芯片制作。药物溶液通过单向阀后，可生成缓慢的、粒径小而均匀的气溶胶，显著增加药物的肺部沉积率，从而降低药物的治疗剂量。

吸入用溶液使用前需采用说明书规定溶剂稀释至一定体积。吸入用粉末使用前采用说明书规定量的无菌稀释液溶解释稀成供吸入用溶液。吸入液体制剂使用前其 pH 应在 3~10 范围内；混悬液和乳液振摇后应具备良好的分散性，可保证递送剂量的准确性；除非制剂本身具有足够的抗菌活性，多剂量水性雾化溶液中可加入合适浓度的抑菌剂，除另有规定外，在制剂确定处方时，该处方的抑菌效力应符合抑菌效力检查法（通则 1121）的规定。

除另有规定外，吸入液体制剂应进行以下检查：递送速率和递送总量、微细粒子剂量、无菌检查，应符合规定。

九、可转变成蒸气的制剂

可转变成蒸气的制剂系指可转变成蒸气的溶液、混悬液或固体制剂。通常将其加入热水中，产生供吸入用的蒸气。

除另有规定外，照非无菌产品微生物限度检查：微生物计数法（通则 1105）和控制菌检查法（通则 1106）及非无菌药品微生物限度标准（通则 1107）检查，应符合规定。

第二节　直肠黏膜给药制剂

一、直肠的生理结构及药物吸收途径

直肠在大肠的末端，是从乙状结肠到肛门的长约 20cm 的笔直部分，最大直径为 5~6cm。直肠黏膜基本与小肠的结构相同，即由圆柱状单层上皮细胞组成，只有肛门附近为多层扁平上皮组成。但直肠黏膜上细胞间的结合比小肠部分更紧密。直肠的皱褶较少，单位长度上的表面积比小肠小很多。直肠中的 pH 接近中性或微偏碱性，缓冲能力比消化道弱。直肠中的静脉系统分为直肠上静脉、直肠中静脉和直肠下静脉，其生理结构如图 16-7 所示。

根据栓剂在直肠吸收的特点，药物的吸收途径有：①药物经直肠上静脉、门静脉进入肝脏，在肝脏

代谢后转运至全身;②通过直肠中静脉和直肠下静脉及肛管静脉进入下腔静脉,绕过肝脏而直接进入体循环。因此,栓剂在应用时塞入距肛门口约 2cm 处为宜,这样 50%～75% 的药物可不经过肝脏直接进入血液循环。

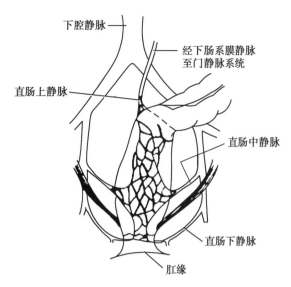

图 16-7　直肠生理结构示意图

二、影响药物直肠吸收的因素

1. 生理因素　①直肠中内容物会影响药物的扩散,阻碍药物与直肠黏膜的接触面积和接触时间,使用栓剂前排便有助于药物的吸收;②根据直肠部位的血液循环特征,通过控制栓剂的使用深度在 2cm 左右,可使大部分药物避免肝脏首过效应(为避免塞入的栓剂逐渐自动进入深部,可设计延长在直肠下部滞留时间的双层栓剂);③直肠液 pH 一般为 7.5,几乎无缓冲能力,药物进入直肠后的 pH 取决于溶解的药物,pH 可影响药物的解离程度从而影响吸收;④正常生理条件下直肠内液体量较少,但在一些病理状态下如腹泻、组织脱水等,直肠内液体量会发生较大改变进而影响药物吸收的速度和程度。

2. 药物的物化性质　①药物的解离度:非解离型药物易透过直肠黏膜吸收入血,而完全解离的药物则吸收较差;pK_a 大于 4.3 的弱酸性药物、pK_a 小于 8.5 的弱碱性药物可被直肠黏膜迅速吸收。用缓冲剂改变直肠部位的 pH,可增加非解离药物的比例,从而提高药物的生物利用度。②药物的溶解度:溶解度大的药物更易于吸收。③难溶性药物在基质中呈混悬分散状态时,其粒度会影响药物从栓剂中释放的速度,从而影响吸收。

3. 基质和附加剂的物化性质　可根据栓剂的临床治疗作用选择适宜的基质。对于发挥全身作用的栓剂,要求药物释放迅速。一般应选择与药物溶解性相反的基质。如药物是脂溶性的则应选择水溶性基质;如药物是水溶性的则选择脂溶性基质,可提高溶出和吸收速度。对于发挥局部作用的栓剂如痔疮药、局部抗真菌药等,通常药物不需吸收,用于这些药物的基质应缓慢熔化以延缓药物释放速度。局部作用通常在半小时内开始起效,至少要持续 4 小时。

表面活性剂的加入可增加直肠内难以吸收药物的吸收量,提高临床治疗效果;但也可能抑制药物的吸收。

三、栓剂

(一)概述

栓剂(suppository)系指原料药物与适宜基质制成供腔道给药的固体制剂。栓剂因施用腔道的不同可分为直肠栓、阴道栓和尿道栓。直肠栓为鱼雷形、圆锥形或圆柱形等,阴道栓为鸭嘴形、球形或卵形等,阴道栓可分为普通栓和膨胀栓。阴道膨胀栓系指含药基质中插入具有吸水膨胀功能的内芯后制成的栓剂;膨胀内芯系以脱脂棉或粘胶纤维等经加工、灭菌制成。阴道膨胀栓内芯应符合有关规定,以保证其安全性。尿道栓一般为棒状。图 16-8 为栓剂的主要形状。

栓剂是一种古老的传统剂型,亦称塞药或坐药。栓剂传统应用主要起局部作用,1954 年以后,人们逐渐开始了栓剂全身作用的研究,

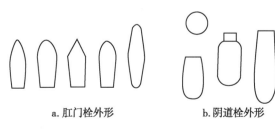

　　a.肛门栓外形　　　　　b.阴道栓外形

图 16-8　常用栓剂的形状

开发了以速释、缓释或控释为目的的新型栓剂,大大拓展了栓剂的应用范围。我国在栓剂基质试制及品种创新方面,都取得了新进展,研发了双层栓剂、微囊栓剂、中空栓剂、渗透泵栓剂、凝胶栓剂等。

(二)栓剂的基质

栓剂主要由药物与基质组成。栓剂中药物加入后可溶于基质中,也可混悬于基质中。除另有规定外,供制备栓剂用的固体药物,应预先用适宜方法制成细粉,并全部通过六号筛。

优良栓剂基质应符合以下要求:①在室温下应有适当的硬度,塞入腔道时不致变形或碎裂,在直肠温度36℃下易软化、熔化或溶解;②本身性质稳定,与药物混合后没有相互作用,亦不妨碍主药的作用与含量测定;③对黏膜无刺激性、毒性和过敏性;④释药速率应符合治疗要求,需产生局部作用者一般要求释药缓慢而持久;⑤具有润湿或乳化的能力,能混入较多的水;⑥适用于热熔法及冷压法制备栓剂,遇冷收缩可自动脱模,无须使用润滑剂;⑦油脂性基质还应要求酸价在0.2以下,皂化价为200~245,碘价低于7,熔点与凝点之差值小。

常用的栓剂基质有油脂性基质和水溶性基质两大类。

1. 油脂性基质

(1)可可豆脂:系指从梧桐科植物可可树种仁中得到的一种固体脂肪。主要是含硬脂酸、棕榈酸、油酸、亚油酸和月桂酸的甘油酯,是最早应用的栓剂基质,于1852年首次由 Taylor 推荐给美国的药剂师。本品为天然产物,产量少,为白色或淡黄色脆性蜡状固体,有 α、β、β'、γ 四种晶型,其中以 β 型最稳定,熔点为34℃左右。

(2)半合成脂肪酸甘油酯:系由脂肪酸与甘油酯化而成的一类基质,经酯化后的熔点较适于用作栓剂基质。由于所含的不饱和碳链较少,不易酸败,因此,已逐渐代替天然的油脂性基质,是目前较理想的栓剂基质。该类基质具有不同的熔点,熔距较短,抗热性能好,贮存较稳定。目前主要产品有半合成椰油酯、半合成脂肪酸酯和混合脂肪酸甘油酯、硬脂酸丙二醇酯等。

2. 水溶性基质

(1)甘油明胶:系用明胶、甘油与水制成,有弹性,不易折断,但塞入腔道后可缓慢溶于分泌液中,延长药物的疗效。其溶出速度可随水、明胶、甘油三者比例的改变而变化,甘油与水的含量越高越易溶解。甘油能防止栓剂干燥,通常水:明胶:甘油的比例为10:20:70。以本品为基质的栓剂贮存时应注意在干燥环境中的失水性。本品易滋长真菌等微生物,故需加抑菌剂。

(2)聚乙二醇:由环氧乙烷聚合而成的杂链聚合物。通常将两种不同分子量的聚乙二醇熔融混合,可得到理想稠度及特性的基质。本类基质不需冷藏,贮存方便。但吸湿性强,受潮易变形,对直肠黏膜有刺激性,需加水润湿使用或涂层鲸蜡醇、硬脂醇膜。

(3)泊洛沙姆:由乙烯氧化物和丙烯氧化物组成的嵌段聚合物(聚醚),易溶于水。本品型号有多种,随聚合度增大,态物从液体、半固体至蜡状固体,均易溶于水,可用作栓剂基质。较常用的型号为188型,熔点为52℃。本品能促进药物的吸收并起到缓释与延效的作用。

(4)聚氧乙烯(40)硬脂酸酯:系聚乙二醇的单硬脂酸酯和二硬脂酸酯的混合物,蜡状固体。熔点为39~45℃,可溶于水、乙醇、丙酮,不溶于液体石蜡。商品名 Myri52,商品代号为 S-40。

(5)聚山梨酯-61:系聚氧乙烯脱水山梨醇单硬脂酸酯,为淡琥珀色可塑性固体,熔程为35~39℃,有润滑性。与水性溶液可形成稳定的水包油乳剂基质。本品可与多数药物配伍,且无毒性、无刺激性,在水中能自行乳化,贮藏时不易变质。

此外,聚氧乙烯山梨聚糖脂肪酸酯,氢化植物油亦常作为栓剂基质。常用水溶性或与水能混溶的基质制备阴道栓。

(三)栓剂的附加剂

为了改变栓剂的物理性状或改善药物的吸收和提高稳定性,栓剂中往往要加入一些附加剂,如表面活性剂、稀释剂、润滑剂和抑菌剂等。

起全身治疗作用的栓剂,为增加药物的吸收,可加入吸收促进剂。目前常用的直肠黏膜吸收促进剂有非离子型表面活性剂、脂肪酸、脂肪醇和脂肪酸酯类及尿素、水杨酸钠、苯甲酸钠、羧甲基纤维素钠、环糊精类衍生物等。

在栓剂基质中加入少量聚山梨酯-80、聚山梨酯-85、脂肪酸甘油酯、蓖麻油、甘油或丙二醇作为增塑剂能降低脂肪的脆性,增加弹性,防止栓剂破裂。脂肪性基质的栓剂常加入抗氧剂,如间苯二酚、没食子酸、维生素 C 等;鲸蜡醇、硬脂醇等能改善基质的黏性。

(四)栓剂的制备

栓剂一般采用搓捏法、冷压法和热熔法制备。搓捏法适宜于脂肪型基质小量制备;冷压法适宜于大量生产脂肪性基质栓剂;热熔法适宜于脂肪性基质和水溶性基质栓剂的制备。制备栓剂用的固体原料药物,除另有规定外,应预先用适宜方法制成细粉或最细粉。可根据施用腔道和使用需要,制成各种适宜的形状。用油脂性基质制栓可采用任何一种方法,但用水溶性基质制栓多采用热熔法。

1. 冷压法　冷压法(cold compressing method)系用制栓机制备。先将药物与基质粉末置于冷容器内,混合均匀,然后装于制栓机的圆筒内,通过模型挤压成一定的形状。为保证压出栓剂的数量,需按计划多加 10% ~ 20% 的量,所施压力亦需要一致。

2. 热熔法　应用最为广泛。将计算量的基质锉末在水浴上加热使熔化(勿使温度过高),将药物加入混合,使药物均匀分散于基质中。然后倾入已冷却并涂有润滑剂的栓模中,至稍溢出模口为度,冷却,待完全凝固后,用刀削去溢出部分。开启模型,推出栓剂,晾干,包装即得。为了避免过热,一般在基质熔融达 2/3 时即应停止加热,适当搅拌。熔融的混合物在注模时应迅速,并应一次注完,以免发生液层凝固。

制备小量栓剂一般使用不同规格和形状的栓剂模具。大量生产主要采用热熔法(fusion method)并用自动化模制机,热熔法制备栓剂过程(灌注、冷却、取出)均由机器完成,清洁模具等操作亦均自动化。典型的旋转式制栓机的产量为每小时 3 500 ~ 6 000 粒。栓剂制备常用模具见图 16-9。大生产时亦可采用塑料包装使栓剂模制成型与包装一次完成。

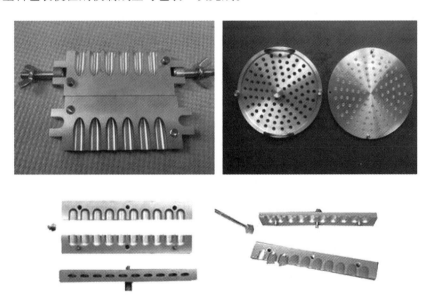

图 16-9　栓剂制备常用模具

栓孔内涂的润滑剂一般有两类:①水溶性或亲水性基质的栓剂,常用油性润滑剂,如液体石蜡或植物油等;②油脂性基质的栓剂,常用软肥皂、甘油各一份与 95% 乙醇五份混合使用。有的基质不黏模,如可可豆脂或聚乙二醇类,可不用润滑剂。

（五）栓剂的置换价

药物在栓剂基质中占有一定的体积,药物的重量与相同体积的基质重量之比称为置换价(displacement value,DV)。不同的栓剂处方,用同一模型所制得栓剂容积是相同的,但其重量则随基质与药物密度的不同而有区别。根据置换价定义,其计算式为:

$$DV = \frac{W}{G-(M-W)}$$
式(16-2)

式(16-2)中,G 为纯基质栓的平均栓重,M 为含药栓的平均栓重,W 为含药栓的平均含药量。可知 $M-W$ 为含药栓中基质的重量,$G-(M-W)$ 为纯基质栓剂与含药栓剂中基质的重量之差,亦即与药物同容积的基质重量。

用测定的置换价可计算出制备含药栓需要基质重量 x:

$$x = \left(G - \frac{y}{DV}\right) \cdot n$$
式(16-3)

式(16-3)中,y 为处方中药物剂量,n 为拟制备栓剂的枚数。

例:酮康唑栓

【处方】　酮康唑　10g　　　　甘油　100ml　　　　S-40　200g
　　　　　共制成 100 粒

【制法】　取 S-40 在水浴溶化后,依次加入酮康唑细粉(过 100 目筛)和甘油,边加边搅拌,搅匀,稍冷后灌注于事先已涂有润滑剂的栓模中,冷却后刮去溢出部分,启模,包装,即得。

【注解】　酮康唑为咪唑类广谱高效的抗真菌药,主要用于真菌感染引起的体癣、股癣、手足癣、花斑癣和头癣等的治疗。

（六）栓剂的质量评价

栓剂中的原料药物与基质应混合均匀,其外形应完整光滑,放入腔道后应无刺激性,应能融化、软化或溶化,并与分泌液混合,逐渐释放出药物,产生局部或全身作用,并应有适宜的硬度,以免在包装或贮存时变形。阴道膨胀栓内芯应符合有关规定,以保证其安全性。生物制品原液、半成品和成品的生产及质量控制应符合相关品种要求。

除另有规定外,栓剂应进行以下相应检查:

1. 重量差异　取栓剂 10 粒,精密称定总重量,求得平均粒重后,再分别精密称定每粒的重量。每粒重量与平均粒重(有标示粒重的中药栓剂,每粒重量应与标示粒重比较),超出重量差异限度的不得多于 1 粒,并不得超出限度 1 倍。具体规定如下:平均粒重或标示粒重≤1.0g,重量差异限度±10%;平均粒重或标示粒重 1.0~3.0g,重量差异限度±7.5%;平均粒重或标示粒重>3.0g,重量差异限度±5%。凡规定检查含量均匀度的栓剂,一般不再进行重量差异检查。

2. 融变时限　除另有规定外,照融变时限(melting time limit)检查法(通则 0922)检查,应符合规定。取栓剂 3 粒,在室温放置 1 小时后,脂肪性基质的栓剂应在 30 分钟内全部融化或软化变形,水溶性基质的栓剂应在 60 分钟内全部溶解。

3. 膨胀值　除另有规定外,阴道膨胀栓应检查膨胀值,并符合规定。

检查法为:取本品 3 粒,用游标卡尺测其尾部棉条直径,滚动约 90° 再测一次,每粒测两次,求出每粒测定的 2 次平均值(R_i);将上述 3 粒栓用于融变时限测定结束后,立即取出剩余棉条,待水断滴,均轻置于玻璃板上,用游标卡尺测定每个棉条的两端以及中间三部位,滚动约 90° 后再测定三个部位,每个棉条共获得 6 个数据,求出测定的 6 次平均值(r_i),计算每粒的膨胀值(P_i),三粒栓的膨胀值均应大于 1.5。

$$P_i = r_i/R_i$$

4. 微生物限度　除另有规定外,照非无菌产品微生物限度检查:微生物计数法(药典通则 1105)和控制菌检查法(药典通则 1106)及非无菌药品微生物限度标准(药典通则 1107)检查,应符合规定。

此外,可根据需要测定药物从栓剂中的溶出速度、栓剂的体内吸收行为、栓剂的黏膜刺激性,并将栓剂在室温(25±2)℃或6℃下贮存,定期检查外观和融变时限、主药含量及有关物质,评价其稳定性。

（七）栓剂的包装与贮存

栓剂所用内包装材料应无毒,并不得与原料药物或基质发生理化作用。除另有规定外,栓剂应在30℃以下密闭贮存或运输,防止因受热、受潮而变形、发霉、变质。环境湿度对栓剂贮存亦很重要。高湿度时栓剂易吸潮,干燥时可使之失水而变脆。对光敏感药物的栓剂一般用不透光材料如锡箔等包装。

第三节 眼黏膜给药制剂

眼黏膜递药制剂系指直接作用于眼部发挥局部治疗作用或经眼部吸收进入体循环,发挥全身治疗作用的无菌制剂。眼用制剂主要用于消炎、杀菌、散瞳、治疗青光眼、降低眼压等。目前,眼用制剂中90%以上是溶液型滴眼剂和眼膏剂。滴眼剂滴入眼部后,药液滞留于泪膜中的时间很短,大约只有5%的药物能够被吸收进入角膜。如何增加药物的眼部吸收是该递药系统目前所面临的主要挑战。

一、眼部生理结构

眼部生理结构示意图如图16-10所示。该图展示了眼部主要结构组成,药物在眼部的主要吸收途径及药物眼部递送的屏障。

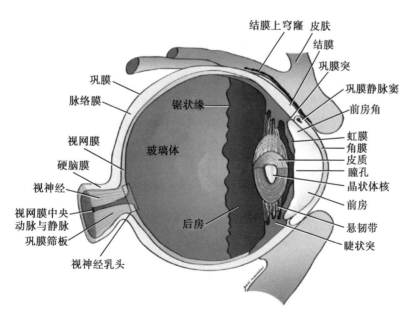

图16-10 眼部生理结构示意图

1. 角膜　角膜(cornea)直径约为11.7mm,前表面曲率半径约为7.8mm,厚0.5～0.7mm且中间比边缘厚。角膜由上皮、基质及内膜构成。和其他上皮组织(小肠、鼻黏膜、支气管、气管)相比,角膜上皮细胞的透过性很差,但高于皮肤角质层。角膜上皮是由亲脂性细胞构成,是水溶性药物吸收的主要障碍。角膜上皮紧密连接只能选择性的透过小分子物质,并能够完全阻止微米级的物质通过细胞旁途径进入眼部。角膜基质是脂溶性药物吸收的主要障碍。人类的角膜基质主要由平均直径为25～35nm的胶原纤维构成,其主要细胞成分为角膜成纤维细胞,占角膜基质总体积的2%～3%。角膜内皮仅由一层脂质细胞构成,非药物吸收的主要障碍。

2. 结膜　眼睑和眼球上的结膜(conjunctiva)是一层薄薄的血管化的薄膜,其表面积为 $18cm^2$。结膜上皮的紧密连接是药物透过结膜的主要障碍。但结膜上皮的细胞间隙比角膜上皮的细胞间隙大得多。因此,和角膜相比,亲水性的药物更容易透过结膜被吸收。

3. 巩膜　巩膜(sclera)覆盖眼球表面的 5/6,并保持眼部结构的完整性。巩膜有三层:巩膜外层、巩膜基质和棕黑层。巩膜主要由糖胺聚糖和胶原纤维束构成。药物可通过血管周围间隙、凝胶样糖胺聚糖水性介质以及胶原网状系统的间隙透过巩膜。

二、药物眼部吸收途径及特点

用于眼部的药物,以发挥局部作用为主,亦可发挥全身治疗作用。

(一)药物眼部吸收途径

1. 角膜途径　绝大部分药物主要通过角膜途径(corneal route)吸收进入眼部。脂溶性药物通过跨细胞途径进入角膜;亲水性药物则通过细胞旁途径进入角膜。而肽类及氨基酸类药物以角膜上皮的 Na^+-K^+-ATP 酶为载体通过主动转运的方式进入眼部。

2. 非角膜途径　药物也可通过非角膜途径(non-corneal route)吸收,主要有结膜吸收和巩膜吸收。结膜和巩膜上皮的细胞间隙比角膜上皮的细胞间隙大得多,有利于亲水性分子通过细胞旁途径吸收进入眼部。这种非角膜途径吸收对于亲水性分子及大分子等角膜透过性差的药物具有重要意义。

药物通过滴眼的方式给药很难到达眼后部的作用靶点。通常采用玻璃体内注射及眼周给药等方式。目前靶向眼后部的眼部递药系统研究已取得重要进展。

(二)药物眼部吸收特点

眼黏膜递药具有以下优点:①眼部给药简单经济,有些药物通过眼黏膜吸收效果与静脉注射相似;②可避开肝脏首过效应;③与其他组织或器官相比,眼部组织对于免疫反应不敏感,适用于蛋白多肽类等口服不吸收的药物。

眼黏膜递药尚存在以下问题:如药液有刺激性,不仅会损伤眼组织,且分泌的泪液会稀释药液;眼部容量小,药物剂量损失大;常用的液体制剂在眼部滞留时间短,影响药效,眼膏剂虽延长了滞留时间但会影响视力。

理想的眼黏膜递药系统应具备下述性质:角膜和结膜透过性好,在角膜前停留时间延长,无刺激、使用舒适,具有适宜的流变学性质。

三、影响药物眼部吸收的因素

(一)生理因素及用药频率

滴眼剂一般滴入结膜囊内给药,药液必须首先与泪液混合才能到达眼球表面,然后向眼内转运。通常结膜囊内泪液容量为 $7\sim10\mu l$,正常状态下,泪液的分泌量为 $1\mu l/min$。如不眨眼,结膜囊内最多可容纳 $20\sim30\mu l$ 的药液。一滴药液约为 $50\mu l$,考虑到泪液对药液的稀释,约 70% 的药液随泪液从眼部溢出,若眨眼则有 90% 的药液损失。增加滴药次数,有利于提高主药的利用率。

(二)药物的理化性质

药物理化性质如溶解度、分子大小及形状、荷电量及离子化程度等均可影响药物在角膜中的转运途径及速率。通常非离子型比离子型更容易渗透脂质膜。此外,由于生理条件下角膜上皮荷负电,故亲水的带正电的化合物比带负电的更容易渗透通过角膜。药物的亲脂性也影响药物在角膜处的吸收。药物的表观系数(P_{app};正辛醇/pH 7.4 磷酸缓冲液)在 $100\sim1\ 000$($\log P_{app}\ 2\sim3$)范围内时,药物具有良好的亲脂性,有利于药物在角膜处的吸收。

(三)剂型因素

对于溶液型滴眼剂,溶液的 pH、浓度、黏度、表面张力等均可影响药物透过角膜的量和作用时间。

滴眼剂的 pH 可影响有机弱酸或有机弱碱类药物的解离程度,其角膜通透性取决于药物的未解离型比例。在滴眼剂中加入适当的辅料增加药液的黏度,可延长药物在眼部的滞留时间,增加药物对角膜的通透性。

通过使用能延长药物眼部滞留时间的剂型,如眼用即型凝胶、离子交换树脂、眼膜剂、眼用植入剂、眼内插入剂、基于纳米粒、脂质体、微乳的贮库剂型等都能增加药物的角膜透过率,提高治疗效果。

(四)前药

对于一些具有良好疗效但由于亲脂性差或亲水性差而很难渗透进入眼部的药物,可通过将其制成前药来增加药物的眼部吸收。此外一些容易被眼部的酶代谢而迅速消除的药物及因全身吸收而副作用较大的药物也可通过将其制成前药的方法来增加眼部吸收。1996 年美国 FDA 批准了第一个前列腺素的前药型滴眼剂——拉坦前列素(适力达®),随后又批准了比马前列线素(Lumigan®)、曲伏前列素(TRAVATAN®)、异丙基乌诺前列酮(Rescula®)等滴眼剂。这些制剂都大大改善了原药的亲脂性,使药物的角膜透过率增加,提高了治疗效果。

四、常用的眼用制剂

眼用制剂(ophthalmic preparation)系指直接用于眼部发挥治疗作用的无菌制剂。《中国药典》(2020 年版)将眼用制剂分为眼用液体制剂(滴眼剂、洗眼剂、眼内注射溶液)、眼用半固体制剂(眼膏剂、眼用乳膏剂、眼用凝胶剂)、眼用固体制剂(眼膜剂、眼丸剂、眼内插入剂)等。眼用液体制剂也可以固态形式包装,另备溶剂,在临用前配成溶液或混悬液。所有眼用制剂在启用后最多可使用 4 周。

眼内注射溶液系指由原料药物与适宜辅料制成的无菌液体,供眼周围组织(包括球结膜下、筋膜下及球后)或眼内注射(包括前房注射、前房冲洗、玻璃体内注射、玻璃体内灌注等)的无菌眼用液体制剂。目前已有多种产品上市,包括雷珠单抗(Lucentis®)、康柏西普(朗沐®)等。眼膜剂系指原料药物与高分子聚合物制成的无菌药膜,可置于结膜囊内缓慢释放药物的眼用固体制剂。眼丸剂系指原料药物与适宜辅料制成的球形、类球形的无菌眼用固体制剂。眼内插入剂系指原料药物与适宜辅料制成的适当大小和形状、供插入结膜囊内缓慢释放药物的无菌眼用固体制剂。

眼内注射溶液、眼内插入剂、供外科手术用和急救用的眼用制剂,均不得加抑菌剂或抗氧剂或不适当的附加剂,且应采用一次性使用包装。多剂量眼用制剂一般应加适当抑菌剂,尽量选用安全风险小的抑菌剂,产品标签应标明抑菌剂种类和标示量。除另有规定外,在制剂确定处方时,该处方的抑菌效力应符合抑菌效力检查法(通则 1121)的规定。

包装容器应无菌、不易破裂,其透明度应不影响可见异物检查。除另有规定外,眼用制剂还应符合相应剂型通则项下有关规定,如眼用凝胶剂还应符合凝胶剂的规定。除另有规定外,眼用制剂应遮光密封贮存。

(一)滴眼剂

滴眼剂(eye drop)系指由原料药物与适宜辅料制成的供滴入眼内的无菌液体制剂。可分为溶液、混悬液或乳状液。滴眼剂中可加入调节渗透压、pH、黏度以及增加原料药物溶解度和制剂稳定的辅料,所用辅料不应降低药效或产生局部刺激。适当增加滴眼剂的黏度,可增大药物在眼部的滞留时间,延长药效。常用的增稠剂有甲基纤维素、卡波姆、羟丙甲基纤维素等。

滴眼剂一般有下列三种生产工艺:

(1)药物性质稳定的眼用液体制剂的工艺流程如图 16-11 所示。

(2)主药不耐热的品种,全部采用无菌操作法制备。

(3)对用于眼部手术或眼外伤的制剂,应制成单剂量包装,保证完全无菌,如聚乙二醇滴眼液。洗眼液用输液瓶包装,按输液工艺处理。

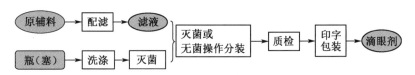

图 16-11　药物性质稳定的眼用液体制剂的工艺流程图

1. 滴眼剂的制备

(1) 容器及附件的处理:目前用于滴眼液灌装的材料有玻璃瓶和塑料瓶两种。玻璃瓶一般为中性玻璃,配有滴管和铝盖。中性玻璃对药液的影响小,透明度高、耐热,遇光不稳定者可选用棕色瓶,可使滴眼剂保存时间较长。玻璃瓶洗涤方法与注射剂容器相同,可用干热灭菌。

塑料瓶有软塑料瓶与硬塑料瓶两种,后者常配有带滴管的密封瓶盖,使用方便。塑料瓶体软而有弹性、不易破裂、容易加工,包装价廉,轻便,为目前最常用的滴眼瓶。但应注意塑料与药液间的相互作用。塑料瓶具有一定的透气性,不宜盛装对氧敏感的药物溶液;塑料中的增塑剂或其他成分也会溶入药液中,使药液不纯。因此通过试验后才能确定能否选用。塑料瓶可用气体灭菌。

橡胶塞、橡皮帽的处理方法与输液橡胶塞的处理方法类似。

(2) 药液的配滤:滴眼剂要求无菌,小量配制可在无菌操作柜中进行,大量生产,要按注射剂生产工艺要求进行。所用器具需洗净后干热灭菌,或用杀菌剂(用 75% 乙醇配制的 0.5% 度米芬溶液)浸泡灭菌,用前再用新鲜蒸馏水洗净。操作者双手宜用 75% 乙醇消毒,或戴灭菌手套,以避免细菌污染。

滴眼剂的配制与注射剂工艺过程几乎相同。对热稳定的药物,配滤后装入适宜的容器中,灌装灭菌。对热不稳定的药物可用已灭菌的溶剂和用具在无菌柜中配制,操作中应避免细菌的污染。药物、附加剂用适量溶剂溶解,必要时加活性炭(0.05% ~ 0.3%)处理,经滤棒、垂熔滤球或微孔滤膜过滤至澄明,加溶剂至足量,灭菌后做半成品检查。眼用混悬剂的配制,先将微粉化药物灭菌,另取表面活性剂、助悬剂加少量灭菌蒸馏水配成黏稠液,再与主药用乳匀机搅匀,添加无菌蒸馏水至全量。

(3) 无菌灌封:目前生产上均采用减压灌装。灌装方法随瓶的类型和生产量的大小而改变。

(4) 质量检查:详见滴眼剂质量要求部分。

(5) 印字包装:印字同注射剂。滴眼剂包装形式很多,可根据具体条件选用。

2. 滴眼剂的质量评价及要求

(1) pH:正常眼睛可耐受的 pH 范围为 5.0~9.0,pH 6.0~8.0 时无不适感,小于 5.0 或大于 11.4 有明显的刺激性。滴眼剂的 pH 调节应兼顾药物的溶解度、稳定性、刺激性的要求,同时亦应考虑 pH 对药物吸收及药效的影响。

(2) 渗透压摩尔浓度:除另有规定外,滴眼剂的渗透压,应与泪液等渗。照《中国药典》(2020 年版)渗透压摩尔浓度测定法(通则 0632)检查,应符合规定。眼球能耐受的渗透压范围相当于 0.6% ~ 1.5% 的氯化钠溶液,超过 2% 就会有明显不适感。低渗溶液应该用合适的调节剂调成等渗。

(3) 无菌:除另有规定外,照无菌检查法检查(通则 1101),应符合规定。

(4) 可见异物:除另有规定外,滴眼剂照《中国药典》(2020 年版)可见异物检查法(通则 0904)中滴眼剂项下的方法检查,应符合规定。

(5) 粒度:除另有规定外,含饮片原粉的眼用制剂和混悬型眼用制剂照下述方法检查,粒度应符合规定。取液体型供试品强烈振摇,立即量取适量(或相当于主药 $10\mu g$)置于载玻片上,共涂 3 片;或取 3 个容器的半固体型供试品,将内容物全部挤于适宜的容器中,搅拌均匀,取适量(或相当于主药 $10\mu g$)置于载玻片上,涂成薄层,薄层面积相当于盖玻片面积,共涂 3 片;照粒度和粒度分布测定法(通则 0982 第一法)测定,每个涂片中大于 $50\mu m$ 的粒子不得过 2 个(含饮片原粉的除外),且不得检出大于 90μm 的粒子。

（6）沉降体积比：混悬型滴眼剂（含饮片细粉的滴眼剂除外）不应结块或聚集，经振摇应易再分散。照下述方法检查，沉降体积比应不低于 0.90。检查法：除另有规定外，用具塞量筒量取供试品 50ml，密塞，用力振摇 1 分钟，记下混悬物的开始高度 H_0，静置 3 小时，记下混悬物的最终高度 H，按下式计算：沉降体积比 $= H/H_0$。

（7）装量差异：取供试品 20 个，分别称定内容物重量，计算平均装量，每个装量与平均装量相比较（有标示装量的应与标示装量相比较），超过平均重量 ±10% 者不得过 2 个，并不得有超过平均重量 ±20% 者。凡规定检查含量均匀度的眼用制剂，一般不再进行装量差异检查。

（8）装量：除另有规定外，单剂量包装的眼用液体制剂照下述方法检查，应符合规定。检查法：取供试品 10 个，将内容物分别倒入经标化的量入式量筒（或适宜容器）内，检视，每个装量与标示装量相比较，均不得少于其标示量。多剂量包装的眼用制剂，照最低装量检查法（通则 0942）检查，应符合规定。每一容器的装量，除另有规定外，应不超过 10ml。

（9）金属性异物：除另有规定外，眼用半固体制剂照《中国药典》（2020 年版）方法检查，应符合规定。

例1：氯霉素滴眼液

【处方】 氯霉素（主药）　　　　0.25g　　　　氯化钠（渗透压调节剂）　　0.9g
　　　　尼泊金甲酯（抑菌剂）　0.023g　　　尼泊金丙酯（抑菌剂）　　0.011g
　　　　蒸馏水加至　　　　　100ml

【制法】 取尼泊金甲酯、丙酯，加沸蒸馏水溶解，于 60℃ 时溶入氯霉素和氯化钠，过滤，加蒸馏水至足量，灌装，100℃、30 分钟灭菌。

【适应证】 本品用于治疗沙眼、急慢性结膜炎、眼睑缘炎、角膜溃烂、睑腺炎、角膜炎等。

【注解】 ①氯霉素对热稳定，配液时加热以加速溶解，用 100℃ 流通蒸汽灭菌；②处方中可加硼砂、硼酸作缓冲剂，亦可调节渗透压，同时还可增加氯霉素的溶解度，但此处不用生理盐水为溶剂者稳定且刺激性小。

（二）眼膏剂

眼膏剂（eye ointment）是一个广义的概念，包括狭义的眼膏剂、眼用乳膏剂、眼用凝胶剂。狭义的眼膏剂系指由原料药物与适宜基质均匀混合，制成溶液型或混悬型膏状的无菌眼用半固体制剂。眼用乳膏剂是由原料药物与适宜基质均匀混合，制成的乳膏状的无菌眼用半固体制剂，眼用凝胶剂是由原料药物与适宜辅料制成的凝胶状无菌眼用半固体制剂。

眼膏剂的特点：①基质具有无水和化学惰性的特点，宜于配制遇水不稳定的眼用制剂，如某些抗生素；②与滴眼剂相比眼膏剂在结膜囊内保留时间长，可起到长效作用；③能减轻眼睑对眼球的摩擦，有助于角膜损伤的愈合，常用于眼科术后用药；④夜晚使用减少给药次数，延长眼内滞留时间。眼膏剂的缺点是有油腻感并使视力模糊。

1. 眼膏剂的制备　一般先制备眼膏基质，然后采用适宜方法加入药物，制成眼膏剂。眼膏剂的基质应过滤并灭菌，不溶性原料药物应预先制成极细粉。

（1）眼用基质的制备：以眼膏剂基质的制备为例。

【处方】 黄凡士林　80g　　　　灭菌液状石蜡　10g　　　　无水羊毛脂　10g

【制法】 取无水羊毛脂，液状石蜡及黄凡士林置适宜容器内，加热熔化后，趁热过滤，滤液于 150℃ 干热灭菌 1 小时，即得。于密闭、阴凉处保存。

【注解】 凡士林有黄、白两种，后者是前者漂白而成，白凡士林对眼黏膜有刺激性，不宜选用。

眼用乳膏剂、眼用凝胶剂基质的制备可参考本书第十五章软膏剂部分。

（2）含药眼膏剂的制备：如主药溶于水且性质稳定，可用适量的注射用水溶解，加灭菌眼膏基质，研和至水吸尽,再以倍量稀释加入其余基质,研匀。

如药物不溶于水或不宜用水溶解,须在无菌条件下将药物研细并通过 9 号筛,再与基质研匀,无菌分装,质量检查合格后,包装。

2. 眼膏剂的质量检查

(1) 粒度:混悬型眼膏剂需进行粒度检查。取供试品 10 个,将内容物全部挤于合适的容器中,搅拌均匀,取适量(相当于主药 10μg)置于载玻片上,涂成薄层,薄层面积相当于盖玻片面积,共涂 3 片,每个涂片中大于 50μm 的粒子不得过 2 个,且不得检出大于 90μm 的粒子。

(2) 金属性异物:取供试品 10 个,分别将全部内容物置于底部平整光滑、无可见异物和气泡、直径为 6cm 的平底培养皿中,加盖。在 10 个供试品中,含金属性异物超过 8 粒者,不得过 1 个,且其总数不得过 50 粒。具体检测方法参见《中国药典》(2020 年版)。

(3) 无菌:照《中国药典》(2020 年版)无菌检查法(通知 1101)检查,应符合规定。

(4) 装量:除另有规定外,每个容器的装量应不超过 5g。

(5) 装量差异:取供试品 20 个,分别称定(或称定内容物),超过平均重量±10% 者不得过 2 个,并不得有超过平均重量±20% 者。

(6) 局部刺激性:眼膏剂、眼用乳膏剂、眼用凝胶剂应均匀、细腻、无刺激性,并易涂布于眼部,便于原料药物分散和吸收。

(三)洗眼剂

洗眼剂(eye lotion)系指由原料药物制成的无菌澄明水溶液,供冲洗眼部异物或分泌液、中和外来化学物质的眼用液体制剂。如生理盐水、2% 硼酸溶液等。洗眼剂属用量较大的眼用制剂,应基本与泪液等渗并具有相近的 pH。多剂量的洗眼剂一般应加适当抑菌剂,并在使用期间内均能发挥抑菌作用。除另有规定外,每个容器的装量应不超过 200ml。

第四节　口腔黏膜给药制剂

口腔黏膜制剂(buccal and sublingual preparation)是指药物经口腔黏膜吸收后发挥局部或全身治疗作用。口腔黏膜给药可以分为三类:舌下黏膜给药,颊黏膜给药和局部给药。与传统的口服给药相比,口腔黏膜给药方便且可随时停止,尤其适用于儿童和吞咽困难的患者或缺水条件下的患者服用。自 1874 年 Sobrero 报道了硝酸甘油口腔黏膜吸收以来,该给药方式发展迅速,已广泛用于心血管药物、止痛剂、镇静剂、止吐剂、激素、糖尿病等各类药物,部分已上市口腔黏膜给药制剂见表 16-3。

表 16-3　已上市的口腔黏膜给药制剂

活性成分	剂型	用途	活性成分	剂型	用途
丙氯拉嗪	片剂	镇静	胰岛素	喷雾剂	1 型和 2 型糖尿病
睾酮	片剂	睾酮替代治疗	硝酸甘油	喷雾剂	心绞痛
硝酸甘油	片剂	心绞痛	氯己定	漱口剂	牙龈炎
芬太尼	片剂	镇痛	地塞米松	漱口剂	口腔炎症性疾病
芬太尼	锭剂	镇痛	氨来占诺	贴剂	口腔溃疡
芬太尼	膜剂	镇痛	曲安奈德	贴剂	抗炎

一、口腔黏膜生理结构

口腔黏膜被覆于口腔表面,由上皮层和黏膜固有层构成,中间由一基底膜相隔,如图 16-12 所示。

其上皮为复层鳞状上皮,由外到内依次为角质层、颗粒层、棘层和基底层。基底层起连接和支持作用,具有选择通透性。固有层为致密结缔组织,有丰富的毛细血管和神经末梢。口腔黏膜面积约 200cm²,不同部位的结构和功能不同,具体可分为三种类型,如图 16-13 所示。①咀嚼黏膜(masticatory mucosa):覆盖在齿龈和硬腭表面,由角质化上皮组成,占口腔黏膜总面积的 25%;②被覆黏膜(lining mucosa):覆盖在颊、舌下及软腭,上皮未角质化,渗透性能强,其中包括颊黏膜和舌下黏膜,占总面积的 60%;③特殊分化黏膜(specialized mucosa):兼有上述两种黏膜的性质,覆盖舌背,占总面积的 15%。黏膜的部位、结构、厚度、面积及角质化程度决定了各种口腔黏膜对药物的透过性差异。

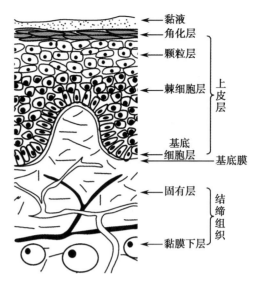

图 16-12　口腔黏膜生理结构示意图

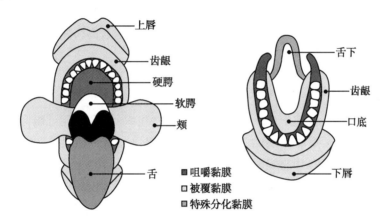

图 16-13　口腔不同部位黏膜示意图

口腔各部位黏膜的解剖生理学特征见表 16-4,硬腭黏膜和齿龈黏膜为角质化上皮,构成口腔保护屏障,而颊黏膜和舌下黏膜上皮均未角质化,利于吸收,是用于全身给药的主要部位。

表 16-4　人口腔各部位黏膜的解剖生理学特征

类型	表面积/cm²	厚度/μm	是否角质化
颊黏膜(buccal mucosa)	50.2	500~600	否
舌下黏膜(sublingual mucosa)	26.5	100~200	否
齿龈黏膜(gingival)	—	200	是
硬腭黏膜(palatal mucosa)	20.1	250	是

二、药物口腔黏膜吸收途径及特点

(一)药物口腔黏膜吸收途径

药物在口腔黏膜的吸收主要通过两种途径:跨细胞途径(transcellular route,非极性通道)和细胞旁路途径(paracellular route,极性通道)。

1. **跨细胞途径**　小分子和非离子型药物主要由被动扩散通过细胞膜,吸收符合 Fick's 扩散定律。其透过黏膜层的速度很大程度上取决于药物分子大小及其脂溶性。一般情况下,分子越小,疏水性越强,其扩散通过黏膜层的速率越快。细胞膜对于一些分子量较小的水溶性分子如糖和氨基酸也具有渗透性。

2. 细胞旁路途径　极性或水溶性药物通常经细胞旁路途径(上皮细胞间的紧密连接和水性孔道)透过生物膜。紧密连接孔道的平均大小只有 10 埃,因此相对分子质量小于 1 000Da 的极性药物可顺利通过细胞膜,而相对分子质量大于 2 000Da 的极性药物的透膜转运受到明显抑制。此外,细胞外间隙的脂质是药物,特别是水溶性大分子药物透过的主要屏障。

（二）药物口腔黏膜吸收特点

口腔黏膜递药具有以下优点:①颊黏膜和舌下黏膜几乎无角质化,血管密集,血流丰富,黏膜组织的通透性好,药物可通过毛细血管直接进入体循环,可避开肝脏首过效应及胃肠道的破坏;②起效快,适用于急症的治疗如冠心病、心绞痛等;③口腔黏膜处酶活性较低,可减少药物的酶降解;④口腔黏膜具有较强的对外界刺激的耐受性,与鼻黏膜相比,口腔黏膜不易损伤,修复功能强;⑤给药方便,可根据组织通透情况进行局部调整,减少药物毒副作用发生概率;⑥既可治疗局部病变,又可发挥全身治疗作用。

口腔黏膜递药系统存在以下不足:口腔黏膜的可渗透吸收面积较小,药物释放系统体积不能过大;不自主的唾液分泌以及咀嚼、吞咽等口腔活动会加速药物离开作用部位而影响吸收;该途径对药物制剂的味觉要求较高;受药物在口腔内滞留时间限制,只有具有较高药理活性的药物适合该系统。

三、影响药物口腔黏膜吸收的因素

（一）生理因素

1. 口腔黏膜渗透性　角质化上皮外层约 20%~25% 的组织由复层扁平细胞构成,排列较紧密,为药物经口腔黏膜吸收的主要屏障,而颊黏膜和舌下黏膜上皮均未角质化,具有较好的渗透性。口腔黏膜渗透性的顺序为:舌下黏膜>颊黏膜>牙龈黏膜≈硬腭黏膜。舌下黏膜上皮层相对较薄,有些药物在该部位可被快速吸收,适于速释递药,但由于唾液分泌及舌部活动的影响,药物难于与黏膜保持长时间接触。颊黏膜较舌下黏膜厚,渗透性相对较低,但吸收面积大,表面平滑,且相对不活动,受唾液影响小,药物可保留较长时间,适于缓控释递药。硬腭黏膜和齿龈黏膜虽也较薄,但由于其为角质化上皮,面积也较小,药物透过性较差,主要用于局部用药。

2. 唾液的影响　口腔中的唾液是由三大唾液腺(腮腺、舌下腺和下颌腺)以及黏膜下的颊腺和小唾液腺分泌的。唾液的流速影响其 pH 和组成,唾液 pH 的改变会影响药物的解离状态,因而影响药物的渗透性。同时,唾液的流速会影响药物在口腔给药部位的滞留时间,或在药物还没有被黏膜吸收之前就被吞咽了。另外,唾液分泌量有时间差异性,一般清晨唾液分泌最多,熟睡时分泌最少。

3. 酶系统的影响　口腔中除唾液中的淀粉酶外,在黏膜中还含有一些降解酶,如酯酶、氨基肽酶、羧基肽酶、内肽酶等,这些酶会导致药物的代谢,妨碍药物的吸收。但与胃肠道相比,口腔中代谢酶活性要低得多。

此外,口腔运动对药物在黏膜处的停留时间有较大影响,如进食、说话、不自主吞咽等均会导致药物的快速流失。睡眠可显著延长口腔贴片的停留时间。

（二）药物理化性质

1. 溶解度　药物在渗透通过黏膜前必须先溶解于口腔黏液,因此药物在黏液中的溶解度会影响药物的吸收,某些药物由于在口腔黏液中溶解度极低,不适宜制成口腔制剂。

2. 相对分子质量　亲水性物质主要经细胞旁路途径吸收,因此其吸收速度与分子量大小有关,小分子药物能迅速透过口腔黏膜,而分子量大于 2 000Da 的药物,其口腔黏膜渗透性急剧下降;大分子药物在无吸收促进剂的存在下,生物利用度很低。

3. 脂溶性　对于未解离的化合物,它们的相对通透性与其油水分配系数有关。脂溶性较大和分子体积较小的药物更易透过口腔黏膜。舌下给药时非离子型药物油水分配系数在40~2 000之间较好(即 $\log P$ 1.6~3.3), $\log P$ 大于3.3的药物脂溶性过高则不溶于唾液, $\log P$ 小于1.6的药物则亲水性强,跨膜通透性差,需要增加给药剂量。具有适宜油水分配系数的分子型小分子药物可通过被动扩散机制吸收。

4. 解离度 口腔黏膜属于脂质膜,大部分弱酸和弱碱类药物的口腔黏膜吸收遵循 pH 分配学说,即分子型的药物易于透过,离子型药物难于透过,而分子型与离子型药物的比例则由环境的 pH 和药物的解离常数 pK_a 决定。

5. 药物与黏膜相互作用 药物所带电荷会影响药物经口腔黏膜的吸收。带正电荷的药物能与口腔黏膜中带负电荷的组分相结合,因此当分子量增加时,电荷也随之增加而有利于吸收。对于多肽和蛋白质药物,其易与膜组分形成氢键,从而影响药物吸收,有时其影响程度比药物脂溶性或电离状态的影响更大。

(三)剂型因素

口腔给药常用的剂型有贴剂、膜剂、喷雾剂、散剂、凝胶剂、软膏剂等。贴剂、膜剂比喷雾剂、散剂停留时间长,可以增加药物的吸收,而将药物制成单向多层贴片或膜剂可减少其黏膜外消除,增加药物吸收。目前研究最多的是生物黏附制剂,其可与黏膜层接触,通过疏水键、氢键、静电吸引力、范德瓦耳斯力等综合作用而产生黏附特性,延长药物在口腔的作用时间,利于药物吸收,并具有缓释作用。

四、口腔黏膜常用剂型

(一)液体制剂

液体制剂包括溶液剂、混悬剂等,一般起局部作用。普通液体制剂不易在口腔中滞留或靶向作用于颊黏膜,疗效不佳。应用新型口腔液体制剂——喷雾剂及亚微乳,疗效显著提高。加拿大 Generex 生物技术公司开发的胰岛素口腔喷雾剂(Oral-Lyn)已在多个国家上市,其中的胰岛素可通过口腔黏膜快速吸收。

(二)半固体制剂

半固体制剂包括凝胶剂、糊剂、乳膏剂、软膏剂等,可通过局部给药治疗口腔局部病变或通过口腔黏膜吸收发挥全身治疗作用。目前已上市的有含0.1%曲安奈德的生物黏附型糊剂(康宁乐口内膏)。

(三)固体制剂

口腔黏膜固体剂型主要包括口腔含片、舌下片、口腔贴片、口腔膜剂、口崩片、口腔黏附片等,其中口腔贴片系指粘贴于口腔,经黏膜吸收后起局部或全身作用的片剂。因其能延长与黏膜的接触时间,且不影响患者进食和讲话而备受关注。

口含片系指含于口腔中缓慢溶化产生局部或全身作用的片剂。含片中的原料药物一般是易溶性的,主要起局部消炎、杀菌、收敛、止痛或局部麻醉等作用。舌下片系指置于舌下能迅速溶化,药物经舌下黏膜吸收发挥全身作用的片剂。舌下片中的原料药物应易于直接吸收,主要适用于急症的治疗。口崩片系指在口腔内不需要用水即能迅速崩解或溶解的片剂。一般适合于小剂量原料药物,常用于吞咽困难或不配合服药的患者。可采用直接压片和冷冻干燥法制备。口崩片应在口腔内迅速崩解或溶解、口感良好、容易吞咽,对口腔黏膜无刺激性。除冷冻干燥法制备的口崩片外,口崩片应进行崩解时限检查。对于难溶性原料药物制成的口崩片,还应进行溶出度检查。对于经肠溶材料包衣的颗粒制成的口崩片,还应进行释放度检查(通则0931)。采用冷冻干燥法制备的口崩片可不进行脆碎度检查。

五、口腔黏膜递药制剂的质量评价

口腔黏膜递药系统不仅需满足各剂型下的质量要求,还须考虑口腔黏膜给药的特点,建立黏膜给药系统的质量评价体系。表 16-5 为不同口腔黏膜剂型所需满足的质量评价指标。

表 16-5　口腔黏膜常用剂型及质量评价指标

检查项	片剂	膜剂/贴剂	凝胶剂/膏剂/乳剂	喷雾剂
重量差异	√	√		
含量均匀度	√	√	√	√
脆碎度	√			
抗压碎性	√			
抗张强度	√	√		
黏度			√	
雾粒粒径				√
崩解时限	√	√		
溶出度	√	√	√	
黏附时间	√	√	√	
黏附力	√	√	√	
渗透性	√	√	√	√
口腔吸收实验	√	√	√	√
滞留时间	√	√	√	√
药动学研究	√	√	√	√
药效学研究	√	√	√	√

例2：硫酸吗啡颊膜片

【处方】　硫酸吗啡　　　3g　　　　　羟丙甲纤维素　　　　　　12g
　　　　　卡波姆 934　9g　　　　　硬脂酸镁 1%　　制成 100 片

【制备】　将羟丙甲纤维素和卡波姆 934 的混合物 21g,加硫酸吗啡 3g 与 1% 硬脂酸镁,混匀,直接压片,在药片背衬上涂上不透水的聚丙烯酸树脂。

【用法用量】　贴于口颊内,每日 1 次,每次 1 片,必要时,可酌情增加给药次数。

第五节　鼻黏膜给药制剂

鼻黏膜给药制剂(intranasal preparation)系指直接用于鼻腔,药物经鼻黏膜吸收而发挥局部或全身治疗作用的制剂。鼻腔给药历史悠久,但过去大多用于治疗鼻炎、鼻塞等局部疾病,近年来,发挥全身治疗作用的鼻腔给药制剂受到人们的广泛关注。

一、鼻腔的生理结构及药物吸收途径

根据功能及组织结构的不同,可将鼻腔分为 3 个区域:鼻前庭、嗅区和呼吸区。如图 16-14 所示。鼻前庭(nasal vestibule)位于鼻子的最外部,为从鼻孔到鼻瓣膜区(nasal valve)15mm 的范围,几乎无吸收功能,只是空气流通过的第一道屏障。鼻腔位于鼻瓣膜后,长约 6cm,总容积约为 20ml。鼻中隔将鼻腔分为左右两个腔。

鼻前庭和呈褶皱状的上、中、下鼻甲使鼻腔的空气通道呈弯曲状,空气流入鼻腔受到阻力而改变方向,伴随空气流进入鼻腔的大粒子大部分沉积在鼻前庭,很难被鼻腔吸收。嗅区位于鼻腔的顶部,紧贴筛板之下,面积约为 $10cm^2$。嗅区分布着无纤毛的嗅神经上皮细胞,其穿过薄薄的颅底筛板进入颅内,有些药物通过鼻腔给药后可通过嗅区转运,绕过血脑脊液屏障直接进入脑脊液,从而进入中枢神经系统。呼吸区是鼻腔中最大的部分,也是鼻腔的主要吸收部位,药物由此吸收进入体循环。鼻腔壁上覆盖有黏膜,人鼻黏膜总面积约为 $160cm^2$,其黏膜表面上皮细胞遍布微纤毛,这些微纤毛结构大大增加了鼻腔的有效吸收面积,同时鼻黏膜上皮细胞下还含有许多大而多孔的毛细血管和丰富的淋巴毛细管,能使药液迅速通过血管壁。

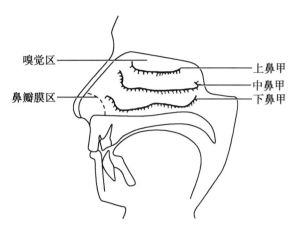

图 16-14 人体鼻腔横截面示意图

根据药物性质不同,同其他黏膜相似,药物经鼻黏膜的吸收主要通过两种途径:细胞旁路途径和跨细胞途径。细胞间的水性通道为水溶性药物的主要吸收途径,其吸收程度受限于药物的分子量;其他药物主要通过被动扩散跨细胞途径吸收。

二、药物鼻腔吸收特点

药物鼻腔吸收主要优点包括:①相对较大的吸收表面积,约 $150cm^2$;②皮下血管丰富,血流量大,药物吸收迅速,起效快;③药物吸收后直接进入体循环,可避免肝脏首过效应;④给药方便,患者顺应性好,适于急救、自救;⑤酶活性相对较低;⑥鼻腔组织的渗透性相对较高;⑦鼻黏膜给药后,一部分药物可经嗅觉神经绕过血脑屏障直接进入脑组织,有利于中枢神经系统疾病的治疗。

同其他给药途径一样,鼻腔递药亦存在一些缺点:分子量大于 1 000Da 的药物,其透过性受到限制;沉积在鼻腔的药物能被黏膜纤毛快速清除;制剂可能会对鼻黏膜造成刺激;鼻腔黏膜中的酶可能将药物代谢失活;鼻腔的有限容积限制了单次用药剂量。

三、影响药物鼻腔吸收的因素

(一)生理学因素

生理学因素(年龄、性别、姿势、睡眠、运动等)和病理学因素均会影响药物的吸收。鼻黏膜中含有多种酶,这些酶会导致药物在鼻腔的代谢,妨碍药物的吸收。

(二)药物的理化性质

药物必须穿过或克服各种生理屏障到达黏膜层下的毛细血管才能发挥全身作用,药物的理化性质影响药物通过这些屏障的能力及速率。

1. 相对分子质量 药物相对分子质量大小与药物吸收有密切关系,通常相对分子质量小于 1 000Da 的化合物易被吸收。应用吸收促进剂后,相对分子质量 6 000Da 的药物经鼻给药后也可获得很好的生物利用度。

2. 脂溶性 药物透过鼻黏膜的吸收受其油水分配系数的影响,药物亲脂性增强,其鼻黏膜吸收增加。药物从鼻腔向脑脊液中的递送也与药物的脂溶性有关。

3. 解离程度 对于有机弱酸或有机弱碱性药物,其解离程度取决于环境 pH。非解离分子比例越大,其鼻黏膜吸收量越大。

4. 氢键形成能力 对于多肽和蛋白质药物,其易于与膜组分形成氢键,从而影响药物的吸收。

(三)剂型因素

药物的鼻腔吸收不仅受传递途径内在特性的影响,而且受剂型影响。鼻腔气雾剂、喷雾剂和吸入剂在鼻腔中弥散度和分布面较广泛,药物吸收快,但易被黏膜纤毛清除。凝胶剂及生物黏附性微球因黏性较大,能降低鼻腔纤毛的清除作用,延长药物与鼻黏膜接触时间,改善药物的吸收。一些新的药物传递系统,如微球、脂质体、前体脂质体、纳米粒等,能保证药物在鼻腔的长时间滞留及与鼻黏膜的充分接触,因此更能提高药物的跨膜转运。

四、常用鼻腔给药剂型及质量要求

鼻用制剂可分为鼻用液体制剂(滴鼻剂、洗鼻剂、喷雾剂等)、鼻用半固体制剂(鼻用软膏剂、鼻用乳膏剂、鼻用凝胶剂等)、鼻用固体制剂(鼻用散剂、鼻用粉雾剂和鼻用棒剂等)。鼻用液体制剂也可以固态形式包装,配套专用溶剂,在临用前配成溶液或混悬液。

滴鼻剂系指由原料药物与适宜辅料制成的澄明溶液、混悬液或乳状液,供滴入鼻腔用的鼻用液体制剂。洗鼻剂系指由原料药物制成符合生理 pH 范围的等渗水溶液,用于清洗鼻腔的鼻用液体制剂,用于伤口或手术前使用者应无菌。鼻用气雾剂系指由原料药物和附加剂与适宜抛射剂共同装封于耐压容器中,内容物经雾状喷出后,经鼻吸入沉积于鼻腔的制剂。鼻用喷雾剂系指由原料药物与适宜辅料制成的澄明溶液、混悬液或乳状液,供喷雾器雾化的鼻用液体制剂。鼻用软膏剂系指由原料药物与适宜基质均匀混合,制成溶液型或混悬型膏状的鼻用半固体制剂。鼻用乳膏剂系指由原料药物与适宜基质均匀混合,制成乳膏状的鼻用半固体制剂。鼻用凝胶剂系指由原料药物与适宜辅料制成凝胶状的鼻用半固体制剂。鼻用散剂系指由原料药物与适宜辅料制成的粉末,用适当的工具吹入鼻腔的鼻用固体制剂。鼻用粉雾剂系指由原料药物与适宜辅料制成的粉末,用适当的给药装置喷入鼻腔的鼻用固体制剂。鼻用棒剂系指由原料药物与适宜基质制成棒状或类棒状,供插入鼻腔用的鼻用固体制剂。

鼻用制剂在生产及贮藏期间应符合下列规定:

鼻用制剂可根据主要原料药物的性质和剂型要求选用适宜的辅料。通常含有调节黏度、控制 pH、增加原料药物溶解、提高制剂稳定性或能够赋型的辅料。除另有规定外,多剂量水性介质鼻用制剂应当添加适宜浓度的抑菌剂。在制剂确定处方时,该处方的抑菌效力应符合抑菌效力法(通则1121)的规定,制剂本身如有足够的抑菌性能,可不加抑菌剂。

鼻用制剂多剂量包装容器应配有完整和适宜的给药装置。容器应无毒并洁净,且应与原料药物或辅料具有良好的相容性。容器的瓶壁要均匀且有一定的厚度。除另有规定外,装量应不超过 10ml 或 5g。

鼻用溶液剂应澄清,不得有沉淀或异物;鼻用混悬液若出现沉淀物,经振摇应易分散;鼻用乳状液若出现油相与水相分层,经振摇应易恢复成乳状液;鼻用半固体制剂应柔软细腻,易涂布。

鼻用粉雾剂中原料药物与适宜辅料的粉末粒径一般应为 $30\sim150\mu m$,鼻用气雾剂和鼻用喷雾剂喷出后的雾滴粒子绝大多数应大于 $10\mu m$。

鼻用制剂应无刺激性,对鼻黏膜及其纤毛不应产生毒副作用。如为水性介质的鼻用制剂应调节 pH 与渗透压。

鼻用制剂应密闭贮存。除另有规定外,多剂量包装的鼻用制剂在开启后使用期最多一般不超过4 周。

鼻用制剂若为无菌制剂,应在标签或说明书中标明;如有抑菌剂还应标明抑菌剂的种类及浓度。

五、鼻用制剂的质量评价

鼻用制剂应无刺激性,对鼻黏膜及其纤毛不应产生毒副作用。如为水性介质的鼻用制剂应调节 pH 与渗透压。除另有规定外,鼻用制剂还应符合相应制剂项下有关规定。除另有规定外,鼻用制剂还应进行以下相应检查:

1. 沉降容积比　混悬型滴鼻剂沉降容积比应不低于 0.9。

2. 递送剂量均一性　定量鼻用气雾剂、混悬型和乳液型定量鼻用喷雾剂及多剂量储库型鼻用粉雾剂照《中国药典》(2020 年版)方法测定 10 瓶,测定收集液中的药量,应符合规定。

3. 装量差异　除另有规定外,单剂量包装的鼻用固体制剂或半固体制剂,取供试品 20 个,分别称定内容物重量,计算平均装量,超过平均装量±10%者,不得过 2 个,并不得有超过平均装量±20%者。凡规定检查含量均匀度的鼻用制剂,一般不再进行装量差异检查。

4. 装量　除另有规定外,单剂量包装的鼻用液体制剂,取供试品 10 个,将内容物分别倒入经标化的量入式量筒内,在室温下检视,每个装量与标示装量相比较,均不得少于其标示量。多剂量包装的鼻用制剂,照最低装量检查法(通则 0942)检查,应符合规定。

5. 无菌　除另有规定外,用于手术、创伤或临床必需无菌的鼻用制剂,照无菌检查法(通则 1101)检查,应符合规定。

6. 微生物限度　除另有规定外,照非无菌产品微生物限度检查微生物计数法(通则 1105)和控制菌检查(通则 1106)及非无菌药品微生物限度标准(通则 1107)检查,应符合规定。

例：芬太尼鼻腔喷雾剂(商品名 Lazanda)

【处方】　枸橼酸芬太尼 314mg,果胶 2g,苯乙基醇 1ml,对羟基苯甲酸丙酯 40mg,甘露醇 8.3g,去离子水加至 200ml。

【制备】　将 2g 果胶加入 180ml 水中,搅拌使溶解。向溶液中加入 1ml 苯乙基醇和 40mg 对羟基苯甲酸丙酯,再加入 314mg 枸橼酸芬太尼和 8.3g 甘露醇,完全溶解后补加去离子水定容至 200ml。溶液的 pH 为 4.2,渗透压为 330mOsmol/L。

第六节　阴道黏膜给药制剂

阴道黏膜制剂(vaginal preparation)是指将药物置于阴道内,通过阴道黏膜吸收发挥局部或全身作用的一类制剂,可用于杀菌消毒、避孕、引产、流产、治疗癌症,甚至可实现蛋白、多肽类药物的全身吸收。

一、阴道的生理结构及吸收途径

（一）阴道的生理结构

人体阴道位于盆骨腔内,前邻尿道,后邻直肠,为管状腔道,长约 10～15cm,如图 16-15 所示。阴道是由黏膜和肌肉组织构成的富有弹性的管状器官,能收缩、扩张,通常呈紧缩皱褶状。阴道壁由三层组织构成:外层为疏松结缔组织,中层为肌层,内含平滑肌,内层为黏膜层。阴道黏膜为复层鳞状上皮,表层细胞含有透明胶质颗粒但无角化层。阴道黏膜形成黏性横向皱褶,并存在少量分泌物以保持湿润。阴道黏膜黏液中存在多种肽代谢酶,过氧化酶和磷酸酯酶,以及能够代谢药物的微生物群。正常生理条件下,阴道呈酸性环境(pH 4～5),绝经期后,阴道黏液变为碱性。阴道血管分布丰富,血流经会阴静脉丛流向会阴静脉,最终流向腔静脉,可绕过肝的首过效应。

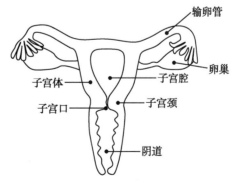

图 16-15　阴道生理结构示意图

（二）药物吸收途径

药物通过阴道黏膜吸收的途径主要有两种,一是通过细胞转运通道,另一种是通过细胞间隙转运通道。前者为脂溶性通道,后者为水溶性通道,阴道黏膜对药物转运以前者为主。药物在阴道黏膜的吸收除与其脂溶性及剂型有关外,还可能随月经周期而变化。

二、影响药物阴道黏膜吸收的因素

阴道黏膜吸收药物包含两个重要的步骤:药物从给药系统中释放并溶解于阴道液中和药物透过阴道黏膜。任何影响药物释放、溶解和药物膜转运的生理或制剂因素都能影响药物在阴道内的吸收。

(一)生理因素

阴道分泌液量、阴道壁厚度、宫颈黏液、pH 及特异的胞浆受体会影响药物吸收。同时,排卵周期、妊娠期和绝经期时阴道上皮及阴道内 pH 的变化会导致阴道壁厚度随之发生变化,进而影响药物的吸收。

(二)药物理化性质

药物理化性质如分子量、亲脂性、电离性、表面电荷、化学性质等都会影响药物在阴道的吸收。药物必须具有足够的亲脂性,以扩散形式通过脂质膜,但也要求有一定程度的水溶性以保证能溶于阴道液体。对于阴道膜渗透性高的药物(如黄体酮、雌甾醇等),吸收主要受阴道黏膜表面的流体静压扩散层通透性的影响。对于低阴道膜渗透性的药物(睾酮、氢化可的松等),吸收主要受阴道上皮渗透性的限制。

(三)剂型因素

选择何种剂型取决于临床用药需求。如要求发挥局部疗效,一般选用半固体或能快速溶化的固体系统;如要求发挥全身作用,一般优先考虑阴道黏附系统或阴道环。例如女性生殖器炎性反应的急性发作期需使用速效剂型;而慢性炎性反应、长效避孕药、提高局部或全身免疫力的抗原、抗体给药,则往往制成长效制剂。另外,制剂中所用材料的黏附性会影响药物在黏膜处的滞留时间,进而影响药物的吸收。

三、常用阴道给药剂型

阴道常用剂型包括阴道栓、阴道片、阴道泡腾片、阴道胶囊、阴用凝胶剂、阴用膜剂、阴道环、阴道黏膜黏附制剂、洗剂等。阴道栓、阴道片和阴道泡腾片是现阶段应用最多的阴道给药剂型,具有剂型简单、疗效确切、作用时间长的特点。

阴道片与阴道泡腾片系指置于阴道内使用的片剂。阴道片和阴道泡腾片的形状应易置于阴道内,可借助器具将其送入阴道。阴道片在阴道内应易溶化、溶散或融化、崩解并释放药物,主要起局部消炎杀菌作用,也可给予性激素类药物。具有局部刺激性的药物,不得制成阴道片。阴道片应进行融变时限检查(通则 0922)。阴道泡腾片还应进行发泡量检查。

四、阴道黏膜递药制剂的质量评价

阴道黏膜递药系统不仅需满足各剂型项下的质量要求,还须考虑阴道黏膜给药的特点,开展相关的质量评价。

阴道黏附制剂的生物黏附强度必须合适,太大会对黏膜造成损害,太小则易脱落;通常选用动物的黏膜组织进行体外渗透实验;阴道滞留性研究可通过将药物制剂给予动物阴道后,分别于不同时间用阴道模拟液冲洗阴道,合并冲洗液,测定药物滞留量。多采用家兔模型研究阴道制剂对黏膜的刺激性,这是因为家兔阴道黏膜上皮由单层柱状细胞覆盖构成,人类阴道黏膜上皮则由复层扁平细胞构成,前者对外界黏膜刺激物具有更高敏感性。

思　考　题

1. 简述药物肺部吸收的特点及途径。

2. 简述吸入颗粒在肺部的沉积机制及影响药物肺部沉积的因素。

3. 影响药物肺部吸收的因素有哪些？

4. 简述气雾剂的分类及组成，制备方法及质量评价。

5. 简述喷雾剂和吸入液体制剂的特点。

6. 简述吸入粉雾剂的处方组成及质量评价方法。

7. 简述药物的直肠黏膜吸收途径。

8. 栓剂的常用基质有哪些？何为栓剂的置换价？如何制备栓剂？

9. 影响药物直肠吸收的因素有哪些？

10. 影响药物眼部吸收的因素有哪些？

11. 简述药物口腔黏膜吸收的特点。

12. 简述影响药物口腔黏膜吸收的因素。

13. 简述药物鼻腔吸收特点。

14. 简述影响药物鼻腔吸收的因素。

15. 简述影响药物阴道黏膜吸收的因素，常用阴道给药剂型有哪些？

（毛世瑞）

第十六章
目标测试

参 考 文 献

［1］国家药典委员会. 中华人民共和国药典：2020 年版. 北京：中国医药科技出版社，2020.

［2］方亮. 药剂学. 8 版. 北京：人民卫生出版社，2016.

［3］MAO SHIRUI. Pharmaceutics. Beijing：People's Medical Publishing House，2019.

［4］AULTON M E，TAYLOR K M G. Aulton's pharmaceutics：the design and manufacture of medicine. 5th ed. Elsevier，2017.

［5］HUGH D C S，ANTHONY J H. Controlled pulmonary drug delivery. 2nd ed. Springer-Verlag New York Inc，2011.

［6］SELO M A，SAKE J A，KIM K J，et al. In vitro and ex vivo models in inhalation biopharmaceutical research-advances，challenges and future perspectives. Advanced Drug Delivery Reviews，2021，177：113862.

［7］KARAVASILI C，ELEFTHERIADIS G K，GIOUMOUXOUZIS C，et al. Mucosal drug delivery and 3D printing technologies：A focus on special patient populations. Advanced Drug Delivery Reviews，2021，176：113858.

［8］HEARNDEN V，SANKAR V，HULL K，et al. New developments and opportunities in oral mucosal drug delivery for local and systemic disease. Advanced Drug Delivery Reviews，2012，64：16-28.

［9］OUGAS T P，MITCHELL J P，LYAPUSTINA S A. Good cascade impactor practices，AIM and EDA for orally inhaled products（经口吸入产品的级联撞击器理论与实践）. 毛世瑞，邵奇，沈丹蕾，译. 北京：化学工业出版社，2022.

［10］孟博宇,许向阳,王青松. 干粉吸入给药装置的研究进展. 中国医药工业杂志,2010,41:698-703.

［11］PATRICK J S. Martin's physical pharmacy and pharmaceutical sciences. 7th ed. Lippincott Williams & Wilkins, 2016.

［12］DUAN X,MAO S. New strategies to improve the intranasal absorption of insulin. Drug Discovery Today,2010,15: 416-427.

［13］DAS NEVES J,AMARAL M H,BAHIA M F,et al. Vaginal Drug Delivery. In:Pharmaceutical Sciences Encyclopedia. John Wiley & Sons,Inc.,2010.

［14］JUMELLE C,GHOLIZADEH S,ANNABI N,et al. Advances and limitations of drug delivery systems formulated as eye drops. Journal of Controlled Release,2020,321:1-22.

［15］MALHOTRA A,MINJA F J,CRUM A,et al. Ocular anatomy and cross-sectional imaging of the eye//Seminars in Ultrasound,CT and MRI,2011,32(1):2-13.

第十七章

缓控释制剂

学习目标

1. **掌握** 缓释和控释制剂的基本概念及控释原理;择时定位释药制剂的概念与释药原理;口服缓控释制剂的一般类型和处方组成;微球与微囊的概念、分类以及制备工艺;植入剂的概念。
2. **熟悉** 口服缓控释制剂的制备工艺和体内外评价;植入剂的种类。
3. **了解** 缓控释制剂的体内外相关性。

第十七章
教学课件

第一节 概 述

缓控释制剂是在普通制剂的基础上发展起来的,我国古代医学典籍中记载了丸剂的用药特征"欲速用汤,稍缓用散,甚缓者用丸""圆(丸)者,缓也,不能速去之,其用药之舒缓而治之意也",可以看作是缓控释制剂的雏形。缓控释制剂属于递药系统的范畴,目前其发展已日臻成熟,占整个药物制剂领域的比重也逐渐加大。因其具有研发成本较低、周期短、见效快、利润大等优点,一直是学术界与工业界关注的焦点。

普通制剂须频繁给药、血药浓度峰谷波动大,因此毒副作用大,使用不便。缓控释递药系统正是为克服普通制剂存在的问题而逐步发展起来的。《中国药典》(2020 年版)对缓、控、迟释制剂制定了指导原则。

缓释制剂(sustained-release preparations)系指在规定的释放介质中,按要求缓慢地非恒速释放药物,与相应的普通制剂比较,给药频率比普通制剂减少一半或有所减少,且能显著增加患者依从性的制剂。当然,《中国药典》(2020 年版)是从对药品质量控制的角度进行定义的。缓控释制剂的本质在于不但能够在体外释放介质中缓慢释放,更加能够在体内保持缓慢释放,达到缓效、长效的目的。

控释制剂(controlled-release preparations)系指在规定的释放介质中,按要求缓慢地恒速释放药物,与相应的普通制剂比较,给药频率比普通制剂减少一半或有所减少,血药浓度比缓释制剂更加平稳,且能显著增加患者依从性的制剂。广义地讲,控释制剂还包括控制药物释放方位和时间的制剂。典型的控释制剂包括零级释药的渗透泵制剂、脉冲释药的微丸制剂,结肠定位递药系统、自动调节释药的胰岛素给药器、靶向制剂、透皮吸收制剂等亦都属于控释制剂的范畴。

迟释制剂(delayed-release preparations),系指在给药后不立即释放药物但经过一个时滞后释放药物的制剂,包括肠溶制剂、结肠定位制剂和脉冲制剂等。缓释、控释、迟释制剂可统称为调释制剂(modified-release preparations)。文献中常见的名称还有延释制剂(extended-release preparations)等。

缓控释制剂与普通制剂相比,其主要特点在于活性药物释放缓慢,吸收入血后可维持较长时间的有效治疗血药浓度。典型的血药浓度经时曲线如图 17-1 所示。概括缓控释制剂的优点如下。①使用方便:对半衰期短的或需要频繁给药的药物,可以减少服药次数,大大提高患者的顺应性,使用方便;②释药徐缓:使血药浓度平稳,避免峰谷现象,有利于降低药物的毒副作用,特别是治疗指数低的

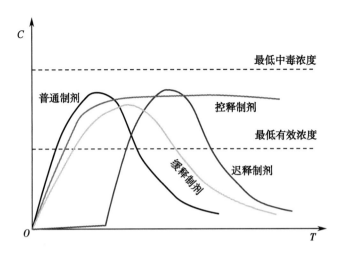

图 17-1 缓释、控释、迟释和普通制剂的血药浓度经时曲线比较

药物;③毒副作用小:由于减少了血药浓度的峰谷现象,故可减少某些药物的毒副作用,减少耐药性的发生;④疗效好:缓控释制剂可发挥药物的最佳治疗效果;⑤可定时、定位释药:某些缓控释制剂可以按要求定时、定位释放,能够更好地满足临床治疗需求。

然而,缓控释制剂也具有其局限性:①临床应用中剂量调节的灵活性较低,如遇到某种特殊情况(如出现较大副反应),往往不能立刻停止给药。这种情况通常可通过增加剂量规格来解决,如硝苯地平缓释片就有 20mg、30mg、40mg、60mg 等规格。②缓控释制剂往往是基于健康人群的群体药动学参数而设计的,当药动学受疾病状态的影响而有所改变时,往往难以灵活调节给药方案。③缓控释制剂生产工艺较为复杂,成本较普通制剂高。

目前,国内外已上市的缓控释制剂达数百种,其剂型包括片剂、胶囊剂、栓剂、渗透泵制剂、透皮贴剂、植入剂、黏膜粘附剂及注射剂(如微球、纳米粒和脂质体等)等多种形式,其中以口服缓控释制剂发展最快。

第二节　口服缓控释制剂

一、缓控释原理

缓控释制剂按照其结构以及聚合物性质大致可分为膜控型、骨架型、渗透泵型。缓控释制剂的释药原理与其构造和所用的聚合物有很大的关系,主要原理是基于控制溶出、扩散、溶蚀、渗透压,以及离子交换等。这些释药原理不仅适用于口服给药系统,也适用于植入剂、微球等给药系统。

(一)控制溶出释药原理

由于药物的释放受溶出速度的限制,溶出速度慢的药物呈现出缓释的特征。根据溶出速度公式—Nernst-Noyes-Whitney 方程(参考本教材第三章):

$$\frac{\mathrm{d}C}{\mathrm{d}t} = k(C_{\mathrm{s}} - C) = \frac{DS}{Vh}(C_{\mathrm{s}} - C_{\mathrm{t}}) \qquad 式(17\text{-}1)$$

式(17-1)中,$\frac{\mathrm{d}C}{\mathrm{d}t}$ 为溶出速度,k 为溶出速度常数,S 为比表面积,D 为扩散系数,C_{s} 为药物的饱和溶解度,C 为在溶出介质中药物的浓度。

溶出速度常数 k 又可以用扩散系数 D 和扩散层厚度计算,即 $k = \dfrac{D}{h}$。从式(17-1)中可以看出,溶出速度与比表面积 S、扩散系数 D、扩散层厚度 h、浓度差($C_{\mathrm{s}} - C$)有关。这些参数中改变比表面积最容

易实现,所以可以通过改变粒子的粒径来调节溶出速度。当粒子是圆形时,其表面积与重量相关。在漏槽条件下:

$$W_0^{1/3} - W^{1/3} = k_D t \qquad 式(17\text{-}2)$$

式(17-2)中,W_0 为初始粒子的重量,W 为溶出 t 小时后的粒子重量。

根据 Nernst-Noyes-Whitney 方程,要使药物达到长效缓释,可以采用以下几种方法减缓溶出。

1. 制成溶解度小的盐或酯　通过化学反应使药物成盐或成酯,从而达到减小其溶解度与溶出速度的目的。例如青霉素普鲁卡因盐的药效比青霉素钾(钠)盐显著延长。醇类或羧酸类药物经酯化后水溶性减小,药效延长,如丙酸氟替卡松、棕榈酸帕利哌酮等。

2. 制成药物-高分子化合物难溶性盐　通过与高分子化合物形成难溶性的盐控制药物的溶出速度,例如胰岛素与鱼精蛋白结合成溶解度小的鱼精蛋白胰岛素,加入锌盐成为鱼精蛋白锌胰岛素,药效可维持 18~24 小时或更长。海藻酸与毛果芸香碱结合成的盐在眼用膜剂中的药效比毛果芸香碱盐酸盐显著延长。鞣酸与许多生物碱类药物可形成难溶性的盐,使其药效明显延长,如 N-甲基阿托品鞣酸盐、丙咪嗪鞣酸盐等。

3. 控制粒子大小　根据 Nernst-Noyes-Whitney 方程,药物的比表面积减小,溶出速度减慢,故提高难溶性药物的颗粒直径,可使其溶出减慢。例如超慢性胰岛素中所含胰岛素锌晶粒较大(大部分超过 $10\mu m$),故其作用可长达 30 小时;而含晶粒较小(不超过 $2\mu m$)的半慢性胰岛素锌,作用时间只有 12~14 小时。

(二)控制扩散释药原理

以控制扩散为主的缓控释给药系统可分为贮库型和骨架型。其中,贮库型主要是依赖于半透膜的控释作用,药物首先溶解成溶液后,再从制剂中扩散出来进入体液。骨架型则主要依赖骨架本身的控释作用,通常骨架在释放过程中可保持结构的相对稳定性,当水进入骨架后,药物溶解并通过骨架中错综复杂的孔道向外扩散。

1. 贮库型　贮库型缓控释给药系统的制剂形式可以是包衣片剂或包衣微丸等,根据包衣膜的特性又分为水不溶性包衣膜和含水性孔道包衣膜两种,其扩散系统示意图如图 17-2 所示。贮库型给药系统中药物的释放主要取决于包衣膜的性质。

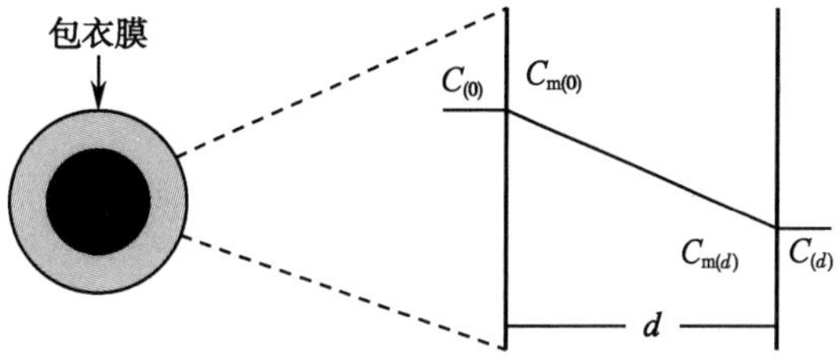

(1)水不溶性包衣膜:药物处在水不溶性包衣膜的贮库中,如乙基纤维素包衣的片剂或小丸,其释放速度符合 Fick 第一定律:

$$\frac{\mathrm{d}Q}{\mathrm{d}t} = \frac{SDK\Delta C}{d} \qquad 式(17\text{-}3)$$

图 17-2　贮库型扩散缓控释系统的示意图
$C_{m(0)}$ 和 $C_{m(d)}$ 是膜内表面的药物浓度,$C_{(0)}$ 和 $C_{(d)}$ 是邻近膜区域的药物浓度。

式(17-3)中,$\mathrm{d}Q/\mathrm{d}t$ 为释放速度;S 为表面积;D 为扩散系数;K 为药物在膜与贮库核心之间的分配系数;d 为包衣层厚度;ΔC 为膜内外药物的浓度差。分配系 K 可定义为膜内表面和外表面药物浓度之比。

$$K = \frac{C_{m(0)}}{C_{(0)}}, \quad x = 0$$

$$K = \frac{C_{m(d)}}{C_{(d)}}, \quad x = d \qquad 式(17\text{-}4)$$

式(17-4)中,x 为包衣膜从里到外的距离。若 S、d、D、K 与 ΔC 保持恒定,则释放速度就是常数,系零级释放过程。若其中一个或多个参数改变,就是非零级过程。

(2)含水性孔道的包衣膜:在包衣膜中掺入致孔剂(可溶性盐类、糖类、可溶性高分子聚合物如

PEG类等),当包衣制剂进入胃肠液后,水向包衣膜中渗透,致孔剂迅速溶解,在包衣膜中形成大量的细小亲水性孔道,药物遇水溶解,并沿亲水孔道向外扩散。其释放速率可表示为:

$$\frac{\mathrm{d}Q}{\mathrm{d}t} = \frac{SD\Delta C}{d}$$　　　　　式(17-5)

式(17-5)中,除了少了 K 以外,各项参数的意义同前,其释放接近零级过程。

2. 骨架型　骨架型缓控释制剂是指药物均匀地分散在骨架材料中所制成的制剂。在水环境或生理体液环境下,骨架型体系中存在两种方向相反的传质过程。其一,水性释放介质向骨架核心方向扩散;其二,骨架中的药物遇水溶解,顺药物浓度梯度向骨架外扩散。骨架最外层的药物首先暴露在释放介质中,会首先溶解,然后扩散到骨架外面。这个过程不断地进行,骨架内的药物逐渐向外扩散,直至释放完毕。不过,随着扩散路径的不断增大,药物的释放速率呈递减趋势。骨架内药物颗粒的溶出速度多数情况下大于溶解的药物离开骨架的扩散速度,也就是说,在骨架中水分扩散前沿,即干湿交界处,药物的浓度总是保持在饱和溶解度状态,这是理解多种体系中药物释放动力学的基础。基于以下几点假设:①药物释放时保持伪稳态(pseudo steady state);②药物颗粒的粒径要远小于药物从骨架扩散出去的平均距离;③理想的漏槽状态(sink condition);④药物在骨架中的扩散系数 D 保持恒定,药物与骨架材料无相互作用。建立数学模型如下:

$$\frac{\mathrm{d}Q}{\mathrm{d}h} = C_0\mathrm{d}h - \frac{C_s}{2}$$　　　　　式(17-6)

式(17-6)中,$\mathrm{d}Q$ 为单位面积释放药物的变化量;$\mathrm{d}h$ 为释放完药物的骨架区域厚度变化;C_0 为单位体积骨架内含药物的总量;C_s 为在骨架内药物的饱和浓度。

根据扩散理论:

$$\mathrm{d}Q = \frac{D_m C_s}{h}\mathrm{d}t$$　　　　　式(17-7)

式(17-7)中,D_m 为药物在骨架中的扩散系数,通过式(17-6)和式(17-7)式积分得以下方程:

$$Q = \left[C_s D_m (2C_0 - C_s)t \right]^{1/2}$$　　　　　式(17-8)

假定 $C_0 \gg C_s$,即存在过量的溶质,则式(17-8)变为

$$Q = (2C_s D_m C_0 t)^{1/2}$$　　　　　式(17-9)

这表明药物释放的量和时间的平方根成正比,而对于孔状以及颗粒骨架型缓控释系统,根据上述方法,由 Higuchi 推导出了以下的方程:

$$Q = \left[D_s C_a \frac{p}{\lambda}(2C_0 - pC_a)t \right]^{1/2}$$　　　　　式(17-10)

式(17-10)中,p 为骨架的孔隙度;λ 为骨架中的弯曲因子;C_a 为药物在释放介质中的溶解度;D_s 为药物在溶出介质中的扩散系数,其他参数与前述含义相同。当式(17-10)中右边除 t 外都保持恒定,上式就可以简化为:

$$Q = k_H t^{1/2}$$　　　　　式(17-11)

式(17-11)中,k_H 为常数,即药物释放量与时间的平方根成正比,这就是著名的 Higuchi 方程。通常可以通过改变下列几种参数来控制骨架中药物的释放:①骨架中药物的初始浓度;②孔隙度;③骨架中的弯曲因子;④形成骨架的聚合物系统组成;⑤药物的溶解度。

利用以上所述的控制扩散原理达到缓控释作用的具体方法有:

1. 包衣　将药物片剂或小丸用阻滞材料包衣,可以通过采用不同性质的衣膜材料、调节包衣厚度、多层包衣等来调节释药速度,达到缓释的目的。

2. 微囊化　使用微囊化(microencapsulation)技术制备缓控释制剂,微囊膜是一种半透膜,在胃肠液中,水分可以渗透入囊内,溶解药物,形成饱和溶液,然后扩散至囊外的消化液中而被机体吸收。囊

膜的厚度、微孔的孔径和弯曲度等决定了药物的释放速度。

3. 制成不溶性的骨架片　以水不溶性材料,如聚乙烯、聚甲基丙烯酸酯、乙基纤维素等为骨架材料制备片剂,影响其释药速度的主要因素有药物的溶解度、骨架的孔隙度和孔的弯曲率。这类制剂适用于水溶性药物的缓释,对于难溶性药物来讲释放速度太慢。

4. 制成植入剂　植入剂(implants)为固体灭菌制剂,一般系将药物与载体共熔后倒入模具中铸型而成,主要通过外科手术埋植于皮下。也可将其制成微球、纳米粒等注射到体内而达到延长药效的目的。如孕激素的植入剂、聚乳酸-聚乙二醇(PLA-PEG)聚合物微球植入剂等。

5. 制成经皮吸收贴剂　经皮吸收贴剂可以分成贮库型和骨架型,基本上都是以扩散的形式释放到皮肤表面,药物的释放与浓度梯度、骨架或膜的孔隙率等有关。通常,膜控型经皮吸收贴剂符合零级释放过程,药物释放速度小于经皮吸收速度;骨架型经皮吸收贴剂,药物释放符合 Higuchi 方程,当药物释放速率大于透皮速率时,经皮吸收为限速过程。

6. 增加黏度以减小扩散速度　主要用于液体制剂。将明胶、CMC、西黄蓍胶、阿拉伯胶等加入液体制剂中,增加体系的黏度,减小扩散速度,延长药效。如 1% CMC 用于盐酸普鲁卡因注射液(3%),可使作用显著延长。将原位凝胶(in situ gel)应用于注射剂、滴眼剂等,亦属于这一范畴;原位凝胶一般室温条件下可以保持较好的流动状态,但在用药部位的生理条件下受温度、离子等触发,可迅速胶凝。

（三）控制溶蚀与扩散相结合原理

在真实情况下,药物的释放速度往往受多种因素的制约。严格地讲,其释放不可能单纯地取决于控制溶出或扩散原理,通常是两种缓控释机制相结合。在骨架体系中,药物的释放受骨架的溶蚀速度与药物扩散速度的控制。释药机制可以用 Peppas 方程来表述:

$$\frac{Q_t}{Q_\infty} = kt^n \qquad\qquad 式（17-12）$$

式(17-12)中,Q_t 为 t 时间累积释放量,Q_∞ 为总释放量,k 为骨架结构和几何特性常数,n 为释放指数,用以表示药物释放机制。

当 $n=1$ 时,释药速率与时间无关,即符合零级动力学(zero-order kinetics),对于片状(slab)系统,零级释放又被称为 Ⅱ 相转运(case Ⅱ transport)。当 n 取极端值 0.5 和 1.0 时,是 Peppas 方程应用的两个特例,分别表示扩散控制和溶蚀控制的释放规律。n 介于 0.5~1.0 时,表示释放规律是扩散和溶蚀综合作用的结果,为不规则转运(anomalous transport)。此外,极端值 0.5 和 1.0 仅适用于片状骨架,对于圆柱状和球状骨架,n 值是不同的(表 17-1)。

表 17-1　不同几何形状骨架药物释放指数 n 及释放机制

释放指数，n			释放机制
薄片状	圆柱体	球体	
0.5	0.45	0.43	Fick 扩散
0.5<n<1.0	0.45<n<0.89	0.43<n<0.85	不规则转运
1.0	0.89	0.85	Ⅱ 相转运

（四）渗透泵控制释药原理

以渗透压作为驱动力,可以均匀恒速地释放药物,实现零级释放。在渗透泵系统中,片芯由水溶性药物和水溶性聚合物或其他辅料组成,外面用水不溶性的聚合物包衣,成为半透膜,水可通过半透膜渗透入片芯中,而药物不能通过半透膜,然后在半透膜上用适当方法(如激光)打一细孔,当渗透泵片与水接触时,水即可通过半透膜渗透入片芯,使药物溶解成饱和溶液,加之高渗透压辅料的溶解,渗透压可达 4~5MPa，而体液渗透压仅为 0.7MPa。由于膜内外的渗透压差，药物饱和溶液由细孔持续流出，其流出量与渗透入膜内的水量相等，直到片芯内的药物完全溶解为止。

药物的释放与小孔中流出溶液的速度有很大关系，而小孔中流出的溶液量与通过半透膜的水量相等，半透膜的吸水速度取决于膜的渗透性能和片芯的渗透压。水渗透进入膜内的流速（dV/dt）可用下式表示：

$$\frac{\mathrm{d}V}{\mathrm{d}t} = \frac{kA}{h}(\Delta\pi - \Delta P) \qquad\qquad 式（17-13）$$

式（17-13）中，k 为膜的渗透系数；A 为膜的面积；h 为膜的厚度；$\Delta\pi$ 为渗透压差；ΔP 为流体静压差。当小孔的孔径足够大，$\Delta\pi \gg \Delta P$，则流体静压差可以忽略，上式可简化为：

$$\frac{\mathrm{d}V}{\mathrm{d}t} = \frac{kA}{h}\Delta\pi \qquad\qquad 式（17-14）$$

如以 dQ/dt 表示药物通过小孔的释放速率，C_s 为膜内药物饱和溶液的浓度，则：

$$\frac{\mathrm{d}Q}{\mathrm{d}t} = \frac{\mathrm{d}V}{\mathrm{d}t}C_s = \frac{kA}{h}\Delta\pi C_s \qquad\qquad 式（17-15）$$

如 k、A、h 和 $\Delta\pi$ 不变的情况下，只要膜内药物维持饱和状态（即 C_s 保持不变），释药速率恒定，即以零级速率释放药物。当片芯中药物逐渐低于饱和浓度，释药速率逐渐以抛物线式缓慢下降。由于渗透泵片的释药速率仅与片芯的饱和渗透压（或吸水速度）有关，因此其释药不受胃肠道生理节律的影响。而片芯的处方组成、包衣膜的渗透性、厚度以及释药小孔的大小是影响渗透泵片释药的主要因素。

渗透泵系统有三种类型（图 17-3），A 型中片芯含有固体药物和电解质，遇水即溶解，电解质可形成高渗透压差；而 B 型为药物以溶液形式存在于不含药渗透芯的弹性囊中，此囊膜外周围为电解质，溶解后形成高渗透压差，使内膜产生压力而将药物溶液排出；C 型为推拉型（push-pull type），属于多室渗透泵（multi-compartment osmotic pump），片芯上层由药物、具渗透压活性的亲水聚合物和其他辅料组成，下层由亲水膨胀聚合物、其他渗透压活性物质和片剂辅料组成，在外层包衣并打孔，它的释放是由上层的渗透压推动力和下层聚合物吸水膨胀后产生的推动力同时作用的结果。三种类型的体系其释药孔都可为单孔或多孔。

（五）离子交换释药原理

离子交换系统是由水不溶性交联聚合物组成的树脂，其聚合物链的重复单元上含有成盐基团，药物可结合于树脂上，当带有适当电荷的离子与离子交换基团接触时，通过交换将药物游离释放出来。

$$树脂^+\text{-}药物^- + X^- \longrightarrow 树脂^+\text{-}X^- + 药物^- \qquad 式（17-16）$$

$$树脂^-\text{-}药物^+ + Y^+ \longrightarrow 树脂^-\text{-}Y^+ + 药物^+ \qquad 式（17-17）$$

药物与离子交换树脂通过离子键结合而形成复合物，即为药物-树脂，X^- 和 Y^+ 都是消化道中的离子，交换后，药物从药树脂中扩散出来而释放到胃肠液中。药物从树脂中的扩散速度不仅受扩散面积、扩散路径长度和树脂的刚性（为树脂制备过程中交联剂用量的函数）所控制，而且还受释药环境中离子种类、强度和温度的综合影响。阳离子交换树脂与有机胺类药物的盐交换，或阴离子交换树脂与有机羧酸盐或磺酸盐交换，即得药树脂。只有解离型药物才适用于制成药树脂，离子交换树脂的交换容量甚少，故剂量大的药物不适合制备药树脂。

药物与树脂结合的方法有两种：静态交换法（static exchange method）和动态交换法（dynamic exchange method）。静态交换法操作简单，对设备要求低，可分批进行，但交换不完全，树脂有一定损耗。此外，静态交换法制备树脂时，氢离子浓度不断增加，从而增加了与药物离子竞争树脂的机会，减少了药物的吸附量。动态交换法能将交换后的溶液及时与树脂分离，并使溶液在整个树脂

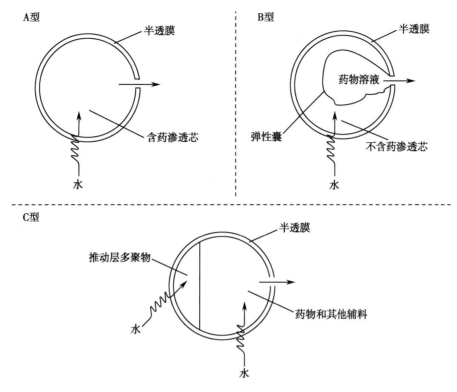

图 17-3　三种类型的渗透泵系统示意图

层中进行多次交换,因而交换完全可提高树脂的载药量。但动态法操作工序较长。药树脂外面,还可以包裹一些疏水性的包衣膜来进一步控制药物的释放速度,如用乙基纤维素或蜡质类材料包衣。

通过离子交换作用释放药物也可以不采用离子交换树脂,如阿霉素羧甲基葡聚糖微球。药树脂以 $RCOO^-NH_3^+R'$ 表示,在水中药物不释放,置于 NaCl 溶液中,则释放出阿霉素阳离子 $R'NH_3^+$,并逐步达到平衡。在体内,阿霉素羧甲基葡萄糖微球与体液中的阳离子进行交换,阿霉素缓慢释放而达到长效缓释的目的。

$$RCOO^-NH_3^+R'+Na^+Cl^- \longrightarrow R'NH_3^+Cl^- + RCOO^-Na^+$$

二、缓控释制剂的设计

(一)药物的理化性质与剂型设计

1. 剂量　口服制剂的剂量大小有一个上限,一般认为 1.0g 左右是普通制剂单次给药的最大重量,再大则不易吞服,这同样适用于缓控释给药系统。通常认为,单次剂量过大的药物不宜设计成缓控释剂型,但随着制剂技术的发展和异形片的出现,目前上市的口服缓控释制剂中已有很多超过此限。有时可采用一次服用多个单位的方法降低每单位的含药量。

2. 理化参数　药物的溶解度、pK_a 和分配系数均是剂型设计时必须充分考虑的因素。口服药物进入胃肠道后,首先要溶出,才能被吸收,处于溶解状态的分子型药物才能比较容易地通过脂质生物膜。由于大多数药物均呈弱酸或弱碱性,在胃肠道中可以解离型和非解离型二种形式存在。一般解离型水溶性大,非解离型脂溶性大,所以非解离型药物更容易通过脂质生物膜,因此了解药物的 pK_a 和吸收环境的 pH 之间的关系非常重要。对于控制溶出和控制扩散型缓控释制剂,大部分药物以固体形式到达小肠,因此在缓控释制剂设计时,需根据临床治疗的需要,同时考虑药物的溶出和吸收,特别是对于在胃肠道中难溶的药物。根据具体情况常采取一定的技术提高药物溶解度,使制剂既达到缓释目的,又不降低其生物利用度。对于溶解度很小的药物($<0.01mg/ml$),本身具有一定的缓释效果。

由于生物膜的双分子层脂质膜特性,药物的分配系数对其能否透过胃肠道生物膜起决定性的作用,分配系数过高的药物,其脂溶性太大,会与脂质膜产生强结合力而不易进入血液循环中。分配系数过小的药物,亲水性强,不易透过生物膜,生物利用度差。因此,只有分配系数适中的药物不仅容易透过生物膜,而且可以进入血液循环中。

3. 胃肠道稳定性 口服药物受胃肠道酸碱水解、酶促降解以及细菌分解的影响。在胃中不稳定的药物,宜将其制成肠溶型制剂。对于在小肠中不稳定的药物,制成缓释制剂后,其生物利用度可能会降低,这是因为较多的药物在小肠段释放后吸收,使降解药量增加所致。

（二）生物因素与剂型设计

1. 生物半衰期 口服缓控释制剂设计的主要目标通常是要在较长时间内使血药浓度维持在有效范围之内,因此,最理想的缓控释制剂应保持药物进入血液循环的速度与其在体内的消除速度相同,以维持体内稳定的血药浓度水平。拟制成缓控释制剂候选药物通常为半衰期相对较短的药物,制成缓控释制剂可以减少给药次数。但是半衰期非常短的药物,要维持其缓释作用,单位给药剂量必须很大,必然使剂型本身增大,不方便给药。一般半衰期小于 1 小时的药物不适宜制成缓释制剂;对于半衰期大于 24 小时的药物,由于其本身在体内的药效就可以维持较长的时间,所以也不适宜制成缓释制剂,如地高辛、华法林和苯妥因等药物。此外,大多数药物在胃肠道(从口到回盲肠)的转运时间为 8~12 小时,因此药物作用时间一般小于 12 小时,如果药物在结肠有吸收,则有可能使药物作用时间增至 24 小时,从而设计一天给药一次的缓控释制剂(如硝苯地平)。

2. 吸收 药物的吸收特性对缓控释制剂设计影响很大。制备缓控释制剂的目的是通过控制药物释放的速度,从而控制药物的吸收速度。因此,释药速度必须比吸收速度慢。一般来讲,缓控释制剂中药物的释放速度实际上相当于其吸收速度。本身吸收速度常数非常低的药物,不适宜制成缓控释制剂。由于大多数药物的吸收部位在小肠,设计缓控释制剂时应充分考虑药物和制剂在胃肠道的转运时间。通常胃部滞留时间为 0.5~2 小时,小肠滞留时间为 5~8 小时,药物应在吸收部位滞留期间大部分释放;否则,药物还没有释放完全,制剂已离开吸收部位。对于结肠部位可以吸收的药物,则不受此限制。

上述内容均是假定药物在整个小肠以相当均匀的速度吸收的。而事实上,有许多药物的吸收情况并非如此。如果药物是通过主动转运机制吸收的,或者其吸收局限于小肠的某一特定部位,制成缓释制剂则不利于药物的吸收。例如维生素 B_2 只在十二指肠上部吸收,而硫酸亚铁的吸收在十二指肠和空肠上端进行,因此药物应在通过这一区域前释放,否则不利于吸收。对于这类药物制剂的设计方法是设法延长其在吸收部位前的停留时间,如胃部滞留制剂,可持续漂浮在胃液上面释放药物,又如生物黏附制剂,其原理是利用黏附性聚合物材料对胃表面黏蛋白的亲和性,从而增加其在胃中的滞留时间。但当药物在全肠道都具有很好的吸收时不适宜设计成此种制剂。通常胃部滞留制剂会受到服药后饮食的影响而导致较大的个体差异。

对于吸收较差的药物,除了延长其在胃肠道的滞留时间外,还可以使用吸收促进剂。吸收促进剂的作用原理在于短暂地干扰或改变生物膜的性质,促进药物的跨膜吸收。

3. 代谢 在吸收前有代谢作用的药物制成缓释剂型,生物利用度都会降低。大多数肠壁酶系统对药物的代谢作用具有饱和性,当药物缓慢地释放到这些部位,由于酶代谢过程没有达到饱和,使较多量的药物转换成代谢物。例如,阿普洛尔采用缓释制剂服用时,药物在肠壁代谢的程度增加。多巴-脱羧酶在肠壁浓度高,可对左旋多巴产生类似的结果。如果左旋多巴与能够抑制多巴脱羧酶的化合物一起制成缓释制剂,既能增加吸收,又能延长其治疗作用。

（三）缓控释制剂的设计要求

1. 生物利用度　缓控释制剂应与普通制剂具有生物等效性,一般其生物利用度应在普通制剂的80%~120%的范围内。若药物吸收部位主要在胃与小肠,宜设计成每12小时服用一次的制剂,若药物在结肠也有吸收,则可考虑设计成每24小时服用一次的制剂。为了保证缓控释制剂的生物利用度,在关注制剂释药速率的同时,应保证药物在吸收部位释放,或有足够的吸收时间,以达到足够的吸收量。

2. 峰、谷浓度比　缓控释制剂稳态时峰浓度与谷浓度之比(C_{max}/C_{min})应小于普通制剂,也可用波动度(fluctuation)表示。一般半衰期短的药物,可设计成每12小时服用一次的制剂,而半衰期较长的药物则可考虑设计成每24小时服用一次的制剂。释药符合零级过程的制剂,如渗透泵制剂,其峰谷浓度比显著低于普通制剂,因此其血药浓度相比较更加平稳。

3. 处方设计

（1）药物的选择:缓控释制剂一般适用于半衰期适中的药物($t_{1/2}=2~8$小时),可以降低药物体内浓度的波动性,如普萘洛尔($t_{1/2}=3.1~4.5$小时)、茶碱($t_{1/2}=3~8$小时)以及吗啡($t_{1/2}=2.28$小时)均适合制成缓控释制剂。

以往对口服缓控释制剂中药物的选择有许多限制,现在随着制剂技术的发展,这些限制已经被打破。如:①半衰期很短(<1小时,如硝酸甘油)或很长(>12小时,如地西泮)的药物也已被制成缓控释制剂;②以前认为抗生素制成缓控释制剂后容易导致细菌的耐药性,而现在已有多种抗生素的缓释制剂上市,如头孢氨苄缓释胶囊和克拉霉素缓释片等;③一般认为肝首过效应强的药物宜制成速释剂型,以提高吸收速率,饱和肝药酶,如美托洛尔和普罗帕酮,然而许多这种药物也被研制成缓控释制剂;④一些具有成瘾性的药物也被制成缓释制剂以适应特殊医疗的需要。

有些剂量很大、药效很剧烈以及吸收很差的药物,剂量需要精密调节的药物,一般不宜制成缓释制剂。对于抗菌效果依赖于峰浓度的抗生素类药物,一般也不宜制成普通缓控释制剂。

（2）药物剂量:缓控释制剂的剂量,一般根据普通制剂的用法和剂量来设定。如某药物普通制剂每日2次,每次5mg,若改为24小时缓释制剂,则每次10mg。但是,许多心血管类药物和内分泌类药物往往存在最低起始剂量,因此制成缓释制剂时,往往将最低起始剂量设定为制剂的剂量,具体用药时,可视病情酌情添加服用剂量。剂量也可根据特定药物的药动学参数进行精确计算,但由于涉及因素太多,药动学参数受性别、年龄、种族、生理状态等的影响,剂量计算结果仅作为参考,相关计算方法可参考相关文献,在此不予详述。

（3）辅料:缓控释制剂的释放速度需要通过选择适当的辅料来调节和控制,在缓控释制剂中,主要是通过一些高分子化合物作为药物释放的阻滞剂来实现控制药物的释放速度。根据不同的阻滞方式,阻滞剂主要分为骨架型、包衣型和增稠型等。

骨架型缓释材料根据其性质不同又分为亲水凝胶骨架、不溶性骨架和生物溶蚀性骨架材料。①亲水凝胶骨架材料:是指遇水或消化液后能够膨胀,形成凝胶屏障,从而控制药物释放的材料,主要包括天然胶类(海藻酸钠、琼脂和西黄蓍胶等)、纤维素类(羟丙甲纤维素HPMC、甲基纤维素MC、羟乙纤维素HEC等)、非纤维素多糖(壳聚糖、半乳糖甘露聚糖等)、乙烯聚合物和丙烯酸树脂(卡波普、聚乙烯醇、Eudragit®等)。②不溶性骨架材料:是指不溶于水或水溶性极小的高分子聚合物或无毒塑料等。胃肠液渗透入骨架孔隙后,药物溶解并通过骨架中错综复杂的孔道,缓慢向外扩散。在整个药物释放过程中,骨架几乎不变,最终随大便排出体外。常见的有纤维素类(乙基纤维素EC)、聚烯烃类(聚乙烯、聚丙烯和乙烯-醋酸乙烯共聚物EVA)、聚丙烯酸酯类(聚甲基丙烯酸甲酯)。③生物溶蚀性骨架材料:指本身不溶解,但是在胃肠液环境下可以逐渐溶蚀的惰性蜡质、脂肪酸及其酯类等物质,这类骨架片由于固体脂肪或蜡的逐渐溶蚀,通过孔道扩散与溶蚀控制药物的释放。主要有蜡质类(蜂蜡、巴西棕榈蜡、蓖麻蜡、硬脂醇等)、脂肪酸及其酯类(硬脂酸、氢化植物油、聚乙二醇单硬脂酸酯、单硬脂酸甘油酯、甘油三酯等）。

缓释包衣材料主要包括①不溶性材料：是一类不溶于水或难溶于水的高分子聚合物，但水分可以穿透，无毒，不受胃肠液的干扰，具有良好的成膜性能和机械性能。主要有乙基纤维素（EC）、醋酸纤维素（CA）以及丙烯酸树脂类（如 Eudragit® RS30D、Eudragit® RL30D 和 Eudragit® NE30D）。②肠溶性材料：是指在胃中不溶，在小肠偏碱性的环境下溶解的高分子材料。常用的有：纤维素酯类，如醋酸纤维素酞酸酯（CAP，pH 5.8~6.0 溶解）、羟丙甲纤维素酞酸酯（HPMCP，pH 5.0~6.0 溶解）、羟丙甲纤维素琥珀酸酯（HPMCAS，三种规格 L、M、H，分别在 pH 5.0、5.5、7.0 溶解）等；丙烯酸树脂类，如丙烯酸树脂 L 型（pH>5.5 溶解）、丙烯酸树脂 S100 型（pH>7.0 溶解）等。可以根据具体的设计要求，选择合适的材料，使其在适当的胃肠部位溶解而释放药物。

增稠剂（thickener）是指一类水溶性高分子材料，溶于水后，其溶液黏度随浓度增大而增加，黏度增加可以减慢扩散速率，延缓其吸收，从而达到维持药效的目的，主要用于液体缓控释制剂。常用的有明胶、聚维酮（PVP）、羧甲基纤维素（CMC）、聚乙烯醇（PVA）、右旋糖酐等。

通过选择不同的缓控释材料，设计不同的比例或者改变制备工艺等方式实现不同的释药特性。具体可以根据释药要求来选择适宜的材料和处方工艺。

三、缓控释制剂简介

（一）骨架型缓释制剂

骨架型制剂是指药物和一种或多种惰性骨架材料通过压制、融合等技术制成的片状、粒状、团块状或其他形式的制剂，它们在水或生理体液中能够维持或转变成整体式骨架结构。药物以分子或微细结晶状态均匀分散在骨架中，骨架起贮库作用，控制制剂的释药速率。药物和骨架材料共同构成的骨架可以单独作为制剂使用，也可以构成其他制剂的一部分。最常见的骨架型缓控释制剂为亲水凝胶骨架缓释制剂，其他骨架型制剂还包括骨架型宫内给药系统、植入剂等。包含骨架部分的制剂有透皮给药系统、微球制剂、骨架型包衣小丸等。骨架型缓释制剂由于制备简便，可采用传统的生产工艺和设备，因此成为应用最广泛的骨架型制剂，目前国内外均有大量品种上市，以下举例说明。

1. 亲水性凝胶骨架片　目前这类骨架片最常用的材料为 HPMC，HPMC 根据其甲氧基和羟丙基两种取代基含量的不同，可分为多种型号，如 HPMC K、F 和 E 系列，均可用于骨架型制剂，其中以 K 和 E 型应用较多。常用的 HPMC K4M 和 K15M 黏度分别为 4 000mPa·s 和 15 000mPa·s。亲水凝胶骨架片制备比较简单，湿法制粒压片和粉末直接压片法都可以应用。影响亲水性凝胶骨架片药物释放速率的因素很多，如骨架材料（理化性质、用量及其黏度、粒径等），药物的性质及其在处方中的含量、辅料（如稀释剂）的用量等，片剂大小及制备工艺等。亲水性凝胶骨架片主要的控释参数是骨架材料与主药的比例及骨架材料的分子量，主药与辅料的粒径大小、HPMC 类型、处方中电解质成分等也同样会影响释放速率。聚合物的水化速率直接影响骨架片的释药速率，是控制药物释放的重要因素，HPMC 骨架片遇水后，表面水化形成凝胶层，此时表面药物释放，随着水分进一步向内部渗透，凝胶层不断增厚，从而阻滞了药物从骨架中释出，因此控制骨架片凝胶层的形成是控制药物释放的首要条件。骨架材料的用量必须在一定含量以上才能达到控制药物释放的目的，当骨架材料含量较低时，或其所含药物量较大时，片剂表面形成的凝胶层为非连续性的，同时水溶性药物的释放在骨架的内部留下了"空洞"，反而导致片剂局部膨胀，甚至起到崩解剂作用，使药物迅速释放，达不到控制药物释放的目的。对于水溶性的药物，其释放机制主要是扩散和凝胶层的不断溶蚀，释放速度取决于药物通过凝胶层的扩散速度，而对于水中溶解度较小的药物，其释放机制主要表现在凝胶层的溶蚀过程，因此，药物在水中的溶解性影响骨架片的整个释药过程。除 HPMC 外，还有 MC（400cPa·s，4 000cPa·s）、HEC、CMC-Na 和海藻酸钠等亦可用于亲水凝胶骨架片。低分子量的甲基纤维素使药物释放加快,因其不能形成稳定的凝胶层,阴离子型的羧甲基纤维素能够与阳离子型药物相互作用而影响药物的释放。

例1:卡托普利亲水凝胶骨架片(25mg/片)

【处方】　卡托普利　25g　　HPMC K4M　60g　　乳糖　15g

　　　　　硬脂酸镁　适量

【制备工艺】　将卡托普利、HPMC K4M、乳糖和适量硬脂酸镁(均过80目筛)按等量递加法初混,再过80目筛3次充分混匀后,用9mm浅凹冲粉末直接压片而成,共制成1 000片。

通过释放度实验研究发现,该制剂经 Peppas 方程拟合后 $n = 0.5$,表明该缓释片属于溶蚀和扩散结合的释放机制,且以扩散为主。随 HPMC 用量增加,药物释放速率逐步减慢,当 HPMC 用量大于30%后,由于连续的凝胶层已经形成,用量再增加,缓释作用增加的程度不如较小用量时明显。

2. 蜡质类骨架片　蜡质类骨架片也叫溶蚀型骨架片(erodible matrix tablets)。这类骨架片是由溶蚀性材料,如蜂蜡、巴西棕榈蜡、硬脂酸等材料制成。这类骨架片随着固体脂质或蜡质的逐渐溶蚀,通过孔道扩散与溶蚀控制药物的释放。该类骨架片有以下优点:①可避免胃肠局部药物浓度过高,减少刺激性;②小的溶蚀性分散颗粒易于在胃肠黏膜上滞留从而延长了胃肠转运时间,提供了更持久的作用;③受胃排空和食物的影响较小。这类制剂的释放机制是以溶蚀占主要地位的,由于溶蚀性材料一般为疏水性物质,不能被环境中的水分迅速凝胶化,因而不能使片芯的药物溶出,但可被胃肠液溶蚀,并逐渐分散为小颗粒,从而释放出其所含的药物。在释药过程中,由于骨架的释药面积随时间在不断变化,故难以维持零级释放,常呈一级释放速率释药。影响蜡质类骨架片释放速率的因素有很多,如骨架材料的性质、用量、药物的性质及其在处方中的含量、药物颗粒的大小、辅料(如致孔剂等)的性质和用量等、片剂大小及工艺过程等。

蜡质类骨架片的制备工艺有以下四种:①湿法制粒压片(wet granulation compression)。②溶剂蒸发法(solvent evaporation method),将药物和辅料的水溶液或分散体加入熔融的蜡质中,然后将溶剂蒸发除去,干燥,混合制成团块再颗粒化,最终压制成片。③熔融法(melting method),将药物与辅料直接加入熔融的蜡质中,温度控制在略高于蜡质熔点,熔融的物料铺开冷凝、固化、粉碎,或者倒入旋转盘中使成薄片,再磨碎过筛形成颗粒。另一法是将药物和蜡质材料置混合器内,高速旋转使摩擦发热,当温度达到蜡质熔点时形成含药骨架颗粒;还可使用的方法是用胰脂酶与碳酸钙做附加剂,用甘油三酯作阻滞剂,胰酶与水分接触后活化而促进蚀解作用,释放速率由碳酸钙控制,因为钙离子为胰酶促进剂。该法设备简单、操作简便、生产速度快、批号间质量差异小,可投入工业化生产,但不适宜于热不稳定的药物。④热混合法(thermal mixing method),将药物与1-十六烷醇在玻璃化温度60℃混合,团块用玉米朊醇溶液制粒,此法制得的片剂释放性能稳定,因为天然蜡与脂质是一个复杂混合物,熔融过程是必需的,晶型的变化往往使药物释放发生改变。

例2:硝酸甘油缓释片(2.6mg/片)

【处方】　硝酸甘油　　　0.26g　　硬脂酸　　　　6.0g　　1-十六烷醇　6.6g

　　　　　聚维酮(PVP)　3.1g　　微晶纤维素　　5.88g　　微粉硅胶　　0.54g

　　　　　乳糖　　　　　4.98g　　滑石粉　　　　2.49g　　硬脂酸镁　　0.15g

【制备工艺】　使用熔融法制备。①将 PVP 溶于硝酸甘油乙醇溶液(10%乙醇溶液2.95ml)中,加微粉硅胶混匀,加硬脂酸和1-十六烷醇,水浴加热到60℃,使熔融。将微晶纤维素、乳糖、滑石粉的均匀混合物加入上述熔化的系统中,搅拌1小时。②将上述黏稠的混合物摊于盘中,室温放置20分钟,待成团块时,用16目筛制粒。30℃干燥,整粒,加入硬脂酸镁,压片。

本品12小时释放76%,开始1小时释放23%,以后接近零级释放。

3. 不溶性骨架片　不溶性骨架片由水不溶材料,如聚乙烯、EC、甲基丙烯酸-丙烯酸甲酯共聚物等制成。此类骨架片释放药物后,骨架随粪便排出。它的释药过程主要分为三步:消化液渗入骨架孔内,药物溶解,药物自骨架孔道扩散释出。其中孔道扩散为限速步骤,释放符合 Higuchi 方程。制备方法可以将缓释材料粉末与药物混匀后直接压片。如用乙基纤维素则可用乙醇溶解,然后按湿法制粒。

(1)颗粒状骨架型压制片:缓控释颗粒压制片在胃中崩解后类似于胶囊剂,并具有缓释胶囊的优点,同时也保留片剂的长处,目前主要有以下三种形式。①将不同释放速度的颗粒混合压片,如以明胶、醋酸乙烯和虫胶分别制成三种缓释颗粒,以明胶颗粒释放最快,醋酸乙烯次之,虫胶最慢。通过调节比例,混合压片后可达到理想的释放速度。②微囊或微球压片,以缓控释材料为囊材或微球载体制成药物的微囊或微球,再压制成片。③小丸压片,近几年来,小丸压片备受重视,药物和骨架材料混合均匀,以一定方式制备成小丸,压片后可包衣,或者将小丸包衣后再压片。如将双氯芬酸钠制备成小丸后,用 Eudragit® L30D-55 包衣,包衣小丸和缓冲小丸(空白小丸,用来在压片过程中保护包衣小丸)按比例混合均匀后压片。

(2)胃内滞留片:胃内滞留片(gastric retention tablets)是指一类能滞留于胃液中,延长药物在消化道内的释放时间,改善药物吸收,有利于提高药物生物利用度的片剂。胃内滞留的目的:①促进弱酸性药物和十二指肠段有主动转运药物的吸收;②提高在肠道环境不稳定的药物在胃部的吸收;③提高治疗胃部和十二指肠部位药物的疗效;④延长胃肠道滞留时间,药物得到充分的吸收。可实现胃滞留的途径包括胃内漂浮滞留(gastric floating retention)、胃壁黏附滞留(gastric adhesive retention)、磁导向定位技术(magnetic target site technology)和膨胀滞留(expansion retention)等。而胃漂浮片又是常见的胃内滞留片,其制备工艺简单,处方设计容易。它是由药物和一种或多种亲水凝胶材料及其他辅料制成,实际上是一种不崩解的亲水性凝胶骨架片。为提高滞留能力,加入一些疏水性而相对密度小的酯类、脂肪醇类、脂肪酸类或蜡类辅料,如单硬脂酸甘油酯、鲸蜡醇、硬脂醇、硬脂酸、蜂蜡等。乳糖、甘露糖等的加入可加快释药速率,聚丙烯酸树脂Ⅱ、Ⅲ等加入可减缓释药,有时还加入十二烷基硫酸钠等表面活性剂增加制剂的亲水性。

例3:硫酸庆大霉素胃内漂浮片(40mg/片)

【处方】　硫酸庆大霉素　4g　　HPMC K4M　　　　11g　　HPMC E50　5.5g
　　　　　十八醇　　　　15g　　聚丙烯酸树脂Ⅱ号　2.5g　　硬脂酸镁　适量

【制备工艺】　各组分过80目筛,将辅料(除十八醇外)混合均匀,用2/3量与主药混匀,加入熔融的十八醇充分混合,趁热过20目筛,置冷后与剩余辅料混匀,加入黏合剂,制软材,18目筛制粒,40~50℃烘干,加入硬脂酸镁混匀,用10mm浅凹冲模压片,片剂硬度控制在4~5kg/cm²。

硫酸庆大霉素为氨基糖苷类抗生素,对幽门弯曲菌有抑制作用,近年来广泛应用于临床,用于治疗胃炎、十二指肠溃疡,并取得了较为满意的疗效,将其制成胃内漂浮片,大大延长了胃内滞留时间,药物缓慢持续释放,杀死幽门螺杆菌,从而大大提高了治疗胃炎、胃溃疡以及十二指肠溃疡的疗效。

(3)生物黏附片:生物黏附片(bioadhesive tablets)系采用具有生物黏附作用的辅料,如卡波姆(carbomer)、HPC、CMC-Na 以及壳聚糖等制成的片剂,这种片剂能黏附于生物黏膜,缓慢释放药物并由黏膜吸收以达到治疗目的。生物黏附片主要以三种机制实现黏附作用:①机械嵌合,遇水后黏性增加而直接黏附于上皮细胞表面,以串联和缠绕等物理作用为主。②与黏蛋白发生黏附,主要通过静电引力、氢键、疏水键等方式结合,主要有丙烯酸聚合物、纤维素衍生物、甲壳素衍生物等,不会与上皮细胞形成化学键,被称为第一代生物黏附制剂。巯基修饰的黏附材料主要是巯基与黏蛋白通过二硫键作用而发生黏附作用,如半胱氨酸修饰的壳聚糖等。③辅料与细胞表面结合,主要是以化学键方式结合,如用一些植物凝集素达到肠细胞表面靶向,这种结合方式为共价结合,结合力强。这种方式被称为受体介导的生物黏附制剂,又称为第二代生物黏附制剂。

生物黏附制剂可用于口腔、鼻腔、眼部、阴道以及胃肠道的特定区段,主要可以增加药物在吸收部位或治疗部位的滞留时间,从而提高药物的治疗效果和生物利用度,既可以用于局部治疗也可以用于全身治疗。

(4)骨架型小丸:采用骨架型材料和药物混合,或再加入一些其他成形辅料,如调节释药速率的辅料如糖类、PEG类、表面活性剂等,经适当方法制成光滑圆整、硬度适当、大小均一的小丸,即为骨架型小丸。骨架型小丸与骨架片所采用的材料类似,常可通过包衣获得更好的缓控释效果。骨架型小丸是一种多单元剂型,通常一个剂量中含有百余个剂量单元,与单一单元的片剂相比,微丸具有以下优点:①服用后在胃肠道内分布广泛,药物在胃肠道表面的分布面积增大,提高药物的口服生物利用度,降低药物对胃肠道的不良刺激;②在胃肠道的转运一般不受胃排空和食物的影响,吸收均匀,个体间生物利用度差异小;③释放行为是组成一个剂量的各个小丸释放行为的总和,个别小丸的缺陷不会对整体的制剂行为特征产生重要影响,因此与片剂相比,微丸释药规律的重现性和一致性较好;④几种释药速率不同的小丸可混合填充,用药后既可以迅速达到治疗效果,又能维持较长时间。

制备骨架型小丸可采用旋转滚动制丸法(泛丸法)、挤压-滚圆制丸法和离心-流化制丸法。如利用挤压-滚圆法制备茶碱骨架小丸,主药与辅料之比一般为1:1,骨架材料主要由单硬脂酸甘油酯和微晶纤维素构成。小丸的制备过程为:先将单硬脂酸甘油酯分散在热蒸馏水中,加热至80℃,在恒定的搅拌速率下,加入茶碱,直至形成浆料。将热浆料在行星式混合器内与微晶纤维素混合10分钟,然后将湿粉料用柱塞挤压机以30.0cm/min的速率挤压成直径1mm、长4mm的挤出物,以1 000r/min转速在滚圆机内滚动10分钟即得圆形小丸,湿丸置流化床内于40℃干燥30分钟,最后过筛,取直径为1.18~1.70mm者,即得。此茶碱小丸,由于药物包埋在疏水性物质的骨架中,阻延了水性液体向丸内的渗透,同时小丸中含有的亲脂性骨架材料单硬脂酸甘油酯,使小丸骨架较之单用微晶纤维素形成的骨架亲脂性增加,减缓水向小丸内的渗透和溶解药物的速率。只要控制药物与辅料的配比、操作恰当,则可制得具满意缓释作用的药物小丸。

(二)膜包衣缓释制剂

膜控型缓控释制剂是指将一种或多种包衣材料对片剂的颗粒、片剂表面、胶囊的颗粒和小丸等进行包衣处理,以控制药物的溶出和扩散而制成的缓控释制剂。控释膜通常为一种半透膜或微孔膜,控释原理属于控制扩散,释放动力是基于膜内外的渗透压,或者药物分子在聚合物中溶出和扩散行为。

目前市场上有两种类型的缓释包衣水分散体,一类是乙基纤维素水分散体,商品名为 Aquacoat® 和 Surelease®,另一类是聚丙烯酸树脂水分散体,商品名为 Eudragit® L30D-55 和 Eudragit® RL30D。膜控型缓控释大致有以下几类。

1. 微孔膜包衣片 微孔膜控释制剂通常是用胃肠道不溶的聚合物如醋酸纤维素、乙基纤维素、乙烯-醋酸乙烯共聚物、丙烯酸树脂等作为衣膜材料,在其包衣液中加入少量致孔剂如PEG类、PVP、PVA、十二烷基硫酸钠、糖和盐等水溶性物质,亦有加入一些水不溶性的粉末如滑石粉、二氧化硅等,甚至将药物加在包衣膜内既作致孔剂又作速释部分,用上述包衣液对片剂包衣即成微孔膜包衣膜片。水溶性药物的片芯应具有一定硬度和较快的溶出速率,以使药物的释放速率完全由微孔包衣膜来控制。微孔膜包衣片与胃肠液接触时,膜上存在的致孔剂遇水部分溶解或脱落,在包衣膜上产生无数肉眼不可见的微孔或弯曲小道,使衣膜具有通透性(图17-4)。胃肠道中的液体通过这些微孔渗入膜内,溶解片芯内的药物到一定程度,此时片芯内药物溶液便产生一定渗透压,阻止水分继续渗入,由于膜内外浓度差的存在,药物分子便通过这些微孔向膜外扩散释放。药物向膜外扩散的结果使片内的渗透压下降,水分又得以进入膜内溶解药物,如

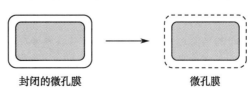

封闭的微孔膜 → 微孔膜

图17-4 微孔膜包衣片示意图

此反复,只要膜内药物维持饱和浓度且膜外存在漏槽状态,则可获得零级或接近零级速率的药物释放。包衣膜在胃肠道内不被破坏,最后由肠道排出体外。

例4:磷酸苯吡胺膜控型缓释片(100mg/片)

先将磷酸苯吡胺制成含药常规片芯,以低黏度乙基纤维素、醋酸纤维素及聚甲基丙烯酸酯为包衣材料,PEG 类为致孔剂,蓖麻油、邻苯二甲酸二甲酯为增塑剂,以丙酮为溶剂配制包衣液包衣,通过控制形成的微孔膜厚度(膜增重)来调节释药速率。

2. 膜控释小片 膜控释小片是将药物和辅料按常规方法制粒,压制成小片,其直径约 3mm,用缓释膜包衣后装入硬胶囊使用。每粒胶囊可装入几片至 20 片不等,在同一胶囊的小片可包上不同缓释作用的包衣或不同包衣厚度的小片组成。其优点在于:①释药速率恒定,可根据需要调节装入胶囊的片剂的包衣材料和厚度;②是一种剂量分散性的控释制剂,具有包衣颗粒剂的优点,但又能克服包衣颗粒很难达到理想的零级释药的缺点;③制成小片使包衣个体在大小、形状和包衣厚度上整齐一致,故质量均匀,释药恒定,可以克服颗粒剂形状大小各异,而导致包衣厚度不规则,进而影响释药速率的缺点;④生产工艺较小丸简便,易于大生产,易于质量控制。

例5:茶碱微孔膜缓释小片

【制备工艺】 ①制小片:无水茶碱粉末用 5% CMC 胶浆制成颗粒,干燥后加入 0.5% 硬脂酸镁,压成直径 3mm 的小片,每片含茶碱 15mg,片重为 20mg;②流化床包衣:分别用两种不同的包衣液包衣。一种包衣材料为乙基纤维素,采用 PEG1540、Eudragit® L 或聚山梨酯 20 为致孔剂,两者比例为 2∶1,用异丙醇和丙酮混合溶剂;另一种包衣材料为 Eudragit® RL100 和 Eudragit® RS100。最后将 20 片包衣小片装入同一硬胶囊即可。

体外释药试验表明用聚丙烯酸树脂包衣的小片时滞短,释药速率恒定。比格犬体内试验表明,用 10 片不包衣小片和 10 片 Eudragit® RL 包衣小片制成的胶囊既具有缓释作用,又具有生物利用度高的特点。

3. 膜控释小丸 膜控释小丸发展很迅速,主要由丸芯与控释薄膜衣两部分组成,丸芯含药物和稀释剂、黏合剂等辅料,包衣膜与片剂相同,亦有亲水性薄膜衣、不溶性薄膜衣、微孔膜衣和肠溶衣。

(三)渗透泵控释制剂

该类控释制剂是利用渗透压原理而实现对药物的控制释放,主要由药物、半透膜材料、渗透压活性物质和推动剂组成。渗透泵片是在片芯外包被一层半渗透性的聚合物衣膜,用激光在片剂衣膜层上开一个或一个以上适宜大小的释药小孔制成。口服后胃肠道的水分通过半透膜进入片芯,使药物溶解形成饱和溶液,因渗透压活性物质溶解在膜内形成高渗溶液,膜内外存在的渗透压差使水分继续进入膜内,从而迫使药物溶液从小孔释出。常用的半透膜材料有醋酸纤维素、乙基纤维素等。渗透压活性物质(osmotic pressure active ingredients)起调节药室内渗透压作用,其用量多少与零级释药时间长短有关,常用乳糖、果糖、葡萄糖、甘露糖的不同混合物。推动剂亦称为促渗透聚合物或助渗剂,能吸水膨胀,产生推动力,将药物层的药物推出释药小孔,常用者有分子量为 3 万~500 万的聚羟甲基丙烯酸烷基酯,分子量为 1 万~36 万的 PVP 等。除上述组成外,渗透泵片中还可加入助悬剂、黏合剂、润滑剂、润湿剂等。

口服渗透泵制剂是目前应用最为广泛的渗透泵制剂,一般由片芯和包衣膜两部分组成,按照结构特点,可以将口服渗透泵制剂分为单室渗透泵和多室渗透泵,还有一种拟渗透泵的液体渗透泵系统,如图 17-5 所示。双室渗透泵片适于制备水溶性过大或难溶于水的药物的渗透泵片,而液体渗透泵系统适合于软胶囊制备渗透泵系统,它是在一层坚实的不透性衣壳内,设置一个受压可塌瘪的含液体药库,药库外包被一层吸水可膨胀的亲水交联聚合物(如聚羟基烷基甲基丙烯酸酯)作为渗透推动层,在体内通过吸收消化液,引起推动层膨胀产生流体压力,压缩药库内药液从释药孔输送出去。

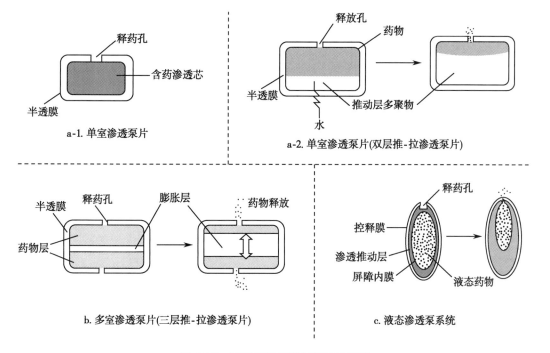

图 17-5　渗透泵片构造和释药示意图

例 6： 硝苯地平渗透泵片

【处方】

（1）药物层

硝苯地平	100g	聚环氧乙烷（MW 20 万）	355g	HPMC	25g
氯化钾	10g	乙醇	250ml	异丙醇	250ml
硬脂酸镁	10g				

（2）助推层

聚环氧乙烷（MW 500 万）	170g	氯化钠	72.5g	甲醇	250ml
异丙醇	150ml	硬脂酸镁	适量		

（3）包衣液

醋酸纤维素（乙酰基值 39.8%）	95g	PEG4000	5g
三氯甲烷	1 960ml	甲醇	820ml

【制备工艺】 ①片芯含药层的制备：将处方中 4 种固体物料（40 目）置混合器中混合 15～20 分钟，用处方中混合溶剂 50ml 喷入搅拌中的辅料中，然后缓慢加入其余溶剂继续搅拌 15～20 分钟，过 16 目筛，湿粒于室温下干燥 24 小时，加入硬脂酸镁混匀，压片；②片芯助推层的制备：制备方法同含药层，含药层压好后，即压上助推层；③打孔：压好双层片用流化床包衣，包衣完成后，置 50℃ 处理 65 分钟，然后用 0.26mm 孔径激光打孔机打孔。

本品为硝苯地平双层推-拉式渗透泵片，每片含药 30mg，含药层为 150mg，助推层 75mg，半透膜包衣厚 0.17mm，渗透泵片直径为 8mm。体外以恒定速率释药，体内产生平稳血药浓度。

四、质量评价

1. 体外评价　释放度是缓控释制剂体外评价最重要指标之一，根据《中国药典》（2020 年版）缓释控释制剂指导原则的规定，缓控释制剂的药物释放度试验可采用溶出度仪测定。《中国药典》（2020 年版）目前有桨法、转篮法、小杯法、桨碟法、转筒法、流池法、往复筒法共七种溶出度和释放度测定法。方法的选择以操作简便、质量可控、更符合体内情况为原则。

（1）释放度试验方法：释放介质以去空气的新鲜水为最佳，或根据药物的溶解特性、处方要求、吸收部位，使用稀盐酸（0.001～0.1mol/L）或 pH 3～8 的磷酸盐缓冲液，对难溶性药物不宜采用有机溶剂，可加少量表面活性剂（如十二烷基硫酸钠等），释放介质的体积应符合漏槽条件，一般要求不少于形成药物饱和溶液量的 3 倍，并脱气。缓控释制剂应研究不同 pH 条件下的释放，应选择释放与体内吸收特性最相关的 pH 作为质量控制的条件。

（2）取样点设计：除肠溶制剂外，体外释放速率试验应能反映出受试制剂释药速率的变化特征，且能满足统计学处理的需要，释药全过程的时间应不低于给药的时间间隔，且累积释放率要求达到 90% 以上。制剂的质量研究中，应将释药全过程的数据做累计释放率-时间的释药速率曲线图，制定出合理的释放度取样时间点。除另有规定外，缓释制剂从释药曲线图中至少选出 3 个取样时间点（表 17-2），控释制剂取样点不得少于 5 个。

表 17-2　缓控释制剂释放度考察取样时间点设计

取样时间点	累积释放率	作用
0.5～2 小时	约 30%	考察是否有突释
中间取样时间点 t	约 50%	确定释药特性
最后取样时间点 t	>75%	考察释药是否基本完全

（3）结果分析：为了直观地说明不同 pH 条件下药物释放的差异，缓控释制剂的释放曲线最好做三维图，即时间、pH 与释放量。释药数据可用 4 种常用数学模型拟合，即零级方程、一级方程、Higuchi 方程和 Peppas 方程，通过方程可对可能的释药机制进行判断。

2. 体内评价　缓控释制剂的体内评价主要意义在于在动物或人体内验证该制剂的控制释放性能的优劣，评价体外试验方法的可靠性，并通过体内试验进行制剂的体内动力学研究，计算各种动力学参数，为临床用药提供可靠的依据。主要包括生物利用度和生物等效性评价。

生物利用度（bioavailability）是指制剂中的药物吸收进入人体血液循环的速度和程度。生物等效性（bioequivalence）是指一种药物的不同制剂在相同实验条件下，给以相同剂量，其吸收速度和程度没有明显差异。《中国药典》（2020 年版）规定缓控释制剂的生物利用度与生物等效性应在单次给药与多次给药两种条件下进行。

单次给药（双周期交叉）实验目的在于比较受试者于空腹状态下服用缓控释受试制剂与参比制剂的吸收速度和吸收程度的生物等效性，并确认受试制剂的缓控释药物动力学特征。多次给药是比较受试制剂与参比制剂多次连续用药达稳态时，药物的吸收程度、稳态血药浓度和波动情况。参比制剂一般应选用国内外上市的同类缓控释制剂主导产品，若系创新的缓控释制剂，则应选择国内外上市的同类普通制剂主导产品。其他要求可参考《中国药典》（2020 年版）。

3. 体内外相关性　体内外相关性是将制剂的生物学性质或由生物学性质衍生的参数（如 t_{max}、C_{max} 或 AUC），与同一制剂的物理化学性质（如体外释放行为）之间，建立合理的定量关系。缓控释制剂要求进行体内外相关性试验，它应反映整个体外释放曲线与血药浓度-时间曲线之间的关系。只有当体内外具有相关性时，才能通过体外释放曲线预测体内情况。

《中国药典》（2020 年版）将体内外相关性归纳为三种：①体外释放曲线与体内吸收曲线（即由血药浓度数据去卷积而得到的曲线）上对应的各个时间点应分别相关，这种相关简称为点对点相关，表明两条曲线可以重合。②应用统计矩分析原理建立体外释放的平均时间与体内平均滞留时间之间的相关。由于能产生相似的平均滞留时间可有很多不同的体内曲线，因此平均滞留时间不能代表体内完整的血药浓度-时间曲线。③将一个释放时间点（$t_{50\%}$、$t_{90\%}$ 等）与一个药代动力学参数（如 AUC、C_{max} 或 t_{max}）之间单点相关，但它只说明部分相关。

《中国药典》(2020 年版)缓释、控释和迟释制剂指导原则规定,缓释、控释和迟释制剂体内外相关性,系指体内吸收相的吸收曲线与体外释放曲线之间对应的各个时间点回归,得到直线回归方程的相关系数符合要求,即可认为具有相关性。

(1)体内-体外相关性的建立

1)体外累积释放率-时间的释放曲线:如果缓释、控释和迟释制剂的释放行为随体外释放度试验条件(如装置的类型、介质的种类和浓度等)变化而变化,就应该另外再制备两种供试品(一种比原制剂释放更慢,另一种更快),研究影响其释放快慢的体外释放度试验条件,并按体外释放度试验的最佳条件,得到基于体外累积释放百分率-时间的体外释放曲线。

2)体内吸收分数-时间曲线:根据单剂量交叉试验所得血药浓度-时间曲线的数据,对在体内吸收呈现单室模型的药物,可换算成吸收分数-时间的体内吸收曲线,体内任一时间药物的吸收分数 F_a(%)可按以下 Wagner-Nelson 方程计算:

$$F_a = (C_t + k \mathrm{AUC}_{0 \sim t}) / (k \mathrm{AUC}_{0 \sim \infty}) \times 100\% \qquad 式(17-18)$$

式(17-18)中,C_t 为 t 时间的血药浓度;k 为消除速度常数。

双室模型药物可用简化的 Loo-Regelman 方程计算各时间点的吸收分数。

(2)体内-体外相关性检验当体外药物释放为体内药物吸收的限速因素时,可利用线性最小二乘法回归原理,将同批试样体外释放曲线和体内吸收曲线上对应的各时间点的释放率和吸收率回归,得直线回归方程。如果直线的相关系数大于临界相关系数($P<0.01$),可确定体内外相关。

当血药浓度(或主要代谢物浓度)与临床治疗浓度(或有害浓度)之间的线性关系明确或可预计时,可用血药浓度测定法,否则可用药理效应法评价缓控释制剂的安全性与有效性。

第三节　口服择时与定位制剂

一、概述

大多数治疗药物都被设计为等间隔、等剂量多次给药的剂型,或是缓控释剂型,以实现体内平稳的血药浓度,获得理想的治疗效果。然而,时辰生物学(chronobiology)、时辰病理学(chronopathology)、时辰药理学(chronopharmacology)和时辰治疗学(chronotherapy)等方面的研究进展表明,许多疾病的发作存在着明显的周期性节律变化,如哮喘患者的呼吸困难、最大气流量的降低在深夜最严重,胃溃疡患者胃酸分泌在夜间增多,牙痛等疼痛在夜间到凌晨时更为明显,凌晨睡醒时血压和心率急剧升高,最易出现心脏病发作和局部缺血现象。这些情况下,以达成平稳的血药浓度为目的的缓控释制剂已不能满足对这些节律性变化疾病的临床治疗要求。

择时治疗即根据疾病发病时间规律及治疗药物时辰药理学特性设计不同的给药时间和剂量方案,选用合适的剂型,从而降低药物的毒副作用,达到最佳疗效。而口服择时释药系统(oral chrono-pharmacologic drug delivery system)就是根据人体的这些生物节律变化特点,按照生理和治疗的需要而定时定量释药的一种新型给药系统,已成为药物新剂型研究开发的热点之一。择时与定位释药系统又可称为脉冲释药系统(pulsatile drug delivery system),有单脉冲和多脉冲释药系统。目前口服择时给药系统主要有渗透泵脉冲释药制剂、包衣脉冲释药制剂和定时脉冲塞胶囊剂等。

口服定位释药系统(oral site-specific drug delivery system)是指口服后能将药物选择性地输送到胃肠道某一特定部位,以速释或缓控释药物的剂型。其主要目的是:①改善药物在胃肠道的吸收,避免其在胃肠生理环境下失活,如蛋白质、肽类药物制成结肠定位释药系统;②治疗胃肠道的局部疾病,可提高疗效,减少剂量,降低全身性副作用;③改善缓控释制剂因受胃肠运动影响而造成的药物吸收不完全、个体差异大等现象。根据药物在胃肠道的释药部位不同可分为胃定位释药系统、小肠定位释药系统和结肠定位释药系统。

二、择时与定位释放原理

实现脉冲释放的方法有多种,通常的策略是在释药系统中设计时滞机制,以达到延时或脉冲释放的目的,或者利用胃肠道的生理特性触发释放。一般来说,择时释药系统是通过时滞机制实现的,而定位释药系统则是依赖胃肠道的生理特点实现的。但由于小肠的转运时间相对固定,亦可利用生理触发释放机制设计择时释药系统;反之,亦可以通过时滞机制设计定位释药系统。通常,为达到较佳的择时或定位释放效果,可采用多种机制联合应用的手段。

（一）时滞型脉冲释放

时滞型脉冲释药系统其基本结构为含药物的核心,包被具有一定时滞的包衣层。实现时滞脉冲释放的基本单元可以是片剂、胶囊剂、小丸剂等。实现时滞的原理有多种,最常见的包括溶蚀包衣原理、压力爆破原理、胃肠转运时滞原理。

1. 溶蚀包衣原理　在药物核心外包被溶蚀性的衣膜,该包衣层在胃肠道中可通过水解或酶解缓慢溶蚀,待包衣层溶蚀完后,核心中的药物释放。通过调节衣膜的组成及厚度,可调节衣膜的溶蚀速率,从而达到特定的释放时滞。为达到较长的释放时滞,溶蚀性包衣层往往较厚,通常通过压制包衣的方法进行包衣,制得的制剂称为"包芯片"。溶蚀包衣层常采用固体脂质类材料来实现时滞。维拉帕米脉冲释放片（包芯片）即为该类型制剂的典型代表。

2. 压力爆破原理　药物混合其他功能性辅料制得含药核心,外面包被半渗透性的衣膜,水分透过该包衣膜进入药物核心,溶解药物,同时使核心的压力和体积不断增大,直至撑破包衣膜,从而爆破释放药物。核心中常加入吸水膨胀高分子物质如崩解剂使其体积迅速增大;或加入渗透活性物质使吸收水分的体积不断增大。

3. 胃肠转运时滞原理　通常药物制剂在胃部的转运时间由于受胃排空的影响较大,不易达成较为稳定的时滞,但小肠的转运时间较为稳定,成人一般在4~5小时,可利用该生理特点设计时滞型脉冲释放系统。该类释药系统往往利用 pH 触发或菌群触发释放原理,为避免胃排空的影响,往往在制剂外面包被肠溶衣膜。该系统的时滞为制剂经过小肠的转运时间。

（二）pH 触发定位释放

人类机体的胃肠道 pH 具有十分典型的梯度,可利用该生理特点设计在胃肠道特定部位释放的药物制剂。一般认为,胃部 pH 约为 1.0~1.2,在餐后或病理状态下可升至 3.0~5.0,由于药物制剂首先要经过胃,再到达小肠和结肠,设计胃部 pH 触发释放的制剂并无实际意义,但为避免在口腔的不良嗅味设计胃部 pH 触发释放制剂具有一定的现实意义,常用的 pH 敏感材料有胃溶型丙烯酸树脂Ⅳ号。十二指肠部位 pH 约为 5.0~5.5,为避免胃部刺激或胃酸的影响,可设计十二指肠释放的肠溶制剂,常用肠溶材料有虫胶、CAP、HP-55 等。小肠的 pH 向下逐渐增高,在回肠远端逐渐升高至 7.0 左右,据此可设计结肠定位释放系统,常用的包衣材料如 Eudragit® L、S、FS 等。治疗结肠炎的 5-氨基水杨酸 pH 敏感型结肠定位释放系统已上市,但临床观察表明由于患者个体差异较大,其结肠定位性能并不可靠。

（三）菌群触发定位释放

在结肠的始段回盲部,菌群逐渐增加,其主要生理功能在于分解食物中的多糖物质。如果以多糖类物质作为阻滞剂,制成包芯片或骨架型制剂,则可以很好地保护药物在结肠部位前不释放,而在回盲部由菌群触发释放,从而达到结肠定位释放给药的目的。

（四）胃内滞留定位释放

胃内滞留定位释放系统适用于主要在胃内发挥药效的药物;对于大部分药物来讲,其吸收部位主要在小肠,由于制剂在胃内滞留,可以充分保证药物在吸收部位前释放,可以提高某些药物的生物利用度。胃内滞留可通过胃内漂浮与胃内黏附来实现。

三、择时与定位递送制剂简介

（一）渗透泵脉冲释药递送制剂

渗透泵型择时释药系统是利用将药物与渗透压活性物质（崩解剂、溶胀剂、泡腾剂）组成片芯，并用含致孔剂和聚合物的混合包衣液对丸芯或片芯外层包衣来获得脉冲效果的释药系统。当该制剂进入胃或小肠后，消化液通过外层衣膜的微孔渗入膜内，产生较强的渗透压，促使丸芯或片芯不断膨胀直至撑破外层衣膜，从而使药物快速释放出来。

传统渗透泵定时释药系统的基本组成为片芯、半渗透膜包衣层和释药小孔。片芯可为单层或双层。以双层片芯为例：其中一层是接近释药小孔的渗透物质和含药物的聚合物材料层，另一层是远离释药小孔的渗透物质层，提供推动药物释放的渗透压。水分通过半透膜及渗透物质吸水产生足够的渗透压的过程需要一定时间，因此，包衣材料种类、配比及药物层中聚合物材料种类和用量都是控制药物释放时间的重要因素，必要时还可以在渗透泵片的外面包衣，以延长释药的时间间隔。如在美国上市的产品 Covera-HS，其主药为盐酸维拉帕米，片芯药物层选用聚氧乙烯（相对分子质量 30 万）、PVP K 29-32 等作促渗剂；渗透物质层则包括聚氧乙烯（相对分子质量 700 万）、氯化钠、HPMC E-5 等；外层包衣用醋酸纤维素、HPMC 和 PEG 3350。用激光在靠近药物层的半透膜上打释药小孔，这样制备的维拉帕米定时控释片在服药后间隔特定时间（5 小时）以零级形式释放药物。治疗实践表明高血压患者最佳给药时间为清晨 3 点左右，当患者醒来时体内的儿茶酚胺水平增高，因而收缩压、舒张压、心率升高，因此心血管意外事件（心肌梗死、猝死）多发生于清晨。Covera-HS 晚上临睡前服用，次日清晨可释放出一个脉冲剂量的药物，十分符合该疾病节律变化的治疗需要。

（二）包衣脉冲释药递送制剂

该种制剂包括含活性药物成分的制剂核心（可以是片剂或微丸）和包衣层（可以是一层或多层），外包衣层可阻滞药物从核心中释放，阻滞时间由衣层的组成、厚度来决定。某些制剂核心中还含有崩解剂，当衣层溶蚀或破裂后，崩解剂可促使核心中的药物快速释放。

膜包衣定时爆释系统是用外层膜和膜内崩解物质来控制药物释放的，包衣膜保护核心并阻滞药物释放，水分可以渗透进入核心，崩解物质吸水膨胀，直至将包衣膜涨破，药物也随之爆破释放。通常通过调节破膜的时间来控制药物的释放时间。如用乙基纤维素制备的胶囊用作结肠定时释药，首先在明胶胶囊壳外包被 EC，胶囊底部含有大量用机械方法制成的小孔（400μm），胶囊内下部由 L-HPC 组成膨胀层，膨胀层上是药物贮库，内含药物和填充剂，最后，胶囊用 EC 盖帽和封口（图 17-6）。给药后，水分子通过底部小孔进入，L-HPC 水化、膨胀，使内部渗透压增加，胶囊胀破，药物爆炸式释放。改变胶壳包衣厚度，可控制药物释放的时滞。例如，厚度为 44.1μm 时，时滞为 2 小时；厚度为 76.7μm 时，时滞为 6 小时。用比格犬进行体内试验，通过口服不同厚度的胶囊后，体内药物释放揭示时控型释放与包衣厚度相关。

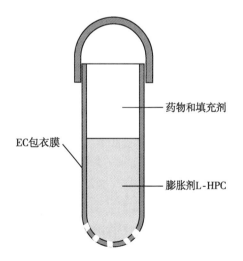

药物和填充剂

EC包衣膜

膨胀剂L-HPC

图 17-6　定时爆释胶囊示意图

例 7：盐酸地尔硫䓬脉冲释药片

将盐酸地尔硫䓬和崩解剂交联 PVP 混合后，制粒，压片，制成含药片芯，然后在片芯外用 EC 和 Eudragit® L 包衣，制成定时爆释包衣片。可以通过包衣层的厚度来控制药物的释放时间。通过释放研究,包衣增重百分数 $W\%$ 和延迟释放时间 T_{10} 存在线性关系: $T_{10} = 0.795\ 8W\% - 2.523\ 3, r = 0.999\ 9$ (图 17-7)。且将其口服给予志愿者后,血药浓度经时曲线具有明显的延时效果(图 17-8)。

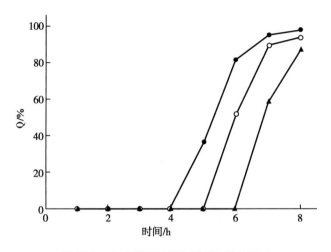

图 17-7　包衣增重对地尔硫草释放的影响

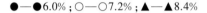

●—●6.0% ;○—○7.2% ;▲—▲8.4%

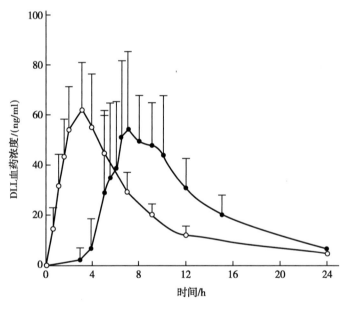

图 17-8　地尔硫草普通片(○)和定时爆释片(●)的体内药-时曲线

（三）定时脉冲塞胶囊

定时脉冲胶囊由水不溶性胶囊壳体、药物贮库、定时塞和水溶性胶囊帽组成。目前有脉冲胶囊和异形脉冲塞等几种形式(图 17-9)。

脉冲胶囊根据定时塞的性质,可分为膨胀型、溶蚀型和酶可降解型等。当定时脉冲胶囊与水性液体接触时,水溶性胶囊帽溶解,定时塞遇水即膨胀,脱离胶囊体,或溶蚀,或在酶作用下降解,使贮库中药物快速释放。膨胀型塞由亲水凝胶组成,可采用 HPMC 与聚氧乙烯(PEO),柱塞用柔性膜包衣,水可渗入,不影响膨胀,材料可用 Eudragit® RS100、RL100、NE30D,胶壳体由聚丙烯组成,在水中不溶,水也不能渗入。溶出过程是水溶性帽盖在接触胃液后溶解,水凝胶柱塞即吸水溶胀,一定时间胶壳容纳不下时,柱塞脱离胶囊,释药间隔时间由水凝胶柱塞的厚度和体积决定。溶蚀型塞可用 L-HPMC、PVP、PEO 等压制而成,也可以将聚乙烯甘油酯烧熔浇铸而成。酶可降解型有单层和双层两种,单层柱塞由底物和酶混合组成,如果胶和果胶酶,而双层柱塞由底物层和酶层分别组成,遇水时,底物在酶的作用下分解,使贮库中药物释放。也可以采用渗透压原理制备半渗透型胶囊。

（四）结肠定位释药制剂

口服结肠定位给药系统（oral colon-specific drug delivery system,简称 OCDDS）,系指用适当方法,使药物避免在胃、十二指肠、空肠和回肠前端释放,运送到人体回盲部后释放而发挥局部或全身治疗作用的一种给药系统,是一种定位在结肠释药的制剂。与胃和小肠的生理环境比较,结肠的转运时间较长,而且酶活性较低,有利于某些药物的吸收,结肠定位释药可延迟药物吸收时间,对于受时间节律性影响的疾病,如哮喘、高血压等的治疗有一定的意义。

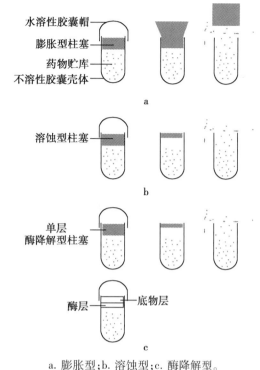

a. 膨胀型;b. 溶蚀型;c. 酶降解型。

图 17-9　定时柱塞型胶囊

结肠定位释药的优点有:①提高结肠局部药物浓度,提高药效,有利于治疗结肠局部病变,如 Crohn's 病、溃疡性结肠炎、结肠癌和便秘等;②结肠给药可避免首过效应;③结肠部位酶活性低,有利于多肽和蛋白质类大分子药物的吸收;④固体制剂在结肠中的转运时间很长,可达 20~30 小时。因此,OCDDS 的研究对缓控释制剂,特别是日服一次制剂的开发具有指导意义。

根据释药原理可将 OCDDS 分为以下几种类型:

1. 时间控制型 OCDDS　药物经口服后到达结肠的时间约为 6 小时,用适当方法制备具有一定时滞的时间控制型制剂,使药物在胃、小肠不释放,而到达结肠开始释放,达到结肠定位给药的目的。大多数此类 OCDDS 由药物贮库和外面包衣层或控制塞组成,此包衣层或控制塞可在一定时间后溶解、溶蚀或破裂,使药物从贮库内芯中迅速释放发挥疗效。时控型 OCDDS 受胃肠道病理、生理因素,如胃肠蠕动、内容物、pH、疾病状态等的影响,如果控制不当,有可能导致药物于小肠内提前释放或已转运通过结肠病变部位后再释放。

2. pH 依赖型 OCDDS　结肠的 pH 约为 6.5~7.5,比胃和小肠的 pH 略高,所以采用在结肠 pH 环境下溶解的 pH 依赖性高分子聚合物,如聚丙烯酸树脂（Eudragit S100,pH>7.0 溶解）、醋酸纤维素酞酸酯等,使药物在结肠部位释放发挥疗效。目前有对壳聚糖进行人工改造后表现出良好的结肠定位作用,如半合成的琥珀酰-壳聚糖及邻苯二甲酸-壳聚糖等。

3. 时控和 pH 依赖结合型 OCDDS　药物在胃肠的转运过程中胃的排空时间在不同情况下有很大差异,但通过小肠的时间相对稳定,平均约为 4~5 小时。另外,胃肠的 pH 除在胃中较低外,在小肠和结肠的 pH 差异较小,由于结肠细菌的作用以及在病理情况下可能出现结肠 pH 比小肠低的情况,所以单纯采用时控或 pH 依赖原理都很难达到 OCDDS 设计的目的。为此,综合时控型和 pH 依赖型设计可实现较好的结肠定位释药。有研究将药物与有机酸装入硬胶囊,并用 5% 乙基纤维素的乙醇液密封胶囊连接处,然后依下列顺序包衣,首先是胃溶性材料包衣的酸溶性衣层,其次为 HPMC 包衣的亲水层,最后为肠溶性材料包衣的肠溶层,这就形成了三层包衣系统。外层的肠溶层在 pH>5 的条件下溶解,可防止药物在胃中释放,到达小肠后由于 pH 升高,肠溶层和亲水层溶解,最内层的酸溶性衣层仍能阻滞药物在小肠释放,到达结肠后随着水分向内渗透,有机酸溶解,使得胶囊内 pH 下降,酸溶性衣层溶解,释放药物。三层包衣系统保证了药物在结肠定位释放,且避免了药物在胃内滞留时间差异的影响,同时可通过调节酸溶性衣层厚度达到控制药物释放时间的目的。

4. 压力控制型 OCDDS　由于结肠内大量的水分和电解质被重吸收,导致肠内容物的黏度增大,当肠道蠕动时对物体产生较大的直接压力,使物体破裂。依此原理设计了压力控制型胶囊,即将药物用聚乙二醇(PEG)溶解后注入在内表面涂有乙基纤维素(EC)的明胶胶囊内,口服后明胶层立即溶解,内层的乙基纤维素此刻呈球状(含有药物),到达结肠后由于肠压的增大引起其崩解,药物随之释放出来。

5. 酶解或细菌降解型 OCDDS　此类给药系统是根据结肠内含有大量的细菌及独特的酶系如偶氮降解酶、糖苷酶等达到结肠定位给药的目的,有以下几种类型。

（1）**前体药物的 OCDDS**:将药物与能被结肠糖苷酶或细菌降解的高分子载体结合,口服后由于胃、小肠缺乏降解高分子材料的酶,因此保证了药物只在结肠定位释放,常见的有偶氮双键前体药物、偶氮双键靶向黏附前体药物、葡聚糖前体药物等。偶氮类小分子具有很强的致癌性,所以要慎用,而葡聚糖前体药物则具有较好的优势,它的相对分子质量大、亲水性强,且在胃、小肠不易水解,当到达结肠时被糖苷酶水解释放药物,发挥疗效。

（2）**包衣型的 OCDDS**:选用能被结肠酶或细菌降解的包衣材料对药物进行包衣,以达到结肠定位给药的目的。较为常用的包衣材料是多糖类,如壳聚糖、环糊精、直链淀粉、果胶;另外,还有偶氮聚合物、二硫化物聚合物等。

（3）**骨架片型的 OCDDS**:将药物与可被结肠酶或细菌降解的载体制成骨架片也可达到结肠靶向给药的目的。

第四节　注射用缓控释制剂

注射用缓控释制剂可以直接注入治疗部位,或是用于全身系统性给药。常见的注射用缓控释制剂,根据其剂型和技术的不同,可以分为微粒、纳米粒、脂质体和植入剂。本节重点介绍微囊、微球和植入剂,有关纳米粒和脂质体的介绍,详见本书的第十八章第五节。

一、微囊与微球

（一）概述

微囊(microcapsules)系指固态或液态药物被载体辅料包封成的微小胶囊,其粒径一般在 $1 \sim 250 \mu m$ 之间。微球(microspheres)系指药物溶解或分散在载体辅料中形成的微小球状实体,其粒径一般在 $1 \sim 250 \mu m$ 之间。微球与微囊可统称为微粒(microparticles),但其在结构上有所不同。微囊是包囊结构,而微球是骨架结构高分子材料和药物均匀混合而成。无论微球还是微囊,在制剂过程中是一种中间体,先制备成微球或微囊后,根据需要制备成各种剂型,如注射剂等微粒制剂。

微粒制剂有如下特点。①靶向性:通过被动分布、主动靶向性结合或磁性吸引,提高药物在体内局部有效浓度;②缓释与长效性:可减少给药次数,降低血药浓度峰谷波动等,生物降解微球具有长效性能;③栓塞性:微粒直接经动脉导入,可阻塞肿瘤血管,阻断肿瘤给养,同时载药微粒释放的药物可抑杀癌细胞,起双重抗肿瘤作用;④掩盖药物的不良气味、降低局部刺激性;⑤提高药物的稳定性:如包裹易氧化的胡萝卜素、挥发油类药物,可提高药物的稳定性;⑥液态药物固态化:将油类、香料、脂溶性维生素包裹成微粒使之固态化。但是,微粒制剂的主要缺点是其载药量有限,生产工艺和质量标准较为复杂等。

（二）载体材料

用于包囊药物所需的外膜材料称为囊材(coating materials)。对囊材的基本要求是:①性质稳定;②有适宜的释药速率;③无毒、无刺激性;④与药物相容性好,不影响药物的药理作用及含量测定;⑤有一定强度、弹性及可塑性,能完全包封囊心物;⑥具有符合要求的黏度、渗透性、亲水性、溶解性等。

1. 天然高分子材料

（1）明胶：系从动物的皮、白色结缔组织和骨中获得胶原经部分水解而得到的产品，是目前常用囊材之一，可口服和注射。明胶（gelatin）是由多种氨基酸交联形成的直链聚合物，不溶于冷水，能溶于热水形成澄明溶液，冷却后则成为凝胶。根据其水解方法的不同，分为 A 型和 B 型，A 型明胶是酸水解产物，其等电点为 7.9~9.0；B 型明胶是碱水解产物，其等电点为 4.7~5.0。两者在体内可生物降解，通常可依据药物对 pH 的要求选用 A 型或 B 型，用于制备微囊的用量为 20~100g/L，制备微囊时加入 10%~20% 甘油或丙二醇可改善明胶的弹性。加入低黏度乙基纤维素可减少膜壁细孔。

（2）阿拉伯胶：系一种天然植物胶，由多糖和蛋白质组成，多糖占多数（>70%）。多糖是以共价键与蛋白质肽链中的氨基酸相结合，与蛋白质相连接的多糖是酸性多糖，主要有半乳糖、阿拉伯糖、葡糖醛酸、鼠李糖等。在阿拉伯胶（acacia gum）主链中由半乳糖是通过糖苷键相连接。阿拉伯胶不溶于乙醇，在室温下可溶于 2 倍量的水中，溶液呈酸性，带有负电荷。阿拉伯胶中含有过氧化酶，易与氨基比林及生物碱等起变色反应。一般常与明胶等量配合使用，用量为 20~100g/L。亦可与白蛋白配合作复合材料。

（3）海藻酸盐：海藻酸盐（alginate）系多糖类化合物，常用稀碱从褐藻中提取而得。海藻酸钠可溶于不同温度的水中，不溶于乙醇、乙醚及其他有机溶剂，不同产品的黏度有差异。可与甲壳素或聚赖氨酸合用作复合材料。海藻酸钠在水中与 $CaCl_2$ 反应生成不溶于水的海藻酸钙，通常用此法制备微囊。应注意，此类材料高温灭菌（120℃、20 分钟）可使其 10g/L 溶液的黏度降低 64%，低温加热（80℃、30 分钟）可促使海藻酸盐断键，用环氧乙烷灭菌也引起黏度降低和断键，膜过滤除菌的产物黏度和平均分子量都不变。

（4）蛋白类：常用作囊材的有白蛋白（albumin）（如人血清白蛋白、小牛血清白蛋白）、玉米蛋白、鸡蛋白等，可生物降解，无明显抗原性。常用不同温度加热交联固化或化学交联剂（加甲醛、戊二醛等）固化，通常用量为 300g/L 以上。

（5）壳聚糖：壳聚糖（chitosan）是由甲壳素（chintin）经去乙酰化制得的一种天然聚阳离子多糖，在水及有机溶剂中均难溶解，但可溶于酸性水溶液，无毒、无抗原性，在体内能被葡萄糖苷酶或溶菌酶等酶解，具有优良的生物降解性和成囊、成球性，在体内可溶胀成水凝胶。

（6）淀粉：常用玉米淀粉，因其杂质少、色泽好、取材方便、价格低廉、普遍被用作制剂辅料。淀粉无毒、无抗原性，在体内可由淀粉酶降解，因其不溶于水，故淀粉微球常用作动脉栓塞微球来暂时阻塞小动脉血管。

2. 半合成高分子材料　多系纤维素衍生物，其特点是毒性小、黏度大、成盐后溶解度增大；由于易水解，故不宜高温处理，需临用时现配。

（1）羧甲基纤维素钠：羧甲基纤维素钠（sodium carboxylmethyl cellulose,CMC-Na）属阴离子型的高分子电解质，常与明胶配合作复合材料，一般分别配 1~5g/L CMC-Na 及 30g/L 明胶，再按体积比 2∶1 混合。CMC-Na 遇水溶胀，体积可增大 10 倍，在酸性液中不溶。水溶液黏度大，有抗盐能力和一定的热稳定性，不会发酵，也可以单独用作成球材料。

（2）邻苯二甲酸醋酸纤维素：邻苯二甲酸醋酸纤维素（cellulose acetate phthalate,CAP）在强酸中不溶解，可溶于 pH>6 的水溶液，分子中含游离羧基，其相对含量决定其水溶液的 pH 及 CAP 溶解性。用作成球材料时可单独使用，用量一般在 30g/L 左右，也可与明胶配合使用。

（3）乙基纤维素：乙基纤维素（ethyl cellulose,EC）本品的化学稳定性高，适用于多种药物的微囊化，但需加增塑剂改善其可塑性。不溶于水、甘油和丙二醇，可溶于乙醇，遇强酸易水解，故对强酸性药物不适宜。

（4）甲基纤维素：甲基纤维素（methyl cellulose，MC）在水中溶胀成澄清或微浑浊的胶体溶液；在无水乙醇、三氯甲烷或乙醚中不溶。用作成球材料的用量为 $10\sim30g/L$，亦可与明胶、羧甲基纤维素、聚乙烯吡咯烷酮（PVP）等配合作复合成球材料。

（5）羟丙基甲基纤维素：羟丙基甲基纤维素（hydroxylpropylmethyl cellulose，HPMC）溶于水及大多数极性和适当比例的乙醇-水、丙醇-水、二氯乙烷等，在乙醚、丙酮、无水乙醇中不溶，在冷水中溶胀成澄清或微浊的黏性胶体溶液。HPMC 水溶液具有表面活性，透明度高、性能稳定，因其具有热凝胶性质，加热后可形成凝胶析出，冷却后再次溶解。

（6）羟丙基甲基纤维素邻苯二甲酸酯：羟丙基甲基纤维素邻苯二甲酸酯（hydroxylpropylmethyl cellulose phthalate，HPMCP）易溶于丙酮、丙酮-乙醇、甲醇-二氯甲烷和碱溶液，不溶于水、酸溶液，常用于肠溶微囊的制备。物理化学性质稳定，成膜性好、无毒副作用。

3. 合成高分子材料　合成材料可分为生物降解和非生物降解的两类。生物降解并可生物吸收的材料受到普遍的重视并得到广泛的应用。

（1）聚酯类：聚酯类常用聚乳酸和乳酸-羟基乙酸共聚物两种。

常用的羟基酸是乳酸（lactic acid）和羟基乙酸（glycolic acid）。乳酸包括 D-型、L-型及 DL-型，直接由其中一种缩合得到的聚酯。由羟基乙酸缩合得到的聚酯用 PGA 表示。聚乳酸（polylactic acid，PLA）可以利用乳酸直接缩聚而成得到的聚合物，其分子量较低。制备高分子量聚乳酸的方法是用丙交酯（lactide）作为原料，丙交酯是乳酸的环状二聚体。PLA 分子量越高，在体内分解越慢。PLA 不溶于水和乙醇，可溶于二氯甲烷、三氯甲烷、三氯乙烯和丙酮。常用作缓释骨架材料、微囊囊膜材料和微球成球体材料，无毒、安全，在体内可慢慢降解为乳酸，最后成为水和二氧化碳。

聚乳酸-羟基乙酸共聚物（polylactic-coglycolic acid，PLGA）将乳酸与羟基乙酸共聚即得乳酸-羟基乙酸共聚物。PLGA 不溶于水，能溶解于三氯甲烷、四氢呋喃、丙酮和乙酸乙酯等有机溶剂中。

（2）聚酰胺：聚酰胺（polyamide）系由二元酸与二胺类或由氨基酸在催化剂的作用下聚合而制得的聚合物也称尼龙（nylon）。对大多数化学物质稳定，无毒、安全，在体内不分解，不吸收，常供动脉栓塞给药。聚酰胺可溶于苯酚、甲酚、甲酸等，不溶于醇类、酯类、酮类和烃类，不耐高温，在碱性溶液中稳定，在酸性溶液中易被破坏。

（3）聚酸酐：聚酸酐（polyanhydride）的基本结构是 $(—CO—R_1—COO—)_x$、$(—CO—R_2—COO—)_y$，其中 R_1、R_2 的单体有链状，也有环状的，有脂肪族聚酸酐、芳香族聚酸酐、不饱和聚酸酐、可交联聚酸酐等。聚合酸酐的平均相对分子质量在 $2\,000\sim200\,000$ 之间。聚酸酐也是生物降解性的，不溶于水，可溶于有机溶剂二氯甲烷、三氯甲烷等，制备微球时也可采用加热熔化的方法。

（三）微囊的制备

1. 物理化学方法　物理化学法制备微囊是一种将囊心物与囊材在一定条件下形成新相析出制备微囊的方法，也称为相分离法（phase separation）。微囊由囊心物和囊材组成，囊心物（core materials）即被包裹的物质，它可以是固体或液体。囊心物除主药以外，还可以加入附加剂，如稳定剂、稀释剂以及控制药物释放速度的阻滞剂等。物理化学法制备微囊大体可分为囊心物的分散、囊材的加入、囊材的沉积、微囊的固化等四步，如图 17-10。根据形成新相的方法不同，分为凝聚法（coacervation）、溶剂-非溶剂法（solvent-nonsolvent method）、改变温度法、液中干燥法。

（1）单凝聚法：系指在一种高分子囊材溶液中加入凝聚剂以降低囊材溶解度而凝聚成囊的方法。

基本原理：以一种高分子化合物为囊材，将囊心物分散在囊材中，然后加入凝聚剂，如乙醇、丙醇等强亲水性非电解质或硫酸钠溶液、硫酸铵溶液等强亲水性电解质析出凝聚成囊。由于囊材微粒水合膜中的水可与凝聚剂结合，致使体系中囊材的溶解度降低而凝聚形成微囊。但是这种凝聚是可逆的，一旦解除形成凝聚的这些条件，就可发生解凝聚，使形成的囊很快消失。根据囊材性质，使凝聚囊材固化，使之长久地保持囊形，不凝结、不粘连，成为不可逆的微囊。

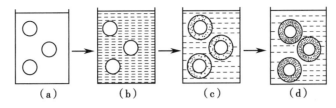

图 17-10 在液相中微囊化的示意图

a. 囊心物分散在液体介质中;b. 加囊材;c. 囊材的沉积;d. 囊材的固化。

以明胶微囊为例来说明单凝聚法(simple coacervation)制备微囊。明胶在水中溶胀,在大量的水中形成溶液,在低温下,该溶液脱水而析出,这种相分离现象称为胶凝(gelation)。在大量的电解质、醇类以及酮的存在下也可以发生胶凝。明胶在 pH 小于等电点的溶液中带正电荷,和醛类发生氨醛缩合,使明胶分子相互交联、固化。

为了找出适宜的处方比例,可先制作三元相图,确定其发生胶凝的区域。图 17-11 表示溶解在水中的明胶加入凝聚剂硫酸钠时出现了相分离区域。由图 17-11 可知,明胶在 20% 以下,硫酸钠在 7%~15% 之间可以胶凝,即可用于制备明胶微囊。

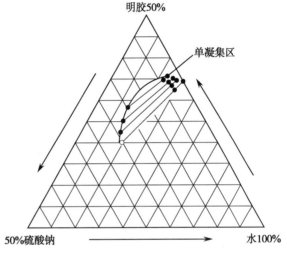

图 17-11 明胶-水-硫酸钠的三元相图

明胶微囊的工艺流程如下:

1)将固体粉末或液体药物分散在已经配好的 3%~5% 的明胶溶液中(50℃),搅拌均匀,如果药物是固体粉末,将形成混悬剂,如果是油性药物,将形成乳剂,这时明胶起乳化作用。

2)将混悬液或乳状液用 10% 的醋酸调节 pH 至 3.5~3.8,加入 60% 硫酸钠溶液,使明胶凝聚成囊,此时明胶为囊材。

3)另加入硫酸钠稀释液,在 15℃条件下将上述体系稀释至其体积的 3 倍。这里应当注意,稀释液硫酸钠的浓度要高于凝聚成囊体系中的硫酸钠浓度的 1.5%。如成囊时系统中所用的硫酸钠为 $a\%$,则作为稀释液的硫酸钠浓度应当为 $(a+1.5)\%$,以防止稀释液中盐的浓度过高或过低导致成囊粘连成团或溶解。

4)加入 37% 甲醛水溶液作为交联剂固化微囊。交联剂反应的最佳 pH 为 8~9。

5)水洗、过滤、干燥后,可得明胶微囊。

影响微囊形成的因素如下:

1)囊材浓度和胶凝温度的影响:在一定浓度的囊材溶液中,温度升高,不利于胶凝,而温度降低则有利于胶凝。胶凝温度还与高分子浓度有关,浓度高则胶凝温度高,浓度低则胶凝温度低。

2)电解质的影响:电解质影响胶凝,而起胶凝作用的主要是阴离子。常用的阴离子是 SO_4^{2-},其次是 Cl^-,而 SCN^- 则可阻止胶凝。

3)药物与囊材亲和力的影响:成囊时系统中含有互不溶解的药物、凝聚相和水三相。单凝聚法在水性介质中成囊,要求药物在水中不溶解,但也看药物与明胶的亲和力。一般来说,0°<接触角 θ<90°时,药物对明胶有较好的润湿性和亲和力,药物易被包裹成囊。药物或囊心物过于亲水或疏水均不易被包入。

4)酸碱度的影响:A 型明胶在 pH 3.2~3.8 之间,易于成囊,此时明胶分子中有较多的 NH_3^+,可吸附大量的水分子,使凝聚囊的流动性改善,易于成囊;若 A 型明胶在 pH 10~11 则不能成囊。B 型明胶的等电点低(pH 4.7~5.0),制备时不调 pH 亦可成囊。

5)交联剂的影响:加入交联剂可阻止已成囊重新溶解或粘连。常用交联剂为甲醛,其与明胶交联形成不可逆的微囊,最佳 pH 为 8~9;若药物不适于碱性环境中成囊,交联剂可改为戊二醛,在中性介质中使明胶交联。戊二醛通过希夫反应(Schiff reaction)使明胶交联固化:

$$R—NH_2 + OHC—(CH_2)_3—CHO + NH_2—R' \longrightarrow RN=CH—(CH_2)_3—CH=NR' + H_2O$$

单凝聚法常用的囊材除明胶、CAP 外,还可用白蛋白、EC 等。

(2)**复凝聚法**:系指利用两种具有相反电荷的高分子材料作为复合囊材,将囊心物分散、混悬或乳化在囊材的水溶液中,在一定条件下交联且与囊心物凝聚成囊方法。

例如以明胶和阿拉伯胶作囊材,复凝聚(complex coacervation)成囊的原理如下:明胶分子结构中的氨基酸在水溶液中可以离解形成—NH$_3^+$ 和—COO$^-$。pH 低时,—NH$_3^+$ 的数目多于—COO$^-$;相反,pH 高时,—COO$^-$ 数目多于—NH$_3^+$;在两种电荷相等时的 pH 即为等电点。pH 在等电点以上明胶分子带负电荷,在等电点以下带正电荷;在水溶液中阿拉伯胶分子仅解离形成—COO$^-$。将明胶溶液和阿拉伯胶溶液混合后,调节 pH 至 4~4.5,明胶正电荷达到最高量,与负电荷的阿拉伯胶结合成为不溶性复合物,凝聚形成微囊,且生成量最大。以明胶和阿拉伯胶为囊材的复凝聚法工艺流程如图 17-12。

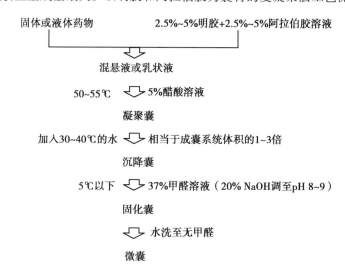

图 17-12　复凝聚法制备明胶-阿拉伯胶微囊工艺流程

复凝聚法中的水、明胶、阿拉伯胶三者的组成与产生凝聚现象的关系,可由图 17-13 三元相图说明。阴影区 K 是低浓度明胶和阿拉伯胶产生凝聚的复凝聚区,即形成微囊的区域;曲线以下(P)为两溶液不能混溶的相分离区,故不能成囊;曲线以上(H)为两溶液能混溶但不能囊化的溶液区。例如 A 点溶液组成为10%明胶、10%阿拉伯胶和 80%水,沿着 A→B 虚线加水稀释进入凝聚区才能发生凝聚。这一实验说明两溶液发生凝聚时,除 pH 为主要条件外,浓度也是重要的条件之一。

采用单凝聚法和复凝聚法制备微囊时,药物表面应能被囊材溶液润湿,因此,在某些情况下可适当加入润湿剂。此外,还应控制温度

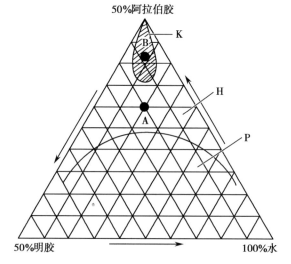

图 17-13　明胶和阿拉伯胶水溶液中(pH 4.5)复凝聚三元相图

等保持凝聚物具有一定的流动性,这也是保证良好囊形的必要条件。

天然植物胶如桃胶、杏胶、海藻酸盐及果胶等,纤维素衍生物如 CAP、CMC-Na 等同阿拉伯胶一样都含有—COOH 及—COO⁻,均能与明胶复凝聚,故也可用作复凝聚法制备微囊的囊材。

（3）**其他方法**

1）溶剂-非溶剂法:系将囊材溶液加入一种对该聚合物不溶的液体(非溶剂),引起相分离而将囊心物包成微囊的方法。溶剂-非溶剂法(solvent-nonsolvent method)所用囊心物可以是水溶性、亲水性的固体或液体药物,但在包囊溶剂与非溶剂中均不溶解,也无化学反应发生。本法使用的囊材种类很多,一些常用囊材及其溶剂和非溶剂的组合见表 17-3。

表 17-3　一些囊材及其溶剂和非溶剂

囊材	溶剂	非溶剂
乙基纤维素	四氯化碳(或苯)	石油醚
醋酸纤维素	丁酮	异丙醚
聚氯乙烯	四氢呋喃(或环己烷)	水(或乙二醇)
聚乙烯	二甲苯	正己烷
聚醋酸乙烯酯	三氯甲烷	乙醇
苯乙烯马来酸共聚物	乙醇	醋酸乙酯

2）改变温度法:本法通过控制温度制备微囊。如用白蛋白作囊材时,先制成 W/O 型乳剂,再升高温度将其固化。用蜡类物质做囊材时,可先在高温下熔融,药物混悬于或溶解于其中,制成 O/W 型乳剂,然后降温固化成囊。

3）液中干燥法:液中干燥法(in-liquid drying)系指先把囊材溶液作为分散相分散于不溶性的溶剂中形成乳剂,然后除去乳滴中的溶剂而固化成囊的方法。根据所用溶剂的不同,可形成 W/O 型、O/W 型,用复乳法可形成 O/W/O 型、W/O/W 型。根据连续相的介质不同分为水中干燥法和油中干燥法。

2. 化学法　化学法制备微囊系指利用溶液中单体或高分子通过聚合反应或缩合反应产生微囊的方法。其特点是先制备 W/O 型乳状液,再利用界面缩聚法与化学辐射法制备成微囊。

（1）**界面缩聚法**:界面缩聚法(interface polycondensation)又称界面聚合法,系指当亲水性的单体或亲脂性单体在囊心物的界面处由于引发剂和表面活性剂的作用发生聚合反应而生成聚合物、包裹在囊心物的表层周围形成微囊的制备方法。

（2）**化学辐射法**:系用聚乙烯醇(PVA)或明胶为囊材,在乳状液状态下以 γ 射线照射,使囊材在乳状液表面发生交联而成囊的方法。将得到 PVA 或明胶微囊浸泡于药物的水溶液中,使其吸收药物,干燥后即得含药微囊。化学辐射法(chemical radiation)工艺简单,成型容易,微囊大小在 50μm 以下。由于囊材是水溶性的,交联后能被水溶胀,因此,凡是水溶性的固体药物均可采用,但由于辐射条件所限,目前应用不多。

（3）**物理机械法**:主要是借助流化技术,使囊心物与囊材的混合液同时分散成雾滴并迅速蒸发或冻结成微囊,或将囊心物单独分散、悬浮,用囊材包被而成。常用的有喷雾干燥法、喷雾冷凝法、空气悬浮法等。物理机械法制备的微囊一般不适用于注射给药,主要是原材料和微囊产品的灭菌较困难。

（四）微球的制备

微球的制备方法与微囊的制备方法大体相似,制备微囊的大多数囊材也可用于微球的载体。根据药物、载体材料的性质以及制备条件不同形成微囊或微球。目前,制备微球的常用方法主要有乳化分散法、凝聚法及聚合法三种。根据所需微球的粒度与释药性能及临床给药途径不同,可选用不同的制备方法。

1. 乳化分散法　乳化分散法(dispersion and emulsification)系指药物与载体材料溶液混合后,将其分散在不相溶的介质中形成类似油包水(W/O)或水包油(O/W)型乳剂,然后使乳剂内相固化、分离制备微球的方法。

(1)**加热固化法**(heat solidification):系指利用蛋白质受热凝固的性质,在100~180℃的条件下加热使乳剂的内相固化、分离制备微球的方法。常用的载体材料为血清白蛋白,药物必须是水溶性的。常将药物与25%白蛋白水溶液混合,加到含适量乳化剂的油相(如棉籽油)中,制成油包水的初乳,另取适量油加热至100~180℃,控制搅拌速度将初乳加入热油中,约维持20分钟,使白蛋白乳滴固化成球,用适宜溶剂洗涤除去附着的油,过滤、干燥即得。

(2)**交联剂固化法**(crosslinking solidification):系指对于一些遇热易变质的药物可采用化学交联剂,如甲醛、戊二醛、丁二酮等使乳剂的内相固化、分离而制备微球的方法。要求载体材料具有水溶性并可达到一定浓度、且分散后相对稳定,在稳定剂和匀化设备配合下,使分散相达到所需大小。常用的载体材料有白蛋白、明胶等。

(3)**溶剂蒸发法**(solvent evaporation):系指将水不溶性载体材料和药物溶解在油相中,再分散于水相中形成O/W型乳液,蒸发内相中的有机溶剂,从而制得微球的方法。

2.**凝聚法**　是指药物与载体材料的混合液中,通过外界物理化学因素的影响,如用带相反电荷、脱水、溶剂置换等措施使载体材料溶解度发生改变,凝聚载体材料包裹药物而自溶液中析出。凝聚法(coacervation)制备微球的原理与微囊制备中相分离-凝聚法基本一致。常用载体材料有明胶、阿拉伯胶等。

3.**聚合法**　是以载体材料单体通过聚合(polymerization)反应,在聚合过程中将药物包裹,形成微球。此种方法制备微球具有粒径小、易于控制等优点。

(1)**乳化/增溶聚合法**:系将聚合物的单体用乳化或增溶的方法高度分散,然后在引发剂作用下,使单体聚合,同时将药物包裹制成微球的方法。乳化/增溶聚合法(emulsion/solubilization polymerization)要求载体材料具有良好的乳化性和增溶性,且聚合反应易于进行。

(2)**盐析固化法**:盐析固化法(salting-out coagulation)又称交联聚合法,与单凝聚法制备微囊原理类似,向含有药物的高分子单体溶液中加入适量的盐类沉淀剂如硫酸钠使溶液浑浊而不产生沉淀,制得的颗粒粒径约为1~5μm,然后再加入交联剂固化,可得到稳定的微球。

(五)影响微囊与微球粒径的因素

1.影响微囊粒径的因素

(1)**囊心物的大小**:要求微囊的粒径约为10μm时,囊心物粒径应达到1~2μm;要求微囊的粒径约为50μm时,囊心物粒径应在6μm以下。对于不溶于水的液态药物,用相分离法制备微囊,可先乳化再微囊化,可得到粒径均匀的微囊。

(2)**囊材的用量**:一般药物粒子越小,其表面积越大,要制成囊壁厚度相同的微囊,所需的囊材越多。在囊心物粒径相同的条件下,囊材用量越多,微囊的粒径越大。

(3)**制备方法**:采用相分离法制备微囊,微囊粒径可小至2μm,物理机械法制备微囊,其粒径一般大于35μm。

(4)**制备温度与搅拌速度**:一般在不同温度下制得的微囊的收率、大小及其粒径分布均不同。一般来说,温度越低,粒径越大。在一般情况下,搅拌速度直接影响微囊的粒径大小,搅拌速度越大,粒径越小,有时搅拌速度过高,也可导致微囊合并生成较大的微囊。

(5)**附加剂的浓度**:附加剂的浓度影响微囊的粒径,但浓度与粒径不一定是正比或反比关系。如采用界面缩聚法制备微囊,在搅拌速度一致的情况下,分别加入0.5%与5%的司盘85,则分别得到100μm和20μm的微囊。又如,采用PLGA为囊材,制备醋炔诺酮肟微囊时,加入高分子保护剂明胶的浓度不同,则微囊的粒径不同:1%、2%、3%明胶制得的微囊粒径分别约为60μm、70μm、80μm的微囊。

2. 影响微球粒径的因素

（1）**药物浓度**：药物浓度影响粒径与药物加入的方法有关。将药物加入微球中有两种方法：一种是药物在形成微球的过程中掺入到微球内部，另外一种是先制备空白微球再吸附药物从而将药物加入微球内部。随药物浓度增加、微球载药量增加，微球的粒径也会变大。

（2）**附加剂的影响**：表面活性剂通过降低分散相与分散介质间的界面张力，改变制备过程中乳滴的大小，从而影响粒径的大小。不同的表面活性剂制备的微球不一定相同。分散介质不同对微球的粒径影响较大。

（3）**制备方法**：粒径对制备方法的依赖性较大，不同的制备方法可能得到的微球粒径不一定相同。同一种制备方法，采取不同处理过程，得到的微球粒径也可不同。

（4）**搅拌速度与乳化时间**：一般来说搅拌速度快，微球粒子小，超声处理比搅拌法制备的微球粒子更小。乳化时间越长，微球粒子越小，粒度分布越均匀。

此外，固化时间和温度，交联剂、催化剂用量和种类，γ 射线的强度和照射时间等均对制备的微球大小有影响。

（六）质量评价

1. 形态、粒径及其分布的检查　微囊与微球的外观与形态可采用光学显微镜观察，粒径小于 $2\mu m$ 的可采用扫描电镜、透射电镜或原子力显微镜观察，均应提供照片。

应采用适当仪器测定微粒的粒径平均值及其分布的数据或图形。测定仪器有显微镜法、电子显微镜法、激光散射法和库尔特计数仪法等。粒径分布的表示法有重量分布、体积分布、数目分布法等。也可采用跨度（span）评价粒径分布，可按照式（17-19）计算。

$$跨度 = \frac{D_{90\%} - D_{10\%}}{D_{50\%}} \qquad 式（17-19）$$

式（17-19）中，$D_{90\%}$、$D_{50\%}$、$D_{10\%}$ 分别指低于一定百分率的微球的粒径，跨度越小，粒径分布越均匀。这种参数衡量粒径的分布，有利于质量检验与评价。

2. 载药百分量与包封率的检查　载药百分量（drug loading rate）是指微囊或微球中所包载药物的重量百分数。一般采用溶剂提取法测定载药百分量。溶剂的选择原则，应使药物最大限度地溶出而最少溶解囊材，溶剂本身也不应当干扰测定。载药百分量可由式（17-20）求得：

$$载药百分量\% = \frac{微囊或微球中所含药物量}{微囊或微球的总量} \times 100\% \qquad 式（17-20）$$

包封率（entrapment efficiency）是指被实际包载于微囊或微球中的药物重量与制备时投入药物重量的比值百分数。包封率可由式（17-21）求得：

$$包封率\% = \frac{微囊或微球中所包载药物的量}{制备微囊或微球时投入的药物总量} \times 100\% \qquad 式（17-21）$$

制备微囊或微球时投入的药物一般会有一些没有被包载入微粒内，呈现为"游离状态"或被吸附在器皿或颗粒表面，应当通过适当方法如凝胶色谱柱法、离心法或透析法进行分离后测定。微粒制剂的包封率一般不得低于80%。

3. 释药速度的检查　为了掌握微囊、微球中药物的释放规律、释放时间，必须进行释药速度的测定。根据微囊、微球的特点，可采用《中国药典》（2020 年版）四部附录（通则 0931）溶出度与释放度测定法进行测定。

4. 有机溶剂的限度检查　在生产过程中引入有害溶剂时，应当符合《中国药典》（2020 年版）四部附录（通则 0861）残留溶剂测定法测定，凡未规定限度的，可依据毒理试验结果或参考有关标准如 ICH，制定有害溶剂残留量的测定方法与限度。

5. 突释效应或渗漏率的检查　药物在微粒制剂中一般有三种情况，即吸附、包入或嵌入。在体外释放试验时,表面吸附的药物会快速释放,称为突释效应(burst effect)。开始 0.5 小时内的释放量要求低于 40%。

若微囊、微球产品分散于液体介质中贮存,应检查渗漏率,可由式(17-22)计算。

$$渗漏率\% = \frac{产品在贮存一定时间后渗漏到介质中的药量}{产品在贮存前包封的药量} \times 100\% \qquad 式(17-22)$$

6. 其他检查　微囊或微球制剂,除应当符合《中国药典》(2020 年版)附录指导原则的要求外,还应当符合注射剂的规定。若微囊、微球制成缓释、控释、迟释制剂,则还应符合其相应指导原则的有关规定。

二、植入剂

(一)概述

植入剂(implants)系指将药物与辅料制成小块状或条状供植入体内的无菌固体制剂。植入剂一般采用特制的注射器植入,也可用手术切开植入。植入剂发挥治疗作用时间长,但是一般需手术植入给药,因而患者不能自主给药,且植入剂的存在可能引起疼痛及不适感,影响顺应性,因此植入剂主要用在避孕等方面。

1. 植入剂的分类　按药物在植入剂中的存在方式可分为固体载体型药物植入剂、植入泵型药物植入剂和原位凝胶型药物植入剂。

(1) **固体载体型药物植入剂**:系指药物分散或包裹于载体材料中,以柱、棒、丸、片或膜剂等形式经手术植入给药的植入剂。该种植入剂根据材料不同可分为生物不降解型和生物降解型两种,其中生物不降解型又可分为管型植入剂和骨架型植入剂。

(2) **泵型药物植入剂**:系指将携载药物的微型泵植入体内发挥疗效的制剂。该微型泵能按设计好的速率自动缓慢输注药物,控制药物释放速率。理想的植入泵应该满足以下条件:能长期输注药物且能调节释放速率;动力源可长期使用和埋植;可通过简单的皮下注射等方式向泵中补充药液;药液贮库室大小适宜;可长期与组织相容。

(3) **原位凝胶型药物植入剂**:系指将药物和聚合物溶于适宜的溶剂中以原位凝胶的形式植入的一类制剂。该原位凝胶经局部皮下注射,给药后聚合物在生理条件下迅速发生相转变,在给药部位形成固体或半固体状态的凝胶植入物,药物由凝胶中扩散出发挥疗效。原位凝胶由水溶性高分子材料制备而成,具有高度亲水性的三维网格结构及良好的组织相容性、生物黏附性和独特的溶液—半固体凝胶相转变性质。相对于预先成型的植入剂,原位凝胶的优势在于使用前为低黏度液体,因此可以通过无创或微创方式介入到目标组织、器官以及体腔,且无须二次手术将其取出。

2. 植入剂的作用

(1) 延长药物作用时间:皮下植入不像静脉注射,无须频繁给药,其释药均匀而缓慢,有些维持时间可长达数月甚至数年。

(2) 增强药物的生物活性:植入剂皮下给药,不像口服给药由于胃肠道吸收和肝脏首过效应而造成生物利用度的差异。用皮下植入方式给药,药物很容易达到血液循环体系,因而其生物活性高。

随着递药系统理论和医药技术的不断发展与成熟,植入剂也从最初的避孕治疗领域拓展到眼部疾病、心脑血管、胰岛素给药、抗肿瘤等多个领域。

(二)植入剂的材料

1. 固体载体型植入剂材料

(1) **生物不降解型材料**:经过多年的研究,认为硅橡胶是生物相容性、无毒、释放速率理想的生物不降解型植入剂材料,如左旋十八甲炔诺酮植入剂是美国人口理事会研制成的第一个计划生育用管型植入剂,由芬兰 Leiras 药厂生产上市。这类植入剂即是由硅橡胶材料制成,其缺点是达到预定时间后,要用手术方法将其从植入处取出。

（2）**生物可降解型材料**：生物可降解型材料植入体内后,在体内酶的作用下降解成单体小分子,被机体吸收,不需将其取出。医学上已经使用的生物可降解型材料主要有聚乳酸、乳酸/羟基乙酸共聚物、聚己内酯、谷氨酸多肽、谷氨酸/亮氨酸多肽、甘油酯、对羟基苯甲酸、对羟基苯乙酸、对羟基苯丙酸聚合物等。美国三角研究所研制的名为 Capronor 的左旋十八甲炔诺酮生物可降解植入剂,即是以聚己内酯作为控释管膜材料。

2. 原位凝胶型植入剂材料　原位凝胶型植入剂材料多是以共价键连接成主链的高分子化合物。原位凝胶材料给药前后因周围环境中温度、pH、离子等的变化,使聚合物的分散状态发生改变,进而使系统由溶液向凝胶转变。原位凝胶中加入生物降解型高分子聚合物载药微球如 PLGA 载药微球,可制备长效原位凝胶植入剂。

温度敏感型原位凝胶是指高分子材料溶液随温度值变化而诱发凝胶由液体状态转化为半固体状态的凝胶。温敏型原位凝胶植入剂多由一种或几种混合材料制成,例如,聚乙二醇（PEG）和聚乳酸（PLA）组成的 BAB 型（PEG-PLA-PEG）水凝胶材料,即可生物降解的温敏型原位凝胶材料;又如壳聚糖与甘油单油酸酯、壳聚糖与甘油磷酸钠等混合材料,也表现出很好的温敏凝胶性质;再如非离子表面活性剂泊洛沙姆 407 型与泊洛沙姆 188 型联合使用,可作为温敏凝胶材料;此外,聚 N-异丙基丙烯酰胺（PNIPA）凝胶亦是一种典型的温敏型凝胶。

pH 敏感型原位凝胶是指高分子材料溶液的 pH 变化而诱发凝胶由液体状态转化为半固体状态的凝胶。常用的载体有卡波姆等,卡波姆是一种 pH 依赖的聚合物,由于大量羧基的存在,卡波姆可在水中溶解形成低黏度的溶液。在碱性溶液中羧基离子化,负电荷相互排斥使分子链膨胀、伸展并相互缠结形成凝胶。若卡波姆单独使用作原位凝胶的材料,需要较高的浓度,易对机体产生刺激,因此,常将卡波姆和 HPMC 等合用,降低胶凝的浓度,还可提高凝胶强度。

离子敏感型原位凝胶是指某些多糖类阴离子聚合物材料的溶液,与体液中多种阳离子络合而改变构象,在用药部位形成凝胶。常用的载体材料有结冷胶（gellan gum）、海藻酸钠。

（三）植入剂的制备

固体植入剂的制备方法主要有溶剂浇铸法、熔融挤出法、压膜成型法。

1. 溶剂浇铸法　溶剂浇铸法系利用有机溶剂及水作为溶媒,使药物及辅料溶解,待有机溶剂和水分部分挥发后得到半固体混合物,再置于浇铸装置中,浇铸成适宜的形状,干燥后制得一定规格的植入剂,经灭菌即得。

2. 熔融挤出法　将药物与辅料按比例混合,加热下熔融混合,将熔融物固化得到的固体分散体粉碎成小颗粒,并填充于挤出装置中,在一定温度条件下将熔融的固体分散体挤入模具中,室温冷却固化脱模,经灭菌即得。

3. 压膜成型法　将药物和辅料共溶于有机溶剂后形成溶液,经喷雾干燥,形成粒度极小的固体粉末,用液压机在极高的压力下于活塞型模具内压成片状,经灭菌即得。

（四）质量评价

植入剂的质量评价方法因品种不同,检测方法有所差异。植入剂在生产和贮藏期间应符合下列有关规定。

1. 植入剂所用的辅料必须是生物相容的,可以用生物不降解材料如硅橡胶,也可用生物降解材料。前者在达到预定时间后,应将材料取出。

2. 植入剂应进行释放度测定。植入剂应单剂量包装,包装容器应灭菌。

3. 植入剂应严密,遮光贮存。

除另有规定外,植入剂应还进行以下相应检查。

装量差异:除另有规定外,照下述方法检查,应符合规定。取供试品 5 瓶（支）,除去标签,铝盖,容器外壁用乙醇擦净,干燥,开启时注意避免玻璃屑等异物落入容器中,分别迅速精密称定,倾出内容物,容器用水或乙醇洗净,在适宜条件下干燥后,再分别精密称定每一容器的重量,求出每1瓶(支)中的装量与平均装量相比较,应符合下列规定(表17-4),如有1瓶(支)不符合规定,应另取10瓶(支)复试,应符合规定。

表 17-4　植入剂装量差异

平均装量	装量差异限度
0.05g 及 0.05g 以下	±15%
0.05g 以上至 0.15g	±10%
0.15g 以上至 0.50g	±7%
0.50g 以上	±5%

无菌检查:按照《中国药典》(2020年版)四部附录无菌检查法(通则1101)检查,应符合规定。

思 考 题

1. 简述通过控制溶出达成缓控释的基本原理与方法。

2. 简述通过控制扩散达成缓控释的基本原理与方法。

3. 某难溶性药物在十二指肠部位主动吸收,口服给药生物利用度低,试尝试进行合理的剂型设计,以提高其口服生物利用度。

4. 简述影响口服缓控释制剂设计的因素。

5. 简述膜控型和骨架型缓控释制剂的区别。

6. 与骨架片比较,小丸剂在缓控释制剂上有哪些特点?

7. 简述口服择时与定位递药系统的类型及特点。

8. 简述结肠定位释药系统的优点及类型。

9. 简述药物微囊与微球的概念,微粒制剂有何特点。

10. 简述单凝聚与复凝聚法制备微囊的原理及工艺流程。

11. 简述药物植入剂的概念、分类及其作用。

12. 简述注射用缓控释制剂的优点和缺点?

(吴 伟　高建青)

第十七章
目标测试

参 考 文 献

[1] 国家药典委员会. 中华人民共和国药典:2020年版. 北京:中国医药科技出版社,2020.

[2] 崔福德. 药剂学. 7版. 北京:人民卫生出版社,2011.

[3] 方亮. 药剂学. 8版. 北京:人民卫生出版社,2016.

[4] 陆彬. 药物新剂型与新技术. 2版. 北京:人民卫生出版社,2005.

［5］何勤,张志荣. 药剂学. 3 版. 北京:高等教育出版社,2021.

［6］RANADE V V,HOLLINGER M A. Drug Delivery Systems. 2nd ed. New York:CRC press,2003.

［7］LOYD V A Jr,POPOVICH N G,ANSEL H C. Ansel's Pharmaceutical Dosage Forms and Drug Delivery Systems. 12th ed. New York:Lippincott Williams & Wilkins,2021.

［8］AVA M V,AARON C A,SAMIR M. The evolution of commercial drug delivery technologies. Nature Biomedical Engineering,2021,5:951-967.

［9］BANKER G S,RHODES C T. Modern Pharmaceutics. 4th ed. New York:Marcel Dekker,Inc.,2002.

［10］RANADE V V,HOLLINGER M A. Drug Delivery Systems. 2nd ed. New York:CRC press,2003.

第十八章

靶 向 制 剂

第十八章
教学课件

学习目标

1. **掌握** 靶向制剂的基本概念,类型。
2. **熟悉** 靶向制剂的质量要求,靶向性评价方法。
3. **了解** 活体成像技术。

第一节 概 述

靶向制剂亦称为靶向给药系统(targeted drug delivery system,TDDS),系指载体将药物通过局部给药或全身血液循环而选择性地浓集定位于靶组织、靶器官、靶细胞或细胞内结构的给药系统。

随着生物药剂学和药物动力学的发展,人们发现药物在必要的时间、以必要的量到达病灶部位时,才能发挥最大疗效,而分布到其他部位的药物不但不能起到治疗作用,反而可能产生毒副作用。尤其对于非选择性细胞毒性化疗药物,其对正常细胞也具有较大的毒副作用。若采用常规制剂,药物被细胞、组织或器官摄取而体内分布不具有选择性,加之蛋白结合、排泄、代谢、分解等体内过程,只有少部分药物到达病灶部位,因此往往通过提高剂量增加病灶部位的药物浓度,而这势必增加药物毒副作用。相反,TDDS通过与病灶组织、细胞的特定结构和靶点识别,达到靶向定位的作用,提高疗效,避免药物作用于其他组织而造成的毒副作用。此外,通过脂质体、微囊、微球、纳米粒、纳米囊等靶向载体的携带,可以改善某些药物药剂学方面的稳定性低或溶解度小等问题。TDDS也可以改善某些药物吸收差或生物学不稳定性的缺陷,比如,采用结肠靶向给药系统进行胰岛素的口服递送,可以避免胰岛素在消化道上端被酸和酶降解;也可突破某些疾病治疗需克服的解剖屏障,或某些药物吸收的细胞屏障。比如,采用TDDS突破血脑屏障治疗脑部疾病等。总体讲来,靶向制剂具有提高药物的安全性、有效性、可靠性和患者依从性的优点。

一、靶向制剂的发展历程

靶向制剂的概念起始于德国免疫学家 Paul Ehrlich,他是化学疗法的奠基者之一。由于发现有些化合物能够特异性地对细菌染色,Paul Ehrlich 提出了"魔弹(magic bullet)"的构想,期望采用这些化合物作为靶向分子将药物或毒物带至病灶部位,进而减少对正常组织或细胞的损伤,并发明了所谓的"魔弹"——抗梅毒药"606"。受到当时科学认知的限制,"606"虽然对梅毒的治疗确实有效,但并非真正意义上的靶向制剂,它的治疗过程缓慢、痛苦,且具有风险。

1948 年,Pressman 和 Keightley 重新明确提出"用抗体作为细胞生长抑制剂和放射性同位素的载体",标志着"魔弹"的研究正式进入实践阶段,在以抗体为载体的药物导向研究中做了大量开创性的工作。1951 年,Beierwaltes 用[131]I 标记的抗体治疗黑色素细胞瘤;1953 年,Pressman 和 Korngold 用[131]I 标记的抗体检测大鼠肿瘤;1958 年,Mathe 等将抗体连接到甲氨蝶呤上用以治疗白血病;1970 年,Moolten 和 Cooperband 将抗体连在白喉毒素上制成免疫毒素;1972 年,Ghose 等将氯丁氮芥连接到抗

374

体上治疗黑色素瘤等。这些工作充分验证了"魔弹"的设想,但是,当时技术上还处于雏形阶段,且所用的多克隆抗体的专一性并不理想,效果有限。

1975 年,Kohler 和 Milstein 发明了单克隆抗体技术,靶向药物进入了以单抗为主流的时代。单抗具有专一的识别作用,不仅可以识别特定的抗原,还可以识别同一抗原分子上不同的决定簇,如可以利用单抗识别肿瘤细胞表面特异性的抗原,将它们与正常细胞区分开来,达到相当高的靶向精度。

随着分子生物学、细胞生物学、药物化学、材料科学等学科的飞速发展,靶向制剂的发展开辟了新天地,20 世纪 80 年代以来,TDDS 的研究已成为医药领域的研究热点之一,对靶向制剂的靶向机理、制备方法、药剂学性质、体内分布和代谢规律有了较为清楚和全面的认识。与此同时,一些 TDDS 也相继上市,例如,阿霉素脂质体、阿糖胞苷脂质体、两性霉素 B 脂质体等药物载体制剂。Doxil® 是第一个得到 FDA 批准的长循环阿霉素脂质体。在临床使用中,Doxil® 经静脉注射后,于肿瘤组织的蓄积程度上升,进入正常组织的部分减少,显著提高阿霉素的抗癌效能,应用于复发性卵巢癌、多发性骨髓瘤的治疗。脂质体是 70 年代出现的一种新型药物载体,许多国家都对脂质体作为抗癌药物"魔弹"展开大量研究。但是由于脂质体对药物的包封量不足和加热灭菌不稳定等问题得不到解决,所以长期停留在实验室研究阶段。

顾学裘首创的多相脂质体,突破了上述难关,使这一新型药物载体从实验室研究推进到工业生产和临床应用的阶段,并且他在组方和工艺上的革新,使工业生产大大简化工艺过程。在当时,中国的药物制剂研究和生产都十分落后,大量药物制剂不得不依靠进口。在艰难简陋的条件下,顾学裘深感自己振兴和发展中国药物制剂的使命,组建新剂型制剂研究室。经过十余年的研究,顾学裘团队使用熔融法工艺,优化脂质体处方,省去有机溶剂的消耗,提高了脂质体的药物包封量,简化工业生产工艺。顾学裘在多相脂质体研究方面关键性的突破,受到国内外专家的一致认可,带来了巨大的社会效益和经济效益。

这里需将 TDDS 与分子靶向药物区分,如吉非替尼等小分子靶向药物、曲妥珠单抗抗体药物等。它们的区别主要在于 TDDS 是载体,递送药物至靶部位发挥作用;分子靶向药物直接靶向至靶部位发挥作用。另外,靶向制剂的范围也不再局限于最初狭义的肿瘤靶向制剂。随着相关疾病病理基础的不断探索,针对各种疾病微环境的靶向制剂也在发展之中。例如,脑部药物递送效率低的问题严重限制了脑部疾病的治疗效果。通过设计主动靶向分子修饰的载药系统,如转铁蛋白、乳铁蛋白、胆碱衍生物等,可以使得修饰后的递药系统高效跨过血脑屏障,提高在脑内的药物蓄积量,提高治疗效果。

虽然靶向制剂的研究取得了全面进展和突破,但仍然需要清醒地认识到靶向制剂的制备和临床应用上仍然存在很多的问题。理想的靶向制剂应该具备定位浓集、控制释药和载体无毒可生物降解三个要素,但靶向制剂目前的靶向效率仍不理想,亟需在后续的研究中加以解决。

二、靶向制剂的分类

根据靶向制剂在体内所到达的部位,可以分为三级。①一级靶向是指到达特定的靶组织或靶器官,如靶向至肝脏或肺黏膜组织的靶向制剂等。②二级靶向是指到达特定的靶细胞:以肝脏肿瘤为例,肝脏部位既有正常的肝实质细胞,也有肝肿瘤细胞,若简单地将化疗药物靶向至整个肝脏,在杀灭肿瘤细胞的同时,也将破坏正常肝细胞;若能靶向浓集于肝肿瘤细胞,则在增加药效的同时,可以降低对肝实质细胞的伤害。③三级靶向是指到达细胞内的特定部位,比如通过连接靶向线粒体基质蛋白的 N 端信号肽序列,实现靶向线粒体的细胞内输送,可以提高某些作用于线粒体但进入线粒体能力有限的药物的疗效。

按照靶向给药的机理,可以将靶向制剂分为被动靶向制剂、主动靶向制剂和物理化学靶向制剂三大类。

基于细胞的
靶向制剂
（扩展阅读）

（一）被动靶向制剂

被动靶向制剂（passive targeting preparations）系指将药物包裹或镶嵌入各种类型的微粒中，根据机体内不同的组织、器官或细胞对不同微粒具有不同的滞留性而靶向富集的制剂。所采用的微粒包括乳剂、脂质体、纳米粒、胶束、微球、微囊等，其与主动靶向制剂最大的区别在于这些载体上未修饰具有分子特异性作用的配体、抗体等，因此，表面修饰有 PEG 等"隐形"分子的微粒也属于被动靶向制剂。另外、这些微粒的粒径大小和表面性质（疏水性、电荷等）对其体内分布起着重要的作用。

（二）主动靶向制剂

主动靶向制剂（active targeting preparations）系指以经修饰的药物载体作为"导弹"，将药物定向地运送到靶区浓集发挥药效。最常用的修饰分子为配体、单克隆抗体、靶向肽等。

（三）物理化学靶向制剂

物理化学靶向制剂（physical and chemical targeting preparations）系指通过设计特定的载体材料和结构，使其能够响应于某些物理或化学条件而释放药物。较为常用的物理化学方法包括磁、pH、温度和栓塞等，比如在载药微球或微囊中同时包裹磁性物质，给药后即可通过体外磁场将这些载体导向到特定部位；以十七烷酸磷脂为膜材可制备 pH 敏感脂质体，由于肿瘤部位 pH 低于正常组织，导致脂肪酸羧基脂质化成六方晶相的非相层结构，使膜融合，释放药物；采用二棕榈酸磷脂和二硬脂酸磷脂按一定比例混合可制备热敏脂质体，静脉注射后，用微波加热肿瘤部位至 42℃，高于二棕榈酸磷脂的相变温度，引起脂质双分子层流动性增加，药物于肿瘤部位释放；此外，用较大粒径的栓塞微球阻断靶区的血供与营养，同时释放药物起到协同作用，也属于物理化学靶向制剂。

第二节　被动靶向递药原理

被动靶向递药的机制主要在于：体内的单核吞噬细胞系统具有丰富的吞噬细胞（肝脏的 Kupffer 细胞、肺部的吞噬细胞和循环系统中的单核细胞等），可以将一定大小的微粒作为异物而吞噬，通过正常生理过程运送至肝、脾等器官，一些较大的微粒由于不能滤过毛细血管床，也可被机械截留于某些部位。因此，循环系统生理因素和微粒自身性质均有可能影响其体内分布。

一、循环系统生理因素

药物的体内分布主要包括两个步骤，先是从血液通过毛细血管壁向组织间液转运，再由组织间液通过细胞膜向细胞内转运。因此，毛细血管流量、通透性以及组织细胞亲和力等生理学和解剖学屏障均会影响药物的体内分布。

（一）体循环基本生理

体循环包括血液循环和淋巴循环（图 18-1），血液循环流动速度非常快，是淋巴流速的 200~500 倍，因此，血液循环是决定药物分布的主要因素，但药物的淋巴转运有时也十分重要。

组织的血流速度（又称灌注速率）是影响血液循环中药物分布的主要因素。通常血流量大，血液循环好的器官和组织，药物的分布较多，反之则少。比如，脑、肝、肾是循环较快的脏器，肌肉、皮肤是循环程度中等的组

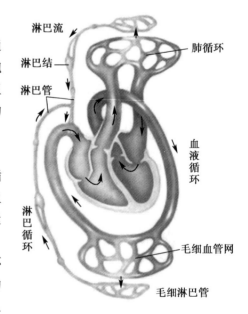

图 18-1　血液循环与淋巴循环示意图

织,而脂肪和结缔组织则是循环较慢的组织。毛细血管的通透性也会影响到微粒向组织的分布。毛细血管的通透性主要取决于管壁的类脂屏障和管壁上的微孔,不同脏器的毛细血管具有不同的通透性。肝窦毛细血管管壁上有很多缺口,微粒比较容易通过;脑和脊髓的毛细血管内壁结构较为致密,细胞间隙极少,形成连续性无膜孔的毛细血管壁(血脑屏障),因此,虽然脑部血液循环速度较快,但由于血脑屏障的存在,普通纳米粒也无法更多地富集于脑内。

淋巴循环是循环系统的重要辅助部分,为组织液从组织间隙经毛细淋巴管进入淋巴系统而形成的单向流路,因此是血管系统的补充。毛细淋巴管存在于组织间隙,其内皮细胞上有允许小分子通过的小孔,细胞间有缺口,因此通透性非常大。由于血流速度远远高于淋巴流速,组织间隙中的水和小分子物质主要通过毛细血管转运,但是大分子物质无法进入毛细血管,则通过淋巴系统进行转运。因此,淋巴循环具有蛋白质回收、脂肪运输、调节血浆和组织液之间的液体平衡等重要功能。正常组织间隙中分布的微粒也可能进入淋巴循环被清除。

肿瘤部位的循环系统与正常组织有所不同。为了满足快速生长的需求,肿瘤部位的血管生成较快,因此血管壁结构完整性差,有较宽的间隙,循环中的纳米微粒可能穿透这些间隙而更多地进入肿瘤组织。同时,肿瘤组织的淋巴回流功能并不完善或者缺失,造成大分子类物质和微粒的滞留。这种现象被称作实体瘤组织的增强通透性和滞留效应,简称 EPR(enhanced permeability and retention)效应(图 18-2)。但是需要注意的是,EPR 效应尚存在争议,尚未在人体肿瘤部位验证 EPR 效应。

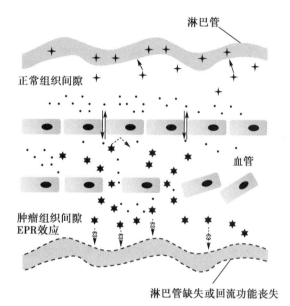

图 18-2 正常组织外渗和淋巴通路以及肿瘤组织 EPR 效应

(二)细胞摄取

载药微粒向细胞内的转运是其发挥作用的关键,也可能影响其体内分布,具体的内化方式主要包括内吞(endocytosis)和融合(fusion)(图 18-3)。

1. 内吞 是通过质膜的变形运动将细胞外物质转运入细胞内的过程。一般微粒和血液中的有关物质发生相互作用,如被免疫球蛋白 IgG 和补体 C3b 等血液中的特殊物质调理,可被吞噬细胞识别并结合到细胞膜上,并通过细胞的内吞作用进入细胞形成内吞体。该内吞体在细胞质基质中可能进入溶酶体,在溶酶体酶的作用下释放药物。有参考文献中将该过程中的载体形容为"特洛伊木马"(Trojan horse)。

根据入胞物质的不同大小,以及入胞机制的不同可将内吞作用分为三种类型:吞噬作用、吞饮作用、受体介导的内吞作用。

(1)吞噬作用:吞噬作用(phagocytosis)是吞噬细胞和原生动物通过细胞膜从周围环境摄取固体颗粒(往往大于 1μm),并在其内部形成吞噬体的过程。在摄入颗粒物质时,细胞部分变形,使质膜凹陷或形成伪足将颗粒包裹摄入细胞。

(2)吞饮作用:是细胞内吞作用从外界获取物质及液体的一种类型,是细胞外的微粒通过细胞膜的内陷包裹形成小囊泡(胞饮囊泡),并最终和溶酶体相结合并将囊泡内部的物质水解或者分解的过程。吞饮作用(pinocytosis)需要消耗大量的 ATP,将细胞周边的液体连同其中的溶质一起吞入,对于吞饮的物质没有选择性。因此,吞饮作用更为普遍,几乎存在于所有细胞中,且不需要任何外部刺激。吞饮作用又可分为液相内吞和吸附内吞。液相吞饮是非特异性的连续过程,可把细胞外液及其内容物摄入细胞内。吸附吞饮则是细胞外大分子或颗粒物质以某种方式吸附在细胞膜表面被内化的过程。

（3）受体介导的内吞作用：受体介导的内吞作用（receptor-mediated endocytosis）也称为网格蛋白依赖的内吞作用，是细胞摄取细胞外代谢物、激素、蛋白的过程。该过程通过细胞表面的受体与被内吞分子的特异性结合形成复合物，该部分质膜凹陷形成有被小窝后与质膜脱离形成有被小泡，进而将细胞外物质摄入细胞内。

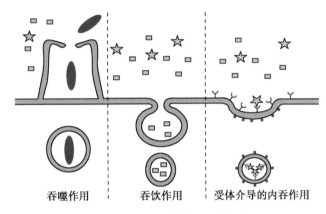

内吞作用
（视频）

吞噬作用　　　吞饮作用　　受体介导的内吞作用

图18-3　细胞对药物的内吞作用

2. 融合　融合主要针对脂质体的细胞摄取而言，是指脂质体的膜插入细胞膜的脂质层中，而将内容物释放到细胞内的过程。脂质体膜中的磷脂与细胞膜的组成成分相似，因此可与细胞膜完全混合。在脂质体膜中加入溶血磷脂、磷脂酰丝氨酸或表面活性剂等融合因子可促进融合。

二、微粒自身性质

粒径是影响被动靶向制剂体内分布的首要因素。较大的微粒，往往由于机械截留作用分布到相应组织，如粒径大于7μm的微粒通常被肺部毛细血管截留，被单核细胞摄取进入肺组织或肺泡；而小于7μm的微粒，一般被肝、脾中的巨噬细胞吞噬而富集于这两个组织；200~400nm的微粒集中于肝脏后迅速被清除；100~200nm的微粒很快被巨噬细胞吞噬，最终富集于肝Kupffer细胞溶酶体中；50~100nm的微粒可进入肝实质细胞中，小于50nm的微粒可通过肝内皮细胞或通过淋巴传递到脾和骨髓中。

微粒的表面性质对于体内分布也有较为重要的作用。单核吞噬细胞系统对微粒的识别和摄取主要通过微粒表面的调理素和吞噬细胞上受体完成。而微粒的表面性质决定了吸附调理素的成分和吸附程度，进而决定了吞噬的途径。比如，用戊二醛处理的红细胞易吸附IgG，可通过Fc受体吞噬；而用N-乙基顺丁烯二酰亚胺处理的红细胞则易于吸附Cb3因子。若微粒表面为亲水性，则不易被调理素结合，能在血液中长期循环，但若吸附了免疫球蛋白，则其表面具有疏水性，易于被吞噬而迅速从血中消除。带负电的微粒易于被肝的单核-巨噬细胞系统吞噬而滞留于肝，带正电的易被肺毛细血管截留而滞留于肺。

三、隐形化原理

常规设计的微粒易于被调理素调理而被吞噬细胞识别和吞噬，血中消除很快，并分布于单核巨噬细胞丰富的组织，要到达其他靶部位较为困难。但是，若增加微粒表面的亲水性、微粒的柔韧性及其空间位阻，则可避免被调理素所结合，避免被吞噬细胞吞噬，延长在循环系统中的循环时间，并可利用疾病部位的EPR效应更多地分布于肿瘤组织。目前最常用的隐形化原理就是采用表面修饰的方法，增加微粒表面的亲水性，引入空间位阻，防止被调理素调理而达到"隐形"的效果。常用的亲水性修饰分子包括 PEG、poloxamer、Tween 80 等,以物理吸附或化学键合的方式进行修饰。

第三节　主动靶向制剂

　　主动靶向制剂利用修饰的载体作为"导弹"将药物运输到靶部位,相对于被动靶向制剂,具有更好的靶向效果,是目前药剂学和生物材料科学领域较为热门的研究领域之一。分子生物学、细胞生物学、材料学、免疫学及药物化学等学科的飞速发展,也为新型主动靶向制剂的设计注入了新的活力。主动靶向制剂包括修饰脂质体、免疫脂质体、修饰微乳、修饰微球、修饰纳米球、免疫纳米球等。

　　目前,主要采用单克隆抗体或配体进行载药微粒的修饰,通过抗体-抗原或者受体-配体的特异识别作用达到主动靶向的效果。但是,单纯采用靶向修饰的微粒并不能实现这一目的,原因在于这些药物静脉注射给药后,仍然会被单核-巨噬细胞作为异物识别而转运至肝、脾等巨噬细胞丰富的组织,并不能靶向到其他部位。因此,需联合隐形原理,将载体表面进行亲水性修饰后再连接靶向头基,这样,延长载药微粒在体循环中循环时间,通过靶向头基更多地分布到靶部位。

一、抗体介导的主动靶向制剂

　　抗体介导的主动靶向制剂可以通过两种策略实现,可以将抗体与载药微粒连接,如免疫脂质体、免疫纳米球、免疫微球等,也可以将抗体与药物结合制备免疫复合物。

　　1. 免疫脂质体　免疫脂质体(immunoliposomes)是通过将载药脂质体与单克隆抗体或基因抗体共价结合构成,借助抗体与靶细胞表面抗原在分子水平上的识别能力,来特异性地杀伤靶细胞,达到治疗目的。比如,PEG 修饰的阳离子免疫脂质体,表面结合靶向鼠源性抗胰岛素受体的单抗 83-14,研究结果显示 PEG 能延长脂质体在核内体的时间,该脂质体能进入中枢神经系统且荧光表达率是未用抗体修饰脂质体的 20 倍左右。

　　2. 免疫纳米球　是将单克隆抗体与纳米球结合,通过静脉注射即可实现主动靶向。比如,将抗人膀胱癌 BIU-87 单克隆抗体 BDI-1 通过化学交联反应连接于阿霉素白蛋白纳米球制得免疫纳米球,可以同靶细胞的纤毛连接,并对人膀胱癌 BIU-87 具有明显的杀伤作用。

　　3. 免疫微球　是指用聚合物将抗原或抗体吸附或交联形成的微球。此微球不但可以载带药物实现靶向治疗,也可以标记和分离细胞做诊断和治疗,还可使免疫微球带上磁性提高靶向性和专一性。比如,抗兔 M 细胞单抗 5B11 的聚苯乙烯微球的 M 细胞的靶向性,是非特异抗体微球的 3.0~3.5 倍。

　　4. 免疫复合物　免疫复合物(immunoconjugates)是将抗体直接或间接与药物连接构成。比如,Kadcyla 即为曲妥珠单抗和小分子微管抑制剂 DM1 偶联而成,通过曲妥珠单抗靶向作用于乳腺癌和胃癌人表皮生长因子受体 2(HER2),引起偶联物释放 DM1,进而杀死肿瘤细胞,与曲妥珠单抗相比,Kadcyla 具有较好的整体疗效和药代动力学特性,并且毒性较低。

二、受体介导的主动靶向制剂

　　利用某些器官和组织上特定的受体可与其特异性的配体或抗体发生专一性结合的特点,将药物或药物载体与配体或抗体结合,从而将药物导向特定的靶组织。目前研究较多的受体主要有表皮生长因子受体、唾液酸糖蛋白受体、低密度脂蛋白受体、转铁蛋白受体、叶酸受体、白介素受体等,有些受体已证实可作为特定肿瘤靶向的靶点,提高主动靶向效率。针对这些受体,常用的配体包括糖蛋白、脂蛋白、转铁蛋白、叶酸和多肽等。

第四节 物理化学靶向制剂

一、磁靶向制剂

磁靶向制剂是将磁性物质包裹于载药微粒中,在体外磁场的作用下,使载药微粒在体内定向移动、定位浓集,从而富集于病变部位发挥疗效。常用的磁性物质有 $FeO \cdot Fe_2O_3$(Fe_3O_4)磁粉或磁流体。前者通过 Fe^{3+} 和 Fe^{2+} 在碱性条件下反应制备,所得 $FeO \cdot Fe_2O_3$ 亦可进一步变为 Fe_2O_3,为黑色胶体溶液,由粒径在 $2 \sim 15nm$ 范围的超细球形粒子组成,亦称磁流体。

1. 磁性微球　可用一步法,即在成球前加入磁性物质,成球时将磁性物质包裹;也可用两步法制备,即先制成微球,再将微球磁化。比如,磁性明胶微球的制备即采用一步法,将超细磁流体分散于明胶溶液中,成乳后用甲醛交联固化,得磁性明胶微球,静脉注射后,并于头颈部加磁场 20 分钟后,磁性微球在靶区分布的量为未加磁场时的 15 倍。除了用于实体瘤的治疗以外,磁性微球还可用于骨髓净化,以除去骨髓中的癌细胞,便于自身骨髓移植。

2. 磁性纳米粒　将磁性物质包载于纳米粒制备磁性纳米粒,具有一般纳米粒不具备的优点。比如,可在磁场作用下更有效地避免巨噬细胞的吞噬;可以作为实体瘤显像剂;在磁场部位超向聚集,在微血管中形成栓塞,阻断肿瘤供血,而在非磁区则无此效应。

二、pH 敏感靶向制剂

疾病状态会改变病理组织(发炎、感染、肿瘤组织等)的 pH,如实体瘤细胞外 pH 为 6.5,明显低于生理 pH 7.4;溶酶体囊泡内的 pH 也明显低于细胞质的 pH;另外,消化道不同部位也呈现不同的 pH 范围。因此,利用这些 pH 差异,选择合适的载体材料即可将药物选择性地靶向到特定的组织、细胞或细胞内特定位置。

1. pH 敏感脂质体　采用含有 pH 敏感基团的脂质制备,在低 pH 时由于脂肪酸的不稳定而导致膜融合而达到细胞内靶向和控制药物释放的功能性脂质体。例如,二油酰磷脂酰乙醇胺(DOPE)分散于水中可形成反六角相结构(磷脂头基朝内、碳链朝外),但在 pH 中性时加入胆甾醇半琥珀酸酯,其酸性基团可增加磷脂分子间斥力,形成脂质体双层膜结构;在酸性条件下,胆甾醇半琥珀酸羧基质子化,磷脂分子间斥力消失,DOPE 转相形成反六角相结构,释放药物,实现 pH 敏感递药。

2. pH 敏感的结肠定位给药系统　结肠部位具有 pH 较高的特点,采用丙烯酸树脂(Eudragit L、Eudragit RS 和 Eudragit S 等)、醋酸纤维素钛酸酯、羟丙甲纤维素钛酸酯等在 pH 较高溶液中溶解的材料即可实现 pH 敏感型结肠定位给药系统。最常用的做法为采用这些材料包衣,具体内容参见本教材第十三章。

三、热敏靶向制剂

热敏靶向制剂是通过外部热源对靶区进行加热,使靶区的温度稍高于周围未加热区,实现载体中药物在靶区内释放的一类制剂。以热敏脂质体为例说明热敏靶向制剂的靶向原理。脂质体的物理性质与介质温度有密切关系,当升高温度时脂质体双分子层中疏水链可从有序排列变为无序排列,从而引起脂质膜物理性质的一系列变化,膜由"胶晶"态变为"液晶"态,其厚度减小,流动性增加,造成包裹的药物释放。发生这种转变时的温度称为相转变温度(phase transition temperature)。它取决于磷脂的种类,一般酰基侧链越长相转变温度越高;脂肪酸不饱和度增加,相转变温度降低;磷脂纯度越高,相转变温度越窄。比如,二棕榈酰磷脂酰胆碱(DPPC)相转变温度为 41℃,二硬脂酰磷脂酰胆碱(DSPC)的相转变温度为 55℃。将不同比例的 DPPC 和 DSPC 混合即可制得具有不同相转变温度的热敏脂质体,静脉注射后,于肿瘤部位红外照射至局部温度高于脂质体的相转变温度,即可引起此部位脂质体释放药物达到温度敏感靶向递送的目的。也可以将 NH_4HCO_3 包载于脂质体内水相制得热敏脂质体,当肿瘤局部温度升高至40℃时,NH_4HCO_3 分解释放的 NH_3 和 CO_2 使磷脂双分子层破裂,释放药物,也能达到温度敏感靶向递送的目的。当然,热敏靶向制剂并不局限于热敏脂质体,采用其他温敏材料制成的热敏凝胶、胶束等制剂均能实现热敏靶向的作用。

四、栓塞靶向制剂

动脉栓塞是通过动脉插入的导管将栓塞物输送到靶组织或靶器官的医疗技术,通过阻断靶区的供血和营养,使靶区肿瘤细胞坏死。目前,常用的栓塞物有栓塞微球和栓塞复乳,在栓塞的同时,还可将载带的抗肿瘤药物释放出来,达到栓塞和靶向化疗的双重作用。

第五节　纳微米尺寸靶向制剂

一、纳米粒

(一)概述

纳米粒(nanoparticles)系指药物或与载体辅料经纳米化技术分散形成的粒径<500nm 的固体粒子。药物纳米粒主要包括药物纳米晶和载药纳米粒两类:①药物纳米晶(drug nanocrystals)是仅由药物分子组成的纳米粒;②载药纳米粒(drug carrier nanoparticles)是将药物以溶解、分散、吸附或包裹于适宜的载体或高分子材料中形成的纳米粒。已研究的载体纳米粒包括聚合物纳米囊(polymeric nanocapsules)、聚合物纳米球(polymeric nanospheres)、药质体(pharmacosomes)、固体脂质纳米粒(solid lipid nanospheres)、纳米乳(nanoemulsion)和聚合物胶束(polymeric micelles)等,载药纳米粒可制备成适宜的剂型如静脉注射剂或输液剂给药。药物纳米粒的特点主要有以下几个方面。

1. 改善难溶性药物的口服吸收　在表面活性剂和水等存在的情况下直接将药物粉碎成纳米混悬剂,适合于口服、注射等途径给药以提高生物利用度。

2. 延长药物体内循环时间　亲水性材料如聚乙二醇衍生物对纳米载体表面修饰后,该纳米粒在体内可逃避体内网状内皮系统快速捕获,有利于药物在体循环中的暴露时间,增强药物疗效。

3. 增强药物跨越血脑屏障能力　提高药物的脑内浓度,改善脑内实质性组织疾病和脑神经系统疾病的治疗有效性。

4. 增强药物靶向性　聚合物纳米粒有利于淋巴系统靶向给药,选择亲脂性材料或对纳米粒进行表面修饰,亲油性表面更容易被淋巴细胞所吞噬。表面连有单克隆抗体和配体的纳米粒可以增加病变部位的靶向性。

5. 可用作生物大分子的特殊载体　纳米载体有利于生物大分子药物的吸收、体内稳定性和靶向性。

6. 控制药物释放　通过纳米材料包裹,保证药物的可控释放。

(二)载体材料

制备载药纳米粒的载体材料主要有两大类:①天然高分子材料,如脂类、糖类、蛋白质等;②合成高分子材料,如聚氰基丙烯酸烷酯(polyalkylcyano acrylate,PACA)、聚乳酸(polylactic acid,PLA)和聚乳酸-羟基乙酸共聚物(polylactic-co-glycolic acid,PLGA)。此外还有合成的脂类如硬脂酸等。目前,美国 FDA 批准可用于注射给药的载体材料为 PLA 和 PLGA。

(三)药物纳米混悬剂的制备

1994 年 Müller 等利用表面活性剂的稳定作用,将药物颗粒分散在水中,通过粉碎或者结晶技术制备了稳定的纳米混悬剂。纳米混悬剂可经进一步制剂加工成各类剂型,供注射或口服使用。美国FDA批准上市的药物纳米晶有西罗莫司(sirolimus)、阿瑞匹坦(aprepitant)、非诺贝特(fenofibrate)、甲地孕酮(megestrol)、帕潘立酮(paliperidone)等几种药物。

纳米混悬剂的制备方法大体上可分为两类:①自下向上法(bottom-up method),从药物溶液中利用结晶技术制备纳米尺度的结晶;②自上向下法(top-down method),将大颗粒的药物分散成纳米尺度的结晶。为了制备稳定的纳米晶,还需要加入一些稳定剂,常用的稳定剂有表面活性剂、高分子聚合物、缓冲液、盐、多元醇、渗透压调节剂或抗冻剂等。

1. 沉淀法　沉淀法(precipitation)是先将药物溶解到适宜的良溶剂中形成溶液,然后将药物溶液加入另一不良溶剂中而析出结晶的方法。通过结晶条件的控制使晶核快速形成,抑制结晶生长,最终可以得到纳米药物结晶。

2. 研磨法　研磨法(milling)是先将药物粉末分散在含表面活性剂溶液中,与研磨介质一起放入专用研磨机内,使药物粒子在研磨介质之间、研磨介质和器壁之间发生猛烈撞击和研磨,从而粉碎得到纳米结晶的方法。

3. 高压匀质法　高压匀质法(high-pressure homogenization)是先将药物微粉化制成混悬液,然后在高压匀质机的高压泵作用下,强行高速通过匀化阀的狭缝,制得纳米混悬剂的方法。本法除具备介质研磨法的优点外,还适于制备注射用的无菌纳米混悬剂。本法需预先将药物微粉化,制成粒径小于$25\mu m$的微粒后才能采用。

4. 乳化法　乳化溶剂蒸发法(emulsion-solvent evaporation)系指先乳化后蒸发去除有机溶剂制备纳米混悬剂的一种方法。该法要经过两个步骤:首先制备含药 O/W 型纳米乳,难溶性药物溶解在油相乳滴内;下一步通过各种方式(如减压蒸馏、匀质化、对流匀质等)使乳滴内有机溶剂挥发,药物析出。通过控制乳滴大小可以控制药物纳米粒子的尺寸。

乳化溶剂扩散法(emulsion-solvent diffusion)系指先乳化后通过有机溶剂扩散析出药物结晶的方法。该法选用与水部分互溶的有机溶剂作为含药内相制备 O/W 型乳剂,然后用水稀释,使内相(乳滴)的有机溶剂扩散到外相(水相),从而在乳滴内析出药物,最后通过高速离心分离出药物纳米粒或浓缩得到纳米混悬剂。

(四)载药纳米粒的制备

纳米粒的制备方法与微囊、微球的制备方法类似,主要有乳化聚合法、天然高分子凝聚法和聚合物材料分散法等。

1. 乳化聚合法　以水为连续相的乳化聚合法是目前制备载药纳米粒最常用的方法。将单体分散于含乳化剂的水相中形成胶束或乳滴,单体遇 OH^-、其他引发剂或经高能辐射可发生聚合,快速扩散使聚合物的链进一步增长,胶束及乳滴作为提供单体的仓库,而乳化剂起到防止聚合物纳米粒聚集作用。聚合反应终止后形成固体纳米粒。

例如,聚氰基丙烯酸烷酯(PACA)纳米粒是氰基丙烯酸烷酯单体在室温下聚合而成,水中 OH^- 离子作引发剂,故 pH 对聚合反应速率影响较大,在碱性溶液中反应快。反应式如下:

$$OH^- + H_2C{=}C\begin{smallmatrix}CN\\[2pt]\\CO_2R\end{smallmatrix} \longrightarrow HO{-}CH_2{-}C(-)\begin{smallmatrix}CN\\[2pt]\\CO_2R\end{smallmatrix} \xrightarrow{\text{单体}} HO{-}CH_2{-}C{-}CH_2{-}C(-)\begin{smallmatrix}CN\quad CN\\[2pt]\\CO_2R\quad CO_2R\end{smallmatrix} \xrightarrow{\text{单体}} 聚合物$$

通常聚合物平均分子量低,得到的纳米粒较软且易于粘连,故稳定剂的应用特别重要。溶液的pH、单体浓度及搅拌速度是影响粒径的重要因素。采用本法制备的纳米粒的药物包封率在15%～90%范围内,一般情况下,亲脂性药物包封率较高。

2. 凝聚法　高分子材料凝聚法是指采用加热变性、化学交联以及盐析脱水而使高分子材料凝聚的方法。

如白蛋白纳米粒的制备,先制备乳状液之后,采用了加热变性法固化乳滴的制备技术。水相:将药物溶解或分散于 200~500g/L 的白蛋白溶液中。油相:取 40~80 倍于水相体积的棉籽油或液体石蜡。制备方法:把水相加入于油相中搅拌或超声使形成 W/O 型乳状液,然后快速滴加到 100~200ml 的热油(100~180℃)中,并保温 10 分钟,使白蛋白变性而固化,形成含药纳米粒,搅拌冷却至室温,用乙醚洗去油相,离心分离得纳米囊。制备关键是快速将乳状液滴加入热油时的操作。用本法制得的纳米粒分别为 560nm(棉籽油作油相)、820nm(液状石蜡作油相)。

3. 分散法

(1)**乳化溶剂蒸发法**:将药物溶解或分散于含载体材料的有机溶液中,然后加入水相中乳化形成 O/W 型乳状液,减压挥发除去有机溶剂而得到纳米球。这个方法和微囊、微球的制备方法完全相同,关键是控制 O/W 型乳滴的大小,其影响因素包括表面活性剂的种类、加入量以及乳化方法(超声乳化、高压乳化)等。

(2)**乳化溶剂扩散法**:药物和高分子材料溶解于与水互溶的有机溶剂(如乙醇、丙酮等),在搅拌下将药物和高分子溶液分散于含 2% 聚乙烯醇(polyvinyl alcohol,PVA)的水溶液中。由于有机溶剂在水中的快速扩散,明显降低了油水界面的表面张力,在搅拌作用下,迅速形成极细小的有机相纳米乳,这种乳滴随着有机溶剂的进一步扩散使乳滴中的高分子材料和药物共沉而形成纳米粒。由于在水相中的 PVA 吸附于纳米粒表面,可阻止纳米粒的粘连与合并。

(3)**超临界流体快速膨胀法**:将聚合物溶于一种超临界流体中,该溶液经导管引入并由喷嘴快速喷出,由于超临界流体迅速膨胀气化,使聚合物以纳米粒的形式迅速沉降。这种技术适合用于小分子聚合物(相对分子质量<10 000)纳米粒的制备,药物可以均匀分散于聚合物基质中,而且不存在残留溶剂的问题,在聚乳酸纳米粒的制备已得到应用。对于大分子聚合物来说,因其在超临界流体中的溶解度小,甚至不溶而不宜使用这项技术。

(4)**超临界反溶剂法**:将聚合物溶解在一种适宜的溶剂中,然后通过导管快速引入一种超临界流体中,由于超临界流体可以完全提取溶解聚合物的溶剂而使聚合物沉降,形成极细微粒,该技术也称作气体反溶剂技术(gas anti-solvent,GAS),已成功用于微球及纳米粒的制备。

纳米粒的制备都是在液相中进行,而纳米粒在水中一般不稳定,如纳米粒聚集沉淀、聚合物材料的降解、纳米粒形态的变化、药物的泄露和变质等。因此,通常将纳米粒冷冻干燥或喷雾干燥,以提高其稳定性。

4. 纳米粒的修饰

根据修饰的目的不同,现有纳米粒的表面修饰,大致可分为以下几个方面。

(1)穿透生物屏障纳米粒:研究表明,PLGA 纳米粒的表面用壳聚糖修饰后,可促进纳米粒在小肠黏膜的透过性,其原因是壳聚糖能够打开小肠上皮细胞的紧密连接。

(2)长循环纳米粒:纳米粒给药后被网状内皮系统摄取,很快分布于肝、脾、肺等器官。研究表明用 PEG 修饰的纳米粒,不易被这些网状内皮系统识别,可延长纳米粒在体内的循环时间,其作用机制可能与改变纳米粒表面的疏水性及形成特定的空间结构有关。

(3)靶向性纳米粒:包括抗体修饰纳米粒(antibody modified nanoparticles)和配体修饰纳米粒(ligand modified nanoparticles)。抗体修饰载药纳米粒是与单克隆抗体或基因抗体共价结合而成,亦称免疫纳米粒。免疫纳米粒借助抗体与靶细胞表面抗原或受体的结合作用,进入靶细胞,释放包载的药物,从而达到靶向治疗目的。配体修饰纳米粒是将纳米粒表面用配体修饰,可使纳米粒导向相对应的靶细胞(受体),从而可改变纳米粒的体内分布。不同细胞表面具有特异受体,而与之结合的配体也不同。配体与特定受体间有强烈的亲和力。常用的配体有半乳糖(galactose)、叶酸(folic acid)、转铁蛋白(transferrin)等。

(五)质量评价

纳米制剂的质量要求基本上与微囊、微球、脂质体制剂一致,采用《中国药典》(2020 年版)附录的指导原则,其中说明了控制质量应检查的项目。现根据纳米粒粒径较小及其贮存和应用的特点,提出以下几项内容。

1.形态和粒度分布　通常采用扫描电镜和透射电镜观察形态,并提供照片。应为球形或类球形,无粘连。粒度分布采用动态光散射粒度分析或电镜分析,经软件处理,绘制直方图或粒度分布图,亦可用跨距表示。平均粒径和粒度分布应符合其使用要求。

2.再分散性　纳米粒制剂一般为冻干品,其外观应为细腻疏松的块状物,色泽均匀;加一定量水振摇,应立即均匀分散成几乎澄清或半透明的胶体或混悬液。再分散性可以用纳米粒介质的浊度变化表示。浊度与介质中纳米粒的量基本上呈线性关系,说明能再分散,直线回归的相关系数越接近1,表示再分散性越好。

3.包封率与泄漏率　分别测定系统中总药量和纳米粒中所含的药量,然后计算出纳米粒中包载的药量占系统总药量的百分率,即包封率。贮存一定时间后再同法测定包封率,即可计算贮存后的泄漏率,即最初药物的包封率和贮存一段时间后包封率的差值。

4.突释效应　纳米粒在最初 0.5 小时内的释放量,应低于包封药物总量的 40%。

5.有机溶剂残留　在制备纳米粒过程中若采用有机溶剂,需检查其残留量,残留量应符合《中国药典》(2020 年版)所规定的要求。

6.其他检查　纳米制剂除应符合以上要求外,还应分别符合注射剂的相关要求。

二、脂质体

(一)概述

脂质体(liposomes)系指药物被类脂双分子层包封成的微小囊泡。一般而言,水溶性药物常包含在水性隔室中,亲脂性药物则包含在脂质体的脂质双分子层中。脂质体有单室与多室之分。小单室脂质体的粒径一般在 $20 \sim 80 nm$ 之间,大单室脂质体的粒径在 $0.1 \sim 1 \mu m$ 之间,多室脂质体的粒径在 $1 \sim 5 \mu m$ 之间。通常小单室脂质体也可称为纳米脂质体。前体脂质体系指脂质体的前体形式,磷脂通常以薄膜形式吸附在骨架粒子表面形成的粉末或以分子状态分散在适宜溶剂中形成的溶液,应用前与稀释剂水合即可溶解或分散重组成脂质体。脂质体的结构示意图见图 18-4。

脂质体最早于 1965 年由英国 Bangham 等提出的,他们发现,当磷脂分散在水中时形成多层封闭囊泡,类似洋葱结构。现用于临床治疗的脂质体制剂有益康唑脂质体凝胶(Pevaryl

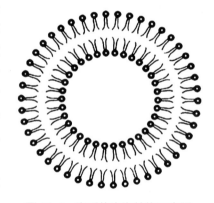

图 18-4　脂质体囊泡结构示意图

Lipogel)、两性霉素 B 脂质体(AmBisome)、两性霉素 B 脂复合物(Abelcet)、阿霉素脂质体(Doxil)、柔红霉素脂质体(DaunoXome)、阿糖胞苷脂质体(DepoCyt)、制霉菌素脂质体(Nyotran)、甲肝疫苗脂质体(Epaxal)等。其中,阿霉素脂质体(Doxil)于 1995 年底在美国获得 FDA 批准,此脂质体的组成中含有亲水性聚合物,聚乙二醇(polyethylene glycol,PEG)与二硬脂酸磷脂酰乙醇胺(distearoylphosphatidyl enthanolamine,DSPE)的衍生物(PEG-DSPE),其作用是在体内阻止血浆蛋白吸附于脂质体表面,阻止其调理化作用(opsonization),从而避免单核巨噬细胞系统快速吞噬脂质体,延长血中循环时间,有利于增加脂质体达到病变部位的相对聚积量,这种脂质体称为长循环脂质体(long circulation liposomes),也称为隐形脂质体(stealth liposomes)。

(二)脂质体的膜材料

制备脂质体的膜材料主要为类脂成分,有磷脂和胆固醇等。很多类脂可用于制备脂质体,而磷脂最常用,常用的磷脂材料简介如下。

1. 中性磷脂　磷脂酰胆碱(phosphatidyl choline, PC)是最常见的中性磷脂,有天然和合成两种来源,可从蛋黄和大豆中提取。与其他磷脂比较,它具有价格低、中性电荷、化学惰性等性质。磷脂酰胆碱是细胞膜主要磷脂成分,它们也是脂质体的主要组成部分。天然来源的磷脂酰胆碱是一种混合物,每一种磷脂酰胆碱具有不同长度、不同饱和度的脂肪链。人工合成的磷脂酰胆碱衍生物有二棕榈酰胆碱(dipalmitoyl phosphatidyl choline, DPPC)、二硬脂酰胆碱(distearoyl phosphatidyl choline, DSPC)、二肉豆蔻酰磷脂酰胆碱(dimyristoyl phosphatidyl choline, DMPC)、磷脂酰乙醇胺(phosphatidylethanolamine, PE)。除此之外,其他中性磷脂还有鞘磷脂(sphingomyelin, SM)等。

2. 负电性磷脂　又称为酸性磷脂,常用的负电性磷脂(negative-charged lipid)有磷脂酸(phosphatidic acid, PA)、磷脂酰甘油(phosphatidyl glycerol, PG)、磷脂酰肌醇(phosphatidylinositol, PI)、磷脂酰丝氨酸(phosphatidyl serine, PS)等。在负电性磷脂中,有三种力量共同调节双分子层膜头部基团的相互作用,这三种力即空间屏障位阻、氢键和静电荷。

由酸性磷脂组成的膜能与阳离子发生非常强烈的结合,尤其是二价离子如钙和镁。由于结合降低了头部基团的静电荷,使双分子层排列紧密,从而升高了相变温度。在适当环境温度下,加入阳离子能引起相变。由酸性和中性脂质组成的膜,加入阳离子能引起相分离。

3. 正电性脂质　制备脂质体所用的正电荷脂质均为人工合成产品,目前常用的正电性脂质(positively-charged lipid)有①硬脂酰胺(stearamide);②油酰基脂肪胺衍生物如 N-[1-(2,3-二油酰基)丙基-]-N,N,N-三甲基氯化铵{N-[1-(2,3-dioleyloxy) propyl]- N,N,N-trimethylammonium chloride, DOT-MA},又如 N-[1-(2,3-二油酰氧基)丙基]-N-(2-(精氨酸基酰胺)乙基)-N,N-二甲基三氟乙酸铵{N-[1-(2,3-dioleyloxy) propyl]-N-(2-(sperminecarboxamido)ethyl)-N,N- dimethylammonium trifluoroacetate, DOSPA};③胆固醇衍生物 3β-[N-(N',N'-二甲基胺乙烷)-胺基甲酰基]胆固醇盐酸盐{3β-[N-(N',N'- dimethylaminoethane)-carbamoyl]cholesterol hydrochloride, DC-CHOL}等。正电荷脂质常用于制备基因转染脂质体。

4. 胆固醇　是生物膜中重要成分之一。胆固醇(cholesterol)是一种中性脂质,亦属于两亲性分子,但是亲油性大于亲水性,其结构见图 18-5。由于胆固醇本身相聚合的能量较大,故常难与和蛋白质结合,而主要与磷脂相结合,阻止磷脂凝集成晶体结构。胆固醇趋向于减弱膜中类脂与蛋白质复合体之间的连接,它像"缓冲剂"一样起着调节膜结构"流动性"的作用。胆固醇本身不形成脂质双分子层结构,但它能以高浓度方式掺入磷脂膜。胆固醇作为两性分子,能嵌镶入膜,羟基团朝向亲水面,脂肪族的链朝向

分子式 $C_{27}H_{46}O$ 分子量386.66

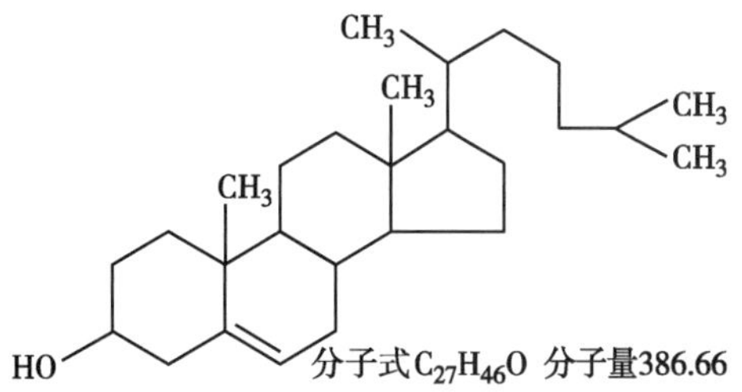

图 18-5　胆固醇的结构

并平行于磷脂双分子层中心的烃链,参见图 18-6。当胆固醇在磷脂双分子层膜所占的摩尔比约为 50% 时,胆固醇可以改变膜流动性。

（三）脂质体的理化性质

1. 相变温度　当升高温度时,脂质双分子层中酰基侧链从有序排列变为无序排列,这种变化引起脂膜的物理性质发生一系列变化,可由"胶晶"态变为"液晶"态。此时,膜的横切面增加,双分子层厚度减小,膜流动性增加。这种转变时的温度称为相变温度(phase transition temperature, T_c)。所有磷脂都具有特定的 T_c,这依赖于极性基团的性质、酰基链的长度和不饱和度。一般酰基侧链越长或增加链的饱和度,相变温度越高,反之链短或饱和度越低,则相变温度越低。当磷脂发生相变时,可有液态、液晶态和胶晶态共存,出现相分离,使膜的流动性增加,易导致内容物的泄露。

2. 膜的通透性　脂质体膜是半通透性膜,不同离子、分子扩散跨膜的速率有极大的不同。对于在水和有机溶液中溶解度都非常好的分子,易于穿透磷脂膜。极性分子如葡萄糖和高分子化合物通

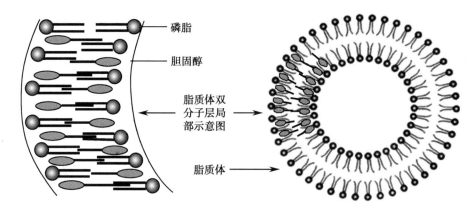

磷脂
胆固醇
脂质体双分子层局部示意图
脂质体

图 18-6　胆固醇与磷脂在脂质体双分子层中的排列示意图

过膜非常慢,而电中性小分子如水和尿素能很快跨膜。荷电离子的跨膜通透性有很大差别。质子和羟基离子穿过膜非常快,可能是由于水分子间氢键结合的结果;钠和钾离子跨膜则非常慢。在体系达到相变温度时,质子的通透性增加,并随温度的升高而进一步提高。钠离子和大部分物质在相变温度时通透性最大。

3. 膜的流动性　在相变温度时膜的流动性增加,被包裹在脂质体内的药物具有最大释放速率,因而膜的流动性直接影响脂质体的稳定性。胆固醇具有调节膜流动性的作用,当在脂质体膜中加入50%(质量分数)的胆固醇可使脂质体膜相变消失,因此,胆固醇也被称为"流动性缓冲剂(fluidity buffer)",因在低于相变温度时,磷脂中加入胆固醇可使膜分子排列的有序性降低、膜流动性增加;高于相变温度时,磷脂中加胆固醇则可增加膜排列的有序性、膜流动性降低。

4. 脂质体荷电性　含酸性脂质如磷脂酸(PA)和磷脂酰丝氨酸(PS)的脂质体荷负电,含碱基(氨基)脂质例如十八胺等的脂质体荷正电,不含离子的脂质体显电中性。脂质体表面电性与其包封率、稳定性、靶器官分布及对靶细胞作用有关。脂质体的表面电性的测定方法有荧光法、显微电泳法、动态光散射法等。

（四）脂质体的分类

1. 按脂质体的结构分类

（1）单层脂质体:是由一层双分子脂质膜形成的囊泡。单层脂质体(unilamellar vesicles)又分为小单层脂质体(small unilamellar vesicle,SUV)和大单层脂质体(large unilamellar vesicle,LUV)。小单层脂质体的最小直径约为20nm。大单层脂质体的直径一般大于100nm,LUV 与 SUV 相比,对水溶性药物的包封率高,包封容积大。

（2）多层脂质体:多层脂质体(multilamellar vesicle,MLV)是双分子脂质膜与水交替形成的多层结构的囊泡,一般由2层以上磷脂双分子层组成的多层同心层(concentric lamellae)。仅仅由较少层数的同心层组成的囊泡(如2~4层的多层脂质体)又称为寡层脂质体(oligolamellar vesicle,OLV)。MLV的直径一般从100nm到5μm不等。

2. 按脂质体的性能分类

（1）普通脂质体:由一般脂质组成的脂质体,包括上述的小单层脂质体、大单层脂质体和多层脂质体。

（2）长循环脂质体:也称为隐形脂质体。脂质体被神经节苷脂(ganglioside)、磷脂酰肌醇、聚乙二醇等在脂质体表面高度修饰,交错重叠覆盖在脂质体表面,形成致密的构象云,也称为空间稳定脂质体(sterically stabilized liposome,SSL)。这种立体保护作用取决于聚合物的柔性、位阻、亲水性等,阻止脂质体不被血液中的调理素识别,降低网状内皮系统(reticuloendothelial system,RES)的快速吞噬或摄取,从而使脂质体清除速率减慢,血液中驻留时间延长,使药物作用时间延长。

（3）特殊功能脂质体：利用某些特殊的脂质材料赋予脂质体具有某些特殊性能。热敏脂质体（thermosensitive liposomes）由 T_c 稍高于体温的脂质组成的脂质体，其药物的释放具有温度敏感性。pH敏感脂质体（pH-sensitive liposomes）由 pH（特别是低 pH）敏感脂质组成的脂质体如 DOPE/PC/CHOL组成的脂质体，当免疫脂质体（immunoliposomes）掺入抗体或将抗体通过化学连接脂质体表面，形成被抗体修饰的具有免疫活性。

（五）脂质体的功能特点与作用机制

1. 脂质体的功能特点　脂质体作为药物载体的功能特点表现在以下几个方面。

（1）被动靶向性：在肿瘤生长部位、感染、炎症部位，病变导致毛细血管的通透性增加，适当粒径范围内的载药长循环脂质体，在这些病变部位表现 EPR 效应。

（2）主动靶向性：脂质体本身无特异主动靶向性，主动靶向必须利用靶器官的结构和功能特点，以脂质双分子层上修饰抗体、激素、糖残基和受体配体等选择性分布于靶器官，将药物输送到特定的组织器官、细胞或亚细胞器。

（3）淋巴系统趋向性：抗癌药物包封于一定粒径和特性的脂质体中，增加药物对淋巴的趋向性，降低抗癌药物对正常细胞和组织的损害或抑制作用。

（4）物理化学靶向性：物理化学靶向性是指在脂质体中掺入某些特殊脂质或包载磁性物质，使脂质体对 pH、温度、磁场等的变化具有响应性，以使脂质体携带的药物作用于靶向位点，如 pH 敏感脂质体、热敏感脂质体、光敏感脂质体、磁性脂质体等具有物理靶向性能。

2. 脂质体的作用机制　脂质体在体内的组织分布及在细胞水平上的作用机制有吸附、交换、内吞、融合等。

（1）吸附：是脂质体作用的开始，在适当条件下，脂质体通过静电等作用力的引导，非特异性吸附到细胞表面，或通过脂质体特异性配体与细胞表面结合而特异吸附到细胞表面。吸附（adsorption）使细胞周围药物浓度升高，药物可慢慢地渗透到细胞内。

（2）脂质交换：是指脂质体膜上的脂质成分与细胞膜的脂质成分进行交换，脂质体内载药物在交换过程中进入细胞。脂质交换（lipid exchange）过程发生在吸附之后，在细胞表面特异交换蛋白介导下，特异性地交换脂质的极性头部集团或非特异性地交换酰基链。交换发生在脂质体双分子层中外部的单分子层和细胞质膜外部的单分子层之间。

（3）内吞：内吞（endocytosis）是脂质体作用的主要机制。具有吞噬活性的细胞摄取脂质体进入内噬体（endosome），质膜内陷形成亚细胞空泡，由于膜结合质子泵的作用，使空泡内 pH 变为 5.0~5.5，这些内噬体与溶酶体（lysosome）融合形成次级溶酶体（局部环境的 pH 约为 4.5），发生细胞消化，溶酶体溶解脂质体，释放药物。磷脂被水解成脂肪酸，重新循环再掺入到宿主质膜磷脂。内吞作用与脂质体的粒径有关。

（4）融合：融合（fusion）是指脂质体的膜插入细胞膜的脂质层中，而将内容物释放到细胞内，在多层脂质体情况下，脂质体内膜层与胞浆接触，这样脂质体与亚细胞器之间按融合方式相互作用。

（六）脂质体的制备方法

制备脂质体的方法有很多，随着技术的不断涌现，也出现了更多的脂质体制备方法，现分述如下。

1. 薄膜分散法　由 Bamgham 报道，这是最早而至今仍常用的方法。薄膜分散法（film dispersion method）系将磷脂等膜材溶于适量的三氯甲烷或其他有机溶剂，脂溶性药物可加在有机溶剂中，然后在减压旋转下除去溶剂，使脂质在器壁形成薄膜，加入含有水溶性药物的缓冲液，进行振摇，则可形成大多层脂质体，其粒径范围约 1~5μm。然后可用各种机械方法分散薄膜法形成的类脂膜，形成脂质体。

由于通过水化制备的脂质体（MLV）太大而且粒径不均匀，为了修饰脂质体的大小和它的特性，尤其是将 MLV 转变成 LUV 或 SUV，设计了许多可以使粒径能够匀化的技术，主要有薄膜超声法、过膜挤压法、French 挤压法。

2. **过膜挤压法**   过膜挤压法(membrane extrusion)系将磷脂等脂质材料溶于适量的三氯甲烷或其他有机溶剂,脂溶性药物可加在有机溶剂中,然后在减压旋转下除去溶剂,使脂质在器壁形成薄膜,加入含有水溶性药物的缓冲液,进行振摇,则可形成大多层脂质体,其粒径范围约 1~5μm。这一过程同薄膜分散法,然后可用将粗分散脂质体,通过不同孔径大小聚碳酯膜(polycarbonate membrane),挤压过膜。聚碳酯膜有 1μm、0.8μm、0.6μm、0.4μm、0.2μm、0.1μm 等多种规格,聚碳酯膜放置于不锈钢挤压器中,通过人工挤压或气压挤压,一般按照由大至小的顺序,将大粒径脂质体通过挤压器,即可得到粒径均一的小粒径的脂质体。

3. **逆相蒸发法**   最初由 Szoka 提出。逆相蒸发法(reverse-phase evaporation vesicle,REV)一般系将磷脂等膜材溶于有机溶剂如三氯甲烷、乙醚等,加入待包封药物的水溶液(水溶液∶有机溶剂=1∶3~1∶6)进行短时超声,直至形成稳定的 W/O 型乳剂,减压蒸发有机溶剂,形成脂质体。用逆相蒸发法制备的脂质体一般为大单层脂质体。

4. **化学梯度法(chemical gradient method)**   包括 pH 梯度法(pH gradient method)和硫酸铵梯度法(ammonium sulfate gradient method)。

(1) **pH 梯度法**:是一种主动包封法,该法可制备高包封率脂质体。但是主动包封技术的应用与药物的结构密切相关,不能推广到任意结构的药物,因而受到了限制。主动包封法也称为遥控包封装载技术,对于弱碱性的药物可采用 pH 梯度法、硫酸铵梯度法等,对于弱酸性的药物可采用醋酸钙梯度法等。

以 pH 梯度法包封阿霉素为例,简述具体操作过程如下:①空白脂质体的制备:以 pH 4 的 300mmol/L 枸橼酸水溶液为介质,采用逆相蒸发法或薄膜法制备空白脂质体(脂质体囊泡内部 pH 为 4);②用 1mol/L 的氢氧化钠溶液或碳酸钠溶液调节上述空白脂质体混悬液的 pH 至 7.8,使脂质体膜内外形成质子的梯度,即得到脂质体膜的内部为酸性(pH 4.0),外部为碱性(pH 7.8)的脂质体;③将阿霉素用 pH 7.8 的 Hepes 缓冲液溶解,60℃孵育;④在 60℃孵育条件下,将脂质体混悬液与阿霉素溶液混合并轻摇,孵育 10~15 分钟即可。

其获得高包封率的机理如下:在脂质体膜内部的 pH 为 4,脂质体膜外部的 pH 为 7.8 的条件下,弱碱性药物阿霉素在脂质体膜外呈分子型,可穿透脂质体膜,进入脂质体膜后即在酸性条件下质子化,而质子化的阿霉素不易穿透膜,因而阿霉素被包封于脂质体内。pH 梯度法制备的阿霉素脂质体的包封率可达 90% 以上。

(2) **硫酸铵梯度法**:包封脂质体是根据化学平衡移动原理而设计的,也是一种主动包封的方法,下面仍以阿霉素脂质体的制备为例,简述具体操作过程如下。①空白脂质体的制备:以 120mmol/L 硫酸铵水溶液为介质,采用薄膜分散法制备空白脂质体(脂质体囊泡内部为硫酸铵);②随后在 5% 葡萄糖溶液中透析除去脂质体外部的硫酸铵,使脂质体膜内外形成硫酸根离子的梯度,即脂质体内部为高浓度的硫酸根,脂质体膜外为低浓度的硫酸根;③将盐酸阿霉素用少量的水溶解;④在 60℃孵育条件下,将脂质体混悬液与阿霉素溶液混合并轻摇,孵育 10~15 分钟即得阿霉素脂质体。硫酸铵梯度法制的阿霉素脂质体的包封率可达 90% 以上。

5. **注入法**   注入法(injection method)是将磷脂与胆固醇等类脂质和脂溶性药物溶于乙醇或乙醚等有机溶剂中,有机溶剂作为油相,磷酸盐缓冲溶液作为水相。把油相匀速注射到水相中,搅拌挥尽油相的有机溶剂,即得到大多室脂质体。再通过高压乳匀机或超声处理,得到脂质体,大多为单室脂质体。

6. **冷冻干燥法**   将磷脂(也可加入胆固醇)分散在缓冲盐溶液中,经超声波处理与冷冻干燥,再将干燥物分散到含药物的水性介质中即得。

7. **其他制备方法**   制备脂质体的方法还有很多,如钙融合法(Ca^{2+}-induced fusion)。

（七）质量评价

1. 包封率与载药量　脂质体包封率一般采用重量包封率（Q_w），包封率的测定时需分离载药脂质体和游离药物，然后计算包封率。重量包封率常简称为包封率，是指包入脂质体内的药物量与投料量的重量百分比，用式（18-1）表示：

$$Q_w(\%) = \frac{W_e}{W_t} \times 100\%$$　　　　　式（18-1）

式（18-1）中 Q_w 表示药物包封率，W_e 表示包封于脂质体的药量，W_t 表示药物投料量。

载药量（loading efficiency，LE）指脂质体中所包封药物重量的百分率，可用式（18-2）计算：

$$LE(\%) = \frac{W_e}{W_m} \times 100\%$$　　　　　式（18-2）

式（18-2）中，LE 为脂质体中药物的载药量百分数，W_e 为包封于脂质体内的药量，W_m 为载药脂质体的总重量。载药量可以明确制剂中药物的百分含量，对脂质体工业化生产具有实用价值。

2. 形态与粒径　脂质体粒径大小和分布均匀程度与其包封率和稳定性有关，直接影响脂质体在机体组织的分布和代谢，影响到脂质体载药的治疗效果。脂质体形态与粒径的观察方法主要有以下几种方法。

（1）**光学显微镜法**：将脂质体混悬液稀释，取 1 滴放入载玻片上或滴入细胞计数板内，放上盖玻片，观察脂质体大小从数目，然后按其大小分档计数，以视野见到的粒子总数，求出各档次的百分数，观察其形态并在显微镜下拍照，该方法仅适于粒径较大的脂质体。

（2）**电子显微镜法**：这是直接测定粒径最精确的方法。负染和冰冻蚀刻均可用于分析小脂质体，尤其是负染技术应用简便。如果粒径大于 5μm，样品在蒸发过程中扭曲。

负染的方法一般有两种：喷雾法和点滴法。喷雾法在标本制备过程中会改变脂质体的分布。用于检测脂质体的两种重金属为磷钨酸（phosphotungstic acid，PTA）和钼酸铵（ammonium molybadate，AM）。这两种染料均是阴离子，适用于中性和负电性的脂质体染色。如果脂质体由正电荷脂质组成，负离子能引起脂质体的聚集和沉淀。如果负染正电荷脂质体，可用阳离子双氧铀盐（cationic uranyl salts）如乙酸双氧铀，注意磷酸盐离子可以使双氧铀盐沉淀，在磷酸盐缓冲液中制备的脂质体在染色前应该冲洗去除磷酸盐离子。

冰冻蚀刻（freeze-etching）法是将标本置于 $-100℃$ 的干冰或 $-196℃$ 的液氮中，进行冰冻。然后用冷刀骤然将标本断开，升温后，冰在真空条件下迅即升华，暴露出断面结构，称为蚀刻（etching）。蚀刻后，向断面以 45° 角喷涂一层蒸汽铂，再以 90° 角喷涂一层碳，加强反差和强度。然后用次氯酸钠溶液消化样品，把碳和铂的膜剥下来，此膜即为复型（replica）。复型显示出了标本蚀刻面的形态，在电镜下得到的影像即代表标本中脂质体断裂面处的结构。

（3）**激光散射法**：激光散射又称为光子相关光谱法（photon correlation spectroscopy，PCS）或动态光散射法（dynamic light scattering，DLS）。该方法能快速简单地测定脂质体粒径。它仅测定出脂质体样品的平均粒径。样品溶液必须没有其他颗粒性物质。激光散射法也可较为方便的测定脂质体的表面电荷。

3. 泄漏率　脂质体中药物的泄漏率表示脂质体在贮存期间包封率的变化情况，是衡量脂质体稳定性的主要指标，可用式（18-3）表述：

$$泄漏率 = \frac{贮存后泄漏到介质中的药量}{贮存前包封的药量} \times 100\%$$　　　　　式（18-3）

4. 磷脂的氧化程度　磷脂容易被氧化，在含有不饱和脂肪酸的脂质体混合物中，磷脂的氧化分为 3 个阶段：单个双键的偶合、氧化产物的形成、乙醛的形成与键断裂。因各阶段产物不同，氧化程度难以用一种试验方法评价。

（1）**氧化指数的测定**：氧化指数是检测双键偶合的指标。氧化偶合后的磷脂在 230nm 波长处具有紫外吸收峰因而有别于未氧化的磷脂。测定时，将磷脂溶于无水乙醇，配制成一定浓度的澄明溶液，分别测定其在 233nm 及 215nm 波长处的吸光度，按下式计算氧化指数：

$$氧化指数 = \frac{A_{233nm}}{A_{215nm}} \qquad 式（18-4）$$

磷脂的氧化指数一般应低于 0.2。

（2）**氧化产物的测定**：卵磷脂氧化产生丙二醛（MDA）和溶血磷脂，MDA 在酸性条件下可与硫巴比妥酸（TBA）反应，生成红色染料（TBA-pigment）。该化合物在波长 535nm 处有特异吸收，吸收值的大小即反映磷脂的氧化程度。实验证明，当每毫升含卵磷脂的生理盐水中丙二醛含量超过 2.3μg 时，在 37℃ 放置 1~2 小时即产生溶血。除上述方法可估计磷脂的氧化程度外，根据聚合不饱和脂肪酸链在氧化最后阶段发生断裂或缩短，也可用液相-质谱联用技术测定了解这些酰基链的变化。

第六节　靶向制剂的评价

一、体内分布

靶向制剂的靶向性可通过体内分布直观地评价。一般流程：以小鼠或荷瘤裸鼠为受试对象，按预定的给药途径将靶向制剂给药后，于不同时间点处死动物，取血并剖取脏器组织，匀浆，提取血液或组织匀浆中药物，测定其含量，据此绘制血液及不同组织中药物浓度-时间曲线，进行动力学处理，以同剂量非靶向制剂作对照，评价靶向制剂在动物体内的分布。

二、评价指标

靶向性可由以下三个参数评价：

1. 相对摄取率（r_e）

$$r_e = (AUC_i)_p / (AUC_i)_s \qquad 式（18-5）$$

式（18-5）中，AUC_i 为由浓度-时间曲线求得的第 i 个器官或组织的药时曲线下面积，下标 p 和 s 分别表示药物制剂和药物溶液。相对摄取率代表了不同制剂对同一组织或器官的选择性。r_e 大于 1 表示药物制剂在该器官或组织有靶向性，r_e 愈大靶向效果愈好，等于或小于 1 表示无靶向性。

2. 靶向效率（t_e）

$$t_e = (AUC)_靶 / (AUC)_{非靶} \qquad 式（18-6）$$

式（18-6）中，AUC 为指某组织或器官的药-时曲线下面积，t_e 表示药物制剂或药物溶液对靶器官的选择性。t_e 大于 1 表示药物制剂对靶器官比某非靶器官有选择性；t_e 越大，选择性越强；药物制剂 t_e 与药物溶液的 t_e 相比，说明药物制剂靶向性增强的倍数。

3. 峰浓度比（C_e）

$$C_e = (C_{max})_p / (C_{max})_s \qquad 式（18-7）$$

式（18-7）中，C_{max} 为峰浓度，下标 p 和 s 分别表示药物制剂及药物溶液。C_e 值也反映了不同制剂对同一组织或器官的选择性。每个组织或器官中的 C_e 值表明药物制剂改变药物分布的效果，C_e 值越大，表明改变药物分布的效果越明显。

第七节　活体成像技术简介

传统的动物实验方法需要在不同的时间点处死动物以获得数据，综合不同时间点动物数据进行评价,不能反映同一制剂在单个受试动物中的动态变化过程,且工作量较大。1999 年,美国哈佛大学 Weissleder 等人提出了分子影像学(molecular imaging)的概念,即应用影像学方法,对活体状态下的生物过程进行细胞和分子水平的定性和定量研究。分子影像技术的突破使活体动物体内成像成为可能,可以长时间跟踪同一研究个体进行成像,避免了传统动物实验方法中个体差异带来的试验结果的影响,也大大地节约了动物用量,降低了实验成本和劳动强度。因此,活体成像技术已广泛应用于评价靶向制剂的体内分布。

活体成像技术主要分为可见光成像(optical imaging)、核素成像(radio-nuclear imaging)、核磁共振成像(magnetic resonance imaging,MRI)、超声成像(ultrasound)和计算机断层摄影成像(computed tomography,CT)五大类。

一、可见光成像

可见光成像是目前实验研究最为常用的活体动物成像技术,可以通过生物发光与荧光两种技术实现。生物发光是用荧光素酶基因标记细胞或 DNA 以表达荧光素酶,当外源给予其底物荧光素,即可在几分钟内产生发光现象。而催化荧光素的反应只有在活细胞内有 ATP 和氧气存在下才会发光。荧光技术则采用荧光报告基团(GFP、RFP、Cy5 及 Cy7 等)进行标记,形成体内的荧光光源,利用灵敏的光学检测仪器,直接监控活体生物体内的细胞活动和基因行为。

二、核素成像

核素成像技术主要通过放射性同位素标记药物或载体,进入活体后,从体外检测同位素衰变放出的 γ 射线,从而构成放射性同位素在体内分布密度的图像。核素成像包括 SPECT 与 PET 两大类。SPECT(single-photon emission computed tomography)为单光子发射计算机断层显像,以 $^{99}Tc^m$ 为最常用的放射性核素,因为其半衰期较短(6.02 小时),所发射的 γ 射线能量低(0.141MeV),副作用小。PET(positron emission tomography)为正电子发射计算机断层显像,利用 ^{11}C、^{14}N、^{15}O 及 ^{18}F 等核素衰变时发出正电子,正电子与活体内大量存在的电子发生中和反应,并发出两个方向相反、能量都为 511keV 的光子,通过计算机对这些光子进行处理后重建图像。

三、磁共振成像

磁共振成像是利用原子核在磁场内共振所产生信号经重建成像的一种成像技术。相对于核素成像及光学成像而言,磁共振成像的优势在于较高的分辨率(μm 级),同时也可获得解剖及生理信息,但是,磁共振成像的敏感性较低,比核素成像低几个数量级。

四、超声成像

超声成像是利用超声声束扫描,通过对反射信号的接收、处理,以获得体内器官的图像。也可以利用超声微泡造影剂显著增强超声背向散射强度,得到更清晰的图像。

五、CT 成像

CT 成像是利用组织的密度不同造成对 X 射线透过率的不同而对活体成像的临床检测技术,常用于结构成像。近年来,CT 成像与 PET 或 SPECT 的结合由于结合了功能成像和结构成像两方面的优点,能够实现更好的鉴别和定位。

思　考　题

1. 简述靶向制剂的分类。

2. 简述主动靶向和被动靶向的区别。

3. 简述纳米粒体内长循环的机理。

4. 除了 PEG 化之外,还可以用什么材料修饰纳米粒以达成长循环?

5. 简述主动靶向的策略。

6. 简述脂质体的概念、分类和功能。

7. 简述 pH 梯度法和硫酸铵梯度法制备高包封率载药脂质体的原理与方法。

（高建青）

第十八章
目标测试

参　考　文　献

［1］国家药典委员会. 中华人民共和国药典:2020 年版. 北京:中国医药科技出版社,2020.

［2］方亮. 药剂学. 8 版. 北京:人民卫生出版社,2016.

［3］刘建平. 生物药剂学与药物动力学. 5 版. 北京:人民卫生出版社,2016.

［4］UNSOY G, GUNDUZ U. Smart drug delivery systems in cancer therapy. Current Drug Targets, 2018, 19（3）: 202-212.

［5］ASHFAQ U A, RIAZ M, YASMEEN E, et al. Recent advances in nanoparticle-based targeted drug-delivery systems against cancer and role of tumor microenvironment. Critical Reviews in Therapeutic Drug Carrier Systems, 2017, 34（4）:317-353.

［6］NGUYEN H V, FAIVRE V. Targeted drug delivery therapies inspired by natural taxes. Journal of Controlled Release, 2020, 322:439-456.

［7］JAIN K K. An overview of drug delivery systems. Methods in Molecular Biology, 2020, 2059:1-54.

［8］VANGIJZEGEM T, STANICKI D, LAURENT S. Magnetic iron oxide nanoparticles for drug delivery:Applications and characteristics. Expert Opinion on Drug Delivery, 2019, 16(1):69-78.

［9］ÖZTÜRK-ATAR K, EROĞLU H, ÇALIŞ S. Novel advances in targeted drug delivery. Journal of Drug Target, 2018, 26(8):633-642.

第十九章

生物技术药物制剂

学习目标

1. **掌握** 生物技术药物的概念和特点；蛋白多肽药物液体和固体制剂的处方组成、制备方法。
2. **熟悉** 蛋白多肽类药物的结构及其不稳定性的表现；生物技术药物制剂的质量评价。
3. **了解** 蛋白多肽类药物的新型给药系统；寡核苷酸及基因类药物的输送。

第一节 绪 论

一、生物技术药物

目前市场上大部分的药物都是经化学合成制备的小分子药物。然而，生物药物如蛋白质、多肽和抗体等新药的数量正在不断上升，而且这一趋势预计还将持续。2021 年全球销量居前 20 名的药物中有 13 个生物技术药物和 7 个小分子化药，而其中 7 个生物药物列于销量前 10 名的名单中。

生物技术药物已成为一种重要的临床治疗手段，原因包括以下几个方面：首先，与小分子药物相比，生物技术药物的药效及特异性更强，且副作用较小。这是由于很多生物技术药物都具有独特的空间构象，而且通常它们都是内源性物质，它们在体内与特定受体结合，而这种结合具有很强的专一性；其次，目前小分子药物的研发已经进入了瓶颈期，越来越少的候选小分子药物能最终成药；此外，对于某些疾病，现有的小分子药物无法达到最佳治疗效果，生物药物的出现可能会为患此类疾病的患者提供一线生机。

大部分生物药物具有分子量大、结构复杂的特点，因此很难通过化学合成途径生产。它们主要是利用生物技术在生物体内制造而得到，因此它们也被称为生物技术药物（biotech drugs）或者有时被称为生物制品（biologics/biologicals）。生物制品有时是一个更广义的概念，它除了经典的生物药物如蛋白质、多肽、抗体、DNA、RNA 和寡核苷酸等，还包括疫苗、组织、血液、血液制品以及由天然来源提取的细胞疗法等。本章中除了上述种类，也会对疫苗、组织工程和细胞疗法作简要介绍。

二、生物技术药物开发的近况及挑战

生物技术药物是一类相对分子质量大、结构复杂的药物，在生理条件下通常为亲水性且带有电荷，因此生物技术药物开发的策略与小分子药物开发有很大不同。首先，由于生物药物分子体积一般比较大，且在生理条件下具有亲水性和解离特性，导致其膜通透性极差，大部分生物药物都必须采用注射方式给药以保证足够的生物利用度。然而，由于其血浆半衰期短，通常需要采取一日多次注射的给药方案，这极大地限制了患者的顺应性（如引起疼痛、脓肿等），并大大提高了使用成本。截至 20 世纪末期，尽管已有一些多肽类药物，例如降钙素、环孢菌素、血管升压素等的鼻喷剂、片剂、胶囊制剂上

市。但是,绝大多数的生物药物的剂型还都是注射剂或注射用冻干粉末。尽管有关蛋白多肽类药物的血管外给药的研究已经成为生物技术药物递送的主要研究方向之一,但该领域的研究进展目前还不尽人意。其次,通常来说大多数生物技术药物的物理和化学性质不稳定。相比小分子药物,它们对温度、pH、离子强度、表面作用、摇晃和剪切力等很多因素都很敏感。因此,在处方设计时需要考虑很多策略来改善其制剂处方,以提高生物药物在制备、贮存、运输以及给药时的稳定性,确保它们的有效性和安全性。例如蛋白类药物,其不稳定的一个典型例子就是发生聚集。蛋白的聚集有时可激起机体的免疫应答,刺激机体分泌抗体来清除该蛋白药物,或改变该蛋白药物的药物动力学行为,并产生副作用。第三,与小分子药物相比,生物技术药物研发过程中需要依靠更多不同的分析手段来表征其特性,这同样是因为生物药物本身相对分子质量大而且结构复杂,在一系列制剂过程中可能产生很多不同的物理变化和化学降解,所以在制剂研发过程中需要对各种变化或降解过程进行全面表征。例如,在蛋白多肽类药物的研发过程中,需要使用不同的分析技术来确定其化学降解的途径,并对降解产物进行定量分析。此外,还需要对蛋白和多肽类药物潜在的物理降解倾向进行评估,这在小分子药物开发过程中并不常见。这部分内容将会在下面的章节中进行讨论。以伊马替尼和阿达木单抗(Humira)为例,表 19-1 列出了小分子药物和生物技术药物的一些不同之处。

表19-1　伊马替尼和阿达木单抗制剂的不同点

药物	伊马替尼	阿达木单抗
适应证	白血病	风湿性关节炎
化学组成	$C_{29}H_{31}N_7O$	900 个氨基酸
分子量	493.6g/mol	149 100g/mol
制备方法	有机合成	DNA 重组技术
剂型	片剂	冻干粉末
贮存条件	贮存于 15~30℃	贮存于 2~5℃
给药途径	口服	静脉注射

有些生物技术药物的递送和小分子药物不同。对于那些作用靶点位于细胞质或细胞核内的生物药物,需要采用递送载体来克服各种体内屏障,以达到有效递送的目的。蛋白多肽类药物可做成液体注射剂,通过注射的方式透过一些生物膜屏障,从而实现其对位于血浆、细胞膜或细胞间受体的靶向作用。然而,对于核酸类药物如反义寡核苷酸(antisense oligonucleotide, ASO)、小干扰 RNA(small interfering RNA, siRNA)和基因等作用靶点位于细胞内的生物药物,由于它们在血浆中的不稳定性,所以普通的液体注射剂已经不能满足其递送要求。而且,这些生物技术药物在生理条件下带负电荷,很难通过富含脂质的负电性细胞膜到达其胞内靶点。因此,对于核酸类药物,一个安全而高效的帮助核酸跨越生物屏障的递送系统是这一系列生物药物研发的关键。

第二节　蛋白多肽类药物

一、蛋白多肽类药物的生产

蛋白类药物通常是利用哺乳动物细胞(如中国地鼠卵巢细胞系)以及细菌(如大肠埃希菌)或酵母细胞来进行制备。制备过程中,在编码所需目标蛋白的基因被人工插入细胞内之后,细胞在大型发酵罐中生长,并在特定时期被酶解,其中所含的目标蛋白用离心或过滤的方法被分离,最后进行纯化。蛋白质产率是评价这一过程的效率的重要指标。用于生产的宿主细胞的选择要从技术和经济角度来综合考虑。尽管有一些多肽类药物也可通过基因重组方式来制备,但大部分的多肽类药物是通过固相合成技术来制备。制备完成后,还应当利用多种分析手段,例如十二烷基硫酸钠-聚丙烯酰胺凝胶电泳、毛细管区带电泳、高效液相色谱以及多种光谱方法等,对蛋白和多肽类药物进行表征,以确定其特性和纯度。

二、蛋白多肽类药物的结构与理化性质

蛋白质和多肽具有相同的化学组成,均由常见的 20 种氨基酸通过肽键(—CO—NH—)连接而成的,肽键是两个氨基酸之间形成的一种共价键。目前对蛋白质和多肽的区分还不十分明确,通常将相对分子质量小于 5kD 的肽链(少于 50 个氨基酸所组成)称为多肽,而相对分子质量大于 5kD、具有三维结构的大分子称为蛋白质。

根据所带电荷、亲疏水性、分子大小和官能团等一系列物理特性可将组成蛋白、多肽的 20 种氨基酸分成不同的类别。这些物理特性对蛋白质的结构和蛋白质间相互作用有重要影响。水溶性蛋白倾向于将其疏水基团包埋在蛋白质内部,而将亲水性基团暴露在水性环境中。如果一个蛋白或多肽分子的亲水性和疏水性氨基酸基团在空间均有排布,且显现出明显的亲水区和疏水区,那么该蛋白质或多肽就会具有两亲性。

在生理条件下,有的蛋白质和多肽在水中极易溶解,而有的几乎不溶,因此这类分子的性质有可能差别巨大。等电点(isoelectric point,IP)是分子净电荷数为 0 时的溶液 pH。当溶液 pH 远离等电点时,蛋白质、多肽的溶解度增加。当蛋白质、多肽的净电荷数增加时,水性环境对其吸引力也增加。因此,蛋白、多肽类药物在水性溶剂中的溶解度也随之增加。然而,在极端 pH 条件下,过高的净电荷数可能会导致蛋白质去折叠并且暴露出非极性基团,从而降低水溶性。除 pH 之外,离子强度也会影响蛋白质的水溶性,也就是所谓的盐析作用。造成盐析作用的原因主要有:①盐类较蛋白质更易被水化;②盐类对于水表面张力的影响。其他因素,例如有机溶剂和水溶性聚合物的加入也会降低蛋白质溶解度。

大部分蛋白质都具有三维结构。蛋白质天然折叠形成的结构称为其天然构象。蛋白分子的构象共分为四级:即一级、二级、三级和四级结构。一级结构是指氨基酸残基按照特定顺序通过肽键连接形成的长链。氨基酸长链通过规律性重复出现的局部结构折叠形成二级结构,氢键对这些局部结构(二级结构)起到稳定作用。常见的二级结构包括 α-螺旋(α-helix)和 β-折叠(β-sheet)。氢键或二硫键进一步相互交联形成的链折叠结构称为三级结构,它是控制蛋白质基本功能的结构。疏水作用和离子相互作用等弱相互作用力通常对其(三级结构)起到稳定化作用。有时候一些蛋白形成具有四级结构的功能复合物,这些蛋白只有按这种方式排列才能发挥其预期功能。蛋白质分子的构象分级见图 19-1。

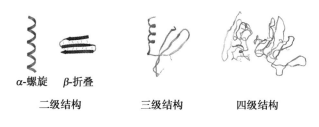

α-螺旋　β-折叠

二级结构　　　三级结构　　　四级结构

图 19-1　蛋白质高级结构示意图

三、蛋白多肽类药物的稳定性

与小分子药物一样,蛋白、多肽类药物的活性与其结构的完整性密切相关。不同的是,小分子药

物的活性几乎完全取决于其化学稳定性,而对蛋白、多肽类药物,其生物活性的保持不仅取决于它的化学稳定性,还取决于其物理稳定性,即其空间构象的稳定性。有时,发生了部分化学降解的蛋白质也可能还具有活性(功能),这是因为发生化学变化的部位不是该蛋白的活性部位,所以该蛋白质还保留活性和功能。

（一）化学不稳定性

蛋白、多肽类药物的化学不稳定性主要表现为新化学键的形成或原化学键的断裂,形成新的化学实体,从而导致其一级结构的变化。这样的变化过程包括蛋白质或多肽的水解、脱酰胺基、氧化、外消旋、β-消除以及二硫键的断裂与交换等。一些特定的氨基酸序列会比其他序列更容易发生降解,这也与其所处的外界微环境密切相关。通常来说,蛋白质在折叠状态和去折叠状态下发生的降解反应机制,以及其反应的动力学都是不一样的。例如,细胞介素-1β(interleukin-1β)溶液在高于和低于39℃两种条件下的失活机制不同。因此,制剂研究人员在蛋白类药物稳定性的加速实验中应该慎重选择加速实验的最高温度,而且还应意识到在高温条件下的稳定性试验可能无法反映或预测实际贮存条件下的稳定性。因此,对蛋白、多肽类药物,测定其在实际贮存条件下的稳定性对于筛选最终处方是很必要的。表 19-2 列举了一些容易发生降解反应的氨基酸序列。下面还给出一些脱酰胺基、氧化、二硫键交换等降解反应的实例。

表 19-2　容易降解的氨基酸

氨基酸序列	降解机理	氨基酸序列	降解机理
Cys-Cys	二硫键降解	Trp,Met,Cys,Tyr,His	氧化
Lys-Thr	铜诱导清除	Met	氧化
Glu,Asp	脱酰胺	Trp	光降解
Asp-Pro,Asp-Tyr	水解	Cys,Ser,Thr,Phe,Lys	消除
Asn,Gln	水解		

注:Cys 为半胱氨酸, Lys 为赖氨酸,Thr 为苏氨酸,Glu 为谷氨酸,Asp 为天冬氨酸,Pro 为脯氨酸,Tyr 为酪氨酸,Asn 为天冬酰胺,Gln 为谷氨酰胺,Trp 为色氨酸,Met 为甲硫氨酸,His 为组氨酸,Ser 为丝氨酸,Phe 为苯丙氨酸。

1. 脱酰胺反应　许多蛋白质多肽结构发生改变都归因于脱酰胺反应。在脱酰胺反应过程中,多肽、蛋白序列中谷氨酰胺或天冬酰胺侧链上的酰胺基被水解,形成游离羧酸根,攻击肽链,形成一个对称的丁二酰亚胺中间结构(图 19-2),丁二酰亚胺进一步水解为天冬氨酸或者异天冬氨酸。这一反应由于天冬氨酸的氨基侧链被羧基取代,故被称作脱酰胺基作用。这一反应在天冬酰胺连接甘氨酸时尤其容易发生。天冬氨酸与甘氨酸直接相连时也会发生类似的反应,导致异天冬氨酸的部分结构转变。

2. 氧化反应　蛋白多肽的氨基酸链中甲硫氨酸、半胱氨酸、组氨酸、色氨酸和酪氨酸的侧链都是可能发生氧化反应的位点,尤其是甲硫氨酸,它极容易被氧化,以至于大气中的氧气便有可能使其发生氧化反应。许多多肽类激素在分离、合成、储存过程中都被发现产生过氧化反应。氧化反应速率与溶液的 pH 有关。如图 19-3 所示,甲硫氨酸的氧化反应发生在中性 pH 区间内。引发氧化反应的因素很多,除了空气中氧以外,还包括金属离子,自由基,光照等。

3. 二硫键断裂或交换　巯基(—SH)、二硫键(—S—S—)和它们之间的相互作用对大部分蛋白的性质都具有重要影响。二硫键间的交换会导致错误配对,引起蛋白质三维结构的变化,并导致其丧失活性。虽然在常规中性 pH 溶液中,二硫键还是相对稳定的,但是在特定工艺以及贮存条件下会发生二硫键的断裂以及重新排列组合。分别在碱性和酸性介质中的二硫键交换反应的机理是不同的。

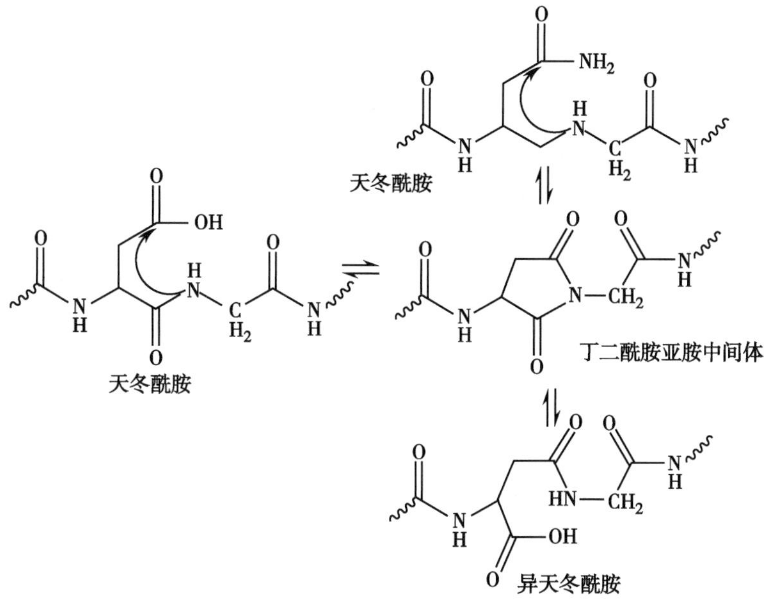

图 19-2 脱酰胺反应

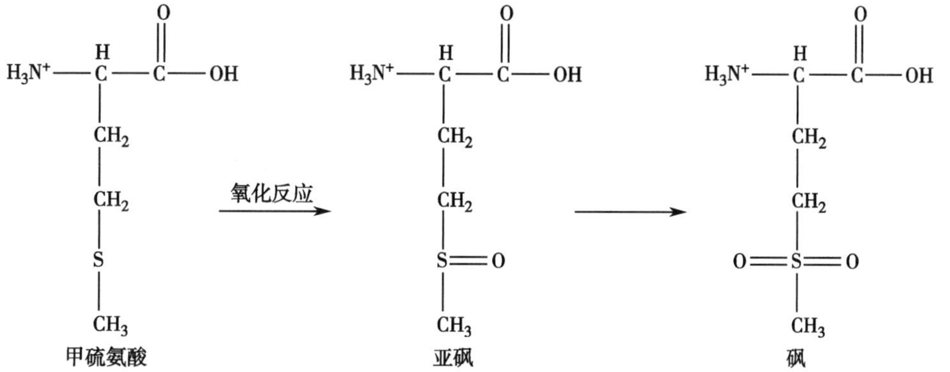

图 19-3 甲硫氨酸的氧化反应

在中性和碱性介质中,二硫键交换反应由硫醇类催化,以烃硫基负离子的形式对二硫键中的一个硫原子进行亲核攻击。在酸性介质中,二硫键交换是通过硫阳离子发生的,硫阳离子是由于二硫键中的一个质子受到攻击而形成的,之后硫阳离子与二硫键上的一个硫原子进行亲电子置换。硫醇的加入可以通过清除硫阳离子来阻断这一交换过程。

4. 其他 多肽和蛋白质可能发生的化学降解反应还包括水解、外消旋、异构化、β-消除等,这些反应在现实中也比较常见。此类化学反应大多都可通过选择适当的条件来阻滞或避免,但大多需要采用比较温和的条件。这部分内容将在后面关于蛋白、多肽类药物稳定化部分将做详细讨论。

(二)物理不稳定性

物理不稳定性是指任何使蛋白质的物理状态发生改变的现象,即其化学组成(一级结构)不变,而高级结构(二级及以上结构)发生改变的过程。物理不稳定性包括变性(去折叠)、聚集、沉淀和表面或界面吸附等。一般认为,变性总是先于其他物理不稳定性过程(如聚集、沉淀、吸附)发生。

1. 变性/去折叠 具有生物活性的蛋白质都具有恰当的折叠状态,蛋白质构象的去折叠会导致蛋白吸附、聚集或化学降解。这是因为蛋白质的物理稳定性通常是由蛋白质内部的疏水残基间相互作用决定的。当这些疏水残基暴露在溶剂中时,它们会与疏水性界面(如容器表面)相互作用,或者引起这些失活的蛋白质在局部富集,从而导致蛋白聚集及沉淀。据报道,蛋白从折叠状态到去折叠状态的吉布斯自由能变化($\Delta G_{f\to u}$)为 5~20kJ/mol 或 5~10kcal/mol 不等。形成一个氢键可以降低蛋白质

0.5~2.0kcal/mol 的自由能,形成一个离子对可以降低 0.4~1.0kcal/mol 的自由能。因此,少数氢键或离子对的细微变化也会导致蛋白质去折叠。

2. 聚集　是蛋白质物理不稳定性的一个主要表现。蛋白质发生聚集后可能会发生药物活性丧失或降低,溶解度减小,改变免疫原性。很多情况下,蛋白质聚集是由部分变性的蛋白质分子间结合形成的。涡旋、温度变化或表面/界面吸附等可以增加疏水表面面积的物理因素都会诱导蛋白质聚集的发生。蛋白质聚集还可能由化学降解或化学修饰而导致的疏水界面暴露所引起,而且物理聚集和化学聚集可能同时发生。一些变性剂如十二烷基硫酸钠(SDS)、盐酸胍(GdnHCl)和尿素等可以用来确定蛋白质聚集是否为共价聚集。如果蛋白质聚集物可以在这些变性剂中溶解,那说明这些聚集物是非共价聚集;反之则为共价(化学)聚集。总的来说,蛋白质聚集可分为可逆与不可逆两个过程,如果聚集物不能在变性剂和还原剂(例如 SDS)中复溶,则该蛋白质聚集过程就是不可逆的。在蛋白制剂中,不允许存在任何不溶的聚集物。

3. 表面/界面吸附　蛋白质容易吸附到很多的表面或界面上,例如容器表面、输送管道表面还有就是气/液界面上。蛋白质表面吸附的一个直接后果就是剂量损失,使实际到达患者体内的蛋白药物剂量减少。另一个后果是由于表面吸附引起蛋白质物理状态变化,比如去折叠从而导致蛋白质变性和失活。表面/界面诱发的蛋白质不稳定性过程始于活性蛋白质或部分去折叠的蛋白质在表面上的吸附,随后吸附的蛋白质分子在界面(气/液界面或固/液界面)上重新定位和排布。部分去折叠的蛋白质会从界面解吸附,再加上吸附在界面上的蛋白质结构的变化,会导致蛋白质聚集体晶核的形成以及聚集体的长大。一些引起蛋白质表面/界面吸附的关键因素包括表面张力、有效吸附表面积、蛋白质分子的表面性能(如疏水性)和蛋白质本身的结构稳定性。

4. 沉淀　上述蛋白质聚集主要是指蛋白质在溶液中形成一些可溶性聚集物,而沉淀指的是肉眼可见的蛋白质从溶液中析出的过程。这种情况下,蛋白质通常已发生部分或完全去折叠,并且这种行为是不可逆的,称为颗粒形成。胰岛素结霜就是一个发生蛋白质沉淀的典型例子,指的是胰岛素在容器壁上形成了细小沉淀颗粒。

（三）影响蛋白、多肽类药物分子稳定性的因素

影响蛋白、多肽类药物分子稳定性的因素有很多,包括温度、pH、蛋白浓度、离子环境、表面、机械作用力等。蛋白质的稳定性是破坏其稳定性和增加其稳定性的两种作用力相互平衡的结果。如前文所述,促进蛋白质稳定化也就是维持蛋白质折叠的作用力一般很弱,这些作用力包括疏水作用、静电相互作用(电荷排斥和电子对)、氢键、范德瓦耳斯力等。对其中任何一种作用力的破坏都有可能打破该蛋白质稳定性的平衡,使蛋白质分子发生降解。在表 19-3 中列出了一些可能破坏这种平衡的因素。通常这些因素对蛋白质稳定性的影响程度会因蛋白质分子而异的。许多因素既有促稳定的作用也有破坏稳定性的作用。此外,许多作用力的促稳定和去稳定作用依赖于它们的强度、蛋白质含量以及蛋白质所处的微环境。图 19-4 为蛋白质主要的物理和化学不稳定性体现。

表 19-3　影响蛋白质稳定性的因素

因素	如何影响蛋白质稳定性	影响哪种稳定性
温度	• 总体来说,温度越高,蛋白质稳定性越差。 • 温度过低蛋白质同样可能变性,例如,核糖核酸酶在 −22℃ 以下和 40℃ 以上条件下均能变性	影响物理、化学稳定性,导致聚集、水解
pH	• 过于接近等电点可能导致蛋白质沉淀,在极端 pH(如过于远离等电点)可能导致蛋白质去折叠。 • pH 介导的蛋白质变性可以是可逆的。 • 蛋白质通常只在较窄 pH 范围内稳定	影响物理、化学稳定性,导致聚集、水解、脱酰胺基作用、β-消除及消旋

续表

因素	如何影响蛋白质稳定性	影响哪种稳定性
表面/界面作用	• 引起蛋白质吸附，从而导致表面上蛋白质的重排和构象变化。 • 蛋白质的表面/界面吸附通常具有浓度依赖性和容器种类/膜依赖性。 • 蛋白质在表面/界面上的吸附可达到饱和	主要影响物理稳定性，导致去折叠、吸附和聚集
盐类	• 盐类可以影响蛋白质的静电性。 • 盐类对蛋白质有促稳定和去稳定的双重作用，这取决于①盐类的种类和浓度；②蛋白质分子带电残基；③离子相互作用的特性；④溶液的 pH	主要影响物理稳定性，导致去折叠、吸附和聚集
金属离子	• 可导致蛋白质多肽氧化反应。 • 易与金属离子相互作用的氨基酸残基包括 Met、Cys、His、Trp、Tyr、Pro、Arg、Lys、Thr。 • 特定金属离子如 Zn^{2+}、Ca^{2+}、Mn^{2+}、Mg^{2+} 等可通过与蛋白质结合，使蛋白质结构牢固来增加蛋白质稳定性	影响物理、化学稳定性，导致聚集、氧化
螯合剂	• 可通过与蛋白质结合或与促蛋白质构象稳定的关键离子进行螯合降低蛋白质稳定性。 • 螯合剂可通过与有害金属离子螯合，增加蛋白质稳定性：比如螯合促蛋白质氧化反应的金属离子	主要影响物理稳定性，导致去折叠和聚集
摇晃/剪切力	• 摇晃会导致更大的空气/水界面，并可能暴露蛋白质疏水基团，导致蛋白质去折叠。 • 不同蛋白质对剪切力相互作用耐受性不同	主要影响物理稳定性，导致去折叠、吸附、聚集
非水溶剂	• 当水性溶剂极性下降时，蛋白质疏水性核心会倾向于去折叠。 • 破坏蛋白质外部的亲水层，导致去折叠。 • 蛋白质与非水溶剂的相互作用是可逆的	主要影响物理稳定性，导致去折叠、吸附、聚集
蛋白质浓度	• 蛋白质浓度过高可能导致蛋白质聚集。 • 浓缩的蛋白质溶液对于冷冻引发的蛋白质聚集具有较好的抵抗作用	主要影响物理稳定性，导致聚集
蛋白质纯度	• 痕量杂质，如金属离子，酶或生产包装中产生的其他杂质会潜在影响蛋白质稳定性	影响物理、化学稳定性

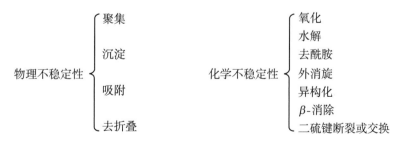

图 19-4　蛋白质主要的物理和化学不稳定性途径示意图

（四）蛋白多肽类药物稳定性的分析方法

监测蛋白多肽药物的稳定性是开发蛋白多肽类药物过程中的主要工作之一。监测蛋白多肽药物的物理和化学不稳定性所采用的分析技术对处方前研究、筛选稳定剂及优化制剂和工艺参数都是至关重要的。表 19-4 列出了一些用于监测蛋白质多肽不稳定性的分析技术。本章节只对一些常见的分析技术做简要介绍。

表 19-4   监测蛋白、多肽稳定性的分析技术

分析技术	技术原理	主要应用
毛细管电泳（CE）	在电场下分离蛋白质	检测化学降解过程,如脱酰胺基、水解及氧化,也可用来检测聚集情况
圆二色谱（CD）	检测左右圆偏振光的不同吸收情况	估计二级结构比如 α-螺旋和 β-折叠的百分数,检测三级结构的局部变化
液相差示扫描量热法（DSC）	检测样品热效应	检测蛋白质去折叠温度,评价蛋白质折叠可逆性
荧光光谱法（FS）	荧光激发产生辐射	检测蛋白质去折叠和聚集情况
离子交换高效液相色谱法（IEC-HPLC）	根据异性电荷相吸的原理分离极性分子	定性定量检测蛋白质化学降解,特别是脱酰胺基作用
反相高效液相色谱法（RP-HPLC）	根据分子的亲水疏水性进行分离组分	定性定量检测蛋白质化学降解,特别是氧化、水解和脱酰胺基作用。可以通过与质谱相连检测化学降解和杂质
分子排阻高效液相色谱法（SEC-HPLC）	将样品溶液在多孔颗粒基质上洗脱,根据相对分子质量大小分离分子	检测蛋白质降解和聚集,检测杂质
红外光谱法（IR）	振动的化学键对红外辐射的吸收作用	表征蛋白质二级结构,表征分子间通过 β-折叠相互作用形成的非共价聚集
光散射法（LS）	溶液中粒子对光的散射作用	检测分子大小及蛋白质聚集动力学
质谱法（MS）	样品在气态条件下通过电场分离带电粒子	检测分子量,表征化学降解产物和杂质
核磁共振光谱法（NMR）	通过射频辐射激发分子内核碎片	检测蛋白质三维结构及蛋白质去折叠情况
光学显微镜	通过光学显微镜观察可见粒子	观察肉眼可见沉淀及颗粒粒度分布
聚丙烯酰胺凝胶电泳（PAGE）	在凝胶中分离不同相对分子质量的分子	检测可溶性聚集物（Native PAGE）或共价聚集物（SDS-PAGE）
肽谱	利用酶将蛋白质水解成小分子肽,随后利用 LC-MS 对其进行分析	确定位点变化及氨基酸序列
拉曼光谱	对与入射光频率不同的散射光谱进行分析以得到分子振动、转动方面信息	检测二级结构
小角 X 射线衍射（SAXS）	测定溶液中颗粒的 X 射线衍射	检测蛋白质和聚集物的三维结构,但分辨率较低
超速离心法	根据聚集物和沉淀的质量和大小进行分离	可对蛋白质聚集物进行定量分析
紫外-可见光谱（UV-Vis）	检测发色团(尤其是芳香氨基酸和肽键)发出的紫外-可见光	表征蛋白质聚集物、定量分析蛋白质含量、检测蛋白质构象、判断蛋白质中杂质

四、蛋白多肽类药物制剂及其稳定化方法

　　蛋白多肽类药物制剂主要是采用注射方式给药,尤其是以静脉注射为主,有时通过肌内或皮下注射的方式给药。因此,它们通常被制备成液体注射液或注射用冻干粉针制剂。由于蛋白多肽类药物分子对制剂生产、贮存、分装和使用过程中的许多促降解因素都很敏感,尤其是在液体制剂中更是如

此,所以如何在蛋白多肽类药物的整个供应链中保持其物理和化学稳定性就成了制剂研究人员面临的主要挑战。因此,蛋白多肽类药物的稳定化工作也成为蛋白多肽类药物制剂研发过程中的主要任务。

（一）蛋白多肽类药物制剂的稳定化方法

保证蛋白类药物在制剂中稳定性的关键是使其保持恰当的折叠结构。保持蛋白质结构正确折叠的作用力是一些弱的相互作用力（包括疏水相互作用、氢键、静电相互作用和范德瓦耳斯力等）。所以,在不引起蛋白质整体构象结构变化的前提下,任何提高这些相互作用的手段都可以对制剂中蛋白类药物起到稳定化作用。蛋白多肽类药物分子的稳定化可以通过化学修饰来优化其内部结构,也可以通过调节制剂处方组成和制剂制备工艺来改变这类药物所处的外部环境来提高。目前,蛋白多肽类药物制剂稳定化手段主要有三种:①替换容易发生降解的氨基酸;②加入稳定剂以改变蛋白质外在环境;③通过干燥手段固化蛋白质,降低其降解概率。

1. 氨基酸替换　通过替换或加固一些易降解的氨基酸残基,蛋白质的结构可以变得更加稳固。本章关于蛋白多肽药物化学稳定性的部分介绍过一些对化学降解比较敏感的氨基酸残基,这类残基可以作为氨基酸替换位点。此外,替换蛋白质中的特定氨基酸也可以提高蛋白质内核结合的紧密度,防止蛋白质去折叠,提高蛋白质稳定性。此方法已有成功案例。然而,该方法会使蛋白质的功能和免疫原性发生较大变化,因此,得到的新蛋白质需要进行大量毒理学实验来验证其成药安全性。此外,这个新蛋白质类似物的药物动力学与原型蛋白质可能存在差异,这种差异对药理效果的影响也是需要进一步考察。

2. 添加稳定剂　对于制剂研究人员而言,筛选合适的溶剂或稳定剂是防止液体制剂中蛋白多肽药物分子发生物理和化学降解的主要手段。所选择的合适共溶剂或其他稳定化辅料可以通过结合到蛋白质疏水部分,增加溶液黏稠度以及增强蛋白质内核折叠状态的方法来提高蛋白质的稳定性。目前有几种描述共溶剂或其他稳定剂提高蛋白质稳定性的机制。其中,被引用最为广泛的就是优先结合理论（preferential interaction）。优先结合理论是指蛋白质通常更倾向于与水或其他可与其作为共溶质或共溶剂的辅料作用。在稳定剂存在的条件下,蛋白质更倾向于与水相互作用,即蛋白质优先被水化;而该稳定剂则更倾向于与蛋白质分子分离,即优先排除。由于共溶剂或稳定剂从蛋白质表面被排除而造成蛋白质优先水化的成因可能有空间位阻（如聚乙二醇）、水的表面张力的增加（如盐类、糖类溶液中）或某种形式的化学不相容性（如电荷间的相互排斥）。表19-5中列出了常用的稳定化辅料种类及其稳定化机制和应用实例。稳定剂的稳定化性能的好坏与其浓度和蛋白质种类有关,但有时提高稳定剂的浓度,并不一定会提升其稳定化性能。

表19-5　稳定剂的种类、作用机制和应用实例

稳定剂种类	作用机制	应用实例
缓冲液	保持蛋白质溶液的 pH 恒定,影响静电作用,可能防止化学降解	磷酸盐缓冲液、柠檬酸盐缓冲液、醋酸盐缓冲液等
糖类及多元醇	增加水分子表面张力,导致辅料从蛋白分子表面优先排除,从而导致蛋白质优先水化	蔗糖、海藻糖、葡萄糖、山梨醇、甘油等
表面活性剂	降低蛋白质溶液表面张力,从而降低蛋白质在疏水界面吸附及聚集的驱动力	聚山梨醇酯类（吐温-80、吐温-20）、普朗尼克 F68、普朗尼克 F127 等
盐类	增加与蛋白质接触的水的表面张力,通过使疏水基团远离水分子的方式强化蛋白质内部疏水相互作用,促进水分子在蛋白质分子周围聚集,引起优先水化	NaCl、KCl 等

续表

稳定剂种类	作用机制	应用实例
聚合物	优先排除作用,通过空间位阻防止蛋白质间相互作用,增加溶液黏度,限制蛋白质结构变形	血清白蛋白、PEGs、HP-β-CD、右旋糖苷等
金属离子	与蛋白质结合,使蛋白质结构更紧固和稳定	Ca^{2+}、Mg^{2+}、Zn^{2+}等
氨基酸	优先排除作用,还可降低一些化学降解	His、Gly、Met 等
抗氧剂	防止蛋白质氧化	抗坏血酸、维生素 E、硫代硫酸钠、硫脲等

3. 蛋白质的干燥　由于蛋白多肽类药物在液体制剂中不能保持长时间的稳定性,因此,对蛋白质制剂进行干燥、除去制剂中的水分将是制剂研发的一种手段。冷冻干燥一般是干燥蛋白质制剂的首选方法。其他如喷雾干燥技术也被用来进行蛋白多肽类药物液体制剂的干燥。2015 年 4 月,FDA批准了一种采用无菌喷雾干燥技术制备的新型生物药物制剂 Raplixa(纤维蛋白胶),它是凝血酶和纤维蛋白原在无菌状态下经喷雾干燥、混合并装填而制备得到的生物药物,用于控制成人手术过程中轻度至中度出血症状。实际上,首个上市的胰岛素干粉吸入制剂 Exubera 也是通过喷雾干燥法制备的。尽管喷雾干燥法在制备速度、生产能力及潜在的颗粒设计能力方面都要优于冷冻干燥法,但因为冷冻干燥法是生物制药界中的传统方法,目前大部分蛋白多肽类药物固体剂型还主要是采用该方法来制备。

冷冻干燥主要包括两个步骤,即蛋白质溶液的冷冻和在真空状态下对冷冻固体的干燥。其中干燥环节又可进一步细分为初次干燥和二次干燥两个步骤。初次干燥是除去冷冻的水分,而二次干燥是除去没有冻结的蛋白、多肽分子上的结合水。冷冻干燥过程中有许多可能使蛋白质发生不同程度变性的因素,包括低温、冷冻和干燥等不利因素。表 19-6 简要列出了在冷冻干燥过程中可能使蛋白质变性的因素、变性机制及所导致结果。

表 19-6　冷冻干燥过程中可能使蛋白质变性的因素及其变性机制

因素	机理	结果
低温	温度降低可能增加水中非极性基团的溶解度,导致蛋白质中的疏水作用减弱,致使蛋白变性	降低活性
浓度效应	溶液冷冻成固态导致蛋白质浓度增加,可能导致聚集。此外,溶液中部分溶质的优先结晶可能会引起局部离子强度及处方组成的改变,而导致蛋白多肽的降解	引起蛋白质聚集和化学降解率增加
冰-水界面的形成	较早形成的冰会形成冰-水界面,从而导致蛋白质界面吸附	引起蛋白质去折叠及表面/界面吸附介导的蛋白去折叠和变性
冷冻过程中pH 变化	缓冲液中部分缓冲盐选择性优先结晶可导致局部 pH 的变化	引起蛋白质聚集及化学降解
冷冻过程中聚合物相分离	低温下不同聚合物的溶解度差异可能导致它们之间相分离	引起蛋白质在相界面吸附导致其去折叠
脱水化作用	干燥引起蛋白质表面水化层的消失会影响其内部折叠状态:比如破坏蛋白质表面与该水化层的氢键作用	引起蛋白质去折叠、聚集

为减少表 19-6 所列的不利因素对蛋白多肽类药物在冷冻干燥过程中的不利影响,经典的蛋白多肽类药物制剂的冷冻干燥处方中除稳定剂(表 19-5)以外,还需添加一些低温保护剂和冻干保护剂,比如糖类/多元醇、聚合物、非水溶剂、表面活性剂和氨基酸等。表 19-7 列举了低温保护剂和冻干保

护剂的稳定化机制以及一些相应药用辅料。此外,在冷冻干燥处方中通常还要加入填充剂。填充剂的作用主要包括:①为干燥后的产品提供机械支撑,形成"饼"状;②改善制剂外观;③提高制剂的溶出度;④防止产品在冷冻干燥过程中发生坍陷及爆裂。

表 19-7　低温保护剂和冻干保护剂在冻干过程中对蛋白质的保护机制和具体的药用辅料

功能	机制	药用辅料
低温保护剂	优先结合理论。这些保护剂能够在冷冻过程中优先从蛋白质表面排除,从而使更多的水分子能够在蛋白质表面聚集,使蛋白内芯更加紧密坚固。在此类保护剂作用下,蛋白质本身对抗冷冻引起的去折叠能力增强	海藻糖、蔗糖、麦芽糖等糖和多元醇类;HPMC、白蛋白等
冻干保护剂	①水替代假说:该保护剂通过与蛋白质的表面形成氢键(如通过保护剂上的羟基),以取代干燥过程中失去的水分,使蛋白多肽继续受到氢键的保护。②玻璃态动力学假说:与结晶状态相比,无定型玻璃态在结构上与液体更加类似。而其特有的刚性和惰性又能够使蛋白质和多肽在其中以分子状态分散,从而避免蛋白质和多肽分子的运动,聚集和变性	海藻糖、蔗糖、麦芽糖等糖和多元醇类;白蛋白、右旋糖酐等

（二）蛋白多肽类药物制剂开发过程简介

一般蛋白多肽类药物制剂的开发过程始于处方前研究。处方前研究是药物发现阶段和制剂开发阶段的交接处。在处方前研究过程中,制剂研究人员需在仅有少量样品的前提下,尽量了解该候选药物分子的性质。

与小分子类药物的处方前研究工作(通常包括溶解性、$\log P$、pK_a、溶出度及多态性等)相比,生物药物的处方前研究工作的关注点有许多不同。首先,建立一系列的分析方法来表征蛋白多肽药物分子的物理化学性质。这包括等电点、溶解度(在不同 pH 条件下、不同介质中)以及在不同条件下的蛋白多肽类药物分子的结构。此外,还需在不同外界因素(如加热、pH、震荡和光照)作用下,对蛋白多肽类药物分子进行强制降解试验,以确证其主要降解产物,从而了解蛋白多肽类药物分子固有的物理和化学稳定性。最后,还需要研究各种辅料与该蛋白多肽类药物分子的相容性,对不同的辅料进行筛选。

在接下来的制剂研究中,还需要确定目标生物药物的产品特征,包括其剂量、给药频率(每日一次或多次)、给药方式(静脉注射、皮下注射、肌内注射等)、有效期、初级包装、给药装置相容性等。表 19-8 列出了蛋白多肽类药物液体制剂处方中除水之外的一些常用组分。除了蛋白多肽类药物稳定性之外,制剂的可生产性和患者顺应性也是剂型设计过程中需要考虑的因素。为了加速制剂的开发,制剂稳定性试验通常是在加速条件下进行的,即在高温、极端 pH、强光照射、高湿(对于冷冻干燥的制剂)、反复冻融等条件下进行。然而,由于蛋白多肽类药物分子降解途径的复杂性,一般在筛选其最终处方时,需要对其在实际贮存条件下的稳定性也进行考察。

表 19-8　蛋白多肽类液体制剂常用的处方组分及其功能

组分	功能	常用辅料
缓冲物质	保持制剂 pH 稳定	磷酸盐缓冲液、氨基丁三醇(TRIS)、组氨酸等
防腐剂	防止细菌污染	苯酚、苯甲醇、尼泊金甲酯等
渗透压调节剂	保证制剂与体液等渗	NaCl、甘油、甘露醇、丙二醇等
稳定剂	防止或降低蛋白质降解或聚集	聚山梨醇酯类(吐温-80/20)、泊洛沙姆类、Zn^{2+}、Ca^{2+}、苯酚、白蛋白、抗坏血酸、乙二胺四乙酸(EDTA)等(表 17-6)

五、蛋白多肽类药物的递送

通过注射途径给药可确保蛋白多肽类药物到体内起效快、药效强、高生物利用度以及可靠的药动学和药效学行为。然而,注射给药方式的最大缺点就是其侵袭性。蛋白多肽类药物血浆半衰期通常较短,需要通过定期重复注射来保证达到所需的治疗效果,这为患者造成了较差的顺应性。

为了克服蛋白多肽类药物制剂的这一缺点,研究者们尝试了许多新型制剂手段。这些手段可以分为两类,一种仍然是蛋白多肽类药物的注射制剂,但改变了其药理及治疗特性;第二种是采用非注射型蛋白多肽类药物递送系统。使用这些制剂手段的最终目标是赋予蛋白多肽类药物制剂更好的患者的顺应性、便利性以及更强的药效。表 19-9 总结了近几年采用的蛋白多肽类药物新型制剂手段。

表 19-9　蛋白多肽类药物新型制剂手段

种类	策略	制剂手段
注射型	通过延长蛋白多肽类药物的血浆半衰期或溶出速度,从而降低注射频率	• 化学修饰(PEG 化、糖基化、乙酰化、氨基酸替换、蛋白融合等) • 贮库给药系统(微粒递药系统、原位贮库递药系统、植入递药系统等) • 蛋白质结晶或沉淀
非注射型	运用非注射的其他给药途径	• 口服递药 • 肺部递药 • 透皮递药 • 鼻腔递药 • 口腔递药

(一)蛋白多肽类药物的注射型新型制剂

尽管侵入性递药具有一定的局限性,但注射给药可确保高生物利用度。因此,从经济角度考虑,对于昂贵的蛋白多肽类药物来说,注射途径给药还是首选的给药方式。因为非注射型给药方式的生物利用度低,会提高最终生物药物制剂的成本,使其更加昂贵。此外,注射型给药能保证给药剂量的准确性,这对于一些治疗窗很窄、药效很强的蛋白多肽类药物来说也是非常重要的。

1. 化学修饰　是指运用化学合成或蛋白工程技术手段,在蛋白多肽类药物分子上嫁接一些化学基团或改变其肽链上的氨基酸,从而对蛋白多肽类药物分子进行化学改变的方法。化学修饰法主要包括 PEG 化、糖基化、乙酰化、蛋白融合等。这些方法均有可能延长蛋白多肽类药物的血浆半衰期或增强其药效。

(1) PEG 化:是指将聚乙二醇(PEG)通过共价键与蛋白多肽类药物进行键合;或将聚乙二醇(PEG)与蛋白质和多肽类药物表面的氨基、巯基或羧基等反应基团进行可逆性的连接的方法。

(2) 糖基化:是指采用分子工程手段,将糖与蛋白多肽连接或取代原先与蛋白、多肽相连的碳水化合物。这种方法利用了天然的糖基化后翻译修饰过程,从而形成新的化学实体。

(3) 乙酰化:是指将脂肪酸的羧基与多肽类的 *N*-端残基上的氨基通过稳固的酰胺键结合的过程。乙酰化也发生在半胱氨酸残基上,形成可逆性的乙酰化蛋白质。

(4) 蛋白质融合:可以通过融合基因的基因工程方式获得。通常包括去除编码第一个蛋白质(如具有治疗作用的蛋白质)的互补 DNA 序列上的终止密码子,然后添加第二个蛋白质(如具有长血浆稳定性的内源性蛋白质)的互补 DNA 序列。这可通过结扎或聚合酶链反应(polymerase chain reaction, PCR)扩增的方法进行。随后这段修饰过的 DNA 序列会被引入细胞中,以单一蛋白质的形式表达出来。这样,通过增大融合蛋白的分子体积,可降低其体内清除率。此外,因为内源性蛋白质(添加上的第二蛋白质)具有较长的血浆稳定性,也会延长该蛋白药物的血浆半衰期。

2. 贮库给药系统　是指在不改变蛋白多肽类药物化学结构的前提下延长其体内作用时间的制剂手段。它可以实现一次给药后,使药物在体内较长时间维持其血药浓度,从而降低注射频率、减少副作用并提高患者顺应性。目前蛋白多肽类药物的贮库给药系统主要有微粒和纳米粒给药系统、原位贮库(常为凝胶剂)及植入制剂。

(1)微米和纳米颗粒给药系统:是20世纪80年代以来蛋白多肽类药物注射用缓释制剂的主要上市类型。它们可通过皮下或肌内注射后吸收入血,获全身作用,也可直接注射至身体的某一特定部位,实现局部治疗。另外,当微米和纳米颗粒的粒径范围适宜,它们也可以直接注射到静脉血管中,以获得较长的循环时间。根据所使用材料的种类,微粒给药系统可分为高分子聚合物微粒和脂质微粒两大类。例如,促黄体激素释放激素类似物、奥曲肽及多室脂质体(由 skyePharma 提出)等。

(2)原位贮库给药系统:通常为含有生物可降解载体和药物的黏性溶液或混悬液。药物可以溶解或混悬于该给药系统中。当皮下或肌内注射时,生物可降解载体会通过不同机制形成药物贮库,从而药物的释放以及作用时间会被延长。

(3)植入制剂给药系统:需要通过局部微创手术将制剂植入患者体内。如果该给药系统采用的是非生物降解型载体,在治疗结束后,还需要进行第二次手术移除该制剂,这也就使植入制剂给药系统与其他贮库型给药系统相比,患者顺应性较差。

3. 蛋白质多肽结晶或沉淀　除蛋白多肽化学修饰和贮库给药系统外,蛋白多肽结晶或蛋白多肽沉淀也可以延缓蛋白多肽类药物注射后体内的溶出速度,以减少注射给药次数。如低精蛋白锌胰岛素(isophane insulin,NPH)就是一个含锌胰岛素与带正电荷鱼精蛋白结合的蛋白结晶混悬液,通过延缓体内的溶出速度,减少注射给药次数。

(二)蛋白多肽类药物的非注射型新型制剂

采用非注射途径进行蛋白多肽类药物的递送是现代药剂学研究领域中的一个热点。近年来应用较广的非注射给药途径包括,口服、肺部给药、经皮和经鼻给药途径等。针对某些没有特定空间构象的、短链多肽的非注射途径给药制剂的开发取得了一些成功。例如去氨加压素(9个氨基酸组成的多肽)经鼻给药生物利用度可达到10%~20%。然而,由于蛋白质分子量较大、生物膜透过性差,且经不同非注射途径给药时都有可能被各种蛋白酶降解,因此,其非注射给药制剂仍需进一步开发来满足临床需求。

1. 口服给药　由于蛋白多肽类药物分子量大、在胃肠道稳定性差,其口服生物利用度极低。要想达到令人满意的治疗效果,口服蛋白多肽类药物制剂需增加其在小肠上皮细胞的透过性,抑制蛋白酶的活性或将蛋白多肽进行包裹以起到对其保护作用,所以,蛋白多肽的口服给药是药剂领域最具挑战性的课题之一。新型制剂手段也取得一些进展,比如,基于纳米粒的给药系统,包括自乳化药物递送系统、纳米囊、聚合物或脂质纳米粒等已经在不同的动物模型上显示出很好的结果,能明显提高蛋白多肽类药物的生物利用度。然而,这些给药系统在人体试验中效果大多不理想,毕竟胃肠道的主要功能是降解蛋白质以便吸收氨基酸,口服蛋白多肽类药物的递送最终是否能实现还有待观察。

2. 肺部给药　肺部给药的历史比较悠久。肺部的独特生理学性质(100多平方米的表面积、很薄的上皮细胞层,丰富的血液循环以及较低的蛋白酶活性等)使其成为一个能够快速吸收蛋白多肽类药物的有效部位。最早的胰岛素肺部给药的研究可追溯至1924年。2006年获批辉瑞公司的 Exubera 是第一个上市的胰岛素干粉吸入剂,但在2007年因为销量不佳而退市。FDA 于2014年批准了第二个胰岛素肺吸产品 Afrezza 的生产。与其他胰岛素肺吸产品相比,Afrezza 起效更为迅速。虽然肺部是个有效的蛋白多肽给药途径,但业界还是担心其长期安全性。尽管如此,研究者还是普遍认为,对生物大分子来说,肺部给药与其他非注射途径,如口服、经鼻、和经皮等相比,能提供更高的相对生物利用度。

3. **经鼻给药**　鼻上皮细胞表面覆盖着的大量微绒毛,使得鼻黏膜表面可用于药物吸收的面积大大增加。同胃肠道相比,鼻黏膜的内表基底膜要薄很多而且更为疏松,使得药物吸收更快。与胃肠道相比,鼻黏膜中的蛋白降解酶含量更低。此外,鼻黏膜下含有丰富的毛细血管,使药物能够快速进入全身血液循环。目前,已有一些蛋白质和多肽类药物的滴鼻剂或鼻喷雾等经鼻制剂上市,如鲑降钙素鼻喷雾剂。

4. **经皮给药**　由于皮肤角质层的屏障功能,它只能允许脂溶性小分子药物通过,而蛋白、多肽等大分子药物不可能以被动转运的方式透过皮肤。因此,在蛋白多肽经皮给药制剂处方中通常需要加入化学渗透促进剂。科学家们试图利用多种物理方法促进蛋白质跨过皮肤屏障。一些新型促渗技术,如离子导入法、电穿孔法、超声促渗法、微针法和非侵入式喷射注射器等,在透皮给药领域中的应用正受到越来越多的关注。

第三节　寡核苷酸及基因类药物制剂

一、寡核苷酸及基因类药物的结构和性质

将脱氧核糖核酸(DNA)和核糖核酸(RNA)等作为药物治疗疾病的概念最早是在 20 世纪 70 年代提出并尝试的,被统称为基因治疗(gene therapy)。基因治疗是一种从基因层次干预疾病发生源头的全新的治疗方法,具有巨大的应用潜力。随着人类基因组学研究和分子生物学研究的不断深入,发现了越来越多的与人类疾病的发生、发展密切相关的基因及其调控机制,为应用基因药物干预和治疗疾病打下了扎实的基础。

广义的基因药物包括各种 cDNA 表达系统(包括 plasmid DNA 等各种表达系统)、反义寡核苷酸(antisense oligonucleotide)、核酶(ribozyme)、小干扰 RNA(small interfering RNA, siRNA)、微小 RNA(microRNA)以及信使 RNA(mRNA)等,都是通过磷酸二酯键连接起来的多核苷酸或寡核苷酸,以基因或基因表达通路为作用靶点,通过调节靶细胞中基因表达,从而实现药效作用的。21 世纪以来,有两款质粒 DNA 上市药物,Gendicine(今又生)于 2003 年在中国获批上市,主要用于治疗头颈部鳞状细胞癌,是全球首个抗肿瘤基因治疗产品。Glybera 于 2014 年上市,是首款在欧盟获得批准的基因疗法,用于治疗罕见遗传病脂蛋白脂肪酶缺乏症(LPLD),但是由于 LPLD 发生在极少数患者中(发病率仅为百万分之一),且售价高昂,于 2017 年退市。另外,2018 年,新药 Onpattro(patisiran)获美国和欧盟批准,用于由遗传性甲状旁腺素介导淀粉样变性(hATTR)引起的成人周围神经病的输注治疗。这是美国和欧盟首个批准的用于治疗由 hATTR 引起的多发性神经病变的药物,也是全球第一个小干扰核糖核酸(siRNA)的疗法。2019 年美国批准的 RNAi 药物 Givlaari(Givosiran)可治疗急性肝卟啉症(AHP)成人患者,2020 年欧盟和美国批准的 Oxlumo(lumasiran)治疗原发性高草酸尿症 1 型(PH1)以及 2020 年欧盟批准的 Inclisiran(Leqvio)治疗成人高胆固醇血症及混合性血脂异常。

从药物分子的物理化学性质的角度分析,无论是 cDNA 表达 plasmid DNA 还是 siRNA 和microRNA 以及 mRNA,都极为相似,除 mRNA 外,其他为双链结构。其化学组成均为如图 19-5 所示的聚核苷酸结构,其中 DNA 分子为脱氧核苷酸的聚合物,RNA 分子为核苷酸的聚合物,此外还有硫代聚核苷酸结构,比 RNA 分子具有更好的稳定性。其中 cDNA 表达的质粒等分子常常包含有几千个碱基对,相对分子质量可能到百万以上,mRNA 含有约 800 个碱基,相对分子量达到 30 万左右,而反义寡核苷酸和 siRNA 等的相对分子质量相对小,一般为 2 000~10 000。在体内环境中,DNA 和 RNA 分子都非常容易被核酸酶降解,稳定性较差。而且由于它们分子量大,还带有大量负电荷,水溶性好,所以与传统的小分子药物相比,在体内的吸收、分布、代谢的机制完全不同。更特殊的是,由于基因药物的作用靶点都是在细胞内甚至细胞核内,所以基因药物的递送还必须跨越细胞膜和核膜的壁垒。除了

一些有限的局部给药外,基因药物的体内应用必须借助基因递送载体,基因药物递送载体的研究是基因药物成功的关键。

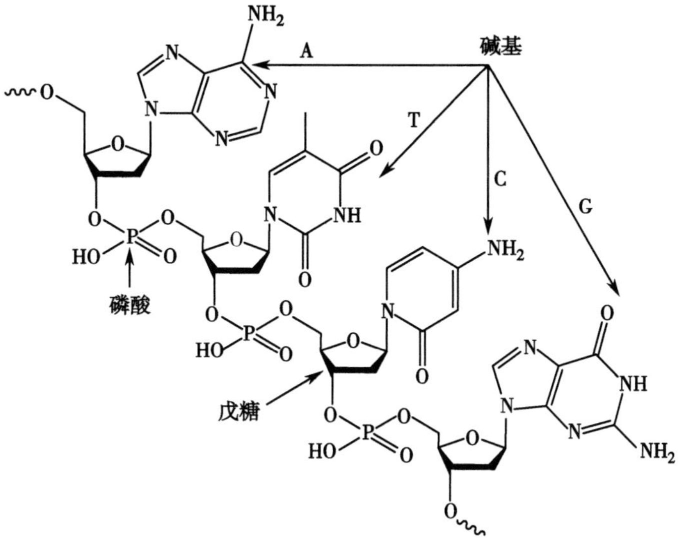

图 19-5　聚核糖核酸的化学结构

二、寡核苷酸及基因类药物的递送载体设计

目前基因治疗领域主要有 3 类不同的药物递送技术体系,即物理转染技术、病毒载体系统和非病毒载体系统。其中的物理转染技术,包括电脉冲导入和粒子轰击导入等,主要是通过物理作用将 DNA、RNA 分子等导入细胞和组织中,一般局限于体表组织使用。病毒载体系统,包括反转录病毒、腺病毒和腺相关病毒等。病毒载体的细胞转染活性较高,但其体内应用受病毒天然感染趋向性(tropism)的影响和人体免疫系统的干扰,造成静脉注射后转染的靶组织特异性不高,而且还有一定的安全隐患,如免疫应激反应、基因随机整合的致癌性和潜在内源病毒重组等问题。非病毒载体系统的研究与药剂学理论最为契合,即采用高分子聚合物、脂质分子等一系列药用辅料制备成颗粒状的载体系统,如图 19-6 所示的常用基因药物载体分子,装载 DNA、RNA 等活性分子,并将其递送到体内病灶或药物作用靶点部位。

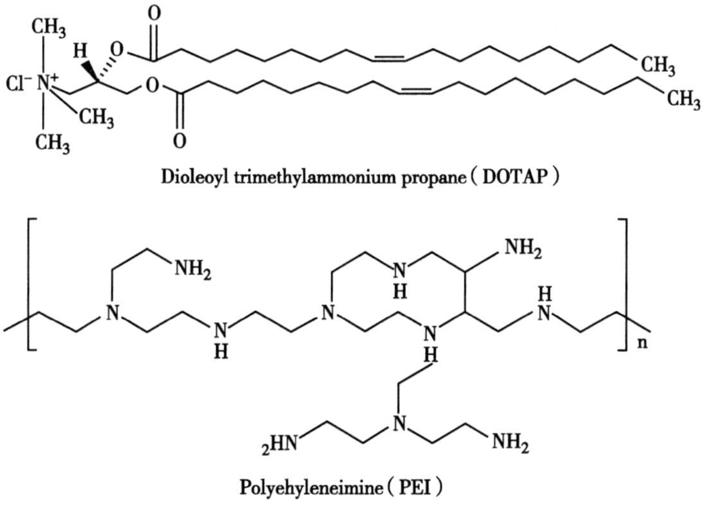

Dioleoyl trimethylammonium propane(DOTAP)

Polyehyleneimine(PEI)

图 19-6　两种常见的基因药物载体分子

基因药物载体的研究,与小分子药物递送载体的研究有很多相似之处,都需要密切关注载体的构建和表征、稳定性、载体的体内递送特性等关键环节。除此之外,由于基因药物的作用靶点在细胞内,所以有关基因药物的载体研究还必须包括药物的跨细胞膜递送,也被称为细胞转染(cell transfection)。

（一）非病毒载体的构建和表征

由于 DNA、RNA 分子等带有大量的负电荷,所以能够与带正电的载体材料相互复合,形成复合物(complex)。其中阳离子脂质体与 DNA 形成的复合物称脂质复合物(lipoplex);阳离子聚合物与 DNA 形成的复合物称聚阳离子复合物(polyplex)。

电荷相互作用形成复合物的过程,与载体的电荷电离状态、密度、载体的空间结构以及 DNA 与阳离子聚合物之间的电荷比密切相关,也受电荷相互作用条件的影响,如浓度、混合速度、溶液的离子强度等。对于这一复合过程的控制以及对于形成的复合物的表征,是非病毒载体制剂研究的关键。

目前研究中使用的大部分阳离子聚合物和阳离子脂质体具有相对分子质量分布广,有时批和批之间质量指标略有相差,造成复合物的各种物理化学性质也不稳定,一般只能测定统计意义上的平均粒径、表面电位以及电子显微镜下的形貌等,但对于具体每个载体的分子组成,物理化学性质及其生物活性,都很难确定。所以急需发展新的分离分析技术,明确质量标准,才能有效地保证基因药物载体的"安全、有效、可控"。

（二）非病毒载体的体内递送过程

除了部分局部给药的应用外,大部分基因药物采用静脉注射给药,所以必须重视载体在递送过程中的稳定性。一些研究表明,很多非病毒载体系统在体内环境中不稳定。一般为了保证较好的 DNA 装载效率,大部分载体带有过量正电荷,而血浆中的蛋白质大多带有一定的表面负电,所以很容易吸附在载体表面形成聚集,在肝和脾组织、甚至被肺毛细血管截留,或者激活补体系统而被免疫细胞清除。针对这一问题,最常见的思路是在载体分子表面上用 PEG 修饰,但过多的 PEG 修饰一方面会影响基因药物在载体中的载药量,另一方面也会影响载体与靶细胞的相互作用以及药物在细胞内的释放。

此外,为了将基因药物导入特定的靶细胞中,在研究中还常常需要在载体表面连接靶向分子。虽然在细胞实验中,很多靶向分子可以明确地通过特异性结合,或受体介导的内吞作用使转染效率得到较大提高,但在体内复杂的环境中,靶向作用不仅取决于靶向分子与靶细胞间的相互作用,其他条件如载体复合物粒子的大小、表面电荷以及稳定性等,也会影响载体在体内的循环和分布,影响最终到达靶组织的载体数量。加上细胞外基质中的很多糖胺聚糖结构(glycosaminoglycan,GAG),也可以与表面带有正电的载体相互作用,从而破坏载体的结构。

（三）细胞转染和基因药物的释放

由于几乎所有基因药物的作用靶点都在细胞内,所以基因载体的作用应该包括将药物送入细胞后,从内涵体中释放出来。为此,科学家们设计并检验了一系列载体结构。对于阳离子脂质载体,其作用机制可能是:阳离子脂质分子与内涵体中的阴离子脂质分子相互作用,影响了内涵体的膜结构,而将 DNA、RNA 分子释放到细胞质中。而对于阳离子聚合物,最高效的作用机理则是依靠聚阳离子的"质子海绵"作用,最终导致内涵体破裂,使载体进入细胞质。对于 siRNA 和 mRNA 等药物,其作用靶点主要在细胞质中,但对于 DNA 质粒等,由于作用靶点在细胞核,所以还需要进一步增强跨越核酶进入细胞核的效率。应该说,目前已经有一系列的聚阳离子和阳离子脂质载体,在细胞实验中达到了较好的转染效率,但在体内应用中还不尽如人意。

第四节 疫苗制剂

疫苗(vaccines)由抗原组成,它可以激活免疫系统,产生抗体来对抗抗原,并诱导机体免疫记忆,使免疫系统在第二次遇到该病原体(抗原)时可以将其识别并破坏。因此,疫苗接种是对抗感染性疾病的一种预防性措施。人类疫苗的问世大大降低了感染性疾病的死亡率和致残率,对全球人类的健康产生了深远影响。在过去的 200 年里,疫苗已经被用于多种疾病的预防,天花根除也应归功于疫苗的使用。可以说,疫苗是迄今为止临床治疗效率最高、治疗成本最低的公众健康防御手段。

一、疫苗的分类

现有的人用疫苗可以分为三类:减毒活性病原体疫苗(attenuated live organism vaccines)、失活疫苗(inactivated vaccines)、亚单位疫苗(subunit vaccines)。其中,减毒活性病原体是传统的疫苗,这种疫苗模拟的是自然条件下病原体对机体的感染过程,因此很有效。而失活疫苗与减毒的活性病原体疫苗相比,最大的优势是其安全性。与失活疫苗相比,亚单位疫苗的免疫炎症反应更少,这是因为病原体的大部分致病性组分都还保存在失活疫苗中。

除上述三种疫苗外,核酸疫苗还包括 DNA 疫苗(DNA vaccines)和 mNRA 疫苗(mRNA vaccines)。DNA 疫苗是通过短暂转染含编码抗原的质粒 DNA 的宿主细胞来诱导免疫反应的。DNA 疫苗接种后,宿主细胞合成质粒 DNA 编码的蛋白质——抗原,从而诱导针对这一抗原的特异免疫反应。目前,有一些 DNA 疫苗,如抗肿瘤和艾滋病的 DNA 疫苗已经在进行临床研究。相比于 DNA 疫苗,mRNA 可以直接在细胞质内翻译表达抗原,无须进入细胞核,可以更快速、更稳定地表达目标蛋白质。

二、疫苗的递送

疫苗最常用的给药途径是肌内或皮下注射,因此疫苗通常被制成液体注射剂。如果需要多次使用,通常会在液体制剂处方中加入防腐剂。为了防止抗原降解并保证其效能,在运输疫苗的过程中通常需要使用昂贵的冷藏链。一种避免使用冷藏链的方法是将疫苗与一些糖类(如海藻糖或蔗糖)一起冻干,制成固体制剂,以保留运输过程中疫苗的效价。

亚单位疫苗与其他两种人用疫苗相比,结构相对简单而且更安全。然而,亚单位疫苗处方中通常需要加入佐剂,这是因为亚单位疫苗利用的高纯度抗原降低了它本身的免疫原性。铝盐是目前应用最广泛的佐剂,它的作用机制主要被认为是作为抗原递送的载体,以及在注射部位形成储库,使抗原从注射部位逐步持续释放。其他广泛研究的佐剂多是一些微粒型给药系统,例如病毒颗粒(virosomes)和脂质体等。病毒是常用疫苗载体之一,病毒通常可以高效侵染宿主细胞,将自身的基因组递送至细胞内,以寄生形式完成自身繁殖,因此病毒可通过去除致病基因、携带指定基因的方式成为递送载体。疫苗病毒载体一般具有低毒性、高效性和大容量的特点,同时也要具有控制基因转导和表达的能力。目前痘病毒(poxvirus)、腺病毒(adenovirus)和疱疹病毒(herpes simples virus,HSV)等多种病毒载体已用于疫苗的研究。而已经上市的疫苗和正在进行临床试验的疫苗中,重组腺病毒和痘病毒的运用最为广泛。此外,脂质体是目前基础研究和临床应用最多的非病毒载体之一。其结构与细胞膜相似,由磷脂双分子层构成,具有携带量大、易于与生物膜融合等优点。目前已上市的脂质体疫苗有流感疫苗 Inflexal V、甲肝疫苗 Epaxal 等。此外,Shingrix 作为葛兰素史克开发的脂质体 VADS 基新型亚单位疫苗,于 2017 年 10 月获得 FDA 批准,用于预防 50 岁及以上的带状疱疹。这些佐剂使亚单位疫苗以微粒的形式被抗原递呈细胞摄取。

在过去的几十年中,微针透皮给药方式越来越受到关注,微针给药是 20 世纪 90 年代发展的一种新型给药系统。疫苗一般以内嵌或涂层的方式装载在微针递送系统里,微针表面包含了多列微米级别的针状复杂结构,材料一般为硅、金属、聚合物等。将其贴在皮肤上后微针穿过角质层到达活性表皮层而不触碰真皮层的神经末梢,更重要的是其到达的皮肤层富含抗原提呈细胞(antigen-presenting cell,APC),因此相对于其他传统疫苗肌内注射或皮下注射等方式,微针给药既减少了人体的痛感也能产生更好的免疫效果。此外,疫苗的非侵入性给药方式,如经鼻给药、肺部给药、经皮给药、口服给药和舌下或口腔给药也得到了广泛研究。

目前疫苗研发的一个热点是 mRNA 疫苗的开发。mRNA 是把遗传信息从 DNA 传递到蛋白质的信使,为人体细胞提供指令,产生靶标蛋白(即抗原),从而激活人体免疫反应,抵抗相应的病毒。跟传统疫苗相比,mRNA 疫苗具有研发周期短、生产成本低、安全性更好、药效更突出等特点。然而,mRNA 自身不稳定,极容易分解,对储藏运输条件要求较高。脂质体是 mRNA 疫苗最常用的递送载体。上市的 mRNA 疫苗的递送载体是由可电离脂质、辅助脂质、胆固醇以及 PEG2000-DMG 等脂质成分组成,其组成结构如图 19-7 所示,通过微流控技术制备得到。

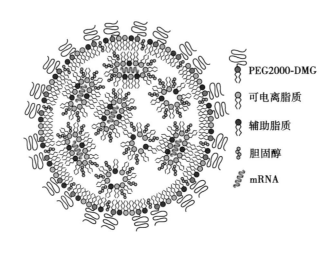

图 19-7　mRNA 脂质体的结构示意图

第五节　细胞治疗和组织工程

随着现代生物科技的发展,越来越多的细胞治疗与组织工程学方法被用于各种疾病的治疗。例如,干细胞治疗、嵌合抗原受体 T 细胞(chimeric antigen receptor T-cell,CAR-T)、人工皮肤、再生骨等都已经被尝试用于临床研究。它们将细胞学、工程学和材料学的应用相结合,来修复或替换部分或全部组织。细胞治疗和组织工程学通常需要一个载体或递送系统来帮助实现其功能。载体和递送系统的研究就属于药剂学和药物递送的范畴。它包括材料的选择、处方和工艺参数的优化、保持产品的稳定性等从而确保产品的质量和在体内的疗效。此外,还需加入一些生物活性物质如生长因子等来促进细胞的分化和增殖。在此,重点介绍干细胞治疗和人工皮肤。

一、干细胞治疗

干细胞(stem cell)是一类有自我更新能力、分化潜能和良好增殖能力的细胞。干细胞治疗是利用人体干细胞的分化和修复原理,把健康的干细胞移植至患者体内,以达到修复病变细胞、重建正常系统的目的。干细胞治疗主要分为两类:自体干细胞治疗和同种异体干细胞治疗。

因为避免自身组织排斥等问题,自体干细胞治疗相对来说是更加安全的治疗方法。其被应用于治疗神经系统疾病、心脏病、癌症等多种疾病。ChondroCelect 作为 2009 年由欧盟批准的首个利用人体干细胞进行治疗的药物,主要是利用患者自身的软骨细胞体外增殖培养后再回输至患者病变部位用于修复膝盖中的软骨损伤。此外,Holoclar(治疗角膜缘干细胞缺陷)、Stemeusel(治疗血栓闭塞性动脉炎)等干细胞治疗药物也相继批准上市。2018 年,欧盟首次批准 Alofisel 作为同种异体干细胞疗法获得欧洲市场集中上市许可,这是一种局部注射用的从人体脂肪组织中分离并在体外培养扩增的同种异体脂肪源性干细胞,用于治疗成人非活动性/轻度活动性克罗恩病(Crohn's disease)患者的肛周瘘。

近年来,以自体干细胞治疗和同种异体干细胞治疗这两类治疗方法为基础的新兴的干细胞治疗产品种类越来越丰富,涉及的疾病也更加广泛。随着干细胞新疗法的不断出现,不仅给更多的疾病带来治疗新思路,也给市场的发展注入源源不断的驱动力,同时这些新疗法也将会给更多的患者带来新选择。

二、人工皮肤

人工皮肤(artificial skin)是利用组织工程学、细胞生物学、材料学的原理和方法,将种子细胞(如自体或异体的表皮细胞和真皮成纤维细胞等)与细胞外基质和适当的支架材料相互作用,构成的具有一定形态、功能和生物活性的皮肤替代物,用于修复和替代缺损的皮肤组织。人工皮肤是组织工程学应用的第一个面市产品,也是临床上应用最为成功的组织工程材料。目前已有些上市的人工皮肤产品,如 Integra Artificial Skin、AlloDerrn、Biobrane、Dermagraft-TC、Apligraft 和 StrataGraft 等,用于烧伤、慢性静脉溃疡以及先天性皮肤畸形等疾病的治疗方面。

皮肤组织工程的终极目标是制备出真正复合人体的皮肤替代物,能实现人体真实皮肤的各种功能(感受、排汗以及神经传导等),达到与人体邻近皮肤组织无瘢痕愈合。尽管目前临床上有多种人工皮肤产品可选用,但这些人工皮肤只是在结构上与人体皮肤类似,仅具有皮肤的屏障功能,缺乏皮肤附属功能,还没有真正实现皮肤的重建。因此,未来人们将为构建符合人体皮肤结构和功能相近的人工皮肤而努力。

思　考　题

1. 请描述蛋白和多肽类药物分子之间的区别,并描述蛋白质的构象结构。

2. 为什么蛋白类药物需要在制剂中保持正确的折叠构象？维持蛋白质构象结构稳定性的作用力包括哪些？

3. 蛋白和多肽类药物的物理不稳定性和化学不稳定性都包括哪些？简述其不稳定性机制。

4. 列举影响蛋白和多肽类药物分子物理不稳定性和化学不稳定性的因素。

5. 列举一些用于稳定蛋白和多肽类药物分子的药用辅料,并简述这些辅料的稳定化机制。

6. 常用蛋白和多肽类药物制剂的处方组成包括哪些？它们的功能是什么？

7. 寡核苷酸及基因类药物的成功递送需要克服哪些障碍？它们与蛋白和多肽类药物的体内递送障碍有何相同性和不同性？

(姜虎林)

第十九章
目标测试

参 考 文 献

［1］方亮.药剂学.8 版.北京:人民卫生出版社,2016.

［2］吴正红,周建平.工业药剂学.北京:化学工业出版社,2021.

［3］FLORENCE A T,ATTWOOD D.Physicochemical principles of pharmacy.6th ed.London:Pharmaceutical Press,2011.

［4］AULTON M E,TALYOR KEVIN M G.Aulton's pharmaceutics-the design and manufacturing of medicines.4th ed. Elsevier Health Sciences,2013.

［5］FROKJAER S,HOVGAARD L,EBRARY I.Pharmaceutical formulation development of peptides and proteins.2nd ed.CRC Press Inc,2012.

［6］CHEN Y,MUTUKURI T T,WILSON N E,et al. Pharmaceutical protein solids:dying technology,solid-state characterization and stability.Advanced Drug Delivery Reviews,2021,172:211-233.

［7］YANG M,FROKJAER S.Novel formulation approaches for peptides and proteins injectables in delivery technologies for biopharmaceuticals:peptides,proteins,nucleic acids and vaccines.John Wilely & Sons,Ltd,2009.

［8］SONG H,HART S L,DU Z. Assembly strategy of liposome and polymer systems for siRNA delivery.International Journal of Pharmaceutics,2021,592:120033.

［9］PICANCO-CASTRO V,PEREIRA C G,COVAS D T,et al. Emerging patent landscape for non-viral vectors used for gene therapy.Natural Biotechnology,2020,38:151-157.

［10］IBBA M L,CICCONE G,ESPOSITO C L,et al. Advances in mRNA non-viral delivery approaches.Advanced Drug Delivery Reviews,2021,177:113930.

第二十章

现代中药制剂

学习目标

1. **掌握** 中药制剂的常用术语、特点；常用中药制剂的概念。
2. **熟悉** 中药制剂的基本理论；常用浸提方法，影响浸提的主要因素；常用中药制剂的制备工艺；中药制剂质量控制的要点。
3. **了解** 常用精制、分离和浓缩方法的适用范围；超声波提取法的基本原理。

第二十章
教学课件

第一节 概　述

一、中药制剂的概念

中药（traditional Chinese medicine）是指在中医药理论指导下，用于预防、治疗疾病以及保健的药物。中药常需要炮制后应用，中药炮制（processing drug）是根据中医药理论，依照辨证施治用药的需要和药物自身性质，以及调剂、制剂的不同要求，所采取的一项制药技术。中药材经炮制加工后而形成的供配方应用，或可直接用于中医临床的中药称为中药饮片（decoction pieces；prepared drug in pieces）。中药制剂（Chinese material medica preparation）是根据法定处方或其他有规定依据的中药处方，将中药饮片加工制成具有一定质量标准，可以直接应用的药品，包括成方制剂和医院制剂。中成药（Chinese traditional patent medicine）为中药成方制剂的简称，是指以中药饮片为原料，在中医药理论指导下，按照法定处方和标准大批量生产的药品，包括处方药和非处方药。中药调剂（dispensing traditional Chinese medicine）是在中医药理论指导下，按照医师处方为某一患者配制，并注明其用法、用量的药剂调配操作。

二、中药制剂的特点

中药具有特殊的理论体系和应用形式，与中医基础理论相互依存，互相促进，密不可分。中医传统理论的主要精髓之一是整体观念和辨证论治思想，中药制剂具备与中医药理论体系基本内容相适应的特征。

1. 疗效为多成分综合作用结果　中药制剂无论是单味药制剂，还是中药复方制剂，都含有多种成分，具有多种功效。中药制剂针对的是人体内多个作用靶点，通过多种渠道协同作用，发挥整体疗效。如以阿片为原料制成的阿片酊具有镇痛和止泻功能，但从阿片粉中提出的吗啡具有强烈的镇痛作用，却无明显的止泻功效。

2. 个体化用药原则　在中医辨证论治思想指导下的用药方案，是以具体病证和人的个体特征为依据，实现了人的个体差异化用药。用药对证，方可获得预期的疗效，同病可异治，异病可同治。如以感冒为例，首先要辨清具体患者是风寒表证、风热表证，或是虚证感冒，才能确定是采用辛温解表、辛凉解表或是扶正解表的治疗法则，再根据治则选择适宜的制剂，确定疗程和用量。

3. 以炮制后的饮片入药　炮制可以降低或消除中药的毒性或副作用,增强药效,改变或增强药物的作用趋向。例如,生何首乌味苦、性平,具有解毒、润肠通便的功效,若需用其补肝肾、填精血,就应将其制成熟首乌。中药制剂以炮制合格的饮片为原料,才能适应中医辨证施治、灵活用药的要求,保证用药有效、安全。

4. 中药制剂存在的问题　①药效物质基础复杂,不易确定制剂生产和成品的质量控制指标;②中成药的质量标准相对较低,难以全面控制制剂质量;③服用剂量相对较大,选择辅料及现代制剂工艺受限;④药材的基原、产地、采收季节、炮制方法等存在差异,影响原料质量的稳定性,从而影响同一中药制剂质量和疗效的一致性。

三、中药制剂的基本理论

中药制剂历史悠久,种类繁多,是祖国医学遗产中的重要组成部分。传统中药制剂的理论主要涉及剂型、制药、施药等三方面。

1. 剂型理论　传统中药制剂理论对剂型的特点和选择都有规律性的认识。如"汤者荡也,去大病用之……散者散也,去急病用之……丸者缓也,舒缓而治之也。""欲速用汤,稍缓用散,甚缓用丸。""水丸取其易化,蜜丸取其缓化,糊丸取其迟化,蜡丸取其难化。"这些论述分别对传统剂型的适用病证、释药速度、剂型原理进行了总结,逐步形成了传统剂型理论。

2. 制药理论　系指将药材加工制成适宜剂型的全过程中所总结的规律性认识,包括制药技术和辅料两方面。制药技术主要论述了炮制、前处理及制剂成型的操作方法与要求。对于辅料,传统制剂的要求和现代制剂不同,选择辅料时,一般选用与主药起协同作用的物料,辅料具备了赋形和药效双重作用。

3. 施药理论　是指根据临床需要,将药物施于人体的过程中所总结的规律性认识,主要包含给药途径、服药时间和服药方法三个方面。传统给药途径有口服、皮肤、孔窍、腔道及穴位给药等,根据疾病的治疗需求,应用制剂时应该选择适宜给药途径。服药时间应根据疾病病位、药物性质或用药目的进行选择。服药方法包括服药剂量、频率、温度、用药禁忌等具体适用情况。

四、中药制剂的改良与创新

随着中医药现代化进程的不断深入,中药制剂研究迅猛发展,许多新制剂、新剂型在传统制剂的基础上脱颖而出。但总体而言,中药制剂在剂型选择、制剂技术、质量控制等方面仍存在不少问题,还不能适应现代医药事业发展的迫切需要,因此应重视和加强中药制剂的改良与创新研究。中药制剂的改良与创新应在"传承精华,守正创新"理念指导下,以提高疗效和安全性为前提,遵循中医药理论体系,避免单纯套用化学药的研究模式;应对继承传统中药制剂和开展新制剂研究并重,采用多形式、多途径发展中药制剂。

第二节　中药制剂的单元操作

制备中药制剂时,主要是以中药饮片的有效成分、有效部位、粗提物和全粉末作为原料或中间体进行制剂成型。中药饮片入药前通常需要进行粉碎、筛分、混合及提取等单元操作。

一、中药粉碎、筛分和混合

1. 中药粉碎操作要点

(1) 单独粉碎:常用于贵重细料药,如朱砂、麝香;含大量树胶、树脂药,如乳香、没药;含毒剧成分药,如马钱子、雄黄;氧化性药物与还原性药物,如硫黄、火硝。

（2）混合粉碎：适用于处方中药味性质相似的群药粉碎，也可在一般药料中掺入一定比例的黏性、油性药料进行粉碎。混合粉碎的优点是将粉碎、混合结合进行，节省工时。传统混合粉碎方法中主要包括了"串料""串油""蒸罐"等制药技术。串料是将处方中黏性大的药料，如麦冬、熟地等留下，先将处方中其他药料混合粉碎成粗粉，然后用此混合药粉陆续掺入黏性药料，再粉碎一次。串油是将处方中油性大的药料，如桃仁、杏仁留下，先将处方中其他药料混合粉碎成细粉，然后用此混合药粉陆续掺入油性药料，再粉碎一次。蒸罐是将处方中新鲜的动物药，如乌鸡、鹿肉与植物药间隔排入铜罐或夹层不锈钢罐内，加黄酒或其他药汁，加盖密封，隔水或夹层蒸气加热，以液体辅料基本蒸干为度。目的是使药料由生变熟、增加温补功效，经蒸制的药料干燥后便于粉碎。

（3）湿法粉碎：常用于冰片、朱砂、珍珠等药物，借液体分子的辅助作用，使药物易于粉碎及粉碎得更细腻，同时避免有较强刺激性或有毒性药物粉尘飞扬。中药湿法粉碎的代表方法是水飞法。

（4）低温粉碎：适于常温粉碎困难的物料，软化点低、熔点低及热可塑性物料，如树脂、树胶、干浸膏等，也可用于富含糖分，具一定黏性的物料。

2. 中药筛分的操作要点　中药筛分时应根据中药粉末的黏性、形状、带电性、水分含量及所需药粉细度，正确选用药筛的材质和筛号；采用适当的振动和旋动运动方式及速度；粉末应干燥，避免阻塞筛孔，影响筛分的效率。

3. 中药混合的操作要点　对于不同剂量、不同质地、不同色泽的中药组分混合时，可采取等量递增法和打底套色法混合。密度差异较大，一般应先装密度小者后装密度大者，并且混合时间应适当。还要考虑各组分的黏附性与带电性，一般将量比较大，黏附性小的组分先放入垫底，量少或易吸附的组分后放。

二、浸提

浸提（extraction）是指用适宜溶剂和方法从药材中提取有效成分的操作过程，又称浸出或提取。浸提是中药制剂中最重要、最基本的操作之一，主要目的是保留中药有效成分（effective ingredients）或有效部位（effective part）以及辅助成分，去除无效成分和组织成分。中药浸提的意义是促进中药制剂有效成分吸收、提高疗效，提高有效成分稳定性，便于生产，缩小体积、减小用量，方便服用等。

（一）浸提过程及其影响因素

矿物、植物、动物三类中药材的浸提过程有所不同。矿物药材无细胞结构，其有效成分可直接溶解或分散悬浮于溶媒中。植物药材有效成分一般为小分子成分，浸出时可以透过细胞膜扩散至溶媒中，大分子的无效成分则多数保留在细胞组织中。动物药材有效成分多是蛋白质或多肽类，分子量大，难以透过细胞膜，细胞结构破坏越碎，有效成分就越易被浸提出来。

1. 浸提过程　植物性药材的浸提过程可以分为浸润、渗透、解吸、溶解、扩散几个阶段。

（1）浸润与渗透：溶剂与药材接触后，首先使药材表面润湿，进而通过毛细管和细胞间隙渗透到药材细胞内。药材与溶剂的性质决定了此阶段能否顺利进行。大多数药材中含有蛋白质、果胶、糖类、纤维素等极性成分，易被水或乙醇等极性溶剂润湿。药材含脂溶性成分较多时，应先将药材干燥后，再用乙醚、石油醚、三氯甲烷等非极性溶剂浸提，或脱脂后再用极性溶剂提取。

（2）解吸与溶解：由于药材中各成分之间存在亲和力，有效成分往往被植物组织吸附，溶剂需克服药材成分间的作用才能将有效成分解吸附（即解吸）。解吸后的各种成分不断转入溶剂中，即溶解。

（3）扩散：溶剂在细胞内溶解可溶性成分之后，细胞内形成高浓度溶液，使细胞内外存在浓度差和渗透压差。促使细胞内的有效成分不断向细胞外扩散，溶剂不断地进入细胞内，直到内外浓度相等，达到动态平衡时扩散终止。由此可见，浓度梯度是渗透和扩散的推动力。浸出成分的扩散速率遵循 Fick's 第一扩散定律（式 20-1）：

$$dM = -DF\frac{dC}{dx}dt$$ 式（20-1）

式（20-1）中，dM 为扩散的物质量；dt 为扩散时间；D 为扩散系数（随药材变化，与溶剂性质也有关）；F 为扩散面积；$\frac{dC}{dx}$ 为浓度梯度；负号表示药物扩散方向与浓度梯度方向相反。由式（20-1）可知，扩散速率 $\left(\frac{dM}{dt}\right)$ 与浓度梯度 $\left(\frac{dC}{dx}\right)$、扩散面积（$F$）、扩散系数（$D$）成正比，其中保持最大的浓度梯度 $\left(\frac{dC}{dx}\right)$ 是关键。

2. 影响浸提的因素

（1）药材及其成分的理化性质：药材细胞具有多孔的细胞壁结构，其成分易浸提；细胞壁木质化或木栓化则扩散过程慢，浸提效率低。药材粒度越小，越利于溶剂渗透和有效成分的扩散。药材粒度过细，会吸附更多的有效成分，造成损失，同时浸出的杂质增多；过细的粉末还会给浸提操作带来困难。被提取成分为可溶性化学成分，浸提效率高；药材中分子量小的化学成分一般先溶解，再扩散，容易浸提。

（2）溶剂：溶剂的性质与被浸出成分的浸提效率密切相关（表20-1），应根据被浸出成分的理化性质选择适宜的溶剂，此外，还应考虑溶剂的用量和 pH。

表 20-1　溶剂与被浸出成分的关系

溶剂	被浸出成分
水	生物碱盐类、苷、有机酸盐、鞣质、蛋白质、糖、树胶、色素、多糖类等
乙醇	
>90%	挥发油、有机酸、树脂、叶绿素
50%~70%	生物碱、苷类
<50%	苦味质、蒽醌苷类
其他溶剂（很少用于提取，一般仅用于纯化精制）	
乙醚	树脂、游离生物碱、脂肪、挥发油、某些苷类
三氯甲烷	树脂、生物碱、挥发油、苷类
石油醚	脂肪油、蜡、少数生物碱

为了提高溶剂的浸提效果或制品的稳定性，有时亦应用一些浸提辅助剂，包括酸、碱和表面活性剂等。

（3）浸提温度：温度升高，有效成分的浸出量增加，但无效成分的浸出量也增加，给后续操作带来困难，温度过高还可能使热敏性成分或挥发性成分分解、变质或挥发。故浸提时应控制适宜的温度。

（4）浓度梯度：浓度梯度是扩散作用的主要动力，浓度梯度越大，浸出速率越快。应选择能创造和保持最大浓度梯度的浸提工艺与设备。

（5）浸提时间：浸提时间长，浸出成分的量增加，当达到扩散平衡时，时间太长容易导致高分子杂质增多，小分子有效成分水解，因此要合理选择浸提时间。

（6）浸提压力：对于组织坚实的药材，提高浸提压力有利于缩短浸提时间。

（7）新技术的应用：一些新技术有利于提高浸提效率，如超声波提取、超临界流体萃取、微波提取等。

（二）浸提方法及设备

1. 煎煮法　系以水为溶剂，通过加热煮沸提取饮片中有效成分的方法。煎煮法（decoction）适用于有效成分能溶于水，且对湿和热较稳定的中药。获得的浸出液直接用作汤剂，也可作为制备中药片剂、颗粒剂、口服液、注射剂等的中间体。

（1）工艺流程：煎煮法的工艺流程如下。

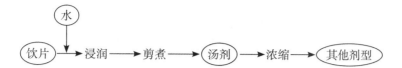

（2）操作注意事项：①水的用量应视药材的性质决定，每次用水量一般为药材量的6~8倍；②加热煎煮前，饮片应在冷水中浸润一定时间；③先大火加热，沸腾后改为文火，每次煎煮1~2小时，煎煮2~3次；④应选化学稳定性及保温性好的材料制成的器具，小量生产可用陶制器具或砂锅，大量生产宜选用不锈钢或搪瓷制器具。

（3）常用设备：多功能提取罐是中药生产企业普遍采用的浸提设备，适用于多种有效成分的浸提，可作常压常温浸提、加压高温浸提或减压低温浸提。设备采用气压自动排渣，操作方便，安全可靠（图20-1）。

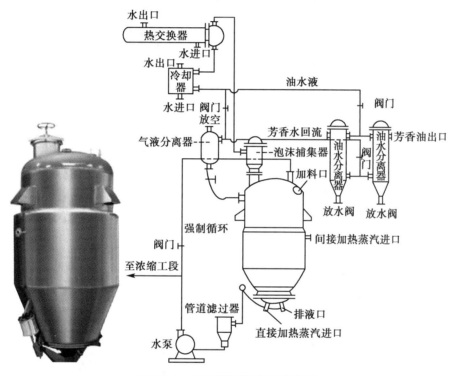

图20-1 多功能提取罐及其示意图

2. 回流法 回流法（reflux）是指用乙醇等易挥发的有机溶剂提取药材成分，挥发性溶剂馏出后又被冷凝，流回浸出器中浸提药材，反复循环直至有效成分提取完全的浸提方法。

（1）工艺流程：回流法的工艺流程如下。

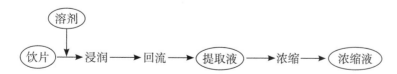

（2）操作注意事项：①回流法提取液受热时间较长，适用于热稳定成分的浸出；②饮片通常加工为粗粉、最粗粉或薄片；③加热回流前，饮片应在溶剂中浸润一定时间；④提取罐内的工作温度控制在50~70℃，尽量减少对药材中热敏成分的破坏。

（3）常用设备：回流法常用热回流提取浓缩机组。热回流提取浓缩机组可以同时进行药材的浸提、浓缩两道工序，并能将其主要工作原理类似索氏提取器，在密闭状态下连续而同步地进行提取与浓缩，浓缩时产生的溶剂蒸汽经冷凝后回流到提取罐中，作为新溶剂加到药材里，进行动态提取，见图20-2。

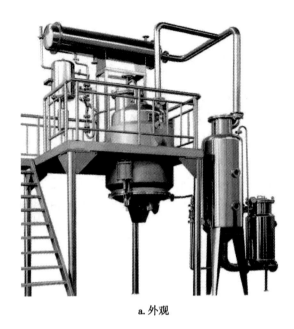

a. 外观

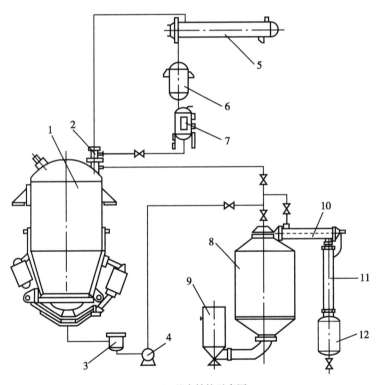

b. 基本结构示意图

1. 提取罐;2. 消泡器;3. 过滤器;4. 泵;5. 提取罐冷凝器;6. 提取罐冷却器;7. 油水分离器
8. 浓缩蒸发器;9. 浓缩加热器;10. 浓缩冷却器;11. 浓缩冷凝器;12. 蒸发料液罐。

图 20-2　热回流提取浓缩机组

  3. 浸渍法　系用适当的溶剂在一定温度下浸泡饮片,提取其有效成分的方法。浸渍法(maceration)是静态浸提过程,需时较长,且有效成分浸出不完全。该法适用于黏性药材、无组织结构的药材、新鲜药材、易膨胀药材以及价格低廉的芳香性药材的浸提,不适于贵重药材、毒性药材以及制备较高浓度的制剂。浸渍法可分为冷浸渍法、热浸渍法和重浸渍法。冷浸渍法在室温下浸渍,常用于酊剂、酒剂的制备。

热浸渍法一般在 40~60℃进行浸提,常用于酒剂的制备。重浸渍法是将全部溶剂分成几份,药材用第一份溶剂浸提后,收集浸出液,药渣再以第二份溶剂浸渍,如此重复 2~3 次,最后将各份浸出液合并处理,即得。重浸渍法可减少由药材吸液引起的成分损失。常用不锈钢罐、搪瓷罐等作为浸渍容器,使用时应装多孔假底,铺垫滤网及滤布。药渣用螺旋压榨机压榨或离心机分离浸出液。

4. 渗漉法　系将饮片粗粉置于渗漉器内,溶剂连续从渗漉器上部加入,流经药粉浸出有效成分的动态浸提方法。与浸渍法相比,渗漉法(percolation)在浸提过程中能始终保持良好的浓度梯度,浸出成分较完全。适用于贵重药材、毒性药材、有效成分含量低的药材以及制备高浓度的浸出制剂,不适于新鲜、易膨胀的药材及非组织药材。渗漉法可分为单渗漉法、重渗漉法、加压渗漉法和逆流渗漉法。

5. 水蒸气蒸馏法　水蒸气蒸馏法(distillation)系将含有挥发性成分的药材与水(或水蒸气)共同蒸馏,挥发性成分随水蒸气一并馏出,经冷凝后分离挥发性成分的方法。该法适用于具有挥发性、能随水蒸气一起蒸馏且不被破坏、不与水发生反应、难溶(或不溶)于水的药材成分的提取和分离,如中药挥发油的提取。

6. 超临界流体提取法　系利用超临界流体对药材中的成分具有特殊溶解性来提取有效成分的方法。超临界流体是指处于临界温度和临界压力以上的非凝缩性高密度流体。CO_2 的临界压力(P_C)为 7.38MPa,临界温度(T_C)为 31.05℃,是最常用的超临界流体,见图 20-3。超临界流体的性质介于气体和液体之间,既具有与气体相近的黏度和高扩散系数,又具有与液体相近的密度和良好的溶解能力。临界点附近温度和压力的微小变化即可引起流体密度和溶解能力的显著变化,可选择性地溶解目标成分,达到分离纯化目的。超临界流体提取法(supercritical fluid extraction)提取温度低,能避免热

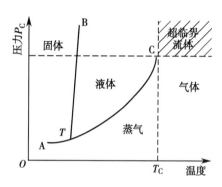

图 20-3　CO_2 压力温度相图

敏性成分的破坏,且无溶剂残留。适于提取脂溶性、小分子热敏性物质及含量低的物质;用于提取分子量大、极性大的成分时需加入夹带剂,且升高压力。

7. 超声波提取法　即超声波辅助萃取(ultrasound-assisted extraction),是指在超声波作用下,提取药物有效成分的方法。超声波是指频率为 20kHz~50MHz 的电磁波,系利用超声波产生的机械效应、空化效应(图 20-4)和自由基效应(如图 20-5),来改变细胞膜结构和溶质的迁移速率,增大溶剂分子的运动速度和穿透力,从而提高药材中有效成分浸出率的方法。超声波提取法(ultrasonic extraction)具有省时、节能、提取效率高等优点。

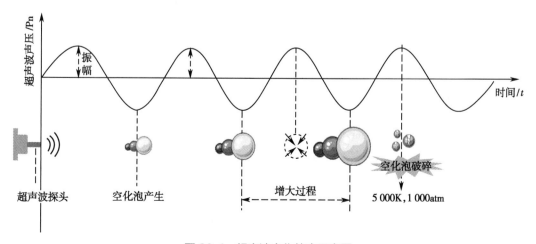

图 20-4　超声波空化效应示意图

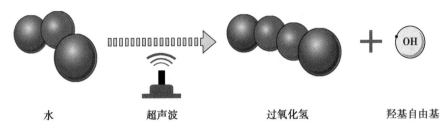

| 水 | 超声波 | 过氧化氢 | 羟基自由基 |

图 20-5　超声波自由基效应示意图

8. 微波提取法　　系利用微波能的强烈热效应提取药材成分的方法。微波提取法(microwave assisted extraction)具有提取速度快、溶剂用量较少、污染小等优点。

三、分离与精制

(一)分离

将固-液非均相体系用适当方法分开的过程称为分离(separation)。对中药浸出液常用的分离方法有沉降分离法、离心分离法和过滤分离法。

1. 沉降法　　系利用固体与液体的密度相差悬殊,固体靠自身重量自然沉降,达到固体与液体分离。沉降法(sedimentation)分离不够完全,需进一步过滤或离心分离,但可去除大量杂质,利于进一步分离操作。

2. 离心法　　利用混合液中不同成分的密度差异,借助离心机高速旋转产生的离心力使浸出液中的固体与液体分离,或两种密度不同且不相混溶的液体混合物分开。离心法(centrifugation)可用于含水量较高、含不溶性微粒的粒径很小或黏度很大的滤浆的分离。

3. 过滤法　　过滤法(filtration)系将浸出液通过多孔介质,使固体粒子被介质截留,液体经介质孔道流出,达到固体与液体分离。

(二)精制

精制(refinement)是指采用适当的方法和设备除去中药提取液中杂质的操作。常用的精制方法有水提醇沉法、醇提水沉法、大孔树脂吸附法、酸碱法、盐析法、澄清剂法、透析法、萃取法等。

1. 水提醇沉法　　系先用水浸提药材成分,将此浸出液浓缩到每毫升相当于原药材 1~2g 后,再用不同浓度的乙醇沉淀除去其中的杂质。水提醇沉法(water extraction ethanol sedimentation)是依据药材成分在水和不同浓度乙醇中的溶解性差异而实现精制。料液中乙醇含量达到50%~60%时,可除去淀粉等杂质;当乙醇含量达75%以上时,除了鞣质、水溶性色素等少数无效成分外,其余大部分杂质均可除去。该法可保留生物碱盐类、苷类、氨基酸、有机酸等有效成分;除去蛋白质、糊化淀粉、黏液质、油脂、脂溶性色素、树脂、树胶、部分糖类等杂质。

多次醇沉、慢加快搅有助于杂质的去除和减少有效成分损失。加入乙醇后一般应在 5~10℃ 下静置 12~24 小时。

2. 醇提水沉法　　系先用适宜浓度的乙醇浸提药材成分,再用水沉淀除去浸出液中的杂质。醇提水沉法(ethanol extraction water sedimentation)适用于醇溶性或在醇水中均有较好溶解性的药效成分的提取,可减少淀粉、蛋白质、黏液质等水溶性杂质的浸出;水处理又可去除醇提液中的树脂、油脂、色素等醇溶性杂质。

3. 大孔树脂吸附法　　系指应用大孔吸附树脂选择性地吸附浸出液中的有效成分,除去杂质的方法。大孔树脂吸附法(macroporous resin adsorption)以具有网状结构和极高比表面积的有机高聚物为吸附剂,通过改变吸附条件,可选择性地吸附有效成分、去除无效成分。如药液通过大孔树脂后,使用70%乙醇可以洗脱皂苷,再用95%乙醇、水、强酸、强碱轮换冲洗掉其上吸附的其他物质而使树脂再生后重新应用。

4. 酸碱法　系利用药材有效成分的溶解度随溶液 pH 不同而改变的性质,在溶液中加入适量酸或碱调节 pH 到一定范围,使单体成分溶解或析出,以达到分离目的。如药液中含生物碱或黄酮类药效成分,同时含鞣质、蛋白质等无效物质,可用酸碱法(acid-alkali method)除去鞣质、蛋白质等杂质。

5. 盐析法　系在浸出液中加入大量无机盐,使高分子物质溶解度降低析出,与其他成分分离。盐析法(salting out)主要用于蛋白质的分离纯化,也常用于挥发油提取中以提高蒸馏液中挥发油含量及微量挥发油的分离。

6. 澄清剂法　系利用澄清剂可降解某些高分子杂质,降低药液黏度,或吸附、包合固体微粒等的特性,加速浸出液中悬浮粒子沉降,经过滤后获得澄清药液。澄清剂法(clarificant method)主要用于除去浸出液中粒度较大以及有沉淀趋势的悬浮颗粒。

7. 透析法　系利用小分子物质可通过半透膜,而大分子物质不能通过的性质,达到分离目的。透析法(dialysis)可用于除去浸出液中的鞣质、蛋白质、树脂等高分子杂质,也常用于某些植物多糖的纯化。

四、浓缩与干燥

(一)浓缩

浓缩(concentration)系指应用适当的方法除去浸出液中的大部分溶剂,获得浓缩液的操作。中药浸出液一般需浓缩至适宜程度后进行精制处理,进而制成各种制剂。蒸发是浓缩药液的主要方法,还可用反渗透法、超滤法等。中药浸出液性质复杂,应根据其性质和浓缩程度的要求选择适宜的浓缩方法与设备。

(1)常压蒸发:是在正常气压下的蒸发浓缩。常压蒸发(evaporation at atmospheric pressure)适用于有效成分对热稳定,且溶剂无毒、无燃烧性的水性浸出液的蒸发浓缩。常用的设备为敞口式可倾倒夹层蒸发锅;以乙醇等有机溶剂提取的浸出液应选用常压蒸馏装置。

(2)减压蒸发:是指降低蒸发器内的压力,在低于常压下进行的蒸发浓缩。减压蒸发(vacuum evaporation)温度低(40~60℃),蒸发速度快,可避免热敏性成分分解,并能不断排除溶剂蒸气,有利于蒸发顺利进行。适用于含热敏性成分药液的蒸发浓缩和乙醇等有机溶剂的回收。常用的设备有真空浓缩罐等(图 20-6)。

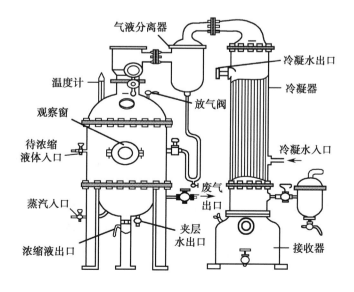

图 20-6　真空浓缩罐示意图

（3）多效蒸发：多效蒸发（multi-effect evaporation）系将由两个或多个真空浓缩器并联而成的蒸发设备。多效浓缩器属于节能型设备，生产中应用最多的为二效或三效浓缩器。图 20-7 为三效真空浓缩器示意图，将药液引入浓缩器后，给第一浓缩器提供加热蒸汽，药液被加热后沸腾，产生的二次蒸气引入第二浓缩器作为加热蒸气，第二浓缩器的药液同样被加热沸腾，产生的二次蒸气引入第三浓缩器作为加热蒸气，第三浓缩器中药液沸腾产生的二次蒸气进入冷凝器，浓缩器内药液得以蒸发浓缩。

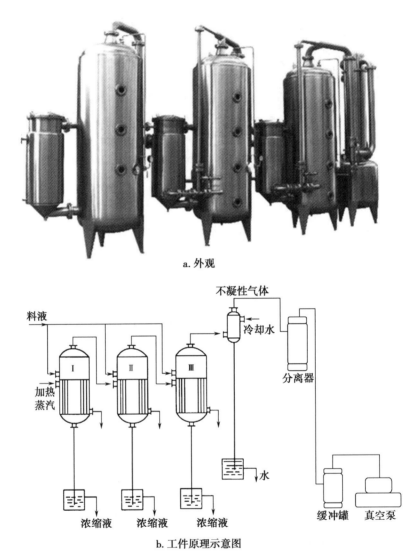

图 20-7 三效真空浓缩器示意图

（4）薄膜蒸发：系指药液在快速流经加热面时，形成薄膜并且因剧烈沸腾产生大量的泡沫，增加蒸发面积，显著提高蒸发效率的浓缩方法。薄膜蒸发（film evaporation）速度快，受热时间短，有效成分不易破坏，不受液体静压和过热的影响，可在常压或减压状态下连续操作。特别适于含热敏性成分浸出液的蒸发。薄膜蒸发的方式有两种，一种是使浸出液快速流过加热面形成液膜进行蒸发；另一种是使浸出液剧烈沸腾产生大量泡沫，以泡沫的内外表面为蒸发面进行蒸发。常用的设备有升膜式蒸发器、降膜式蒸发器、刮板式薄膜蒸发器和离心式薄膜蒸发器等。

（二）干燥

干燥的原理、影响因素、干燥方法和设备详见第十三章相关内容。

第三节　常用中药制剂

一、合剂

（一）概述

合剂（mixtures）系指饮片用水或其他溶剂,采用适宜的方法提取制成的口服液体制剂。单剂量灌装的也可称为"口服液"。合剂保留了传统汤剂吸收快、作用迅速的特点。与汤剂相比,合剂可批量生产,省去临时煎服的麻烦;浓度较高,服用剂量小,便于贮存和携带;适量加入防腐剂,并经过灭菌,质量相对稳定。

（二）制备

合剂制备的工艺流程为:

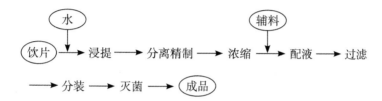

浸提一般采用煎煮法,煎煮 2~3 次,每次 1~2 小时。含挥发性成分的饮片可先用水蒸气蒸馏法提取挥发性成分备用,药渣与处方中其他饮片一同（或分别）煎煮。还可采用渗漉法等其他方法浸提。浓缩程度一般以每日服用量在 30~60ml 为宜。辅料主要是矫味剂、防腐剂等。配液应在洁净避菌环境下进行,并尽快过滤,及时分装于无菌洁净干燥玻璃瓶中,封口后立即灭菌。

例1: 小青龙合剂

【处方】　麻黄　　125g　　　桂枝　　125g　　　白芍　　125g

　　　　　干姜　　125g　　　细辛　　62g　　　　炙甘草　125g

　　　　　法半夏　188g　　　五味子　125g

【制法】　以上八味,细辛、桂枝蒸馏提取挥发油,蒸馏后的水溶液另器收集;药渣与白芍、麻黄、五味子、炙甘草加水煎煮两次,第一次 2 小时,第二次 1.5 小时,合并煎液,滤过,滤液和蒸馏后的水溶液合并,浓缩至约 1 000ml。法半夏、干姜用 70% 乙醇作溶剂,浸渍 24 小时后进行渗漉,收集渗漉液回收乙醇并浓缩至适量,与上述药液合并,静置,滤过,滤液浓缩至 1 000ml,加入苯甲酸钠 3g 与细辛和桂枝的挥发油,搅匀,即得。

【注解】　本品解表化饮,止咳平喘。用于风寒水饮,恶寒发热,无汗,喘咳痰稀。本品为棕褐色至棕黑色的液体;气微香,味甜、微辛。本品应符合《中国药典》（2020 年版）制剂通则"合剂"项下有关的各项规定。每 1ml 含白芍以芍药苷计,不得少于 0.30mg;含麻黄以盐酸麻黄碱和盐酸伪麻黄碱的总量计,不得少于 0.26mg。方中细辛、桂枝采用双提法提取;苯甲酸钠作为抑菌剂。

二、煎膏剂

（一）概述

煎膏剂（concentrated decoctions）又称膏滋,系指饮片用水煎煮,取煎煮液浓缩,加炼蜜或糖（或转化糖）制成的半流体制剂。以滋补为主,兼有缓和的治疗作用,主要用于某些慢性疾病的治疗。具有药物浓度高、体积小、味甜可口、服用方便、易于贮存等优点。不适于热敏性成分或含挥发性成分的中药。

（二）制备

煎膏剂制备的工艺流程为：

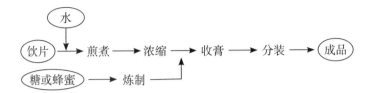

制备时,应先浓缩至规定的相对密度(一般为 1.21~1.25,80℃),制成清膏,然后进行收膏。糖或蜂蜜加入前需经过炼制,目的在于去除杂质,减少水分,杀灭微生物,增加黏性。应注意控制糖的转化率,防止煎膏剂"返砂";加入的炼糖或炼蜜一般不超过清膏量的 3 倍。收膏的稠度视品种而定,一般相对密度控制在 1.40 左右。如需加入药粉,一般应加入细粉,在收膏冷却后加入搅匀。煎膏剂应分装在清洁干燥灭菌的大口容器中。

例 2：川贝雪梨膏

【处方】　梨清膏　400g　　　川贝母　50g　　　麦冬　100g

　　　　　百合　50g　　　　款冬花　25g

【制法】　以上五味,梨清膏系取鲜梨,洗净,压榨取汁,梨渣加水煎煮 2 小时,滤过,滤液与上述梨汁合并,静置 24 小时,取上清液,浓缩成相对密度为 1.30(90℃)。川贝母粉碎成粗粉,用 70% 乙醇浸渍 48 小时后进行渗漉,收集渗漉液,回收乙醇,备用;药渣与其余麦冬等三味加水煎煮两次,第一次 4 小时,第二次 3 小时,合并煎液,滤过,滤液静置 12 小时,取上清液,浓缩至适量,加入上述川贝母渗漉液及梨清膏,浓缩至相对密度为 1.30(90℃)的清膏。每 100g 清膏加入用蔗糖 400g 制成的转化糖,混匀,浓缩至规定的相对密度,即得。

【注解】　本品润肺止咳,生津利咽。用于阴虚肺热、咳嗽、喘促、口燥咽干。本品为棕黄色的稠厚半流体;味甜。相对密度应不低于 1.10。方中川贝母为贵重药材,故采用渗漉法浸提。

三、酒剂与酊剂

（一）酒剂

酒剂(medicinal wines)又称药酒,系指饮片用蒸馏酒提取制成的澄清制剂。酒剂多供内服,少数外用,内服可加入蜂蜜、蔗糖矫味或加着色剂。主要用于风寒湿痹,具有祛风活血、止痛散瘀的功效。酒剂一般采用浸渍法、渗漉法或回流法制备。应检查乙醇量和甲醇量。

例 3：舒筋活络酒

【处方】　木瓜　45g　　　玉竹　240g　　　川牛膝　90g

　　　　　川芎　60g　　　独活　30g　　　防风　60g

　　　　　蚕沙　60g　　　甘草　30g　　　桑寄生　75g

　　　　　续断　30g　　　当归　45g　　　红花　45g

　　　　　羌活　30g　　　白术　90g　　　红曲　180g

【制法】　以上十五味,除红曲外,其余木瓜等十四味粉碎成粗粉,然后加入红曲;另取红糖 555g,溶解于白酒 11 100g 中,照渗漉法,用红糖酒作溶剂,浸渍 48 小时后,以 1~3ml/min 的速度缓缓渗漉,收集渗漉液,静置,滤过,即得。

【注解】　本品祛风除湿,活血通络,养阴生津。用于风湿阻络、血脉淤阻兼有阴虚所致的痹病,症见关节疼痛、屈伸不利、四肢麻木。本品为棕红色的澄清液体;气芳香。味微甜,略苦。乙醇量应为 50%~57%。每 1ml 含防风以升麻素苷和 5-O-甲基维斯阿米醇苷计,不得少于 20μg。

（二）酊剂

酊剂（tinctures）系指将原料药物用规定浓度的乙醇提取或溶解而制成的澄清液体制剂，也可用流浸膏稀释制成。供口服或外用。除另有规定外，每 100ml 相当于原饮片 20g。含毒剧药品的酊剂，每 100ml 相当于原饮片 10g；有效成分明确者，应根据其半成品的含量加以调整，使符合各酊剂项下的规定。酊剂应检查乙醇量和甲醇量。酊剂可用溶解、稀释、浸渍或渗漉等法制备。

例 4：十滴水

【处方】

樟脑	25g	干姜	25g	大黄	20g
小茴香	10g	肉桂	10g	辣椒	5g
桉油	12.5ml				

【制法】　以上七味，除樟脑和桉油外，其余干姜等五味粉碎成粗粉，混匀，用 70% 乙醇浸渍 24 小时后，进行渗漉，收集渗漉液约 750ml，加入樟脑和桉油，搅拌使完全溶解，再继续收集渗漉液至 1 000ml，搅匀，即得。

【注解】　本品健胃，祛暑。用于因中暑而引起的头晕、恶心、腹痛、胃肠不适。本品为棕红色至棕褐色的澄清液体；气芳香，味辛辣。相对密度应为 0.87~0.92，乙醇量应为 60%~70%。每 1ml 含樟脑应为 20.0~30.0mg；含桉油以桉油精计，不得少于 6.3mg。

酒剂与酊剂均是含醇液体制剂，二者在浸提溶剂、附加剂、制备方法、质量控制等方面各有异同。酒剂与酊剂的比较见表 20-2。

表 20-2　酒剂与酊剂的比较

	酒剂	酊剂
浸提溶剂	不同浓度的蒸馏酒	规定浓度的乙醇
附加剂	加糖、蜂蜜等矫味剂	不加矫味剂
制备方法	冷浸法、渗漉法、热回流法	浸渍法、渗漉法、溶解法、稀释法
质量控制	贮存期间允许有少量摇之易散的沉淀	酊剂组分无显著变化的前提下，久置允许有少量摇之易散的沉淀

四、丸剂

（一）概述

丸剂（pills）系指原料药物与适宜的辅料制成的球形或类球形固体制剂。丸剂包括蜜丸、水蜜丸、水丸、糊丸、蜡丸、浓缩丸、滴丸和糖丸等。

中药丸剂是我国应用最广泛的传统剂型之一，具有以下特点：①传统的中药丸剂药效作用迟缓且持久。②一些新型丸剂（如滴丸）奏效迅速，可用于急救，如苏冰滴丸等。③可缓和某些药物的毒副作用。④可减缓挥发性成分的挥发或掩盖药物的不良臭味。⑤传统丸剂服用量大，儿童吞服困难；易污染微生物而霉变。

按赋形剂不同，中药丸剂可分为蜜丸、水丸、水蜜丸、浓缩丸、糊丸、蜡丸等。按制法不同，可分为泛制丸、塑制丸和滴制丸。

丸剂外观应圆整，大小、色泽均匀，无粘连现象。蜜丸应细腻滋润，软硬适中；蜡丸表面应光滑无裂纹，丸内不得有蜡点和颗粒；滴丸表面应无冷凝介质黏附。除另有规定外，供制丸剂用的药粉应为细粉或最细粉。根据原料药物和制剂的特性，除来源于动、植物多组分且难以建立测定方法的丸剂外，溶出度、释放度、含量均匀度等应符合要求。

（二）常用的辅料

1. 润湿剂　主要有水、酒、米醋、水蜜、药汁等。

2. 黏合剂　一些含纤维、油脂较多的饮片细粉,需用适宜的黏合剂才能使之成型。常用的黏合剂有蜂蜜、米糊或面糊、药材清(浸)膏、糖浆等。

3. 吸收剂　中药丸剂中,外加其他吸收剂(或稀释剂)的情况较少,一般用处方中出粉量高的饮片细粉作为浸出物、挥发油的吸收剂。

此外,部分丸剂中可加入适量的崩解剂,以利于其崩解和释放。

（三）制备方法

1. 泛制法　系将饮片细粉和液体赋形剂交替加入泛丸设备(泛丸机、包衣锅等)中,使药粉润湿、翻滚、黏结成粒、逐渐增大并压实的制丸方法。用于制备水丸、水蜜丸、糊丸、浓缩丸等。工艺流程如下:

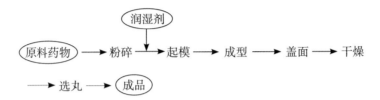

除另有规定外,水丸、水蜜丸、浓缩水蜜丸和浓缩水丸应在80℃以下干燥;含挥发性成分或淀粉较多的丸剂(包括糊丸)应在60℃以下干燥;不宜加热干燥的应采用其他适宜的方法干燥。对于需要包衣的丸剂可再进行包衣和打光。

2. 塑制法　系将饮片细粉与适宜的黏合剂混匀,制成软硬适度的可塑性丸块,再依次制丸条、分粒、搓圆的制丸方法。用于制备蜜丸、水蜜丸、水丸、糊丸、蜡丸、浓缩丸等。工艺流程如下:

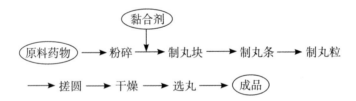

蜂蜜作为黏合剂时,需经炼制才可使用,根据炼制程度不同分为嫩蜜、中蜜或老蜜,制备时可根据品种、气候等具体情况选用。制备蜜丸时,炼蜜应趁热加入药粉中;当含有树脂类、胶类及含挥发性成分时,炼蜜应在60℃左右加入。制备蜡丸时,将蜂蜡加热熔化,待冷至60℃左右加入药粉。

3. 滴制法　系将饮片提取物或有效成分与基质加热熔融混匀,滴入不相混溶的冷凝液中,冷凝成丸的制丸方法。用于制备滴丸剂。详见第十四章相关内容。

4. 其他制法　一些新的制丸方法有离心造丸法、挤出-滚圆制丸法、流化床制丸法等制备技术。

（四）分类及特点

1. 蜜丸　系指饮片细粉以炼蜜为黏合剂制成的丸剂。其中每丸重量在0.5g(含0.5g)以上的称大蜜丸,每丸重量在0.5g以下的称小蜜丸。

蜜丸(honeyed pills)具有以下特点:①蜂蜜营养丰富,具有滋补、提神、镇咳、缓下、润燥、解毒、缓和药性、矫味等作用,因此蜜丸在临床上多用于镇咳祛痰药、补中益气药等;②蜜丸溶散慢,药效持久;③炼蜜对药粉的黏合力强,有较大的可塑性,制成的蜜丸光洁、滋润。

2. 水蜜丸　系指饮片细粉以炼蜜和水为黏合剂制成的丸剂。具有丸粒小,光滑圆整,易于吞服的特点;与蜜丸比,水蜜丸(water-honeyed pills)节省蜂蜜,成本降低,易于贮存。

3. 水丸　系指饮片细粉以水(或根据制法用黄酒、醋、稀药汁、糖液、含5%以下炼蜜的水溶液等)为黏合剂制成的丸剂。

水丸(watered pills)具有以下特点:①服用后较易溶散,起效较快;②泛制法制备时,可根据药物性质、气味等分层泛入,掩盖不良气味,防止芳香成分挥发,提高药物稳定性;③丸粒小,表面致密光滑,易于吞服,利于贮存;④制备设备简单,但操作费时。

4. **浓缩丸**　系指饮片或部分饮片提取浓缩后,与适宜的辅料或其余饮片细粉,以水、炼蜜或炼蜜和水为黏合剂制成的丸剂。根据所用黏合剂的不同,分为浓缩水丸、浓缩蜜丸和浓缩水蜜丸等。浓缩丸(concentrated pills)体积小、服用量小、携带和运输方便,节省大量的赋形剂;既符合中医用药特点又适于机械化生产。

5. **糊丸**　系指饮片细粉以米粉、米糊或面糊等为黏合剂制成的丸剂。糊丸(starched pills)干燥后丸粒坚硬,口服溶散迟缓,可延长药效,减少药物对胃肠道刺激。适用于含毒性或刺激性较强的药物。

6. **蜡丸**　系指饮片细粉以蜂蜡为黏合剂制成的丸剂。蜡丸(wax pills)在体内外均不溶散,缓慢释药,可延长药效,并能防止药物中毒及对胃肠道刺激。

例5：葛根芩连丸

【处方】　葛根　1 000g　　　　黄芩　375g　　　　黄连　375g
　　　　　炙甘草　250g

【制法】　以上四味,取黄芩、黄连,分别用50%乙醇浸渍24小时后,进行渗漉,收集渗漉液,回收乙醇,并适当浓缩;葛根加水先煎30分钟,再加入黄芩、黄连药渣及炙甘草,继续煎煮二次,每次1.5小时,合并煎液,滤过,滤液浓缩至适量,加入上述浓缩液,继续浓缩成稠膏,减压低温干燥,粉碎成最细粉,用乙醇为湿润剂,泛丸,制成300g,过筛,于60℃以下干燥,即得。

【注解】　本品解肌透表,清热解毒,利湿止泻。用于湿热蕴结所致的泄泻腹痛、便黄而黏、肛门灼热;及风热感冒所致的发热恶风、头痛身痛。本品为深棕褐色至类黑色的浓缩水丸;气微,味苦。每1g含葛根以葛根素计,不得少于4.5mg;含黄连以盐酸小檗碱计,不得少于9.0mg。

五、锭剂

锭剂(pastilles)系指饮片细粉与适宜黏合剂(或利用饮片细粉本身的黏性)制成的不同形状的固体制剂。锭剂的形状有长方形、纺锤形、圆柱形、圆锥形等,常用的黏合剂有蜂蜜、糯米粉等。应用时以液体研磨或粉碎后与液体混匀供外用或内服,也有整粒吞服者。锭剂的制备可采用模制法、捏搓法或泛制法。锭剂应平整光滑、色泽一致,无皱缩、飞边、裂隙、变形及空心。

例6：紫金锭

【处方】　山慈菇　200g　　　　红大戟　150g　　　千金子霜　100g
　　　　　五倍子　100g　　　　人工麝香　30g　　　朱砂　　　40g
　　　　　雄黄　　20g

【制法】　以上七味,朱砂、雄黄分别水飞成极细粉;山慈菇、五倍子、红大戟粉碎成细粉;将人工麝香研细,与上述粉末及千金子霜配研,过筛,混匀。另取糯米粉320g,加水做成团块,蒸熟,与上述粉末混匀,压制成锭,低温干燥,即得。

【注解】　本品辟瘟解毒,消肿止痛。用于中暑、脘腹胀痛、恶心呕吐、痢疾泄泻、小儿痰厥;外治疔疮疖肿、痄腮、丹毒、喉风。本品为暗棕色至褐色的长方形或棍状的块体;气特异,味辛而苦。本品可供口服或外用,口服一次0.6~1.5g,一日2次;外用,醋磨调敷患处。

六、中药片剂

(一)定义

中药片剂系指饮片细粉、提取物、提取物加细粉或与适宜的辅料制成的圆形或异形的片状固体制剂。

（二）分类

根据原料不同,中药片剂可分为以下四类。

1. 全浸膏片　系指将处方中全部饮片用适宜的溶剂和方法浸提制成浸膏,加入适宜辅料制成的片剂。

2. 半浸膏片　系指将处方中部分饮片粉碎成细粉,余下部分制成稠浸膏,两者混合后,加入适宜辅料制成的片剂。稠浸膏可全部或部分代替黏合剂。是中药片剂中应用最多的一类。

3. 全粉片　系指将处方中全部饮片粉碎成细粉,加入适宜辅料制成的片剂。

4. 提纯片　系指将处方中全部饮片经过提取,精制得到单体或有效部位,加入适宜辅料制成的片剂。

（三）制备

中药片剂与化学药物片剂制备方法基本相同,不同的是饮片需经粉碎、浸提、精制、浓缩等处理后,才能获得中间体供制备片剂。目前中药片剂所采用的制备工艺多数是湿法制粒压片法。在生产中,中药片剂与化学药片剂相比更易出现以下问题。

（1）松片:药材含纤维多、动物角质类药量大或矿物类药量多,易引起松片。可将原料粉碎成细粉,再用黏性较强的黏合剂制粒予以解决。药材含挥发油、脂肪油等成分较多时,易引起松片。若油为有效成分,可加适量吸收剂吸收油,也可制成包合物或微囊等予以解决;油为无效成分时,可用压榨法或脱脂除去。

（2）裂片:中药原料含纤维成分较多或油类成分较多时,易引起裂片,可分别加入糖分或吸收剂加以克服。

（3）粘冲:中药浸膏片含吸湿性成分较多,易产生粘冲。可通过控制环境湿度,用乙醇为润湿剂制粒,或选用抗湿性好的辅料等予以解决。

（4）变色或表面斑点:中药浸膏制成的颗粒过硬,浸膏颜色与润滑剂不同,挥发油吸收不充分,均易使片面出现斑点。可通过用浸膏粉制粒,润滑剂过细筛后再与颗粒混合,或将挥发油制成包合物或微囊后使用等予以解决。

（5）吸潮:中药片剂吸潮湿大多是由于浸膏中含糖类、树胶、淀粉、黏液质、鞣质、无机盐等易引湿性成分所致。可通过在干浸膏中加入适量辅料或饮片细粉;用水提醇沉法除去部分水溶性杂质;片剂包衣;改进包装材料或包装中放干燥剂等加以解决。

例7:牛黄解毒片

【处方】
人工牛黄	5g	雄黄	50g	石膏	200g
大黄	200g	黄芩	150g	桔梗	100g
冰片	25g	甘草	50g		

【制法】　以上八味,雄黄水飞成极细粉;大黄粉碎成细粉;人工牛黄、冰片研细;其余黄芩等四味加水煎煮两次,每次2小时,滤过,合并滤液,滤液浓缩成稠膏或干燥成干浸膏,加入大黄、雄黄粉末,制粒,干燥,再加入人工牛黄、冰片粉末,混匀,压制成1 000片(大片)或1 500片(小片),或包糖衣或薄膜衣,即得。

【注解】　本品清热解毒。用于火热内盛、咽喉肿痛、牙龈肿痛、口舌生疮、目赤肿痛。本品为素片、糖衣片或薄膜衣片,素片或包衣片除去包衣后显棕黄色;有冰片香气,味微苦、辛。每片含黄芩以黄芩苷计,小片不得少于3.0mg;大片不得少于4.5mg。

七、中药胶囊剂

（一）定义

中药胶囊剂系指饮片细粉、提取物、提取物加细粉或与适宜的辅料,填充于空心胶囊或密封于软质囊材中的固体制剂。

（二）制备

制备中药硬胶囊剂时,药材量小的可粉碎成粉末或制成颗粒填充于空胶囊中;药材量大的可将部分饮片粉碎成细粉,其余饮片经过提取浓缩成稠膏后与细粉混匀,干燥,研细,过筛,混匀后填充于空胶囊中,或将全部饮片提取浓缩制成稠膏后加适当辅料,制颗粒,干燥混后填充于空胶囊中;挥发油等液体成分可用吸收剂吸收后填充于空胶囊中,或与适宜辅料填充于充液空胶囊中。中药提取浸膏的吸湿性较强,易导致硬胶囊吸湿,可通过改进制备工艺(制粒、包衣等),采用双铝箔包装和铝塑包装等予以解决。中药软胶囊剂多用于药材挥发油、油性提取物、能溶解或混悬于油的其他中药成分。

例8：感冒清热胶囊

【处方】
荆芥穗	500g	薄荷	150g	防风	250g
柴胡	250g	紫苏叶	150g	葛根	250g
桔梗	150g	苦杏仁	200g	白芷	150g
苦地丁	500g	芦根	400g		

【制法】　以上十一味,取荆芥穗、薄荷、紫苏叶提取挥发油,蒸馏后的水溶液另器收集;药渣与其余防风等八味加水煎煮两次,合并煎液,滤过,滤液与上述水溶液合并,浓缩成稠膏,干燥,粉碎成细粉,过筛,加入上述荆芥穗等挥发油,混匀,装入胶囊,制成1 000粒,即得。

【注解】　本品疏风散寒,解表清热。用于风寒感冒,头痛发热,恶寒身痛,鼻流清涕,咳嗽咽干。本品为硬胶囊,内容物为棕褐色的粉末;气香,味苦。每粒含葛根以葛根素计,不得少于2.5mg。

例9：藿香正气软胶囊

【处方】
苍术	195g	陈皮	195g	厚朴（姜制）	195g
白芷	293g	茯苓	293g	大腹皮	293g
生半夏	195g	甘草浸膏	24.4g	广藿香油	1.95ml
紫苏叶油	0.98ml				

【制法】　以上十味,苍术、陈皮、厚朴、白芷用乙醇提取两次,合并醇提取液,浓缩成清膏;茯苓、大腹皮加水煎煮两次,煎液滤过,滤液合并;生半夏用冷水浸泡,每8小时换水一次,泡至透心后,另加干姜16.5g,加水煎煮第二次,煎液滤过,滤液合并;合并两次滤液,浓缩后醇沉,取上清液浓缩成清膏;甘草浸膏打碎后水煮化开,醇沉,取上清液浓缩制成清膏;将上述各清膏合并,加入广藿香油、紫苏叶油与适量辅料,混匀,制成软胶囊1 000粒,即得。

【注解】　本品解表化湿,理气和中。用于外感风寒、内伤湿滞或夏伤暑湿所致的感冒,症见头痛昏重、胸膈痞闷、脘腹胀痛、呕吐泄泻;胃肠型感冒见上述证候者。本品为软胶囊,内容物为棕褐色的膏状物;气芳香,味辛、苦。每粒含厚朴以厚朴酚与和厚朴酚总量计,不得少于3.0mg;每粒含陈皮以橙皮苷计,不得少于3.0mg。

八、中药注射剂

中药注射剂系指饮片经浸提、纯化后制成的供注入体内的溶液、乳状液及临用前配制成溶液的粉末或浓缩液的无菌制剂。

中药注射剂在急、重症疾病领域具有一定优势,优于其他给药途径制剂,尤其适用于不宜口服给药的患者。在中药注射剂的多年研究、生产及应用过程中,也体现出了一些问题:①传统理论对注射剂处方配伍、临床应用指导作用有限;②总体上基础研究相对薄弱;③质量控制水平亟待提高;④临床使用欠规范,说明书应完善;⑤易发生临床不良反应。

因此,只有在药物对威胁生命的重症、急症有确切疗效,或较其他给药途径疗效更显著时,才考虑制成中药注射剂。

（一）制备工艺

中药注射剂的制备包括原料制备及注射剂成型两部分。除了达到一般注射剂的要求外，中药注射剂更要重点关注原料的制备。中药注射剂的配制原料有单体有效成分、有效部位和总提取物。以单体有效成分或有效部位制成的注射剂澄明度好、质量稳定，是中药注射剂研究开发的重点。

（二）中药注射剂的质量控制

除了进行一般注射剂的质量检查外，还应根据制剂本身的特点，制定中药注射剂控制质量的检查项目和检查方法。

1. 杂质或异物检查　包括可见异物、不溶性微粒、有关物质、重金属及有害元素残留量、pH 的检查。

2. 安全性检查　包括异常毒性、过敏反应、溶血与凝聚、降压物质、热原或细菌内毒素、无菌、渗透压摩尔浓度的检查。

3. 成分的检测　含量测定可采用理化方法，也可采用生物检测法或其他方法。含量测定包括总固体含量测定、指标成分含量测定。

目前，现行的中药质量评价模式基本上是化学药品质量控制模式的模仿，不能完全符合中药的实际情况，存在很大的局限性。中药指纹图谱的建立，有利于实现中药质量控制标准与中医药理论的吻合，体现中医临床用药的特点，提高中药内在质量。为了更好地进行质量控制，确保中药注射剂质量和疗效的相对稳定，中药注射剂指纹图谱的应用越来越广。

（三）中药注射剂的质量问题

1. 可见异物与不溶性微粒　中药注射剂在灭菌后或在贮存过程中产生浑浊或沉淀，导致可见异物与不溶性微粒不合格。可采取在提取过程中尽可能去除杂质，调节药液的 pH，在注射剂灌封前对药液进行热处理冷藏，合理选用注射剂的附加剂，应用超滤技术等措施加以解决。

2. 刺激性　中药注射剂的刺激性是限制其广泛应用的重要原因之一。可通过以下方法解决：消除有效成分的刺激性、去除杂质（如鞣质、钾离子等）、调整药液 pH、调整药液渗透压。

3. 疗效　中药的质量、组方的配伍、用药剂量，特别是提取与纯化方法，都将影响中药注射剂的疗效。可通过控制原料质量、调整剂量优化工艺、提高有效成分溶解度等措施加以解决。

（四）中药注射剂的合理应用

中药注射剂临床主要适用于急重症和不适合口服给药的患者。应用中药注射剂治疗疾病时，应密切观察不良反应，重视使用注意事项。

九、其他中药成方制剂

1. 流浸膏剂与浸膏剂　流浸膏剂（fluid extracts）、浸膏剂（extracts）系指饮片用适宜的溶剂提取，蒸去部分或全部溶剂，调整至规定浓度而成的制剂。除另有规定外，流浸膏剂系指每 1ml 相当于饮片 1g；浸膏剂分为稠膏和干膏两种，每 1g 相当于饮片 2~5g。除少数品种可直接供临床应用外，大多作为制备其他剂型的中间体。除另有规定外，流浸膏剂用渗漉法制备，也可用浸膏剂稀释制成；浸膏剂用煎煮法、回流法或渗漉法制备，全部提取液应低温浓缩至稠膏状，加稀释剂或继续浓缩至规定的量。流浸膏剂久置若发生沉淀，在乙醇和有效成分含量符合规定时，可滤除沉淀。

2. 中药贴膏剂　中药贴膏剂系将提取物、饮片与适宜的基质制成膏状物、涂布于背衬材料上供皮肤贴敷、可产生全身性或局部作用的一种薄片状柔性制剂。包括凝胶贴膏和橡胶贴膏。

3. 膏药　系指饮片、食用植物油与红丹（铅丹）或宫粉（铅粉）炼制成膏料，涂于背衬材料上，供皮肤贴敷的外用制剂。前者称黑膏药，后者称白膏药。主要用于拔脓生肌等。膏药（plaster）的膏体应油润细腻、光亮、老嫩适度、涂抹均匀、无飞边缺口，加温后能粘贴于皮肤上且不移动。黑膏药应乌黑、无红斑；白膏药应无白点。

4. 胶剂　系指将动物皮、骨、甲或角用水煎取胶质,浓缩成稠胶状,经干燥后制成的固体块状内服制剂。其主要成分是动物水解蛋白类物质,并加入一定量的糖、油脂及酒(黄酒)等辅料。一般切成小方块或长方块。胶剂(glue)多供内服,其功能为补血、止血、祛风以及妇科调经等,以治疗虚劳、吐血、崩漏、腰腿酸软等症。胶剂应为色泽均匀,无异常臭味的半透明固体。溶于热水后应无异物。

5. 露剂　系指含挥发性成分的饮片用水蒸气蒸馏法制成的芳香水剂。露剂(distillate)应澄清,不得有沉淀和杂质等。露剂应具有与原有药物相同的气味,不得有异臭。

6. 茶剂　茶剂(medicinal tea)系指饮片或提取物(液)与茶叶或其他辅料混合制成的内服制剂,可分为块状茶剂、袋装茶剂和煎煮茶剂。

第四节　中药制剂的质量控制

中药制剂的成分众多,在制备和贮存过程中,更容易产生物理和化学变化。因此与化学药制剂相比,影响中药制剂成品质量控制的因素相对复杂。概括起来主要体现在中药材的质量控制和制备工艺的质量控制。

一、中药材的质量控制

中药材是中药制剂所用的主要原料,中药材的品种基原、产地、采收加工方法、采收季节、炮制及贮藏等因素都影响其质量。

1. 产地　传统中药强调"道地药材",因中药材易受产地环境、气候、光照、土质等影响,不同产地的药材质量差异很大。

2. 采收时间　一般认为中药材的品质,取决于有效物质含量的多少。有效物质含量的高低与采收季节、时间、采收方法有着密切的关系,如淫羊藿的最佳采收期以9月中旬为佳,其所含淫羊藿苷含量显著高于其他月份。

3. 炮制加工　中药制剂的特点之一,就是不同的处方、不同的剂型对药材有不同的炮制要求和方法。通过炮制可以降低或消除药物的毒性或副作用、改变或缓和药物的性能、增强疗效、便于制剂和保存药效。以炮制合格后的饮片入药,才能适应中医辨证施治的要求,保证制剂有效安全。

4. 饮片贮藏保管　中药饮片在入药前需要经历较长时间的运输、储存过程,此过程中如果贮藏保管方法和条件不当,就会产生虫蛀、发霉、泛油、变色、气味散失等变异现象。如果使用出现变异现象的饮片制备中药制剂,轻者疗效下降,甚者出现安全性问题。

二、制备工艺的质量控制

中药制剂的制备流程一般要经过浸提、精制分离、浓缩干燥、制剂成型、包装等工序。各工序的工艺参数对制剂质量会有不同程度的影响,确定工艺参数应有充分的理论和实践依据。

1. 浸提　药材的浸泡时间、浸提溶剂的种类、浸提方法和时间等因素均会影响中药成分的提取率,从而影响制剂质量。

2. 精制　精制方法不同,制剂所含成分差异显著,如吸附澄清法与水提醇沉法相比,保留了多糖等成分。同一精制方法工艺参数不同成分含量也有差别,如大孔吸附树脂洗脱溶剂的梯度选择对有效成分的保留和去除率有显著影响。

3. 干燥　物料的干燥温度和受热时间对所含热敏性成分有显著影响,应根据制剂主要成分的性质,结合生产实际需要综合考虑确定。

4. 成型　同一剂型采用不同的成型方法,制剂的一些质量指标会有显著变化。如颗粒剂采用挤出制粒、沸腾制粒和快速搅拌制粒法制备,其粒度分布、颗粒硬度、溶化性等具体数值一般有显著差异。同一成型方法的具体工艺参数不同,成品的一些质量指标也会有不同。如片剂成型中选择的压片机压力和片剂厚度不同,或者物料中所含细粉比例不同,成型后的片剂在硬度、崩解时间、脆碎度甚至溶出度等指标的具体数值上可能有显著差异。

5. 包装 包装材料、环境及操作人员的操作方式能对成品的稳定性产生影响。

三、中药制剂质量控制的特点和要点

中药及其制剂化学成分复杂,有效成分难以确定,目前的方法是首选主药、贵重药和毒剧药建立分析方法。分析时,考虑药材来源与炮制等方面的影响,同时针对不同工艺、剂型和辅料等选择适宜的分析方法和检测项目。除了通过对主要成分的鉴别和含量测定控制质量外,不同剂型的制剂有不同的质量控制要点。

1. 中药材及饮片 质量控制时应首先执行国家中药材标准和中药材炮制规范,目前尚未列入国家中药材标准的药材应执行省、自治区、直辖市药材标准,重点控制浸出物、含量测定、霉变等项目。

2. 液体制剂

(1) 合剂(口服液)、糖浆剂:容易出现酸败、异臭、产生气体或其他变质现象,应重点控制相对密度、pH、微生物限度等项目。

(2) 酒剂和酊剂:放置过程中易产生混浊沉淀,应重点控制乙醇含量。

(3) 注射剂:在生产、使用过程中易出现可见异物与不溶性微粒、刺激性和疗效不稳定问题,应重点加强澄明度、pH、无菌、热原、溶血、刺激性等项目控制。

3. 半固体制剂 煎膏剂在贮存期间可能出现析出糖的结晶现象,故应重点控制性状(反砂、分层)、相对密度及溶化性检查等项目。流浸膏剂要注意控制乙醇量。

4. 固体制剂

(1) 丸剂:泛制法制备的丸剂容易出现外观色泽不匀、粒度不均、溶散超时限等问题,故水丸、水蜜丸、浓缩丸、糊丸、微粒丸应着重控制性状、重量差异、溶散时限等项目。塑制法制备的蜜丸、水蜜丸等容易出现表面粗糙、空心、丸粒过硬、皱皮、微生物限度超标等问题,应重点控制性状、水分、微生物限度检查等项目。

(2) 散剂:散剂贮存过程中容易出现潮解、结块、流动性下降、变色、分解、微生物污染等现象,应重点控制性状、外观均匀度、装量差异、水分、微生物限度检查等项目。

(3) 颗粒剂:含有浸膏或以糖为主要赋形剂的颗粒剂容易出现吸潮结块、潮解,从而发生微生物繁殖、药物降解等变化,故应重点控制性状、水分、粒度检查、微生物限度检查等项目。

(4) 片剂:中药片剂容易出现松片、崩解迟缓、片重差异超限、变色或表面有斑点及微生物污染等问题,应重点控制性状、硬度、重量差异、崩解时限、微生物限度检查等项目。

思 考 题

1. 简述中药制剂的特点。

2. 目前常用的中药提取方法有哪些? 如何提高提取效率?

3. 简述超声波提取的原理及特点。

4. 简述合剂、丸剂、煎膏剂和锭剂的定义。

5. 分析酒剂与酊剂的异同。

6. 分析中药片剂生产中容易出现的问题及解决方法。

7. 分析中药注射剂容易存在的质量问题及解决方法。

8. 简述中药制剂质量控制的特点和要点。

（郭建鹏）

第二十章
目标测试

参 考 文 献

［1］方亮.药剂学.8 版.北京:人民卫生出版社,2016.

［2］唐星.药剂学.4 版.北京:中国医药科技出版社,2019.

［3］杨明.中药药剂学.北京:中国中医药出版社,2012.

［4］张兆旺.中药药剂学专论.北京:人民卫生出版社,2009.

［5］李范珠,李永吉.中药药剂学.北京:人民卫生出版社,2012.

［6］国家药典委员会.中华人民共和国药典:2020 年版.北京:中国医药科技出版社,2020.

第二十一章

药物制剂的稳定性

第二十一章
教学课件

学习目标

1. **掌握** 药物的化学降解途径;影响药物化学稳定性的因素和解决方法。
2. **熟悉** 药物制剂稳定性的研究内容(影响因素实验、加速实验、长期实验)和要求;化学动力学基础;固体药物稳定性的特点和影响因素。
3. **了解** 药物制剂稳定性的实验方法、反应级数的测定方法。

第一节 概　　述

一个制剂产品,从原料药合成、剂型设计到生产、运输、贮存、销售,直至临床使用,稳定性研究是基本内容。在此过程中,药物若分解变质,不仅会导致药效降低,甚至有些变质的物质可产生不良反应,故药物制剂稳定性对保证制剂安全有效非常重要。我国《药品注册管理办法》规定,新药申报必须提供药物稳定性资料。

药物制剂稳定性一般涉及化学、物理、微生物、治疗学、毒理学稳定性五个方面。在药物制剂设计和研究中,通常将制剂置于不同条件(如高温、高湿、光照等)下,考察药物可能发生的变化,探讨影响药物制剂稳定性的因素,并采取相应措施避免或延缓药物的降解。同时要寻找提高药物制剂稳定性的方法,制订药品的有效期,为新药申报提供稳定性依据。

第二节　药物的化学降解途径及影响因素和稳定化方法

药物由于具有不同的化学结构,因此,其化学不稳定性表现为多种形式。为考察药物制剂的化学稳定性,首先需了解药物的化学降解途径、影响因素和稳定化方法。

一、药物稳定性的化学动力学基础

(一)反应速度与反应级数

反应速度(reaction rate)是指单位时间内药物浓度的变化,一般可用式(21-1)表示:

$$-\frac{dC}{dt} = kC^n \qquad\qquad 式(21-1)$$

式(21-1)中,k 为反应速度常数;C 为反应物的浓度;n 为反应级数(reaction order),是用来阐明药物浓度对反应速度的影响,$n=0$ 为零级反应,$n=1$ 为一级反应,$n=2$ 为二级反应,以此类推。在药物的各类降解反应中,尽管有些药物的降解反应机制十分复杂,但多数药物可按零级、一级、伪一级反应处理。

1. 零级反应　反应速率与反应物浓度无关,而受其他因素的影响,如反应物的溶解度或某些光化

反应中光的照度等。零级反应(zero-order reaction)的微分速率方程为:

$$-\frac{\mathrm{d}C}{\mathrm{d}t}=k \qquad \text{式(21-2)}$$

积分式为

$$C=C_0-kt \qquad \text{式(21-3)}$$

式(21-3)中,C_0 为 $t=0$ 时反应物的浓度(mol/L);C 为 t 时间反应物的浓度(mol/L);k 为反应速率常数$[(\mathrm{mol}/(\mathrm{L}\cdot\mathrm{s}))]$。

零级反应的特征是 $C-t$ 呈线性关系;半衰期(half life,$t_{1/2}$)$=\dfrac{C_0}{2k}$,表明起始浓度 C_0 越大,半衰期越长;有效期(shelf life)即药物降解 10% 所需的时间 $t_{0.9}=\dfrac{C_0}{10k}$。

在混悬液中,药物的降解仅与溶解的药物有关,即与药物的溶解度有关,而混悬的固体颗粒不降解,可以用 $A_{(固体)}\Leftrightarrow A_{(溶液)}\rightarrow B$ 表示。当溶液中药物降解(B)后,固体颗粒中的药物会继续溶解补充至溶液相中,保持溶液的药量不变,这类降解反应属零级反应。有研究表明一些固体制剂的降解反应也表现为零级反应。

2. 一级反应 反应速率与反应物浓度的一次方成正比,称为一级反应(first-order reaction),一级反应的微分速率方程为:

$$-\frac{\mathrm{d}C}{\mathrm{d}t}=kC \qquad \text{式(21-4)}$$

积分式为

$$\lg C=-\frac{kt}{2.303}+\lg C_0 \qquad \text{式(21-5)}$$

式(21-5)中,C_0 为 $t=0$ 时反应物的浓度(mol/L);C 为 t 时间反应物的浓度(mol/L);k 为反应速率常数(s^{-1},$\min^{-1}$,h^{-1} 或 d^{-1})。一级反应的特征是 $\lg C-t$ 呈线性关系,半衰期 $t_{1/2}=\dfrac{\ln 2}{k}=\dfrac{0.693}{k}$,有效期 $t_{0.9}=\dfrac{0.105\,4}{k}$。恒温时,一级反应的半衰期和有效期与反应物浓度无关。

在药物制剂的降解反应中,多数情况属于一级反应或伪一级反应。若两种物质参加反应,但其中一种反应物的浓度远超过另一种反应物的浓度时,将该反应可近似视为一级反应,故称伪一级反应(pseudo first-order reaction)。如用缓冲溶液维持药物制剂中恒定的 pH 时,缓冲溶液中离子浓度远比药物浓度高,此时降解反应为伪一级反应。

3. 二级反应 反应速率与两种反应物浓度的乘积成正比,称为二级反应(second-order reaction),二级反应的微分速率方程为:

$$-\frac{\mathrm{d}C}{\mathrm{d}t}=kC^2 \qquad \text{式(21-6)}$$

积分式为

$$\frac{1}{C}=kt+\frac{1}{C_0} \qquad \text{式(21-7)}$$

式(21-7)中,C_0 为 $t=0$ 时反应物的浓度(mol/L);C 为 t 时间反应物的浓度(mol/L);k 为反应速率常数$[\mathrm{mol}/(\mathrm{L}\cdot\mathrm{s})]$。二级反应的特征是 $1/C-t$ 呈线性关系;半衰期 $t_{1/2}=\dfrac{1}{C_0 k}$,表明半衰期随初始浓度的增加而减少;有效期 $t_{0.9}=\dfrac{1}{9C_0 k}$。零级、一级、二级反应速度方程及其特征见表 21-1。

表 21-1　零级、一级、二级反应速度方程及其特征

反应级数	零级	一级	二级
$-\dfrac{dC}{dt}=kC^n$	$n=0$	$n=1$	$n=2$
微分式	$-\dfrac{dC}{dt}=k$	$-\dfrac{dC}{dt}=kC$	$-\dfrac{dC}{dt}=kC^2$
积分式	$C=C_0-kt$	$\lg C=\dfrac{kt}{2.303}+\lg C_0$	$\dfrac{1}{C}=kt+\dfrac{1}{C_0}$
k 的单位	$mol/L\cdot s$	$s^{-1},min^{-1},h^{-1},d^{-1}$	$mol/L\cdot s$
半衰期 $t_{1/2}$	$\dfrac{C_0}{2k}$	$\dfrac{0.693}{k}$	$\dfrac{1}{C_0 k}$
有效期 $t_{0.9}$	$\dfrac{C_0}{10k}$	$\dfrac{0.105\,4}{k}$	$\dfrac{1}{9C_0 k}$

（二）温度对反应速度的影响

除光化反应外,药物的化学降解反应大多遵循阿伦尼乌斯(Arrhenius)公式,即药物的降解反应速度常数与温度有关,反应温度越高,药物的降解速率也就越快。根据 Van't Hoff 规则,温度每升高 10℃,反应速率增加 2~4 倍。因此,药物制剂的灭菌、干燥、储存和运输中选择适宜温度,减少受热时间,对保证药物的稳定性甚为重要。

二、药物的化学降解途径

由于药物的化学结构不同,其降解反应也不同,水解(hydrolysis)和氧化(oxidation)是药物降解的两个主要途径。其他如异构化、聚合、脱羧等反应,在某些药物中也有发生。有时一种药物还可能同时产生两种或两种以上的反应。

（一）水解

水解是药物降解的主要途径之一,易于水解的药物类型与结构见表 21-2。

表 21-2　易于水解的药物类型与结构

药物类型	结构	举例
酯类	RCOOR' ROPO$_3$M$_x$ ROSO$_3$M$_x$ RONO$_2$	阿司匹林、生物碱类 地塞米松磷酸钠 硫酸雌酮 硝酸甘油
内酯类		毛果芸香碱 螺内酯
酰胺类	RCONR'$_2$	吡嗪酰胺、氯霉素
内酰胺类		青霉素类 头孢菌素类
肟类	R$_2$C $=$ NOR	类固醇肟
酰亚胺类		格鲁米特(苯乙哌啶酮) 乙琥胺

药物类型	结构	举例
丙二酰脲类	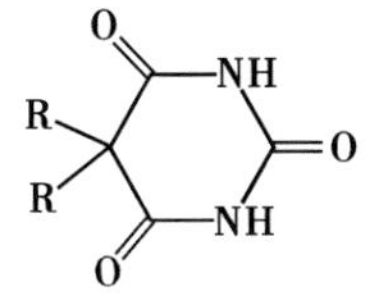 （结构式：丙二酰脲环，R、R取代）	巴比妥类
氮芥类	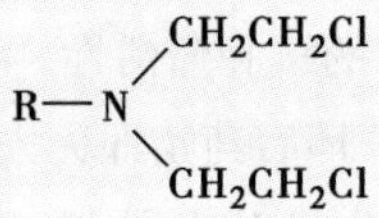 $R-N\begin{array}{c}CH_2CH_2Cl\\CH_2CH_2Cl\end{array}$	美法仑

1. 酯类药物的水解　含有酯键药物的水溶液,在 H^+ 或 OH^- 或广义酸碱的催化下,水解反应会加速。特别是在碱性溶液中,由于酯类药物分子中氧的电负性比碳大,酰基易于被极化,亲核性试剂 OH^- 易于进攻酰基上的碳原子,而使酰-氧键断裂,生成醇和酸,酸与 OH^- 反应,使反应进行完全。在酸碱催化下,酯类药物的水解通常可用一级或伪一级反应来处理。

这类药物的代表如盐酸普鲁卡因,水解后生成对氨基苯甲酸与二乙胺基乙醇,此分解产物无明显的麻醉作用,如图 21-1。

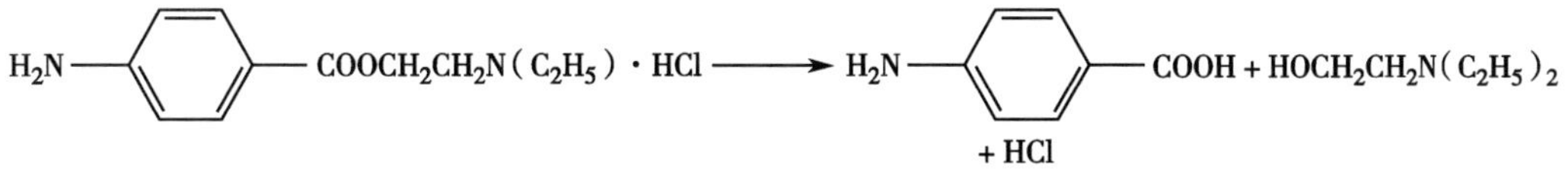

$$H_2N-\underset{}{\bigcirc}-COOCH_2CH_2N(C_2H_5)\cdot HCl \longrightarrow H_2N-\underset{+HCl}{\bigcirc}-COOH + HOCH_2CH_2N(C_2H_5)_2$$

图 21-1　盐酸普鲁卡因的水解

属于这类药物的还有盐酸丁卡因、盐酸可卡因、溴丙胺太林、硫酸阿托品、氢溴酸后马托品等。羧酸酯水解的难易程度与其结构中的 R 和 R′ 基团有关,在 R 或 R′ 中有吸电子基团存在时,水解速度增加。若 R 或 R′ 体积较大,由于空间位阻的影响,水解速度可以减慢。如盐酸丙氧普鲁卡因比盐酸普鲁卡因稳定。低分子量脂肪族酯类药物,在水中的水解速度较快。酯类水解往往使溶液 pH 下降。有些酯类药物灭菌后 pH 下降,提示可能发生水解。内酯和酯一样,在碱性条件下易水解开环,这类药物有硝酸毛果芸香碱、华法林钠等。

2. 酰胺类药物的水解　酰胺类药物与酯类药物相似,一般情况下较酯类药物稳定。水解后生成相应的酸和胺。有内酰胺结构的药物,水解后易开环失效。氯霉素、青霉素类、头孢菌素类、巴比妥类、利多卡因、对乙酰氨基酚等都属于酰胺类药物。

（1）青霉素和头孢菌素类:这类药物分子中存在不稳定的 β-内酰胺环,在 H^+ 或 OH^- 催化下,极易开环失效。如氨苄西林在酸性或碱性溶液中,易水解为 α-氨苄青霉酰胺酸。该药物最稳定的 pH 为 5.8,其水溶液室温贮藏 7 天,效价失去约 80%,故本品只能制成注射用无菌粉针。头孢菌素类药物也会出现类似的现象,如头孢唑啉钠（头孢菌素 V,cefazolin）在酸性或碱性溶液中,易水解失效;在 pH 4~7 的水溶液中较稳定;在生理盐水和 5% 葡萄糖注射液中,室温放置 5 天仍然符合要求。

（2）巴比妥类:为六元环的酰胺类药物,在碱性溶液中容易水解。巴比妥类的钠盐水溶液灌封于安瓿中（未充 CO_2）灭菌或室温贮藏时间较长,就会发生分解,pH 较高时,分解速度显著增加。

（3）氯霉素:固体时化学性质比较稳定,干燥粉末密封保存 20 年,其抗菌效力几乎不变。但其水溶液易分解,主要是酰胺水解,生成氨基物与二氯乙酸（图 21-2）。氯霉素溶液在 pH 6 时最稳定,在 pH 2 以下或 8 以上时易水解,而且在 pH>8 时还有脱氯的水解作用。115℃、30 分钟热压灭菌,水解量达 15%,故不宜采用此种方法灭菌。

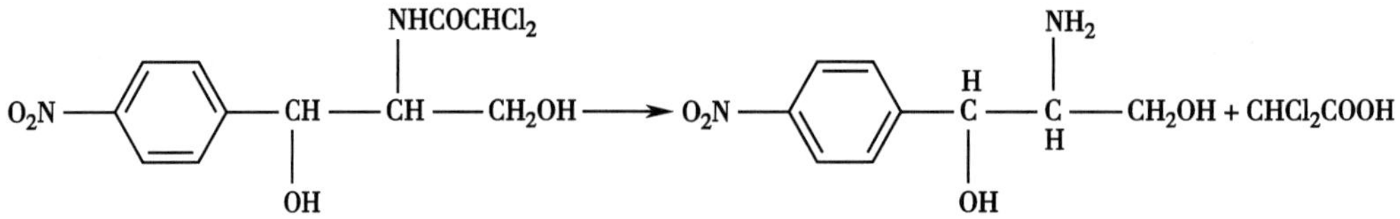

图 21-2　氯霉素的水解

3. 其他药物的水解　喜树碱被认为具有较好的抗肿瘤活性,由 5 个平面的环状结构构成,包括一个 $S\text{-}\alpha$-羟基内脂环。但此内酯环非常容易水解,开环后药物即失去活性。因此,通过制剂手段减少该药物的水解也成近年来研究的热点之一。此外维生素 B、地西泮、碘苷等药物也通过水解而降解。

（二）氧化

氧化也是药物变质的主要途径之一。在有机化学中常把失去电子或脱氢统称为氧化。药物的氧化分解通常是自动氧化(autoxidation),即在大气中氧的影响下自动、缓慢地进行。药物的氧化过程与化学结构有关,表 21-3 列出了一些易自氧化药物的类型与结构特点。但大多数情况下,药物是在催化剂、热或光等因素的影响下,与氧形成游离基,产生游离基的链反应。药物氧化后,不仅效价降低,而且可能产生颜色或沉淀。有些药物即使被氧化极少量,色泽亦会变深或产生不良气味,严重影响药品的质量。

表 21-3　易自氧化的药物类型与结构

药物类型	结构	举例
酚类	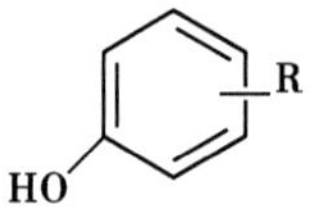 HO—⟨苯环⟩—R	甾体中的酚
儿茶酚类	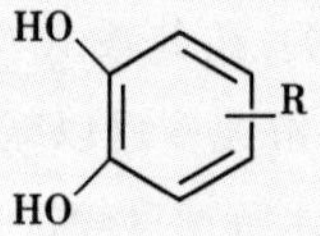 HO、HO—⟨苯环⟩—R	儿茶酚胺类(多巴胺,异丙肾上腺素)
醚类	R—O—R′	二乙醚
硫醇	RCH_2SH	2,3-二巯基丙醇
硫醚	R—S—R′	吩噻嗪类(异丙嗪)
羧酸类	RCOOH	脂肪酸
亚硝酸盐类	RNO_2	亚硝酸异戊酯
醛类	RCHO	三聚乙醛
胺类	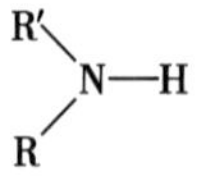 R′、R—N—H	吗啡 氯氮平(氧化成为 N-氧化物)
烯醇类	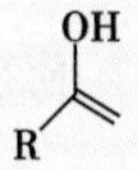 R—C(OH)=	维生素 C

1. 烯醇类药物　分子中含有烯醇基,极易氧化,氧化过程较为复杂。维生素 C 是这类药物的代表,在有氧条件下,先氧化生成去氢维生素 C,然后水解为 2,3-二酮古罗糖酸,此化合物进一步氧化为草酸与 L-丁糖酸。在无氧条件下,发生脱水作用和水解作用,生成呋喃甲醛和二氧化碳,由于 H^+ 的催化作用,在酸性介质中脱水比在碱性介质中快。

2. 酚类药物　分子具有酚羟基,如肾上腺素、左旋多巴、吗啡、阿扑吗啡、水杨酸钠等,易氧化变色。

3. 其他类药物　芳胺类(磺胺嘧啶钠)、吡唑酮类(氨基比林)、噻嗪类(盐酸氯丙嗪、盐酸异丙嗪)等药物都易氧化,其中有些药物的氧化过程极为复杂,常生成有色物质。另外,含有碳碳双键的药物(维生素 A 或维生素 D)也易氧化,其氧化是典型的游离基链式反应。易氧化药物要特别注意光、氧、金属离子的影响,以保证产品质量。

（三）其他反应

1. 聚合　是两个或多个分子结合在一起形成复杂分子的过程。已经证明氨苄西林的浓水溶液在贮存过程中发生聚合(polymerization)反应,一个分子的 β-内酰胺环开裂,与另一个分子反应形成二聚物,继而形成高聚物。据报道这类聚合物能诱发过敏反应。

2. 异构化　异构化一般分为光学异构化(optical isomerization)和几何异构化(geometric isomerization)两种。药物异构化后,通常生理活性降低甚至没有活性。如左旋肾上腺素具有生理活性,在 pH 4 左右产生外消旋化后,只有 50% 的活性。维生素 A 的活性形式是全反式(all-trans),可在 2、6 位形成顺式异构化,此种异构体的活性比全反式低。

3. 脱羧　对氨基水杨酸钠在光、热、水分存在的特殊条件下很容易脱羧,生成间氨基酚,后者还可进一步氧化变色。普鲁卡因水解产物对氨基苯甲酸,可缓慢脱羧生成苯胺,苯胺在光线影响下氧化生成有色物质,这是盐酸普鲁卡因注射液颜色变黄的原因。

三、影响因素及稳定化方法

（一）影响制剂稳定性的处方因素及稳定措施

制备任何一种制剂,首先要进行处方设计,而处方的组成对制剂的稳定性影响很大。pH、广义的酸碱催化、溶剂、离子强度、表面活性剂、某些辅料等因素,均可影响药物的稳定性。半固体、固体制剂的某些添加剂或辅料对主药的稳定性也会有影响,都应加以考虑。

1. pH　许多酯类、酰胺类药物常受 H^+ 或 OH^- 催化水解,这种催化作用称为专属酸碱催化(specific acid-base catalysis)或特殊酸碱催化。此类药物的水解速度,主要由 pH 决定。pH 对速度常数 k 的影响可用式(21-8)表示:

$$k=k_0+k_{H^+}[H^+]+k_{OH^-}[OH^-] \qquad 式(21-8)$$

式(21-8)中,k_0 为参与反应的水分子的催化速度常数;k_{H^+} 和 k_{OH^-} 分别表示 H^+ 和 OH^- 离子的催化速度常数。在 pH 很低时,主要是酸催化,则上式可表示为:

$$\lg k=\lg k_{H^+}-pH \qquad 式(21-9)$$

以 $\lg k$ 对 pH 作图得一直线,斜率为 -1。设 k_w 为离子积,即 $k_w=[H^+][OH^-]$,故在 pH 较高时,主要是碱催化,则

$$\lg k=\lg k_{OH^-}+\lg k_w+pH \qquad 式(21-10)$$

以 $\lg k$ 对 pH 作图得一直线,斜率为 $+1$,在此范围内主要由 OH^- 催化。根据上述动力学方程可以得到反应速度常数 k 与 pH 的关系图,称为 pH-速度图(pH-rate profile)。在 pH-速度图中曲线最低点所对应的横坐标,即为最稳定 pH,以 pH_m 表示。

pH-速度图有各种形状。头孢噻肟三嗪、丙酸氯倍他索、青霉素 G 在一定 pH 范围内的 pH-速度图与"V"形相似。丙酸氯倍他索水溶液因其 k_{OH^-} 比 k_{H^+} 大,pH_m 出现在酸性一侧,为 3.23。头孢噻肟三嗪溶液 pH 为 7.2 时,其离子强度为 0.6,pH-速度曲线为类"V"形,当 pH 为 3.6 和 8.0 时,离子强度增加,稳定性下降。青霉素 G 因 k_{OH^-} 与 k_{H^+} 相似,其 pH_m 为 6.5。

某些药物,如丹酚酸 B、阿司匹林水解的 pH-速度图呈"S"形,盐酸普鲁卡因 pH-速度图有一部分也呈"S"形。丹酚酸 B 的 pH-速率曲线系带有"拐点"的"S"形曲线,pH 为 2 时,最为稳定,在 pH 大于或小于 2 时,其降解速率均随 pH 变化而增大。

确定最稳定的 pH(pH_m)是溶液型制剂处方设计中首先要解决的问题。pH_m 可以通过式(21-11)计算：

$$pH_m = \frac{1}{2}pk_w - \frac{1}{2}\lg\frac{k_{OH^-}}{k_{H^+}}$$
式(21-11)

在实际工作中,pH_m 一般通过实验求得,方法如下:保持处方中其他成分不变,配制一系列不同 pH 的溶液,在较高温度(恒温,例如60℃)下进行加速实验,求出各种 pH 溶液的速度常数 k,然后以 lg$k$ 对 pH 作图,就可求出最稳定的 pH。药物的 pH_m 随温度变化而变化,如人参皂苷在40℃、50℃、60℃和70℃的 pH_m 分别为5.98、5.78、5.75和5.60,利用加速实验数据测算出25℃时,其 pH_m 为6.03。

为了降低药物的降解速度,将溶液的 pH 调至最稳定的 pH 范围,常用的 pH 调节剂是盐酸与氢氧化钠。此外,为了保持药液的 pH 不变,也可用磷酸、枸橼酸、醋酸及其盐类组成的缓冲液来进一步调节,但应注意广义酸碱催化的影响。

值得注意的是,pH 的调节不仅要考虑药物制剂的稳定性,同时还要考虑药物的溶解度和疗效以及人体的适应性。如大部分生物碱在偏酸性溶液中比较稳定,故注射剂常调节在偏酸范围。但将它们制成滴眼剂时,就应调节在偏中性范围,以减少刺激性。一些药物最稳定的 pH 见表21-4。

表 21-4　一些药物的最稳定 pH

药物	最稳定 pH	药物	最稳定 pH
盐酸丁卡因	3.8	苯氧乙基青霉素	6
盐酸可卡因	3.5~4.0	毛果芸香碱	5.12
溴甲胺太林	3.38	氯氮䓬	2.0~3.5
溴化丙胺太林	3.3	克林霉素	4.0
三磷酸腺苷	9.0	地西泮	5.0
对羟基苯甲酸甲酯	4.0	氢氯噻嗪	2.5
对羟基苯甲酸乙酯	4.0~5.0	维生素 B_1	2.0
对羟基苯甲酸丙酯	4.0~5.0	吗啡	4.0
阿司匹林	2.5	维生素 C	6.0~6.5
头孢噻吩钠	3.0~8.0	对乙酰氨基酚	5.0~7.0
甲氧西林	6.5~7.0	奥美拉唑	8.0~10.0
硝苯地平	6.0	氨苄西林钠	5.8
乳糖酸红霉素	4.0~8.0	乙酰唑胺	4.0~6.0

2. 广义酸碱催化　按照 Bronsted-Lowry 酸碱理论,广义的酸是给出质子的物质,广义的碱是接受质子的物质。在大多数药物制剂中,用缓冲液使溶液保持特定的 pH。通常,除了 pH 对反应速率的影响之外,还可能有一种或多种缓冲组分所起的催化作用,这种催化作用称为广义的酸碱催化或一般酸碱催化。许多药物制剂处方中,往往需要加入醋酸盐、磷酸盐、枸橼酸盐、硼酸盐等缓冲剂,这些缓冲剂均为广义的酸碱。

缓冲剂的浓度越大,催化速率也越快。为了观察缓冲液对药物的催化作用,可用增加缓冲剂的浓度,但保持盐与酸的比例不变(pH 恒定),配制一系列浓度的缓冲溶液,然后观察药物在这一系列缓冲溶液中的分解情况。如果分解速度随缓冲剂浓度的增加而增加,则该缓冲剂对药物有广义的酸碱催化作用。如研究发现,使用 pH 3.9 醋酸盐缓冲液时,维生素 B_1 的降解反应不受影响,此时缓冲液主要是醋酸。但在较高 pH 时,降解速率的增大正比于醋酸盐浓度。此时,醋酸根离子是广义的碱催化剂。为了减少这种催化作用的影响,在实际制剂处方中,缓冲剂应用尽可能低的浓度或选用没有催化作用的缓冲剂系统。

3. 离子强度　在制剂处方中,往往加入电解质调节等渗,或加入盐防止氧化,加入缓冲剂调节 pH,因而存在离子强度(ionic strength)对药物降解速度的影响,这种影响可用 Bronsted-Bjerrum 方程描述:

$$\lg k = \lg k_0 + 1.02 Z_A Z_B \sqrt{\mu} \qquad \text{式}(21\text{-}12)$$

式(21-12)中,k 为速度常数;k_0 为溶液无限稀释($\mu = 0$)时的速度常数;μ 为离子强度;Z_A、Z_B 分别为溶液中离子和药物所带的电荷。以 $\lg k$ 对 $\sqrt{\mu}$ 作图可得一直线,其斜率为 $1.02 Z_A$、Z_B,外推到 $\mu = 0$,可求得 k_0。

4. 溶剂　对于易水解的药物,有时采用非水溶剂,如乙醇、丙二醇、甘油等来提高药物的稳定性,如含有非水溶剂的苯巴比妥注射液、地西泮注射液等。式(21-13)可说明非水溶剂对易水解药物的稳定化作用:

$$\lg k = \lg k_\infty - \frac{k Z_A Z_B}{\varepsilon} \qquad \text{式}(21\text{-}13)$$

式(21-13)中,k 为速率常数 ε 为介电常数;k_∞ 为 ε 趋于 ∞ 时的速率常数;Z_A、Z_B 分别为溶液中离子和药物所带电荷。对于一个给定的系统,在一定的温度下 k 是常数。

若药物离子与进攻离子的电荷相同($Z_A Z_B$ 为正),如 OH^- 催化水解苯巴比妥阴离子,则 $\lg k$ 对 $1/\varepsilon$ 作图所得的直线的斜率为负,在处方中采用介电常数低的溶剂,可降低药物的水解速度,故苯巴比妥钠注射液用介电常数低的溶剂,如 60% 丙二醇,可使注射液稳定性提高,25℃时的 $t_{0.9}$ 可达 1 年左右。相反,若药物离子与进攻离子的电荷相反($Z_A Z_B$ 为负),如专属碱对带正电荷的药物催化,则采用介电常数低的溶剂,就不能达到稳定制剂的目的。

5. 处方中基质或添加剂　对于一些软膏剂、霜剂等半固体制剂,药物的稳定性与制剂处方的基质有关。如聚乙二醇作为氢化可的松软膏的基质时,会促进该药物的分解,有效期只有 6 个月。聚乙二醇用作栓剂基质时也可使阿司匹林降解,产生水杨酸和乙酰聚乙二醇。维生素 U 片采用糖粉和淀粉为赋形剂,则产品变色。硬脂酸镁可与阿司匹林反应形成相应的乙酰水杨酸镁,因此生产阿司匹林片时,不应使用硬脂酸镁这类润滑剂,而须用影响较小的滑石粉或硬脂酸。

6. 表面活性剂　加入表面活性剂可使一些容易水解的药物稳定性提高,这是因为表面活性剂的浓度在临界胶束浓度以上时,可以形成胶束包裹药物,由于胶束的"屏障"作用,阻碍 H^+ 或 OH^- 进入胶束,可使药物稳定性提高。如苯佐卡因分子结构中含有酯键,易受 OH^- 催化水解。在 5% 的十二烷基硫酸钠溶液中,苯佐卡因被增溶在胶束内,30℃时的 $t_{1/2}$ 延长到 1 150 分钟,而不加十二烷基硫酸钠时则为 64 分钟。但要注意,表面活性剂有时反而会加快某些药物降解的速度,如吐温 80(聚山梨酯 80)可使维生素 D 稳定性下降。故应在实验的基础上正确选用表面活性剂。

(二)影响制剂稳定性的外界因素及稳定措施

影响制剂稳定性的外界因素包括温度、光线、空气(氧)、金属离子、湿度和水分、包装材料等。这些因素对于制定产品的生产工艺条件和包装设计十分重要。其中温度对各种降解途径(如水解、氧化等)均有较大影响,而光线、空气(氧)、金属离子对易氧化药物影响较大,湿度、水分主要影响固体药物的稳定性,包装材料是各种产品都必须考虑的问题。

1. 温度的影响　增加温度通常能显著增加药物的降解速率。根据 van't Hoff 规则,温度每升高 10℃,许多反应的速率增加 2~3 倍。Arrhenius 指数定律定量描述了温度与反应速率之间的关系,是预测药物稳定性的主要理论依据。

$$K = A \cdot E^{-E_a/RT} \qquad \text{式}(21\text{-}14)$$

式(21-14)中,k 为速度常数,A 为频率因子,E_a 为活化能,R 为摩尔气体常数,T 为绝对温度。

在制剂的生产、制备中,采取加热的操作很多,如加热溶解、灭菌、干燥等,所以研究温度对制剂的降解过程的影响,制定合理的制备工艺和贮存条件,是制剂稳定性研究的重要内容。有些产品在保证完全灭菌的前提下,可降低灭菌温度,缩短灭菌时间。对热特别敏感的药物,如某些抗生素、生物制品,要根据药物性质,设计合适的剂型(如固体剂型),生产中采取特殊的工艺,如冷冻干燥、无菌操作等,同时产品要低温贮存,以保证产品质量。

2. 光线的影响　在制剂生产与产品的贮存过程中,还必须考虑光线的影响。光能像热能一样,也可以提供发生反应所需要的活化作用。辐射能量的单位称为光子。光子的能量与波长成反比,光线波长越短,能量越大,故紫外线更易激发化学反应。有些药物分子受辐射(光线)作用使分子活化而产生分解,此种反应叫光化降解(photo degradation),其速度与系统的温度无关。呋塞米是一种强效的利尿剂,市售剂型为片剂和灭菌注射液。其在碱性溶液中相当稳定,但在酸性溶液中则迅速降解。该药物在普通的日光和荧光照射下相对稳定,但在阳光直射下半衰期仅为 4 小时。用 365nm 的紫外光照射呋塞米的碱性溶液和甲醇溶液,分别引起光氧化反应和还原反应,产生多种降解产物。研究还发现阿霉素、呋塞米、甲萘醌、硝苯地平、乙酰磺胺和茶碱呈现表观一级光降解动力学。此外,光敏感的药物还有氯丙嗪、异丙嗪、核黄素、氢化可的松、泼尼松、叶酸、维生素 A、维生素 B、辅酶 Q_{10}、硝苯地平等。药物结构与光敏感性可能有一定的关系,如酚类和分子中有双键的药物一般对光敏感。

光敏感的药物制剂,在制备过程中要避光操作,选择包装甚为重要。有人对抗组胺药物用透明玻璃容器加速实验,8 周含量下降 36%,而用棕色瓶包装几乎没有变化。因此,这类药物制剂宜采用棕色玻璃瓶包装或容器内衬垫黑纸,避光贮存。另外,对于固体制剂可采用含遮光剂的衣料进行包衣,也是避光的良好措施。

3. 空气(氧)的影响　大气中的氧是引起药物制剂氧化的主要因素。大气中的氧进入制剂的主要途径有:①氧在水中有一定的溶解度,在平衡时,0℃为 10.19ml/L,25℃为 5.75ml/L,50℃为 3.85ml/L,100℃水中几乎没有氧。②在药物容器空间的空气中也存在着一定量的氧。各种药物制剂几乎都有与氧接触的机会,因此对于易氧化的品种,除去氧气是防止氧化的根本措施。生产上一般在溶液中和容器空间通入惰性气体如二氧化碳或氮气,置换其中的空气。在水中通 CO_2 至饱和时,残存氧仅为 0.05ml/L,通氮气至饱和时约为 0.36ml/L。复方氨基酸类制剂,在生产过程中,需要对氧进行严格控制,包括溶液中的氧、溶液液面至胶塞空间内的氧、灭菌过程中与氧的接触等。若通入惰性气体气不够充分,对成品质量影响很大。有时同一批号注射液,其色泽深浅不同,可能是由于通入气体的量不同的缘故。对于固体药物,也可采取真空包装等。

丙二醇、甘油、乙醇等溶剂中溶解氧量较小,采用这些溶剂可延缓药物的氧化。对于易氧化药物,制成油溶液或乳剂,通常氧化速度会增快,故对于这类制剂应特别注意抗氧措施。

在制剂中加入抗氧剂(antioxidant)也是有效措施之一。一些抗氧剂本身为强还原剂,遇氧后首先被氧化,从而对易氧化药物起保护作用,在此过程中抗氧剂逐渐被消耗(如亚硫酸盐类)。另一些抗氧剂是链反应的阻化剂,能与游离基结合,中断链反应的进行,在此过程中其本身不被消耗。抗氧剂可分为水溶性抗氧剂与油溶性抗氧剂两大类,其中油溶性抗氧剂具有阻化剂的作用。此外还有一些药物能显著增强抗氧剂的效果,通常称为协同剂(synergist)或增效剂,如一些酸性物质枸橼酸、酒石酸、磷酸、抗坏血酸等。一般的酚类抗氧剂,可使用其用量 25%~50% 的枸橼酸等有机酸作为增效剂。抗氧剂的研究资料,可参看有关文献。使用抗氧剂时,还应注意主药是否与其发生相互作用。有报道亚硫酸氢盐可以与邻、对-羟基苯甲醇衍生物发生反应。如肾上腺素与亚硫酸氢钠在水溶液中可形成无光学与生理活性的磺酸盐化合物。另外,还应注意辅料如甘露醇、酚类、醛类等物质可降低一些抗氧剂的活性。

4. 金属离子的影响　制剂中微量金属离子主要来自原辅料、溶剂、容器以及操作过程中使用的工具等。微量金属离子对自动氧化反应有显著的催化作用,如 0.000 2mol/L 的铜能使维生素 C 氧化速度增大 1 万倍。铜、铁、钴、镍、锌、铅等离子都有促进氧化的作用,它们主要是缩短氧化作用的诱导期,增加游离基生成的速度。

要避免金属离子的影响,应选用纯度较高的原辅料,操作过程中不要使用金属器具,同时还可加入螯合剂,如依地酸盐或枸橼酸、酒石酸、磷酸、二羟乙基甘氨酸等附加剂,有时螯合剂与亚硫酸盐类抗氧剂联合应用,效果更佳。不过需要注意依地酸二钠对玻璃容器存在腐蚀作用,常用量一般为0.005%~0.05%。

5. 湿度和水分的影响　空气中湿度与物料中含水量对固体药物制剂的稳定性具有较大的影响。水是化学反应的媒介,对于一些化学稳定性较差的固体药物,吸附了水分后,在表面形成一层液膜,使药物产生降解反应。如阿司匹林、青霉素 G 钠盐、氨苄西林钠、对氨基水杨酸钠、硫酸亚铁等。一般固体药物受水分影响的降解反应速度与相对湿度成正比。氨苄西林极易吸湿,经实验测定其临界相对湿度仅为 47%,如果在相对湿度(RH)75%的条件下,放置 24 小时,可吸收水分约 20%,同时粉末溶解。这些原料药物的水分含量必须特别注意。一般水分含量在 1% 左右比较稳定,水分含量越高分解越快。为提高固体制剂的稳定性,在生产和贮存中,除降低湿度外,正确地选择包装也很重要。如50℃时水不稳定药物制成的片剂,贮存在水渗透性发泡包装材料中要比装在密封的玻璃瓶中稳定得多。但在室温和相对湿度在 70%时,这种情况恰好相反。原因是 50℃大量水分透过膜挥发出来,而使片剂的稳定性增加;然而在室温下,水分却向相反方向扩散使片剂稳定性降低。另外,对于易水解药物的液体剂型,还可考虑选择有机溶剂部分或全部代替水为介质,以减小药物的水解速度。

6. 包装材料的影响　对药品来说,包装应适用于其预期的临床用途,并应具备如下特性:保护作用、相容性、安全性与功能性。药物贮藏于室温环境中,主要受热、光、水汽及空气(氧)的影响,包装设计可排除这些因素的干扰,但同时也要考虑包装材料与药物制剂的相互作用。与口服制剂相比,吸入气雾剂或喷雾剂、注射液或注射用混悬液、眼用溶液或混悬液、鼻吸入气雾剂或喷雾剂等制剂,由于给药后将直接接触人体组织或进入血液系统,被认为是风险程度较高的品种。另外,大多液体制剂在处方中除活性成分外还含有一些功能性辅料(助溶剂、防腐剂、抗氧剂等),这些功能性辅料的存在,可促进包装材料中成分的溶出,因此与包装材料发生相互作用的可能性较大。按照药品给药途径的风险程度及其与包装材料发生相互作用的可能性分级,这些制剂被列为与包装材料发生相互作用可能性较高的高风险制剂。对上述制剂必须进行药品与包装材料的相容性研究,以证实包装材料与制剂具有良好的相容性。详细内容见第二章和第二十二章。

(三)药物制剂稳定化的其他方法

前面结合影响因素对药物制剂稳定化作了相应的讨论,但有些方法还不能概括,故在此作进一步讨论。

1. 改变药物剂型和制备方法　许多情况下,通过药物剂型和制备方法,也能达到提高药物制剂稳定性的目的。常用方法有:

(1)制成固体制剂:凡是在水溶液中不稳定的药物,一般可制成固体制剂。供口服的制剂可制成片剂、胶囊剂、颗粒剂等;供注射的则可制成注射用无菌粉末,均可使稳定性大大提高,如青霉素等抗生素类药物大多都是固体剂型。采用包衣工艺是解决片剂稳定性的常规方法之一,如氯丙嗪、异丙嗪、对氨基水杨酸钠等,均做成包衣片。个别对光、热、水很敏感的药物,如酒石麦角胺采用联合式压制包衣机制成包衣片,收到良好效果。另外,在制备过程中也应注意水分的影响,如片剂的制备,宜采用直接压片工艺或干法制粒工艺,尽量避免与水分的接触,同时也避免干燥过程温度对降解速度的影响;如必须湿法制粒时,也应考虑用非水润湿剂或黏合剂,如乙醇、PVP 乙醇溶液等。

(2)制成微囊、微球或包合物:某些药物制成微囊、微球可增加药物的稳定性。如维生素 A、大蒜素等制成微囊稳定性有很大提高,也有将维生素 C、硫酸亚铁制成微囊,防止氧化,有些药物可制成环糊精包合物。

2. 制成稳定衍生物　对不稳定的药物进行结构改造,如制成难溶性盐、酯类、酰胺类或高熔点衍生物,可以提高其稳定性。一般水溶性越小,稳定性越好。如前所述,一般药物混悬液降解只决定于其在溶液中的浓度,而不是产品中的总浓度。所以将容易水解的药物制成难溶性盐或难溶性酯类衍生物,可增加其稳定性。例如青霉素 G 钾盐,可制成溶解度小的普鲁卡因青霉素 G(水中溶解度为 1∶250),稳定性显著提高。青霉素 G 还可以与 N,N-双苄乙二胺生成苄星青霉素 G,其溶解度进一步减小(1∶6 000),故稳定性更佳,可以口服。

3. 改善包装　对易吸潮的药物可采用防潮包装;对遇光易分解的药物可改善其包装材料的颜色、组成,以防药物和包装材料相互作用;易氧化的药物,应采用小剂量包装或以单剂量熔封于充有 CO_2 或 N_2 等惰性气体的容器中。包装材料对固体药物的稳定性相当重要,选用包装材料时,最好通过装样实验,即选择一个实验模型,将药用包装材料和药物相互接触或彼此接近地持续一定时间周期下进行影响因素实验(高温实验、湿度实验、强光照射实验)、加速实验以及长期实验,检验其结果,选择最优包装材料。

第三节　药物与制剂的物理稳定性

一、药物的物理稳定性及稳定化方法

除化学稳定性外,药物的稳定性还包括物理稳定性。制剂中药物存在的物理状态,如无定型、多晶型、水合物和溶剂化物等,均会影响药物的物理性质(如溶解度)乃至疗效。如片剂和缓释制剂的溶出出现问题;注射剂外观或结晶发生变化等。表 21-5 列出了药物制剂常见的一些物理稳定性变化。

表 21-5　药物制剂常见的一些物理稳定性变化

物理稳定性变化	剂型	物理稳定性变化	剂型
外观	所有剂型	溶出	片剂、胶囊剂、散剂
气味	固体剂型	硬度	片剂、栓剂
pH	溶液剂、混悬剂、乳剂、半固体制剂	铺展性	黏膜用药(软膏剂等)
黏度	溶液剂、混悬剂、乳剂、半固体制剂	脆碎度	片剂
水分含量	片剂、胶囊剂、散剂	粒径及分布	混悬剂、乳剂、气雾剂、脂质体等纳米粒
崩解	片剂、胶囊剂、栓剂		

（一）药物的多晶型

药物在结晶时受各种因素的影响,常常由于结晶条件不同,造成分子间键合方式改变,分子相对排列发生变化,结晶内部形成了不同的晶体类型。同一物质具有两种或两种以上的空间排列和晶胞参数,形成多种晶型的现象称为多晶型(polymorphism)。当物质被溶解或熔融后晶格结构被破坏,多晶型现象也就消失。

药物的多晶型变化会改变药物的性质、性能和质量。一般不同晶型的晶格能不同,从而导致药物具有不同的熔点、溶出速度、溶解度、吸湿性、稳定性乃至生物活性与有效性。晶格改变会引起晶体分子的振动、转动能改变;热分析图谱、X 射线衍射图谱的改变;热力学性质等的改变。因此,药物晶型对药物的质量控制至关重要。一个著名的例子是雅培公司开发的 HIV 蛋白酶抑制剂利托那韦在上

市两年后才发现,在制剂过程中,利托那韦沉淀形成一种新的晶型(晶型Ⅱ),晶型Ⅱ的溶解性比最初制备的晶型Ⅰ差,但具有更好的热力学稳定性,因而影响制剂的溶出速率和生物利用度,致使这种已上市的制剂不得不撤市。甲泼尼龙、利福平、氨苄西林、维生素 B 等药物的稳定性均与晶型有关。对于多晶型药物,通常选择最稳定的热动力学形态,因为它转变为其他晶型的可能性最低,并且具有最佳的化学稳定性。例如,有研究表明结晶型的新生霉素比无定型溶解慢,无定型新生霉素在水中混悬,呈亚稳定型,在静置过程中会变为稳定的结晶型。由于结晶型的溶解速度过慢,无法达到或维持有效的药物浓度,进而导致药效的丧失。加入高分子材料可延缓结晶过程的进行,其机制可能与高分子材料阻碍了药物分子的扩散,进而影响了晶核的生成和成长有关。这类高分子材料常见的有甲基纤维素、羧甲基纤维素钠、聚维酮、海藻酸钠、聚乙二醇等。表面活性剂也能阻止晶型转变,可能是由于它被吸附在界面起到了干扰作用或新生成的晶核被表面活性剂增溶所致。

制剂制备中,粉碎、加热、熔融、冷却、湿法制粒等工艺过程都可能发生晶型改变。尼莫地平 α 型混悬于水中,在50℃振摇 3 天后,可部分转变为 β 型。巴比妥、新生霉素、可的松类等药物的混悬剂在贮存中晶型发生转变,甚至造成结块。对于甲苯咪唑、咖啡因、苯巴比妥、棕榈氯霉素等药物,研磨会加速转型。常加入其他物质促进晶型转变并控制为亚稳定型或保持某一有效晶型和无定型。因为药物多晶型中亚稳定型有时比稳定型具有更好的溶解度、溶出速率及生物利用度。但亚稳定型自由能较大,不稳定,会自发转变为稳定型,使药效降低。故需要设法控制固体制剂中的亚稳定型,生产上常采用快速冷却或加入高分子材料、表面活性剂等,使药物保持亚稳定型。另外,一些在喷雾干燥中形成亚稳定型结晶的药物,在贮存过程中向稳定型转变,将影响治疗效果及加工重现性,可通过与某些辅料同时喷雾干燥以减缓向稳定型转变的过程。如喷雾干燥的氢氯噻嗪中如果不含 PVP,则10天后完全转型;PVP 浓度高于 1%,晶型转变则大大减少。

（二）药物的无定型

多晶型药物经过研磨、高温、高压、骤冷等特殊处理,可引起晶型错位、边界变形并发生完全无序、晶型破坏的现象,称为无定型(amorphous)。无定型不是多晶型的一种类型,其微观结构是分子或原子的无序结合。同一药物既能形成不同晶型,也能成为无定型,两者的物理性质差别很大,在一定条件下可以发生互变。例如将苯妥英在振动球磨机混合研磨,可转变为无定型。为保持其无定型状态则在研磨时加入微晶纤维素,防止它由无定型转变为晶型。一些噻嗪类药物在喷雾干燥时若加入适量乙醇,可得到无定型粉末,晶型转变率降低。

（三）其他

有研究表明,片剂的硬度和厚度的变化与制备过程中药物的水化-脱水有关。

二、药物制剂的物理稳定性及稳定化方法

药物制剂的物理稳定性根据不同制剂表现不同。如溶液剂或糖浆剂在贮存过程中产生沉淀,混悬剂发生结块,乳剂发生分层、破裂,片剂的硬度、脆碎度、水分含量发生变化,栓剂硬化等,详细内容见各剂型章节,这里不再赘述。

第四节　原料药物与制剂稳定性实验方法

一、稳定性研究设计的考虑要素

稳定性研究的设计应根据不同的研究目的,结合原料药的理化性质、剂型的特点和具体的处方及工艺条件进行。

（一）样品的批次和规模

一般情况下,影响因素实验通常采用一批供试品进行,加速实验和长期实验采用三批供试品进行。稳定性研究应采用一定规模生产的供试品,以能够代表规模生产条件下的产品质量。药物制剂的处方、制备工艺也应与生产规模一致。

稳定性研究中,口服固体制剂如片剂、胶囊应为 10 000 个制剂单位。大体积包装的制剂(如静脉输液等)每批中试规模的数量至少应为各项实验所需总量的 10 倍。特殊品种、特殊剂型所需数量,视具体情况而定。

（二）包装及放置条件

稳定性实验要求在一定的温度、湿度、光照条件下进行,这些放置条件的设置应充分考虑到药品在贮存、运输及使用过程中可能遇到的环境因素。药物制剂应在影响因素实验结果基础上选择合适的包装,在加速实验和长期实验中的包装应与拟上市包装一致。稳定性研究中所用设备应能较好地对各项实验条件的要求的环境参数进行控制和监测。采用可以适时监控环境参数,在超限时能够及时通知负责人的设备,这样可以保证参数记录的及时、完整和可追溯性,也能够在环境参数出现偏离时,及时补救,以免样品较长时间处于偏离环境,而导致整个实验的准确性受到影响。

（三）考察时间点

由于稳定性研究目的是考察药物质量随时间变化的规律,因此研究中一般需要设置多个时间点考察样品的质量变化。考察时间点应基于对药物的理化性质的认识、稳定性趋势评价的要求而设置。如长期实验中,总体考察时间应涵盖所预期的有效期,中间取样点的设置要考虑药品的稳定性特点和剂型特点。对某些环境因素敏感的药品,应适当增加考察时间点。

（四）考察项目

稳定性研究的考察项目应选择在药品保存期间易于变化,并可能会影响到药品的质量、安全性和/或有效性的指标,并应涵盖物理、化学、生物学和微生物学的特性,以及稳定剂的含量(如抗氧剂、抑菌剂)和制剂功能性测试(如定量给药系统)等。另外,还应根据高湿或高温/低湿等实验条件,增加吸湿增重或失水等项目,以便客观、全面地反映药品的稳定性。根据药品特点和质量控制的要求,尽量选取能灵敏反映药品稳定性的指标。

药物制剂化学稳定性研究主要目的是根据原料药的化学性质和稳定性、辅料的性质和原辅料相容性结果,结合制剂在生产、存储过程中可能遭遇的环境因素,寻找减少或避免这些化学反应的方法。药物制剂物理稳定性研究主要考察制剂的物理性能发生变化的现象及其机制。如混悬剂中药物颗粒结块、结晶生长,乳剂的分层、破裂,胶囊剂囊壳的老化,片剂外观颜色、崩解度、溶出度的改变,药物晶型的变化,药物的沉淀或结晶等。药物制剂生物学稳定性研究主要考察药物制剂滋生微生物的情况。如细菌或霉菌等微生物使产品变质、腐败,甚至分解而引起的稳定性变化,以及中药汤剂的变质、水丸等的霉变等。广义的生物学稳定性包括药物的药效学与毒理学变化、药物制剂被微生物污染与否等。如注射剂至少应在考察起始和末期进行无菌检查。不应忽视产品特点,仅以常规或专属性较差的考察项目代替样品个性的考察,如对于易吸湿的药物不进行水分或干燥失重检查,无法全面、真实地反映样品的稳定性。

另外,还应结合品种、剂型的不同特点和实际应用情况有针对性地设计考察项目,重点考察影响药物质量、安全性和/或有效性的项目。例如,有些输液、软膏剂需要考虑其使用时的光稳定性,此时研究者需要根据制剂的使用方法,自行设计光稳定性实验。对于易发生相分离、黏度减小、沉淀或聚集的制剂,还应考虑进行低温或冻融实验。必要时,应对配制或稀释后使用的制剂进行稳定性研究,为说明书和标签上的配制、贮藏条件和配制或稀释后的使用期限提供依据。

（五）分析方法和质量标准

研究药物的稳定性,要采用专属性强、准确、精密、灵敏的药物分析方法与分解产物检查方法。稳定性实验所用的分析方法均需经过方法学验证,各项考察指标的可接受限度应符合安全、有效及质量可控的要求。安全性指标的可接受限度应有毒理学实验或文献的依据,与剂型相关的关键质量指标的可接受限度应符合临床用药安全、有效的要求。在稳定性实验中,应重视降解产物的检查。同时供试品的质量标准应与各项基础研究及临床验证所使用的供试品质量标准一致。

（六）显著变化

稳定性研究中如样品发生了显著变化,则实验应中止。一般来说,"显著变化"包括:①含量与初始值相差 5%,或用生物或免疫法测定时效价不符合规定;②任何降解产物超出有效期标准规定的限度;③外观、物理性质、功能性实验（如颜色、相分离、再分散性、沉淀或聚集、硬度、每揿剂量）不符合有效期标准的规定。一些物理性质（如栓剂变软、软膏剂熔融）的变化可能会在加速实验条件下出现。另外,对某些剂型,"显著变化"还包括:①pH 不符合规定;②12 个剂量单位的溶出度不符合规定。

在实际研究中,对于原料药物还可考虑采用经典恒温法、线性变温法、活化能估算法等预测药物制剂的稳定性,尤其经典恒温法,对于水溶液的药物制剂,预测结果具有一定的参考价值。但对于大多数药物制剂而言,为改善制剂性能大多添加了各种辅料,极少是单纯的均相/均质的产品。在制剂产品中按重量比计算,主药所占比例一般较小,辅料特别是缓控释制剂中功能性高分子辅料占据了很大的重量比。简单地将原料药的热力学降解规律照搬到药物制剂的降解过程在科学上是不够严谨的。对于生化药品、基因药物,由于起效机制和降解途径的差异,这些经典的降解理论可能并不适用,所以一般不推荐使用外推法。目前一般以实际进行的长期留样实验的时间来确定药品的有效期。考虑到新药上市前需经历的临床前研究和临床实验的时间跨度较长,一般来说在产品正式获准上市前有充足的时间来完成不少于 18 个月或 24 个月的长期实验。而在仿制药品的申请以及一些可以豁免临床实验的申请中,由于时间过短,可以考虑采用适当的外推。需注意的是,这种外推应是建立在已经充分掌握上市成熟品种的稳定性信息的基础之上的。如果被仿制产品的信息不充足,则还是建议以实际进行的长期实验为准。

二、稳定性研究的实验方法

根据研究目的和条件的不同,稳定性研究内容可分为影响因素实验、加速实验、长期实验、其他稳定性实验［热循环（冻融）实验、需重新配制使用的药品稳定性实验、多剂量包装产品拆封后的稳定性实验］等。

（一）影响因素实验

影响因素实验（强化实验,stress testing）是在比加速实验更激烈的条件下进行。药物制剂进行此项实验的目的是考察制剂处方与生产工艺及包装条件的合理性,为制剂工艺筛选、包装材料和容器的选择、贮存条件的确定等提供依据。同时,为加速实验和长期实验应采用的温度和湿度等条件以及分析方法的选择提供依据。

影响因素实验一般包括高温、高湿、光照实验。通常情况下,只需采用供试品一批进行。一般将原料药供试品置适宜的容器中（如称量瓶或培养皿）,摊成 ≤5mm 厚的薄层,疏松原料药摊成 ≤10mm 厚的薄层进行实验。对于制剂产品,一般采用除去内包装的最小制剂单位（注射用无菌粉末如为西林瓶,不能打开瓶盖,以保持严封的完整性）,分散为单层置适宜的条件下进行。如实验结果不明确,应加试两个批号的样品。

对于易发生相分离、黏度减小、易沉淀或聚集的药品（如软膏或注射剂）,需通过低温或冻融实验来验证其在使用过程中的稳定性。对于需要溶解或者稀释后使用的药品,如注射用粉针剂、溶液片剂等,还应考察临床使用条件下的稳定性,即进行配伍稳定性实验。

1. 高温实验　供试品置密封洁净容器中,在 60℃ 条件下放置 10 天,于第 5 天和第 10 天取样,检测有关指标。如供试品发生显著变化（如制剂含量下降 5%）,则在 40℃ 下同法进行实验。如 60℃ 无显著变化,则不必进行40℃实验。

2. **高湿实验** 供试品置恒湿密闭容器中,于25℃、相对湿度90%±5%条件下放置10天,在第5天和第10天取样检测。检测项目应包括吸湿增重项。若吸湿增重5%以上,则应在25℃、相对湿度75%±5%下同法进行实验;若吸湿增重5%以下,且其他考察项目符合要求,则不再进行此项实验。恒湿条件可以通过在密闭容器下部放置饱和盐溶液来实现。根据不同的湿度要求,选择NaCl饱和溶液(15.5~60℃,相对湿度75%±1%)或KNO_3饱和溶液(25℃,相对湿度92.5%)。

3. **强光照射实验** 供试品开口放在装有日光灯的光照箱或其他适宜的光照装置内,于照度为4 500lx±500lx的条件下放置10天,于第5天、第10天取样,按稳定性重点考察项目进行检测,特别要注意供试品的外观变化。有条件时还应采用紫外光照射(200W·h/m^2)。

以上为影响因素稳定性研究的一般要求。根据药品的性质必要时可以设计实验,探讨pH、氧、冷冻等其他因素对药品稳定性的影响。

（二）加速实验

加速实验(accelerated testing)是在超常条件(偏离标签上的贮藏条件),如拟定在2~8℃贮藏的产品,在25℃进行加速实验;拟定在25℃下贮藏的产品,在40℃进行加速实验。其目的是通过加速药物制剂的化学或物理变化,探讨药物制剂的稳定性,为处方设计、工艺改进、质量研究、包装改进、运输、贮存提供必要的资料。一般取商业化或拟上市包装的三批样品进行,建议在比长期实验放置温度至少高15℃的条件下进行。一般可选择40℃±2℃、相对湿度(RH)75%±5%条件下,进行6个月实验。所用设备应能控制温度±2℃,相对湿度±5%,并对真实温度和湿度进行监测。在实验期间检测至少包括初始和末次的3个时间点(第0个月、第3个月、第6个月),根据经验可考虑增加中间的检测时间点(第1个月、第1.5个月、第2个月等)。按稳定性重点考察项目进行检测。如在6个月内供试品经检测不符合质量标准要求或发生显著变化,则应在中间条件30℃±2℃、相对湿度65%±5%同法进行6个月实验。同理,可在样品充足的前提下同时开展两种条件下的实验以节约时间。

对采用非渗透性包装的含有水性介质的制剂,如溶液剂、混悬剂、乳剂、注射液等的稳定性研究中,可不考虑药物对湿度的敏感性或可能的溶剂损失。对采用半渗透性的容器包装的药物制剂,例如低密度聚乙烯制备的输液袋、塑料安瓿、眼用制剂容器等,加速实验应在40℃±2℃、相对湿度25%±5%的条件(可用$CH_3COOK·1.5H_2O$饱和溶液)下同法进行6个月实验。

乳剂、混悬剂、软膏剂、乳膏剂、糊剂、凝胶剂、眼膏剂、栓剂、气雾剂、泡腾片及泡腾颗粒等制剂宜直接采用温度30℃±2℃、相对湿度65%±5%的条件进行实验。

对温度敏感药物(需在冰箱中4~8℃冷藏保存)的加速实验可在25℃±2℃、相对湿度60%±10%条件下同法进行。需要冷冻保存的药品可不进行加速实验。

（三）长期实验

长期实验(long-term testing)是在上市药品规定的贮存条件下进行,目的是考察药品在运输、保存、使用过程中的稳定性,能更直接地反映药品稳定性特征,是确定有效期和贮藏条件的最终依据。

通常采用供试品三批,市售或相似的包装,在温度25℃±2℃、相对湿度60%±10%条件放置12个月,或在温度30℃±2℃、相对湿度65%±5%的条件下放置12个月。每3个月取样一次,分别于第0个月、第3个月、第6个月、第9个月、第12个月按稳定性重点考察项目进行检测。12个月以后,仍需继续考察,分别于第18个月、第24个月、第36个月取样进行检测。将结果与第0个月进行比较以确定药品的有效期。对温度敏感药物的长期实验可在以下条件进行:拟冷藏的药物在5℃±3℃、拟冷冻的药物在-20℃±5℃条件下放置12个月,按上述时间要求进行检测,12个月以后,仍需按规定继续考察,制定在低温贮存条件下的有效期。对拟在-20℃以下保存的原料药,应在拟定的贮藏条件下进行实验。

对于包装在半透性容器中的药物制剂,则应在温度25℃±2℃、相对湿度40%±5%或30℃±2℃、相对湿度35%±5%条件进行实验,具体由研究者确定。一般6个月的数据可用于新药申报临床研究,12 个月的数据用于申报生产。

（四）热循环（冻融）实验

对于一些特殊的药品,如温度变化可能引起的物相分离、黏度减小、沉淀或聚集的药品,还需要考察运输或使用过程中由于温度的变化可能对质量造成的影响。例如凝胶剂、霜剂、软膏剂、栓剂、难溶性药物的注射剂等。如某治疗冻伤用软膏剂,需要在寒冷条件下使用,有必要考察低温条件下的影响因素实验,考察是否分层,在低温下是否稳定。

（五）需重新配制使用的药品稳定性要求（配伍实验）

对于需要溶解或者稀释后使用的药物制剂产品,如小体积注射液、粉针剂等,由于稀释后主药可能会降解,也可能会析出,为保证临床安全用药,应考察在稀释后主药的降解情况,临床使用时的稳定性。即对在实际使用条件下的周期内,采用溶解或者稀释后的制剂产品进行质量评价,以确定配制使用的有效期。

（六）多剂量包装产品拆封后的稳定性考察

对于多剂量产品(如滴眼剂、滴鼻剂等),拆封后产品暴露于外界环境,可能变得不稳定,容易使微生物超标或产生降解产物等。为保证产品的安全、有效,应进行产品拆封后的稳定性研究。一般模拟临床使用方法和环境,考察多次拆封后的稳定性。考察项目应与质量标准一致,包括样品的物理、化学、微生物学指标。根据实验结果,确定开封后产品的使用期,并写入说明书。一般无菌制剂打开后必须马上使用,用不完的产品需在 2~8℃下保存,不能超过 24 小时。而带防腐剂的多剂量包装产品(滴眼液、滴鼻液等),一般打开后使用期不能超过 28 天。

（七）药品上市后的稳定性研究

药品在获得上市批准后,可能会因各种原因而申请对制备工艺、处方组成、规格、包装材料等进行变更,此时,需要按照相应的上市后药品,进行相应的研究(包含稳定性研究),以考察变更后药品的质量和稳定性趋势,并与变更前的质量(含稳定性研究资料)进行全面的对比,以评价变更的合理性。

总体来讲,一般情况下,变更后样品稳定性实验采用 1~3 批样品进行 3~6 个月的加速实验及长期留样稳定性考察,并与变更前 3 批生产规模样品稳定性数据进行比较,评估变更对产品安全性、有效性和质量可控性的影响,证明变更前后产品的稳定性没有差异(具备等同性和等效性)。稳定性实验产品具体批次和考察时间需根据变更对产品质量的影响程度、产品的稳定性情况等因素综合确定;对于重大变更,或实验结果提示产品稳定性降低的,建议选择较多的样品批次并延长考察时间。对于注射剂的变更申请,稳定性实验用样品批次和考察时间还需符合相关注册技术要求。

（八）稳定性重点考查项目

稳定性重点考查项目见表 21-6。

表 21-6　原料药及药物制剂稳定性重点考查项目表

剂型	稳定性重点考查项目
原料药	性状、熔点、含量、有关物质、吸湿性以及根据品种性质选定的考察项目
片剂	性状、如为包衣片应同时考查片芯、含量、有关物质、溶解时限或溶出度
胶囊剂	性状、内容物色泽、含量、降解产物、溶出度、水分,软胶囊需要检查内容物有无沉淀
注射剂	性状、含量、pH、可见异物、有关物质,应考察无菌
栓剂	性状、含量、软化、融变时限、有关物质
软膏剂	性状、含量、均匀性、粒度、有关物质、分层现象
乳膏剂	性状、含量、均匀性、粒度、有关物质、分层现象
糊剂	性状、含量、均匀性、粒度、有关物质

续表

剂型	稳定性重点考查项目
凝胶剂	性状、含量、均匀性、粒度、有关物质,乳胶剂应检查分层现象
眼用制剂	如为溶液,应考察性状、可见异物、含量、pH、有关物质;如为混悬液,应考察粒度、再分散性;洗眼剂还应考察无菌;眼丸剂应考察粒度与无菌
丸剂	性状、含量、有关物质、溶散时限
糖浆剂	性状、含量、澄清度、相对密度、有关物质、pH
口服溶液剂	性状、含量、澄清度、有关物质
口服乳剂	性状、含量、分层现象、有关物质
口服混悬剂	性状、含量、沉降体积比、有关物质、再分散性
散剂	性状、含量、粒度、有关物质、外观均匀度
气雾剂	泄漏率、每瓶主药含量、有关物质、每瓶总揿次、每揿主要含量、雾滴分布
粉雾剂	每瓶总吸次、每吸主药含量、排空率、有关物质、雾粒分布
喷雾剂	每瓶总吸次、每吸喷量、每吸主药含量、有关物质、雾滴分布
颗粒剂	性状、含量、粒度、有关物质、溶化性或溶出度或释放度
贴剂	性状、含量、有关物质、释放度、黏附力
冲洗剂、洗剂、灌肠剂	性状、含量、有关物质、分层现象(乳状剂)、分散性(混悬剂),冲洗剂应考察无菌
涂剂、搽剂、涂膜剂	性状、含量、有关物质、分层现象(乳状剂)、分散性(混悬剂),涂膜剂还应考察成膜性
耳用制剂	性状、含量、有关物质、耳用散剂、喷雾剂与半固体制剂分别按相关剂型要求检查
鼻用制剂	性状、pH、含量、有关物质、鼻用散剂、喷雾剂与半固体制剂分别按相关制剂要求检查

三、稳定性研究结果的评价

药物制剂稳定性的评价是对稳定性研究中的各项实验,如影响因素实验、加速实验、长期实验中得到的药物制剂稳定性信息进行系统的分析和结果判断。最终目的是根据至少 3 个批次制剂的实验结果,确定将来所有在相似环境条件下生产和包装的制剂的有效期和说明书/标签上的贮存说明。

1. 贮存条件的确定　新药注册申请应综合影响因素实验、加速实验和长期实验的结果,同时结合药品在流通过程中可能遇到的情况进行综合分析。选定的贮存条件应按照规范术语描述。

2. 包装材料/容器的确定　一般先根据影响因素实验结果,初步确定包装材料和容器,结合加速实验和长期实验的稳定性研究的结果,进一步验证采用的包装材料和容器的合理性。

3. 有效期的确定　药品的有效期应综合加速实验和长期实验的结果,进行适当的统计分析得到。原则上,制剂的有效期应根据长期实验条件下实际考察时间的稳定性数据确定。如经证明合理,在注册申报阶段也可依据长期实验条件下获得的实测数据,有限外推得到超出实际观察时间范围外的有效期。外推应基于对降解机制全面、准确的分析,包括加速实验的结果、数学模型的良好拟合,以及获得的批量规模的保持性和稳定性数据等。

思 考 题

1. 简述处方因素对药物制剂稳定性的影响及提高稳定性的方法。
2. 简述外界因素对药物制剂稳定性的影响及提高稳定性的方法。

3. 影响因素实验包括哪些项目？

（黄　园）

第二十一章
目标测试

参 考 文 献

［1］何勤,张志荣.药剂学.3 版.北京:高等教育出版社,2021.

［2］国家药典委员会.中华人民共和国药典:2020 年版.北京:中国医药科技出版社,2020.

［3］高峰.工业药剂学.北京:化学工业出版社,2021.

［4］吴清.物理药剂学.北京:中国中医药出版社,2018.

［5］LIN X,HU Y,LIU L,et al.Physical stability of amorphous solid dispersions:A physicochemical perspective with thermodynamic,kinetic and environmental aspects.Pharmaceutical research,2018,35(6):1-18.

［6］SHAIKH R,SINGH R,WALKER G M,et al.Pharmaceutical cocrystal drug products:an outlook on product development.Trends in pharmacological sciences,2018,39(12):1033-1048.

［7］杜军.影响药物制剂稳定性因素分析及对策.中国卫生产业,2019,16(01):37-38.

第二十二章

药 品 包 装

第二十二章
教学课件

学习目标

1. **掌握** 掌握药包材的概念、分类;常用的药包材类别;制剂包装的选择原则。
2. **熟悉** 玻璃和塑料包装材料。
3. **了解** 药品包装材料的设计,药品包装材料的相关法规。

第一节 概 述

一、药品包装材料的概念

药品包装材料(drug packaging materials),简称药包材,系指药品生产企业生产的药品和医疗机构配制的制剂所使用的直接或间接与药品接触的包装材料和容器。作为药品的重要组成部分,会伴随药品生产、流通及使用的全过程,因此,药包材本身的质量、安全性、使用性能以及药包材与药物之间的相容性对药品质量有着十分重要的影响。药包材由一种或多种材料制成的包装组件组合而成,应具有良好的安全性、适应性、稳定性、功能性、保护性和便利性,在药品的包装、贮藏、运输和使用过程中起到保证药品质量、安全、有效、实现给药目的(如气雾剂、预灌装注射器)的作用。有些剂型依附包装而稳定存在,若药包材选择不当,则可能直接影响药品质量。如对于输液袋、安瓿,如果没有针对不同药品采用不同生产工艺,则使用时常常会有组分被溶出甚至产生玻璃脱片,而细微的玻璃脱片有可能堵塞血管形成血栓或肺肉芽肿。

合格的药包材应满足以下条件:不受环境因素影响(如光照、气体、湿度、溶剂挥发,使药品保持无菌);使用安全(无毒,不影响药品的味道和气味);相容性好,不与药品发生反应;能够适用常规的高速包装设备,防篡改;方便运输,经济实用,不污染环境。

二、药品包装的分类

1. **按包装结构分类** 可分为内包装(primary pack)和外包装(secondary pack)。内包装直接接触药物剂型,如衬层、瓶壁内侧、瓶中干燥剂、泡罩等,可保护药品质量不受环境影响(如湿度、气体、光照)。外包装中包含药品和内包装,不直接接触药品,如纸箱、外包装纸等,起保护内包装和标识作用。

2. **按包装容器剂量分类** 可分为单剂量容器、单位剂量容器和多剂量容器。单剂量容器是为注射给药设计的一次性容器,而单位剂量容器用于口服固体制剂。单位剂量容器可包含任意量的药物,可将其分装用于特定的治疗方案。多剂量容器容许包装反复打开,适用于口服剂型,但如果多剂量容器中药物是以多个单位剂量的形式存在,也可用于注射给药。

三、药品包装的作用

药品包装的作用是保护功能、商品宣传和便于应用。FDA 规定药品包装作为药物的贮存容器,应在药物保质期内保证药物性质、效能、品质、纯度,标识药物信息提高患者使用的便利性和顺应性。

1. 环境保护 在通常情况下,药品如暴露在低温或高温环境下、湿度大的环境中、光线下、空气中都可能影响其物理稳定性或化学稳定性,引起药品的水解、氧化、染菌、光分解、变色等,从而缩短药品的有效期。虽不能设计包装来防止长时间的极端温度对药品质量的影响,但通过标签标示其适当的贮存条件非常重要。包装材料的选择很重要,因为极端温度会改变有些材料的性质,如在低温条件下聚丙烯、聚氯乙烯会变脆。在包装中加入硅胶干燥剂可降低湿度的影响。使用有色或不透明包装及二次包装可避免药物的光降解。应避免包装的透气性对产品质量的影响,如氧气对药物稳定性的影响,以及因使用透过性包装材料引起的挥发性组分的损失。

2. 机械保护 药品在运输、贮存中会受到各种外力的作用,如挤压、冲击和振动,外包装的选择尤为重要。例如选用具有适当厚度的纸箱作为外包装,在包装容器的多余空间填装消毒棉花等可起到抗震缓冲的作用。

3. 生物学保护 包装材料应能保护产品不受微生物的污染,要求其不仅能提供适当的密闭功能,又允许产品的重复使用,以及保证重复使用后产品的完好。无菌产品必须使用密闭包装,所选择的包装材料需满足所选择的灭菌条件,打开后需立即使用。有时微生物会攻击包装材料,如在潮湿的环境中纸质和纤维包装材料易被真菌感染。一些昆虫、啮齿类动物等也可能在运输及贮存过程中污染产品,纤维包装材料更容易被攻击,需注意贮存条件。同时,通过设计防篡改包装以防止人为引起的产品安全问题。

4. 标示作用

(1) 标签与说明书:每个单剂量包装上都应有标签,内包装中应当有单独的药品说明书。说明书上除标签内容外,还应更详细介绍药品的成分、作用、功能、使用范围、使用方法及有特殊要求时的使用图示、注意事项、贮存方法等。

(2) 包装标志和防伪标志:包装材料上除品名、装量外,对剧毒、易燃、易爆等药品应加特殊且鲜明的安全标志,以防止不当处理和使用。同时,需要在包装容器的封口处贴有特殊而鲜明的标志,配合商标以达到防伪的目的。

5. 便于使用和携带 随着包装材料与包装技术的发展,药品包装呈多样化,如剂量化包装,方便患者取用和分剂量,同时也便于药房发售药品,提高了用药的安全性和患者的顺应性。

四、药品包装材料的生产和应用要求

药包材在生产和应用中应符合下列要求。

1. 药包材的原料应经过物理、化学性能和生物安全评估,应具有一定的机械强度、化学性质稳定,对人体无生物学意义上的毒害。药包材的生产条件应与所包装制剂的生产条件相适应;药包材生产环境和工艺流程应按照所要求的空气洁净度级别进行合理布局,生产不洗即用药包材,从产品成型及以后各工序其洁净要求应与所包装的药品生产洁净度相同。根据不同的生产工艺及用途,药包材的微生物限度或无菌应符合要求;注射剂用药包材的热原或细菌内毒素、无菌等符合所包装制剂的要求;眼用制剂用药包材的无菌等应符合所包装制剂的要求。

2. 药品应使用有质量保证的药包材,药包材在所包装药物的有效期内应保证质量稳定,多剂量包装的药包材应保证药品在使用期间质量稳定。不得使用不能确保药品质量和国家公布淘汰的药包材,以及可能存在安全隐患的药包材。

3. 药包材与药物的相容性研究是选择药包材的基础,药物制剂在选择药包材时必须进行药包材与药物的相容性研究。

第二节　药品包装材料的类型及包装设计

一、药品包装材料的分类

药包材可以按材质、形制和用途进行分类。

按材质分类可分为塑料类、金属类、玻璃类、陶瓷类、橡胶类和其他类(如纸、干燥剂)等,也可以由两种或两种以上的材料复合或组合而成(如复合膜、铝塑组合盖等)。常用的塑料类药包材如药用低密度聚乙烯滴眼剂瓶、口服固体药用高密度聚乙烯瓶、聚丙烯输液瓶等;常用的玻璃类药包材有钠钙玻璃输液瓶、低硼硅玻璃安瓿、中硼硅管制注射剂瓶等;常用的橡胶类药包材有注射液用氯化丁基橡胶塞、药用合成聚异戊二烯垫片、口服液体药用硅橡胶垫片等;常用的金属类药包材如药用铝箔、铁制的清凉油盒。

按用途和形状分类可分为输液瓶(袋、膜及配件)、安瓿、药用(注射剂、口服或者外用剂型)瓶(管、盖)、药用胶塞、药用预灌封注射器、药用滴眼(鼻、耳)剂瓶、药用硬片(膜)、药用铝箔、药用软膏管(盒)、药用喷(气)雾剂泵(阀门、罐、筒)、药用干燥剂等。

二、常用的药品包装材料

(一)玻璃

玻璃是经高温熔融、冷却而得到的非晶态透明固体,是化学性能最稳定的材料之一。该类产品不仅具有良好的耐水性、耐酸性和一般的耐碱性,还具有良好的热稳定性、一定的机械强度、光洁、透明、易清洗消毒、高阻隔性、易于密封等一系列优点,可广泛地用于各类药物制剂的包装。

1. 分类　药用玻璃材料和容器可以根据化学成分和性能、耐水性、成型方法等进行分类。

(1)按化学成分和性能分类:药用玻璃国家药包材标准(YBB 标准)根据线热膨胀系数和三氧化二硼含量的不同,结合玻璃性能要求将药用玻璃分为高硼硅玻璃、中硼硅玻璃、低硼硅玻璃和钠钙玻璃四类。按照《中国药典》(2020 年版)通则 9622,各类玻璃的成分及性能要求如表 22-1 所示(通则 9622)。

表 22-1　药用玻璃的成分及性能要求

化学组成及性能	玻璃类型			
	高硼硅玻璃	中硼硅玻璃	低硼硅玻璃	钠钙玻璃
B_2O_3(%)	≥12	≥8	≥5	<5
SiO_2^*(%)	约81	约75	约71	约70
$Na_2O+K_2O^*$(%)	约4	4~8	约11.5	12~16
$MgO+CaO+BaO+(SrO)^*$(%)	/	约5	约5.5	约12
$Al_2O_3^*$(%)	2~3	2~7	3~6	0~3.5
平均线热膨胀系数[1]: ×$10^{-6}K^{-1}$(20~300℃)	3.2~3.4	3.5~6.1	6.2~7.5	7.6~9.0
121℃玻璃颗粒耐水性	1 级	1 级	1 级	2 级
98℃颗粒耐水性[2]	HGB 1 级	HGB 1 级	HGB 1 级或 HGB 2 级	HGB2 级或 HGB 3 级

续表

化学组成及性能		玻璃类型			
		高硼硅玻璃	中硼硅玻璃	低硼硅玻璃	钠钙玻璃
内表面耐水性		HC 1 级	HC 1 级	HC 1 级或 HCB 级	HC 2 级或 HC 3 级
耐酸 性能	重量法	1 级	1 级	1 级	1~2 级
	原子吸收分光光度法	100μg/dm²	100μg/dm²	/	/
耐碱性能		2 级	2 级	2 级	2 级

注：* 各种玻璃的化学组成并不恒定,是在一定范围内波动,因此同类型玻璃化学组成允许有变化,不同的玻璃厂家生产的玻璃化学组成也稍有不同。①参考《平均线热膨胀系数测定法》。②参考《玻璃颗粒在 121℃ 耐水性测定法和分级》。

1）硼-硅酸盐玻璃：这种玻璃是中性的,在《美国药典》中被统称为类型Ⅰ玻璃。该玻璃的原料和加工成本较高,浸出物少,因此常用于对包装材料要求较高的药品内包装,如注射剂和血液制品,包装容器多为安瓿或小瓶（经玻璃管拉制而成）。这种玻璃中大量的强碱离子（Na^+、K^+）和金属阳离子（Be^{2+}、Mg^{2+}、Ca^{2+}、Sr^{2+}、Ba^{2+}、Ra^{2+}）被硼、铝和锌代替,化学惰性优于钠钙玻璃。

2）钠钙玻璃：又称碱石灰玻璃,在《美国药典》中,钠钙玻璃被细分为类型Ⅱ（脱碱化的钠钙玻璃）、类型Ⅲ（钠钙玻璃）、类型 NP（一般用途钠钙玻璃）。

类型Ⅱ为钠钙玻璃的表面经二氧化硫处理得到的脱碱化的钠钙玻璃,有很强的化学惰性,但弱于硼硅酸盐玻璃,且成本降低。可用于药品包装（血液制品和 pH 高于 7 的含水药品除外）。在高 pH 条件下,玻璃中的氧化物很容易浸出。

类型Ⅲ称为普通钠钙玻璃,类型Ⅲ的耐水解性在玻璃的平均水平,可用于无水注射剂和非注射剂的包装。

类型 NP（nonparenteral glass）称为一般用途钠钙玻璃,其耐水解性最差,不能长时间贮存于潮湿环境中,可用于固体制剂、部分半固体和液体制剂的包装,不能用于注射剂。

（2）按耐水性能分类：药用玻璃材料按颗粒耐水性的不同分为Ⅰ类玻璃和Ⅲ类玻璃。Ⅰ类玻璃即为硼硅类玻璃,具有高的耐水性；Ⅲ类玻璃即为钠钙类玻璃,具有中等耐水性。Ⅲ类玻璃制成容器的内表面经过中性化处理后,可达到高的内表面耐水性,称为Ⅱ类玻璃容器。

（3）按成型方法分类：药用玻璃容器根据成型工艺的不同可分为模制瓶和管制瓶。模制瓶的主要品种有大容量注射液包装用的输液瓶、小容量注射剂包装用的模制注射剂瓶（或称西林瓶）和口服制剂包装用的药瓶；管制瓶的主要品种有小容量注射剂包装用的安瓿、管制注射剂瓶（或称西林瓶）、预灌封注射器玻璃针管、笔式注射器玻璃套筒（或称卡氏瓶）,口服制剂包装用的管制口服液体瓶、药瓶等。不同成型生产工艺对玻璃容器质量的影响不同,管制瓶热加工部位内表面的化学耐受性低于未受热的部位,同一种玻璃管加工成型后的产品质量可能不同。

2. 生产和应用过程中应符合的基本要求　药用玻璃材料和容器的成分设计应满足产品性能的要求,生产中应严格控制玻璃配方,保证玻璃成分的稳定,控制有毒有害物质的引入,对生产中必须使用的有毒有害物质应符合国家规定,且不得影响药品的安全性。

药用玻璃材料和容器的生产工艺应与产品的质量要求相一致,不同窑炉、不同生产线生产的产品质量应具有一致性,对玻璃内表面进行处理的产品在提高产品性能的同时不得给药品带来安全隐患,并保证其处理后有效性能的稳定性。

药用玻璃容器应清洁透明,以利于检查药液的可见异物、杂质以及变质情况,一般药物应选用无色玻璃,当药物有避光要求时,可选用棕色透明玻璃,不宜选择其他颜色的玻璃；应具有较好的热稳定性,保证高温灭菌或冷冻干燥中不破裂；应有足够的机械强度,能耐受热压灭菌时产生的较高压力差,并避免在生产、运输和贮存过程中所造成的破损;应具有良好的临床使用性,如安瓿折断力应符合标准规定;应有一定的化学稳定性,不与药品发生影响药品质量的物质交换,如不发生玻璃脱片、不引起药液的 pH 变化等。

药品生产企业应根据药物的物理、化学性质以及相容性实验研究结果选择适合的药用玻璃容器。对生物制品、偏酸偏碱及对 pH 敏感的注射剂,应选择 121℃颗粒法耐水性为 1 级及内表面耐水性为 HC1 级的药用玻璃容器或其他适宜的包装材料。

玻璃容器与药物的相容性研究应主要关注玻璃成分中金属离子向药液中的迁移,玻璃容器中有害物质的浸出量不得超过安全值,各种离子的浸出量不得影响药品的质量,如碱金属离子的浸出应不导致药液的 pH 变化;药物对玻璃包装的作用应考察玻璃表面的侵蚀程度,以及药液中玻璃屑和玻璃脱片等,评估玻璃脱片及非肉眼可见和肉眼可见玻璃颗粒可能产生的危险程度。玻璃容器应能承受所包装药物的作用,药品贮藏的过程中玻璃容器的内表面结构不被破坏。

影响玻璃容器内表面耐受性的因素有很多,包括玻璃化学组成、管制瓶成型加工的温度和加工速度、玻璃容器内表面处理的方式(如硫化处理)、贮藏的温度和湿度、终端灭菌条件等;此外药物原料以及配方中的缓冲液(如醋酸盐缓冲液、柠檬酸盐缓冲液、磷酸盐缓冲液等)、有机酸盐(如葡萄糖酸盐、苹果酸盐、琥珀酸盐、酒石酸盐等)、高离子强度的碱金属盐、络合剂乙二胺四乙酸二钠等也会对玻璃容器内表面的耐受性产生不良影响。因此在相容性研究中应综合考察上述因素对玻璃容器内表面耐受性造成的影响。

玻璃由于具有化学性质稳定、阻隔性好、价格便宜、可回收等优点,成为药物最常用的包装材料,广泛应用于注射剂(大容量注射液、小容量注射剂、粉针剂、冻干粉针剂、生物制品及血液制品)、口服液等药品包装中。

(二)塑料

所有包装材料中,塑料种类繁多,且其成型性好,品质高,不易泄露,因而得到广泛应用。通常塑料按其加工性能分为两大类:热固性塑料和热塑性塑料。塑料在室温下通常是固体或弹性体,为了能够加工和成型,需对塑料进行加热,使塑料成为具有流动性的黏流态。热固性塑料是由两个或两个以上的反应物混合在一起并浇注在一个模具中,一旦模制则它们不能再次被加工成型,通常再次加热会导致化学降解。热塑性塑料是指塑料加工固化冷却以后,再次加热仍能达到一定的流动性,并可再次加工成型,它们可通过诸如注塑、吹塑、挤压和层压等技术制出不同类型的包装。目前用于包装的多为热塑性塑料。

塑料容器由一种或多种聚合物与某些添加剂组成。在塑料容器的生产过程中,所用聚合物的性质决定了添加剂的性质和用量。一般来说,塑料容器的添加剂包含抗氧剂、抗静电剂、着色剂、紫外线阻断剂、润滑剂、增塑剂和稳定剂(特殊情况下才会使用脱模剂)。药用包装容器的制造不应含有可被药物大量浸取的物质,以保证用药的安全性。

目前广泛用于药品包装的塑料包括以下几种:

1. 聚乙烯 是最常用、最经济的包装材料。通常按密度将其分为低密度聚乙烯(LDPE,约 0.915g/cm³)和高密度聚乙烯(HDPE,约 0.965g/cm³)。聚乙烯(polyethylene,PE)的很多应用和性质与其密度相关。聚乙烯的密度随聚合物链的长度和线性的增加而增加,从而使聚乙烯的刚性增加,变形、熔融温度增加,对气体和蒸汽的渗透性减弱,但抗压性变差。聚乙烯中常用的添加剂有抗氧剂、抗静电剂。常用的抗氧剂为丁基化羟基甲苯或二月桂基丙酸。抗静电剂常用浓度为 0.1% 的聚乙二醇或长链脂肪酰胺。抗静电剂可减少灰尘和其他小粒子在容器表面的堆积。

高密度聚乙烯常用于生产对硬度要求较高的包装,如瓶、管,包装隔湿性好,对化学物质的耐受性好。较低密度的聚乙烯可作为柔性更强的包装材料,如用于制造随处可见的聚乙烯袋或作为层叠膜的组成成分。极低密度聚乙烯有很好的抗冲击性和抗撕裂性,将其应用于层压薄膜中可使其具有一定程度的抗穿刺性。超低密度聚乙烯及一些特殊的衍生物,如离子交联聚乙烯(沙林树脂)可作为层叠膜的热密封层。

2. 聚丙烯　具有许多聚乙烯的优良特性,应用不及聚乙烯普及,常用于密闭容器系统,也可用于制备刚性包装。聚丙烯(polypropylene,PP)对除芳香溶剂或卤代溶剂(可使聚丙烯软化)外的大多数化学物质(包括强酸、强碱)有很好的耐受性。聚丙烯阻隔气体和蒸汽效果稍好于 HDPE,优于 LDPE 或支链聚乙烯。聚丙烯在任何条件下不发生应力开裂,能耐受高温,能用于蒸汽灭菌,但它在低温下的脆性大于聚乙烯。为使聚丙烯材料适合低温贮存,可使用聚丙烯与乙烯/丙烯共聚物的混合物以提高材料的耐低温冲击能力。

3. 聚氯乙烯　不同等级的聚氯乙烯(polyvinyl chloride,PVC)具有不同的用途。常根据是否添加增塑剂将 PVC 分为两类:添加增塑剂的聚氯乙烯用于柔性包装,不添加增塑剂的用于刚性包装。

未添加增塑剂的 PVC(Unplasticized PVC,uPVC)柔性差,无色透明,对水分和气体有很好的阻隔性,化学稳定性好,广泛用于泡罩包装。对包装要求更高的制剂需使用渗透性更低的包装材料,可将聚偏二氯乙烯或三氟氯乙烯作为涂层涂覆在 PVC 上。长期光照或加热会导致 PVC 变黄,故需加入光稳定剂。二氧化钛作为遮光剂,可避免可见光和紫外线透过。在温度达到138℃时 PVC 开始降解,且降解产物有很强的腐蚀性,因此生产过程中应尽量避免高温,但模塑温度不会对 PVC 的稳定性产生影响。uPVC 抗冲击性相对较差,抗冲击改性剂的加入可改善其性能。uPVC 广泛用于多种类型的包装,如瓶子和泡罩包装的模制托盘。

加入增塑剂的 PVC 常用于制造塑料袋、薄膜、层压膜和其他柔性包装,是制造管材和输液袋的常用材料。PVC 中增塑剂的加入可提高其柔性,但同时会降低 PVC 的强度、熔点和阻隔性。常用的增塑剂是邻苯二甲酸二辛酯。此外,PVC 能吸附化学物质,因此当使用 PVC 输液器时可能会引起药物剂量的改变,应予以关注。

PVC 还可以用于玻璃瓶的表层包装——将玻璃瓶浸于聚氯乙烯玻璃溶胶中,固化后在玻璃瓶表面形成防碎涂层。

4. 聚苯乙烯　透明度高,硬度大,只能用于硬质包装,用其制造的瓶或罐可作为固体制剂的包装材料。因为聚苯乙烯(polystyrene,PS)对水蒸气和氧气透过性强,对有些化学物质的耐受性差,不能作为液体制剂或半固体制剂的包装材料。聚苯乙烯的抗冲击性差,添加不同浓度的橡胶和丙烯酸化合物可提高其抗冲击强度并降低脆性,但透明度会下降。由于其熔点低(88℃),不能用于蒸汽灭菌。

5. 聚碳酸酯　为强度高的透明聚合物,化学稳定性好,能耐受热压灭菌。聚碳酸酯(polycarbonate,PC)容器硬度和玻璃相当,被认为是玻璃小瓶和注射器的可能替代物。当其他材料不适用时,可选择聚碳酸酯作为硬质包装的包材。但由于其价格高,应用受限。

6. 聚酰胺　聚酰胺(polyamide,PA)又名尼龙,是由二元酸结合二胺制成,二元酸和二胺的种类均很多,因此尼龙的种类丰富多样。尼龙相对较高的亲水性使其对水蒸气的渗透性较高,更易发生药物-材料间相互作用,限制了尼龙作为药物长期贮存的包材。但尼龙强度高,对大多数有机物和无机物耐受性好,可耐受高压灭菌,对氧气的渗透性低,可形成薄片状膜,使其可作为层压材料的组成部分降低水蒸气的渗透性。

此外,用于制药行业的其他塑料包材还包括聚四氟氯乙烯(polytetrafluoroethylene,PTFE,Teflon®)、聚缩醛、聚酯类、聚偏二氯乙烯(polyvinylidene chloride,PVdC)、苯乙烯丙烯腈(styrene acrylonitrile,SAN)、丙烯腈-丁二烯-苯乙烯(acrylonitrile butadiene styrene,ABS)等。聚四氟氯乙烯是最昂贵的塑料,对水分渗透性低,惰性强,目前只用于泡罩包装,层叠到 PVC 的薄层。聚缩醛拉伸强度高、刚度大,有良好的耐疲劳性,通常作为设备、气雾剂阀门等的工程组件。

常用的塑料类药包材如药用低密度聚乙烯滴眼剂瓶、口服固体药用高密度聚乙烯瓶、聚丙烯输液瓶等。塑料材料或容器主要通过对药物的吸附、增塑剂和抗氧剂的浸出及透氧、透湿等影响药物的稳定性,因此,不同的药品应通过药物相容性实验来选用适宜的塑料包装材料。塑料包装材料与药物的相容性实验,主要包括提取实验、迁移实验和吸附实验。

（三）金属

除玻璃和塑料外,某些金属也可用作药品包装容器,气体和水分几乎不能透过金属,而且其硬度高、不易碎。过去常用镀锡铁和铝,但近些年来金属包装已被很多新兴材料取代,镀锡铁已很少使用,但铝仍广泛使用。可用金属制造对延展性要求较高的包装,如可折叠管。金属也可用于复杂的药物传递系统,如干粉吸入器、计量式吸入器、气雾剂容器等。

糊剂、凝胶、霜剂或软膏可选用可折叠的金属管包装,这类管常用的金属是锡、塑料涂膜锡、镀锡铅、铝和钢。钢和铝的保护作用好,可作为散剂的包装容器。

1. 锡　在气雾罐生产中,常将锡电镀到钢板上以改善耐腐蚀性和方便焊接。锡在所有可折叠金属中化学惰性最好,且锡包装外观美观,与多种药物的相容性好。由于化学惰性,锡管和锡涂层管常用于包装,但锡管可被氯化物或酸性条件腐蚀,可将乙烯和纤维素用于锡管涂层以改善其性能。

2. 铝　铝和其他金属相比更轻便,强度高,渗透性低,加工成型性好,不同厚度的铝箔可制成刚性容器、半刚性容器、泡罩构造或层压制品。例如厚的铝箔可用于制造气雾剂罐和盛装泡腾片的容器,中等厚度的铝箔可用于制造可折叠管或滚动式螺帽,薄的铝箔可作为层压材料的一部分。

铝虽能很快形成氧化铝保护层,但当它和液体与半固体处方接触时很容易被腐蚀,特别是在极端pH 条件下或处方中含有电解质时。为避免铝箔与药物的反应,通常可在铝容器内衬涂树脂层,常用的有环氧树脂(适用于碱性条件),乙烯树脂和酚醛树脂(适用于酸性条件)。铝作为包材的另一缺陷是加工硬化,延展性差,需退火处理才能进一步加工。尽管存在以上缺陷,由于铝不透光,化学稳定,仍作为药包材使用。

（四）橡胶

根据其成分不同,橡胶(rubber)可用于药品和生物制品的塞子、瓶盖内衬、气雾剂垫片以及滴管部件,主要用途是作为注射用多剂量小瓶的瓶塞。橡胶分为天然橡胶和合成橡胶两大类。

天然橡胶是指从巴西橡胶树上采集的天然胶乳,经凝固、干燥等加工工序而制成的弹性固状物。橡胶中通常加入一些附加成分以改善其性能和加工过程。因将针头拔出后胶塞可恢复成密封状态,天然橡胶适宜用作注射药品的胶塞,但其易老化变脆,不能耐受多次高压灭菌,胶塞中的各种附加成分可能被浸出,药物可能被吸附在橡胶上,而且橡胶有一定的透水透气性。因此原国家食品药品监督管理局宣布从 2005 年 1 月 1 日起停止使用普通天然胶塞(不包括口服固体药品包装用胶塞、垫片、垫圈)作为药品(包括医院制剂)包装。

合成橡胶包括丁基橡胶、卤化丁基橡胶(常用的有氯化丁基橡胶,溴化丁基橡胶)、聚硅氧烷(硅橡胶)、环氧氯丙烷橡胶等。合成橡胶含有的添加剂少,因此可提取物很少,对药物成分的吸附减少。丁基橡胶塞(特别是卤化丁基橡胶塞),以其优异的化学、物理和生物特性得到药品包装材料使用单位的认可,在药品包装行业得到广泛应用。为避免橡胶包装影响制剂质量,橡胶在使用前需用稀酸、稀碱液进行煮或洗以除去微粒,有的还需用其他被吸收物饱和。

（五）纤维材料

以纤维材料(fibrous material)为原料的纸和纸板,已很少用于药品的内包装,但广泛用于起辅助作用的外包装。纸板箱对内包装起保护作用,便于堆码。厚的瓦楞纸板和纤维板可作为装运箱,因为这类纸箱和普通纸箱相比,可承受更大的机械应力,并可在纸箱内部加入瓦楞纸板或托盘将包装分开并固定,使包装纸箱的机械强度进一步提高,利于运输和贮存。

在大多数容器中,纸常作为标签贴在药品包装容器上,以及用于印制患者信息小册。纸张通常是打印和涂覆在层压材料或背衬黏附层上。在有些情况下,如对于无菌袋注射器和医用敷料,纸会作为内包装的一个组成部分。对于大体积粉末,通常用聚乙烯做内衬的厚纸袋包装。

越来越多性能优良聚合物的出现使传统的纤维材料将逐步被取代。如高密度聚乙烯纤维合成材料强度高,对化学物质的耐受性强,对水的渗透性低,可作为纸包装的替代物。

(六)箔和膜及层压材料

箔(foil)是金属薄片,常用的是铝箔,厚度小于 100μm。膜是非纤维、非金属物质,厚度小于 250μm,常用于制膜的材料有玻璃纸、PVC、LDPE、聚丙烯和聚酯等。当两种或多种箔或膜结合到一起就形成了层压材料(laminate),即层压膜是由各种塑料与纸、金属或其他材料通过层合挤出贴面、共挤塑等工艺将基材结合在一起而形成的多层结构的膜。

层压膜(adhesive-bonded laminate)具有多种叠层的优良性能,通常通过黏合剂将叠层相黏结,但使用中存在的问题是当药品与层压膜紧密接触(尤其为液体药物或半固体药物)时,层压膜中的黏合剂可能会渗入药品。

除通过黏合剂制成的层压膜外,可通过在一个模具中将两种或多种聚合物同时挤出得到共挤出聚合物膜。共挤膜具有层压膜的大部分特征,故仍将共挤膜归类于层压膜。两者的不同在于共挤膜的所有层都是在同一时间挤出成型的,因此不会有铝箔、纸等其他非塑料材料,即共挤膜的制备只限于聚合物。共挤膜的生产成本比传统层压膜低,膜的最终厚度更加可控,和传统层压膜比可以更薄。由于各层间是靠热熔结合而不需黏合剂,安全性提高。但其产品材料的组合形式相对较少,适用范围也较小,当任何层用到纸或铝箔时,仍需使用传统的黏合法制备层压膜。

三、药品包装设计

(一)可折叠管

可折叠管易于控制给药剂量,同时具有良好的再封闭性,可对产品提供充分保护。该管不产生"回吸"现象,因此管内部分被污染的风险小。可折叠管重量轻,不易破损,适用于高速自动灌装作业。这类管很适合黏性产品的包装,如药用乳膏、凝胶等。可折叠管根据材质不同可分为金属管、塑料管和层压管。

1. 金属管　任何可冷加工的韧性金属都适合制造可折叠管,最常用的一种由三种金属组成,含锡(15%)、铝(60%)和铅(25%)。其中,锡延展性最好,增加锡用量的可折叠管常用于眼膏和油膏。将锡涂覆到铅的表面所制备的层压材料具有锡的外观和耐氧化性,且价格更低。在锡中加入约0.5%的铜制成合金后可增加刚性,铅中加入约3%的锑可增加合金的硬度。由于铝加工硬化,必须退火以增加其柔韧性。铝在使用过程中硬化现象很常见,有时甚至导致管的泄露。

2. 塑料管　塑料包装具有金属软管的很多优良特性,同时具有其固有优点:成本低,质量轻,耐用,触感好,产品分装灵活、方便,对多数化学物质耐受性好,不易碎,防渗漏,使用过程不易变形,可加工性强,独特的"回吸"特性,防止产品渗出。如果一次挤出大量产品,撤去压力产品将吸回管内,但塑料管这种"回吸"特性可能会造成产品的污染,因此可将塑料管设计成不能回吸的类型。塑料管"回吸"既是优点,同时也是缺点。当管内部分中空时,使用时必须先将空气排出,管内产品才能被挤出。

目前用于塑料管制造最常用的材料是低密度聚乙烯和高密度聚乙烯。低密度聚乙烯价格较低,应用更为广泛。高密度聚乙烯的保护作用强于未涂层低密度类型。涂层的高密度聚乙烯的保护作用仅稍强于涂层的低密度类型,因为在这两种情况下,涂层均作为首要的屏障起保护作用。

3. 层压管　塑料管渗透性较强,金属管易腐蚀和破碎,这些问题促使第三种管——可折叠层压管的出现。层压管是由塑料、纸张和铝箔等叠层共同构成。生产过程中可根据不同产品要求来改变叠层的种类与成分。使用"缝边机"将这种叠层结构边缘热封,使成连续的管。该管被切成一定长度,管的模制帽通常采用低密度聚乙烯。为降低模制帽的渗透性,可在管帽中加入脲醛树脂模塑嵌件。虽然层压管的抗渗透性弱于金属管,但对一些产品的保护作用令人满意。层压管的结构组成及功能如表22-2所示(由外向里)。

表22-2 层压管的结构组成及功能

材料	作用	材料	作用
低密度聚乙烯和抗静电剂	防尘	低密度聚乙烯	纸底漆,内层热封层
低密度聚乙烯	封面印刷	乙烯丙烯酸共聚物	黏合层
印刷油墨、白色聚乙烯	背面印刷	铝箔	阻隔层
纸	非伸缩性网状基材		

（二）闭合包装——瓶盖

有效的瓶盖可使包装闭合,防止容器内的产品泄露,同时使外来物质不能进入容器。瓶盖是否使包装闭合受多种因素影响,如衬垫的弹性、容器密封面的平坦性,最重要的是打开所需施加的扭矩大小。评价瓶盖体系是否有效,需考虑的重要因素包括容器的类型、产品的理化性质、在给定时间内及特定条件下,容器与药品的稳定性和配伍性。

瓶盖有5种基本的设计:①螺纹旋盖或凸耳盖;②冠型盖;③压盖;④滚压盖;⑤塞盖以及在这些基本类型上还衍生出很多新型盖,例如防盗瓶盖、儿童安全型盖、无内衬盖和调剂用瓶盖。

1. 螺纹旋盖　螺纹旋盖的螺纹与瓶口螺纹啮合以实现密封。瓶盖内衬(通常为增塑溶胶内垫圈)与瓶口紧密接合,可解决封和面不平整问题,使制品得到密封以保证封存于容器的产品稳定。螺纹旋盖通常由金属或塑料制成,所用金属通常为马口铁或铝,热塑性塑料和热固性塑料均可使用。塑料螺旋盖一般都设计成内螺纹,模塑成型。金属瓶盖内部通常涂有珐琅或漆,防止腐蚀。

2. 凸耳盖　此瓶盖与螺纹旋盖相似,上盖方法相同。在玻璃瓶口以间断的螺纹代替连续的螺纹,这些间断的螺纹啮合瓶盖内壁的突出部分,使瓶盖向下压紧从而完成瓶口表面的密封。与螺旋盖的不同之处是它只需旋转1/4圈就能打开,使用方便,因此又称快旋盖。

3. 冠型盖　冠型盖通常由未镀锡钢板和马口铁制成,为达到有效密封效果,瓶盖内应包含可压性内衬。该类瓶盖需配合摩擦作用完成密封,可用于普通密封、压力密封和真空密封。

4. 滚压盖　金属螺旋盖的螺纹为滚压成型,故称滚压盖。制造滚压盖的材料应易于加工成型,常用的材料是铝或其他轻金属。可重复密封、不可重复密封和防盗型的滚压盖可用于玻璃瓶或塑料瓶或罐。包装厂购得的这些瓶盖是直边的、无螺纹,在包装流水线上制成螺纹。滚压盖可以和不同尺寸的玻璃容器相匹配,每一种滚压盖适合一种特定的容器。

（三）闭合衬套

为保证瓶盖和容器间的密封性,瓶盖内层所加的材料称为内衬。内衬通常由弹性的背衬材料和表面材料制成。背衬材料应柔软,以便于垫补封合面的不平坦处,内衬需有足够的弹性,当拧下或再次拧上瓶盖时可恢复原状。内衬通常用黏合剂黏附到瓶盖内部,或瓶盖底部有切口,使内衬卡入到位并可以自由旋转。

1. 单一内衬　单一内衬是用橡胶和塑料制成的圆片或环形片。虽其价格较贵,使用较复杂,但其性能稳定并能经受高温灭菌,因此广泛用于药品包装。例如金属盖用橡胶作为内衬可达到很好的密封性。

2. 层压内衬　为满足特定要求,层压内衬是由不同材料组成的多层内衬,通常层压内衬由两部分组成:面层(face)和内衬层(back)。面层直接与药品接触的一面常用铝箔或塑料薄膜以提供惰性屏障,内衬层提供缓冲和密封性能。

（四）塞子

橡胶在药学领域中常用来制作塞子、瓶盖内衬和滴管组件。常用的橡胶是天然橡胶、氯丁橡胶和丁基橡胶。胶塞多用于多剂量小瓶和一次性注射器。胶塞生产中,特定组分的加入使胶塞具有某些预期的性能。因胶塞的组成和生产工艺复杂,使用中常出现问题,如当胶塞和注射液接触,胶塞可能会吸附溶液中的组分;同时胶塞中的成分可能会被提取入溶液。

第三节　药品包装材料相关法规

一、药包材标准

按照《中华人民共和国药品管理法》及其实施条例规定和《国家药品安全"十二五"规划》中关于"提高 139 个直接接触药品的包装材料的标准"要求,2015 年 8 月,国家食品药品监督管理总局 2015 年第 164 号公告发布了 YBB 00032005—2015《钠钙玻璃输液瓶》等 130 项直接接触药品的包装材料和容器(以下简称"药包材")国家标准,于 2015 年 12 月 1 日起实施。其中包括产品标准 80 个、方法标准 47 个、通则 2 个以及指导原则 1 个。方法标准是在进行相关产品检验时通用性的检验方法;2 个通则分别是复合膜/袋和共挤输液用膜/袋的通则;涉的材料种类有塑料、橡胶、玻璃、金属等,具体内容见表 22-3。

表 22-3　药包材国家 YBB 标准分类

材质大类	材料种类	常用包装形式
塑料类	聚丙烯(PP)、聚乙烯(PE)、聚酯(PET)	输液瓶、口服固体、液体瓶及外用液体瓶
	聚氯乙烯(PVC)及 PVC 复合硬片	泡罩包装用硬片
	多层共挤膜	输液软袋
	复合膜	颗粒剂等用袋
橡胶类	卤化丁基胶	注射液用/注射粉末用胶塞、预灌封注射器用活塞、笔式注射器用活塞、垫片
	聚异戊二烯	输液容器用垫片、预灌封注射器用针头护帽
	硅橡胶	口服制剂用胶塞、垫片
玻璃	硅硼玻璃(高硅硼玻璃和中性硅硼玻璃)	安瓿、管式注射剂瓶、模制注射剂瓶、输液瓶、预灌封注射器用玻璃针管、笔式注射器用玻璃筒、口服液体瓶、药瓶等
	低硼硅玻璃	
	钠钙玻璃(内表面处理和未处理)	
金属及金属塑料复合材料	铝	泡罩包装用铝箔、铝制软膏管、注射剂瓶及输液瓶用铝盖
	铝塑复合材料	复合软膏管、含铝的复合膜及冷成型复合硬片
组合件类	铝、塑料	注射剂瓶及输液瓶用铝塑组合盖
	塑料、橡胶	塑料输液容器用组合盖
	玻璃、橡胶、金属	预灌封注射器组合件
	铝塑复合膜、纸板	封口垫片
	塑料、干燥剂、纸板	防潮组合瓶盖
其他	陶瓷	口服固体制瓶

药包材标准是为保证所包装药品的质量而制定的技术要求。国家药包材标准由国家颁布的药包材标准(YBB标准)和产品注册标准组成。药包材质量标准分为方法标准和产品标准,药包材的质量标准应建立在经主管部门确认的生产条件、生产工艺以及原材料牌号、来源等基础上,按照所用材料的性质、产品结构特性、所包装药物的要求和临床使用要求制定实验方法和设置技术指标。上述因素如发生变化,均应重新制定药包材质量标准,并确认药包材质量标准的适用性,以确保药包材质量的可控性;制定药包材标准应满足对药品的安全性、适应性、稳定性、功能性、保护性和便利性的要求。不同给药途径的药包材,其规格和质量标准要求亦不相同,应根据实际情况在制剂规格范围内确定药包材的规格,并根据制剂要求、使用方式制定相应的质量控制项目。在制定药包材质量标准时既要考虑药包材自身的安全性,也要考虑药包材的配合性和影响药物的贮藏、运输、质量、安全性和有效性的要求。药包材产品应使用国家颁布的YBB标准,如需制定产品注册标准的,其项目设定和技术要求不得低于同类产品的YBB标准。

药包材产品标准的内容主要包括三部分。①物理性能:主要考察影响产品使用的物理参数、机械性能及功能性指标,如橡胶类制品的穿刺力、穿刺落屑,塑料及复合膜类制品的密封性、阻隔性能等,物理性能的检测项目应根据标准的检验规则确定抽样方案,并对检测结果进行判断。②化学性能:考察影响产品性能、质量和使用的化学指标,如溶出物实验、溶剂残留量等。③生物性能:考察项目应根据所包装药物制剂的要求制定,如注射剂类药包材的检验项目包括细胞毒性、急性全身毒性实验和溶血实验等;滴眼剂瓶应考察异常毒性、眼刺激实验等。

药包材的包装上应注明包装使用范围、规格及贮藏要求,并应注明使用期限。

此外,从2016年开始,为贯彻落实《国务院关于改革药品医疗器械审评审批制度的意见》(国发〔2015〕44号),简化药品审批程序,对于新申报的药包材,由以前的单独审批改为在审批药品注册申请时一并审评审批。原国家食品药品监督管理总局制定公布了实行关联审评审批的药包材、药用辅料范围[关于药包材药用辅料与药品关联审评审批有关事项的公告(2016年第134号)],具体见表22-4。

表22-4　实行关联审评审批的药包材范围

制剂类别	剂型	包装系统	包装组件
经口鼻吸入制剂	气雾剂、喷雾剂、粉雾剂	吸入制剂密闭系统	罐(筒)、阀门
注射制剂	小容量注射剂	预灌封注射剂密闭系统 笔式注射器密闭系统	针筒(塑料、玻璃)、注射钢针(或者鲁尔锥头)、活塞
		抗生素玻璃瓶密闭系统 玻璃安瓿、塑料安瓿	卡式玻璃瓶+玻璃珠、活塞、垫片+铝盖
			玻璃瓶、胶塞、铝盖(或者铝塑组合盖)
	大容量注射剂	玻璃瓶密闭系统	玻璃瓶、胶塞、铝盖(铝塑组合盖)
		软袋密闭系统	多层共挤输液袋、塑料组合盖
		塑料瓶密闭系统	塑料瓶、塑料组合盖
	冲洗液、腹膜透析液、肠内营养液等	软袋密闭系统	输液袋、塑料组合盖或者其他输注配件
眼用制剂	眼用液体制剂	塑料瓶密闭系统	
	其他眼用制剂,如眼膏剂等	眼膏剂管系统	软膏管、盖、垫片
透皮制剂	贴剂	透皮制剂包装系统	基材、格拉辛纸+复合膜袋

续表

制剂类别	剂型	包装系统	包装组件
口服制剂	口服固体制剂	塑料瓶系统、 玻璃瓶系统	
	口服液体制剂	泡罩包装系统 塑料瓶系统、 玻璃瓶系统	泡罩材料、易穿刺膜 瓶身、瓶盖、垫片
外用制剂	气雾剂、喷雾剂、粉雾剂	外用制剂密闭系统	罐(筒)、阀门
	软膏剂、糊剂、乳膏剂、凝胶剂、洗剂、乳剂、溶液剂、搽剂、涂剂、涂膜剂、酊剂	外用制剂包装系统	
药用干燥剂			
其他			

　　2016 年 11 月,国家食品药品监督管理总局发布了"关于药包材药用辅料申报资料要求(试行)的通告(2016 年第 155 号)";2017 年 11 月,发布了"关于调整原料药、药用辅料和药包材审评审批事项的公告(2017 年 146 号)",对药包材登记资料的主要内容进行了说明。2020 年 4 月,国家药品监督管理局发布了《化学原料药、药用辅料及药包材与药品制剂关联审评审批管理规定(征求意见稿)》,同时,《中国药典》(2020 年版)中收载了"药包材通用要求指导原则",说明我国的药包材生产及管理日趋完善。中国医药包装协会团体标准《上市药品包装变更等同性/可替代性及相容性研究指南》(T/CNPPA3019—2022)于 2022 年 1 月 20 日发布,自 2022 年 1 月 20 日实施。该指南对药包材等同性/可替代性及相容性研究的基本原则、主要内容以及结果和应用做出了明确描述。

二、药包材与药物的相容性

　　药包材与药物的相容性研究是选择药包材的基础,药物制剂在选择药包材时必须进行药包材与药物的相容性研究。药包材与药物的相容性实验应考虑剂型的风险水平和药物与药包材相互作用的可能性(表 22-5),一般应包括以下几部分内容。

　　1. 药包材对药物质量影响的研究,包括药包材(如印刷物、黏合物、添加剂、残留单体、小分子化合物以及加工和使用过程中产生的分解物等)的提取、迁移研究及提取、迁移研究结果的毒理学评估,药物与药包材之间发生反应的可能性,药物活性成分或功能性辅料被药包材吸附或吸收的情况和内容物的逸出以及外来物的渗透等。

　　2. 药物对药包材影响的研究,考察经包装药物后药包材完整性、功能性及质量的变化情况,如玻璃容器的脱片、胶塞变形等。

　　3. 包装制剂后药物的质量变化(药物稳定性),包括加速实验和长期实验药品质量的变化情况。

　　具体不同包材应考察的内容和研究方法可参见由国家药典委员会审定,于 2015 年 12 月 1 日开始实施的药品包装材料与药物相容性试验指导原则(YBB00142002—2015)。

表 22-5 药包材风险程度分类

不同用途药包材的风险程度	制剂与药包材发生相互作用的可能性		
	高	中	低
最高	1. 吸入气雾剂及喷雾剂 2. 注射剂、冲洗剂	1. 注射用无菌粉末 2. 吸入粉雾剂 3. 植入剂	

续表

不同用途药包材的风险程度	制剂与药包材发生相互作用的可能性		
	高	中	低
高	1. 眼用液体制剂 2. 鼻吸入气雾剂及喷雾剂 3. 软膏剂、乳膏剂、糊剂、凝胶剂及贴膏剂、膜剂		
低	1. 外用液体制剂 2. 外用及舌下给药用气雾剂 3. 栓剂 4. 口服液体制剂	散剂、颗粒剂、丸剂	口服片剂、胶囊剂

第四节　制剂包装设计

当为一个产品选择适宜的包装时,应充分考虑以下因素:药品和包装的成分;药品的使用方式;药品稳定性,是否需要保护药品不受某些环境因素影响;药品与包装材料的相容性;包装材料的患者顺应性;包装过程;监管、法律和质量。

一、固体制剂

固体制剂如片剂、胶囊仍是最常用的剂型。传统上固体制剂的包装常用玻璃瓶或塑料瓶。为避免药物的光解,容器壁常为琥珀色或完全不透明。有效的闭合包装应具备适宜的阻隔作用(对胶囊尤其重要,因为过多的水分会引起胶囊壳的软化),同时易于打开和可重复性关闭。另外,包装瓶的瓶口应足够大,以满足在高速生产线上的快速填充和分装。

粉末和颗粒作为最终剂型有多种功能,这可从药品包装反映出来。其中常见的感冒或流感疫苗粉末或颗粒在使用时用(温)水溶解,这类制剂常为单剂量包装,可将一天的剂量包装于软袋中,方便携带一天的用量。包装小袋需用隔水性好的层压材料制成,同时允许将药物的相关信息印在包装袋上。这类制剂说明了包装需求影响药品的处方和生产:所生产颗粒的粒径和密度分布应均匀,以避免在包装阶段出现粒子的离析,从而导致药物剂量不均匀。

粉末作为最终剂型的一个重要应用是注射用无菌粉末,在注射前需用适当溶剂重新分散。生产中需将药品盛装于玻璃小瓶或安瓿中进行冻干,因此包装容器应经合理的设计优化以满足冻干工艺和其他包装环节的需求。

除面向患者的终端产品的包装外,在生产中粉末或颗粒广泛用作起始材料或中间体,这些材料常为大体积包装,通常采用临时包装。原料药通常采用较持久包装,包装的类型取决于原料药的数量和性质。少量的可用瓶、纸箱、马口铁罐包装,但大量的(5kg 以上)则会用厚纸袋、塑料袋、层压袋、金属桶或塑料桶包装。包装材料需具备隔湿性,以避免粉末表面结块,以及对药物化学稳定性的影响。虽然常用聚乙烯袋作为大体积粉末的内包装,然后装入金属桶中,金属桶内部仍需添加衬里材料以避免腐蚀。对于在生产加工过程中用到的重量为几十千克的原料粉末,可使用聚乙烯袋临时储存,这些包装需密封并做好标签,特别注意,应使用自黏合的标签纸贴标签,而不能用记号笔直接在包装上书写,因为油墨的成分会迁移到所包装的药品中。

二、半固体制剂

半固体制剂往往黏度大、流动性差,包含大量水分,存在产品被微生物污染和水分损失的潜在问题。半固体制剂包括乳膏、乳剂、凝胶、油膏和糊剂,包装应方便制剂的取用。玻璃或塑料材质的广口瓶或管是常用的包装容器。该类制剂开口面积大,应采取适当的防腐措施以避免污染。

柔性管常用于盛装半固体制剂,包装容器的材料有铝、聚乙烯、塑料与铝的复合材料,铝管的使用已经不常见了。塑料与铝的复合材料,与单纯塑料相比成本更高,但复合材料所制成的容器具有永久变形的优点,而塑料容器在外力去除后会回弹,恢复到原来的形状,这会导致出现"回吸"现象,造成药品污染。与多数包装不同,包装管有两个封口:药品通过管尾填充,通过折叠、卷边(铝)或加热和加压的方式将管尾密封。半固体制剂应能在管内保持一定的形态而不流出,使用时能顺利从管中挤出。

三、液体制剂

传统上液体制剂的包装常用玻璃,但目前品种繁多的塑料对液体不存在或存在很低的渗透性,也广泛用于液体制剂的包装。水性制剂是最常见的液体制剂,常用包装材料如高密度聚乙烯适用于药品中短期的贮存,不会出现水分的损失。油类可能被塑料吸附,导致制剂药效改变或塑料容器的损坏。制剂处方中挥发油用于提供产品的芳香或调味,如果其与塑料包装存在亲和性,即使塑料对油类的吸附量很少,也会显著改变产品的味道或气味。

许多液体制剂要求无菌,因此该类制剂的包装材料需能耐受终端灭菌。玻璃是最好的无菌液体制剂包装材料,因为它通常不受灭菌过程的影响,可被制成多种形式(如大瓶、小瓶、安瓿等),且可密封。塑料包材的选择有一定的局限性,因为灭菌过程中可能会存在药品和包材间的相互作用或包装材料性能的改变,如辐射灭菌可能会产生高反应活性的自由基。如果包装设计不完善,灭菌还可能导致其他问题,例如高压蒸汽灭菌过程中,标签纸可能从玻璃瓶上脱落。

目前在注射剂中使用的塑料包装材料主要包括聚丙烯输液袋、瓶;多层共挤输液用膜制袋等。其中聚丙烯输液瓶包含瓶和组合盖两部分;输液袋通常含袋、接口、组合盖。由于塑料输液袋具有一定的透湿透气性,对于某些不稳定的产品,还可能在直接接触药品的包装基础上,使用具有一定阻隔性能的外袋,即所谓内外袋组合包装,某些产品在内外袋间还会使用吸氧剂,如氨基酸注射液等。

四、单剂量包装

单剂量包装(unit pack)中所包装的药品剂量为单次使用的剂量,在多种剂型中广泛应用。单剂量包装有很多优点,主要是患者使用方便,且有助于以原包装分发。两种主要的单剂量包装是条状包装(strip pack)(小袋包装相连形成长条状,小袋间常有锯齿易于撕取)和泡罩包装(blister pack),常用于包装片剂和胶囊。

单剂量包装中所含有的药品为单次使用的剂量,所以包装的破损仅会影响一或两个剂量。如果相邻单剂量包装间是有锯齿的,患者可按需携带相应数目的单剂量包装。多种类型的塑料、金属、层压材料可作为单剂量包装材料。

五、儿童安全包装

一些药品的外观会诱使儿童服用,但药品存在潜在的毒性,因此对儿童存在特别的风险。制药行业使用儿童安全包装(child-resistant packaging)已有30多年,通常的做法是使用儿童不能打开的闭合包装系统。儿童安全性包装的标准是85%以上的儿童不能打开,而90%以上的成人可以打开。

儿童安全包装容器的打开需适宜的力度和协调性相配合。儿童安全包装有三种基本类型的盖:一种在瓶盖旋转前需先将瓶盖向下推;一种在瓶盖旋转前需先挤压;另一种需按容器盖上的箭头进行操作才能打开容器。泡罩包装和小袋也有一定程度的儿童安全性。儿童安全包装的缺点是一些患者,例如患有严重关节炎的患者也不能打开这类包装。

六、老年人易开包装

老年人易开包装(senior-friendly packaging)是适合老年人容易开启和重新密封的包装。便于开启是老年人求方便的最基本的心理要求。包装设计时应从包装材料盒包装结构等方面入手,改进开启方式。如,可在包装的外形适当地增加撕启齿孔的数目;减少密封胶的用量以及减轻开启时使用力气;加大开启阀增加触摸面积节省力气,使用质地优良的瓶盖和拉伸薄膜。

七、防篡改包装

1982 年,被氰化物污染的泰诺胶囊导致数人死亡,药品包装的安全性引起公众广泛关注,关于防篡改包装(tamper-resistant packaging)的多种提案经立法机关审核通过。药品包装中,防篡改是所需考虑的主要问题之一。FDA 对防篡改包装的定义为:防篡改包装具有指示作用或打开障碍,如果违反或丢失,可以合理地预计并向消费者提供可视化证据,提示消费者篡改发生。防篡改包装可能涉及密封体系或第二道包装箱或其组合,目的是在生产、分销和零售期间提供关于包装完整性的可视化指示。

可视化指示通过适当的插图或警示性说明将信息传达给消费者。为了保证防篡改包装的不能复原性,FDA 要求用于防篡改特征的材料通常不易获得(如气雾剂包装体系),或者由容易获得的材料制成但附有独特的设计或标记,这种设计不能由个人使包装恢复原状,如棘轮式塑料盖。在这种设计中,瓶盖底部有一个与瓶颈棘轮相接合的撕开带,当瓶盖和瓶颈棘轮之间的撕开带断裂后才能打开瓶盖,且瓶盖打开后不能恢复原状。以下包装形式通过 FDA 法规,能够满足防篡改包装的要求,包括以下几种:薄膜包装;泡罩包装;条形包装;泡沫包装;收缩包装;箔、纸或塑料袋;瓶密封;胶带密封;易碎盖;密封管状包装;气雾剂容器;密封纸箱。

为使包装达到防篡改的目的,外包装必须保证密封的完整性并且在包装上打印或赋予包装独特的装饰,以排除包装内产品被替换的可能性。例如在外包装纸箱的印刷表面涂覆一层热敏性清漆,即在外包装密封状态下外包装纸始终黏附在包装纸箱上。外包装的去除会损坏纸箱,使得纸箱不能够密封如初。

思 考 题

1. 简述药品包装的作用。
2. 简述玻璃的分类及玻璃包装容器的一般特点。
3. 常用于药品包装的塑料材料有哪些?
4. 简述聚乙烯、聚氯乙烯和聚丙烯作为药物制剂包装材料的特点。
5. 请解释下列名词:儿童安全包装,老年人易开包装,防篡改包装。
6. 简述不同剂型与药包材相互作用的潜在风险。
7. 简述药品瓶盖的设计方法。

（毛世瑞）

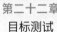

第二十二章
目标测试

参 考 文 献

［1］国家药典委员会.中华人民共和国药典:2020 年版.北京:中国医药科技出版社,2020.

［2］方亮.药剂学.8 版.北京:人民卫生出版社,2016.

［3］MAO SHIRUI.Pharmaceutics.Beijing:People's Medical Publishing House,2019.

［4］王丹丹,金宏,俞辉,等.国内外药品包装材料标准的比较.中国药品标准,2013,14(3):212-214.

中文索引

H

J

S

英 文 索 引

D